全国中医药行业高等教育"十四五"规划教材
全国高等中医药院校规划教材（第十一版）

中西医结合妇产科学

（新世纪第四版）

（供中西医临床医学专业用）

主 编 杜惠兰

U0343630

中国中医药出版社
·北 京·

图书在版编目（CIP）数据

中西医结合妇产科学 / 杜惠兰主编 . —4 版 .—北
京：中国中医药出版社，2021.6（2024.5 重印）
全国中医药行业高等教育"十四五"规划教材
ISBN 978-7-5132-6825-7

Ⅰ.①中⋯　Ⅱ.①杜⋯　Ⅲ.①妇产科病—中西医结合
疗法—中医学院—教材　Ⅳ.① R710.5

中国版本图书馆 CIP 数据核字（2021）第 052700 号

融合出版数字化资源服务说明

全国中医药行业高等教育"十四五"规划教材为融合教材，各教材相关数字化资源（电子教材、PPT 课件、
视频、复习思考题等）在全国中医药行业教育云平台"医开讲"发布。

资源访问说明

扫描右方二维码下载"医开讲 APP"或到"医开讲网站"（网址：www.e-lesson.cn）注
册登录，输入封底"序列号"进行账号绑定后即可访问相关数字化资源（注意：序列号
只可绑定一个账号，为避免不必要的损失，请您刮开序列号立即进行账号绑定激活）。

资源下载说明

本书有配套 PPT 课件，供教师下载使用，请到"医开讲网站"（网址：www.e-lesson.cn）认证教师身份后，
搜索书名进入具体图书页面实现下载。

中国中医药出版社出版

北京经济技术开发区科创十三街 31 号院二区 8 号楼
邮政编码　100176
传真　010-64405721
河北品睿印刷有限公司印刷
各地新华书店经销

开本 889×1194　1/16　印张 34.25　字数 913 千字
2021 年 6 月第 4 版　2024 年 5 月第 4 次印刷
书号　ISBN 978-7-5132-6825-7

定价　125.00 元
网址　www.cptcm.com

服 务 热 线　010-64405510　　微信服务号　zgzyycbs
购 书 热 线　010-89535836　　微商城网址　https://kdt.im/LIdUGr
维 权 打 假　010-64405753　　天猫旗舰店网址　https://zgzyycbs.tmall.com

如有印装质量问题请与本社出版部联系（010-64405510）
版权专有　侵权必究

全国中医药行业高等教育"十四五"规划教材
全国高等中医药院校规划教材（第十一版）

《中西医结合妇产科学》
编委会

主　编

杜惠兰（河北中医学院）

副主编（以姓氏笔画为序）

邓高丕（广州中医药大学）　　　　刘金星（山东中医药大学）

李伟莉（安徽中医药大学）　　　　周忠明（湖北中医药大学）

梁瑞宁（江西中医药大学）　　　　傅金英（河南中医药大学）

雷　磊（湖南中医药大学）

编　委（以姓氏笔画为序）

马小娜（北京中医药大学）　　　　马红霞（广州医科大学）

王小红（福建中医药大学）　　　　王永周（西南医科大学）

王艳萍（长春中医药大学）　　　　文　怡（成都中医药大学）

玉　华（广西中医药大学）　　　　朱丽红（陕西中医药大学）

刘　丽（黑龙江中医药大学）　　　刘玉兰（承德医学院）

孙　晶（辽宁中医药大学）　　　　杜小利（宁夏医科大学）

李　燕（贵州中医药大学）　　　　杨永琴（甘肃中医药大学）

应敏丽（浙江中医药大学）　　　　宋殿荣（天津中医药大学）

张丽华（南方医科大学）　　　　　陈　琢（华中科技大学）

周晓娜（云南中医药大学）　　　　赵　娟（南京中医药大学）

段彦苍（河北中医学院）　　　　　姜　囡（大连医科大学）

崔树娜（扬州大学）　　　　　　　崔轶凡（山西中医药大学）

董　莉（上海中医药大学）　　　　韩　璐（新疆医科大学）

程　玲（中国中医科学院）　　　　谭展望（河北医科大学）

戴海青（海南省中医院）

学术秘书

段彦苍（兼）（河北中医学院）

全国中医药行业高等教育"十四五"规划教材
全国高等中医药院校规划教材（第十一版）

专家指导委员会

名誉主任委员

余艳红（国家卫生健康委员会党组成员，国家中医药管理局党组书记、局长）

王永炎（中国中医科学院名誉院长、中国工程院院士）

陈可冀（中国中医科学院研究员、中国科学院院士、国医大师）

主任委员

张伯礼（天津中医药大学教授、中国工程院院士、国医大师）

秦怀金（国家中医药管理局副局长、党组成员）

副主任委员

王　琦（北京中医药大学教授、中国工程院院士、国医大师）

黄璐琦（中国中医科学院院长、中国工程院院士）

严世芸（上海中医药大学教授、国医大师）

高　斌（教育部高等教育司副司长）

陆建伟（国家中医药管理局人事教育司司长）

委　员（以姓氏笔画为序）

丁中涛（云南中医药大学校长）

王　伟（广州中医药大学校长）

王东生（中南大学中西医结合研究所所长）

王维民（北京大学医学部副主任、教育部临床医学专业认证工作委员会主任委员）

王耀献（河南中医药大学校长）

牛　阳（宁夏医科大学党委副书记）

方祝元（江苏省中医院党委书记）

石学敏（天津中医药大学教授、中国工程院院士）

田金洲（北京中医药大学教授、中国工程院院士）

仝小林（中国中医科学院研究员、中国科学院院士）

宁　光（上海交通大学医学院附属瑞金医院院长、中国工程院院士）

匡海学（黑龙江中医药大学教授、教育部高等学校中药学类专业教学指导委员会主任委员）

吕志平（南方医科大学教授、全国名中医）

吕晓东（辽宁中医药大学党委书记）

朱卫丰（江西中医药大学校长）

朱兆云（云南中医药大学教授、中国工程院院士）

刘　良（广州中医药大学教授、中国工程院院士）

刘松林（湖北中医药大学校长）

刘叔文（南方医科大学副校长）

刘清泉（首都医科大学附属北京中医医院院长）

李可建（山东中医药大学校长）

李灿东（福建中医药大学校长）

杨　柱（贵州中医药大学党委书记）

杨晓航（陕西中医药大学校长）

肖　伟（南京中医药大学教授、中国工程院院士）

吴以岭（河北中医药大学名誉校长、中国工程院院士）

余曙光（成都中医药大学校长）

谷晓红（北京中医药大学教授、教育部高等学校中医学类专业教学指导委员会主任委员）

冷向阳（长春中医药大学校长）

张忠德（广东省中医院院长）

陆付耳（华中科技大学同济医学院教授）

阿吉艾克拜尔·艾萨（新疆医科大学校长）

陈　忠（浙江中医药大学校长）

陈凯先（中国科学院上海药物研究所研究员、中国科学院院士）

陈香美（解放军总医院教授、中国工程院院士）

易刚强（湖南中医药大学校长）

季　光（上海中医药大学校长）

周建军（重庆中医药学院院长）

赵继荣（甘肃中医药大学校长）

郝慧琴（山西中医药大学党委书记）

胡　刚（江苏省政协副主席、南京中医药大学教授）

侯卫伟（中国中医药出版社有限公司董事长）

姚　春（广西中医药大学校长）

徐安龙（北京中医药大学校长、教育部高等学校中西医结合类专业教学指导委员会主任委员）

高秀梅（天津中医药大学校长）

高维娟（河北中医药大学校长）

郭宏伟（黑龙江中医药大学校长）

唐志书（中国中医科学院副院长、研究生院院长）

彭代银（安徽中医药大学校长）

董竞成（复旦大学中西医结合研究院院长）

韩晶岩（北京大学医学部基础医学院中西医结合教研室主任）

程海波（南京中医药大学校长）

鲁海文（内蒙古医科大学副校长）

翟理祥（广东药科大学校长）

秘书长（兼）

陆建伟（国家中医药管理局人事教育司司长）

侯卫伟（中国中医药出版社有限公司董事长）

办公室主任

周景玉（国家中医药管理局人事教育司副司长）

李秀明（中国中医药出版社有限公司总编辑）

办公室成员

陈令轩（国家中医药管理局人事教育司综合协调处处长）

李占永（中国中医药出版社有限公司副总编辑）

张峘宇（中国中医药出版社有限公司副总经理）

芮立新（中国中医药出版社有限公司副总编辑）

沈承玲（中国中医药出版社有限公司教材中心主任）

编审专家组

全国中医药行业高等教育"十四五"规划教材
全国高等中医药院校规划教材(第十一版)

组 长

余艳红(国家卫生健康委员会党组成员,国家中医药管理局党组书记、局长)

副组长

张伯礼(天津中医药大学教授、中国工程院院士、国医大师)

秦怀金(国家中医药管理局副局长、党组成员)

组 员

陆建伟(国家中医药管理局人事教育司司长)

严世芸(上海中医药大学教授、国医大师)

吴勉华(南京中医药大学教授)

匡海学(黑龙江中医药大学教授)

刘红宁(江西中医药大学教授)

翟双庆(北京中医药大学教授)

胡鸿毅(上海中医药大学教授)

余曙光(成都中医药大学教授)

周桂桐(天津中医药大学教授)

石 岩(辽宁中医药大学教授)

黄必胜(湖北中医药大学教授)

前　言

　　为全面贯彻《中共中央 国务院关于促进中医药传承创新发展的意见》和全国中医药大会精神，落实《国务院办公厅关于加快医学教育创新发展的指导意见》《教育部 国家卫生健康委 国家中医药管理局关于深化医教协同进一步推动中医药教育改革与高质量发展的实施意见》，紧密对接新医科建设对中医药教育改革的新要求和中医药传承创新发展对人才培养的新需求，国家中医药管理局教材办公室（以下简称"教材办"）、中国中医药出版社在国家中医药管理局领导下，在教育部高等学校中医学类、中药学类、中西医结合类专业教学指导委员会及全国中医药行业高等教育规划教材专家指导委员会指导下，对全国中医药行业高等教育"十三五"规划教材进行综合评价，研究制定《全国中医药行业高等教育"十四五"规划教材建设方案》，并全面组织实施。鉴于全国中医药行业主管部门主持编写的全国高等中医药院校规划教材目前已出版十版，为体现其系统性和传承性，本套教材称为第十一版。

　　本套教材建设，坚持问题导向、目标导向、需求导向，结合"十三五"规划教材综合评价中发现的问题和收集的意见建议，对教材建设知识体系、结构安排等进行系统整体优化，进一步加强顶层设计和组织管理，坚持立德树人根本任务，力求构建适应中医药教育教学改革需求的教材体系，更好地服务院校人才培养和学科专业建设，促进中医药教育创新发展。

　　本套教材建设过程中，教材办聘请中医学、中药学、针灸推拿学三个专业的权威专家组成编审专家组，参与主编确定，提出指导意见，审查编写质量。特别是对核心示范教材建设加强了组织管理，成立了专门评价专家组，全程指导教材建设，确保教材质量。

　　本套教材具有以下特点：

　　1.坚持立德树人，融入课程思政内容

　　将党的二十大精神进教材，把立德树人贯穿教材建设全过程、各方面，体现课程思政建设新要求，发挥中医药文化育人优势，促进中医药人文教育与专业教育有机融合，指导学生树立正确世界观、人生观、价值观，帮助学生立大志、明大德、成大才、担大任，坚定信念信心，努力成为堪当民族复兴重任的时代新人。

　　2.优化知识结构，强化中医思维培养

　　在"十三五"规划教材知识架构基础上，进一步整合优化学科知识结构体系，减少不同学科教材间相同知识内容交叉重复，增强教材知识结构的系统性、完整性。强化中医思维培养，突出中医思维在教材编写中的主导作用，注重中医经典内容编写，在《内经》《伤寒论》等经典课程中更加突出重点，同时更加强化经典与临床的融合，增强中医经典的临床运用，帮助学生筑牢中医经典基础，逐步形成中医思维。

3.突出"三基五性"，注重内容严谨准确

坚持"以本为本"，更加突出教材的"三基五性"，即基本知识、基本理论、基本技能，思想性、科学性、先进性、启发性、适用性。注重名词术语统一，概念准确，表述科学严谨，知识点结合完备，内容精炼完整。教材编写综合考虑学科的分化、交叉，既充分体现不同学科自身特点，又注意各学科之间的有机衔接；注重理论与临床实践结合，与医师规范化培训、医师资格考试接轨。

4.强化精品意识，建设行业示范教材

遴选行业权威专家，吸纳一线优秀教师，组建经验丰富、专业精湛、治学严谨、作风扎实的高水平编写团队，将精品意识和质量意识贯穿教材建设始终，严格编审把关，确保教材编写质量。特别是对32门核心示范教材建设，更加强调知识体系架构建设，紧密结合国家精品课程、一流学科、一流专业建设，提高编写标准和要求，着力推出一批高质量的核心示范教材。

5.加强数字化建设，丰富拓展教材内容

为适应新型出版业态，充分借助现代信息技术，在纸质教材基础上，强化数字化教材开发建设，对全国中医药行业教育云平台"医开讲"进行了升级改造，融入了更多更实用的数字化教学素材，如精品视频、复习思考题、AR/VR等，对纸质教材内容进行拓展和延伸，更好地服务教师线上教学和学生线下自主学习，满足中医药教育教学需要。

本套教材的建设，凝聚了全国中医药行业高等教育工作者的集体智慧，体现了中医药行业齐心协力、求真务实、精益求精的工作作风，谨此向有关单位和个人致以衷心的感谢！

尽管所有组织者与编写者竭尽心智，精益求精，本套教材仍有进一步提升空间，敬请广大师生提出宝贵意见和建议，以便不断修订完善。

国家中医药管理局教材办公室

中国中医药出版社有限公司

2023 年 6 月

编写说明

　　全国中医药行业高等教育"十三五"规划教材《中西医结合妇产科学》（第三版）自 2016 年出版以来，在全国各高等中、西医药院校广泛使用，对培养我国高层次的中西医结合人才发挥了重要作用。本教材以第三版教材为基础，按照教育部的中西医临床医学专业本科医学教育标准要求，以培养实用型人才为目标，坚持"三基"，突出"五性"，强化质量意识，突出创新，在以下方面进行了修订完善。①助力推进课程思政建设：教材中融入课程思政内容，推进思政课程、课程思政与中医药人文的融合，体现教材服务教育"立德树人"的根本任务。②更新相关知识：吸纳了近年临床上成熟的中西医结合妇产科领域的研究成果。③突出中西医结合专业特点：注重体现中西医结合诊治疾病的思路与方法。④注重创新思维和能力的培养：在教材中采用问题或病案导入，章节后留复习思考题，培养学生的独立思考能力。强调辨病与辨证相结合、局部治疗与整体调节相结合，以提高学生解决临床实际问题的能力。⑤注重临床实用性：与住院医师规范化培训及中西医结合执业医师资格考试接轨，并参考了相关的国内外指南等。⑥丰富教材形式和内容：在纸质教材的基础上，全面实施了教材数字化，对教材中的知识点予以拓展，数字化教材内容丰富，包含了课程介绍、教学大纲、复习思考题、PPT、视频、图片等，使读者更加快速直观地理解教材内容，帮助学生复习和掌握教材内容，便于教师和学生把握内容的难点、重点，有助于师生选择教、学方法。

　　本教材编委会由全国 36 所高等中、西医药院校的 37 名专家、教授组成，其中博士生导师 14 名，多数参加过该类教材的编写，体现了教材的广泛性及深厚的编写基础。本教材实行主编负责制，采用集体讨论、副主编分工审定、主编逐章节通审的方法完成。

　　全书分为上、下两篇，共十七章，并设附录。

　　第一章由杜惠兰编写；第二章由崔树娜编写；第三章第一节由雷磊编写；第三章第二节一至五由王艳萍编写；第三章第二节六、七由周晓娜编写；第三章第三至五节由宋殿荣编写；第四章由段彦苍编写；第五章由崔轶凡编写；第六章由董莉编写；第七章第一节由刘金星编写；第七章第二节由刘丽编写；第七章第三至五节由王小红编写；第七章第六、七节由马红霞编写；第八章第一至四节由傅金英编写；第八章第五至七节由杜小利编写；第九章由刘玉兰编写；第十章第一、二节由陈琢编写；第十章第三、四节由韩璐编写；第十章第五至七节由程玲编写；第十章第八至十节由周忠明编写；第十章第十一节及第十三节二、三由朱丽红编写；第十章第十二及第十三节一由张丽华编写；第十章第十三节四、五由赵娟编写；第十一章第一节由戴海青编写；第十一章第二、第三节由马小娜编写；第十二章第一节至第三节由孙晶编写；第十二章第四节至第七节由李燕编写；第十三章第

一、第二节由王永周编写；第十三章第三节由梁瑞宁编写；第十三章第四节由文怡编写；第十三章第五、第六节由邓高丕编写；第十四章由姜囡编写；第十五章由李伟莉编写；第十六章由杨永琴编写；第十七章第一节至第三节由玉华编写、第十七章第四节至第八节由谭展望编写；第十七章第九节至第十一节由应敏丽编写。方剂索引、主要参考文献由段彦苍整理。可以说本教材凝聚了全体编写人员的智慧和心血。本教材数字化工作由副主编傅金英负责，全体编委会成员共同参与。

　　本教材在编写过程中得到了河北中医学院、河南中医药大学及其他参编院校的大力支持。马玉聪、张玉倩、吕金梦、郝延芝、刘杨杰、刘孟瑞、陈俊潞、杜煜晗、方育恩、唐思玲、梁潇、王占利、徐琳琳做了大量具体工作，陈景伟、范丽洁、杜煜晗、郝延芝、于志芳、王淑慧、唐思玲等做了一些会务工作，在此一并表示诚挚的谢意。此外，还感谢第一、第二、第三版《中西医结合妇产科学》教材的主编及编者，他们的劳动为本教材的编写奠定了基础。本教材供中西医临床医学专业本科生、在职教育、成人教育及相应水平的学员使用，也可作为中西医结合临床医务人员的参考书。

　　教材的编写、修订是一项长期、艰巨的系统工程，中西医结合教材如何凸显中西医结合特色、体现中西医结合治疗优势是我们一直用心思考并追寻的目标。编写过程中，尽管全体编者团结协作，竭尽所能，希望编出高质量的教材，但书中难免存在疏漏之处，恳请使用本教材的广大师生和中西医妇产科同道提出宝贵意见，以便再版时修订提高。

《中西医结合妇产科学》编委会

2021 年 6 月

目　录

上篇　总　论

第一章　绪论 ………………………………… 3
第一节　中西医结合妇产科学的定义、范围与
　　　　特点 　3
一、中西医结合妇产科学的定义 　3
二、中西医结合妇产科学的研究范围 　3
三、中西医结合妇产科学的特点 　3
四、怎样学好中西医结合妇产科学 　3
第二节　中、西医妇产科学发展简史 　4
一、中医妇科学发展概要 　4
二、妇产科学发展概要 　6
第三节　中西医结合妇产科学的研究与发展 　8

第二章　女性生殖系统解剖 …………… 9

第一节　骨　盆 　9
一、骨盆的组成 　9
二、骨盆分界 　9
三、骨盆的类型 　10
第二节　内、外生殖器 　10
一、外生殖器 　10
二、内生殖器 　11
第三节　血管、淋巴及神经 　15
一、血管 　15
二、淋巴 　16
三、神经 　17
第四节　骨盆底 　17
一、外层 　17
二、中层 　18

三、内层 　18
第五节　邻近器官 　18
一、尿道 　18
二、膀胱 　19
三、输尿管 　19
四、直肠 　19
五、阑尾 　19

第三章　女性特殊生理 ………………… 20

第一节　女性生殖系统生理 　20
一、妇女一生各时期的生理特点 　20
二、月经及月经期的临床表现 　21
三、卵巢功能及周期性变化 　22
四、子宫内膜及生殖器其他部位的周期性
　　变化 　27
五、月经周期的调节 　29
六、其他内分泌腺功能对月经周期的影响 　31
七、女性生殖道的自然防御功能 　32
八、中医女性生殖生理基础 　32
九、中医学对月经及带下生理的认识 　34
第二节　妊娠生理与诊断 　37
一、受精及受精卵发育、输送与着床 　37
二、胚胎、胎儿发育 　37
三、胎儿附属物的形成及功能 　40
四、妊娠期母体的变化 　43
五、妊娠诊断 　47
六、产前保健 　50
七、中医妊娠生理与诊断 　60
第三节　正常分娩 　61

一、决定分娩的因素 62
二、枕先露的分娩机制 65
三、先兆临产、临产与产程 67
四、中医学对分娩的认识 71
第四节 分娩镇痛 73
第五节 正常产褥与哺乳 73
一、正常产褥 73
二、哺乳 77

第四章 妇产科疾病的病因与发病机制
.... 79
第一节 病因 79
一、西医学对病因的认识 79
二、中医学对病因的认识 80
第二节 发病机制 81
一、妇产科疾病的病理生理特点 81
二、中医学对妇产科疾病发病机理的认识 82

第五章 诊断概要 85
第一节 病史及体格检查 85
一、病史采集 85
二、体格检查 89
第二节 遗传咨询、产前筛查与产前诊断 91
一、遗传咨询 91
二、产前筛查 91
三、产前诊断 92
第三节 妇产科疾病的诊断与辨证要点 93
一、辨证方法 93
二、月经病、带下病、妊娠病、临产病、
产后病和妇科杂病的辨证要点 94
第四节 妇产科常见症状鉴别诊断要点 95
一、阴道流血 95
二、带下异常 96
三、下腹疼痛 97
四、下腹部肿块 97
五、外阴瘙痒 99

第六章 治法概要 101
第一节 内治法 101

一、内分泌治疗 101
二、恶性肿瘤的化学药物治疗 102
三、中医常用内治法 103
第二节 外治法 106
一、药物治疗 106
二、物理疗法 107
三、针灸疗法 108
第三节 手术疗法 108
一、妇科常用手术 108
二、产科常用手术 109
第四节 心理疗法 109
一、女性的心理特点 109
二、妇科常用的心理疗法 110
第五节 孕期合理用药 111
一、药物对孕期不同时段的影响 111
二、孕期用药原则 111
三、药物对胎儿的危害性等级 111
四、孕期中药的应用禁忌 112

下篇 各论

第七章 月经病 115
第一节 异常子宫出血 116
第二节 闭经 126
第三节 多囊卵巢综合征 133
第四节 痛经 139
第五节 子宫内膜异位症和子宫腺肌病 143
一、子宫内膜异位症 143
二、子宫腺肌病 149
第六节 经前期综合征 151
第七节 绝经综合征 156

第八章 带下病与女性生殖系统炎症 ... 162
第一节 带下病 162
一、带下过多 162
二、带下过少 166
第二节 前庭大腺炎症 168
第三节 阴道炎症 171
第四节 子宫颈炎症 175

第五节　盆腔炎性疾病 181

第六节　盆腔炎性疾病后遗症 187

第七节　生殖器结核 192

第九章　外阴色素减退性疾病 …………… 197

第一节　外阴慢性单纯性苔藓 197

第二节　外阴硬化性苔藓 201

第三节　外阴硬化性苔藓合并外阴慢性单纯性苔藓 205

第十章　妊娠病 ………………………… 206

第一节　自然流产 207

第二节　早产及过期妊娠 215

　一、早产 215

　二、过期妊娠 218

第三节　妊娠期高血压疾病 221

第四节　妊娠剧吐 231

第五节　妊娠期肝内胆汁淤积症 235

第六节　异位妊娠 239

第七节　胎盘早剥 247

第八节　前置胎盘 251

第九节　多胎妊娠 254

第十节　羊水量异常 258

　一、羊水过多 258

　二、羊水过少 261

第十一节　母胎血型不合 264

第十二节　胎儿生长受限 268

第十三节　常见妊娠合并疾病 272

　一、妊娠合并糖尿病 272

　二、妊娠合并心脏病 278

　三、妊娠合并病毒性肝炎 285

　四、妊娠合并贫血 292

　五、妊娠合并特发性血小板减少性紫癜 297

第十一章　产时病 ……………………… 301

第一节　异常分娩 301

　一、产力异常 301

　二、产道异常 305

　三、胎位异常 310

　四、胎儿异常 316

第二节　胎儿窘迫与胎膜早破 316

　一、胎儿窘迫 316

　二、胎膜早破 319

第三节　分娩期并发症 323

　一、产后出血 323

　二、子宫破裂 327

　三、羊水栓塞 330

　四、脐带异常 334

第十二章　产后病 ……………………… 338

第一节　产褥感染 339

第二节　晚期产后出血 344

第三节　产褥期抑郁症 348

第四节　产褥中暑 351

第五节　产后缺乳 354

第六节　产后乳汁自出 357

第七节　产后常见并发症 359

　一、产后便秘 359

　二、产后排尿异常 361

　三、产后关节痛 365

　四、产后腹痛 367

第十三章　女性生殖器官肿瘤与妊娠滋养细胞疾病 ……………… 370

第一节　外阴肿瘤 371

　一、外阴良性肿瘤 371

　二、外阴鳞状上皮内病变 373

　三、外阴恶性肿瘤 375

第二节　子宫颈肿瘤 379

　一、子宫颈鳞状上皮内病变 379

　二、子宫颈癌 382

第三节　子宫肿瘤 388

　一、子宫肌瘤 388

　二、子宫内膜癌 395

　三、子宫肉瘤 401

第四节　卵巢肿瘤 404

第五节　妊娠滋养细胞疾病 414

　一、葡萄胎 415

　二、妊娠滋养细胞肿瘤 419

三、胎盘部位滋养细胞肿瘤 425

第六节 妇科恶性肿瘤的中医药辅助治疗 427

一、中医治疗妇科恶性肿瘤的主要途径 427

二、妇科恶性肿瘤的中医治疗 428

第十四章 盆腔器官脱垂及生殖器官发育异常 434

第一节 盆腔器官脱垂 434

一、子宫脱垂 435

二、阴道前壁膨出 439

三、阴道后壁膨出 441

第二节 女性生殖器官发育异常 442

一、处女膜闭锁 442

二、阴道发育异常 444

三、子宫发育异常 447

第十五章 不孕症与辅助生殖技术 452

第一节 不孕症 452

第二节 辅助生殖技术 460

一、人工授精 460

二、体外受精-胚胎移植 460

三、卵胞浆内单精子注射 461

四、胚胎植入前遗传学诊断 462

五、中医药治疗 462

第十六章 计划生育 464

第一节 避孕 464

一、宫内节育器 464

二、激素避孕 467

三、其他避孕方法 470

第二节 计划生育相关的输卵管手术 471

第三节 避孕失败的补救措施 472

一、手术流产 472

二、药物流产 475

第四节 计划生育措施的选择 475

第十七章 妇产科常用特殊检查 477

第一节 阴道、宫颈管分泌物检查 477

第二节 生殖道细胞学检查、HPV 分型 481

第三节 基础体温测定 489

第四节 女性内分泌激素测定 490

第五节 女性生殖器官活组织检查 495

第六节 输卵管通畅检查 498

一、子宫输卵管造影 498

二、妇产科内镜输卵管通畅检查 499

第七节 常用穿刺检查 500

第八节 羊水检查 503

第九节 妇科肿瘤标志物检查 504

第十节 影像检查 508

第十一节 妇产科内镜 512

附 录

妇产科常用方剂 519

主要参考文献 527

上篇

总　论

第一章

绪 论

扫一扫，查阅本章数字资源，含PPT、音视频、图片等

第一节 中西医结合妇产科学的定义、范围与特点

一、中西医结合妇产科学的定义

中西医结合妇产科学是综合运用中、西医学基础理论与方法，研究女性特有的生理病理、诊断规律，以及防治妇女特有疾病的一门新兴的临床学科。

二、中西医结合妇产科学的研究范围

中西医结合妇产科学主要研究女性生殖器官及骨盆的解剖，卵巢功能及周期性的变化与调节，月经、带下、妊娠、分娩、产褥、哺乳的生理特点和特有疾病，生殖系统炎症、肿瘤、生殖器官畸形、损伤，以及不孕症、计划生育、妇女保健等。

三、中西医结合妇产科学的特点

中医妇科学与妇产科学是在各自不同的历史条件和背景、不同的医学理论体系指导下形成的两门临床医学学科，各有其学科的特点和不同之处，但由于研究对象相同，研究内容都是女性特殊生理、病理及其疾病的防治，两门学科之间必然有许多相同之处且存在密切联系。中西医结合妇产科学是通过对这两门学科进行比较和分析，找出二者之间的联系和共同点，互相借鉴，取长补短，以提高防治疾病的效果。

四、怎样学好中西医结合妇产科学

1.掌握中医妇科学和妇产科学各自的优势与特色，并在此基础上掌握中西医结合妇产科学的特点及中西医结合妇产科学临床诊治思路和方法。

2.中西医结合妇产科学与其他临床学科密切相关。作为身体的一部分，女性生殖系统与其他系统密不可分，不同系统的疾病或病理可互相影响。所以，学好其他临床课程是学好中西医结合妇产科学的重要前提。

3.中西医结合妇产科学既是临床医学，也是预防医学，所涉及的许多疾病可通过预防措施避免发生或减轻病情。所以，既要努力学好中西医结合妇产科学理论知识，又要理论联系实际，在见习和临床实习中注重培养临床分析问题、解决问题的能力，掌握临床技能，更要熟悉各种疾病的预防知识和措施。

4.思政育人，培养良好的医德医风。产科学与妊娠有关，关系到母子双方的安危与健康；妇科学所涉及的许多疾病与个人隐私有关，因此，从事妇产科工作时，对待患者要有强烈的事业心和高度的责任感，严肃认真，重视患者的心理和情志状态，注意保护隐私，尊重和关爱患者，做一名合格的医生。

第二节　中、西医妇产科学发展简史

一、中医妇科学发展概要

中医妇科学是中医学的重要组成部分，是在中医学的形成和发展中逐步建立起来的一门特色鲜明的临床学科。以下分八个历史时期简述其形成与发展。

（一）夏、商、周时代

此期为中医妇科学的萌芽阶段，特点为重视孕产。如殷墟出土的甲骨文所载的 21 种疾病中就有"疾育"（妇产科病）；《易经·爻辞》载有"妇孕不育，凶""妇三岁不孕"；《诗经》《山海经》载有"种子"和"绝育"的药物；《史记·楚世家》记载了剖宫产手术；《列女传》有"胎教"的记载。

（二）春秋战国时代

这一时期出现了妇科医家，称"带下医"。如《史记·扁鹊仓公列传》记载："扁鹊名闻天下，过邯郸，闻贵妇人，即为带下医。"《左传》已有难产、过期妊娠及优生的记载。

（三）秦汉时代

秦代妇产科病案已经出现。汉代妇产科发展较快，马王堆汉墓出土的有关妇产科的医书有《养生方》和《胎产书》。而《难经》论述的肾与命门及冲任督带的关系，构成了妇产科学重要的理论基础。《神农本草经》明确记载了治疗妇产科疾病的药物有 88 种，该书禹余粮条下首见"癥瘕"，紫石英条下首见"子宫"之名。

西汉末年成书的我国现存最早的医学巨著《黄帝内经》（以下简称《内经》），在女性的解剖、生理，妇产科疾病的病因病机、诊断、治则及孕期用药原则等方面均有详细论述。尤其是《素问·上古天真论》阐述的女子一生生长、发育、生殖与衰老的规律至今仍视为妇科经典理论。《内经》对妇产科病证的记载涉及经、带、胎、产、杂病，如血崩、带下、月事不来、子喑、胎死、不孕、石瘕、肠覃等，并载有妇科历史上第一首方剂"四乌鲗骨一藘茹丸"。可以说，《内经》对女性生理、病理及临床病证的认识为中医妇产科学的形成奠定了理论基础。

东汉张仲景《金匮要略》最早设专篇论述妇产科疾病，形成了中医妇产科学的雏形。该书中妊娠病、产后病、妇人杂病三篇开创了妇科辨证论治及外治法治疗妇科疾病的先河。《后汉书·华佗传》记载了华佗凭脉证测知双胎难产，并以针药合治成功引产死胎的案例。《华佗神医秘传》记载了华佗治疗花柳病（性传播疾病）的方剂。汉代出现了女医义妁（《汉书·义纵传》）和淳于衍（《汉书·外戚传》），她们是宫廷中的妇产科医生。

（四）魏晋南北朝隋唐时代

晋代王叔和《脉经》第九卷记载了妇女妊娠、产后、带下、月经疾病及杂病的脉法和辨证，首次提出"月经"之名,还提出了"居经""避年""激经"以及临产"离经脉"和"五崩"的证候。南齐褚澄《褚氏遗书·求嗣门》主张晚婚与节育。北齐徐之才《逐月养胎方》论述了胎儿逐月发育的情况,明确提出了妊娠不同时期孕妇在饮食起居方面应注意的问题。

隋代医书《诸病源候论》论述了妇产科疾病的病因、病机及临床证候。强调胞宫、冲任的损伤是妇产科疾病的主要病机,对后世影响巨大。在"妊娠欲去胎候"中有堕胎之法的记载。

唐代孙思邈著《备急千金要方》,设妇人方 3 卷于卷首,广泛收集了唐以前的许多医论和医方,论述了求子、妊娠、产难、胞衣不出、崩中漏下、带下、前阴诸疾等,尤对临产及产后护理的论述更为贴切。书中还提出了针刺引产的穴位和手法。王焘《外台秘要》中有妇人病 2 卷 35 门,除论述了妊娠、产难、产后、崩中、带下外,还记载了一些堕胎断产的方法。唐代昝殷著《经效产宝》是我国现存理论和方药较完备的产科专著,对妊娠、难产、产后等常见病的诊断和治疗进行了简要论述,首次提出了产后败血"冲心"之说。该书既具有重要的学术价值,也具有不可替代的历史价值。至此,中医妇科学的框架已形成。

(五)两宋金元时期

宋代妇产科已发展成为独立专科,在国家医学教育规定设置的九科之中就有产科。这是世界医事制度上妇产科最早的独立分科。由于设立了专科,妇产科专著较多。如杨子建的《十产论》详细记载了各种异常胎位的助产方法。朱端章的《卫生家宝产科备要》收集了宋以前的产科论著,还明确记述了产后"三冲"的危急证候和治疗方法。齐仲甫的《女科百问》将妇产科的内容归纳为 100 个问题,并逐一解答。此期在妇产科方面成就最大的是当代三世业医的陈自明和他所著的《妇人大全良方》。书中汇集和系统总结了南宋以前 40 余种医籍中有关妇产科的理论和临证经验。书中首先提出"妇人以血为基本"的学术观点,突出了冲任损伤的病机。宋代妇产科专著的大量问世、太医局产科的设置,标志着中医妇科学已经形成。

金元时期四大医家的学术争鸣和发展,从不同角度对妇产科做出了贡献。刘完素倡导"火热论",在《素问病机气宜保命集·妇人胎产论》中说:"妇人童幼天癸未行之间,皆属少阴;天癸既行,皆从厥阴论之;天癸已绝,乃属太阴经也。"他提出青春期着重补肾、中年着重调肝、老年着重健脾的妇科治则,颇有临床指导价值。张子和的学术思想以祛邪为主,在《儒门事亲》中用吐、下之法逐痰以通经,还有钩取死胎成功的案例。李杲倡导内伤学说,重视脾胃,常以补益脾胃、益气摄血、升阳除湿等法治疗妇科病证。朱震亨提出"阳常有余,阴常不足"之说,所著《格致余论》首次明确描述了子宫形态,其痰湿论为妇科奇难病证的治疗另辟新径,并提出"产前当清热养血""产后以大补气血为先"的治疗法则,还用"皮工"之法治疗子宫脱垂。

(六)明代

明代妇科有较大的发展。较重要的妇产科专著包括薛己的《薛氏医案》,以命门真阴真阳立论,薛己还著有《校注妇人良方》《女科撮要》;万全著《养生四要》《广嗣纪要》《妇人秘科》,其在《广嗣纪要·择配篇》中提出了螺、纹、鼓、角、脉五种生育缺陷导致的不孕,即"五不女"。王肯堂所著《证治准绳·女科》综合了前人有关妇产科的论述,条理分明,内容丰富。李时珍著《本草纲目》《奇经八脉考》,对中医月经理论的发展做出了重要贡献。赵献可的《医贯》是历史上第一部研究肾的专著,强调水火相依,永不相离,在治疗中倡导"壮水之主,以制阳光""益火之源,以消阴翳"。张介宾著《景岳全书》,其中《妇人规》3 卷对妇科理论的阐述甚为精湛,其理论核心是强调冲任、脾肾、阴血,治病立方理法严谨,倡导"阳非有余,阴常不足"之说，强调阳气阴精互为生化，对中医妇科理论发展有重大影响。明代医家对肾及命门学说的研究和阐发，使肾主生殖的理论研究得以深化。

（七）清代与民国时期

清代、民国时期有许多妇产科专著问世，出现了中西医汇通学派，开创了中医教育的新局面。清代将妇科称为"女科"或"妇人科"，妇产科著作较多，流传较广。傅山《傅青主女科》认为妇人以精血为主，辨证以脏腑、气血、冲任督带立论，重视肝、脾、肾，强调七情致病。亟斋居士《达生编》论胎前、临产、产后调护及难产救治，提出"睡、忍痛、慢临盆"六字真言，流传甚广。吴谦等编著的《医宗金鉴》是一部医学教科书，内有《妇科心法要诀》，广为流传。沈尧封著《沈氏女科辑要》，对妇产科理论有许多新的见解，论述精辟。王清任著《医林改错》，发展了活血化瘀学说，对妇科治疗学影响较大。

清代末年唐容川《血证论》对气血化生与作用的论述及治病重视调和气血的思想，对妇科治疗学有着重要影响。

民国初期，张锡纯《医学衷中参西录》重视调理脾肾和活血化瘀，自创的理冲汤、安冲汤、固冲汤、温冲汤、寿胎丸等仍为当今医生所习用。张山雷《沈氏女科辑要笺正》强调辨证论治，倡导肝肾学说，勇于吸收新知，在书中附"合信氏全体新论诸说"，对女性内生殖器官以子宫、子核、子管名之。另外，当时一批有识之士，在全国各地自己集资创办中医专科学校，开创了中医教育的新格局。

（八）现代

中华人民共和国成立后，中医事业得到了快速发展。1956年以后各省市相继建立了中医学院，连续组织编写了十版《中医妇科学》统编或规划教材，开展了从本、专科到硕士、博士、博士后及外国留学生等不同层次和不同类别的中医学教育工作，培养了一大批中医妇科人才。

中医妇科学在医疗研究方面亦取得了许多成果，出版了一批妇科名老中医经验和专著。如卓雨农所著的《中医妇科治疗学》及《王渭川妇科治疗经验》《刘奉五妇科经验》《朱小南妇科经验选》《罗元恺医著选》《哈荔田妇科医话医案》《百灵妇科》《何子淮女科经验集》，以及黄绳武主编的《中国医学百科全书·中医妇科学》，曾敬光等编著的教学参考丛书《中医妇科学》，罗元恺主编的《实用中医妇科学》，刘敏如、谭万信主编的《中医妇产科学》等。中医妇科学在理论研究中成绩较突出的包括月经机理、带下机理、补肾促卵泡发育促排卵机理、改善卵母细胞质量和子宫内膜容受性作用及机理、安胎机理、产后多虚多瘀机理及活血化瘀机理等的研究，促进了中医妇产科学理论的发展，制订中医妇科常见病诊疗指南和妇科疾病国际中医临床实践指南，促进了中医妇科标准化进程。另外，我国于1984年成立了中华全国中医学会妇科分会，2001年更名为中华中医药学会妇科分会，促进了中医妇科事业发展。

二、妇产科学发展概要

（一）早期及近代发展情况

公元前近千年，在埃及、希腊、罗马和印度等国家的医学著作中均有妇女生理、病理以及妊娠生理、病理方面的论述。公元前600年希腊的希波克拉底（Hippocrate）对一些妇科疾病如白带、痛经、月经失调、不孕、子宫和盆腔炎症、子宫移位等均进行了详细观察和记载，而其他有关妇产科方面的知识也有一些零星记载，但远未形成妇产科独立专科。

13～16世纪，即西方文艺复兴时期，医学发展迅速，出现了医院和医学堂，开始尸体解剖，逐步形成解剖学科。Leonardo、Garbrie le Fallopius分别描述了子宫、卵巢和输卵管的构造，Casper Barthol发现了外阴前庭大腺，译称巴氏腺。1470年至1590年已开始进行各种妇科手术，如阴式子宫切除术、子宫颈切除术、会阴修补术等，发明了各种妇产科手术器械和阴道窥器。18世纪中叶提出了产科无菌接生和手术。直至Hendrick Van Roonhyze（1916—1924）所著的《现代妇产科学》问世，妇产科学才成为一门独立专业学科。

1875年，广东博济医院Keer施行第一例卵巢囊肿切除术。1908年上海的Elizabelh切除了巨大子宫肌瘤。1901年英国医生MC Poulter到中国开展产科工作，开办产科培训班，1911年建立了我国最早的产科病房。1911年后由于外科手术、麻醉、病理、细菌、内分泌、化学药物及X线诊疗等的发展，女病人较多接受妇科检查，妇科病早期诊断病例增多，使我国妇科学有了进一步发展。1915年，中华医学会在上海成立，1928年协和医院开始将脊髓麻醉用于妇科手术。由于麻醉学科的发展，各地相继开展了较为复杂的大型手术。1929年我国杨崇瑞在北平成立第一国立助产学校，翌年制定《助产士管理法》。1932年齐鲁大学提出预防产科合并症的重要措施是重视产前保健、加强产前检查。同年协和医院开展外阴癌广泛手术及腹股沟淋巴清扫术。1935年王逸慧开展了宫颈癌手术与放射治疗，并提出早期诊断的重要性。1937年王国栋首次报告我国华北地区617例孕妇骨盆外径均值及子宫底平均高度等产科正常值。林巧稚指出前置胎盘和胎盘早剥是妊娠晚期出血的最常见原因，并介绍了治疗方法。同年，在上海成立了第一届中华妇产科学会。在计划生育方面，王逸慧著有《避孕法》手册；1939年北平创立了我国第一所节育诊所。1942年王淑贞提出了镭疗加X光治疗子宫颈癌的方法。1949年上海金钰珠报道蟾蜍试验诊断早孕及葡萄胎，为近代早孕诊断方法的一次飞跃。1953年4月创办了《中华妇产科杂志》。

（二）现代发展情况

1949年中华人民共和国成立后，孕产妇死亡率由之前的1500/10万下降至2017年的19.6/10万，婴儿死亡率由250‰～300‰下降至2017年的6.8‰。1958年至1965年全国第一次普查普治子宫脱垂，1977年国家再次对百余万名子宫脱垂和数万名尿瘘病人开展免费治疗工作。子宫颈癌筛查的开展及手术和放疗技术的改进降低了子宫颈癌发生率和死亡率。对妇科肿瘤研究的深入及手术、化疗等治疗策略的不断完善，使卵巢癌等妇科肿瘤患者的生存率居世界先进水平。20世纪50年代宋鸿钊等对妊娠滋养细胞肿瘤的系列研究引领了世界潮流，制定的临床分期被世界卫生组织（WHO）采纳，其基本框架至今仍被国际妇产科联盟（FIGO）沿用。1963年第一批国产口服避孕药研制成功，此后各种新型国产避孕药和宫内节育器相继研发及应用，居世界领先水平。1988年大陆首例"试管婴儿"诞生，我国辅助生育技术进入世界先进行列。

（三）妇产科学的未来与展望

20世纪末英国成年绵羊乳腺细胞克隆羊获得成功，美国培养出全能胚胎干细胞，2006年日本将成熟细胞重新编程为诱导多能干细胞，为人类干细胞治疗开启了希望之门。2001年美、英、日、中、德、法六国公布了人类基因组图谱，相继出现蛋白质组学和转录组学等，使人类迈入了功能基因组学时代。医学工程的进步将开创手术的新时代，机器人手术将向微型、远程和无人操作迈进。生物医学工程的发展将新兴技术如分子成像、干细胞移植、生物治疗、组织工程、器官克隆等引入妇产科疾病的防治，从而实现疾病预防和健康维护。现代医学和生物技术的进步将改变未来妇产科疾病的诊治理念和模式。功能基因组学的应用将准确评估许多遗传性疾病的发病风险，产前诊断及胎儿手术等将降低出生缺陷。功能基因组学或许能揭示妊娠期高血压疾病、子宫内膜异位症、卵巢癌等妇产科疾病的发病原因。各种妇科肿瘤疫苗将会问世。再生医学将使女性生殖器官结构和功能重建成为可能。医学将逐步实现从单纯疾病诊疗的疾病医学到集疾病预防和健康维护与促进于一体的健康医学的转变。

第三节　中西医结合妇产科学的研究与发展

早在清末民国初期的中西医汇通学派的著作中就有不少关于妇科的内容。

中华人民共和国成立后，在党和政府中、西医长期并重政策的指引下，妇产科界的中、西医同道团结一心，协同攻关，取得了许多中西医结合的新进展和新成果。如 1958 年山西医学院（现山西医科大学）开展中西医结合非手术治疗异位妊娠取得良好效果，使 90% 早期患者不需手术而治愈；1964 年上海第一医学院藏象专题研究组进行了"无排卵性功能性子宫出血病的治疗法则与病理机制的探讨"及"妊娠中毒症中医辨证分类及其治疗法则的探讨"；1978 年江西省妇幼保健院的"中药药物锥切治疗早期子宫颈癌"及针灸纠正胎位、防治难产等，都为中西医结合妇产科学的形成和建立做出了贡献。

中西医结合妇产科学的大规模研究始于 20 世纪 80 年代，主要是借鉴西医诊断的客观指标对中医妇科病证进行临床观察和实验室研究，或中西药物联合应用治疗妇产科疾病，如盆腔炎性疾病、不孕症、子宫肌瘤、子宫内膜异位症、妊娠期高血压疾病、母胎血型不合、胎儿宫内发育迟缓，以及中医药在辅助生殖技术方面的应用等，取得大量成果。自 20 世纪末，西医辨病和中医辨证相结合的方法广泛应用于临床，提高了临床疗效。

为满足及适应社会对中西医结合人才的需求和高等医学教育的发展，20 世纪 80 年代末以来，全国四十余所高等医药院校相继招收中西医临床医学专业学生，各院校还编写了多种中西医结合妇产科学的教材或专著。目前，中西医临床医学专业使用的全国中医药行业高等教育规划教材《中西医结合妇产科学》已经编写了 4 版，为中西医结合妇产科学的发展奠定了基础。

扫一扫，查阅本章数字资源，含PPT、音视频、图片等

女性生殖系统包括内、外生殖器及其相关组织与邻近器官。

第一节　骨　盆

女性骨盆（pelvis）是支持躯干和保护盆腔脏器的重要器官，同时又是胎儿从阴道娩出时必经的骨性产道，其形态、大小与分娩关系密切。

一、骨盆的组成

1. 骨盆的骨骼　包括骶骨、尾骨及左右两块髋骨。骶骨由 5 ～ 6 块骶椎融合而成；尾骨由 4 ～ 5 块尾椎构成；每块髋骨又由髂骨、坐骨及耻骨融合而成（图 2-1）。

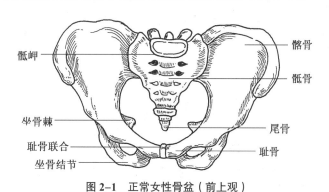

图 2-1　正常女性骨盆（前上观）

2. 骨盆的关节　包括骶髂关节、骶尾关节及耻骨联合。骶骨与髂骨之间以骶髂关节相连；骶骨与尾骨之间以骶尾关节相连；两耻骨之间有纤维软骨连接，形成耻骨联合。骶尾关节为略可活动的关节。

3. 骨盆的韧带　包括两对重要的韧带：骶结节韧带与骶棘韧带。骶结节韧带为骶、尾骨与坐骨结节之间的韧带；骶棘韧带则为骶、尾骨与坐骨棘之间的韧带。骶棘韧带宽度即坐骨切迹宽度，是判断中骨盆是否狭窄的重要标志。妊娠期受卵巢性激素的影响，骨盆的韧带较松弛，各关节的活动度稍有增加，有利于分娩时胎儿通过。

二、骨盆分界

以耻骨联合上缘、髂耻缘和骶岬上缘的连线为界，将骨盆分为假骨盆和真骨盆。

1. 假骨盆　位于骨盆分界线之上，又称大骨盆。为腹腔的一部分，前方为腹壁下部组织，两

侧为髂骨翼，后方为第5腰椎。假骨盆与产道无直接关系，但其某些径线的长短关系到真骨盆的大小，因此，测量假骨盆的径线可作为了解真骨盆情况的参考。

2. 真骨盆　又称小骨盆，有上、下两口，即骨盆入口与骨盆出口，其间为骨盆腔。骨盆腔前壁为耻骨联合、耻骨支，后壁为骶骨与尾骨，两侧壁为坐骨、坐骨棘和骶棘韧带。坐骨棘位于真骨盆的中部，可经阴道或肛门触及，可作为判定子宫有无下垂及胎儿先露下降程度的重要标志。耻骨两降支的前部相连构成耻骨弓。骨盆腔呈前浅后深的形态，其中轴为骨盆轴，分娩时胎儿沿此轴娩出。

三、骨盆的类型

1. 女型　骨盆入口呈横椭圆形，入口的横径稍长于前后径，耻骨弓较宽。坐骨棘间径≥10cm，坐骨棘短小。此型属最常见的正常骨盆，在我国妇女中占52%～58.9%。

2. 扁平型　骨盆入口前后径短而横径长，呈扁椭圆形。耻骨弓宽，骶骨失去正常弯度，变直向后翘或呈深弧形，故骨盆浅。此型较常见，在我国妇女中占23.2%～29%。

3. 类人猿型　骨盆入口呈长椭圆形，入口前后径大于横径，坐骨切迹较宽，两侧壁稍内聚，坐骨棘较突出，耻骨弓较窄，骶骨向后倾斜，故骨盆前部较窄而后部较宽。骶骨往往有6节且较直，故较其他型骨盆深。此型在我国妇女中占14.2%～18%。

4. 男型　骨盆入口略呈三角形，两侧壁内聚，坐骨棘突出，耻骨弓较窄，坐骨切迹呈高弓形，骶骨较直而前倾，致出口后矢状径较短。亦称为漏斗型骨盆，易造成难产。此型最少见，在我国妇女中占1%～3.7%。

骨盆的形态、大小除种族差异外，其生长发育还受遗传、营养与性激素的影响。临床上所见多为混合型骨盆，而非单一型。

第二节　内、外生殖器

一、外生殖器

女性外生殖器是指生殖器的外露部分，又称外阴（vulva），为两股内侧从耻骨联合至会阴之间的区域。包括阴阜、大小阴唇、阴蒂和阴道前庭（图2-2）。

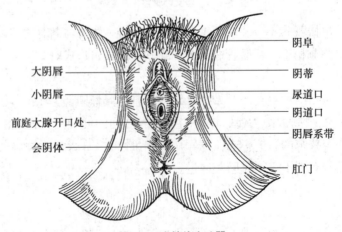

图 2-2　女性外生殖器

中医古籍中称外生殖器为阴户，又名四边、产户。《诸病源候论·八瘕候》记载："胞门子户主子，精神气所出入，合于中黄门、玉门、四边。"《校注妇人良方》则载："登厕风入阴户，便成痼疾。"

1. 阴阜 为耻骨联合前面隆起的脂肪垫。青春期该部皮肤开始生长阴毛，分布呈倒置的三角形，其疏密、粗细、色泽存在种族及个体差异。阴毛在古代称为"毛际"。

2. 大阴唇 为两股内侧隆起的一对皮肤皱襞，前接阴阜，后连会阴。大阴唇外侧面为皮肤，有阴毛及色素沉着，内含皮脂腺和汗腺；内侧面湿润似黏膜。皮下为疏松结缔组织和脂肪组织，含丰富的血管、淋巴管和神经，外伤后易形成血肿。未产妇女两侧大阴唇自然合拢，经产妇向两侧分开，绝经后大阴唇萎缩，阴毛稀少。

3. 小阴唇 为位于大阴唇内侧的一对薄皮肤皱襞。表面湿润，色褐，无毛，富含神经末梢。两侧小阴唇前端融合，并分为前后两叶包绕阴蒂，前叶形成阴蒂包皮，后叶形成阴蒂系带。两侧小阴唇后方与大阴唇后端汇合，在正中线形成阴唇系带。

4. 阴蒂 位于两侧小阴唇顶端下方，与男性阴茎同源，是一种海绵体组织，可勃起。阴蒂分为三部分，前端为阴蒂头，富含神经末梢，是性反应器官；中为阴蒂体；后为附着于两侧耻骨支上的两个阴蒂脚。

5. 阴道前庭 指两侧小阴唇之间的菱形区，前为阴蒂，后为阴唇系带。此区前方有尿道外口，后方有阴道口，阴道口与阴唇系带之间有一浅窝，称为舟状窝，又称阴道前庭窝。在此菱形区内尚有以下结构。

（1）前庭球 又称球海绵体，位于前庭两侧，前部与阴蒂相连，后部与前庭大腺相邻，表面被球海绵体肌覆盖。

（2）前庭大腺 又称巴氏腺，位于阴道口的两侧，大阴唇后部，被球海绵体肌覆盖，如黄豆大，左右各一。腺管细长，1～2cm，开口于前庭后方小阴唇与处女膜之间的沟内，性兴奋时分泌黏液，起润滑作用。正常情况下不能触及此腺，若腺管口闭塞，易形成脓肿或囊肿。

（3）尿道外口 位于阴蒂头后下方，其后壁有一对并列的腺体，称尿道旁腺，其开口小，容易有细菌潜伏。

（4）阴道口和处女膜 阴道口位丁尿道外口后方的前庭后部，其周缘覆有一层较薄的黏膜皱襞，称处女膜，由结缔组织、血管和神经构成。膜中央有孔，孔的形状和大小因人而异，少数膜孔极小或呈筛状。处女膜可因性交或剧烈运动而破裂，并受分娩影响，产后仅残留处女膜痕。此部位古称玉门、龙门、胞门，《诸病源候论·带下候》描述"已产属胞门，未产属龙门，未嫁属玉门"。《备急千金要方》有"妇人阴阳过度，玉门疼痛""产后玉门不闭"的记载。

二、内生殖器

女性内生殖器位于真骨盆内，包括阴道、子宫、输卵管及卵巢，后二者常被称为子宫附件（图 2-3）。

1. 阴道（vagina） 为性交器官，也是月经血排出及胎儿娩出的通道。古人称之为子肠、产道。《诸病源候论》载有"产后阴道肿痛候"和"产后阴道开候"。《妇人大全良方》记载有"子肠先出"的病名。

阴道位于真骨盆下部中央，呈上宽下窄的通道。上端包绕宫颈，下端开口于阴道前庭后部，前壁长为 7～9cm，与膀胱和尿道邻接，后壁长 10～12cm，与直肠贴近。环绕宫颈周围的部分称阴道穹隆，可分为前、后、左、右四部分，其中后穹隆最深，与盆腔最低部分的直肠子宫陷凹紧密相邻，临床上可经此处穿刺，引流或作为手术入路。

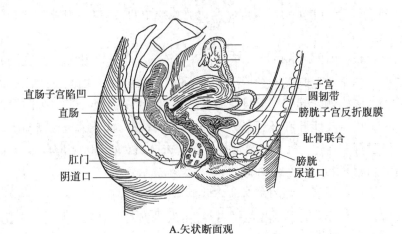

A.矢状断面观

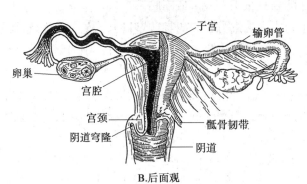

B.后面观

图 2-3 女性内生殖器

阴道壁由黏膜、肌层和纤维组织膜构成。阴道壁有很多横纹皱襞及弹力纤维，有较大的伸展性；又富有静脉丛，局部受伤易出血或形成血肿。阴道黏膜色淡红，由非角化复层鳞状上皮覆盖，无腺体，其上端 1/3 处黏膜受性激素的影响有周期性变化。肌层由内环、外纵两层平滑肌构成，纤维组织膜与肌层紧密粘贴。阴道壁富有静脉丛，损伤后易出血或形成血肿。

2. 子宫（uterus） 古人称之为女子胞，又称胞宫、胞脏、子脏、子处、子宫、血室，系孕育胚胎、胎儿和产生月经的器官。《神农本草经·紫石英》最早记载"子宫"之名。《素问·五脏别论》称"女子胞"，将其归为"奇恒之府"。《灵枢·五色》称"子处"。《妇人大全良方·妊娠伤寒方论》称"胞宫"。

（1）位置形态　子宫位于骨盆腔中央，前方为膀胱，后方为直肠，呈倒置的梨形，为空腔肌性器官，重 50 ～ 70g，长 7 ～ 8cm，宽 4 ～ 5cm，厚 2 ～ 3cm，容量约 5mL。子宫上部较宽，称宫体，其顶部为子宫底，子宫底两侧为子宫角，与输卵管相通。子宫下部较窄呈圆柱状，称子宫颈。子宫体与子宫颈的比例，青春期前为 1 : 2，生育期妇女为 2 : 1，绝经后为 1 : 1（图 2-4）。

子宫腔为上宽下窄的三角形。在子宫体与子宫颈之间形成最狭窄的部分称为子宫峡部，在非孕时长约 1cm，其上端因解剖上较狭窄而称为解剖学内口；其下端因子宫内膜在此处转变为宫颈黏膜，故称组织学内口。妊娠期子宫峡部逐渐伸展变长，于妊娠末期可达 7 ～ 10cm，形成子宫下段，成为软产道的一部分。子宫颈内腔呈梭形，称子宫颈管，成年妇女长 2.5 ～ 3cm，其下端为子宫颈外口，连接阴道，子宫颈以阴道为界，分为两部分，即子宫颈阴道上部（占子宫颈的 2/3）和子宫颈阴道部（占子宫颈的 1/3）。未产妇的子宫颈外口呈圆形；已产妇因分娩影响形成横裂，而分为前后两唇。

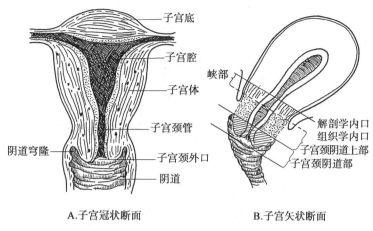

A.子宫冠状断面　　　B.子宫矢状断面

图 2-4　子宫各部

（2）组织结构　子宫体和子宫颈的组织结构不同。

1）子宫体　子宫体壁由内向外分为子宫内膜层、肌层和浆膜层（即脏层腹膜）。①子宫内膜层：位于宫腔表面，为一层粉红色的黏膜组织，较软而光滑。从青春期开始，子宫内膜受卵巢激素的影响，其表面 2/3 的致密层和海绵层（统称功能层）可发生周期性变化，而靠近肌层的 1/3 内膜（基底层）无变化。②子宫肌层：由平滑肌及弹力纤维所组成，非孕时约厚 0.8cm。肌束排列交错，大致可分为三层，即外层纵形、内层环形、中层交叉排列，在血管周围形成"8"字围绕，其在子宫收缩时压迫血管可制止出血。③子宫浆膜层：为覆盖于子宫底部及前后面的脏腹膜。在子宫前面近峡部处，腹膜与子宫壁结合疏松，向前反折覆盖膀胱，形成膀胱子宫陷凹。在子宫后方腹膜沿子宫壁向下，至子宫颈后方及阴道后穹隆，再折向直肠，形成直肠子宫陷凹，又称道格拉斯陷凹。

2）子宫颈　主要由结缔组织构成，亦含有少量平滑肌纤维、血管及弹力纤维。子宫颈管黏膜上皮细胞为单层高柱状，内有腺体分泌碱性黏液，形成子宫颈管内的黏液栓，将其与外界隔开。黏液栓成分及性状受性激素的影响而发生周期性变化。子宫颈阴道部为复层鳞状上皮覆盖，表面光滑。子宫颈外口柱状上皮与鳞状上皮交界处是子宫颈癌的好发部位。

3）子宫韧带　共有 4 对，其作用是与骨盆底肌及筋膜共同维持子宫的正常位置（图 2-5）。①圆韧带：呈圆索状得名，长 12～14cm。起于子宫两侧角的前面，输卵管近端的下方，向前下方伸展达两侧骨盆壁，穿过腹股沟终止于大阴唇前端。有维持子宫前倾位置的作用。②阔韧带：为一对翼形的双层腹膜皱襞，由子宫两侧延伸至骨盆壁，能限制子宫向两侧倾斜。阔韧带分前后两叶，上缘游离，内 2/3 包围输卵管（伞端无腹膜遮盖），外 1/3 部由伞端下方向外侧延伸达骨盆壁，称骨盆漏斗韧带或称为卵巢悬韧带，卵巢动静脉由此穿过。在输卵管以下，卵巢附着处以上的阔韧带称为输卵管系膜。卵巢与阔韧带后叶相接处称卵巢系膜。卵巢内侧与宫角之间的阔韧带稍增厚，称卵巢韧带或卵巢固有韧带。在子宫外两侧的阔韧带中有丰富的血管、神经、淋巴管及大量疏松结缔组织，称为宫旁组织，子宫动静脉及输尿管均从阔韧带的基底部穿过。③主韧带：位于阔韧带下部，横行于宫颈两侧和骨盆侧壁之间，为一对坚韧的平滑肌与结缔组织纤维束，又称为宫颈横韧带，是固定宫颈位置、防止子宫脱垂的主要结构。④宫骶韧带：从宫颈后面的上侧方，向两侧绕过直肠到达第 2、3 骶椎前面的筋膜。由结缔组织和平滑肌组成，外有腹膜遮盖，短厚有力，将宫颈向上向后牵引，保持子宫前倾位置。

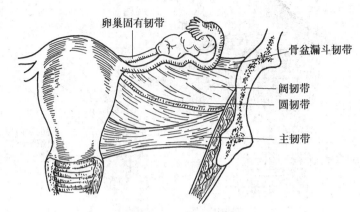

图 2-5　子宫卵巢韧带

3. 输卵管（fallopian tube or oviduct） 为一对细长而弯曲的管状器官，内侧与宫角相连，外端游离，长 8～14cm。为卵子和精子结合的场所，受精后的卵子由输卵管向宫腔运行。

（1）形态　可分为四部分（图 2-6）：①间质部：位于子宫壁内的部分，狭窄而短，长约 1cm。②峡部：为间质部外侧，管腔较窄，长 2～3cm。③壶腹部：在峡部外侧，管腔较宽大，长 5～8cm，内含丰富皱褶，受精常发生于此。④伞部：为输卵管的末端，长 1～1.5cm，开口于腹腔，游离端有许多指状突起，有"拾卵"作用。

（2）组织结构　输卵管壁由浆膜层、平滑肌层和黏膜层三层组成：①浆膜层：阔韧带上缘腹膜延伸包绕输卵管而成。②平滑肌

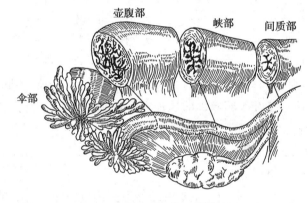

图 2-6　输卵管各部及其横断面

层：平滑肌收缩时，能引起输卵管由远端向近端的蠕动，以协助受精卵向宫腔运行。③黏膜层：由单层高柱状上皮组成。上皮细胞分为纤毛细胞、无纤毛细胞、楔状细胞及未分化细胞四种。纤毛细胞的纤毛自外端向子宫方向摆动，有利于卵子的运送；无纤毛细胞有分泌作用；楔状细胞可能为无纤毛细胞的前身，二者可随月经周期变化；未分化细胞为上皮的储备细胞。输卵管黏膜受性激素影响有周期性变化。

4. 卵巢（ovary） 为一对性腺，产生并排出卵子及分泌甾体激素。

（1）位置形态　卵巢呈扁椭圆形，外侧以骨盆漏斗韧带与盆壁相连，内侧以卵巢固有韧带与子宫相连。卵巢前缘中部有卵巢门，卵巢血管与神经由此出入卵巢。青春期前卵巢表面光滑；青春期开始后，表面逐渐凹凸不平。成年妇女卵巢的大小约为 4cm×3cm×1cm，重 5～6g，呈灰白色，绝经后卵巢萎缩变硬。

（2）组织结构　卵巢表面无腹膜，由单层立方上皮覆盖，称生发上皮，其内有一层纤维组织，称卵巢白膜。再向内为卵巢实质，可分为皮质和髓质两部分。外层为皮质，是卵巢的主体，由各级发育卵泡、黄体和它们退化形成的残余结构及间质组织组成。髓质由疏松结缔组织、丰富的血管、神经、淋巴管及少量与卵巢韧带相连续的平滑肌纤维组成（图 2-7）。

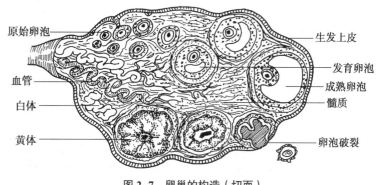

图 2-7　卵巢的构造（切面）

第三节　血管、淋巴及神经

一、血管

1. 动脉　女性内外生殖器官的血液供应主要来自子宫动脉、卵巢动脉、阴道动脉及阴部内动脉（图 2-8）。

（1）**卵巢动脉**　为腹主动脉的一条直接分支（左侧可来自左肾动脉），于腹膜后沿着腰大肌前方，向下、向内走行至骨盆腔，横跨输尿管、髂总动脉下段，经骨盆漏斗韧带向内横行，经由卵巢系膜进入卵巢门，卵巢动脉在进入卵巢门前，于输卵管系膜处分出若干小支供应输卵管，于子宫角附近与子宫动脉上行的卵巢支相吻合。

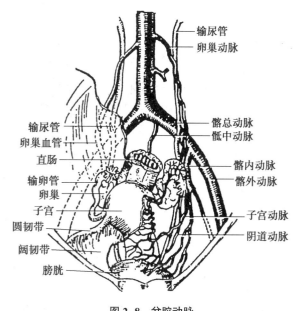

图 2-8　盆腔动脉

（2）**子宫动脉**　为髂内动脉前干的主要分支，于腹膜后沿盆腔侧壁向前下方走行，经阔韧带基底部、宫旁组织，到达子宫外侧，约距宫颈内口 2cm 处横跨输尿管，从此分为上下两支：上支较为粗大，称子宫体支，沿子宫侧壁迂曲上行，供应宫颈和宫体血运。至宫角处附近分出三支：①宫底支：分布于子宫上部。②卵巢支：与卵巢动脉末端相吻合。③输卵管支：通过输卵管系膜供应输卵管血运。下支较为细小，称子宫颈－阴道支，分布于宫颈及阴道上段。

（3）**阴道动脉**　为髂内动脉前干的分支，分布于阴道中下段的前后壁及膀胱颈、膀胱顶。阴道动脉与子宫颈－阴道支和阴道内动脉分支皆有吻合。

阴道上段由子宫动脉的子宫颈－阴道支供应，中段由阴道动脉供应，下段由阴部内动脉和痔中动脉供应。

（4）**阴部内动脉**　为髂内动脉前干的终支，经坐骨大孔的梨状肌下孔穿出骨盆腔，绕过坐骨棘的背面，经坐骨小孔到达会阴部（坐骨肛门窝）分出四个分支：①痔下动脉：分布于直肠下段及肛门部。②会阴动脉：分布于会阴浅部。③阴唇动脉：分布于大、小阴唇。④阴蒂动脉：分布于阴蒂及前庭球。

2. 静脉 盆腔静脉与同名动脉相伴行，数目较多，与相应脏器及其周围形成静脉丛，这些静脉丛相互吻合，故盆腔感染易于蔓延。卵巢静脉出于卵巢门后形成静脉丛，与同名动脉相伴行，右侧汇入下腔静脉，左侧汇入左肾静脉，因肾静脉较细，容易发生回流受阻，故左侧盆腔静脉曲张更为多见。

二、淋巴

女性生殖器官和盆腔具有丰富的淋巴系统，分为外生殖器淋巴与盆腔淋巴两组。淋巴结通常沿相应的血管排列，成群或成串分布，其数目及确切位置均不恒定（图2-9）。

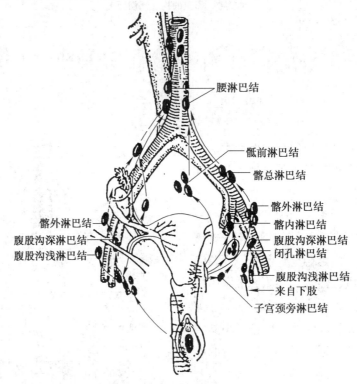

图 2-9 女性生殖器淋巴流向

1. 外生殖器淋巴 分为深、浅两部分，均汇入髂淋巴组。

（1）腹股沟浅淋巴结 分为上下两组，上组沿腹股沟韧带排列，收纳外生殖器、阴道下段、会阴及肛门部的淋巴；下组位于大隐静脉末端周围，收纳会阴及下肢的淋巴。其输出管大部分汇入腹股沟深淋巴结，少部分汇入髂外淋巴结。

（2）腹股沟深淋巴结 又称股深淋巴结，位于股管内的股静脉内侧，收纳阴蒂、腹股沟浅淋巴，汇入髂外及闭孔等淋巴结。

2. 盆腔淋巴 分为3组：①髂淋巴组：由闭孔、髂内、髂外及髂总淋巴结组成，收集来自阴道上部、宫颈、子宫及膀胱的淋巴。②骶前淋巴组：位于骶骨前面，收集来自直肠、阴道后壁及子宫等的淋巴。③腰淋巴组：也称腹主动脉旁淋巴组，位于腹主动脉旁，收集宫体、宫底、输卵管及卵巢的淋巴。

阴道下段淋巴主要汇入腹股沟浅淋巴结。阴道上段淋巴回流基本与子宫颈淋巴回流相同，大部分汇入髂内及闭孔淋巴结，小部汇入髂外淋巴结，经髂总淋巴结汇入腰淋巴结和（或）骶前淋巴结。子宫底、输卵管、卵巢淋巴大部分汇入腰淋巴结，小部分汇入髂内外淋巴结。子宫体前后壁淋巴可分别回流至膀胱淋巴结和直肠淋巴结。子宫体两侧淋巴沿圆韧带汇入腹股沟浅淋巴结。

当内外生殖器官发生感染或癌瘤时，往往沿各部回流的淋巴管扩散或转移。

三、神经

女性内、外生殖器官由躯体神经和自主神经共同支配（图2-10）。

1.外生殖器的神经支配 主要由阴部神经支配。由第Ⅱ、Ⅲ、Ⅳ骶神经分支组成，含感觉和运动神经纤维，走行与阴部内动脉途径相同。在坐骨结节内侧下方分成会阴神经、阴蒂背神经及肛门神经（又称痔下神经）三支，分布于会阴、阴唇、阴蒂及肛门周围。

2.内生殖器的神经支配 主要由交感神经与副交感神经支配。交感神经纤维由腹主动脉前神经丛分出，下行入盆腔后分为两部分：①卵巢神经丛：分布于卵巢和输卵管。②骶前神经丛：大部分在子宫颈旁形成骨盆神经丛，分布于子宫体、子宫颈、膀胱上部等。骨盆神经丛中含有来自第Ⅱ、Ⅲ、Ⅳ骶神经的副交感神经纤维及向心传导的感觉纤维。子宫平滑肌有自主节律活动，完全切除其神经后仍能有节律性收缩，还能完成分娩活动。因此，临床上可见低位截瘫产妇仍能自然分娩的例子。

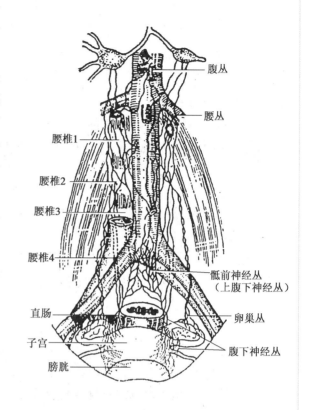

图 2-10 女性内生殖器神经

第四节 骨盆底

骨盆底（pelvic floor）由多层肌肉和筋膜组成，封闭骨盆出口，承托并保持盆腔脏器（如内生殖器、膀胱及直肠等）于正常位置。若骨盆底结构和功能出现异常，可导致盆腔脏器膨出、脱垂或引起功能障碍；分娩可不同程度地损伤骨盆底组织或影响其功能。

骨盆底前方为耻骨联合和耻骨弓，后方为尾骨尖，两侧为耻骨降支、坐骨升支与坐骨结节。两侧坐骨结节前缘的连线将骨盆底分为前后两个三角区：前三角区为尿生殖三角，向后下倾斜，有尿道和阴道通过；后三角区为肛门三角，向前下倾斜，有肛管通过。骨盆底由外向内可分为三层。

一、外层

外层位于外生殖器、会阴皮肤及皮下组织的下面，由会阴浅筋膜及其深面的三对肌肉及肛门括约肌组成，此层肌肉的肌腱汇合于阴道外口与肛门之间，形成中心腱。

1.球海绵体肌 位于阴道两侧，覆盖前庭球和前庭大腺，向前经阴道两侧附于阴蒂海绵体根部，向后与肛门外括约肌交叉混合。此肌收缩时能紧缩阴道，故又称阴道括约肌。

2.坐骨海绵体肌 始于坐骨结节内侧面，沿坐骨升支内侧与耻骨降支前行，向上止于阴蒂海绵体（阴蒂脚处）。

3. 会阴浅横肌　自两侧坐骨结节内侧面中线向中心腱汇合。

4. 肛门外括约肌　为围绕肛门的环形肌束，前端汇合于中心腱。

二、中层

中层为泌尿生殖膈。由上下两层坚韧的筋膜及其间一对会阴深横肌及尿道括约肌组成，覆盖于由耻骨弓、两侧坐骨结节形成的骨盆出口前部三角形平面的尿生殖膈上，故亦称三角韧带。其中有尿道与阴道穿过。

1. 会阴深横肌　自坐骨结节的内侧面伸展至中心腱处。

2. 尿道括约肌　环绕尿道，控制排尿。

三、内层

内层为盆膈，是骨盆底最里面、最坚韧的一层，由肛提肌及其内、外面各覆一层筋膜所组成，自前向后依次有尿道、阴道和直肠穿过。

肛提肌是位于骨盆底的成对扁阔肌，向下、向内合成漏斗形，肛提肌构成骨盆底的大部分。每侧肛提肌从前内向后外由耻尾肌、髂尾肌、坐尾肌三部分构成。

骨盆腔从垂直方向可分为前、中、后三部分，当骨盆底组织支持作用减弱时，容易发生相应部位器官松弛、脱垂或功能缺陷。在前骨盆腔，可发生膀胱和阴道前壁脱垂；在中骨盆腔，可发生子宫和阴道穹隆脱垂；在后骨盆腔，可发生直肠和阴道后壁脱垂。

会阴（perineum）有广义与狭义之分。广义的会阴是指封闭骨盆出口的所有软组织，前起自耻骨联合下缘，后至尾骨尖，两侧为耻骨降支、坐骨升支、坐骨结节和骶结节韧带。狭义的会阴是指位于阴道口与肛门之间的楔形软组织，厚 3 ~ 4cm，又称会阴体（perineal body），由表及里为皮肤、皮下脂肪、筋膜、部分肛提肌和会阴中心腱。会阴中心腱由部分肛提肌及其筋膜和会阴浅横肌、会阴深横肌、球海绵体肌及肛门外括约肌的肌腱共同交织而成。会阴的伸展性大，妊娠后期会阴组织变松软，有利于分娩，但亦可对胎先露形成障碍，故在分娩时应注意保护会阴，避免裂伤并视情况适时切开。

第五节　邻近器官

女性生殖器官与尿道、膀胱、输尿管、直肠及阑尾相邻。当女性生殖器官出现病变时，常会累及邻近器官，增加诊断与治疗上的难度，反之亦然。女性生殖器官的发生与泌尿系统同源，故女性生殖器官发育异常时，也可能伴有泌尿系统的异常。

一、尿道

尿道为一肌性管道，始于膀胱三角尖端，穿过泌尿生殖膈，终于阴道前庭部的尿道外口，长4 ~ 5cm，直径约 0.6cm。由两层组织构成，即内面的黏膜和外面的肌层。黏膜衬于腔面，与膀胱黏膜相延续。肌层又分为两层。内层为纵行平滑肌，排尿时可缩短和扩大尿道管腔；外层为横纹肌，称尿道括约肌，由"慢缩型"肌细胞构成，可持久收缩保证尿道长时间闭合，但尿道快速闭合需要借助尿道周围的肛提肌收缩。肛提肌及盆筋膜对尿道有支持作用，可在腹压增加时提供抵抗而使尿道闭合，如发生损伤可出现张力性尿失禁。由于女性尿道短而直，与阴道邻近，故容易引起泌尿系统感染。

二、膀胱

膀胱为一囊状肌性器官。排空的膀胱位于耻骨联合和子宫之间，膀胱充盈时可凸向盆腔甚至腹腔。膀胱分为顶、底、体和颈四部分。前腹壁下部腹膜覆盖膀胱顶，向后移行达子宫前壁，两者之间形成膀胱子宫陷凹。膀胱底部内面有一三角区称为膀胱三角，三角的尖向下为尿道内口，三角底的两侧为输尿管口，膀胱收缩时该三角为等边三角形，每边长约 2.5cm。膀胱底部与子宫颈及阴道前壁相连，其间组织疏松，盆底肌肉及其筋膜受损时，膀胱与尿道可随子宫颈及阴道壁一并脱出。

三、输尿管

输尿管为一对圆索状肌性管道，管壁厚 1mm，由黏膜、肌层、外膜构成。全长约 30cm，粗细不一，内径最细为 3 ～ 4mm，最粗为 7 ～ 8mm。起自肾盂，在腹膜后沿腰大肌前面偏中线侧下行（腰段）；在骶髂关节处跨髂外动脉起点的前方进入骨盆段（盆段），并继续在腹膜后沿髂内动脉下行，到达阔韧带基底部向前内方行，在子宫颈部外侧约 2cm 处于子宫动脉下方穿过，位于子宫颈阴道上部的外侧 1.5 ～ 2cm 处，斜向前内穿越输尿管隧道进入膀胱。在施行高位结扎卵巢血管、结扎子宫动脉及打开输尿管隧道手术时，应避免损伤输尿管。输尿管行程和数目可有变异，且可随子宫发育异常连同该侧肾脏一并缺如。在输尿管走行过程中，支配肾、卵巢、子宫及膀胱的血管在其周围分支并相互吻合，形成丰富的血管丛营养输尿管，在盆腔手术时应注意保护输尿管血运，避免因缺血形成输尿管瘘。

四、直肠

直肠位于盆腔后部，上接乙状结肠，下接肛管，前为子宫及阴道，后为骶骨，全长 10 ～ 14cm。直肠前面与阴道后壁相连，盆底肌肉与筋膜受损时常与阴道后壁一并膨出。肛管长 2 ～ 3cm，借会阴体与阴道下段分开，阴道分娩时应保护会阴，避免损伤肛管。

五、阑尾

阑尾为连于盲肠内侧壁的盲端细管，形似蚯蚓，其位置、长短、粗细变异很大，常位于右髂窝内，下端有时可达右侧输卵管及卵巢位置，因此，妇女患阑尾炎时有可能累计右侧附件及子宫，应注意鉴别诊断。另外，阑尾炎如果发生在妊娠期，增大的子宫可将阑尾推向外上侧，则容易延误诊断。阑尾也是黏液性肿瘤最常见的原发部位，故卵巢黏液性癌手术时应常规切除阑尾。

第三章
女性特殊生理

扫一扫，查阅本章数字资源，含PPT、音视频、图片等

第一节　女性生殖系统生理

一、妇女一生各时期的生理特点

女性从胎儿形成到衰老是生理上渐进的过程，也是下丘脑－垂体－卵巢轴功能发育、成熟和衰退的过程。根据年龄和生理特点可将此过程分为七个阶段，而各阶段并无截然界限。

（一）胎儿期

受精卵是由父、母系来源的23对（46条）染色体组成的新个体，其中1对性染色体决定着胎儿的性别，即XX合子发育为女性，XY合子发育为男性。胚胎6周后原始性腺开始分化。若胚胎细胞不含Y染色体即无H–Y抗原时，性腺分化缓慢，至胚胎8～10周性腺组织才出现卵巢的结构。卵巢形成后，因无雄激素及副中肾管抑制因子，中肾管退化，两条副中肾管发育成为女性生殖道。

（二）新生儿期

出生后4周内为新生儿期。女性胎儿在母体内受到胎盘及母体卵巢所产生的女性激素影响，出生时新生儿外阴较丰满，乳房略隆起或有少许泌乳。出生后离开母体环境，血中女性激素水平迅速下降，可见少量阴道流血。上述生理变化短期内均能自然消退。

（三）儿童期

出生4周到12岁左右称儿童期。儿童早期（8岁之前）下丘脑－垂体－卵巢轴的功能处在抑制状态。此期生殖器官为幼稚型，阴道狭长，上皮薄，无皱襞，细胞内缺乏糖原，阴道酸度低，抗感染力弱，容易发生炎症；子宫小，宫颈较长，约占子宫全长的2/3，子宫肌层也很薄；输卵管细而弯曲；卵巢呈窄长形，卵泡虽能大量自主生长（非促性腺激素依赖性），但仅发育到窦前期即萎缩、退化。儿童期后期（约8岁后），下丘脑促性腺激素释放激素（gonadotropin-releasing hormone，GnRH）抑制状态解除，卵巢内的卵泡受垂体促性腺激素的影响有一定发育并分泌性激素，但仍达不到成熟阶段。卵巢形态逐步转变呈扁卵圆形。子宫、输卵管及卵巢逐渐由腹腔向骨盆腔内下降。皮下脂肪在胸、髋、肩部及外阴部堆积，乳房开始发育，初显女性特征。

（四）青春期

青春期是儿童期到成人的转变期，此期生殖器官、内分泌、体格逐渐发育至成熟。世界卫生组织（WHO）将青春期规定为 10 ～ 19 岁。青春期按照顺序先后经历以下四个阶段，各阶段有重叠，约需 4.5 年时间。

1. 乳房萌发　是女性第二性征的最初特征。一般近 10 岁时乳房开始发育，约经过 3.5 年时间发育成熟。

2. 肾上腺功能初现　指青春期肾上腺雄激素分泌增加引起阴毛及腋毛生长。阴毛先发育，约 2 年后腋毛开始发育。此期肾上腺皮质功能逐渐增强，血中脱氢表雄酮（DHEA）、硫酸脱氢表雄酮（DHEAS）和雄烯二酮升高，肾上腺 17α- 羟化酶和 17, 20- 裂解酶活性增强。肾上腺功能初现提示下丘脑 – 垂体 – 肾上腺雄性激素轴功能近趋完善。

3. 生长加速　11 ～ 12 岁体格生长呈直线加速，年均生长 9cm。系雌激素、生长激素（GH）和胰岛素样生长因子 – I（IGF–I）分泌增加所致。

4. 月经初潮　女性第一次月经来潮称月经初潮，是青春期的重要标志。平均晚于乳房发育 2.5 年。月经来潮提示卵巢产生的雌激素足以使子宫内膜增殖，雌激素达到一定水平并明显波动时，可导致子宫内膜脱落而出现月经。由于此时中枢对雌激素的正反馈机制尚未成熟，即使卵泡发育成熟也不能排卵，故月经周期常不规律，经 5 ～ 7 年建立规律的周期性排卵后，月经才逐渐正常。

（五）性成熟期

性成熟期亦称生育期，是卵巢生殖功能与内分泌功能最旺盛的时期。一般自 18 岁左右开始，历时 30 年左右。此期性功能旺盛，卵巢功能成熟分泌性激素并有规律地周期性排卵。生殖器官各部及乳房在卵巢分泌的性激素的作用下呈周期性变化。

（六）绝经过渡期

绝经过渡期是卵巢功能开始衰退至最后一次月经的时期。可始于 40 岁，整个过程长短不一，短至 1 ～ 2 年，长至 10 ～ 20 年。此期卵巢功能逐渐衰退，卵泡数量明显减少且易发生卵泡发育不全，导致月经不规律，常为无排卵性月经。最终由于卵巢内卵泡自然耗竭或剩余的卵泡对垂体促性腺激素丧失反应引起卵巢功能衰竭而绝经。我国平均绝经年龄为 49.5 岁，80% 在 44 ～ 54 岁之间。1994 年 WHO 将卵巢功能开始衰退至绝经后 1 年内的时期称为围绝经期。此期雌激素水平降低，易出现绝经综合征。

（七）绝经后期

绝经后期是绝经后的生命阶段。其早期虽然卵巢停止分泌雌激素，但卵巢间质仍可分泌少量雄激素，后者在外周转化为雌酮，是循环中的主要雌激素。一般 60 岁以后妇女机体逐渐老化进入老年期。此时卵巢功能完全衰竭，雌激素水平低落，不足以维持女性第二性征，生殖器官进一步萎缩老化。骨代谢异常引起骨质疏松，容易发生骨折。

二、月经及月经期的临床表现

1. 月经（menstruation）　指伴随卵巢周期性变化而出现的子宫内膜周期性脱落及出血。规律月经的出现是生殖功能成熟的重要标志。月经第一次来潮称月经初潮。初潮年龄多在 13 ～ 14 岁，可早在 11 岁或迟至 16 岁。月经初潮早晚主要受遗传因素控制，营养、体重也起重要作用。近年初潮年龄有提前趋势。

2. 月经血的特征　月经血呈暗红色，除血液外，还有子宫内膜碎片、宫颈黏液及脱落的阴道上皮细胞。月经血中含有前列腺素及来自子宫内膜的大量纤维蛋白溶酶，后者可溶解纤维蛋白，使月经血不凝，出血多时可有血凝块。

3. 正常月经的临床表现　典型特征是周期性。出血的第 1 日为月经周期的开始，两次月经第 1 日的间隔时间为一个月经周期，一般是 21 ～ 35 日，平均 28 日。每次月经持续时间称经期，一般为 2 ～ 8 日，平均 4 ～ 6 日。经量指一次月经的总失血量，正常为 20 ～ 60mL，若超过 80mL 为月经过多。一般月经期无特殊症状，有些妇女出现下腹及腰骶部不适，并可出现腹泻等胃肠功能紊乱症状。少数妇女可有头痛及轻度神经系统不稳定症状。

三、卵巢功能及周期性变化

（一）卵巢的功能

卵巢是女性的一对性腺，具有产生卵子并排卵的生殖功能和产生女性激素的内分泌功能。

（二）卵巢的周期性变化

胚胎期卵泡即已自主发育和闭锁，此过程不依赖于促性腺激素。胚胎 6 ～ 8 周时，原始生殖细胞不断进行有丝分裂，细胞数增多，体积增大，称为卵原细胞，约 60 万个。胚胎 11 ～ 12 周卵原细胞进入第一次减数分裂，并静止于前期双线期，称为初级卵母细胞。胚胎 16 ～ 20 周，生殖细胞数目达高峰，两侧卵巢共 600 万～ 700 万个（卵原细胞占 1/3，初级卵母细胞占 2/3）。胚胎 16 周至出生后 6 个月形成始基卵泡，这是女性的基本生殖单位，也是卵细胞储备的唯一形式。胎儿期的卵泡不断闭锁，出生时约剩 200 万个，儿童期多数卵泡退化，至青春期只剩下 30 万个。

从青春期开始至绝经前，卵巢在形态和功能上发生周期性变化，称为卵巢周期。

1. 卵泡发育及成熟　进入青春期后，卵泡由自主发育至成熟的过程依赖促性腺激素的刺激。性成熟期每月发育一批（3 ～ 11 个）卵泡，经过募集、选择，一般只有一个优势卵泡可达完全成熟并排出卵子。其余的卵泡发育到一定程度通过细胞凋亡机制而自行退化，称为卵泡闭锁。女性一生中一般只有 400 ～ 500 个卵泡发育成熟并排卵。

卵泡的发育始于始基卵泡到初级卵泡的转化即启动募集，始基卵泡可在卵巢内处于休眠状态数十年。始基卵泡发育远在月经周期起始之前，从始基卵泡至形成窦前卵泡需 9 个月以上的时间（图 3-1），从窦前卵泡发育至成熟卵泡经历持续生长期（1 ～ 4 级卵泡）和指数生长期（5 ～ 8 级卵泡），共需 85 天（图 3-2），实际上跨越了 3 个月经周期。

根据卵泡的形态、大小、生长速度和组织学特征，其生长过程主要分为以下阶段（图 3-3）。

（1）**始基卵泡**　又称原始卵泡，由停留于减数分裂双线期的初级卵母细胞及环绕其周围的单层棱形前颗粒细胞组成。

（2）**窦前卵泡**　始基卵泡的棱形前颗粒细胞分化为单层立方形颗粒细胞之后称为初级卵泡。与此同时，颗粒细胞合成和分泌黏多糖，在卵子周围形成透明带。初级卵泡颗粒细胞增殖为 6 ～ 8 层，卵泡增大，形成次级卵泡。颗粒细胞内出现卵泡刺激素（follicle-stimulating hormone，FSH）、雌激素（estrogen，E）和雄激素（androgen，A）三种受体。卵泡基底膜附近的棱形细胞可形成卵泡内膜和卵泡外膜。卵泡内膜细胞出现了黄体生成激素（luteinizing hormone，LH）受体。窦前卵泡具备合成甾体激素的能力。

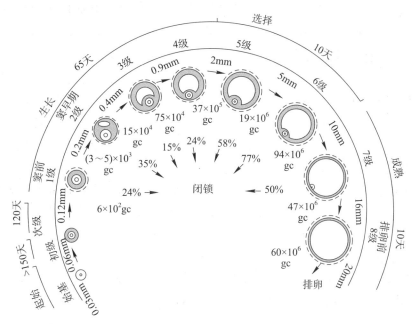

图 3-1　成人卵巢内卵泡的生长发育及各级生长卵泡出现的比例

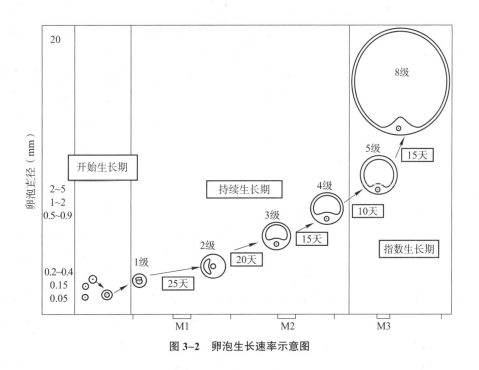

图 3-2　卵泡生长速率示意图

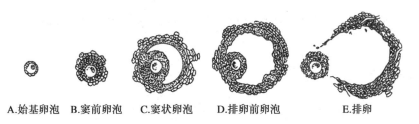

A.始基卵泡　　B.窦前卵泡　　C.窦状卵泡　　D.排卵前卵泡　　E.排卵

图 3-3　不同发育阶段的卵泡形态示意图

（3）窦状卵泡　在雌激素和FSH协同作用下，颗粒细胞间积聚的卵泡液增加，形成卵泡腔，卵泡增大直径达500μm，称为窦状卵泡。窦状卵泡发育的后期，相当于前一卵巢周期的黄体晚期及本周期卵泡早期，血清FSH水平及其生物活性增高，超过一定阈值后，卵巢内有一组窦状卵泡群进入生长发育轨道，称为募集。约在月经周期第7日，在被募集的发育卵泡群中，FSH阈值最低的一个卵泡优先发育成优势卵泡，其余的卵泡逐渐退化闭锁，称为选择。月经周期第11～13日，优势卵泡增大至18mm左右，在FSH刺激下，颗粒细胞内又出现了LH受体及PRL受体，此时便形成了排卵前卵泡。

（4）排卵前卵泡　又称成熟卵泡或格拉夫卵泡，是卵泡发育的最后阶段。卵泡液急骤增加，卵泡腔增大，卵泡体积显著增大，直径可达18～23mm，卵泡向卵巢表面凸出，其结构自外向内依次是：①卵泡外膜：为致密的卵巢间质组织，与卵巢间质无明显界限。②卵泡内膜：从卵巢皮质层间质细胞衍化而来，细胞呈多边形，较颗粒细胞大。此层含丰富血管。③颗粒细胞：细胞呈立方形，细胞间无血管，营养来自外周的卵泡内膜。④卵泡腔：腔内充满大量清澈的卵泡液和雌激素。⑤卵丘：呈丘状凸出于卵泡腔，卵细胞深藏其中。⑥放射冠：直接围绕卵细胞的一层颗粒细胞，呈放射状排列。⑦透明带：在放射冠与卵细胞之间有一层很薄的透明膜，称透明带。

2.排卵　卵细胞及其周围的透明带、放射冠和卵丘共同形成的卵冠丘复合体一起排出的过程称排卵。排卵过程包括卵母细胞完成第一次减数分裂和卵泡壁胶原层的分解及小孔形成后卵子的排出活动。排卵前，成熟卵泡分泌的雌激素峰值持续48小时以上时，对下丘脑产生正反馈，下丘脑释放大量GnRH，刺激垂体释放促性腺激素并出现LH/FSH峰。LH峰平均持续约48小时，是即将排卵的可靠指标，出现于卵泡破裂前36小时。LH峰使初级卵母细胞完成第一次减数分裂，排出第一极体，成熟为次级卵母细胞。次级卵母细胞随即进入第二次减数分裂，并停滞于第二次减数分裂中期（metaphase Ⅱ，MⅡ）成为成熟卵子，具备了受精能力。在LH峰作用下，排卵前卵泡黄素化，产生少量孕酮。LH/FSH排卵峰与孕酮协同作用，激活卵泡液内蛋白溶酶活性，使卵泡壁隆起尖端部分的胶原消化形成小孔，称排卵孔。排卵前卵泡液中前列腺素显著增加，排卵时达高峰。前列腺素促进卵泡壁释放蛋白溶酶，有助于排卵。排卵时，随卵细胞同时排出的有透明带、放射冠及小部分卵丘内的颗粒细胞。排卵多发生在下次月经来潮前14日左右。卵子可由两侧卵巢轮流排出，也可由一侧卵巢连续排出。

3.黄体形成及退化　排卵后卵泡液流出，卵泡腔内压下降，卵泡壁塌陷，卵泡颗粒细胞和卵泡内膜细胞向内侵入，周围有卵泡外膜包围，共同形成黄体。卵泡颗粒细胞和卵泡内膜细胞在LH排卵峰作用下进一步黄素化，分别形成颗粒黄体细胞及卵泡膜黄体细胞。排卵后7～8日（月经周期第22日左右），黄体体积和功能达到高峰，直径1～2cm，外观呈黄色。

若排出的卵子受精，黄体在胚胎滋养细胞分泌的人绒毛膜促性腺激素（human chorionic gonadotropin，hCG）作用下增大，转变为妊娠黄体，至妊娠3个月末退化，由胎盘分泌甾体激素维持妊娠。若卵子未受精，黄体在排卵后9～10日开始退化，黄体功能限于14日。黄体退化时黄体细胞逐渐萎缩变小，周围的结缔组织及成纤维细胞侵入黄体，逐渐由结缔组织所代替，组织纤维化，外观色白，称白体。黄体衰退后月经来潮，卵巢中又有新的卵泡发育，开始新的周期。

（三）卵巢性激素的合成及分泌

卵巢合成及分泌的性激素主要有雌激素、孕激素和少量雄激素，均为甾体激素。卵泡膜细胞和颗粒细胞为排卵前雌激素的主要来源，黄体细胞在排卵后分泌大量的孕激素和雌激素。雄激素

（睾酮）主要由卵巢间质细胞和门细胞产生。

1. 甾体激素的基本化学结构 甾体激素属类固醇激素。类固醇激素的基本化学结构为环戊烷多氢菲环。按碳原子数目分为 3 组：含 21 个碳原子为孕激素，基本结构为孕烷核，如孕酮；含 19 个碳原子为雄激素，基本结构为雄烷核，如睾酮；含 18 个碳原子为雌激素，基本结构为雌烷核，如雌二醇、雌酮和雌三醇。

2. 甾体激素的生物合成与分泌 卵巢组织有直接摄取胆固醇合成性激素的酶系（羟化酶及芳香化酶），它们均属于细胞色素 P450 超基因家族。在 LH 刺激下，卵泡膜细胞内胆固醇经线粒体内细胞色素 P450 侧链裂解酶催化，形成孕烯醇酮，这是性激素合成的限速步骤。孕烯醇酮合成雄烯二酮有 Δ^4 和 Δ^5 两条途径。卵巢在排卵前以 Δ^5 途径合成雌激素，排卵后可以通过 Δ^4 和 Δ^5 两种途径合成雌激素。孕酮通过 Δ^4 途径合成（图 3-4）。

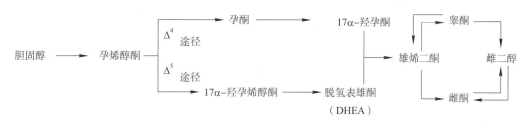

图 3-4 甾体激素的生物合成途径示意图

雌激素的合成是在 LH 和 FSH 的作用下，由卵泡膜细胞与颗粒细胞共同完成。LH 与卵泡膜细胞 LH 受体结合后使胆固醇转化为睾酮和雄烯二酮，后二者进入颗粒细胞内成为雌激素的前身物质；FSH 与颗粒细胞上 FSH 受体结合后激活芳香化酶，将睾酮和雄烯二酮分别转化为雌二醇和雌酮，进入血循环和卵泡液中。此即 Falck 提出的雌激素合成的两细胞 – 两促性腺激素学说。

3. 甾体激素的代谢 甾体激素主要在肝内代谢，并以硫酸盐或葡萄糖醛酸盐等结合形式经肾脏排出。

4. 卵巢性激素的周期性变化

（1）雌激素 卵泡开始发育时，雌激素分泌量很少。至月经第 7 日卵泡分泌雌激素量迅速增加，排卵前达高峰。排卵后卵泡液中雌激素释放至腹腔使循环中雌激素暂时下降，排卵后 1 ～ 2 日，黄体开始分泌雌激素使循环中雌激素又逐渐上升，在排卵后 7 ～ 8 日黄体成熟时，循环中雌激素形成第二个高峰。其后黄体萎缩，雌激素水平急剧下降，月经期达最低水平。

（2）孕激素 卵泡期不分泌孕酮，排卵前成熟卵泡的颗粒细胞在 LH 排卵峰的作用下黄素化，开始分泌少量孕酮。排卵后黄体分泌孕酮逐渐增加，至排卵后 7 ～ 8 日黄体成熟时分泌量达最高峰，以后逐渐下降，月经来潮时降到卵泡期水平。

（3）雄激素 女性雄激素主要来自肾上腺，卵巢也能分泌部分雄激素，包括睾酮、雄烯二酮和脱氢表雄酮。卵巢内泡膜层是合成分泌雄烯二酮的主要部位，卵巢间质细胞和门细胞主要合成分泌睾酮。排卵前循环中雄激素升高，可促进非优势卵泡闭锁并提高性欲。

5. 卵巢性激素的生理作用

（1）雌激素的生理作用

1）子宫肌 促进子宫肌细胞增生和肥大，使肌层增厚；增进血运，促使和维持子宫发育；增加子宫平滑肌对缩宫素的敏感性。

2）子宫内膜 使子宫内膜腺体及间质增生、修复。

3）宫颈 使宫颈口松弛、扩张，宫颈黏液分泌增加，性状变稀薄，富有弹性易拉成丝状。

4）输卵管　促进输卵管肌层发育及上皮分泌活动，并可加强输卵管肌节律性收缩的振幅。

5）阴道上皮　使阴道上皮细胞增生和角化，黏膜变厚，增加细胞内糖原含量，使阴道维持酸性环境。

6）外生殖器　使阴唇发育、丰满，色素加深。

7）第二性征　促使乳腺管增生，乳头、乳晕着色，促进其他第二性征的发育。

8）卵巢　协同 FSH 促进卵泡发育。

9）下丘脑、垂体　通过对下丘脑和垂体的正负反馈调节，控制促性腺激素的分泌。

10）代谢作用　促进水钠潴留；促进肝脏高密度脂蛋白合成，抑制低密度脂蛋白合成，降低循环中胆固醇水平；维持和促进骨基质代谢。

（2）孕激素的生理作用　孕激素通常在雌激素作用的基础上发挥效应。

1）子宫肌　降低子宫平滑肌兴奋性及其对缩宫素的敏感性，抑制子宫收缩，有利于胚胎及胎儿宫内生长发育。

2）子宫内膜　使增生期子宫内膜转化为分泌期内膜，为受精卵着床做准备。

3）宫颈　使宫颈口闭合，黏液分泌减少，性状变黏稠。

4）输卵管　抑制输卵管肌节律性收缩的振幅。

5）阴道上皮　加快阴道上皮细胞脱落。

6）乳房　促进乳腺腺泡发育。

7）下丘脑、垂体　孕激素在月经中期具有增强雌激素对垂体 LH 排卵峰释放的正反馈作用；在黄体期对下丘脑、垂体有负反馈作用，可抑制促性腺激素分泌。

8）体温　兴奋下丘脑体温调节中枢可使基础体温在排卵后升高 0.3～0.5℃。临床上据此作为判定排卵日期的标志之一。

9）代谢作用　促进水钠排泄。

（3）孕激素与雌激素的协同和拮抗作用　孕激素在雌激素作用的基础上，进一步促使女性生殖器和乳房的发育，为妊娠准备条件，二者有协同作用；雌激素和孕激素又有拮抗作用，雌激素促进子宫内膜增生及修复，孕激素则限制子宫内膜增生，并使增生期内膜转化为分泌期。其他拮抗作用表现在子宫收缩、输卵管蠕动、宫颈黏液变化、阴道上皮细胞角化和脱落及水钠潴留与排泄等方面。

（4）雄激素的生理作用　雄激素的生理作用主要表现为以下两方面。①对女性生殖系统的影响：从青春期开始，雄激素分泌增加，可促使阴蒂、阴唇和阴阜的发育，促进阴毛、腋毛的生长；与性欲有关。但雄激素过多会对雌激素产生拮抗，如减缓子宫及其内膜的生长、增殖，抑制阴道上皮的增生和角化。长期使用雄激素可出现男性化的表现。②对机体代谢功能的影响：雄激素能促进蛋白合成，促进肌肉生长，并刺激骨髓中红细胞的增生。在性成熟期前，促使长骨骨基质生长和钙的保留；性成熟后可导致骨骺关闭，使生长停止。雄激素还可促进肾远曲小管对水、钠的重吸收并保留钙。

（四）卵巢分泌的多肽激素、细胞因子和生长因子

1. 多肽激素　来源于卵巢颗粒细胞和垂体促性腺细胞，构成调节垂体促性腺激素合成与分泌的激活素 – 抑制素 – 卵泡抑制素系统。

（1）抑制素　包括抑制素 A 和抑制素 B。其主要生理作用是选择性地抑制垂体 FSH 的产生，增强 LH 的活性。

（2）激活素　包括激活素 A、激活素 AB 和激活素 B 等。其主要在局部通过自分泌作用增加垂体细胞的 GnRH 受体数量，提高垂体对 GnRH 的反应性，进而刺激 FSH 的产生。

（3）卵泡抑制素　通过自分泌或旁分泌的作用，抑制 FSH 的产生。

2. 细胞因子和生长因子　白细胞介素 – I、肿瘤坏死因子 –α、胰岛素样生长因子、血管内皮生长因子、表皮生长因子、成纤维细胞生长因子、转化生长因子、血小板衍生生长因子等细胞因子和生长因子可通过自分泌或旁分泌途径参与卵泡生长发育的调节。

四、子宫内膜及生殖器其他部位的周期性变化

卵巢周期可使女性生殖器发生一系列周期性变化，尤以子宫内膜的周期性变化最显著。

（一）子宫内膜的周期性变化

1. 子宫内膜的组织学变化　子宫内膜分为功能层和基底层。功能层是胚胎植入的部位，受卵巢性激素的调节呈现周期性变化，若未受孕，功能层坏死脱落形成月经。基底层在月经后再生并修复子宫内膜创面，重新形成子宫内膜功能层。一个正常月经周期以 28 日为例，其组织学变化分为 3 期。

（1）增殖期　月经周期第 5 ～ 14 日，与卵巢周期中的卵泡期相对应。在雌激素作用下，子宫内膜表面上皮、腺体、间质、血管均呈增殖性变化，内膜厚度由 0.5mm 增生至 3 ～ 5mm。增殖期可分为早、中、晚三期。

1）增殖早期　月经周期第 5 ～ 7 日。此期内膜薄，仅 1 ～ 2mm。腺体短、直、细且稀疏；腺上皮细胞呈立方形或低柱状；间质致密，细胞呈星形；间质中的小动脉较直，壁薄。

2）增殖中期　月经周期第 8 ～ 10 日。此期内膜腺体增多、伸长，并稍有弯曲；腺上皮细胞增生活跃，细胞呈柱状，开始有分裂象；间质水肿在此期最为明显。

3）增殖晚期　月经周期第 11 ～ 14 日。此时内膜增厚至 3 ～ 5mm，表面高低不平，略呈波浪形；腺上皮细胞呈高柱状，增殖为假复层上皮，核分裂增多，腺体更长呈弯曲状；间质细胞呈星状并相互结合成网状；组织水肿明显；小动脉增生，管腔增大，呈弯曲状。

（2）分泌期　月经周期第 15 ～ 28 日，与卵巢周期中的黄体期相对应。雌激素使内膜继续增厚，孕激素使内膜呈分泌反应。此期内膜厚且松软，含有丰富的营养物质，有利于受精卵着床发育。分泌期也分三期。

1）分泌早期　月经周期第 15 ～ 19 日。此期内膜腺体更长，弯曲更明显；腺上皮细胞开始出现含糖原的核下空泡，为此期组织学特征；间质水肿，螺旋小动脉继续增生、弯曲。

2）分泌中期　月经周期第 20 ～ 23 日。内膜较前更厚并呈锯齿状，腺体内的分泌上皮细胞顶端胞膜破裂，细胞内的糖原溢入腺腔，称顶浆分泌。内膜的分泌还包括血浆渗出、血液中许多重要的免疫球蛋白与上皮细胞分泌的结合蛋白结合，进入子宫内膜腔。子宫内膜分泌活动在月经中期 LH 峰后 7 日达高峰，与囊胚植入同步。此期间质高度水肿、疏松，螺旋小动脉进一步增生、卷曲。

3）分泌晚期　月经周期第 24 ～ 28 日。此期为月经来潮前期，相当于黄体退化阶段。子宫内膜增厚达 10mm，呈海绵状。内膜腺体开口面向宫腔，有糖原等分泌物溢出，间质更疏松、水肿。表面上皮细胞下的间质细胞分化为肥大的蜕膜样细胞和小圆形的有分叶核及玫瑰红颗粒的内膜颗粒细胞。螺旋小动脉迅速增长，超出内膜厚度，也更弯曲，血管管腔扩张。

（3）月经期　月经周期第 1 ～ 4 日。由于雌、孕激素水平下降，致使子宫内膜海绵状功能层

从基底层崩解脱落。经前 24 小时，内膜螺旋动脉节律性收缩及舒张，继而出现逐渐加强的血管痉挛性收缩，致使远端血管壁及组织缺血坏死、剥脱，脱落的内膜碎片与血液一起从阴道流出，形成月经。

2. 子宫内膜的生物化学变化

（1）甾体激素和蛋白激素受体

1）甾体激素受体　增殖期子宫内膜腺细胞和间质细胞富含雌、孕激素受体。雌激素受体在增殖期子宫内膜含量最高，排卵后明显减少。孕激素受体在排卵时达高峰，随后腺上皮孕激素受体逐渐减少，间质细胞孕激素受体含量相对增加。

2）蛋白激素受体　子宫内膜上皮和腺上皮存在 hCG/LH 受体的表达，功能尚不清楚。子宫内膜中亦存在生长激素受体 / 生长激素结合蛋白的表达，可能对子宫内膜发育有一定影响。

（2）各种酶类　一些组织水解酶如酸性磷酸酶、β- 葡萄糖醛酸酶等能使蛋白质、核酸和黏多糖分解。这些酶类平时被限制在溶酶体内，不具有活性。排卵后若卵子未受精，黄体萎缩，雌、孕激素水平下降，溶酶体膜的通透性增加，多种水解酶释放入组织，可影响子宫内膜的代谢，破坏组织，从而造成内膜的剥脱和出血。基质金属蛋白酶（MMP）/ 组织基质金属蛋白酶抑制物（TIMP）系统、组织型纤溶酶原激活物（tPA）/ 纤溶酶原激活抑制物（PAI）系统等也参与子宫内膜的剥脱过程。

（3）酸性黏多糖　在雌激素作用下，子宫内膜间质细胞产生一种和蛋白质结合的碳水化合物，称酸性黏多糖（acid mucopolysaccharide，AMPS）。雌激素促使 AMPS 在间质中浓缩聚合，成为内膜间质的基础物质，对增殖期子宫内膜的成长起支架作用。排卵后，孕激素可抑制 AMPS 的生成和聚合，促使其降解，致使子宫内膜黏稠的基质减少，血管壁通透性增加，有利于营养及代谢产物的交换，并为受精卵着床和发育做好准备。

（4）血管收缩因子　经前 24 小时子宫内膜缺血、坏死，释放前列腺素 $F_{2\alpha}$ 和内皮素 -1 等，使月经期血管收缩因子达最高水平。另外，血小板凝集产生的血栓素（TX）A_2 也具有血管收缩作用，引起子宫血管和肌层节律性收缩，且整个经期血管的收缩呈进行性加强，导致内膜功能层迅速缺血坏死、崩解脱落。

（二）生殖器其他部位的周期性变化

1. 阴道黏膜　阴道黏膜的周期性变化在阴道上段最明显。排卵前，阴道黏膜在雌激素作用下，底层细胞增生，逐渐演变为中层与表层细胞，使阴道上皮增厚，表层细胞角化，其程度在排卵期最明显。细胞内富含糖原，糖原经寄生在阴道内的乳杆菌分解为乳酸，使阴道内保持一定酸度，可防止致病菌的繁殖。排卵后，在孕激素的作用下，表层细胞脱落。临床上常借助阴道上 1/3 段脱落细胞的变化，了解体内雌激素水平和有无排卵。

2. 宫颈黏液　在卵巢性激素的影响下，宫颈腺细胞分泌黏液，其物理、化学性质及其分泌量均有明显的周期性改变。月经来潮后，体内雌激素水平降低，宫颈管分泌的黏液量很少。随着雌激素水平的不断提高，至排卵期黏液分泌量不断增加，黏液稀薄、透明，拉丝度可达 10cm 以上。若将黏液作涂片检查，干燥后镜下可见羊齿植物叶状结晶，这种结晶在月经周期第 6 ～ 7 日开始出现，排卵期最典型。排卵后受孕激素影响，黏液分泌量逐渐减少，质地变黏稠而浑浊，拉丝度差，易断裂。涂片检查时结晶逐渐模糊，至月经周期第 22 日左右完全消失，出现排列成行的椭圆体。临床上可检查宫颈黏液了解卵巢功能。

3. 输卵管　输卵管黏膜由非纤毛和纤毛细胞组成。在雌激素作用下，输卵管黏膜上皮纤毛细胞生长，体积增大；非纤毛细胞分泌增加，为卵子提供运输和种植前的营养物质。雌激素还可加大输卵管发育及输卵管肌层的节律性收缩振幅。孕激素能抑制输卵管节律性收缩振幅。孕激素与雌激素相互制约，孕激素可抑制输卵管黏膜上皮纤毛细胞的生长，减弱分泌细胞分泌黏液的功能。雌、孕激素的协同作用可保证受精卵在输卵管内的正常运行。

4. 乳房 雌激素促进乳腺管增生，孕激素促进乳腺小叶及腺泡生长。由于乳腺管的扩张、充血及乳房间质水肿，某些女性在经前有乳房肿胀和疼痛，月经来潮后这些症状大多可消退。

五、月经周期的调节

月经周期的调节是个复杂过程，主要涉及下丘脑、垂体和卵巢。下丘脑分泌 GnRH，通过调节垂体促性腺激素的分泌，调控卵巢功能。卵巢分泌的性激素对下丘脑 – 垂体又有反馈调节作用。下丘脑、垂体与卵巢之间相互调节、相互影响，形成完整而又协调的神经内分泌系统，称为下丘脑 – 垂体 – 卵巢轴（hypothalamus–pituitary–ovary axis，HPOA）（图 3-5）。除下丘脑、垂体和卵巢激素之间的相互调节外，抑制素 – 激活素 – 卵泡抑制素系统也参与对月经周期的调节。

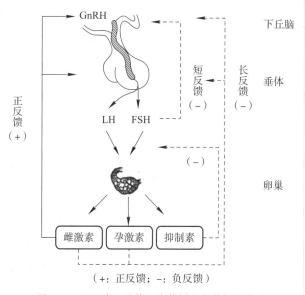

图 3-5 下丘脑 – 垂体 – 卵巢轴之间的相互关系

（一）下丘脑促性腺激素释放激素

下丘脑弓状核神经细胞分泌的 GnRH 是一种十肽激素，直接通过垂体门脉系统输送到腺垂体，调节垂体促性腺激素的合成和分泌。GnRH 分泌特征是脉冲式释放，脉冲频率为 60～120 分钟，其频率与月经周期时相有关。正常月经周期的生理功能和病理变化均伴有相应的 GnRH 脉冲式分泌模式变化。GnRH 的脉冲式释放可调节 LH/FSH 比值。脉冲频率减慢时，血中 FSH 水平升高，LH 水平降低，LH/FSH 比值下降；频率增加时，LH/FSH 比值升高。

下丘脑是 HPOA 的启动中心，GnRH 的分泌受垂体促性腺激素和卵巢性激素的反馈调节，包括起促进作用的正反馈和起抑制作用的负反馈调节。反馈调节包括长反馈、短反馈和超短反馈。长反馈是指卵巢分泌到循环中的性激素对下丘脑的反馈作用；短反馈指垂体激素对下丘脑 GnRH 分泌的负反馈；超短反馈指 GnRH 对其本身合成的负反馈调节。这些激素反馈信号和来自神经系统高级中枢的神经信号一样，通过多种神经递质，包括去甲肾上腺素、多巴胺、β– 内啡肽、5– 羟色胺和褪黑激素等调节 GnRH 的分泌。去甲肾上腺素促进 GnRH 的释放；β– 内啡肽抑制 GnRH 的释放；多巴胺对 GnRH 的释放具有促进和抑制双重作用。

（二）腺垂体生殖激素

腺垂体（垂体前叶）分泌的直接与生殖调节有关的激素有促性腺激素和催乳激素。

1. 促性腺激素 包括 FSH 和 LH，均由腺垂体的促性腺激素细胞所分泌，均为糖蛋白激素，对 GnRH 的脉冲式刺激起反应，亦呈脉冲式分泌，并受卵巢性激素和抑制素的调节。

FSH 是卵泡发育必需的激素，其主要生理作用包括：①直接促进窦前卵泡及窦状卵泡颗粒细胞增殖与分化，分泌卵泡液，使卵泡生长发育。②激活颗粒细胞芳香化酶，合成与分泌雌二醇。③在前一周期的黄体晚期及卵泡早期，促使卵巢内窦卵泡群的募集。④促使颗粒细胞合成分泌胰岛素样生长因子及其受体、抑制素、激活素等物质，并与这些物质协同作用，调节优势卵泡的选择与非优势卵泡的闭锁退化。⑤在卵泡期晚期与雌激素协同，诱导颗粒细胞生成 LH 受体，为排卵及黄素化做准备。

LH 的生理作用包括：①在卵泡期刺激卵泡膜细胞合成雄激素，主要是雄烯二酮，为雌二醇的合成提供底物。②排卵前促使卵母细胞最终成熟及排卵。③在黄体期维持黄体功能，促进孕激素、雌二醇和抑制素 A 的合成与分泌。

2. 催乳激素（prolactin，PRL） 由腺垂体的催乳细胞分泌，具有促进乳汁合成功能。其产生主要受下丘脑释放入门脉循环的多巴胺（催乳激素抑制因子）的抑制性调节。促甲状腺激素释放激素（TRH）也能刺激 PRL 的分泌。由于多巴胺与 GnRH 对同一刺激或抑制作用常同时发生效应，故当 GnRH 的分泌受到抑制时，可出现促性腺激素水平下降，而 PRL 水平上升，临床表现为闭经溢乳综合征。另外，由于 TRH 升高，可使一些甲状腺功能减退的妇女出现泌乳现象。

（三）卵巢性激素的反馈作用

卵巢分泌的雌、孕激素对下丘脑和垂体具有反馈调节作用。

1. 雌激素 雌激素对下丘脑产生负反馈和正反馈两种作用。在卵泡期早期，一定水平的雌激素对下丘脑具有负反馈作用，抑制 GnRH 释放，并降低垂体对 GnRH 的反应性，从而实现对垂体促性腺激素脉冲式分泌的抑制。在卵泡期晚期，随着卵泡发育成熟，当雌激素的分泌达到阈值（≥200pg/mL）并维持 48 小时以上，雌激素发挥正反馈作用，刺激 LH 分泌高峰。在黄体期，协同孕激素对下丘脑产生负反馈作用。

2. 孕激素 在排卵前，低水平的孕激素可增强雌激素对促性腺激素的正反馈作用。在黄体期，高水平的孕激素对促性腺激素的脉冲分泌产生负反馈抑制作用。

（四）月经周期的调节机制（图 3-6）

1. 卵泡期 在前一月经周期的黄体萎缩后，雌、孕激素和抑制素 A 水平降至最低，对下丘脑和垂体的抑制解除，下丘脑又开始分泌 GnRH，使垂体 FSH 分泌增加，促进卵泡发育，分泌雌激素，并使子宫内膜发生增殖期变化。随着雌激素逐渐增加，其对下丘脑的负反馈作用增强，抑制下丘脑 GnRH 的分泌，加之抑制素 B 的作用，使垂体 FSH 分泌减少。随着卵泡逐渐发育成熟，卵泡分泌的雌激素达到 200pg/mL 以上并持续 48 小时，即对下丘脑和垂体产生正反馈作用，形成 LH 和 FSH 峰，两者协同作用可促使成熟卵泡排卵。

2. 黄体期 排卵后循环中 LH 和 FSH 急剧下降，在少量 LH 和 FSH 作用下，黄体形成并逐渐发育成熟。黄体主要分泌孕激素，也分泌雌二醇，使子宫内膜发生分泌期变化。排卵后第 7～8 日循环中孕激素达到高峰，雌激素达到又一高峰。由于大量孕激素、雌激素及抑制素 A 的共同负反馈作用，又使垂体 LH 和 FSH 分泌相应减少，黄体开始萎缩，雌、孕激素分泌减少，子宫内膜失去性激素支持，发生剥脱而致月经来潮。雌、孕激素和抑制素 A 的减少解除了对下丘脑和垂体的负反馈抑制，FSH 分泌增加，卵泡开始发育，下一个月经周期重新开始，如此周而复始。

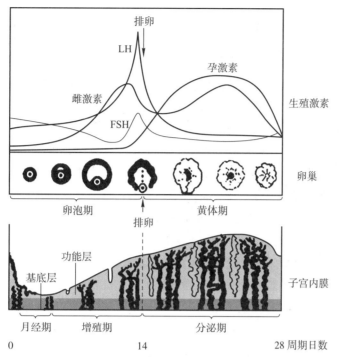

图 3-6 卵巢及子宫内膜周期性变化和激素水平关系

月经周期主要受 HPOA 的神经内分泌调控，同时也受抑制素 – 激活素 – 卵泡抑制素系统的调节，其他腺体内分泌激素对月经周期也有影响。HPOA 的生理活动受到大脑皮质神经中枢的影响，如外界环境、精神因素等均可影响月经周期。大脑皮质、下丘脑、垂体和卵巢任何一个环节发生障碍，都会引起卵巢功能紊乱，导致月经失调。

六、其他内分泌腺功能对月经周期的影响

HPOA 也受其他内分泌腺功能的影响，如甲状腺、肾上腺及胰腺的功能异常均可导致月经失调甚至闭经。

1. 甲状腺 甲状腺分泌甲状腺素（thyroxine，T_4）和三碘甲状腺原氨酸（triiodothyroxine，T_3），不仅参与机体各种物质的新陈代谢，还对性腺的发育成熟、维持正常月经和生殖功能具有重要影响。青春期以前发生甲状腺功能减退者可有性发育障碍，使青春期延迟。生育期则出现月经失调，临床表现月经过少、稀发甚至闭经，且多合并不孕、自然流产和畸胎发生率增加。甲状腺功能轻度亢进时，甲状腺素分泌与释放增加，子宫内膜过度增殖，临床表现为月经过多、频发，甚至异常子宫出血或突破性出血。当甲状腺功能亢进进一步加重时，甲状腺素分泌、释放及代谢等过程受到抑制，临床表现为月经稀发、月经减少，甚至闭经。

2. 肾上腺 肾上腺不仅具有合成和分泌糖皮质激素、盐皮质激素的功能，还能合成和分泌少量雄激素和极微量雌、孕激素。肾上腺皮质是女性雄激素的主要来源。少量雄激素为正常妇女的阴毛、腋毛、肌肉和全身发育所必需；若雄激素分泌过多，可抑制下丘脑分泌 GnRH，并对抗雌激素，使卵巢功能受抑制而出现闭经，甚至男性化表现。先天性肾上腺皮质增生症（CAH）因 21– 羟化酶缺陷，可导致皮质激素合成不足，引起促肾上腺皮质激素（ACTH）代偿性增加，使肾上腺皮质网状带雄激素分泌过多，引起女性假两性畸形（女性男性化）。

3. 胰腺 胰岛分泌的胰岛素不仅参与糖代谢，而且对维持正常的卵巢功能有重要影响。胰岛素依赖型糖尿病患者常伴有卵巢功能低下。在胰岛素抵抗的高胰岛素血症患者中，过多的胰岛素

可促进卵巢产生过多的雄激素，从而发生高雄激素血症，导致月经失调，甚至闭经。

七、女性生殖道的自然防御功能

女性生殖道的解剖、生理、生化及免疫学特点具有比较完善的自然防御功能，具有防御感染的能力。在健康妇女阴道内虽有某些微生物存在，但通常可保持生态平衡状态，并不引起炎症。

1. 外阴　两侧大阴唇自然合拢，遮掩阴道口、尿道口，防止外界微生物的污染。

2. 阴道　由于盆底肌的作用，阴道口闭合，阴道前后壁紧贴，可防止外界污染。阴道正常微生物群尤其是乳杆菌可抑制其他细菌生长。如生理情况下，雌激素使阴道上皮增生变厚并增加细胞内糖原含量，阴道上皮细胞分解糖原为单糖，阴道乳杆菌将单糖转化为乳酸，以维持阴道正常的酸性环境（pH值≤4.5，多为3.8～4.4），抑制其他病原体生长，称为阴道自净作用。此外，阴道分泌物可维持巨噬细胞活性，防止细菌侵入阴道黏膜。

3. 子宫颈　宫颈内口紧闭，宫颈管黏膜为分泌黏液的单层高柱状上皮所覆盖，黏膜形成皱褶、崎突或陷窝，从而增加黏膜表面积；宫颈管分泌大量黏液形成胶冻状黏液栓，形成上生殖道感染的机械屏障；黏液栓内含有乳铁蛋白、溶菌酶，可抑制病原体侵入子宫内膜。

4. 子宫内膜　育龄妇女子宫内膜周期性剥脱为消除宫腔感染的有利条件。此外，子宫内膜分泌液也含有乳铁蛋白、溶菌酶，可清除少量进入宫腔的病原体。

5. 输卵管　输卵管黏膜上皮细胞的纤毛向宫腔方向摆动及输卵管的蠕动，均有利于阻止病原体的侵入。输卵管液与子宫内膜分泌液一样，也含有乳铁蛋白、溶菌酶，能清除偶尔进入上生殖道的病原体。

6. 生殖道免疫系统　生殖道如宫颈和子宫的黏膜聚集有不同数量的淋巴组织及散在的淋巴细胞，包括T细胞、B细胞。此外，中性粒细胞、巨噬细胞、补体及一些细胞因子均在局部有着重要的免疫功能，发挥抗感染作用。

八、中医女性生殖生理基础

女性具有不同于男子的生殖脏器——胞宫，当进入青春期后胞宫逐渐发育成熟，具备了产生月经和孕育胎儿的功能，并形成了泌带液、促分娩、排恶露等功能。胞宫为奇恒之腑，与脏腑无表里配属的关系，不能直接接受脏腑化生的气血，只能通过奇经中起源于胞宫的冲、任、督三脉与十二正经相交会，与脏腑间接发生联系，从而使脏腑化生的气血供养胞宫，使胞宫具有生殖能力。清代徐灵胎《医学源流论》曰："凡治妇人，必先明冲任之脉……冲任脉皆起于胞中，上循背里，为经脉之海，此皆血之所从生，而胎之所由系，明于冲任之故，则本源洞悉，而后所生之病，则千条万绪，以可知其所从起。"

（一）冲任督带与女性生殖生理

冲任督带是奇经八脉中的四脉，奇经纵横交错于十二经脉之间，与十二正经别道奇行，不与五脏六腑直接相通，无表里配属，但与十二经脉有穴位交会，或在循行中与其脉气相通，奇经借助正经、胞宫借助奇经与脏腑相连。

1. 冲脉与胞宫的联系　冲脉起于胞中，上行支与诸阳经相通，下行支经气冲穴（亦名气街）与足阳明经相交会，故有"冲脉隶于阳明"之说；与足少阴肾经在腹部相并上行，从横谷至幽门十一个穴位脉气相通。足阳明胃为多气多血之腑，冲脉受到先天肾气的资助与后天水谷精微的滋养，合而大盛，故称为"太冲脉"。如《灵枢·海论》所说："冲脉者，为十二经之海。"《灵枢·逆顺肥瘦》说："夫冲脉者，五脏六腑之海也。"王冰称"冲为血海"。

2. 任脉与胞宫的联系　任脉与冲脉同起于胞中，行于人体胸腹部中央，与肝、脾、肾三经分别交会于曲骨、中极、关元，取三经之精血以为养。任脉主一身之阴，全身精、血、津、液均为任脉总司，为"阴脉之海"。王冰说"谓之任脉者，女子得之以妊养也""妊主胞胎"。

3. 督脉与胞宫的联系　督脉亦起于胞中，下出会阴，沿脊柱上行，至百会穴与诸阳经交会，与足厥阴肝经"会于颠"，在面部向下，至上唇系带处与任脉交会于龈交穴。督脉"贯脊属肾""上贯心入喉"。督脉主干行于人体背部中央而主一身之阳，又得到肝中相火、肾中命火、心中君火的温养和资助，故督脉为"阳脉之海。"

4. 带脉与胞宫的联系　《难经》云："带脉者，起于季胁，回身一周。"带脉环腰一周，如束带之状，与纵行之冲、任、督三脉交会，通过冲、任、督三脉间接联系于胞宫。此外，带脉还与足三阴经和足三阳经相通，故带脉可取上下行诸经的气血以为用，从而约束冲、任、督三脉维持胞宫生理活动。综上所述，冲、任、督三脉同起于胞中，一源而三歧，皆络于带脉并受带脉约束。冲、任、督、带四脉与十二正经相交会，脏腑所化生的气血通过十二正经汇聚于冲、任、督、带四脉而作用于胞宫，共同维持胞宫行月经和主胎孕的功能。

（二）脏腑与女性生殖生理

脏腑所化生的气、血、津、液、营、卫、精、神等精微物质和功能活动是人体一切生命活动的基础，也是女性生殖生理活动的基础。

1. 肾与女性生殖生理　《灵枢·经脉》云：肾足少阴之脉，"上膝股内后廉，贯脊属肾络膀胱"，与任脉交会于"关元"。足少阴经脉从横骨至幽门共 11 个穴位与冲脉脉气相通。《素问·奇病论》说："胞络者，系于肾。"可见，肾通过足少阴经脉与冲、任、督三脉相连进而与胞宫发生联系。在功能上，肾藏精、主生殖，为先天之本，元气之根，内寓元阴元阳。《素问·六节藏象论》说："肾者主蛰，封藏之本，精之处也。"《素问·金匮真言论》说："夫精者，身之本也。"先天之精是构成人体的基本物质，后世称为元阴、元阳或元精。所谓元者，即最初始、最根本之意，亦为人身最重要的精微物质。后天之精包括五脏六腑之精，《素问·上古天真论》说："肾者主水，受五脏六腑之精而藏之。"肾精能生血，血能养精，即肝肾同源，精血互生，为女性生殖生理提供物质基础。肾为天癸之源，冲任之本。肾气盛则天癸至，天癸能使任脉通，冲脉盛，月事以时下，阴阳和而能有子。肾主骨、生髓，脑为髓海，为"元神之府"，肾脑相通，共同主宰女性生殖生理。可见，肾在生殖生理中的重要性是其他任何一脏所不能替代的，肾对女性生殖生理功能及月经产生具有主导作用。

2. 肝与女性生殖生理　《灵枢·经脉》云，足厥阴肝之脉"循股阴，入毛中，过阴器，抵小腹"，与任脉交会于曲骨；足厥阴肝脉与督脉"会于颠"，交会于百会；与冲脉交会于三阴交。可见肝通过足厥阴经脉与冲、任、督三脉相通而与胞宫发生联系。在功能上，肝为藏血之脏，主气机疏泄，体阴而用阳，具有贮存与调节血液、疏导气机的作用，喜条达而恶抑郁。肝为血脏，冲脉为血海。女性的经、孕、产、乳生殖生理无不以血为用，肝所藏之血有余，则冲脉血海满盈；肝气条达，则人体气机调畅；胞宫才能正常行使其生殖功能。故叶天士在《临证指南医案》中有"女子以肝为先天"之说，此言意在强调肝在女性生殖生理中的重要性。

3. 脾胃与女性生殖生理　《灵枢·经脉》言足太阴脾之脉"上膝股内前廉，入腹"，与任脉交会于中极，与冲脉交会于三阴交。足阳明胃经与冲脉交会于气街，与任脉交于承浆。可见，脾胃通过足太阴和足阳明经脉与冲、任二脉相连而与胞宫发生联系。在功能上，胃主受纳和腐熟水谷，乃多气多血之腑；脾主运化水湿和转输水谷精微，主中气和统血。脾与胃相表里，处人体中焦，脾主升清，胃主降浊，为气机升降之枢纽。脾胃为后天之本，气血生化之源。脾胃所化和统摄之血，直接为胞宫行月经、主胎孕提供物质基础。《景岳全书·妇人规·经脉之本》云："故月经之本，所重在冲脉，所重在胃气，所重在心脾，生化之源耳。"又《女科经纶》引程若水之言"妇人经水与乳，俱由脾胃所生"，都说明了脾胃对女性生殖生理具有重要作用。

4. 心与女性生殖生理　《素问·评热病论》曰："月事不来者，胞脉闭也。胞脉者属心而络于胞中。今气上迫肺，心气不得下通，故月事不来也。"心主血脉，胞脉为络属于胞宫的血脉，故为心所主。女性生殖生理以血为本，而血的运行和统摄则由心、肝、脾三脏共同调节。此外，心居于上焦而主火，肾居于下焦而主水，心肾相交，水火既济，是维持人体阴阳平衡的重要环节，也是维持女性生殖生理功能正常的必要因素。

5. 肺与女性生殖生理　《灵枢·营气》言督脉"上额，循颠，下项中，循脊入骶……络阴器，上过毛中，入脐中，上循腹里，入缺盆，下注肺中"。可见，任、督二脉与肺相通，胞宫借助任、督二脉而与肺发生联系。在功能上，肺主宗气、朝百脉，输布精微于全身，调节一身气机；通调水道，下输膀胱，若雾露之溉。肺气输布正常，在天癸的作用下，任脉所司之精、血、津、液旺盛畅通而达于胞宫，使胞宫得以行使其生殖功能。心肺同处于人体上焦，心主血脉，肺主宗气，共同调节气血之运行，为胞宫行月经、主胎孕提供能源和动力。

（三）天癸与女性生殖生理

天癸是促进人体生长、发育和生殖的一种阴精，男女皆有。它来源于先天，禀受于父母，藏之于肾，受肾中精气资助，赖后天水谷精微滋养，在人体生长发育过程中逐渐成熟，至肾气全盛之后始能泌至体内，促使每月行经。随着年龄增长、肾气虚衰，天癸逐渐耗竭则绝经，即肾气主宰天癸的泌至与竭止，天癸决定月经的来潮与停闭。天癸一词最早出自《黄帝内经》，《素问·上古天真论》云："女子……二七而天癸至，任脉通，太冲脉盛，月事以时下，故有子。"马玄台注释说："天癸者，阴精也，盖肾属水，癸亦属水，由先天之气蓄极而生，故谓阴精为天癸也。"天癸的生理作用在于天癸至则"月事以时下，故有子"，天癸竭则"地道不通，故形坏而无子"，说明天癸是产生月经和孕育胎儿的重要物质。在女性的生育期，天癸始终存在，并对冲、任、胞宫发挥作用。

九、中医学对月经及带下生理的认识

（一）月经生理

月经是有规律的周期性的子宫出血。因其一般以一个阴历月为一个周期，经常不变，信而有期，故称之为"月经"，又称为"月事""月信""月汛""月水""经水"。如明代李时珍在《本草纲目·妇人月水》条中说："女子，阴类也，以血为主，其血上应太阴，下应海潮，月有盈亏，潮有朝夕，月事一月一行，与之相符，故谓之月水、月信、月经。"根据中医学理论认识月经的产生及其调节机理具有重要临床意义，也是中医妇科调经助孕的理论依据。

1. 月经的生理现象　健康女子到 14 岁左右月经第一次来潮，称为初潮。月经初潮是女子逐渐发育成熟并初步具有生育能力的标志。月经的规律性和周期性表现为月经有正常周期、经期、经量、经色和经质，即每月行经 1 次，28 天左右为 1 个月经周期；1 次行经期持续 3～7 天，总量 30～80mL；经色暗红，经质稀稠适中而无明显血块。经期无特殊症状，部分女子在经前或经

期可有轻微的小腹胀、腰酸、乳胀，或情绪不稳定，经后自然缓解。一般49岁左右月经停止来潮而绝经，绝经后不再具备生育能力。在绝经前后的一段时间称为"经断前后"或"绝经前后"，部分妇女可出现面红潮热、烘热汗出、心悸、失眠和情绪不稳等症状，轻者通过心理调适可自愈，重者称为绝经前后诸证，需治疗。育龄妇女除了妊娠期间月经停闭不潮外，多数哺乳期妇女亦无月经来潮，属生理性停经。

此外，个别妇女身体无特殊不适而定期2个月来潮1次者，古人称为"并月"；3个月一潮者称为"居经"，亦名"季经"；1年一行者称为"避年"；终生不潮而能受孕者称为"暗经"；妊娠早期仍按月有少量阴道流血，但无损于胎儿者，称为"激经"，亦称"盛胎"或"垢胎"。这些特殊月经现象在《脉经》《诸病源候论》和《本草纲目》中早有记载，临床应以是否具有生育能力判断其属于生理性或病理性。

2. 月经周期不同阶段的生理变化 在月经周期中，肾阴阳消长、气血盈亏具有周期性的消长变化，形成胞宫定期藏泻的节律，并以每月一行的月经来潮为标志。通常将每个月经周期划分为四个阶段，即行经期、经后期、经间期和经前期。

（1）行经期 又称为月经期。在肾中阳气司开阖的作用下，胞脉畅达，冲脉血海由满而溢，胞宫泻而不藏，血室正开，经血排出，气亦随血而泄。此期的"泻"是为了下一个周期的"藏"而做准备，故气血均以下行为顺。

（2）经后期 月经期经血排出，经后胞脉和冲脉血海相对空虚，阴血不足。此期血室已闭，胞宫藏而不泻，通过肾司封藏的作用，蓄养阴精，使精血渐长，充盛于冲任二脉，此为"阴血长养"阶段。

（3）经间期 经过经后期的蓄养，肾中阴精逐渐充沛至"重阴"，冲脉血海阴血旺盛，在肾中阳气的鼓动下，阴精化生阳气，出现氤氲乐育之变化。值此重阴转阳、阴盛阳动之际，又称为"真机期""氤氲期"，正是种子受孕之"的候"。

（4）经前期 在经间期后阳气生长一段时间达到"重阳"状态，肾中阴精与阳气皆充盛，冲任、胞宫、胞脉皆气血满盈，已为种子育胎的物质基础做好充分准备。如真机期男女交媾、胎元形成植入子宫，则肾司封藏之职，胞宫继续藏而不泻。如无胎元形成，则肾中"重阳"之气随之衰微，胞宫泻而不藏，除旧布新，经血下泄而月经来潮。如此循环往复，肾中阴精和阳气周而复始地消长变化，胞宫又开始下一个周期的定期藏泻，其目的皆是为了种子育胎。

3. 月经产生机理及生理意义

（1）"肾－天癸－冲任－胞宫"轴学说 月经是肾气、天癸、冲任、气血协调作用于胞宫，并在其他脏腑、经络的协同作用下，使胞宫定期藏泻而产生的生理现象，是女性生殖功能正常的反映。《素问·上古天真论》云："女子七岁，肾气盛，齿更发长；二七而天癸至，任脉通，太冲脉盛，月事以时下，故有子……七七任脉虚，太冲脉衰少，天癸竭，地道不通，故形坏而无子也。"这说明，肾气旺盛促使天癸成熟泌至，任脉通畅，冲脉充盛，血海满盈溢入胞宫，本意为种子育胎，无胎则形成月经，月经周期性来潮代表女子具备了生育能力。年至七七，随着肾中精气亏虚，天癸渐竭，冲任二脉虚衰，则月经停止不来，生殖脏器也逐渐萎缩而无生殖能力，即所谓"形坏而无子"。故《傅青主女科》云："经水出诸肾。"《女科经纶》引虞天民之语云："月水全借肾水施化。"肾藏精，肝藏血，精生血，血化精，精血同源；肾主骨，骨藏髓，脑为髓海和元神之府；肝主疏泄气机，调节血海之血量；脾主中气而统血和化生营血；心主血脉和神明；肺主宗气，气为血帅，血赖气以周流。故月经是否正常，除了受肾气、天癸与冲任二脉盛衰及胞宫藏泻功能的直接影响外，与督脉的温煦、带脉的约束以及五脏化生和调节气血的作用均有密切关系。妇女以血为本，月经的主要成分是血，然气为血帅，气行则血行，气滞则血瘀，气热则血热，气寒则血寒。血又为气之母，血旺自能化气，血气旺盛，互相依存，互相资生，共同维持月经生理和女性生殖功能，故古有"血之与气，异名而同类"之言（图3-7）。

（2）月经的生理意义　在肾精肾气主导下，天癸成熟泌至，使冲任二脉汇聚脏腑之血溢入胞宫以备种子育胎，既孕则营养胎元，未孕则化为月经依时而下，又为下一个周期的种子育胎做好准备。如此循环往复、周而复始，形成了女性特有的月经周期。

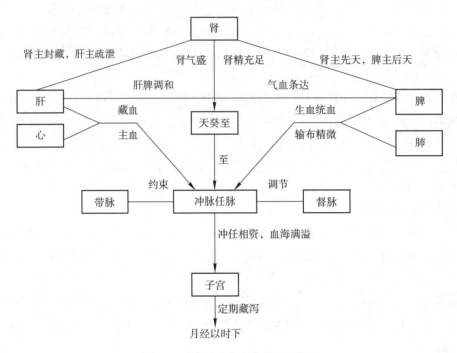

图3-7　月经产生与调节机理示意图

（二）带下产生的机理及生理意义

1. 带下的含义　带下之名首见于《素问·骨空论》："任脉为病，男子内结七疝，女子带下瘕聚。"此指病理性带下。在古代文献中，带下一词有三种含义：一是广义的带下病，即带脉以下或裙带以下发生的疾患，泛指妇产科疾病，如《史记·扁鹊仓公列传》云"扁鹊过邯郸，闻贵妇人，即为带下医"；二是狭义的带下病，指阴中带下量异常增多或减少，或色、质、气味异常；三是生理性带下，即润泽女性生殖脏器阴户之津液。由于历代妇科书多论述带下病之辨证论治，而略于生理性带下之阐述，故常将带下和带下病混淆。本节主要介绍生理性带下。

2. 带下的生理现象　生理性带下是润泽于阴户和阴道的无色半透明，有时略呈白色，黏而不稠，无特殊气味的液体，也称白带。《沈氏女科辑要·带下》引王孟英按："带下，女子生而即有，津津常润，本非病也。"健康女子在月经初潮后开始有较明显的带下分泌，其量不多，不致外渗，每逢月经前、经间期和妊娠期其量稍有增加，绝经后明显减少。

3. 带下产生及调节的机理　带下为津液，由肾精所化生。《素问·逆调论》云："肾者水脏，主津液。"《灵枢·五癃津液别》指出："五谷之津液和合而为膏者，内渗入于骨空，补益脑髓，而下流于阴股。"《景岳全书·妇人规·带浊梦遗类》云："盖白带出于胞中，精之余也。"由此说明，生理性带下是脏腑、经络、津液协调作用于胞宫、阴中的生理现象。其产生机理是肾气旺盛，天癸泌至，冲任通盛，任脉广聚脏腑所化水谷之精津，布露于胞宫，润泽于阴中，生成生理性带下，此过程又得到督脉的温化和带脉的约束。

4. 带下的生理意义　生理性带下除了濡润和充养阴道和阴户外，还有助于阴阳交媾时两精相搏，并能抵御病邪入侵阴户。

【思考题】

1. 简述雌孕激素的生理作用。
2. 简述中医对月经、带下产生的认识。

第二节　妊娠生理与诊断

妊娠（pregnancy）是胚胎和胎儿在母体内发育成长的过程。成熟卵子受精是妊娠的开始，胎儿及其附属物自母体排出是妊娠的终止。妊娠期从末次月经第 1 日计算，约 280 日（40 周）。临床上将妊娠期分为三个时期：妊娠 13 周末以前称早期妊娠；第 14 周至第 27 周末称中期妊娠；第 28 周及以后称晚期妊娠。

一、受精及受精卵发育、输送与着床

精子和次级卵母细胞结合形成受精卵的过程称为受精。受精卵的形成标志着新生命的诞生。精子进入宫腔及输卵管腔，精子顶体表面的糖蛋白被生殖道分泌物中的 α 与 β 淀粉酶降解，同时顶体膜结构中胆固醇与磷脂比率和膜电位发生变化，顶体膜稳定性降低，此时的精子具有受精能力，此过程称为精子获能，需 7 小时左右。卵子从卵巢排出，经输卵管伞端的"拾卵"作用，进入输卵管壶腹部与峡部连接处等待受精。受精多发生在排卵后 12 小时内，整个受精过程约需 24 小时。

当精子与卵子相遇，精子头部顶体外膜破裂，释放出顶体酶，可溶解卵子外围的放射冠和透明带，这一过程称为顶体反应。借助酶的作用，精子才能穿过放射冠及透明带与卵子融合。当精子头部与卵子表面接触，便开始了受精过程。获能的单倍体精子穿过次级卵母细胞透明带为受精的开始，而卵原核与精原核融合为受精的完成，形成二倍体的受精卵。

受精后 30 小时，受精卵可借助输卵管蠕动和输卵管上皮纤毛推动向宫腔方向移动，同时进行有丝分裂，称为卵裂。约在受精后 72 小时分裂成由 16 个细胞组成的实心细胞团，称为桑椹胚（morula），受精后第 4 日，早期囊胚泡形成，进入宫腔，在受精后第 5～6 日，囊胚透明带消失，形成晚期囊胚，逐渐侵入子宫内膜，称为受精卵着床，也称受精卵植入。着床需经过定位、黏附和侵入三个阶段，受精卵着床必须具备的条件有：①透明带消失。②囊胚内滋养细胞分化出合体滋养细胞。③囊胚和子宫内膜同步发育且功能协调。④孕妇体内有足够数量的雌激素和孕酮，子宫有一个极短的窗口期允许受精卵着床。

二、胚胎、胎儿发育

（一）胚胎、胎儿发育特征

在受精后 8 周内的胚体称为胚胎（embryo），是主要器官完成分化的时期。受精后 9 周起称为胎儿（fetus），是各器官进一步发育成熟时期。现以 4 周为一个妊娠月简述胎儿发育的特征：

4 周末：可辨认胚盘和体蒂。

8 周末：胚胎初具人形，头大，占整个胎体的 1/2。四肢已具雏形，并能辨认出眼、耳、口、鼻。超声检查下可见原始胎心管搏动。

12 周末：胎儿体重约 14g，身长约 9cm，顶臀长 6～7cm，外生殖器已发生，四肢可活动。

16 周末：胎儿体重约 110g，身长约 16cm，顶臀长 12cm，头皮已长出头发，胎儿开始呼吸运动，从外生殖器可确认胎儿性别，皮肤菲薄呈深红色，无皮下脂肪。部分经产妇自觉有胎动。

20 周末：胎儿体重约 320g，身长约 25cm，顶臀长 16cm，全身有毳毛，并可见少许头发，皮肤暗红，出现胎脂，开始出现吞咽和排尿功能。

24 周末：胎儿体重约 630g，身长约 30cm，顶臀长 21cm，各脏器均已发育，皮下脂肪开始沉积，皮肤呈皱缩状，出现眉毛和睫毛。

28 周末：胎儿体重约 1000g，身长 35cm，顶臀长 25cm。皮下脂肪不多，皮肤粉红色，可有胎脂，各器官系统的发育已近成熟，有呼吸运动，但肺泡 Ⅱ 型细胞产生的表面活性物质较少，此时出生后易患特发性呼吸窘迫综合征。

32 周末：胎儿体重约 1700g，身长约 40cm，顶臀长 28cm。皮肤深红，面部毳毛已脱落，出现脚指甲，睾丸下降，生活力尚可，出生后注意护理可以存活。

36 周末：胎儿体重约 2500g，身长约 45cm，顶臀长 32cm，皮下脂肪较多，面部皱褶消失，胸部、乳房凸出，睾丸位于阴囊，指（趾）甲已达指（趾）端，出生后能啼哭和吸吮，生活力良好。此时称"成熟儿"，出生后生存力良好。

40 周末：胎儿体重约 3400g，身长约 50cm，顶臀长 36cm。胎儿发育成熟，胎头双顶径大于 9cm，皮肤粉红色，皮下脂肪多，外观体型丰满，除肩、背部有时尚存毳毛外，其余部位的毳毛均已脱落。男性胎儿睾丸下降于阴囊中，女性胎儿大小阴唇发育良好，出生后哭声响亮，吸吮能力强，出生后能很好存活。

临床常用新生儿身长作为判定胎儿妊娠月份的依据。妊娠前 5 个月的胎儿身长（cm）＝妊娠月数的平方，如妊娠 4 个月为 4^2=16cm。妊娠后 5 个月的胎儿身长（cm）＝妊娠月数 ×5，如妊娠 7 个月为 7×5=35cm。

（二）胎儿生理特点

1. 循环系统

（1）解剖学特点　①脐静脉：1 条，出生后闭锁成肝圆韧带，脐静脉的末支静脉导管出生后闭锁成静脉韧带。②脐动脉：2 条，出生后与相连的腹下动脉均闭锁形成腹下韧带。③动脉导管：位于肺动脉与主动脉弓之间，出生后 2～3 个月闭锁成动脉韧带。④卵圆孔位于左右心房之间，出生后数分钟开始关闭，6 个月完全闭锁。

（2）血循环特点　①来自胎盘的血液进入胎儿体内分为 3 支：一支直接入肝，一支与门静脉汇合入肝，此 2 支的血液经肝静脉入下腔静脉；另一支经静脉导管直接入下腔静脉。下腔静脉将混合血（来自脐静脉含氧较高的血液及来自胎儿下半身含氧较低的血液）送入右心房。②卵圆孔开口处正对着下腔静脉入口，下腔静脉进入右心房的血液绝大部分经卵圆孔进入左心房；上腔静脉进入右心房的血液流向右心室，进入肺动脉。③肺循环阻力较大，肺动脉中的绝大部分血液经动脉导管注入主动脉，仅部分血液入肺静脉流回到左心房。左心房血液注入左心室，继而经升主动脉流向全身后，经腹下动脉、脐动脉进入胎盘，与母血进行气体和物质交换。胎儿血循环特点：胎儿体内无纯动脉血，而是动静脉混合血。进入肝、心、头部及上肢的血液含氧较高，营养较丰富；注入肺及身体下半部的血液含氧及营养较少（图3-8）。

2. 血液系统

（1）红细胞生成 约受精后3周末胎儿的血循环建立，其红细胞主要来自卵黄囊。妊娠10周，肝是主要生成器官，继而骨髓、脾逐渐有具备造血的功能。足月妊娠时骨髓产生90%红细胞。妊娠32周时产生大量红细胞生成素，使孕32周以后出生的新生儿红细胞数增多，约为 $6.0 \times 10^{12}/L$。但胎儿红细胞的生命周期短，约90日，故需不断生成红细胞。

（2）血红蛋白生成 血红蛋白在原红细胞、幼红细胞和网织红细胞内合成，包括原始血红蛋白、胎儿血红蛋白和成人血红蛋白。妊娠前半期均为胎儿血红蛋白，妊娠最后4～6周成人血红蛋白增多，至临产时胎儿血红蛋白仅占25%。

（3）白细胞生成 妊娠8周以后，胎儿血液循环中出现粒细胞。妊娠12周，胸腺、脾产生淋巴细胞，成为体内抗体的主要来源。足月妊娠时白细胞计数为 $(15 \sim 20) \times 10^9/L$。

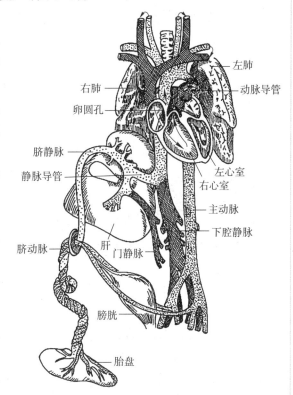

图3-8 胎盘的血液循环

3. 呼吸系统 母儿血液在胎盘进行气体交换。胎儿出生前需具备发育完好的呼吸道（包括气管直至肺泡）、肺循环、呼吸肌。超声检查发现妊娠11周的胎儿已有胸壁运动，妊娠16周时出现能使羊水进出呼吸道的呼吸运动，时快时慢，每分钟30～70次，具有使肺泡扩张和生长的作用。胎儿窘迫时，出现大喘息样呼吸运动。

4. 消化系统 妊娠11周时小肠已有蠕动，妊娠16周时胃肠功能基本建立，胎儿可吞咽羊水，吸收水分、葡萄糖、氨基酸及其他可溶性营养物质。胎儿肝功能尚不健全，肝内缺乏许多酶，不能结合因红细胞破坏产生的大量游离胆红素，少部分在肝内结合，经胆管排入小肠，氧化成胆绿素，其降解产物使胎粪呈黑绿色。此外，胎肝也参与妊娠期雌激素的代谢。

5. 泌尿系统 妊娠11～14周胎儿肾已有排尿功能，妊娠14周胎儿膀胱内已有尿液，可通过排尿参与羊水的循环。

6. 内分泌系统 妊娠第6周胎儿甲状腺开始发育，妊娠12周已能合成甲状腺素。胎儿肾上腺发育良好，其重量与胎儿体重之比远超成人，胎儿肾上腺皮质主要由胎儿带组成，能产生大量甾体激素，与胎儿肝、胎盘、母体共同完成雌三醇的合成。妊娠12周胎儿胰腺分泌胰岛素。

7. 生殖系统及性腺分化发育 女性胎儿卵巢于妊娠11～12周开始分化发育。因缺乏副中肾管抑制物，副中肾管系统发育，形成阴道、子宫、输卵管。外阴部缺乏5α-还原酶，外生殖器向女性分化发育。

8. 中医对胎儿发育特征的认识 中医最早在《黄帝内经》中即有关于胎儿发育情况的记载。《灵枢·经脉》云："人始生，先成精，精成而脑髓生，骨为干，脉为营，筋为刚，肉为墙，皮肤坚而毛发长。"此后医家有许多关于胎儿发育情况的论述，如唐代孙思邈在《备急千金要方·妇人方上》中载有北齐徐之才"逐月养胎法"，其中描述较切合实际："妊娠一月始胚，二月始膏，三月始胞，四月形体成，五月胎动，六月筋骨立，七月毛发生，八月脏腑具，九月谷气入胃，十月诸神备，日满即产矣。"说明前人对胎儿的发育、成熟已有详细的观察。

三、胎儿附属物的形成及功能

胎儿附属物是指除胎儿以外的妊娠产物，包括胎盘、胎膜、脐带和羊水。

（一）胎盘

胎盘（placenta）是胎儿与母体间进行物质交换的器官，由胎儿部分的羊膜、叶状绒毛膜和母体部分的底蜕膜组成。

1.胎盘的构成

（1）羊膜　为胎盘胎儿面的半透明薄膜，附着于绒毛膜板表面。表面光滑，无血管、神经及淋巴，具有一定的弹性，厚 0.02 ～ 0.05mm，电镜见上皮细胞表面有微绒毛，使羊水与羊膜间能进行交换。

（2）叶状绒毛膜　是胎盘的主要结构。囊胚着床以后，滋养层细胞迅速分裂增殖，并分化为内层的细胞滋养细胞和外层的合体滋养细胞。在滋养层内面有一层细胞称为胚外中胚层，与滋养层细胞共同构成绒毛膜。胚胎发育的第 13 ～ 21 日为绒毛膜发育分化最旺盛的时期。此时，胎盘的主要结构——绒毛逐渐形成（图 3-9）。绒毛形成历经 3 个阶段：①初级绒毛：绒毛膜周围长出不规则凸起的合体滋养层小梁，逐渐呈放射状排列，绒毛膜深部增生活跃的细胞滋养细胞也伸入进去，形成合体滋养细胞小梁的细胞中心索，初具绒毛形态，称为初级绒毛或一级绒毛。②次级绒毛：初级绒毛继续增长，其细胞中心索伸展至合体滋养细胞的内层，胚外中胚层也长入细胞中心索，成为间质中心索，即为次级绒毛。③三级绒毛：当胚胎的血管长入间质中心索，次级绒毛即转变为三级绒毛。在受精后第 3 周末，绒毛内血管形成，标志着胎儿、胎盘循环的建立。

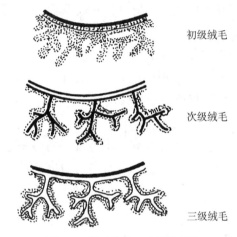

初级绒毛

次级绒毛

三级绒毛

图 3-9　绒毛发育三阶段模式图

胚胎早期，绒毛在整个绒毛膜表面均匀分布，随着胚胎生长，与底蜕膜接触的绒毛，因营养丰富发育良好，称为叶状绒毛膜。从绒毛膜板伸出的绒毛干逐渐分支，形成初级绒毛干、次级绒毛干和三级绒毛干，向绒毛间隙伸展，从而形成终末绒毛网。绒毛末端悬浮于充满母血的绒毛间隙中，称游离绒毛，长入底蜕膜中的称固定绒毛。一个初级绒毛干及其分支构成一个胎儿叶，一个次级绒毛干及其分支构成一个胎儿小叶。一个胎儿叶包括几个胎儿小叶。每个胎盘有 60 ～ 80 个胎儿叶，200 个胎儿小叶。每个绒毛干中均有脐动脉和脐静脉，随着绒毛干的一再分支，脐血管越来越细，最终成为毛细血管，进入绒毛末端。每分钟约有 500mL 胎儿血液流经胎盘。胎盘内有母体和胎儿两套血循环，血液在各自的封闭管道内循环，不直接相通，两者之间有胎盘屏障相隔，可通过易化扩散、主动运输等方式进行物质交换，一方面为胎儿生长发育提供必需的营养物质，另一方面胎儿代谢产物由此经母体排出。母儿间的物质交换在胎盘小叶的绒毛处进行。胎儿的静脉血经脐动脉及其分支流入绒毛毛细血管，与绒毛间隙内的母血进行物质交换，再经脐静脉回流到胎儿体内。母体动脉血从子宫螺旋动脉流入绒毛间隙，与绒毛内毛细血管的胎儿血进行物质交换后，由子宫静脉回流入母体。在母体－胎盘血循环中，绒毛间隙内血循环的主要动力是母体的血压，并与子宫肌的收缩、松弛有关。已知从螺旋动脉流入绒毛间隙时的血压为 $10 \sim 50mmHg$，再经蜕膜板流入蜕膜静脉网，此时的压力 $<8mmHg$。

（3）底蜕膜 是构成胎盘的母体部分，仅占足月胎盘很小部分。底蜕膜表面覆盖一层来自固定绒毛的滋养层细胞与底蜕膜共同形成绒毛间隙的底，称蜕膜板。从此板向绒毛膜方向伸出蜕膜间隔，一般不超过胎盘全层厚度的 2/3，将胎盘母体面分成肉眼可见的 20 个左右母体叶。

2. 妊娠足月胎盘的结构 妊娠足月胎盘呈圆形或椭圆形，重 $450 \sim 650g$，直径 $16 \sim 20cm$，厚 $1 \sim 3cm$，中央厚，边缘薄，分为胎儿面和母体面。胎儿面表面覆盖着一层灰蓝色、光滑半透明的羊膜，脐带动静脉从附着处分支，向四周呈放射状分布，直达胎盘边缘，并穿过绒毛膜板，进入绒毛干及其分支。母体面表面呈暗红色，蜕膜间隔形成若干浅沟分成母体叶。

3. 胎盘的功能 胎盘具有物质交换、代谢、分泌激素、防御及合成功能，对维持胎儿的正常发育极为重要。胎盘内进行物质交换的部位主要是血管合体膜，是由绒毛合体滋养细胞无核区胞质、合体滋养层基膜、绒毛间质、毛细血管基膜和毛细血管内皮细胞共同组成的薄膜。物质交换及转运的方式有：①简单扩散：即低分子量物质自高浓度区向低浓度区扩散，此过程不消耗能量。脂溶性高、分子量小于 250、不带荷电物质（如 O_2、CO_2、水、钠钾电解质等）容易通过血管合体膜。②易化扩散：即物质自高浓度区向低浓度区扩散，但需借助细胞膜上的载体方能完成。易化扩散比简单扩散速度快，多不消耗能量，但有饱和现象，即扩散速度与浓度差不成正相关，如葡萄糖等的转运。③主动运输：指物质由低浓度区向高浓度区运输，需消耗能量及特异性载体转运。如氨基酸、水溶性维生素及钙、铁等，在胎儿血中浓度均高于母血。④其他：较大物质可通过血管合体膜裂隙，或被细胞膜内陷吞噬后，继之膜融合，形成小泡向细胞内移动等方式转运，如大分子蛋白、免疫球蛋白等。

（1）气体交换 母体与胎儿之间 O_2 及 CO_2 以简单扩散方式进行交换。母体子宫动脉血氧分压（PO_2）高于绒毛间隙及胎儿脐动脉血氧分压，加之胎儿血红蛋白对 O_2 的亲和力强，故 O_2 由母体通过绒毛膜间隙向胎儿扩散。CO_2 的扩散速度是 O_2 的 20 倍，易通过绒毛间隙自胎儿向母体扩散。

（2）营养物质供应与胎儿代谢产物排出 葡萄糖以易化扩散方式通过胎盘。游离脂肪酸、水、钾、钠、镁和维生素 A、维生素 D、维生素 E、维生素 K 等脂溶性维生素以简单扩散方式通过胎盘。氨基酸、钙、磷、碘、铁和维生素 C、维生素 B 族，以主动运输方式通过胎盘。胎儿代谢产物如尿素、尿酸、肌酸、肌酐等，经胎盘入母血，由母体排出。

（3）防御功能 胎儿血与母体血之间由胎盘屏障相隔，通过 Toll 样受体发挥固有免疫功能以保护胎儿。但胎盘防御作用有限，病毒及分子量小的有害物质可通过胎盘引起胎儿畸形甚至死亡；病原微生物细菌、弓形虫等可在胎盘部位形成病灶，破坏绒毛结构，进入胎体感染胎儿。母血中免疫抗体 IgG 能通过胎盘，使胎儿从母体获得被动免疫。母体内的抗 A、抗 B、抗 Rh 抗体亦能进入胎儿血循环，引起胎儿及新生儿溶血。

（4）合成功能 胎盘能合成多种激素、酶、细胞因子和神经递质，对维持正常妊娠具有重要作用。

1）人绒毛膜促性腺激素（human chorionic gonadotropin，hCG） 是由合体滋养细胞合成的一种糖蛋白激素。由 α 和 β 亚基组成，α 亚基结构与垂体分泌的 FSH、LH、TSH 基本相似，β 亚基则不同。临床运用 β 亚基的特异性抗体，于受精后第 7 日即可在孕妇血、尿中检测出母体血清 β 亚基。至妊娠 $8 \sim 10$ 周血清浓度达最高峰，约持续 10 日后迅速下降。妊娠中晚期血清浓度仅为峰值的 10%。hCG 约在产后 2 周内消失。hCG 的主要功能有：①作用于月经黄体，使月经黄体增大成为妊娠黄体。②促进雄激素芳香化，转化为雌激素，刺激孕酮的生成。③具有促甲状腺活性及促睾丸间质细胞活性。④hCG 有与 LH 相似的生物活性，与尿促性素（hMG）合用可促排卵。⑤能抑制淋巴细胞的免疫性，保护滋养层不受母体的免疫攻击。

2）人胎盘生乳素（human placental lactogen，hPL） 由合体滋养细胞合成。妊娠 5～6 周时可在母血中测出；随妊娠进展分泌量持续增加，至妊娠 34～36 周达高峰，并维持至分娩。hPL 值于产后迅速下降，约在产后 7 小时消失。hPL 的主要功能有：①与胰岛素、肾上腺皮质激素协同作用于乳腺腺泡，促进腺泡发育，刺激乳腺上皮细胞合成乳清蛋白、乳酪蛋白和乳珠蛋白，为产后泌乳做准备。②促进蛋白质合成，维持正氮平衡，促进胎儿生长。③提高游离脂肪酸、甘油浓度，以游离脂肪酸作为能源，抑制对葡萄糖的摄取，使更多的葡萄糖运送给胎儿。④抑制母体对胎儿的排斥作用。⑤促进黄体形成。⑥促进胰岛素生成。

3）雌激素 妊娠期间明显增多，主要来自胎盘及卵巢。妊娠早期主要由卵巢妊娠黄体产生；妊娠 10 周后主要由胎儿－胎盘单位合成。至妊娠末期，雌三醇值为非孕妇女的 1000 倍，雌二醇及雌酮值为非孕妇女的 100 倍。雌激素由胎儿、胎盘共同产生，故称"胎儿－胎盘单位"。

4）孕激素 为甾体激素。妊娠早期由卵巢妊娠黄体产生，妊娠 8～10 周后主要由胎盘合体滋养细胞产生。随妊娠进展，母血中黄体酮值逐渐增高，其代谢产物为孕二醇。孕激素与雌激素共同参与妊娠期母体各系统的生理变化。

5）缩宫素酶 由合体滋养细胞产生的一种糖蛋白，随妊娠进展逐渐增多。其生物学意义尚不十分明确，主要作用是灭活缩宫素受体，维持妊娠。

6）耐热性碱性磷酸酶（heat stable alkaline phosphatase，HSAP） 由合体滋养细胞分泌。妊娠 16～20 周母血中可测出，随妊娠进展而增多。胎盘娩出后迅速下降，产后 3～6 日内消失。动态监测 HSAP 可作为评判胎盘功能的一项指标。

7）细胞因子与生长因子 如表皮生长因子、神经生长因子、胰岛素样生长因子、转化生长因子 –β、肿瘤坏死因子、粒巨细胞克隆刺激因子及多种白细胞介素等，对胚胎营养及免疫保护具有一定作用。

（5）免疫功能 胎儿对于母体属同种半异体移植物，母体能够容受、不排斥胎儿，其具体机制尚不十分清楚，可能与母胎界面的免疫耐受、早期胚胎组织缺乏抗原性以及妊娠期母体免疫力低下有关。

（二）胎膜

胎膜（fetal membranes）由平滑绒毛膜和羊膜组成。囊胚表面非着床部位的绒毛膜在发育过程中因缺乏营养供应逐渐萎缩成为平滑绒毛膜。胎膜内层为羊膜，与覆盖胎盘、脐带的羊膜层相连接。至妊娠晚期，平滑绒毛膜与羊膜轻轻贴附，但可分开。胎膜的重要作用是维持羊膜腔的完整性，并起到保护胎儿的作用。胎膜含大量花生四烯酸（前列腺素前身物质）的磷脂，而且含有能催化磷脂生成游离花生四烯酸的溶酶体，因此胎膜在分娩发动上有一定作用。

（三）脐带

胚胎及胎儿借助脐带悬浮于羊水中。脐带（umbilical cord）是连接胎儿与胎盘的条索状组织，一端连于胎儿腹壁脐轮，另一端附着于胎盘胎儿面。妊娠足月胎儿的脐带长 30～100cm，平均 55cm，直径 0.8～2cm，表面覆盖羊膜，呈灰白色。脐带断面中央有一条管壁较薄、管腔较大的脐静脉；两侧有两条管壁较厚、管腔较小的脐动脉。血管周围为来自胚外中胚层的胶样胚胎结缔组织，称华通胶（Wharton jelly），有保护脐血管的作用。脐带是胎儿和母体之间进行物质交换的重要通道，脐带受压使血流受阻时可导致胎儿缺氧，甚至危及胎儿生命。

（四）羊水

羊膜腔内的液体称为羊水（amniotic fluid），胚胎在羊水中生长发育。

1. 羊水的来源　妊娠早期的羊水主要是母体血清经胎膜进入羊膜腔的透析液。妊娠中期的羊水主要来自胎儿尿液。妊娠晚期胎肺也参与羊水的生成。

2. 羊水的吸收　①约 50% 靠胎膜完成。②胎儿吞咽羊水。妊娠 18 周的胎儿已有吞咽动作，妊娠足月胎儿每天吞咽羊水 500 ～ 700mL。③脐带每小时可吸收羊水 40 ～ 50mL。④胎儿角化前皮肤也有吸收羊水的功能，但量很少。

3. 母体、胎儿、羊水三者间的液体平衡　羊水始终处于动态平衡状态，水电解质交换一直持续存在于母体、羊水、胎儿之间，且交换速度可随妊娠进展而加快。母儿间的液体交换主要通过胎盘，每小时约 3600mL。母体与羊水的交换主要通过胎膜，每小时约 400mL。羊水与胎儿的交换量较少，主要通过胎儿消化道、呼吸道、泌尿道及角化前皮肤等进行交换。

4. 羊水量、性状及成分　①羊水量：妊娠期羊水量逐渐增加，妊娠 38 周达 1000mL，以后羊水量逐渐减少，足月妊娠时羊水量约 800mL。过期妊娠羊水量明显减少，可减少至 300mL 以下。②羊水的性状及成分：羊水的成分随妊娠时间不同而有所差别。妊娠早期羊水为无色澄清液体。妊娠足月时羊水 pH 值约为 7.2，比重为 1.007 ～ 1.025，其中 98% ～ 99% 为水分，1% ～ 2% 为无机盐及有机物质。妊娠足月时羊水略浑浊，不透明，可见悬浮的小片状物，包括胎脂、胎儿脱落上皮细胞、毳毛、毛发、少量白细胞、清蛋白、尿酸盐及大量激素和酶。

5. 羊水的功能　①保护胎儿：防止胎儿及胎体与羊膜粘连而发生畸形；缓冲外界打击和震动对胎儿造成的损伤；避免子宫肌壁或胎儿对脐带的直接压迫所致的胎儿窘迫；临产宫缩时，羊水可使宫缩压力均匀分布，避免胎儿局部受压所致胎儿窘迫。②保护母体：羊水可减轻胎动给母体所带来的不适感；临产后，前羊水囊可扩张子宫颈口及阴道；破膜后，羊水可润滑及冲洗阴道减少感染机会。

四、妊娠期母体的变化

妊娠期间，为适应胚胎、胎儿生长发育的需要，在胎盘产生的激素参与和神经内分泌的影响下，孕妇体内各系统可发生一系列适应性变化。了解这些变化，有助于做好孕期保健，有利于鉴别异常病理情况，及时做出正确处理。

（一）生殖系统的变化

1. 子宫

（1）宫体　逐渐增大变软。子宫重量由非孕时 50 ～ 70g 增至足月妊娠时的 1100g 左右，增加近 20 倍。子宫大小由非孕时的（7 ～ 8）cm ×（4 ～ 5）cm ×（2 ～ 3）cm 增大至妊娠足月时的 35cm × 25cm × 22cm。宫腔容量由非孕时约 5mL 至妊娠足月时约 5000mL，增加约 1000 倍。妊娠早期，子宫略呈球形且不对称，受精卵着床部位的子宫壁明显凸出。孕 12 周后子宫对称性增大并超出盆腔，于耻骨联合上方可触及。妊娠晚期子宫右旋，与乙状结肠占据盆腔左侧有关。子宫增大主要是肌细胞肥大，为临产后子宫阵缩提供物质基础。子宫肌壁厚度非孕时期约 1cm，孕中期逐渐增厚达 2 ～ 2.5cm，于孕末期又变薄为 1 ～ 1.5cm。子宫增大最初受内分泌激素水平影响，后期因宫腔内压力增加而逐渐增大。子宫各部的增长速度并不一致。宫底在妊娠后期增长最快，宫体含肌纤维最多，子宫下段次之，宫颈最少，故临产后子宫阵缩由宫底向下递减，促使胎儿娩出。自妊娠 12 ～ 14 周起，子宫出现不规则无痛性收缩，称为 Braxton Hicks 收缩，其强度及频率随妊娠进展而逐渐增加，但收缩时宫腔内压力通常为 5 ～ 25mmHg，持续时间不足 30 秒。妊娠足月时子宫胎盘血流量为 450 ～ 600mL/min，其中 5% 供肌层，10% ～ 15% 供子宫蜕膜层，80% ～ 85% 供胎盘。宫缩时子宫血流量明显减少。

（2）子宫峡部　位于宫体部与宫颈之间最狭窄部位。非孕时长约 1cm，妊娠后变软，10 周时明显变软。孕 12 周以后，峡部逐渐伸展、拉长、变薄，扩展成宫腔一部分，形成子宫下段，临产后可伸展至 7 ～ 10cm，成为软产道的一部分。

（3）宫颈　妊娠早期宫颈组织水肿，黏膜充血，致使宫颈肥大、变软，呈紫蓝色。由于宫颈管内腺体肥大，宫颈黏液增多，形成黏稠的黏液栓，有防止病原体入侵宫腔的作用。接近临产时，宫颈管变短并出现轻度扩张。

2. 卵巢　妊娠期略增大，排卵和新卵泡发育均停止。一般于一侧卵巢中可见妊娠黄体，妊娠 6 ～ 7 周前分泌雌、孕激素以维持妊娠。黄体功能于妊娠 10 周后被胎盘取代，黄体开始萎缩。

3. 输卵管　妊娠期输卵管伸长，但肌层并不增厚。黏膜上皮细胞变扁平，基质中可出现蜕膜细胞，有时黏膜呈蜕膜样改变。

4. 阴道　妊娠期黏膜变软并呈紫蓝色，皱襞增多，伸展性增加。阴道脱落细胞及分泌物增多呈白色糊状。阴道上皮细胞糖原积聚，乳酸含量增多，阴道 pH 值降低，有利于防止感染。

5. 外阴　妊娠期外阴部充血，皮肤增厚，大小阴唇色素沉着，大阴唇内血管增多，结缔组织变软，伸展性增加。小阴唇皮脂腺分泌增多。

（二）乳房的变化

妊娠早期开始增大，充血明显，孕妇常感乳房发胀或触痛及刺痛，浅静脉明显可见。乳头增大变黑，更易勃起。乳晕变黑，其外围的皮脂腺肥大形成散在的结节状小隆起，称为蒙氏结节（Montgomery's tubercles）。乳腺细胞膜有垂体催乳激素受体，细胞质中有雌、孕激素受体。胎盘分泌大量雌激素和孕激素，前者刺激乳腺腺管发育，后者刺激乳腺腺泡发育。乳腺发育完善还需垂体催乳激素、人胎盘生乳素，以及胰岛素、皮质醇、甲状腺激素的共同作用。妊娠期间虽有大量的多种激素参与乳腺发育，做好泌乳准备，但妊娠期间并无乳汁分泌，与大量雌、孕激素抑制乳汁生成有关。于妊娠末期挤压乳头时，可有少许淡黄色稀薄液体流出，称为初乳。分娩后，新生儿吸吮乳头，乳腺正式泌乳。

（三）血液循环系统的变化

1. 血液

（1）血容量　从妊娠 6 ～ 8 周血容量开始增加，孕 32 ～ 34 周达高峰，增加 40% ～ 45%，平均增加约 1450mL。其中血浆增加约 1000mL，红细胞增加约 450mL，出现生理性血液稀释。

（2）血液成分　①红细胞：妊娠期骨髓不断产生红细胞，网织红细胞轻度增多。由于血液稀释，足月妊娠时红细胞计数由非孕时的 4.2×10^{12}/L 下降为 3.6×10^{12}/L 左右，血红蛋白由非孕时的 130g/L 下降为 110g/L 左右，血细胞比容由 0.38 ～ 0.47 下降到 0.31 ～ 0.34。孕妇储备铁约 0.5g，为适应红细胞增加、胎儿生长及孕妇各器官生理变化的需要，妊娠中晚期应注意补充铁剂，以预防血红蛋白值过度降低。②白细胞：妊娠 7 ～ 8 周开始轻度增加，30 周达高峰，为（5～12）×10⁹/L，分娩时及产褥期可达（14～16）×10⁹/L，主要为中性粒细胞增加。③凝血因子：妊娠期间由于凝血因子Ⅱ、Ⅴ、Ⅶ、Ⅷ、Ⅸ、Ⅹ增加，血液处于高凝状态，血小板数轻度减少。妊娠晚期，凝血酶原时间及活化部分凝血活酶时间轻度缩短，凝血时间无明显改变。血浆纤维蛋白原含量比非孕妇女增加40%～50%，妊娠末期可达4.5g/L，红细胞沉降率加快。纤溶酶原显著增加，优球蛋白溶解时间延长，表明妊娠期纤溶活性降低。④血浆蛋白：由于血液稀释，血浆蛋白从孕早期开始下降，至妊娠中期为60～65g/L，主要是白蛋白减少，约减为35g/L，维持此水平直至分娩。

2. 心血管的变化

（1）心脏 妊娠后期由于膈肌升高，心脏向左、上、前移位，心尖搏动左移1～2cm，心浊音界稍扩大。心脏位置改变使大血管轻度扭曲，加之血流量增加、血流速度加快，多数孕妇心尖区可听到Ⅰ～Ⅱ级柔和吹风样收缩期杂音。至妊娠末期，心脏容量约增加10%，心率每分钟约增加10～15次。心电图因心脏左移出现电轴左偏约15°。

（2）心排出量 自妊娠8～10周开始增加，至妊娠32～34周达高峰，左侧卧位测量心排出量比非孕时增加30%，平均每次心排量约为80mL，持续到分娩。临产后，在第二产程，心排出量显著增加。

（3）血压 妊娠早期及中期血压偏低，晚期可轻度升高。收缩压一般不受影响，因外周血管扩张、血液稀释及胎盘形成动静脉短路等原因，舒张压轻度降低，从而脉压增大。孕妇体位影响血压，坐位稍高于仰卧位。孕妇若长时间处于仰卧位姿势，能引起回心血量减少，心排出量减少，出现血压下降，称为仰卧位低血压综合征。

（4）静脉压 由于妊娠后盆腔血液回流至下腔静脉血量增加，增大的子宫压迫下腔静脉使下腔静脉血液回流受阻，下肢静脉压于孕晚期升高。孕妇也因此而易发生下肢、外阴静脉曲张和痔。侧卧位能解除子宫压迫，改善静脉回流。

（四）泌尿系统的变化

妊娠期间肾脏略增大。孕早期肾小球滤过率（GFR）及肾血浆流量（RPF）开始增加，孕中期GFR约增加50%，RPF约增加35%。由于GFR增加，而肾小管对葡萄糖再吸收能力不能相应增加，约15%孕妇餐后可出现生理性糖尿。

（五）消化系统的变化

受大量雌激素影响，妊娠期间牙龈充血、水肿，易出血。受孕激素影响，妊娠期间胃肠平滑肌张力下降，贲门括约肌松弛，胃内酸性内容物可逆流至食管下部产生胃灼热感。胃酸及胃蛋白酶分泌减少，胃排空时间延长，易有上腹部饱胀感。肠蠕动减少，粪便在结肠停留时间延长易患便秘，常引起痔疮或使原有痔疮加重。妊娠期肝脏大小无变化，肝功能无明显变化。胆囊收缩减弱，胆管平滑肌松弛，胆囊排空时间延长，胆汁稍黏稠，致使胆汁淤积，易诱发胆囊炎及胆石症。

（六）呼吸系统的变化

妊娠期胸廓改变包括肋骨展平、肋膈角增宽。胸廓横径及前后径增加可使周径增大。妊娠晚期子宫增大，可使膈肌升高，活动幅度减少，但因胸廓活动相应增加，以胸式呼吸为主，气体交换仍保持不变。呼吸次数变化不大，每分钟不超过20次，但呼吸较深。妊娠期肺功能的变化主要有：①肺活量无明显改变。②通气量每分钟约增加 40%，潮气量约增加 39%。③残气量约减少 20%。④肺泡换气量约增加 65%。⑤上呼吸道（鼻、咽、气管）黏膜增厚，轻度充血、水肿，易发生上呼吸道感染。

（七）内分泌系统的变化

1. 垂体　妊娠期垂体稍增大，妊娠末期腺垂体增大明显。嗜酸细胞肥大、增多，形成"妊娠细胞"。

（1）促性腺激素（Gn）　在妊娠早期，大量雌、孕激素对下丘脑及腺垂体的负反馈作用使 FSH 及 LH 分泌减少，故妊娠期间卵巢内的卵泡不再发育成熟，即无排卵。

（2）催乳激素（PRL）　自妊娠 7 周开始增多，随妊娠进展逐渐增加，分娩前达峰值约 150μg/L，为非孕妇女的 10 倍。PRL 可促进乳房发育，为产后泌乳做准备。分娩后若不哺乳，于产后 3 周内降到非孕时水平；哺乳者约在产后 3 ~ 4 个月后降至孕前水平。

2. 肾上腺皮质

（1）皮质醇　为糖皮质激素。因妊娠期雌激素大量增加，使中层束状带分泌皮质醇增加 3 倍，进入血液循环后，75% 与球蛋白结合，15% 与白蛋白结合，仅约 10% 的游离皮质醇起作用，故孕妇并无肾上腺皮质功能亢进表现。

（2）醛固酮　为盐皮质激素。妊娠期间醛固酮水平升高 4 倍。但仅有 30% ~ 40% 为有活性作用的游离醛固酮，不致引起过多的水钠潴留。

（3）睾酮　内层网状带分泌睾酮略有增加，可使孕妇阴毛及腋毛增多、增粗。

3. 甲状腺　妊娠期间甲状腺组织增生及血管增多，甲状腺呈中度增大。大量雌激素使肝脏产生的甲状腺素结合球蛋白（TBG）增加 2 ~ 3 倍，血中甲状腺激素虽增多，但游离甲状腺激素并无增多，故孕妇无甲状腺功能亢进表现。孕妇及胎儿体内的促甲状腺激素均不能通过胎盘，故孕妇及胎儿各自负责自身甲状腺功能的调节。

4. 甲状旁腺　妊娠早期孕妇血清中甲状旁腺素水平降低，随妊娠进展，血容量和肾小球滤过率的增加及钙的胎儿运输可导致孕妇钙浓度缓慢降低，致使甲状旁腺素在妊娠中晚期逐渐升高。

（八）新陈代谢的变化

1. 体重　妊娠 12 周前无明显变化。自孕 13 周起平均每周增加不超过 350g，直至孕足月时体重约增加 12.5kg。

2. 糖类代谢　妊娠期间胰岛功能旺盛，胰岛素分泌增多，血中胰岛素增加，致使孕妇空腹血糖稍低于非孕妇，糖耐量试验血糖增高幅度大且恢复延迟。妊娠期间注射胰岛素后，降血糖效果不如非孕妇女，提示靶细胞有拮抗胰岛素功能或因胎盘产生胰岛素酶而破坏胰岛素，故妊娠期间胰岛素需要量增多。

3. 脂肪代谢　妊娠期间肠道吸收脂肪能力增强，血脂增高 50%，母体脂肪储备较多。因孕期能量消耗多，糖原储备减少，遇能量消耗过多时，体内动用大量脂肪，使血中酮体增加，易发生酮血症。孕妇尿中出现酮体多见于妊娠剧吐，或产妇因产程过长、能量过度消耗而糖原储备量相对减少之时。

4. 蛋白质代谢　妊娠期孕妇处于正氮平衡状态，对蛋白质的需要量增加。母体储备的蛋白质，除供给胎儿生长发育及子宫、乳房增大的需要外，还为分娩期消耗做准备。

5. 矿物质代谢　胎儿生长发育需要大量的钙、磷、铁。胎儿骨骼及胎盘的形成需要较多的钙，妊娠中、晚期应注意补充钙剂。胎儿造血及酶合成需要较多的铁，故应于妊娠中、晚期补充铁剂，以防止孕妇及胎儿发生缺铁性贫血。

6. 基础代谢率　妊娠早期稍下降，妊娠中晚期逐渐升高，至妊娠晚期可增高 15% ～ 20%。

（九）皮肤及其他

1. 色素沉着　孕妇腺垂体分泌促黑素细胞激素增加，且大量的雌、孕激素有黑色素细胞刺激效应，故出现皮肤色素沉着，如面颊、乳头、乳晕、腹白线及外阴等处。在面颊可呈不规则的褐色斑块或呈蝶形分布，习称妊娠黄褐斑，分娩后可渐减退。

2. 妊娠纹　妊娠期肾上腺皮质激素分泌增多，引起弹力纤维变性，加之增大的子宫使腹壁皮肤张力加大，使弹力纤维断裂，孕妇腹部皮肤可出现不规则平行裂纹，呈淡红色或紫褐色，称为妊娠纹，见于初产妇。产后，妊娠纹逐渐退变呈银白色，持久不消退。

3. 骨骼、关节及韧带　骨质一般无改变，仅在妊娠次数过多、过密又不注意补充钙质及维生素 D 时引起骨质疏松。妊娠后期部分孕妇自觉腰骶部及肢体疼痛不适，可能与松弛素（relaxin）使骨盆韧带及椎骨间的关节、韧带松弛有关。妊娠晚期孕妇重心前移，为保持身体平衡，孕妇头部与肩部时常向后仰，形成典型的孕妇姿势。

五、妊娠诊断

（一）早期妊娠的诊断

1. 临床表现

（1）停经　生育年龄妇女，平素月经周期规律，一旦月经过期，应首先考虑妊娠，过期 10 日以上，尤应高度怀疑妊娠，但应和精神、环境因素引起的暂时停经予以鉴别。哺乳期妇女的月经虽未恢复，但仍有再次妊娠的可能。

（2）早孕反应　约有半数妇女在停经 6 周左右出现晨起恶心、呕吐、食欲减退、喜食酸物或偏食等症状，称早孕反应。可能与体内 hCG 增多、胃酸分泌减少及胃排空时间延长有关。一般于妊娠 12 周左右自然消失。

（3）尿频　妊娠早期，尿频可因增大的子宫压迫膀胱所致。在妊娠 12 周左右，增大的子宫进入腹腔不再压迫膀胱时症状消失。

2. 检查与体征

（1）乳房　自妊娠 8 周起，在雌、孕激素作用下，乳腺腺泡及乳腺小叶增生发育，使乳房逐渐增大。孕妇可自觉乳房轻度胀痛、乳头刺痛，乳头及周围乳晕着色，乳晕周围皮脂腺增生出现深褐色结节，称为蒙氏结节。

（2）生殖器官　阴道黏膜及子宫颈充血，呈紫蓝色。妊娠 6 ～ 8 周时，双合诊检查子宫增大变软，子宫峡部极软，子宫体与子宫颈似不相连，称黑加征（Hegar sign）。随着妊娠进展，子宫逐渐增大变软，呈球形。至妊娠 8 周宫体约为非妊娠宫体的 2 倍；妊娠 12 周时，子宫约为非妊娠宫体的 3 倍。当宫底超出骨盆腔时，可在耻骨联合上方触及。

3. 辅助检查

（1）妊娠试验　通常受精 8 ～ 10 天即可在孕妇血清中测到 β-hCG 升高。早孕血 β-hCG 倍增时间为 1.5 ～ 2 天。利用孕卵着床后滋养细胞分泌 hCG，并随尿排出的原理，用早孕试纸法检测尿液，若为阳性，结合临床表现可确诊为妊娠。但要确定是否宫内妊娠，尚需超声检查。

（2）超声检查 是检查早期妊娠快速而准确的方法，但确诊时间比血清 β-hCG 测定稍晚，二者结合检查更好。超声显像法可见增大的子宫轮廓，其中有圆形妊娠囊，妊娠 6 周时，可见到胚芽和原始心管搏动，此时可确诊宫内妊娠、活胎。可通过测量孕囊大小、胎芽长度、是否探及原始胎心管搏动及胎儿头臀径长度估计孕周。

（二）中、晚期妊娠的诊断

1.临床表现

（1）子宫增大 随着妊娠进展，子宫逐渐增大。手测子宫底高度或尺测耻上子宫长度，可以判断子宫大小与妊娠周数是否相符。增长过速或过缓均可能为异常（表 3-1）。

表 3-1 不同妊娠周数的子宫底高度及子宫长度

妊娠满周数	手测子宫底高度	尺测耻上子宫底高度
满 12 周	耻骨联合上 2～3 横指	
满 16 周	脐耻之间	
满 20 周	脐下 1 横指	18（15.3～21.4）cm
满 24 周	脐上 1 横指	24（22～25.1）cm
满 28 周	脐上 3 横指	26（22.4～29）cm
满 32 周	脐与剑突之间	29（25.3～32）cm
满 36 周	剑突下 2 横指	32（29.8～34.5）cm
满 40 周	脐与剑突之间或略高	33（30～35.3）cm

（2）胎动 胎儿在子宫内的活动称胎动。一般孕妇于妊娠 18～20 周时开始自觉有胎动，每小时 3～5 次。妊娠周数越多，胎动越活跃，但妊娠末期胎动逐渐减弱。

（3）胎心音 妊娠 12 周可用多普勒胎心仪经孕妇腹壁探测到胎心音；妊娠 18～20 周，用听诊器即可在孕妇腹壁上听到胎心音，呈双音，第一音与第二音相接近，如钟表的"嘀嗒"声，速度较快，正常 110～160 次 / 分，超声多普勒听诊效果更好。妊娠 24 周以前，胎心音多在脐下正中或稍偏左或右听到；妊娠 24 周以后，胎心音多在胎儿背侧听得最清楚。需与子宫杂音、腹主动脉音及脐带杂音相鉴别。

（4）胎体 妊娠 20 周以后，经腹壁可以触及子宫内的胎体；妊娠 24 周以后，运用四步触诊法可以区分胎头、胎臀、胎背及胎儿四肢，从而判断胎产式、胎先露和胎方位。

2.辅助检查

（1）超声检查 超声显像法不仅能显示胎儿数目、胎方位、胎心搏动和胎盘位置，且能测定胎头双顶径，观察胎儿有无畸形。超声多普勒法可探测胎心音、胎动音、脐带血流音及胎盘血流音。

（2）彩色多普勒超声 可检测子宫动脉、脐动脉和胎儿动脉的血流速度和波形。

（三）胎产式、胎先露、胎方位

妊娠 28 周以前，羊水较多，胎体较小，胎儿在子宫内的活动范围较大，胎儿在宫内的位置和姿势易于改变。妊娠 32 周以后，胎儿由于生长发育迅速、羊水相对减少，胎儿与子宫壁贴近，因此，胎儿在宫内的位置和姿势相对恒定。胎儿在子宫内的位置和姿势，简称胎姿势。正常为胎头俯屈，颏部贴近胸壁，脊柱略前弯，四肢屈曲交叉弯曲于胸腹部前方。其整个体积和体表面积均明显缩小，整个胎体成为头端小、臀端大的椭圆形，以适应妊娠晚期椭圆形子宫腔的形状。胎儿在子宫内位置和姿势不同，因此有不同的胎产式、胎先露和胎方位。尽早确定胎儿在子宫内的位置非常重要，可便于及时纠正异常胎位。

1. 胎产式　胎体纵轴与母体纵轴的关系称胎产式。两纵轴平行者称纵产式，占妊娠足月分娩总数的 99.75%。两纵轴垂直者称横产式，仅占妊娠足月分娩总数的 0.25%。两纵轴交叉成角度者称斜产式，在分娩过程中多可转为纵产式，偶尔可转为横产式（图 3-10）。

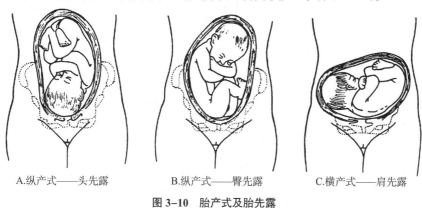

A.纵产式——头先露　　　　B.纵产式——臀先露　　　　C.横产式——肩先露

图 3-10　胎产式及胎先露

2. 胎先露　最先进入骨盆入口的胎儿部分称为胎先露。纵产式为头先露、臀先露，横产式为肩先露。头先露又可因胎头屈伸程度不同分为枕先露、前囟先露、额先露、面先露（图 3-11）。臀先露又可因入盆先露不同分为混合臀先露、单臀先露和足先露（图 3-12）。偶见头先露或臀先露与胎手或胎足同时入盆，称之为复合先露（图 3-13）。

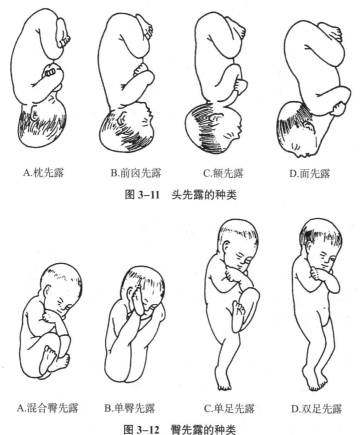

A.枕先露　　　　B.前囟先露　　　　C.额先露　　　　D.面先露

图 3-11　头先露的种类

A.混合臀先露　　　B.单臀先露　　　C.单足先露　　　D.双足先露

图 3-12　臀先露的种类

3. 胎方位　胎儿先露部的指示点与母体骨盆的关系称胎方位，简称胎位。枕先露以枕骨、面先露以颏骨、臀先露以骶骨、肩先露以肩胛骨为指示点。根据指示点与母体骨盆前、后、左、右、横的关系而有不同的胎位。如枕先露时，胎头枕骨位于母体骨盆的左前方，应为枕左前位，余类推（图3-14）。

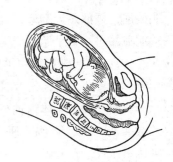

图3-13　复合先露

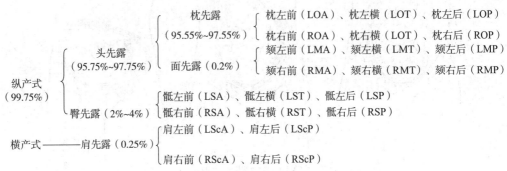

图3-14　胎产式、胎先露和胎方位的关系及种类

六、产前保健

产前保健包括对孕妇的定期产前检查、营养和用药指导、及时发现和处理异常情况和对胎儿宫内情况进行监护，以及保证孕妇和胎儿的健康，直至安全分娩。

围生医学（perinatology）又称围产医学，是研究在围生期内加强对围生儿及孕产妇卫生保健的一门科学。围生期是指产前、产时和产后的一段时期。围生期的规定有四种：①围生期Ⅰ：从妊娠满28周（即胎儿体重≥1000g或身长≥35cm）至产后1周。②围生期Ⅱ：从妊娠满20周（即胎儿体重≥500g或身长≥25cm）至产后4周。③围生期Ⅲ：从妊娠满28周至产后4周。④围生期Ⅳ：从胚胎形成至产后1周。此期间的胎儿及新生儿称为围生儿。现阶段我国采用围生期Ⅰ计算围生期死亡率，它是衡量产科和新生儿科质量的重要指标，而产前保健则是围生期保健的关键。

（一）产前检查

1. 产前检查时间　首次产前检查的时间从确诊为早孕时开始。主要目的：①确定孕妇和胎儿的健康状况。②估计和核对孕期和胎龄。③制定产前检查计划。根据我国《孕前和孕期保健指南（2018）》推荐产前检查为11次，分别是妊娠6～13^{+6}周、14～19^{+6}周、20～24周、25～28周、29～32周、33～36周各1次，37～41周每周1次。高危孕妇应酌情增加产前检查次数。

2. 首次产前检查的内容和方法　应详细询问病史，进行系统的身体检查、产科检查及必要的辅助检查。

（1）病史

1）一般情况　询问姓名、年龄、职业、孕产次、籍贯、住址等。年龄过小者，易发生难产；35岁以上的初孕妇容易发生妊娠期高血压疾病、产力异常等。接触有毒、有害、放射性物质的孕妇应检测血常规及肝功能等。

2）本次妊娠情况 了解妊娠早期有无病毒感染及用药史、发热及出血史；胎动开始时间，营养状况、运动、睡眠、大小便情况，有无头晕、眼花、心悸、气短、下肢浮肿等症状。

3）推算预产期 从末次月经第 1 日算起，月份减 3 或加 9，日数加 7（农历日数加 14）。如末次月经第 1 日是 2021 年 8 月 5 日，则预产期为 2022 年 5 月 12 日。实际分娩日期与推算的预产期可能相差 1～2 周。若孕妇记不清末次月经时间，也可根据早孕反应、胎动开始时间、超声检查测定胎囊大小、头臀长度、胎头双顶径、股骨长度值进行推算。

4）月经史及孕产史 仔细询问月经史，周期延长、缩短或不规律者应根据超声结果重新核对孕周并推算预产期。初产妇应了解孕次、流产史；经产妇应询问有无难产史、死胎死产史、分娩方式及有无产后出血史，还应了解新生儿情况。

5）既往史、手术史、家族史及丈夫健康情况 了解有无高血压病、心脏病、糖尿病、肝肾疾病、血液病、结核病、骨软化症等病史和丈夫健康状况；有无手术史、输血史、家族遗传性疾病史。

（2）全身检查 观察孕妇的发育、营养、精神、步态及身高，身材矮小（<145cm）者，常伴有骨盆狭窄；测量体重，每周增加不应超过 500g；检查心肺、乳房、乳头有无异常；测量血压，正常不应超过 140/90mmHg；注意脊柱、四肢有无畸形、有无水肿，若妊娠晚期仅踝部或小腿下部水肿，经休息后消退，不属于异常；妇科检查还应了解孕妇生殖道发育情况及有无畸形；另外，孕妇还需进行必要的辅助检查，如血常规、血型、尿常规、肝功能、肾功能、空腹血糖、乙型肝炎表面抗原、梅毒螺旋体、人类免疫缺陷病毒筛查、超声检查等。

（3）健康教育 包括妊娠后阴道流血的认识和预防，营养和生活方式指导，补充叶酸至妊娠 3 个月，避免接触有毒有害物质，避免使用可能影响胎儿正常发育的药物，改变不良的生活习惯及生活方式，避免高强度的工作、高噪音环境和家庭暴力，保持心理健康，解除精神压力，预防孕期和产后心理问题的发生。

3. 妊娠中晚期的检查 包括了解孕妇基本情况、全身检查和产科检查。

（1）孕妇基本情况 有无头痛、眼花、水肿、阴道流血等症状，胎动变化、饮食、睡眠等情况。

（2）全身检查 测量血压、体重，检查是否有水肿，复查血常规、尿常规，评估孕妇体重增长是否合理，有无贫血及尿蛋白。

（3）产科检查 包括腹部检查、产道检查、阴道检查及胎儿情况。适时行超声检查。

1）腹部检查 孕妇排尿后仰卧于检查床上，头部稍垫高，露出腹部，双腿略屈曲稍分开，放松腹肌。检查者站在孕妇右侧。

①视诊：注意腹形及大小，有无妊娠纹、手术瘢痕及水肿等。腹部过大、宫底过高者，可能为多胎、巨大胎儿、羊水过多；腹部过小、宫底过低者，可能为胎儿生长受限、孕周推算错误等；腹部两侧向外膨出、宫底位置较低者，可能为肩先露；腹部向前凸出（尖腹，初产妇多见）或腹部向下悬垂者（悬垂腹，经产妇多见），可能伴有骨盆狭窄。

②触诊：先用软尺测子宫长度即耻骨联合上缘至宫底的距离和腹围值即平脐绕腹一周的数值。然后用四步触诊法检查子宫大小、胎产式、胎先露、胎方位及先露部是否衔接（图 3-15）。在做前三步手法时，检查者需面向孕妇脸部，做第四步手法时，检查者需面向孕妇足端。

第一步手法：检查者两手置于宫底部，手测宫底高度，估计胎儿大小与妊娠周数是否相符。然后以两手指腹相对交替轻推，判断宫底部的胎儿部分，若为胎头则硬而圆且有浮球感，若为胎臀则软而宽且形状略不规则。

第二步手法：检查者左右手分别置于腹部两侧，一手固定，另手轻轻深按，两手交替，仔细分辨胎背及胎儿四肢的位置，以间接判断胎方位。宽阔平坦饱满部分为胎背，可变形的高低不平部分是胎儿肢体，若胎儿肢体活动更易诊断。

第三步手法：检查者右手拇指与其余四指分开，置于耻骨联合上方握住胎先露部，进一步查清是胎头或胎臀，左右推动确定是否衔接。若胎先露部仍浮动，表示尚未入盆；若不能被推动，则已衔接。

第四步手法：检查者左右手分别置于胎先露部的两侧，向骨盆入口方向深按，进一步确诊胎先露及胎先露部入盆的程度。

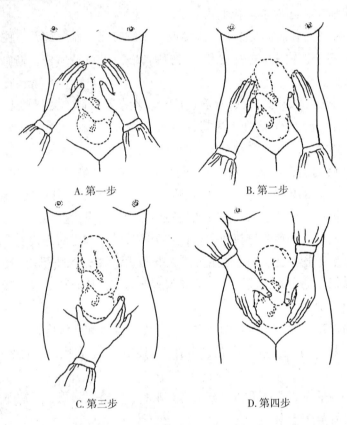

A.第一步　　　　　　　　　B.第二步

C.第三步　　　　　　　　　D.第四步

图 3-15　胎位检查的四步触诊法

③听诊：在靠近胎背上方的孕妇腹壁上听胎心最清楚。枕先露时，胎心音在脐右（左）下方；臀先露时，胎心音在脐右（左）上方；肩先露时，胎心音在靠近脐部下方听得最清楚。

2）产道检查　包括骨产道和软产道检查。骨产道检查包括骨盆外测量及内测量。

①骨盆外测量：首次产检应做骨盆外测量，可间接了解骨盆大小及形状。

髂棘间径：孕妇取伸腿仰卧位，测量两髂前上棘外缘的距离（图3-16）。正常值为23～26cm。

髂嵴间径：孕妇取伸腿仰卧位，测量两髂嵴外缘最宽的距离（图3-17）。正常值为25～28cm。

骶耻外径：孕妇取左侧卧位，右腿伸直，左腿屈曲，测量第5腰椎棘突下至耻骨联合上缘中点的距离（图3-18）。正常值为18～20cm。

坐骨结节间径或称出口横径：孕妇取仰卧位，两腿弯曲，双手抱膝，测量两坐骨结节内侧缘的距离（图3-19）。正常值为8.5～9.5cm。若此径<8cm，则应加测出口后矢状径。

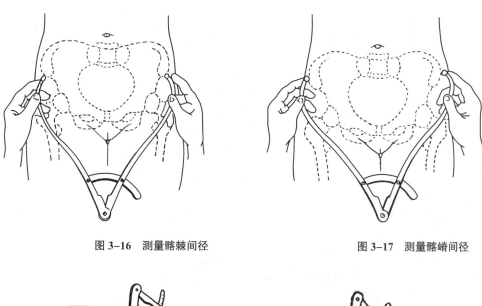

图 3-16 测量髂棘间径　　　　　　图 3-17 测量髂嵴间径

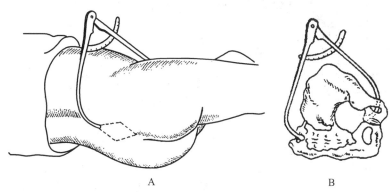

A　　　　　　　　　B

图 3-18 测量骶耻外径

出口后矢状径：坐骨结节间径中点至骶骨尖端的长度（图 3-20）。正常值为 8～9cm。出口后矢状径与坐骨结节间径之和 >15cm 时，表示骨盆出口无明显狭窄。

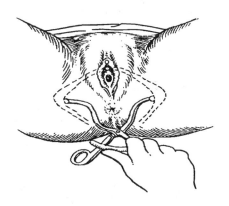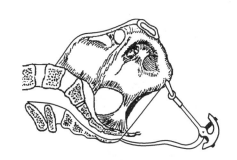

图 3-19 测量坐骨结节间径　　　图 3-20 测量骨盆出口后矢状径

耻骨弓角度：用左右手拇指指尖斜着对拢，放置在耻骨联合下缘，左右两拇指平放在耻骨降支的上面，测量两拇指间的角度，此为耻骨弓角度（图 3-21）。正常值为 90°，若 <80° 为异常。此角度可反映骨盆出口横径的宽度。

②骨盆内测量：孕妇取仰卧截石位。妊娠 24～36 周时测量。

对角径：为耻骨联合下缘至骶岬前缘中点的距离。正常值为 12.5～13cm。此值减去 1.5～2cm 为骨盆入口前后径长度，称真结合径（图 3-22），其正常值约为 11cm。

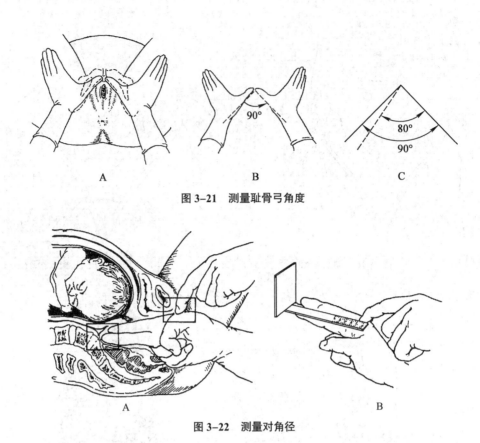

图 3-21　测量耻骨弓角度

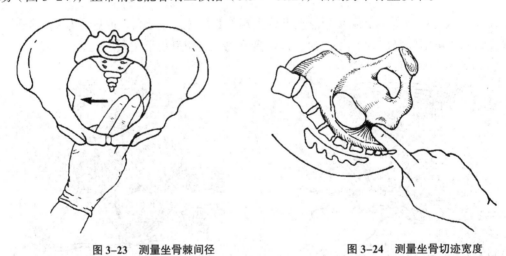

图 3-22　测量对角径

坐骨棘间径：即两坐骨棘间的距离（图 3-23），正常值为 10cm。

坐骨切迹宽度：指坐骨棘与骶骨下部间的距离，即骶棘韧带宽度。将阴道内的食指置于韧带上移动（图 3-24），正常情况能容纳三横指（5.5～6cm），否则为中骨盆狭窄。

图 3-23　测量坐骨棘间径　　　　　　　图 3-24　测量坐骨切迹宽度

3）软产道检查（即阴道检查）　软产道包括子宫下段、宫颈、阴道、盆底软组织。妊娠早期初诊时检查，可以了解软产道有无阴道隔膜、囊肿、赘生物等。妊娠 24 周左右产检时需测量对角径。

4）肛门指诊检查　可了解胎先露部、骶骨前面弯曲度、坐骨棘间径、坐骨切迹宽度及骶尾关节活动度，并测量出口后矢状径。

（4）胎儿情况　胎产式、胎方位、胎心率、胎儿大小、胎动及羊水量的检查有助于了解胎儿情况，必要时还可行超声检查。

（5）辅助检查　常规行血常规、血型、尿常规、超声、肝功能、肾功能、糖耐量、阴道分泌物、宫颈细胞学检查，必要时进行乙肝抗原抗体、心电图、电解质、血液生化学、甲胎蛋白、唐氏筛查、羊水酶学检查及羊水细胞培养染色体核型分析等。

（6）卫生宣教　做好孕妇卫生宣教，并预约下次产检日期。

（二）评估胎儿健康的技术

高危孕妇应于妊娠 32 ～ 34 周开始评估胎儿健康状况，合并严重并发症孕妇应于 26 ～ 28 周开始监测。

1. 胎儿宫内状态的监测　包括确定是否为高危儿和胎儿宫内情况的监测。

（1）确定是否为高危儿：高危儿包括：①其母妊娠 <37 周或 ≥42 周生产。②出生体重 <2500g。③小于孕龄儿或大于孕龄儿。④出生后 1 分钟内 Apgar 评分 0 ～ 3 分。⑤产时感染者。⑥高危孕产妇的胎儿。⑦手术产儿。⑧新生儿的兄姐有新生儿期死亡者或严重新生儿病史等。

（2）胎儿宫内状况监测的内容

1）妊娠早期　妇科检查确定子宫大小及是否与妊娠周数相符；超声检查最早在妊娠 6 周可见妊娠囊并探测到原始心管搏动；有条件者于妊娠 11 ～ 13⁺⁶ 周测量胎儿颈部透明层及胎儿发育情况。

2）妊娠中期　测量宫底高度及腹围，判断胎儿大小及是否与妊娠周数相符；超声检查胎儿大小及各器官有无发育异常；听取胎心率。

3）妊娠晚期

①定期产前检查：手测宫底高度或尺测子宫长度及腹围，了解胎儿大小、胎产式、胎方位和胎心率。

②胎动监测：胎动监测是通过自测或超声检查监测。妊娠 28 周以后胎动计数 <10 次 /2 小时或减少 50% 提示胎儿缺氧。

③电子胎心监护：电子胎心监护仪已在临床上广泛应用，能连续观察并记录胎心率的动态变化，反映胎心、胎动与子宫收缩之间的关系，评估胎儿宫内安危情况。该检查可从妊娠 34 周开始。

胎心率（FHR）的监测：记录胎心率基线及一过性胎心率变化。

胎心率基线：是指在无胎动、无宫缩影响时记录的 FHR。可以从每分钟心搏次数（bpm）及 FHR 变异两方面对胎心率基线加以分析。正常 FHR 为 110 ～ 160bpm；FHR>160bpm 或 <110bpm，历时 10 分钟，称为心动过速或心动过缓。FHR 变异是指 FHR 有小的周期性波动，即胎心率的摆动幅度（正常为 6 ～ 25bpm）和摆动频率（正常为 ≥6 次 / 分）。基线摆动表示胎儿有一定的储备能力。FHR 基线平直，提示胎儿储备能力丧失。

胎心率一过性变化：是判断胎儿安危的重要指标。指与胎动、宫缩、触诊及声响有关的 FHR 变化，可发生暂时性加速或减速，随后恢复至基线水平（表 3-2）。

表 3-2　胎心率一过性变化分类、临床表现及意义

胎心率一过性变化情况	临床表现及意义
胎心率加速	宫缩时胎心率基线暂时增加 15bpm 以上，持续时间 >15 秒，提示胎儿良好

续表

胎心率一过性变化情况		临床表现及意义
胎心率减速	早期减速	FHR 曲线下降与宫缩曲线上升几乎同时开始，FHR 曲线最低点与宫缩曲线高峰相一致，下降幅度 <50bpm，持续时间短，恢复快（图 3-25）。一般因宫缩时胎头受压引起，不受孕妇体位或吸氧而改变
	变异减速	胎心率减速与宫缩无固定关系，下降迅速且下降幅度大（>70bpm），持续时间长短不一，但恢复迅速（图 3-26）。一般认为宫缩时由脐带受压迷走神经兴奋引起
	晚期减速	FHR 减速多在宫缩高峰后开始出现，时间差多在 30～60 秒，下降幅度 <50bpm，胎心率恢复慢（图 3-27）。一般认为是胎盘功能不良、胎儿缺氧的表现

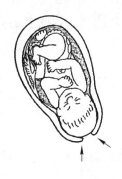
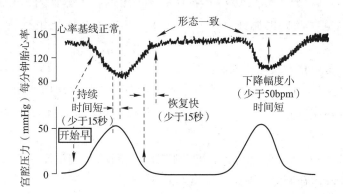

图 3-25 胎心率早期减速

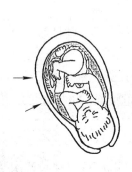
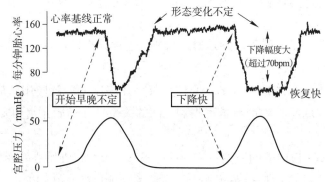

图 3-26 胎心率变异减速

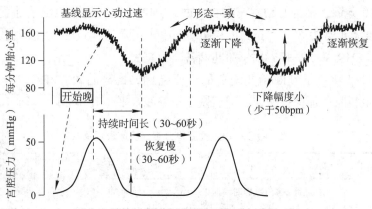

图 3-27 胎心率晚期减速

④预测胎儿宫内储备能力：包含无应激试验和缩宫素激惹试验。

⑤无应激试验（NST）的判读：是指在无宫缩、无外界负荷刺激情况下，对胎儿进行胎心率宫缩图的观察和记录。本试验是通过观察胎动时胎心率的变化，以了解胎儿的储备能力。试验时孕妇取半卧位，腹部（胎心音区及宫底下3指处）放置探头，凭孕妇自觉胎动手按机钮，在描记胎心纸上做出记号，连续监测20分钟。根据胎心率基线、胎动时胎心率变化（胎心率变异、减速和加速）等分为正常NST、不典型NST、异常型NST（表3-3）。

表3-3 无应激试验的结果判读及处理（SOGC指南，2007）

参数	正常NST（反应型）	不典型NST（可疑型）	异常NST（无反应型）
基线	110～160bpm	100～110bpm；>160bpm，<30分钟；基线上升	胎心过缓<100bpm；胎心过速>160bpm，<30分钟；基线不确定
胎心率变异	6～25bpm（中等变异）；≤5bpm，<40分钟	40～80分钟内，≤5bpm	≤5bpm，≥80分钟；≥25bpm，>10分钟；正弦型
胎心率减速	无减速或偶发变异减速，<30秒	变异减速持续30～60秒	变异减速持续时间>60秒；晚期减速
胎心率加速（≥32周的胎儿）	<40分钟，2次或2次以上加速>15bpm，≥15秒	40～80分钟内，2次以下加速>15bpm，≥15秒	>80分钟2次以下加速>15bpm，≥15秒
胎心率加速（<32周的胎儿）	<40分钟，2次或2次以上加速>10bpm，≥10秒	40～80分钟内，2次以下加速>10bpm，≥10秒	>80分钟，2次以下加速>10bpm，≥10秒
处理	观察或进一步评估	需要进一步评估	积极处理；全面评估胎儿状况；生物物理评分；必要时立即终止妊娠

⑥缩宫素激惹试验（OCT）的判读：又称宫缩应激试验（CST），其原理是诱发宫缩并用胎儿监护仪记录胎心的变化。本方法是了解胎盘于宫缩时一过性缺氧的负荷试验，以测定胎儿的储备能力。可静滴缩宫素和乳头刺激法产生宫缩（表3-4）。

表3-4 缩宫素激惹试验的评估及处理（美国妇产科医师学会，2009）

类别	满足下列条件
Ⅰ类	胎心率基线110～160bpm；基线变异为中度变异；没有晚期减速及变异减速；存在或者缺乏早期减速、加速，提示观察时胎儿酸碱平衡正常。出现此类情况可常规监护，不需采取特殊措施
Ⅱ类	除了第Ⅰ类和第Ⅲ类胎心监护的其他情况均划为第Ⅱ类。此类监护结果尚不能说明存在胎儿酸碱平衡紊乱，应该综合考虑临床情况，持续胎儿监护，采取其他评估方法综合判定胎儿有无缺氧。出现此类情况可能需要宫内复苏来改善胎儿状况
Ⅲ类	有两种情况：①胎心率基线无变异且存在下面之一：复发性晚期减速；复发性变异减速；胎心过缓（胎心率基线<110次/分）。②正弦波形：提示在观察时胎儿存在酸碱平衡失调即胎儿缺氧。出现此类情况应该立即采取相应措施纠正胎儿缺氧，包括改变孕妇体位、吸氧、停止缩宫素使用、抑制宫缩、纠正孕妇低血压等措施，如均不奏效，应立即终止妊娠

⑦胎儿生物物理（BPP）Manning评分：为利用胎儿电子监护仪和超声联合监测判断胎儿有无急、慢性缺氧的一种监护方法。胎儿生物物理Manning评分法属综合监测法，比单独监测更准确。Manning评分法（表3-5）满分为10分，10～8分提示无急慢性缺氧，8～6分提示可能有急或慢性缺氧，6～4分提示有急或慢性缺氧，4～2分提示有急性缺氧伴慢性缺氧，0分提示有急慢性缺氧。

表 3-5　胎儿生物物理 Manning 评分法

项目	2分（正常）	0分（异常）
NST（20分钟）	≥2次胎动，FHR加速，≥15bpm，≥15秒	<2次胎动，FHR加速，<15bpm，<15秒
胎儿呼吸运动（30分钟）	≥1次，≥30秒	无；或<30秒
胎动（30分钟）	≥3次躯干和肢体活动（连续出现计1次）	≤2次躯干和肢体活动
肌张力	≥1次躯干和肢体伸展复屈，手指摊开后合拢	无活动；肢体完全伸展；伸展缓慢，部分复屈
羊水量	≥1个羊水暗区，最大羊水池垂直径≥2cm	无或最大羊水池垂直径<2cm

⑧彩色多普勒超声胎儿血流监测：主要检查脐动脉和大脑中动脉的 S/D 比值、RI 值（阻力指数）、PI 值（搏动指数）等。

⑨产时胎儿监护图形的判读：采用产时胎儿监护图形的三级判读系统（表 3-6）。

表 3-6　三级电子胎心监护判读标准

Ⅰ类电子胎心监护需同时满足下列条件：①胎心率基线 110～160 次/分。②基线变异为中度变异。③无晚期减速及变异减速。④存在或者缺乏早期减速。⑤存在或者缺乏加速。
Ⅰ类电子胎心监护结果提示胎儿酸碱平衡正常，可常规监护，不需采取特殊措施。
Ⅱ类电子胎心监护：除第Ⅰ类和第Ⅲ类电子胎心监护图形外的其他情况均归为Ⅱ类。
Ⅱ类电子胎心监护结果尚不能说明存在胎儿酸碱平衡紊乱，但是应该综合考虑临床情况、持续胎心监护、采取其他评估方法来判定胎儿有无缺氧，可能需要宫内复苏来改善胎儿状况。
Ⅲ类电子胎心监护有两种情况：
·胎心率基线无变异并且存在下面任何一种情况：①复发性晚期减速。②复发性变异减速。③胎心过缓（胎心率基线 <110 次/分）。
·正弦波型。
Ⅲ类电子胎心监护提示胎儿存在酸碱平衡失调，即胎儿缺氧，应该立即采取相应措施纠正胎儿缺氧，包括改变孕妇体位、吸氧、停止缩宫素使用、抑制宫缩、纠正孕妇低血压等措施，如果这些措施均不奏效，应该紧急终止妊娠

2. 胎肺成熟度的监测

（1）孕周　妊娠满 34 周（经妊娠早期超声核对）胎儿肺发育基本成熟。

（2）卵磷脂/鞘磷脂（L/S）比值　若羊水 L/S≥2，提示胎儿肺成熟，也可用羊水振荡试验间接估计 L/S 值。

（3）磷脂酰甘油（PG）　PG 阳性提示胎儿肺成熟。

（三）孕妇管理

孕妇的系统管理是指从确诊妊娠开始，到产后 42 天之内，以母儿共同为监护对象的按照妊娠各期所规定的一些必查和备查项目进行系统检查、监护和保健指导，并及时发现高危情况，及时转诊治疗、住院分娩及产后随访，以确保母婴安全与健康的系统管理。为达到降低孕产妇及围生儿患病率、提高母儿生活质量的目标，我国推广孕产期系统保健的三级管理，系统、重点地对高危妊娠进行筛查、监护和管理。

1. 实行孕妇系统保健的三级管理　在我国城市医院（市、区、街道）、妇幼保健机构（市、区、基层卫生院）和农村（县医院、县妇幼保健站、乡卫生院、村妇幼保健院）均开展了三级管理。健全会诊、转诊等制度，目的是及早发现高危孕妇并转至上级医院进行会诊和监护处理，以保证生产质量。

2. 使用孕妇系统保健手册 保健手册从确诊早孕时开始建立，系统管理直至产褥期结束（产后满 6 周）。手册记录内容为每次产前检查的结果及处理、住院分娩及产后母婴情况。产妇出院后，交至基层医疗保健组织，以便进行产后访视（共 3 次，分别是出院 3 日内、产后 14 日和产后 28 日）。目的是加强对孕产妇的系统管理，提高产科疾病防治与管理质量，降低"三率"（孕产妇死亡率、围产儿死亡率和病残儿出生率）。

3. 对高危妊娠进行筛查、监护和管理 通过系统的产前检查，尽早筛查出具有高危因素的孕妇，及早给予评估与诊治，不断提高高危妊娠随诊率、检出率、住院分娩率，降低孕产妇死亡率、围生儿死亡率和病残儿出生率。

（四）孕期营养

孕妇是特定生理状态下的人群，孕妇孕期所需的营养必须高于非孕期，以适应妊娠期间增大的子宫、乳房、胎盘、胎儿的生长发育需要。营养不良的孕妇通过提高营养水平能明显改善妊娠结局，维持母体的健康。孕妇一旦出现营养不良，可直接导致胎儿生长和智力发育的异常，导致器官发育不全、胎儿生长受限及成为低体重儿，容易造成流产、早产、胎儿畸形和胎死宫内。故孕妇应持续补充富含蛋白质、脂肪、糖类、微量元素和维生素等的食物以增加营养。妊娠中、晚期每周体重增加应维持在 0.3 ～ 0.5kg。

1. 热量 热量是能量之源，妊娠期间每日应至少增加 0.42 ～ 1.26MJ 热量。热量主要来源于粮食，占 65%，其余 35% 来自食用油、动物性食品、蔬菜和水果。15% 为蛋白质、20% 为脂肪、65% 为糖类，是较适宜的比例。

2. 蛋白质 肉类、牛奶、鸡蛋、奶酪、鸡肉和鱼等是优质蛋白质的主要来源，孕妇在妊娠 4 ～ 6 个月期间每日应增加蛋白质 15g，在妊娠 7 个月后每日应增加蛋白质 25g，以防止因胎儿脑细胞分化缓慢、脑细胞总数减少而影响智力。

3. 糖类 是机体主要供给热量的食物。孕妇主食中糖类主要是淀粉，为满足需要，孕中期以后应每日摄入主食 0.4 ～ 0.5kg。

4. 微量元素 除铁外，几乎所有的微量元素均可在平时的食物中得到补充。

5. 维生素 是生命活动中不可缺少的物质，分为水溶性（维生素 B 族、维生素 C）和脂溶性（维生素 A、维生素 D、维生素 E、维生素 K）两类。

（五）孕期常见症状及其处理

1. 消化系统症状 妊娠早期常见恶心、呕吐，故孕妇应少食、多餐，忌食油腻食物，并予维生素 B_6 10 ～ 20mg 口服，每日 3 次；消化不良者，予维生素 B_1 20mg、干酵母 3 片及胃蛋白酶 0.3g，饭时与稀盐酸 1mL 同服，每日 3 次。此类患者亦可用健脾理气、和中开胃中药调理，或饭前先喝生姜汁 5 ～ 10mL 以降逆止呕。症状严重者，按妊娠剧吐治疗。另外，为防止胃灼热，可平躺、避免饭后弯腰或服用抑酸剂。

2. 便秘 因肠蠕动及肠张力减弱、排空时间延长，肠内容物水分被肠壁吸收，加之增大的妊娠子宫及胎先露部对肠道下段的压迫，使得便秘在孕期较常见。孕妇可每日清晨饮开水一杯，多吃易消化的、富含纤维素的新鲜蔬菜和水果，进行适当的运动，养成按时排便的良好习惯。必要时予车前番泻颗粒 5g 冲服，每日 1 次；比沙可啶 5 ～ 10mg 口服，每日 1 次；或用开塞露、甘油栓润滑肠道。禁用峻泻剂或灌肠，以防止流产或早产。

3. 痔疮 可因妊娠子宫增大或妊娠期便秘使痔静脉回流受阻、直肠静脉压升高而致。本病可在妊娠期间首次出现，或妊娠使已有的痔疮复发。可嘱患者用温水浸泡局部，服用缓泻剂如车前番泻颗粒缓解不适，并多进食蔬菜，少进食辛辣刺激食物。

4. 贫血　妊娠后半期，孕妇对铁的需求量增多，故应加强营养，从妊娠 4～5 个月起可予富马酸亚铁 0.2g 或硫酸亚铁 0.3g 口服，每日 1 次，并适当补充维生素 C 和钙剂以促进铁的吸收，亦可口服复方阿胶浆预防贫血。若已出现贫血者，应查明原因，按妊娠合并贫血治疗。

5. 下肢及外阴静脉曲张　因股静脉压力增高而致，可随妊娠次数增多逐渐加重。至妊娠末期，应尽量避免长时间站立，必要时下肢绑以弹性绷带，睡眠时适当垫高下肢以利静脉回流。分娩时，应防止外阴部曲张的静脉破裂。

6. 腰背痛　孕妇常感轻微腰背痛，与孕期关节韧带松弛、子宫增大和腰椎前突而躯体重心后移致背肌持续紧张有关。可在腰背部垫枕头缓解疼痛，必要时卧床休息、局部热敷及服用止痛药物。若疼痛明显者，需查找原因，对因治疗。

7. 下肢肌肉痉挛　妊娠后期因缺钙，孕妇常在夜间出现小腿腓肠肌痉挛，发作时将下肢伸直，并局部按摩多能迅速缓解。孕妇应及时补钙，予复方氨基酸螯合钙胶囊口服，每次 1 粒，每日 2 次。

8. 下肢水肿　妊娠后期因子宫增大压迫静脉，回流不畅，孕妇常有踝部、小腿下半部轻度浮肿，休息后消退，此种情况属正常。孕妇睡眠时可取左侧卧位，下肢垫高 15°。若下肢浮肿明显，休息后不消退，可给予健脾、补肾、利水、除湿之白术散或半夏白术天麻汤等中药口服，并应考虑是否为妊娠期高血压疾病、低蛋白血症或其他妊娠合并疾病。

9. 仰卧位低血压　妊娠末期，孕妇仰卧位时因下腔静脉被子宫压迫，回心血量及心排出量突然减少，可出现低血压，当孕妇改为左侧卧位时血压即恢复正常。

10. 外阴阴道假丝酵母菌病　约 30% 的近足月孕妇阴道分泌物中可培养出白假丝酵母菌，但多无症状，部分有白带增多、外阴瘙痒、疼痛和红肿，可于阴道内放置克霉唑栓剂治疗，或用中药蛇床子散坐浴。

（六）中医关于妊娠期的卫生保健

妊娠以后，阴血聚下以养胎元，故常"血感不足，气易偏盛"，而出现阴阳失调，同时抵抗力下降又易感受外邪。因此，应注意摄生调养，以保证孕妇的健康及胎儿的正常发育。

1. 劳逸有度　妊娠期生活起居要有规律，劳逸有度，适当劳作，保证充足的睡眠，使气血通畅，不宜过劳、负重或攀高，慎防跌仆伤胎。衣着宜宽松，腹部、乳房忌紧束。

2. 调节饮食　饮食宜清淡平和，富于营养，易于消化，饥饱适度。若营养不足，可致胎萎不长；过食肥腻甘味，则易致胎儿过大而难产。勿过饥过饱，应忌食辛温、苦寒、滑利、峻下之食物，更不宜烟、酒，亦不宜过咸，以防发生子肿、子晕。

3. 慎行房事　孕早期的 3 个月和孕晚期的 2 个月应避免房事，以防耗损肾气，伤动胎元，致胎动不安、堕胎、小产及感染邪毒。如为屡孕屡堕者，整个孕期均需禁房事。

4. 注意胎教　孕妇的思想、语言、行为、视听、情绪、心态等对胎儿均有影响，故孕妇应静心休养，起居规律，多听柔和悦耳的音乐，保持平静愉悦的心境。

5. 用药宜慎　应在医生指导下安全用药（详见第六章第五节）。

6. 定期检查　应按时进行产前检查，以防止妊娠疾病的发生。

七、中医妊娠生理与诊断

中医称妊娠为"重身""怀子"或"怀孕"，指从受孕至分娩的过程。

（一）妊娠机制

中医学认为，妇女受孕的机理为肾气充盛，天癸成熟，冲任二脉功能协调，胞宫藏泻有期，男女两精相合，构成胎孕。《灵枢·本神》说"两精相搏谓之神"，两精即男女双方生殖之精。《灵枢·决气》云"两神相搏，合而成形，常先身生，是谓精"，提出了先天之精的概念。《女科正宗·广嗣总论》又说："男精壮而女经调，有子之道也。"这些都说明古人对构成胎孕生理过程的必备条件已有认识，男子必须精气溢泻，女子必须月经调畅。另外，受孕还需有适合的时机，《证治准绳·胎前门》引袁了凡语："凡妇人一月经行一度，必有一日氤氲之候，于一时辰间……此的候也……顺而施之，则成胎矣。"这里所讲的"氤氲之候""的候"，相当于西医学之排卵期，是受孕的良机。

（二）妊娠生理现象

1. 生理特点　妊娠期间胞宫行使藏而不泻功能，月经停闭。脏腑、经络之血下注冲任胞宫以养胎元，因此妊娠期间孕妇机体可出现"血感不足，气易偏盛"的生理特点。

2. 临床表现　妊娠初期，即妊娠3个月以内，由于血聚于下，冲脉气盛，易夹胃气及肝气上逆，出现饮食偏嗜、恶心呕吐、晨起头晕、倦怠乏力等现象，一般不影响生活和工作，妊娠3个月后多自然消失。随妊娠月份的增加，孕妇乳房增大隆起，乳头、乳晕着色，妊娠中期白带可稍增多。妊娠4～5个月，孕妇可自觉胎动，小腹逐渐膨隆，面部出现褐色斑、腹壁妊娠纹等现象。妊娠6个月后，胎儿增大，易阻滞气机，水道不利，出现轻度肿胀。妊娠末期，由于胎儿先露部压迫膀胱与直肠，可见小便频数、大便秘结等现象。

3. 脉象　妊娠期六脉平和滑利，按之不绝，尺脉尤甚。《素问·阴阳别论》指出："阴搏阳别，谓之有子。"王冰注释为："阴，谓尺中也；搏，谓搏触于手也。尺脉搏击，与寸脉殊别，阳气挺然，则有妊之兆也。"《脉经·平妊娠分别男女将产诸证》说："尺中肾脉也，尺中之脉，按之不绝，法妊娠也。"因尺脉属肾，胞络系于肾，妊娠后肾气旺盛，故诊尺脉按之不绝。《金匮要略·妇人妊娠病脉证并治》说，孕六十日"妇人得平脉，阴脉小弱"。《备急千金要方》说："妊娠初时寸微小，呼吸五至。三月而尺数也。"西医学认为，妊娠10周后心排出量增加，与出现滑脉的时间一致。早孕女性不一定都表现出明显的滑脉，故不能单凭脉象诊断妊娠，必须结合妊娠试验或超声等相关检查协助诊断。

【思考题】

1. 何谓受精卵着床？着床需经过哪几个阶段？受精卵着床必须具备哪些条件？

2. 胎盘有哪些功能？

3. 早期妊娠如何诊断？

4. 为何要定期进行产前检查？

5. 孕妇行骨盆外测量需测哪几条径线？

第三节　正常分娩

妊娠满28周及以后的胎儿及其附属物，从临产发动至从母体全部娩出的过程，称分娩（delivery）。妊娠满28周至不满37周期间分娩者称早产（premature delivery）；妊娠满37周至不满 42 周期间分娩者称足月产（term delivery）；妊娠满 42 周及其后分娩者称为过期产（postterm delivery）。

一、决定分娩的因素

影响分娩的因素分别为产力、产道、胎儿及社会心理因素。诸因素若均正常且能互相适应，胎儿可顺利经阴道自然分娩，为正常分娩。

（一）产力

产力是指将胎儿及其附属物从子宫腔内逼出的力量。包括子宫收缩力（简称宫缩）、腹肌和膈肌收缩力（统称腹压），以及肛提肌收缩力。

1. 子宫收缩力　是临产后的主要产力，贯穿于分娩全过程。临产后的子宫收缩力能使子宫颈管缩短消失、宫口扩张、先露下降、胎儿和胎盘娩出。其特点表现在三个方面：

（1）节律性　节律性的宫缩是临产的标志。此时，子宫体肌出现不随意、有节律和阵发性的收缩，并伴有疼痛，所以有"阵痛"之称。每次宫缩由弱变强（进行期），持续一定时间（极期，一般 30～40 秒），随后由强变弱（退行期），直至消失进入间歇期（图 3-28）。宫缩时子宫肌壁血管受压而血流量减少，间歇期子宫血流恢复。间歇期一般 5～6 分钟，当宫口开全后缩短为 1～2 分钟，宫缩时间可达 60 秒。宫缩如此反复出现，直至分娩结束。

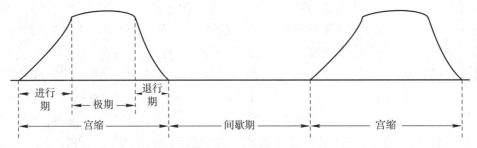

图 3-28　临产后正常宫缩节律性示意图

（2）对称性和极性　正常宫缩起自两侧宫角部，以微波形式均匀协调地向子宫底中线集中，左右对称，再以 2cm/s 速度向子宫下段扩散，此为子宫收缩的对称性（图 3-29）。极性是指宫缩以宫底部为最强最持久，向下则逐渐减弱的特点。宫底部的收缩力强度约为子宫下段的 2 倍。

（3）缩复作用　宫缩时子宫体部肌纤维缩短变宽，间歇期肌纤维松弛，但无法完全恢复到原来的长度，经过反复收缩，肌纤维越来越短，这种现象称为缩复作用。缩复作用使宫腔内容积逐渐缩小，迫使胎先露下降、宫颈管消失及宫口扩张。

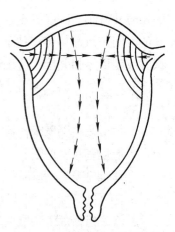

图 3-29　子宫收缩力的对称性

2. 腹肌及膈肌收缩力　腹肌及膈肌收缩力（腹压）是第二产程时娩出胎儿的重要辅助力量。宫口开全后胎先露下降至阴道，每当宫缩时，前羊膜囊或胎先露部压迫盆底部组织及直肠，反射性引起排便动作，产妇主动屏气用力。腹肌及膈肌收缩使腹压增高，促使胎儿娩出。腹压在第二产程末配合宫缩时运用最有效。过早运用腹压易使产妇疲劳和造成宫颈水肿，致使产程延长。腹压在第三产程中可促使胎盘娩出。

3. 肛提肌收缩力　肛提肌收缩力有协助胎先露部在骨盆腔进行内旋转的作用。当胎头枕部露于耻骨弓下时，能协助胎头仰伸及娩出。当胎盘降至阴道时有助于胎盘娩出。

（二）产道

产道是指胎儿娩出的通道，分为骨产道和软产道两部分。

1. 骨产道　指真骨盆，是产道的重要部分，其大小、形状与分娩关系密切。

（1）骨盆平面及径线

1）骨盆入口平面　呈横椭圆形，其前方为耻骨联合上缘，两侧为髂耻缘，后方为骶岬上缘。有四条径线（图3-30）。①入口前后径：又称真结合径，指耻骨联合上缘中点至骶岬上缘正中间的距离，平均值为11cm。②入口横径：为左右髂耻缘之间的最大距离，平均值为13cm。③入口斜径：左右各1条，左骶髂关节至右髂耻隆突间的距离为左斜径，右骶髂关节至左髂耻隆突间的距离为右斜径，平均值为12.75cm。

2）中骨盆平面　呈前后径长的纵椭圆形，是骨盆最小平面。其前方为耻骨联合下缘，两侧为坐骨棘，后方为骶骨下端，有两条径线（图3-31）。①前后径：为耻骨联合下缘中点通过两侧坐骨棘连线中点至骶骨下端间的距离，平均值为11.5cm。②横径：又称为坐骨棘间径，为两坐骨棘间的距离，平均值为10cm。

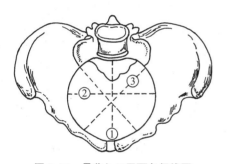

图3-30　骨盆入口平面各径线图

①入口前后径；②入口横径；③入口斜径。

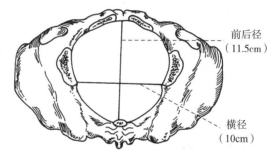

图3-31　中骨盆平面各径线图

前后径（11.5cm）
横径（10cm）

3）骨盆出口平面　由两个在不同平面的三角形组成，其共同的底边是坐骨结节间径。前三角平面的顶端为耻骨联合下缘，两侧为耻骨降支；后三角平面的顶端为骶尾关节，两侧为骶结节韧带。骨盆出口平面有四条径线。①出口前后径：为耻骨联合下缘至骶尾关节的距离，平均值为11.5cm。②出口横径：又称为坐骨结节间径，为两坐骨结节末端内缘的距离，平均值为9cm。③出口前矢状径：为耻骨联合下缘中点至坐骨结节间径中点间的距离，平均值为6cm。④出口后矢状径：为骶尾关节至坐骨结节间径中点间的距离，平均值为8.5cm。如果出口横径略短，而出口后矢状径略长，两径之和≥15cm时，正常大小的胎头可通过后三角区并经阴道娩出。

（2）骨盆轴与骨盆倾斜度

1）骨盆轴　连接骨盆各平面中点的假想曲线称为骨盆轴。此轴上段向下向后，中段向下，下段向下向前。分娩时胎儿沿此轴娩出（图3-32）。

2）骨盆倾斜度　指妇女站立时骨盆入口平面与地平面所形成的角度，一般为60°。骨盆倾斜度过大可影响胎先露衔接和娩出（图3-33）。

2. 软产道　是由子宫下段、子宫颈、阴道及骨盆底软组织构成的弯曲通道。

（1）子宫下段形成　由非孕时长约1cm的子宫峡部伸展形成。妊娠12周后峡部已扩展成宫腔的一部分，妊娠晚期被逐渐拉长形成子宫下段，临产后的规律宫缩使其快速拉长达7～10cm。

由于子宫肌纤维的缩复作用，子宫上段肌壁越来越厚，子宫下段肌壁被牵拉越来越薄（图3-34）。子宫上下段的肌壁厚薄不同，在两者之间子宫内面形成一环状隆起，称为生理缩复环（图3-35）。生理情况时，此环不能从腹部看到。

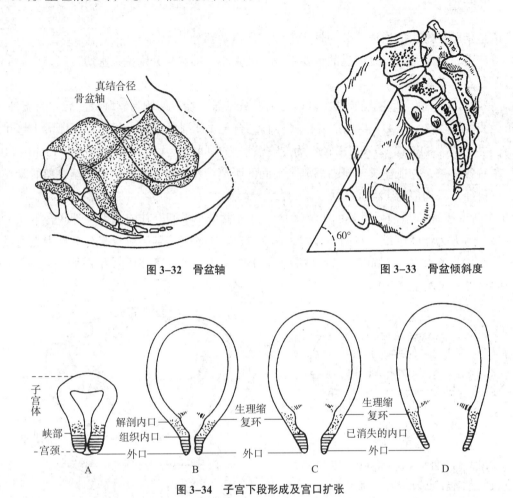

图 3-32　骨盆轴　　　　　　　　　　图 3-33　骨盆倾斜度

图 3-34　子宫下段形成及宫口扩张

A 非妊娠子宫；B 足月妊娠子宫；C 分娩第一产程妊娠子宫；D 分娩第二产程妊娠子宫。

（2）宫颈的软化成熟、宫颈管消失及宫口扩张　临产前的子宫颈管长 2～3cm，初产妇较经产妇稍长。临产后的规律宫缩及胎先露部支撑前羊水囊呈楔状，致使宫颈内口向上向外扩张，形成漏斗状宫颈管，随后宫颈管逐渐变短消失。初产妇多是宫颈管先消失，宫口后扩张；经产妇多是宫颈管短缩消失与宫口扩张同时进行。临产前初产妇的宫颈外口仅容 1 指尖，经产妇可容 1 指。临产后宫口扩张主要是子宫收缩及缩复向上牵拉所致，前羊水囊起着协助作用。胎膜多在宫口近开全时自然破裂。破膜后，胎先露部直接压迫宫颈，扩张宫口的作用更明显。当宫口开全（10cm）时，妊娠足月胎头方能通过。

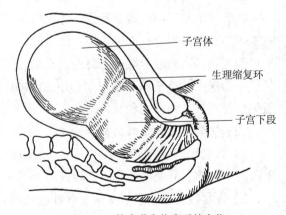

图 3-35　软产道在临产后的变化

（3）骨盆底组织、阴道及会阴的变化　前羊水囊及下降的胎先露部将阴道上部撑开，破膜后胎先露部下降直接压迫骨盆底，使软产道下段形成一个向前弯的长筒，阴道黏膜皱襞展开，阴道扩张，使腔道加宽。肛提肌向下向两侧扩展，肌束分开，肌纤维拉长，使会阴体由 5cm 变薄为 2～4mm，便于胎儿通过。分娩时需保护好会阴，防止裂伤。

（三）胎儿

胎儿通过产道是否顺利，还取决于胎儿大小、胎位及有无造成分娩困难的胎儿畸形等因素。

1. 胎儿大小 胎儿大小是决定分娩难易的重要因素之一。胎儿过大致胎头径线过大时，尽管骨盆大小正常，也可引起相对性头盆不称，造成难产。

（1）胎头颅骨 由两块顶骨、额骨、颞骨及一块枕骨构成。颅骨间的缝隙称颅缝。两颅缝交界处较大空隙称为囟门，位于胎头前方菱形为大囟门（前囟），位于胎头后方三角形为小囟门（后囟）。各颅缝与囟门均有软组织覆盖，使颅骨有一定活动余地，胎头也有一定可塑性。分娩过程中，通过颅骨轻度移位重叠可使头颅变形缩小，有利于胎儿娩出。

（2）胎头径线 主要有四条：①双顶径（BPD）：两顶骨隆突间的距离，是胎头最大横径，足月胎儿的双顶径平均值约为 9.3cm，临床常用超声监测此值判断胎儿大小。②枕额径：由鼻根上方至枕骨隆突的距离，足月胎儿平均值为 11.3cm，胎头以此径衔接。③枕下前囟径：又称小斜径，为前囟中央至枕骨隆突下方的距离，是胎头的最小径线，妊娠足月时平均约为 9.5cm，胎头俯屈后以此径通过产道。④枕颏径：又称为大斜径，为颏骨下方中央至后囟顶部之间的距离，是胎头最大径线，妊娠足月时平均约为 13.3cm。

2. 胎位 产道为一纵行管道，如果为纵产式（头位或臀位），胎体纵轴与骨盆轴相一致，胎儿容易通过产道。头先露时，胎头先通过产道，较臀位容易娩出。臀先露时，臀先娩出，因胎臀较胎头周径小且软，阴道不能充分扩张，当胎头娩出时又无变形机会，使胎头娩出困难。横位（肩先露）时，胎体纵轴与骨盆轴垂直，妊娠足月的活胎不能通过产道娩出，对母儿威胁极大。

3. 胎儿畸形 如脑积水、联体胎儿等，由于胎头或胎体过大，故难以通过产道。

（四）社会心理因素

分娩虽然是生理现象，但对于产妇确实是一种持久而强烈的应激源。一部分初产妇因为恐惧分娩、怕疼痛、怕发生难产、怕胎儿不健康等负面因素致使情绪紧张，处于焦虑不安和恐惧的精神心理状态中。这些负面情绪可导致机体一系列变化，如心率和呼吸加快、宫缩乏力、宫口扩张缓慢、产程延长、血压升高、孕妇体力消耗过多、胎儿缺氧出现胎儿窘迫等。

二、枕先露的分娩机制

分娩机制是指胎儿先露部随骨盆各平面的不同形态，被动进行的一系列适应性转动，以其最小径线通过产道的全过程。临床上枕先露占 95.55%～97.55%，其中以枕左前位最多见，故以枕左前位分娩机制为例说明。

1. 衔接 胎头双顶径进入骨盆入口平面，胎头颅骨最低点接近或达到坐骨棘水平，称为衔接（图 3-36）。胎头呈半俯屈状态以枕额径进入骨盆入口，由于枕额径大于骨盆入口前后径，胎头矢状缝坐落在骨盆入口右斜径上，胎头枕骨在骨盆左前方。部分初产妇可在预产期前 1～2 周内胎头衔接，经产妇多在分娩开始后胎头衔接。

2. 下降 胎头沿骨盆轴前进的动作称为下降。下降动作贯穿于分娩全过程，与其他动作相伴随，呈间歇性，宫缩时胎头下降，间歇时胎头又稍回缩。临床上将胎头下降程度作为判断产程进展的重要标志。

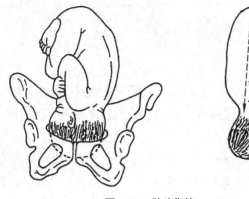

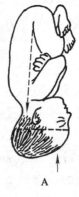

图 3-36 胎头衔接   图 3-37 胎头俯屈

3. 俯屈   当胎头下降至骨盆底时，原处于半俯屈的胎头枕部因遇到肛提肌阻力而进一步俯屈，使下颏靠近胸部，使胎头衔接时的枕额径变为最小的枕下前囟径，以适应产道，有利于胎头继续下降（图 3-37）。

4. 内旋转   胎头围绕骨盆纵轴向前旋转，使其矢状缝与中骨盆及骨盆出口前后径相一致的动作称为内旋转。内旋转使胎头适应中骨盆及骨盆出口前后径大于横径的特点，有利于胎头进一步下降。枕先露时，胎头枕部至骨盆底最低位置，枕左前位的胎头向前向中线旋转 45°，后囟转至耻骨弓下（图 3-38）。胎头在第一产程末完成内旋转动作。

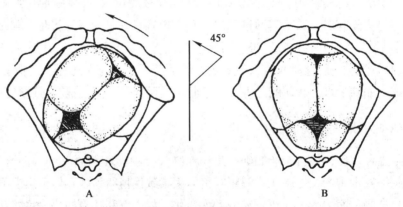

图 3-38 胎头内旋转

5. 仰伸   完成内旋转后，当胎头下降达阴道外口时，宫缩和腹压继续迫使胎头下降，而肛提肌收缩力又将胎头向前推进，两者共同作用的合力使胎头向下向前，胎头枕骨下部达耻骨联合下缘时，以耻骨弓为支点使胎头逐渐仰伸，胎头的顶、额、鼻、口、颏依次娩出。胎头仰伸时，胎儿双肩径沿左斜径进入骨盆入口（图 3-39）。

6. 复位及外旋转   胎头娩出时，胎儿双肩径沿骨盆入口左斜径下降。胎头娩出后，为使胎头与胎肩恢复正常关系，胎头枕部再向母体左旋转 45°，回到原来方向，称为复位。胎肩在盆腔内继续下降，前（右）肩向前向母体中线旋转 45° 时，胎儿双肩径转成与骨盆出口前后径呈相一致的方向，

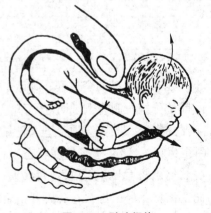

图 3-39 胎头仰伸

胎头枕部需在外继续向母体左外旋转 45° 以保持胎头与胎肩的垂直关系，称为外旋转。

7. 胎肩及胎儿娩出 胎头完成外旋转后，胎儿前（右）肩在耻骨弓下先娩出，继之后（左）肩从会阴体前缘娩出，之后胎体及下肢随之娩出。

三、先兆临产、临产与产程

（一）先兆临产

出现预示不久将临产的症状，称为先兆临产。

1. 假临产 分娩发动前孕妇常出现不规律宫缩，称为"假临产"。其特点是：①宫缩持续时间短且不恒定，间歇时间长且不规律，宫缩强度不逐渐增加。②宫缩时宫颈管不缩短，宫口不扩张。③常在夜间出现，清晨消失。④给予镇静剂能抑制这种假临产现象的发生。

2. 胎儿下降感 又称轻松感。胎先露下降进入骨盆入口后，使宫底位置下降，产妇感上腹部较前舒适，进食较前增多，呼吸较前轻快。下降的胎先露压迫膀胱可引起尿频。

3. 见红 在临产前 24 ~ 48 小时内，因宫颈内口附近的胎膜与该处的子宫壁剥离，毛细血管破裂，少许血液与宫颈黏液相混经阴道排出，称见红，是分娩即将开始比较可靠的征象。若出血较多，多于月经量，则不应视为见红，应考虑妊娠晚期出血，前置胎盘、胎盘早剥等可出现此现象。

（二）临产的诊断

临产开始的标志为规律且逐渐增强的子宫收缩，持续 30 秒及以上，间歇 5 ~ 6 分钟，并伴随进行性宫颈管消失、宫口扩张和胎先露下降，用强镇静剂不能抑制临产。确定是否临产需严密观察宫缩的频率、持续时间和强度。

（三）总产程及产程分期

总产程即分娩全过程，是从开始出现规律宫缩至胎儿胎盘娩出的全过程。分为三个产程：

1. 第一产程（宫颈扩张期） 从规律宫缩至宫口开全（10cm）。初产妇不超过 22 小时，一般需 11 ~ 12 小时；经产妇不超过 16 小时，一般需 6 ~ 16 小时。

2. 第二产程（胎儿娩出期） 从宫口开全至胎儿娩出。初产妇需 40 分钟 ~ 3 小时；经产妇约数分钟，一般不超过 2 小时；实施硬膜外麻醉镇痛者，可在此基础上延长 1 小时。但不应盲目等待产程时间，第二产程超过 2 小时必须进行母胎情况全面评估，决定下一步处理方案。

3. 第三产程（胎盘娩出期） 从胎儿娩出后到胎盘胎膜娩出。需 5 ~ 15 分钟，不应超过 30 分钟。

（四）第一产程的临床表现及处理

1. 临床表现

（1）规律宫缩 第一产程开始时，出现伴有疼痛的子宫收缩，习称为"阵痛"。起初宫缩持续时间短（约 30 秒）且弱，间歇期较长（5 ~ 6 分钟）。随产程进展，持续时间渐长（50 ~ 60 秒），强度逐渐增加，间歇期缩短（2 ~ 3 分钟）。当宫口近开全时，宫缩持续时间可达 1 分钟及以上，间歇期仅 1 ~ 2 分钟。

（2）宫口扩张 随宫缩渐频且增强时，宫颈管逐渐缩短直至消失，宫口逐渐扩张直至开全（10cm）。通过阴道检查或肛查可以确定宫口扩张程度。

（3）胎头下降　随着产程进展，先露部逐渐下降，并在宫口开大6cm后快速下降，直到先露部达到外阴及阴道口。

（4）胎膜破裂　简称破膜。宫缩时子宫羊膜腔内压力增高，胎先露部下降，先露部前面的羊水形成前羊水囊，有助于扩张宫口。当羊膜腔内压力增加到一定程度时胎膜自然破裂。破膜多发生在宫口近开全时。

2. 产程、母体观察及处理

（1）产程观察及处理

1）子宫收缩　最简单的监测方法是助产人员将手掌放于孕妇腹壁上，宫缩时宫体部隆起变硬，间歇期松弛变软。定时连续观察并记录宫缩持续时间、强度、规律性及间歇期时间。用胎儿监护仪描记宫缩曲线，可客观反映宫缩强度、频率和每次宫缩持续时间。监护仪有内监护仪和外监护仪两种类型。

2）胎心　用听诊器于宫缩间歇时每隔1～2小时听胎心一次，进入活跃期后应每15～30分钟听胎心一次，每次听诊1分钟。使用胎儿监护仪（多用外监护仪）描记胎心曲线，可观察胎心率变异及其与宫缩、胎动的关系，能较客观地判断胎儿在宫内的状态。

3）宫口扩张及胎头下降　①宫口扩张：第一产程分为潜伏期和活跃期。潜伏期是指从规律宫缩至宫口扩张6cm的时期。初产妇>20小时、经产妇>14小时称潜伏期延长。活跃期是指宫口扩张6～10cm的时期。此期间宫口开始快速扩张。破膜后，宫口扩张≥6cm，宫缩良好但宫口停止扩张≥4小时伴宫缩乏力，或宫口停止扩张≥6小时为活跃期停滞。活跃期结束后，分娩进入第二产程。②胎头下降：胎头下降程度是决定胎儿能否经阴道分娩的重要观察指标，是以胎头颅骨最低点与坐骨棘平面的关系进行评价的。坐骨棘平面是判断胎头高低的标志。胎头颅骨最低点平坐骨棘平面时，以"0"表示；在坐骨棘平面上1cm时，以"-1"表示；在坐骨棘平面下1cm时，以"+1"表示，以此类推（图3-40）。潜伏期胎头下降不显著，活跃期下降加速，平均下降0.86cm/h。

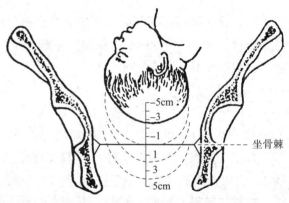

图3-40　胎头下降程度判断

4）胎膜破裂　胎膜多在宫口近开全时破裂，羊水流出。一旦发现胎膜破裂，应立即听胎心，并观察羊水性状、颜色和流出量，并记录破膜时间。

5）阴道检查及肛门检查　阴道检查需在严格消毒后进行，能直接查清宫口四周边缘，准确评估宫颈管消退、宫口扩张、胎膜破否、胎先露部位置。肛查可适时在宫缩时进行，了解宫颈软硬度、厚薄，宫口扩张程度，是否破膜，骨盆大小，确定胎方位及胎头下降程度。目前较少采用肛查。

（2）母体观察及处理

1）精神安慰　产妇的精神状态可影响宫缩和产程进展，尤其是初产妇，由于产程较长，容易产生焦虑、紧张和急躁情绪，助产人员应耐心讲解，告知分娩是生理过程，并指导产妇在宫缩时进行深呼吸，也可选用针刺双侧合谷（补法）+三阴交（泻法）、内关、昆仑，促进宫缩，或按摩石门、至阴、太冲、耳神门镇静止痛，或双手轻揉下腹部。此时，若腰骶部胀痛，用手拳压迫腰骶部或用黄豆袋热敷腰骶部，常能减轻不适感。

2）血压　宫缩时血压可上升5～10mmHg，间歇期恢复，故应每隔4～6小时测量1次。

若血压升高明显，应增加测量次数并予相应处理。

3）饮食与活动 应鼓励产妇少量多次进食，以高热量易消化食物为主，摄入足量水分，以保证精力和维持体力。宫缩不强且未破膜时可适当走动，有助于加速产程进展。

4）排尿与排便 应鼓励产妇每2～4小时排尿1次，以免膀胱充盈影响宫缩及胎头下降，检查者需重视触诊耻骨上区，以判断膀胱是否充盈。排尿困难者必要时可行导尿。

5）阴道流血 观察有无异常阴道流血，警惕前置胎盘、胎盘早剥、前置血管破裂出血等情况。

（五）第二产程的临床经过及处理

1. 临床表现 胎膜大多自然破裂。若仍未破膜者，则影响胎头下降，需给予人工破膜。宫缩较第一产程强，每次持续1分钟，间歇1～2分钟。当胎头降至骨盆出口压迫骨盆底组织时，产妇有排便感，可不自主向下屏气。随产程进展，会阴体渐膨隆且变薄，肛门括约肌松弛。宫缩时胎头露于阴道口，露出部分不断增大，间歇期胎头又缩回阴道内，称为胎头拨露（图3-41）。胎头双顶径越过骨盆出口，宫缩间歇时胎头不再回缩，称为胎头着冠（图3-42）。此时会阴极度扩展，胎头娩出、复位、外旋转，随之胎肩、胎体可很快娩出。

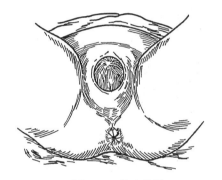 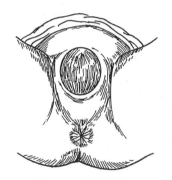

图3-41 胎头拨露　　　　　　　图3-42 胎头着冠

2. 观察产程及处理

（1）密切监测胎心 此时宫缩频而强，应勤听胎心，每5～10分钟监测1次，必要时用胎儿监护仪持续监测，若胎心异常，应立即行阴道检查，尽快结束分娩。

（2）密切监测宫缩 第二产程宫缩持续时间可达60秒，间隔时间1～2分钟。宫缩的强度和持续时间直接与第二产程的进展相关，必要时可给予缩宫素加强宫缩。

（3）阴道检查 每隔1小时或有异常情况时应行阴道检查，评估羊水性状、胎方位、胎头下降程度、胎头变形情况。

（4）指导产妇屏气 宫口开全后应指导产妇运用腹压。让产妇双足蹬在产床上，两手握产床把手，宫缩时深吸气屏住，然后如解大便样向下屏气增加腹压。宫缩间歇时，产妇呼气并使全身肌肉放松休息。如此反复，以加速产程进展。

（5）接产准备 初产妇宫口开全、经产妇宫口扩张6cm且宫缩规则有力时，应将产妇送入产房做好接产准备。打开新生儿辐射台预热。让产妇仰卧产床上，两腿屈曲分开露出外阴部，消毒外阴部2～3次，顺序是大阴唇、小阴唇、阴阜、大腿内上1/3、会阴及肛门周围（图3-43），铺无菌巾于臀下，准备接产。

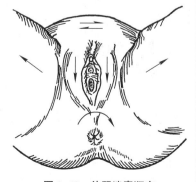

图3-43 外阴消毒顺序

（6）接产 接产者站在产妇右侧，当胎头拨露使阴唇后联合紧张时，开始保护会阴。具体方法：在会阴部铺盖无菌巾，接产者右肘支在产床，右手拇指与其余四指分开放在会阴两侧，利用手掌大鱼际肌顶住会阴部。每当宫缩时应向上向内方托压，同时左手应下压胎头枕部，协助胎头俯屈和胎头缓慢下降（图3-44A）。当胎头枕部在耻骨弓下露出时，左手应按分娩机制协助胎头仰伸（图3-44B）。此时如宫缩强，应嘱产妇张口哈气以解除腹压的作用，令产妇在宫缩间歇期稍向下屏气，使胎头缓慢娩出。胎头娩出后，右手仍应注意保护会阴，不要急于娩出胎肩，而应以左手自胎儿鼻根向下颏挤压，挤出口鼻内的黏液和羊水，以避免胎儿胸部娩出后吸入羊水和血液，然后协助胎头复位和外旋转，使胎头双肩径与骨盆出口前后径相一致。左手将胎儿颈部向下轻压，使前肩自耻骨弓下先娩出（图3-44C），继之再托胎颈向上，使后肩娩出（图3-44D）。双肩娩出后，保护会阴的右手方可放松，双手握住胎儿的腋部协助胎体及下肢相继以侧位娩出。最后在距脐轮10～15cm处，用两把止血钳钳夹脐带，并在两钳间剪断脐带。推荐早产儿娩出后延迟结扎脐带至少60秒，这样有利于胎盘血液转运至新生儿，增加新生儿血容量、血红蛋白含量，有利于维持早产儿循环的稳定性，减少脑室内出血的风险。若会阴过紧或胎儿过大，估计分娩时会阴撕裂难以避免者或母儿有病理情况急需结束分娩者，可予会阴切开术。

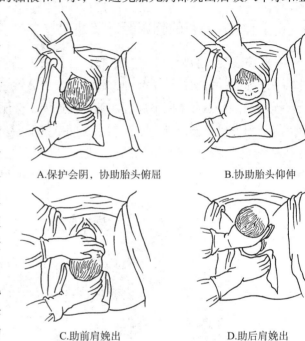

A.保护会阴，协助胎头俯屈　　　B.协助胎头仰伸

C.助前肩娩出　　　D.助后肩娩出

图3-44 接产步骤示意图

（六）第三产程的临床表现及处理

1. 临床表现 胎儿娩出后子宫迅速收缩，宫底降至脐平，宫缩暂停几分钟后又重新出现。由于宫腔容积突然明显缩小，胎盘不能相应缩小，故与子宫壁发生错位而剥离，剥离面出血形成胎盘后血肿。子宫继续收缩，剥离面积继续扩大，直至胎盘完全从子宫壁剥离而娩出。

（1）胎盘剥离征象 ①子宫体变硬呈球形，宫底上升达脐上。②剥离的胎盘降至子宫下段，阴道口外露的一段脐带自行延长。③阴道少量出血。④在产妇耻骨联合上方轻压子宫下段时，宫体上升而外露的脐带不再回缩。

（2）胎盘娩出方式 ①胎儿面娩出式：多见，胎盘从中央开始剥离，而后向周围剥离。表现为胎盘胎儿面先娩出，随后可见少量阴道流血。②母体面娩出式：少见，胎盘从边缘开始剥离，血液沿剥离面流出。表现为胎盘母体面先娩出，胎盘娩出前可先出现较多阴道流血。

2. 处理

（1）新生儿处理 新生儿出生后置于辐射台上擦干、保暖。①清理呼吸道：胎儿娩出断脐后，继续清除呼吸道黏液和羊水（用新生儿吸痰管或导管吸引），新生儿多能迅速建立自主呼吸，大声哭啼。当清除干净而仍未啼哭时，可用手轻拍新生儿足底促其啼哭。若黏液未清除，不宜过早刺激啼哭，以免发生吸入性肺炎。②处理脐带：两把止血钳相隔2～3cm钳夹脐带，在其中间剪断。在距脐根0.5cm处用丝线、弹性橡皮圈或脐带夹结扎，残端消毒，待脐带断面干后，以无菌纱布覆盖包扎。③新生儿阿普加评分（Apgar score）及其意义：目前判断有无新生儿窒息及其严重程度最常采用的是阿普加评分，是以出生后 1 分钟内的心率、呼吸、肌张力、喉反射及皮肤颜色 5 项体征为依据，每项为 0 ～ 2 分，满分为 10 分（表 3-7）。8 ～ 10 分属正常；4 ～ 7 分为轻度窒息，又称青紫窒息，需清理呼吸道、人工呼吸、吸氧、用药等措施才能恢复；0 ～ 3 分为重度窒息，又称苍白窒息，需紧急抢救，行气管内插管并给氧。对缺氧比较严重的新生儿，应在出生后 5 分钟、10 分钟时再次评分，直至连续 2 次评分均≥8 分。出生后 1 分钟内评分反映在宫内的情况；出生后 5 分钟及以后评分可反映复苏效果，与预后关系密切。

表 3-7　新生儿阿普加评分法

体征	出生后 1 分钟内评分		
	0 分	1 分	2 分
心率	无	<100 次 / 分	≥100 次 / 分
呼吸	无	浅慢，不规则	佳
肌张力	松弛	四肢屈曲	四肢活动好
喉反射	无反应	有些动作如皱眉	哭，咳嗽，恶心，喷嚏
皮肤颜色	全身青紫或苍白	躯干红，四肢青紫	全身红润

（2）协助胎盘娩出　当确认胎盘已完全剥离时，宫缩时以左手握住宫底（拇指置于子宫前壁，其余四指放在宫底后壁）并按压，同时右手轻拉脐带协助胎盘娩出。当胎盘娩出阴道口时，接产者用双手捧住胎盘，向一个方向旋转并缓慢向外牵拉，以协助胎膜完全排出。如胎膜排出过程中发现胎膜部分破裂，可用血管钳夹住裂口，再继续向原方向旋转直至胎膜完全排出。正确处理胎盘娩出能够减少产后出血的发生。

（3）检查胎盘胎膜　将胎盘铺平，先检查胎盘母体面的胎盘小叶有无缺损，然后将胎盘提起，检查胎膜是否完整，再检查胎盘胎儿面边缘有无血管断裂，及时发现副胎盘。副胎盘为一小胎盘，与正常胎盘分离，但两者间有血管相通。若有副胎盘、部分胎盘残留或大部分胎膜残留时，应在无菌操作下徒手取出残留组织。

（4）检查软产道　应仔细检查外阴、阴道及宫颈有无裂伤，若有裂伤应立即缝合。

（5）预防产后出血　正常分娩出血量多 <300mL，对既往有产后出血史或有子宫收缩乏力可能的产妇，可在胎头或胎肩娩出时，静脉注射缩宫素 10 ～ 20U，也可在胎儿娩出后立即肌注缩宫素 10U 或缩宫素 10U 加入 0.9% 生理盐水 20mL 内静脉快速注入，促使胎盘迅速剥离减少出血。如胎盘未完全剥离而出血多时，应行手取胎盘术。若胎盘娩出后出血较多，可一手放腹部置于宫底，另一手置于阴道内，双手按摩子宫，同时静脉滴注加缩宫素 20U 的 5% 葡萄糖 500mL，促进子宫收缩。

（6）产后观察　产后应在产房观察产妇 2 小时，注意观察产妇面部、结膜和甲床色泽，并协助产妇首次哺乳，严密观察血压、脉搏、子宫收缩、宫底高度、膀胱充盈与否、阴道流血量、会阴阴道有无血肿等情况。

四、中医学对分娩的认识

"天地之大德曰生，生之德无往不在，要之莫大于生人……生也者，天地自然之理，如目视而耳听，手持而足行。"《达生编》提出"生人"为自然界的最高生命形式，是自然界的规律，为常见之易事。马王堆《胎产书》比较详细地描述了胎儿在母体中的发育变化和产妇的调摄，其后《备急千金要方》也描述了胚胎发育的过程，妊娠后经十月怀胎，则"瓜熟蒂落"，足月分娩。只要时机一到便是自然之事，无须过多干预。

1. 预产期的计算方法 中医学对预产期的计算方法有明确的记载。明代李梴《医学入门·胎前》说"气血充实，可保十月分娩……凡二十七日即成一月之数"，指出 10 个月共 270 天。《妇婴新说》指出"分娩之期，或早或迟……大约自受胎之日计算，应以二百八十日为准，每与第十次经期暗合也"，此说与西医学计算为 280 天已基本一致。现在预产期的计算方法以末次月经（Last menstrual period，LMP）第 1 日算起，月份减 3 或加 9，日数加 7（农历日数加 14）。实际分娩日期与推算的预产期可能相差 1 周甚至 2 周。若孕妇记不清末次月经日期或哺乳期尚未转经而受孕者，可根据早孕反应开始出现时间、胎动开始时间、手测宫底高度、尺测子宫长度和超声测得胎头双顶径值推算出预产期。

2. 分娩先兆 孕妇分娩，又称临产，分娩前多有征兆，如胎位下移、小腹坠胀、出现便意或见红等。《胎产心法》说："临产自有先兆，须知凡孕妇临产，或半月数日前，胎胚必下垂，小便多频数。"古人还观察到有些孕妇在妊娠末期出现一些无规律的腹痛等假临产现象，如试胎（试月）、弄胎。《医宗金鉴·妇科心法要诀》说："妊娠八九个月时，或腹中痛，痛定仍然如常者，此名试胎……若月数已足，腹痛或作或止，腰不痛者，此名弄胎。"二者均不是真正临产，应予区别。此外，临产时可扪及产妇中指本节有脉搏跳动，称为离经脉。

3. 正产现象 在临产时出现腹部阵阵作痛，小腹重坠，阴户窘迫，胎儿、胞衣依次娩出，分娩结束。《十产论》说："正产者，盖妇人怀胎十月满足，阴阳气足，忽腰腹作阵疼痛，相次胎气顿陷，至于脐腹痛极甚，乃至腰间重痛，谷道挺进，继之浆破血出，儿遂自生，产讫胞衣自当萎缩而下。"《景岳全书·卷三十九·妇人规》说："若果欲生，则痛极连腰，乃将产也，盖肾系于腰，胞络系于肾，此时儿逼产门，谷道挺进，水血俱下，方可坐草试汤，瓜熟蒂落……此乃正产之候也。"亟斋居士著《达生编》指出："渐痛渐紧，一阵紧一阵，是正产，不必惊慌。"

关于产程，中医学也有观察和记录，晋代王叔和著《脉经》云"怀妊离经，其脉浮，设腹痛引腰脊，为今欲生也""又法，妇人欲生，其脉离经，夜半觉，日中则生也"。其明确表示分娩必腰痛，从规律宫缩至分娩大致为 12 小时，即所谓"子午相对"，这与现代统计的一、二、三产程的时间基本一致。

4. 临产调护 《达生编》提出了"睡、忍痛、慢临盆"的临产调护六字要诀，对分娩的调护具有重要的指导意义。安睡一能避免精神压力，二能保存体力；忍痛则可防止恐惧与躁动；慢临盆可宽心静待，适时用力，情绪安定，体力充沛，水到渠成，多能顺产。因此，应当帮助产妇正确认识分娩，消除恐惧心理和焦躁情绪，也不宜过早用力，以免气力消耗，影响分娩的顺利进行。此外，中医古籍中还有强调产室要寒温适宜、安静整洁，不能滥用催产之剂的论述，这些至现在仍具有临床实用价值。

【思考题】

1. 产力由哪几部分构成？子宫收缩力有什么特点？

2. 以枕先露为例简述正常经阴道分娩的机制。

3. 临产的征兆有哪些？产程如何分期？各期有什么临床特点？

4. 如何进行阿普加评分，其意义是什么？

第四节　分娩镇痛

分娩镇痛的目的是缓解疼痛，并有可能利于增加子宫血流，减少产妇因过度换气引起的不良影响。

1. 基本原则　①对产程影响小。②安全且对产妇及胎儿不良反应小。③药物起效快、作用可靠、给药简便。④能满足整个产程镇痛需要。⑤有创镇痛应由麻醉医师实施并全程监护。

2. 分娩镇痛种类

（1）非药物镇痛　产痛与精神紧张相关，因此产前应对产妇进行宣教，使产妇理解分娩是一个生理过程，增强分娩信心，从而获得产妇的主动配合。非药物镇痛包括调整呼吸、全身按摩、家属陪伴、导乐，可单独应用或联合药物镇痛。

（2）全身阿片类药物麻醉　通过静脉注射或肌内注射间断给药，或患者自控性给药，但镇痛效果有限，而且有可能导致产妇恶心、呼吸抑制、胃肠道排空延长、胎心变异减少、新生儿呼吸抑制等。常用药物包括：哌替啶、芬太尼、瑞芬太尼、纳布啡等。

（3）椎管内麻醉镇痛　包括腰麻、硬膜外麻醉或腰硬联合麻醉，优点为镇痛平面固定，较少引起运动阻滞，易于掌握用药剂量，可长时间保持镇痛效果。但麻醉平面过高可导致严重呼吸抑制、低血压、局麻药毒性反应、过敏反应、麻醉后头痛、神经损伤、产时发热、第二产程延长等。

3. 适应证　①无剖宫产指征。②无硬膜外麻醉禁忌证。③产妇自愿。

4. 禁忌证　①产妇拒绝。②抗凝治疗期间。③局部皮肤感染或全身感染未控制。④产妇难治性低血压及低血容量，显性或隐性大出血。⑤原发性或继发性宫缩乏力和产程进展缓慢。⑥药物过敏。⑦过度镇静状态。⑧伴有严重的基础疾病。

【思考题】

1. 分娩镇痛的适应证？
2. 分娩镇痛的禁忌证？

第五节　正常产褥与哺乳

一、正常产褥

（一）产褥期母体的变化及临床表现

从胎盘娩出至产妇全身器官（除乳腺外）恢复或接近正常未孕状态所需的一段时期称为产褥期（puerperium），一般为6周。

1. 生殖系统变化

（1）子宫复旧　子宫是产褥期变化最大的器官。胎盘娩出后，子宫逐渐恢复至未孕状态的过程称为子宫复旧（involution of uterus）。

子宫体的复旧主要是宫体肌纤维缩复和子宫内膜再生。子宫复旧不是肌细胞数目的减少，而是肌浆中蛋白质被分解排出致肌细胞缩小。随着肌纤维的不断缩复，子宫体逐渐缩小，产后1周缩小至约妊娠 12 周大小；产后 10 天在腹部扪不到子宫底；产后 6 周恢复到孕前大小。子宫重量也逐渐减少，分娩后约为 1kg，产后 1 周约为 500g，产后 2 周约为 300g，产后 6 周约为 50g。胎盘排出后子宫胎盘附着面立即缩小一半，开放的螺旋小动脉和静脉窦压缩变窄、血栓形成，出血逐渐减少至停止，创面表层缺血坏死而脱落，并随恶露自阴道排出。子宫内膜基底层逐渐再生新的功能层，这一过程约需 3 周。若胎盘附着面因复旧不良出现血栓脱落，可引起晚期产后出血。

分娩后的宫颈松软、壁薄，形成皱襞，宫颈外口呈环状如袖口，产后 1 周宫口关闭，宫颈管复原，产后 4 周左右宫颈恢复至孕前状态。由于分娩时宫颈外口 3 点、9 点处易形成轻度裂伤，使初产妇的宫颈外口由产前的圆形（未产型）变为产后的"一"字形横裂（已产型）。

（2）阴道与外阴　分娩后阴道腔扩大，阴道壁松弛，肌张力低下，黏膜皱襞消失，产褥期阴道腔逐渐缩小，阴道壁肌张力逐渐恢复，黏膜皱襞约于产后 3 周重新出现，但阴道于产褥期结束时尚不能完全恢复至未孕时的紧张度。外阴水肿 2～3 日可自行消退。会阴部的血液循环丰富，轻度撕裂或会阴伤口缝合术后的伤口一般在 3～5 日内可愈合。处女膜因在分娩时撕裂变得残缺、不连续，形成处女膜痕。

（3）盆底组织　盆底肌及其筋膜在分娩时过度扩张致弹性减弱，且常伴有肌纤维部分断裂而致盆底松弛。如产妇能坚持产后康复锻炼，盆底肌可能恢复至接近未孕状态。如盆底肌及其筋膜发生严重撕裂，或产褥期过早参加体力劳动可导致阴道壁脱垂，甚至子宫脱垂。

2. 乳房的变化　产褥期乳房的变化主要是泌乳。随着胎盘的排出，胎盘生乳素、孕激素、雌激素水平急剧下降，抑制下丘脑分泌的催乳激素抑制因子（PIF）释放，在催乳激素作用下，乳汁开始分泌。以后的乳汁分泌则依赖于哺乳时的吸吮刺激。当婴儿吸吮乳头时，由乳头传来的感觉信号经传入神经纤维抵达下丘脑，通过抑制下丘脑多巴胺及其他催乳素抑制因子，使垂体催乳激素呈脉冲式释放，可促进乳汁分泌。同时，吸吮动作的反射作用可引起神经垂体释放缩宫素，使乳腺腺泡周围的肌上皮细胞收缩，喷出乳汁。因此，吸吮是保持乳腺不断泌乳的关键。不断的排空乳房也是维持乳汁分泌的重要条件。乳汁分泌还与产妇营养、睡眠、情绪和健康状况密切相关。

3. 全身变化

（1）循环系统　产后 2～3 周，血液循环量可恢复至未孕状态。产后 72 小时内，因子宫胎盘循环不复存在，大量血液从子宫涌入体循环，同时产后大量的组织间液回收，可使体循环血容量增加 15%～25%，特别是产后 24 小时。因此，产后 72 小时内心脏负担明显加重，应注意预防心力衰竭的发生。

（2）血液系统　产褥早期，产妇血液仍处于高凝状态，有利于胎盘剥离面迅速形成血栓，减少产后的出血量。纤维蛋白原、凝血酶、凝血酶原可于产后 2～4 周降至正常。产后，红细胞计数和血红蛋白值可增高。白细胞总数于产褥早期仍较高，1～2 周内恢复正常。血沉可于产后 3～4 周降至正常。

（3）泌尿系统　妊娠期体内过多潴留的水分主要由肾脏排出，故产后的 1 周内尿量增多。妊娠期肾盂及输尿管生理性扩张，产后需 2～8 周可恢复至正常。产褥期尤其是产后 12 小时内，由于分娩过程中膀胱受压使黏膜充血水肿及膀胱肌张力降低，以及会阴伤口疼痛、不习惯卧床排尿等原因，容易发生尿潴留。

（4）消化系统　产后胃液中的盐酸分泌减少，胃肠肌张力及蠕动减弱，使产妇食欲不佳，需 1～2 周恢复。产褥期容易发生便秘是因为产妇卧床多、运动少，肠蠕动减弱，腹直肌及盆底肌松弛所致。

（5）内分泌系统 产后1周，血清雌激素及孕激素水平可降至未孕水平。胎盘生乳素于产后6小时已不能测出，哺乳产妇的催乳素于产后下降，但仍高于非妊娠期；不哺乳产妇于产后2周降至非妊娠时水平。

（6）体重 产后体重减轻，由于胎儿及胎盘的娩出、羊水排泄及产时失血，产后体重即刻减轻约6kg，产后第1周由于子宫复旧，恶露及汗液、尿液的大量排出，体重又可下降约4kg。

（7）腹壁变化 妊娠期出现下腹正中线色素沉着，在产褥期逐渐消退。初产妇紫红色的妊娠纹变为银白色。腹壁皮肤受妊娠子宫增大的影响，部分弹力纤维断裂，腹直肌呈不同程度分离，故产后腹壁明显松弛，腹壁紧张度需6～8周恢复。

4. 月经复潮及排卵 产妇恢复排卵与月经复潮的时间受哺乳影响。不哺乳产妇通常于产后6～10周月经复潮。哺乳产妇平均在产后4～6个月恢复排卵，而月经复潮可延迟，也有哺乳期月经一直不潮者。首次月经来潮前多有排卵，故哺乳期妇女未见月经来潮也有可能怀孕。

5. 产褥期的临床表现

（1）生命体征 产后体温多在正常范围内，若产程延长致过度疲劳时，体温可在产后24小时内略升高，一般不超过38℃。产后3～4天乳房血管、淋巴管极度充盈，乳房胀大，可出现发热，体温为37.8～39℃，称为泌乳热，持续4～16小时即下降，不属病态。产后脉搏略缓慢，每分钟60～70次，产后1周恢复正常。产后腹压降低、膈肌下降，由妊娠期的胸式呼吸变为深慢的胸腹式呼吸，每分钟14～16次。血压于产褥期平稳，妊娠期高血压疾病产妇的血压于产后明显降低。

（2）子宫复旧 胎盘娩出后，子宫圆而硬，宫底在脐下一指。产后第1日宫底稍上升至脐平，以后每日下降1～2cm，于产后10日子宫下降入骨盆腔内。

（3）产后宫缩痛 产褥期由于子宫阵发性收缩引起下腹部疼痛称产后宫缩痛。产后1～2日出现，持续2～3天疼痛自然消失，多见于经产妇。哺乳时，反射性缩宫素分泌增多可使疼痛加重，不需特殊用药。

（4）恶露 产后随子宫蜕膜的脱落，血液、坏死蜕膜等组织经阴道排出，此排出物称为恶露。正常恶露4～6周排净，总量250～500mL。①血性恶露：含大量血液，色鲜红，量多，有时有小血块。产后3～4日以排血性恶露为主，此后出血量逐渐减少，浆液增加，血性恶露转变为浆液恶露。②浆液恶露：含浆液量多，色淡红，含有宫颈黏液、少量红细胞、白细胞及细菌。浆液恶露持续排4～14日。③白色恶露：含大量白细胞，色较白，质黏稠。白色恶露持续3周排净。正常恶露有血腥味，但无臭味，若子宫复旧不全或宫腔内残留胎盘、大量胎膜或合并感染时，恶露可增多，血性恶露持续时间延长并有臭味。

（5）褥汗 产后1周内，皮肤排泄功能旺盛，可排出大量汗液，以夜间睡眠和初醒时明显，不属病态。

（二）产褥期的处理及保健

1. 产褥期处理 产褥期母体各系统变化很大，虽属生理范畴，但若处理不当则易发生多种病理变化。为保障母婴健康，及时发现异常并进行处理是非常重要的。

（1）产后2小时的处理 产妇产后2小时内极易发生严重并发症，如产后出血、子痫、产后心力衰竭等，故应在产后密切观察产妇血压、脉搏、子宫收缩情况、阴道流血量及膀胱充盈情况等。若发现子宫收缩乏力，应按摩子宫并肌注子宫收缩剂。若阴道流血量不多，但宫底上升者，提示宫腔积血，应挤压宫底排出积血，并给予子宫收缩剂。

（2）饮食　产后 1 小时，产妇可进流食或清淡半流食，食物应富有营养、富含足够热量和水分。哺乳者应多进食蛋白质和汤汁，适当补充维生素和铁剂、钙剂。

（3）排尿与排便　产妇应于产后 4 小时内排尿，若排尿困难，应鼓励产妇坐起，解除畏惧排尿引起疼痛的顾虑，用热水熏洗外阴、用温开水冲洗尿道口以诱导排尿，并按摩膀胱；或针刺关元、气海、三阴交、阴陵泉等穴；或以甲硫酸新斯的明 0.5mg 穴位封闭。采用上述方法无效时应予以导尿，并可留置导尿管 1 ～ 2 日，但需预防感染。产妇因卧床休息，食物中缺乏纤维素及肠蠕动减弱，容易发生便秘。应鼓励产妇多进食蔬菜，尽早下床活动。若发生便秘，产妇可口服缓泻剂或以开塞露纳肛及温肥皂水灌肠。

（4）观察生命体征　产后应每日测量体温、脉搏、呼吸、血压，尤其应重视对体温的监测。若体温持续升高，提示体内可能有感染灶，应仔细检查，寻找病因。

（5）子宫复旧与恶露情况　每日应在同一时间手测宫高以了解子宫复旧情况，并观察恶露量、颜色、气味。若子宫复旧不全，恶露量多、色红、持续时间延长，应给予缩宫剂，或采用中药治疗；若合并感染，恶露有腐臭味伴子宫压痛，应给予抗生素控制感染。

（6）会阴处理　保持会阴清洁和干燥，每日可用 0.05% 聚维酮碘液擦洗会阴 2 ～ 3 次。会阴部有伤口者，应每日检查伤口周围有无红肿、硬结、分泌物及伤口愈合情况，产后 24 小时可用红外线照射外阴；有缝线者，产后 3 ～ 5 日拆线，若伤口感染，则应提前拆线，及早引流或扩创处理。50% 硫酸镁湿热敷可减轻会阴缝合肿胀疼痛。若疼痛严重或伴有肛门坠胀感，应考虑有血肿的可能。

（7）乳房护理　产后半小时内开始哺乳，提倡按需哺乳。每次哺乳后需将新生儿抱起，轻拍背部 1 ～ 2 分钟，排出胃内空气，以防吐奶。乳胀者，于哺乳前调节饮食，保持心情舒畅，或用中药治疗，也可针灸或按摩膻中、乳根、少泽、天宗、合谷等穴。乳头皲裂者，除哺乳前局部湿热敷外，还可挤少许乳汁涂在乳头和乳晕上，也可用麻油或蛋黄油涂抹，或用 10% 复方安息香酸酊外涂；皲裂严重者应停止哺乳，可挤出或用吸乳器吸出乳汁喂养新生儿。产妇因病不能哺乳而需退奶者，可用炒麦芽 60g 煎汤频服；或用中药免怀散（《济阴纲目》：红花、赤芍药、当归尾、川牛膝）水煎服，连服 3 剂；或芒硝 250g 分装于 2 纱布袋内敷于两乳房，湿硬时更换；或针刺足临泣、光明、悬钟等穴，两侧交替，每日 1 次，7 日为一疗程，目前不推荐用雌激素或溴隐亭回乳。

2. 产褥保健　产褥期保健的目的是防止产后出血、感染等并发症的发生，促进产后恢复。

（1）产后活动　尽早开始适当活动，进行产后康复运动。经阴道自然分娩的产妇，产后 6 ～ 12 小时可起床轻微活动，次日可在室内随意走动，按时做产后健身操；行会阴侧切或剖宫产手术的产妇，拆线后伤口不再疼痛即可进行产后健身操锻炼，以促进体力恢复、恶露排出、子宫复旧、排尿及排便，避免静脉栓塞的发生，还可促进骨盆底及腹肌张力的恢复。产后健身操的运动量应循序渐进。产后健身操应包括能增强腹肌张力的抬腿、仰卧起坐等动作和能锻炼骨盆底肌筋膜的缩肛动作，产后 2 周可加做膝胸卧位的动作，以预防或纠正子宫后倾。

（2）避孕　产褥期原则上禁止性生活。产后 42 日起，产妇应采取避孕措施，首选工具避孕。男用避孕套安全、可靠、方便，对新生儿无任何影响。不哺乳者则可选用药物避孕。

（3）产后检查　包括产后访视和产后健康检查两部分。访视内容包括产妇饮食、睡眠、大小便、恶露、哺乳及心理状况等，检查两侧乳房、会阴切口、剖宫产腹部切口等。产后健康检查应于产后 6 周到医院常规随诊。产后健康检查包括一般检查，如测血压、查血尿常规等，还包括妇科检查以了解子宫复旧情况，并给予计划生育及性生活指导，同时还应给婴儿进行全面检查。

（三）中医对产褥生理的认识

1. 产褥期生理变化　在产褥期内，产妇的全身脏腑、气血及胞宫逐渐恢复到孕前状态。由于分娩时用力、汗出和产创出血，损伤阴血，耗损阳气，使产妇阴血骤虚，腠理疏松，阳气虚浮，因此在产后 7 日内，产妇多有微热、自汗、恶风等症状。此时期，如无其他致病因素，产妇一般可在短时间内阴阳和调而诸症消失。产后数日，胞宫复常可致阵缩，故小腹常有轻微阵痛。产后 10 日内因胞宫尚未回缩到盆腔，故小腹按之有包块。产后余血浊液从子宫通过阴道排出，一般 4 ～ 6 周断绝，夹血一般不超过 10 天。产后脾胃生化之精微除供应母体营养需要外，另一部分则随冲脉与胃经之气上行，化生为乳汁，以供哺育婴儿的需要。薛立斋指出："血者，水谷之精气也，和调于五脏，洒陈于六腑，妇人则上为乳汁，下为月水。"《景岳全书·妇人规》云："妇人乳汁乃冲任气血所化。"故在哺乳期，气血上化为乳汁，一般无月经来潮。

2. 产褥期的生理特点　由于分娩时用力、汗出和产创出血，损伤气血阴阳，产生虚象，又有余血浊液贮存胞宫易生瘀候，故产褥期的生理特点为多虚多瘀，这也成为产后诸病发生的生理基础。如产时失血过多或用力耗气过度，产后劳逸失节、调护不当，均可使产后虚、瘀之象加重而出现亡血伤津、元气亏损、虚火内生、瘀血内停，进而引起产后诸病证的发生。

二、哺乳

母乳喂养对母婴健康均有益。世界卫生组织将保护、促进和支持母乳喂养作为母婴卫生工作的重要环节，并提倡产后 4 ～ 6 个月纯母乳喂养，之后以母乳喂养并添加适当的补充食品的方式进行喂养，直至 2 岁或更长。

（一）母乳喂养的益处

1. 母乳喂养对婴儿的益处　母乳所含蛋白质、脂肪、乳糖、无机盐、维生素有利于婴儿的消化吸收，不易发生过敏。人乳内所含的白蛋白有 2/3 是乳蛋白、乳铁蛋白，其中含有大量氨基酸，有利于婴儿生长发育；人乳的脂肪酸含量高、颗粒小、易消化、防腹泻，有益于婴儿神经系统发育。母乳中含有大量的免疫活性细胞，有多种免疫球蛋白，如 IgA、乳铁蛋白、溶菌酶等，其有吞噬、对抗、抑制病毒和细菌的作用，可避免微生物的侵袭，预防呼吸道和肠道疾病。母乳喂养有利于婴儿牙齿的发育和保护，可预防奶瓶喂养而引起的龋齿。母乳喂养时，婴儿和母亲皮肤接触对维系母婴情感有重要的作用。

2. 母乳喂养对母亲的益处　母乳喂养方便、经济且温度适宜。婴儿吸吮乳头能刺激垂体催乳激素的分泌而促进泌乳和子宫收缩，可使月经停闭，有利于母体内蛋白质、铁和其他营养物质储存，促进产后恢复，并有助于防止产后出血。近年研究表明，进行母乳喂养的妇女其乳腺癌和卵巢癌的发病率较低。

（二）影响母乳喂养的因素

母亲不良的分娩体验、分娩及产后疲劳、会阴或腹部伤口的疼痛，乳头疼痛及乳腺炎造成的哺乳困难，或因母亲焦虑、抑郁而缺乏母乳喂养信心，均可影响乳汁分泌，造成缺乳。心脏病产妇如心功能为Ⅲ、Ⅳ级，高血压产妇如合并心、肾功能障碍，哺乳会增加母亲负担，造成病情加重，故不宜实行母乳喂养；母亲患艾滋病、母亲为"大三阳"且肝功能异常者，不宜进行母乳喂养；因病需使用某些药物如麦角新碱、可待因、安乃近、地西泮、巴比妥类及放射性药物者，应暂停母乳喂养。极低体重儿、超低体重儿多数不会吸吮，不必强调母乳喂养；有代谢缺陷的婴儿，如苯丙酮尿症、半乳糖血症、枫糖尿症者，应根据病情合理选择喂养方式。

【思考题】

1. 产褥期有哪些临床表现?
2. 中医学对产褥期妇女的生理特点是如何认识的?

第四章
妇产科疾病的病因与发病机制

第一节 病 因

一、西医学对病因的认识

1. 生物因素 为最常见的致病因素。引起妇产科疾病的常见病原体有需氧菌、兼性厌氧菌（如金黄色葡萄球菌、溶血性链球菌、变形杆菌、大肠埃希菌等）、厌氧菌（如脆弱类杆菌、消化球菌、消化链球菌等）、结核分枝杆菌、淋病奈瑟菌、真菌（如假丝酵母菌）、原虫（如阴道毛滴虫、阿米巴原虫）及各种病毒、衣原体、支原体、螺旋体等。病原体感染人体后引起的妇产科疾病主要是内、外生殖器官炎症。

2. 精神因素 长期的精神紧张、焦虑，过度忧郁、悲伤、恐惧，强烈的精神刺激，均可导致大脑皮质、丘脑下部、垂体前叶的神经 – 内分泌功能失调甚至紊乱而发生月经不调、闭经、妊娠剧吐、流产、妊娠期高血压疾病、难产等。

3. 营养因素 严重的营养不良引起体重急剧下降可引发闭经；脂肪缺乏，影响脂溶性维生素E、维生素K的吸收和利用，以致维生素E缺乏引起子宫发育不良、不孕、流产等，维生素K缺乏引起月经量增加；营养过剩常引起生殖内分泌功能紊乱，而导致月经失调、闭经。其他无机盐、微量元素、维生素缺乏也可引起妇产科疾病。

4. 理化因素 妇产科手术不当所致机械性创伤，如人工流产、诊断性刮宫损伤子宫内膜基底层，可引起月经量减少、继发性闭经；化学药物对卵巢功能、生殖内分泌调节系统造成影响，可形成继发性闭经；放射线破坏子宫内膜、卵巢功能，可引起闭经。

5. 免疫因素 免疫功能主要表现在生理防御、自身稳定和免疫监视三个方面，具有抵御外邪入侵、促进疾病自愈和促使机体恢复健康的作用。免疫功能异常可引起妇产科疾病，如复发性流产、妊娠期高血压疾病、不孕症等。

6. 先天及遗传因素 各种先天或遗传因素可导致生殖器官发育异常、原发性闭经（如两性畸形、先天性无子宫、始基子宫、生殖道闭锁等）；染色体异常可引起性发育异常、闭经、早发性卵巢功能不全、流产等妇产科疾病。如特纳综合征染色体核型为45,XO、45,XO的嵌合型、X短臂和长臂缺失、47,XXX等。由遗传因素引起的早发性卵巢功能不全多因X染色体异常（45,XO及其嵌合型、X染色体长臂或短臂缺失）及相关基因异常引起。染色体结构异常孕妇，可分娩健康婴儿或遗传给胎儿异常的染色体或发生复发性流产。另外，基因突变及其相关的遗传因素是多种妇科恶性肿瘤发生的相关因素。

二、中医学对病因的认识

了解病因，除详细询问病史外，主要依据各种病因的致病特点、规律和疾病的临床证候和体征来推求，称为审证求因，是中医学特有的认识疾病的方法。导致妇产科疾病的病因主要有淫邪因素、情志因素、生活失调、体质因素。

1. 淫邪因素　主要指风、寒、暑、湿、燥、火六种致病邪气，六淫皆能导致妇产科疾病，但妇女"以血为本"，寒、热、湿邪更易与血相结而引发妇产科疾病。

（1）寒邪　寒为阴邪，易伤阳气；寒主收引、凝滞，易使气血运行不畅。寒邪，从来源上有内寒、外寒之分；从性质上有虚寒、实寒之别。外寒者，为外感寒邪；内寒者，为素体阳气不足，寒自内生，或过食生冷、过服寒凉泻火之品，损伤阳气，阴寒内生而致。阳气受损，失其温煦、推动与气化的功能，可致脏腑、经络、气血的功能衰退；血为寒凝，血行不畅，可致冲任、胞宫、胞脉阻滞而发生多种妇产科疾病。

（2）热邪　热为阳邪，其性亢奋炎上，易耗气伤津，迫血妄行。热邪有外热、内热之分，实热、虚热之别。实热者，为素体阳盛、感受热邪、过食辛辣、过服辛热药品、六淫遏而化火、五志过极化火而致；虚热者，为素体阴虚、失血伤阴、吐泻伤阴、温燥伤阴、利湿伤阴而阴虚生内热所致。热邪可扰动冲任，血海不宁，迫血妄行；可煎熬津血，使血行不畅或瘀滞；热盛蕴毒，热极生风，均可引起多种妇产科疾病。

（3）湿邪　湿为阴邪，其性黏滞重着，易困阻气机，滞碍阳气，滞涩血行。湿有外湿、内湿之分。外湿者，多因久居湿地，或经期冒雨涉水，外感湿邪而致；内湿者，多因脾失健运，水湿不化，湿浊内盛，或肾阳不足，蒸腾气化功能失常，水湿内停而致。湿聚成痰，则为痰湿；湿从热化而为湿热；湿从寒化而为寒湿。水湿、痰湿、湿热壅塞胞宫，阻滞冲任，或浸淫任带，或湿溢肌肤，均可引起多种妇产科疾病。另外，湿邪还常与毒邪合并致病。

2. 情志因素　情志因素是指怒、喜、忧、思、悲、恐、惊七种情志变化，是人的心理对外界环境和情感刺激的不同反应，情志过激则成病因，主要引起气分病变，继而累及血分，导致妇女气血、脏腑、冲任功能失调而发生妇产科病证。妇科常见情志致病因素为怒、思、恐。怒伤肝易气郁、气逆，进而引起血分病变，可致月经后期、闭经、痛经、经行吐衄、不孕、癥瘕等；忧思气结、伤脾，可致月经失调、闭经、胎动不安等；惊恐伤肾，每使气下、气乱，可致月经过多、崩漏、胎动不安、堕胎、小产等，甚或闭经。

3. 生活失调　生活失调可以影响脏腑、气血的正常功能，引起妇产科疾病。

（1）房劳多产　房劳指房事不节，即淫欲过度、早婚及经期产后阴阳交合；多产指产育过众，包括产子、堕胎和小产过多。淫欲过度、早婚易耗精伤肾；经期产后阴阳交合则易致瘀血停滞，或外邪乘虚而入，与胞宫之血相结；产育过众则耗气伤血，可致经、带、胎、产诸疾。

（2）饮食不节　包括饥饱失常、饮食偏嗜、寒热失宜等。饮食不足，气血生化乏源，易致月经过少、闭经、胎动不安、胎萎不长等；暴饮暴食，过食肥甘厚味，痰湿内生，阻滞冲任，可引起月经后期、月经过少、闭经、不孕、癥瘕等；过食辛热、饮酒无度，常致冲任蕴热，可出现月经先期、月经过多、崩漏等；过食寒凉，内伤阳气，或凝滞气血，可引起痛经、闭经、带下过多、不孕。

（3）劳逸失度　妇女在月经期、妊娠期、产褥期应特别注意劳逸结合。过劳则气耗，易致月经过多、经期延长、崩漏、胎漏、胎动不安、堕胎、小产、恶露不绝、阴挺等；过逸则气血运行不畅，可引起胎位不正、难产等。

（4）跌仆损伤　经期、孕期跌仆闪挫可致气血不和，冲任不固，发生月经不调、崩漏、堕胎、小产等；妇产科手术不当，损伤胞宫胞脉，可引发月经过少、闭经、子宫穿孔等。

（5）虫蚀药误　日常生活中摄生不慎，局部感染病虫，虫蚀外阴、阴中，可引起阴痒、带下过多。孕期用药不当，药物毒性可直接损伤冲任、胎元，使胎元不固，导致胎儿畸形或堕胎、小产、胎死腹中。

4.体质因素　人体由于先天禀赋不同，后天条件（如环境、年龄、饮食、营养、疾病、工作生活条件、药物等）各异，形成了不同类型的体质，如素体阳虚、阴虚、脾虚、血瘀等。体质因素直接决定着机体的抗病能力，是疾病产生的内在因素。体质因素不仅决定着前述致病因素能否损伤机体导致疾病，而且决定着导致疾病的种类、程度、转归和预后。在妇产科疾病的发生中，阴虚者易出现月经先期、经期延长、漏下、胎漏等病；阳虚者易出现月经后期、痛经、不孕症等；脾虚者易见月经过多、经行泄泻、妊娠恶阻、子肿；肝郁者常见月经先后无定期、经行情志异常、缺乳、癥瘕。同样感受湿邪，由于体质的不同，有从热化形成湿热与从寒化形成寒湿之别。体质强健者，往往病轻、易愈；体质虚弱者常病重、难愈。总之，体质因素在疾病的发生、发展、转归和预后的整个过程中起着重要作用。

第二节　发病机制

一、妇产科疾病的病理生理特点

1.自稳调节功能紊乱　妇女的特殊生理活动是在神经、内分泌、体液的调节下进行的，并能在正常情况下保持相对稳定，称为自稳调节下的自稳态。当机体遭受内、外各种致病因素的影响时，可致机体的自稳调节功能紊乱，从而引起妇产科疾病。如精神过度紧张、环境改变、营养不良等因素，通过大脑皮质的神经传递，影响下丘脑－垂体－卵巢轴的协调性，引起卵巢的生殖和内分泌功能失调、排卵功能异常和性激素分泌异常，使子宫内膜不能如期发生相应变化，终致出现一系列月经紊乱之象。

2.损伤与抗损伤反应　致病因素造成的损伤包括组织结构损伤、功能障碍和代谢紊乱。病情的轻重及预后的好坏与损伤的程度及抗损伤能力的强弱有直接关系。如生殖系统防御机制下降，细菌经阴道黏膜上行感染子宫内膜，当细菌毒力较强时，可形成严重的宫内感染，并迅速波及输卵管、卵巢、盆腔腹膜及盆腔结缔组织，甚至导致脓毒血症或败血症的发生。若能及时发现并采取合理的治疗措施，提高患者的抗损伤能力，疾病则趋向缓解或痊愈。反之，则疾病发展或恶化。

3.疾病过程中的因果转化　在疾病过程中，有时原始病因使机体发生病变后形成某些病理产物，这些病理产物反过来又成为新的致病因素，即反果为因引起新的病变，并使病情不断加重。例如羊水栓塞，由于羊水中的有形物质进入血液循环，形成肺小动脉机械性堵塞，导致迷走神经兴奋，使肺血管反射性收缩，引起肺动脉高压；若肺动脉高压持续，右心排血受阻，负荷加重，可致急性右心衰竭和急性呼吸窘迫，继而出现肺水肿和呼吸循环衰竭。此外，羊水中的促凝物质还可引起凝血功能障碍，导致弥散性血管内凝血等病理变化。

4.疾病过程中局部与全身的关系　人是一个有机整体，局部病变可以累及全身，全身病变也可影响局部。如肺结核患者，病变虽在肺部，但结核分枝杆菌可随血行感染输卵管和子宫，使其遭受不同程度的破坏，引起月经不调（早期量多，晚期量少，甚至闭经）和不孕；由于不孕，患者心理负担加重，情绪不良，反过来又会影响大脑皮质和神经－内分泌调节，加重月经紊乱；不良情绪也可使机体抗病能力下降，使结核病情进一步恶化。

二、中医学对妇产科疾病发病机理的认识

中医学认为，致病因素作用于人体，在一定的发病条件下可导致脏腑功能失常，气血失调，冲任督带损伤，胞宫、胞脉、胞络受损，进而引发妇产科疾病。

1. 脏腑功能失常　脏腑生理功能的紊乱和脏腑、气血、阴阳的失调均可导致妇产科疾病，其中关系最密切的是肾、肝、脾。

（1）肾的功能失常

1）肾气虚　肾精所化之气为肾气，概指肾的功能活动。肾气的盛衰直接影响天癸的至与竭，从而影响月经与胎孕，故肾气虚可致闭经、不孕。肾气不足，封藏失职，冲任不固，胞宫藏泻失常，可致月经先期、月经过多、崩漏；胎失所系，胎元不固，可致胎漏、胎动不安、滑胎、任带失固，可致子宫脱垂等。

2）肾阴虚　肾阴亏虚，精亏血少，冲任不足，血海不能按时满盈，可出现月经后期、月经过少、闭经；冲任亏虚，不能摄精成孕，则出现不孕；阴虚生内热，热扰冲任，血海不宁，迫血妄行，可致月经先期、经间期出血、崩漏等。

3）肾阳虚　肾阳虚弱，不能温暖胞宫，可致妊娠腹痛、胎萎不长、不孕症等；肾阳不足，封藏失职，冲任不固，可致崩漏；肾阳亏虚，蒸腾气化失职，不能温化水湿，可致带下过多、经行浮肿、子肿、经行泄泻。

4）肾阴阳俱虚　肾为水火之宅，肾阴肾阳相互依存、相互制约，阴损可以及阳，阳损可以及阴，病久可致肾阴阳俱虚，常见于绝经前后诸证。

（2）肝的功能失常

1）肝气郁结　若情志内伤，肝气郁结，冲任不畅，可致痛经、月经后期、闭经、经行乳房胀痛、妊娠腹痛、不孕症等；冲任血海蓄溢失常，可致月经先后无定期。

2）肝郁化火　肝气郁结，郁而化热，热伤冲任，血海不宁，迫血妄行，可致月经先期、月经过多、崩漏、经行吐衄、胎漏、产后恶露不绝等。

3）肝阳上亢　肝阴不足，肝阳偏亢，经前或孕后阴血下聚冲任，肝阳上亢，可引起经行眩晕、经行头痛、子晕；阴虚阳亢，肝风内动，发为子痫。

4）肝经湿热　肝气犯脾，肝郁化热，脾虚生湿，肝经湿热蕴结，下注冲任，浸淫任带，可致带下过多、阴痒等；湿热蕴结胞中，阻滞冲任，则发生不孕、带下病、癥瘕等。

（3）脾的功能失常

1）脾气虚弱　脾为中土，主运化，司中气而统血，与胃同为后天之本、气血生化之源。脾气虚弱，血失统摄，冲任不固，可致月经先期、月经过多、崩漏；胎失气载，可致胎漏、胎动不安、堕胎、小产；脾虚气陷，升举无力，可致子宫脱垂。

2）脾虚血少　脾失健运，化源不足，冲任血虚，血海不能按时满溢，可致月经后期、月经过少、闭经；胎失血养，可致胎动不安、胎漏、堕胎、小产、胎萎不长等。

3）脾阳虚损　脾阳不足，运化失职，水湿内停，水湿泛溢肌肤，可致妊娠水肿；湿浊下注，浸淫任带，使任脉不固、带脉失约，可致带下病；湿浊内停，夹饮上逆，可致妊娠呕吐。

（4）心的功能失常　心藏神，主血脉；胞络者属心而络于胞中。若忧思不解、积念在心，暗耗阴血，心血不能下达胞宫，可致月经过少、闭经；心阴不足，心火偏亢上炎，可致经行口糜。

（5）肺的功能失常　肺主气，主肃降。素肺阴虚，经期阴血下注冲任，肺阴愈虚，虚火伤及肺络，可致经行吐衄。

2. 气血失调　气血失调是妇产科疾病的重要病机。妇女经、孕、产、乳均以血为本，又常耗血，故使机体处于血常不足，气相对有余的生理状态。气为血帅，血为气母，气以行血，血以载气。气血之间可相互依存、相互资生。气病可以及血，血病可以及气。故临证时既要分清病之在血在气，还应注意气血的密切关系。

（1）气分病机

1）气虚　素体虚弱，或劳倦过度，或大病久病，均可引起气虚。气虚则冲任不固，可致月经先期、月经过多、崩漏、产后恶露不绝等；气虚则胃气不固，摄纳无权，故乳汁自出；气虚则卫外不固，可出现经行感冒、产后自汗等。

2）气陷　气虚升举无力而下陷，无力载胎系胞，可致胎漏、胎动不安、子宫脱垂。

3）气滞　肝气郁结，气机阻滞，冲任、胞宫、胞脉不畅，可致月经后期、痛经、闭经、经行乳房胀痛；气行不畅，津液停滞，水湿不布，可见经行浮肿、子肿；气滞引起血瘀，冲任胞脉不通，可致癥瘕、不孕。

4）气逆　怒则气上，经行冲气旺盛，夹肝气上逆，损伤阳络，可致经行吐衄；孕后冲气偏盛，夹胃气、肺气上逆，胃失和降，引起恶阻，肺失肃降，可致子嗽。

（2）血分病机

1）血虚　大病、久病之后，经、产耗血失血过多，劳神思虑太过伤脾，或素体脾胃虚弱，化源不足而成血虚。血虚者血海不盈，冲任亏虚，可致月经后期、月经过少、痛经、闭经、妊娠腹痛、胎萎不长、产后身痛、缺乳、不孕症等。

2）血瘀　气滞、寒凝、热灼、气虚、外伤等均可引起血瘀，瘀血阻滞胞脉、胞络、冲任，使经隧不通，可致月经后期、月经过少、闭经、不孕等；瘀血阻络，气血不通，"不通则痛"，可见痛经、经行头痛、产后腹痛、产后身痛；瘀血阻滞，旧血不去，新血难安，血不归经，可致月经过多、崩漏、恶露不绝等；瘀血与痰饮、湿浊相互胶结于下腹部胞中，可形成癥瘕。

3）血热　外感热邪，或过服辛辣温燥之品可导致阳盛血热，或素体阴虚内热，热邪与血相互搏结，热扰冲任，血海不宁，迫血妄行，可致月经先期、月经过多、崩漏、胎漏、胎动不安、产后恶露不绝等。

4）血寒　外感寒邪，或过服寒凉药物、食物，损伤人体阳气；或素体阳虚阴盛，寒邪与血相互搏结，血为寒凝，冲任、胞脉阻滞，可致月经后期、月经过少、痛经、闭经、妊娠腹痛、产后腹痛、产后身痛、不孕症等。

3. 冲、任、督、带损伤　各种病因及脏腑功能失常、气血失调，均可引起机体发生病变，但只有引起冲、任、督、带损伤，进而导致胞宫、胞脉、胞络受损，才会导致妇产科疾病的发生。冲、任、督、带损伤和胞宫、胞脉、胞络受损，是妇产科疾病的基本病机和最终病位，是妇产科疾病与其他科疾病相区别的重要病机。

（1）冲任损伤　冲任二脉皆起于胞中，"冲为血海""十二经脉之海"，能调节十二经的气血；"任主胞胎"，为阴脉之海，与足三阴经均有交汇，对人体的阴经有调节作用；任通冲盛才能使天癸发挥对人体生长发育和生殖的作用，维持正常的生殖功能。因此，冲任损伤，必然会导致妇产科各种疾病的发生。冲任损伤的主要病机有冲任不足、冲任不固、冲任失调、冲任阻滞、寒凝冲任、热蕴冲任等。

（2）督脉虚损　督脉亦起于胞中，"贯脊属肾"，与足太阳相通，为"阳脉之海"，总督诸阳。

任督二脉，同起于胞中，交会于龈交穴，其经气循环往复，调节人体阴阳平衡，维持胞宫的生理功能，督脉虚损，可致阴阳失调，出现闭经、崩漏、绝经前后诸证、不孕症等。

（3）带脉失约　带脉束腰一周，与冲、任、督脉间接相通，起着约束诸经、提摄子宫的作用。带脉失约可致带下过多、胎动不安、滑胎、子宫脱垂等。

4.胞宫、胞脉、胞络受损　胞宫借经络与脏腑相连，与胞脉、胞络协调完成其主月经、胎孕的生理功能，除脏腑功能失常、气血失调、冲任督带损伤可间接影响胞宫的功能外，也可由跌仆闪挫、外伤（含宫腔手术创伤）、经期不节房事等直接损伤胞宫，引起胎漏、胎动不安、堕胎、小产、月经失调、痛经、闭经、带下病等。或由于子宫形质异常（幼稚子宫、子宫畸形、子宫肌瘤、宫腔术后部分粘连等）影响其生理功能，引发妇产科疾病。

【思考题】

中医学对引发妇产科疾病的病因病机是如何认识的？

扫一扫，查阅本章数字资源，含PPT、音视频、图片等

第一节　病史及体格检查

完整准确的病史采集和体格检查是正确诊断疾病的主要依据，是妇科临床实践的基本技能。疾病的正确诊断往往取决于患者提供的病史是否完整、准确。四诊是中医的基本诊法，医生通过问诊、望诊、闻诊和切诊，全面收集就诊者的病历资料，并进行综合分析，从而诊断疾病。正如《素问·阴阳应象大论》中所记载："视喘息，听音声，而知所苦；观权衡规矩，而知病所主；按尺寸，观浮沉滑涩，而知病所生。以治无过，以诊则不失矣。"在临床临证时，医生必须通过望、闻、问、切四种手段对患者进行全面的调查了解，而且由于症状、病位、体质等差异，四诊的运用重点各有不同，但均需遵照四诊合参原则，结合八纲辨证和现代诊法进行判断。

一、病史采集

（一）问诊

问诊是四诊中最重要的一环，通常是采集主要症状与病史资料的第一步。张介宾将问诊视为"诊治之要领，临证之首务"。问诊时医生要态度和蔼，语言亲切，耐心细致地询问病情，适当启发，但应避免暗示和主观臆测。询问病史应有目的性，切不可遗漏关键性的病史内容，以免造成漏诊或误诊。对危重患者在初步了解病情后，应立即抢救，以免贻误治疗。对于外院转诊者，应索阅病情相关资料作为重要参考。对于不能亲自口述的危重患者，可询问最了解其病情的家属或亲友。当遇到涉及患者隐私或涉及性与生殖方面的内容，若患者羞于启齿，则应单独进行问诊，并告知相关病史对于诊断与治疗的重要性，以期取得患者的配合。对未婚患者有需要的可行直肠－腹部诊和相应的化验检查，明确病情后再补充询问与性生活相关问题。

1. 一般项目　包括询问患者的姓名、年龄、民族、婚姻状况、籍贯、职业、工作单位、住址、就诊或入院日期、记录日期、病史陈述者、病史可靠程度、发病季节、发病节气等。若非患者本人陈述，应注明陈述者与患者的关系。

2. 问主诉　主诉是指促使患者就诊最感痛苦的症状、体征及持续时间。注意了解主要症状的轻重、性质、诱因、持续时间，需据此初步估计疾病的大致范围，要求简明扼要，通常不超过20字，为进一步收集病例资料提供线索。若有多个主要症状时还应询问其发生的顺序，按照其发生的时间顺序书写主诉。如患者有停经、阴道流血、小腹部疼痛三种主要症状，则应将主诉书写为：停经□天（日），阴道流血□天（日），小腹部疼痛□天（日）；若患者无任何自觉症状，

仅为妇科普查或体检时发现子宫肌瘤，则主诉应写为：普查/体检发现子宫肌瘤□天（日）。

3. 问现病史　围绕其主诉询问发病的过程，指患者本次疾病的发生、发展、诊疗等方面的详细情况，即开始出现主诉的症状至就诊时，疾病发生发展和治疗的全过程，此为现病史的主要组成部分，应按照时间顺序书写。且要注意了解本次疾病发病的诱因、具体时间、病情变化、主要症状，以及伴随症状的部位、性质、程度、持续时间及发病后诊治经过、疗效、不良反应、睡眠、饮食等一般情况的变化，亦应了解与鉴别诊断相关的阳性或阴性资料等。与本次疾病虽无主要关系，但仍需治疗的其他疾病的相关情况，可于现病史后另起一段记录。

4. 问既往史　即询问患者既往的健康与疾病情况。包括既往一般身体健康状况、疾病史、传染病史、预防接种史、手术史、外伤史、输血史等。尤其需要了解与现病史有关的既往病史，尤其是妇产科疾病、内分泌疾病、结核病、血液病、高血压、肝肾疾病、阑尾炎等病史，腹部、子宫、宫颈、会阴等部位的手术史，以及药物过敏史。

5. 问月经史　包括询问初潮年龄、月经周期、经期、经量、经色、经质、气味，末次月经日期，伴随月经周期出现的症状。如患者 14 岁月经初潮，每 28～30 天来潮一次月经，每次持续 5～7 天，可简写为 14（5～7）/（28～30）。还需询问每次经量多少（可询问其每日更换卫生巾次数及经血覆盖卫生巾的面积），有无血块，经前有无不适（如经前乳房胀痛、下肢水肿、精神抑郁或情绪易激动等），有无痛经及疼痛的部位、性质、程度、痛经起始和消失时间等。常规询问末次月经日期（LMP）及经量和持续时间，若其流血情况不同于以往正常月经时，还应问明前次月经日期（PMP）。绝经后患者应询问绝经年龄、绝经后有无阴道流血等。

6. 问带下史　主要了解带下的量、色、质、气味和伴随症状等情况，还应注意阴部有无坠、胀、痒、痛、红肿、溃烂等情况。若带下量明显增多、色白清稀、气味腥臭者，多属虚证、寒证；带下色黄或赤，黏稠臭秽者，多属实证、热证。同时，亦需结合望诊、问诊进行辨证。

7. 问婚育史　了解婚姻和性生活情况、孕史等。包括询问婚育年龄、婚次、孕次、妊娠结局（如足月顺产、早产、难产、剖宫产、自然流产、人工流产、异位妊娠等），以及末次妊娠的时间和结局、孕期有无妊娠病、产后出血多少、恶露和哺乳情况等。生育情况包括足月产、早产、流产次数及现存子女数，如足月产 1 次，无早产、人工流产 2 次，现有子女 1 人，可简写为 1-0-2-1，或仅用孕$_3$产$_1$（G_3P_1）表示。此外，还需了解患者避孕或绝育措施及应用时间。

8. 问个人史　了解患者生活和工作环境，包括询问出生地与居住地环境的情况、有无变迁、饮食及烟酒嗜好等。个人生活史还包括职业、工作环境、生活习惯、家庭情况。如久居湿地，或于阴湿地区工作，则常为寒湿所侵；偏嗜辛辣，则易致血热；家庭失睦、工作不顺等，常易致肝气郁结；经期产后，房事不节，则易致肾气亏损，或感染邪毒，均需结合而辨证。

9. 问家族史　重点了解其家族成员有无遗传病（如血友病、白化病等）、具有家族发病倾向的病证即可能与遗传有关的疾病（如糖尿病、高血压、癌症等）、传染病（如肝炎、结核等）。

（二）望诊

望诊，是通过对体外各部位、舌象及神态的观察，了解体内脏腑、气血变化的诊法，正如《灵枢·本脏》所曰："视其外应，以知其内脏，则知所病矣。"但对于特殊部位如宫腔、盆腔的病变，则需借助某些仪器如宫腔镜、腹腔镜等协助检查。

1. 望形神　形态是脏腑盛衰的反映，神志是生命活动的体现。望形可以了解发育是否正常、脏腑的虚实、精气的盛衰。形神合参，对诊断妇产科疾病的性质和病情的轻重有重要的参考价值。

若神思清楚、捧腹曲背、面容痛苦，多为妇科痛证，或为妇人腹痛，或为经行腹痛，或为胎动不安腹痛、异位妊娠，或为产后腹痛；若妊娠足月，腹痛阵作，一阵紧于一阵，坐卧不宁，是临产之象；若头晕困倦，甚至昏不知人、肢冷汗出、面色㿠白或晦暗，多为妇科血证，或为经血过多、崩漏暴下，或为堕胎、小产、胎堕不全、异位妊娠，或为产后血崩；若神昏谵语、高热不退、躁动不安、面赤息粗，多为妇科热证，或为热入血室，或为产后发热之感染邪毒证；若神情淡漠、向阳而卧、欲得衣被、面色㿠白或青白，多为妇科寒证，或为月经错后、闭经，或为妊娠腹痛，或为宫寒不孕；若神昏口噤、项背强直、角弓反张或四肢抽搐，为肝风内动，多见于妊娠痫证，或重型产后破伤风。上列诸病形神巨变，多属症情危重，临床应结合病史及兼症，详细辨证，积极救治。

望形体还应注意患者体格发育。女性成熟之年，月经来潮，胸廓、肩部、臀部丰满，乳房隆起，腋毛、阴毛生长，表现出女性具有的体态；若月经初潮来迟，或月经不潮、性征发育欠佳，多属肾气亏损；若为妊娠之妇，乳房胀大，乳头、乳晕着色，孕4个月后小腹膨隆，并逐月相应长大；若闭经4～5个月未显身形者，多属胎萎不长、死胎或未孕。

2. 望面色　面色反映脏腑的虚实和气血的盛衰，即面部颜色及光泽变化能够反映脏腑气血盛衰和邪气消长情况。如面色㿠白者多属气虚、阳虚；兼有面目虚浮者，多夹痰湿；面色苍白者，多为急性大失血，或气血两虚；面色浮红而颧赤者，多为肺肾阴虚或阴虚血热；面色萎黄，为营血不足，可见于月经后期、月经过少、闭经等；面色青紫或紫暗者，多为瘀血内停，或气滞血瘀，或寒凝血瘀，可见于痛经、闭经、癥瘕等。

3. 望舌象　五脏六腑通过经络、经筋都直接或间接与舌相联，脏腑精气均上荣于舌，故脏腑的病变都能从舌象上反映出来。舌质反映脏腑寒热、虚实，邪气进退。舌质深红者，多为血热；舌尖红赤为心肺有火；舌边红赤为肝胆火炽；舌质绛红者为热入营血；舌色淡红多属血虚、气虚；舌色淡白者多为气血两亏，或阳虚内寒；舌质暗红者多属气血瘀滞；舌有瘀斑、瘀点者多属血瘀；舌质青紫者多为寒凝血瘀。

舌苔可反映邪气的性质、深浅及津液之盛衰。舌苔的颜色，可察病变之寒热；舌苔的厚薄，可辨邪气之深浅；舌苔的润燥，可验津液之盛衰。白苔主寒证、表证。苔白薄者，多为气虚，或外感风寒；苔白薄而滑者，多为阳虚湿浊初犯；苔白厚腻者，多为湿浊内停，或寒湿凝滞。黄苔主热证、里证。苔黄薄者，多属血热轻证，或外感风热；苔黄厚而干者，多属血热重证，或里热炽盛；苔焦黄，或焦老有芒刺者，多属热结在里。灰苔主湿证、里证。苔灰而润者，多属痰饮内停，或寒湿内阻；苔灰而干，甚或黑苔者，多属热炽伤津，或阴虚火旺，或肾阴亏损。舌绛红而干，无苔或花剥苔，多属热入营血、阴虚火炽。

舌象、苔象应结合病程之久暂综合分析，新病血瘀，如异位妊娠破裂之少腹血瘀、产后胎衣滞留则未必见舌暗有瘀象，故不可拘泥。

4. 望毛发　肾之华在发，发为血之余。如产后大出血导致精血亏虚经闭，可见头发、腋毛、阴毛脱落，发色枯槁；痰饮壅盛，冲任阻滞者多见体毛增多，阴毛浓密，亦有环唇须毛粗长者，多见于闭经、多囊卵巢综合征的患者。

5. 望月经　观察月经量、色、质的变化。经量明显增多或减少，往往是诊断月经病的依据，而经色和经质改变则为辨证的要点。经量过多，多属血热或气虚；经量过少，多属血虚、肾虚或寒凝血滞；经量时多时少，多属气郁、肾虚；经色紫红或鲜红，多属血热；经色淡红，多属气虚、血虚；经色紫暗，多属瘀滞；经质稠黏，多属瘀、热；经质稀薄，多属虚、寒；夹紫暗血块者，多属血瘀。

6. 望带下　带下量明显增多或减少，色、质、气味异常是诊断带下病的主要依据。带下量多，属病态，或因湿热内蕴，或由脾虚、肾虚，临证必当详辨。带下色白，多属脾虚、肾虚；带下色黄，多属湿热或湿毒；带下色赤或赤白相兼，多属血热或邪毒；带质清稀，多属脾虚、肾虚；带质稠黏，多属湿热蕴结。

7. 望恶露　是指观察恶露量多少；色红，还是淡红，或紫黑，或如败酱；质稀还是稠黏；有无夹带组织物排出等。恶露量多，色淡、质稀者，多为气虚；色鲜红或紫红，稠黏者，多属血热；色紫黑有块者，多为血瘀。

8. 望乳房和乳汁　观察乳房发育情况，有无肿块，乳头有无凹陷、溢乳，皮肤有无异常。若停经，应注意乳房是否增大，乳头、乳晕着色是否加深；注意观察哺乳期间乳汁量的多少、质稀或稠，以及乳房有无红肿等。

9. 望阴户、阴道　主要观察阴户、阴道的形态、色泽与带下情况。

（三）闻诊

闻诊包括闻声音及闻气味两方面。

1. 闻声音　了解语言的多寡，语音的高低，气息的强弱，以及痰喘、嗳气、叹息、咳嗽等声音以辨病之寒、热、虚、实及病位。如语音低微者，多属中气不足；寡欢少语、时欲太息，多属肝气郁结；声高气粗，甚或语无伦次者，多属实证、热证；嗳气频作或恶心呕吐者，多属胃气上逆、脾胃不和；喘咳气急者，多属饮停心下，或肺气失宣。对于孕妇，还应注意听胎心音。

2. 闻气味　正常月经、带下、恶露无特殊臭气，如有秽臭、腥臭或腐臭味，多属感染淫邪所致。若气味腥臭，多属寒湿；若气味臭秽，多属血热或湿热蕴结；若气味恶臭难闻者，多属邪毒壅盛，或有瘀浊败脓，为临床险症。

（四）切诊

1. 切脉

（1）月经脉　月经将至，或正值经期，脉多滑利有力，此乃月经常脉。如脉沉细或虚弱，主气虚，气血亏虚，见月经过少、闭经；脉细弱无力，主虚热津伤，阴亏血少，见月经先期、量少、闭经、漏下；崩中初起，脉多浮弦数；暴崩下血，脉多虚大而芤；漏下日久，脉多细缓，若反见洪数者为逆，病多深重。

（2）妊娠脉　孕后六脉平和而滑疾流利，尺脉按之不绝，此乃妊娠常脉。若孕后脉沉细而涩，或两尺甚弱，多为肾气虚弱，冲任不足，常见于胎动不安、胎萎不长、堕胎等；妊娠晚期脉弦而劲急，或弦细而数，多为肝阴不足，肝阳偏亢，常见于子晕、子痫。

（3）临产脉　临产之时六脉浮大而滑，欲产则尺脉转急，如切绳转珠，又称离经脉。《证治准绳》有曰："诊其尺脉转急，如切绳转珠者，即产也。"《薛氏医案》曰："试捏产母手中指，中节或本节跳动，方与临盆即产矣"，即指产时同时可扪及中指本节、中节甚至末节两侧脉动应指。

（4）产后脉　分娩时耗气伤血，故产后脉多见虚缓平和。若产后脉浮滑而数，多属阴血未复，虚阳上浮，或外感邪气。脉沉细涩弱，多属夹瘀证，脉浮大虚数多属气虚血脱。

2. 按诊

（1）按肌肤　通过肌肤的温凉、润燥、肿胀或压痛等以辨寒、热、虚、实。

（2）按胸部　按胸部主要是了解乳房形状、大小是否对称，有无结节、肿块及其大小、性质与活动度，有无触痛等，并观察有无溢乳、溢血。

（3）按腹部　按腹部主要是了解腹部的软硬、温凉、肿胀或压痛，是否扪及包块及其大小、部位、性质、疼痛、活动度及与周围脏器的关系等。若妇女经行之际，小腹疼痛拒按，多属实证；若隐痛而喜按，多属虚证；若四肢不温、小腹疼痛、喜热喜按，多属虚寒；若查得小腹内有结块，则为癥瘕；其结块坚硬，推之不动，按之痛甚者，为血瘀；其结块不硬，推之可移，按之可散者，为气滞。

（4）扪触盆腔　详见"妇科盆腔检查"。

二、体格检查

体格检查应在采集病史后进行。检查内容包括全身检查、腹部检查和盆腔检查。除急诊外，应按以下先后顺序进行。盆腔检查为妇科所特有，又称妇科检查，包括外阴、阴道、宫颈、宫体及双侧附件检查。此处着重介绍盆腔检查的方法，检查前嘱患者排空小便。

1. 外阴部位检查　观察外阴发育及阴毛多少和分布情况，有无畸形、水肿、炎症、溃疡、赘生物或肿块；皮肤和黏膜色泽及质地变化，有无增厚、变薄或萎缩；前庭大腺有无肿胀、尿道口有无红肿、处女膜是否完整，有无会阴裂伤、阴道前后壁膨出及子宫脱垂等。

2. 阴道窥器检查　用液状石蜡或肥皂液润滑阴道窥器两叶前端（需做阴道分泌物涂片检查时可蘸取生理盐水），将窥器两叶合拢，倾斜45°，沿阴道侧后壁缓慢插入阴道内，边推进边将两叶转平，张开窥器两叶，充分暴露宫颈、阴道壁及穹隆部（图5-1）。观察阴道前后壁和侧壁黏膜颜色、皱襞多少，有无畸形、红肿、溃疡、赘生物，然后观察分泌物量、色、性状，有无特殊气味，白带异常者应做涂片或培养；观察宫颈大小、颜色、外口形状，有无出血、糜烂、颗粒样增生、撕裂、外翻、腺囊肿、息肉、肿物，宫颈管内有无出血或分泌物。宫颈薄层液基细胞学检查、子宫颈癌前病变筛查（即宫颈HPV检测）、宫颈管分泌物涂片和培养的标本均应于此时采集。

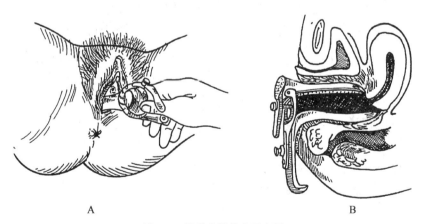

图5-1　阴道窥器检查示意图

3. 双合诊　检查者用一手的两指或一指放入阴道内，另一手在腹部配合检查，称为双合诊（图5-2A、B）。其目的是扪清阴道、宫颈、宫体、输卵管、卵巢、宫旁组织及骨盆内壁有无异常。

检查方法：检查者一手戴无菌手套，示、中两指涂润滑剂后沿着阴道后壁轻轻伸入阴道，检查阴道通畅情况和深度，有无畸形、肿块或瘢痕，再扪触子宫颈大小、形状、硬度及颈口情况，有无接触性出血，有无举摆痛。随后将阴道内两指平放在子宫颈后方，向上向前抬举宫颈，腹部手指向下向后按压腹壁，两手共同配合即可了解子宫的位置、大小、形态、硬度、活动度及有无压痛。正常子宫位置一般是前倾略前屈。随后将阴道内两指由宫颈后方移至一侧穹隆部，尽可能往上向盆腔深部扪触，同时，另一手从同侧下腹壁髂嵴水平开始，由上往下按压腹壁，与阴道内手指相互对合，以触摸该侧子宫附件区有无肿块、增厚或压痛。若于附件区扪及肿物或肿块，应查清其位置、大小、形状、软硬度、活动度、与子宫关系、有无压痛等。正常卵巢偶可扪及，触及后患者可稍有酸胀感，正常输卵管不能扪及。

4. 三合诊 即直肠、阴道、腹部联合检查，是双合诊的补充检查。方法：一手食指放入阴道，中指放入直肠以替代双合诊时阴道内的两指，其余具体检查步骤与双合诊相同（图5-2C）。三合诊能更清楚地了解极度后位的子宫、子宫后壁、直肠子宫陷凹、宫底韧带及双侧盆腔后部病变，特别是癌肿与盆壁间的关系，以及扪诊阴道直肠隔、骶骨前方或直肠内有无病变等。故三合诊在生殖器官肿瘤、结核、子宫内膜异位症、炎症的检查尤为重要。

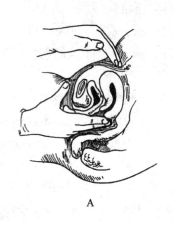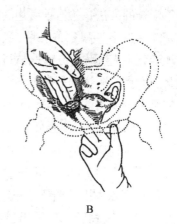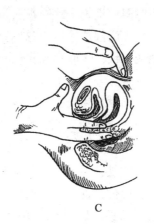

A   B   C

图 5-2 双合诊、三合诊检查示意图

5. 直肠－腹部诊 检查者一手食指伸入直肠，另一手在腹部配合检查，称直肠－腹部诊。一般适用于无性生活、阴道闭锁或因其他原因不宜行阴道检查的患者。

行双合诊、三合诊或直肠－腹部诊时，应按常规操作，掌握以下几点，以利于检查顺利进行：①医者将两指放入阴道后，当患者感疼痛或不适时，可单用食指代替双指进行检查。②三合诊时，在将中指伸入肛门时，可嘱患者像解大便一样同时用力向下屏气，使肛门括约肌自动放松，可减轻患者疼痛和不适感。③若患者腹肌紧张，可边检查边与患者交谈，使其张口呼吸从而使腹肌放松。④当检查者无法查明盆腔内解剖关系时，继续强行扪诊，不但患者难以忍受，且往往徒劳无益，此时应停止检查，一般下次检查时多能获得满意结果。

6. 记录检查结果 盆腔检查结束后，应将检查结果按解剖部位先后顺序做记录。

（1）外阴 记录发育情况及婚产史（未婚、已婚未产式、已婚经产式），若存在异常时，应详细描述及记录。

（2）阴道 记录阴道是否通畅，阴道黏膜情况（有无红肿、破溃等），阴道分泌物量、色、质、气味。

（3）宫颈 记录宫颈大小、硬度、表明是否光滑、有无糜烂样或颗粒样增生等改变、撕裂、息肉、腺囊肿，有无接触性出血，有无举痛、摇摆痛等。

（4）宫体 记录子宫位置、大小、硬度、活动度，宫体表面是否平整、有无突起，有无压痛等。

（5）附件 记录双侧附件区有无增厚、肿物或块状物、压痛等。若扪及肿物或块状物，则需记录其位置、大小、硬度、表面光滑与否、活动度、有无压痛、与子宫及盆壁的关系等，左右侧需分别进行记录。

第二节　遗传咨询、产前筛查与产前诊断

一、遗传咨询

遗传咨询是由从事医学遗传专业的人员或咨询医师，对咨询者就其提出的家庭中遗传性疾病的发病原因、遗传方式、诊断、预后、复发风险率、防治等问题予以解答，并就咨询者提出的婚育问题提出医学建议的过程，是预防遗传性疾病的一个重要环节。

1. 遗传咨询的对象　遗传咨询的对象包括：①遗传病或具有先天畸形的家族遗传史、生育史者。②生有不明原因智力低下的子女者。③不明原因反复流产、死胎、死产，或新生儿死亡者。④孕期接触不良环境因素及患有某些慢性病者。⑤常规检查或常见遗传病筛查发现异常者。⑥其他需要咨询的人群，如婚后多年不育，或孕妇年龄大于 35 岁者。

2. 遗传咨询的步骤

（1）明确诊断　遗传病的确定方法以家系调查、家谱分析为主，并结合临床特征，再综合生化、染色体、基因等检查结果，明确是否存在遗传病。若咨询者为近亲结婚，其对遗传性疾病的影响应做出正确估计，应进行必要的系统的体格检查和实验室检查来明确诊断。

（2）确定遗传方式、评估遗传风险　根据遗传性疾病的类型和遗传方式，可以预测该疾病患者子代再发风险率。

（3）提出医学建议　在进行遗传咨询时，必须确信咨询者充分理解提出的各种选择，在面临较高风险时常有以下几种选择：①不能结婚。②暂缓结婚。③可以结婚，但禁止生育。④限制生育。⑤人工授精。⑥捐卵者卵子体外受精，子宫内植入。

二、产前筛查

遗传筛查以群体为对象，检测个人是否携带致病基因，或某种疾病的易感基因型、风险基因型，以防止可能的疾病在个人身上发生或者遗传到后代身上。由于筛查是在群体中进行，故不能适应于所有遗传病。遗传筛查包括：胎儿遗传筛查（即产前筛查）、新生儿遗传筛查、成年人遗传筛查。本部分重点讨论产前筛查。

产前筛查主要是指采用简便、可行、无创的检查方法，对发病率高、病情严重的遗传性疾病或先天性畸形进行筛查。筛查结果阴性者提示风险无增加；阳性者需进一步行确诊试验。目前广泛应用产前筛查的疾病为唐氏综合征、神经管畸形及先天性心脏病的筛查。临床常用检查方法有：

1. 超声检查　早孕期染色体非整倍体胎儿颈部常有液体积聚，利用超声观察胎儿颈后的皮下积水，即胎儿颈后透明层（NT），在孕 11 ～ 13 周期间进行检查，此项是早孕期筛查胎儿非整倍体畸形的重要指标。部分无脑儿、脊柱裂等畸形亦可在妊娠早中期发现。妊娠 16 周后胎儿各主要脏器已能清晰显现，能观察到胎儿体表及脏器有无畸形，观察胎儿颅骨是否完整。在妊娠 18 ～ 24 周期间，通过超声对胎儿的各器官进行系统筛查，能够发现严重致死性畸形，如：无脑儿、严重脑膨出、开放性脊柱裂、胸腹壁缺损并内脏外翻、单腔心、致死性软骨发育不良等疾病。所有孕妇于此妊娠期间均应进行胎儿系统超声检查，胎儿畸形的产前超声检出率为 50% ～ 70%。但需注意的是进行胎儿系统超声检查仍存在漏诊的可能，其原因为：①超声检查受

孕周、羊水、胎位、母体腹壁薄厚等多因素影响，可能显示不清或无法显示。②部分胎儿畸形的产前超声检查检出率极低，如房间隔缺损、室间隔缺损、指（趾）异常、食道闭锁、肛门闭锁、外生殖器畸形、闭合性脊柱裂等。③目前，仍有部分胎儿的畸形无法被超声发现。

2. 母体血清学筛查 为最常用的方法，通过妊娠早、中期母体血清中某些生化指标水平的检测，筛选出高风险孕妇。指标选择：妊娠早期（8 ～ 13^{+6} 周）常用 β-hCG 和妊娠相关血浆蛋白 A（PAPP-A）两项指标；妊娠中期（14 ～ 20^{+6} 周）检测甲胎蛋白（AFP）、血 β-hCG、游离雌三醇（uE$_3$）及抑制素 A 等指标，并结合孕妇预产期、体重、年龄和采血时的孕周，计算 21 三体及 18 三体的危险系数，血清 AFP 检测可作为神经管缺陷（NTD）筛查的指标。既往有过 NTD 生育史、再次怀孕的妇女及叶酸代谢障碍遗传检测有风险者，应根据情况适当补充叶酸。

以上检查中被评估为高风险者经超声核准孕周后应进行无创 DNA 检测。

3. 无创 DNA 检测 母体外周血浆中胎儿游离 DNA 含量占全部游离 DNA 的 3% ～ 13%，此方法针对 13 三体综合征、18 三体综合征和 21 三体综合征的检出率约为 98%（表 5-1）。

表 5-1 无创 DNA 产前检测的几种不同临床路径

筛查方案	主要内容	检出率	产前诊断数量变化	出生缺陷发生率	成本	数据支持
一线筛查	独立式的 DNA 产前筛查模式，取代现有血清学筛查	升高	降低	降低	较高	有
二线筛查	血清学筛查认定高危 / 高龄的孕妇进行 DNA 筛查	不变	降低	不变	较低	有
临界序贯式筛查①	血清学筛查最高危的 2% 直接进行产前诊断，2% ～ 15% 临界高风险孕妇进行 DNA 检测	升高	降低	降低	较高	无
改良序贯式筛查②	调整血清学筛查的风险切割值（假阳性率 <20%），高危孕妇进行 DNA 检测	升高	降低	降低	中等	无
高龄筛查③	只针对高龄孕妇进行 DNA 筛查。高龄定义为 35 ～ 40 岁，大于 40 岁直接接受产前诊断	升高	降低	降低	较低	有

注：①只针对胎儿 T21、T18、T13 三种染色体病。②尚需临床数据支持。③高龄孕妇其他染色体病的发病率也会显著上升，无创 DNA 阴性孕妇是否能够不做产前诊断仍然需要仔细考虑，且高龄孕妇的临床路径应符合我国母婴保健法的相关规定。

4. 胎儿超声心动图 胎儿超声心动图能正确显示胎儿心脏结构和功能。对有先天性心脏病分娩史的孕妇，在妊娠 20 ～ 22 周时，应进行胎儿超声心动图检查，并于妊娠晚期进行复查。

三、产前诊断

产前诊断又称宫内诊断或出生前诊断，是指在胎儿出生之前应用各种先进的检验检查手段了解胎儿在宫内的发育状况，为胎儿宫内治疗（手术、药物、基因治疗等）及选择流产创造条件。

1. 产前诊断的对象 产前诊断的对象包括：①≥35 岁的高龄孕妇。②生育过染色体异常儿的孕妇。③夫妇一方有染色体平衡异位。④生育过脑积水、脊柱裂、唇腭裂、先天性心脏病儿及无脑儿者，其子代再发生概率增加。⑤X 连锁隐性遗传病基因携带者。⑥夫妇一方有先天性代谢疾病，或已生育过病儿的孕妇。⑦在妊娠早期接受较大剂量化学毒剂、辐射和严重病毒感染的孕妇。⑧有遗传性家族史或有近亲婚配史的孕妇。⑨原因不明的流产、死产、畸胎和有新生儿死亡史的孕妇。⑩本次妊娠羊水过多、疑有畸胎的孕妇。

2. 产前诊断常用方法

（1）观察胎儿结构 利用超声（包括二维、三维、实时三维成像，彩色多普勒等）、胎儿镜、磁共振成像等检查观察胎儿结构是否存在畸形。

（2）染色体核型分析 利用羊水、绒毛或胎儿血细胞培养，检测染色体核型，以排除染色体疾病。

（3）基因检测 利用 DNA 分子杂交、限制性内切酶、聚合酶链反应（PCR）技术、原位荧光杂交等技术检测胎儿 DNA。

（4）检测基因产物 利用羊水、羊水细胞、绒毛细胞或胎儿血液进行蛋白质、酶和代谢产物检测，以检测胎儿神经管缺陷、先天性代谢疾病等。

3. 产前诊断的疾病

（1）染色体病 包括染色体数目和结构的异常两种类型。染色体数目异常包括整倍体和非整倍体，其中常染色体数目异常较常见，多表现为某对常染色体多一条额外的染色体，称三体；结构异常则包括染色体部分缺失、易位、倒置等。

（2）性连锁遗传病 以 X 连锁隐性遗传病居多，如红绿色盲、血友病等。致病基因位于 X 染色体者，则携带致病基因的下一代男性必定发病，携带致病基因的下一代女性为携带者，其生育的子代中男性可能一半发病，一半为健康者；女性表型正常，但可能一半为携带者，故判断为男性胎儿后，应考虑终止妊娠。

（3）遗传性代谢缺陷病 多为常染色体隐性遗传病，是因基因突变导致某种酶缺失，引起代谢抑制、代谢中间产物积累而产生的疾病。

（4）非染色体性先天畸形 特点是有明显的结构改变，如为无脑儿或患脊柱裂、唇腭裂、先天性心脏病、髋关节脱臼等。

第三节 妇产科疾病的诊断与辨证要点

妇产科疾病是根据经、带、胎、产的临床特征，结合全身症状、舌象、脉象，按照阴阳、表里、寒热、虚实八纲辨证的原则，运用脏腑辨证、气血辨证、冲任督带辨证和胞宫辨证的方法来确定证型的。妇产科疾病重点为对月经病、带下病、妊娠病、临产病、产后病、杂病的辨析。

一、辨证方法

妇产科常用辨证方法主要为脏腑辨证和气血辨证，辅以冲任督带辨证和胞宫辨证。个别特殊病种可运用卫气营血辨证。

1. 脏腑辨证 脏腑辨证是以脏腑的生理、病理为基础进行的辨证分析。脏腑辨证中与妇产科最为密切的是肾、脾、肝的辨证。肾病辨证在妇产科临床上主要表现为肾气虚、肾阴虚、肾阳虚；肝病辨证主要是实证和虚实夹杂的表现，证型有肝气郁结、肝郁化火、肝经湿热、肝阳上亢、肝风内动等；脾病辨证主要是实证和虚实夹杂的表现，证型有脾胃虚弱、脾虚湿阻等。

2. 气血辨证 妇产科疾病有病在气分和病在血分之别，而气分病和血分病又各有寒热、虚实之辨。需根据妇产科证候表现，结合全身症状、舌脉与体质情况进行综合分析。气在人体有推动、温煦、防御、固摄、升发、气化等多种生理功能，在病理上有气虚、气陷、气滞、气逆等不同变化，临床常见气虚证、气滞证。血在人体具有内荣脏腑，外润肌肤而充养精神的生理功能，在病理上有血虚、血瘀、血寒、血热等不同变化，临床常见血虚证、血瘀证、血寒证、血热证等。

3. 冲任督带辨证 冲任督带属奇经，在女性生理、病理中具有重要的地位，也是妇产科疾病诊治的纲领之一，是脏腑辨证、气血辨证的补充。临床归纳为冲任损伤、督脉虚损、带脉失约。冲任损伤在妇产科临床表现为冲任亏损、冲任寒凝、冲任血热、冲任阻滞及冲任失调，可引起经、带、胎、产、杂诸病。督脉为病虚损较多，症见背寒脊痛、腰骶酸楚、下元虚冷、带下清冷、孕育障碍等，可导致带下病、不孕、闭经、崩漏、经断前后诸证等。带脉为病可由痰、湿、寒、热等邪所致，主要是辨其提系和约束功能的失常，临床当参合带下颜色、气味、清浊来辨证。

4. 胞宫辨证 胞宫是女性特有的内生殖器的概称，其功能涵盖了内生殖器的功能，当其功能失调或受损时，可发生诸多妇科疾病。临床可见，胞宫虚损（如先天子宫发育幼稚、产伤或金刃致损）和邪蕴胞宫（如寒凝胞宫、热伤胞宫、痰瘀阻胞）而引起妇产科病证。

二、月经病、带下病、妊娠病、临产病、产后病和妇科杂病的辨证要点

1. 月经病的辨证要点 月经病以血证为主，以月经的期、量、色、质异常为主要临床表现。故月经病的辨证应根据月经的期、量、色、质、气以及伴随症状，结合舌象、脉象进行辨证。月经先期、量多、经期延长、色深红或紫红、质稠者，多属血热；月经后期、量少、色淡、质稀，伴头晕眼花者，多属于血虚；经行先后不定期、量或多或少、色淡、经行腰酸者，多属肾虚；色暗、腹胀不舒、乳房胀痛者，多属肝郁；月经量多或淋漓不尽、色紫暗、质稠、血块多，伴小腹疼痛者，多属血瘀。

2. 带下病的辨证要点 带下病是以带下量、色、质、气味异常，伴有阴户、阴道的局部或全身不适症状为特征的一类疾病。故带下病的辨证应根据其量、色、质、气味，发病的新久，以及有无阴痒或肿痛，结合舌象、脉象进行辨证。带下量增多、色白、质清稀如水者，多属虚寒证；带下量多、色白，质黏如涕者，多属脾虚湿盛；带下色黄或赤、淋漓不尽者，多属肝经湿热。

3. 妊娠病的辨证要点 妊娠关乎母体与胎元两个方面，故其辨证应首先分辨是胎病及母还是母病动胎；其次要辨别胎之可安或不可安；再结合病因、体质等因素综合全身证候及舌脉进行辨证。如孕后若见头晕耳鸣、腰酸腹坠，并有堕胎或小产史，多属肾虚；若阴道流血量少、色深红、质黏稠、手心烦热、口干、舌红苔黄、脉滑数，多为血热；若阴道流血量明显增多、甚至超过经量、色红、腹痛甚、甚或有胎块排出，为堕胎之候，或为异位妊娠者，应尽早下胎益母。如为子满病证，还需辨清是否为畸形儿后再行论治。

4. 临产病的辨证要点 胎儿及胎盘娩出期，常是用气动血最多的时期，短时期内可使气耗阴伤而发生临产病，因此，临产病的辨证要点应始终围绕气血的特点辨其虚实。同时应结合产时腹痛情况，子宫收缩、子宫颈扩张程度及产程长短进行辨证。如产时腹痛轻微、子宫收缩短暂而弱、子宫颈口不能如期扩张、产程长、精神疲惫、少气懒言、面色苍白、脉细弱，多属气血虚弱所致。

5. 产后病的辨证要点 产后病的辨证要注意"三审"，即先审小腹痛与不痛，以辨有无恶露停滞；次审大便通与不通，以验津液的盛衰；再审乳汁的行与不行和饮食多少，以察胃气的强弱；并注意妊娠期有无妊娠病、临产和分娩有无异常、产时出血的多少等情况辨证。如产后恶露过期不净者，量多、色淡、质清稀，小腹隐痛，乳汁量少或自出、色淡、质清稀，神疲，少气懒言，舌淡，脉弱，多为气血不足。

6.杂病的辨证要点　凡不属经、带、胎、产病的范畴，而又与女性解剖、生理、病理特点有密切关系的一类疾病，称为杂病。常见的妇科杂病有：妇人腹痛、癥瘕、不孕症、阴挺等。妇科杂病的病因病机各异，病情多变，故在辨证中应突出脏腑及气血的寒、热、虚、实。如不孕症，辨证前首先应当查明原因，根据其不孕的原因，结合月经情况、全身证候，辨别脏腑、气血的阴阳、虚实、寒热。癥瘕辨证要点中除明确包块的性质、大小、部位外，还当结合病程长短、月经情况及兼症、舌脉等辨气病、血病，新病、久病，良性或恶性。

第四节　妇产科常见症状鉴别诊断要点

在妇产科疾病中，相同的症状可由不同的疾病所引起，因此掌握各种症状的特征可有助于疾病的诊断与鉴别诊断。妇科疾病的常见症状有阴道流血、白带异常、下腹痛、外阴瘙痒及下腹部肿块等，掌握这些症状的鉴别要点对妇科疾病的诊治极为重要。

一、阴道流血

阴道流血是妇产科最常见的临床表现之一。出血可来自女性生殖道的任何部位，如子宫腔、子宫颈、输卵管、阴道和外阴等，但绝大多数出血来自子宫。除正常月经外，其他的阴道流血均称为阴道流血。

1.原因　引起阴道流血的原因很多，大致可归纳为以下七类：

（1）卵巢内分泌功能失调　出血来自子宫，主要包括无排卵性异常子宫出血和排卵性异常子宫出血两类。另外，月经间期卵泡破裂，雌激素水平短暂下降也可致子宫出血。

（2）异常妊娠　出血亦来自子宫，如流产、异位妊娠、葡萄胎、前置胎盘、胎盘早剥等均可出现。

（3）异常分娩与产褥　常见于软产道撕裂伤、胎盘滞留或部分残留、胎盘息肉、子宫复旧不全等。

（4）生殖器官炎症　如宫颈炎症、子宫内膜炎、阴道炎、宫颈息肉等。

（5）生殖器官肿瘤　引起阴道流血的良性肿瘤主要为子宫肌瘤，其余几乎均为恶性肿瘤所引起，包括外阴癌、阴道癌、子宫颈癌、子宫内膜癌、子宫肉瘤、卵巢癌、绒毛膜癌、输卵管癌等。

（6）生殖道损伤或异物　如外阴或阴道骑跨伤、性交所致处女膜或阴道损伤、放置宫内节育器，以及幼女阴道内放入异物等，均可引起出血。

（7）全身疾病或药物　如血小板减少性紫癜、再生障碍性贫血、白血病、肝功能损害，以及不规则口服避孕药、药物性流产、雌孕激素（包括含性激素的保健品）使用不当等，可引起阴道流血。

2.临床表现

（1）月经量增多　经量增多（>80mL）或经期延长但周期正常，为子宫肌瘤的典型症状，也可见于有排卵性月经失调、子宫腺肌病、放置宫内节育器等。

（2）周期不规则的阴道流血　多为无排卵性异常子宫出血，但围绝经期妇女要注意排除早期子宫内膜癌、性激素应用不当或使用避孕药物引起的不规则阴道流血等。

（3）无任何周期可辨的长期持续阴道流血　多为生殖道恶性肿瘤所致，首先要考虑子宫颈癌、子宫内膜癌的可能，也可见于无排卵性异常子宫出血或宫内组织残留等。

（4）停经后阴道流血　若发生于育龄期妇女，应首先考虑与妊娠有关的疾病，如流产、异位妊娠、葡萄胎等；若发生于绝经过渡期，多为无排卵性异常子宫出血，但要首先排除生殖器恶性肿瘤和异位妊娠。

（5）绝经多年后阴道流血　若流血量少，持续时间短，2～3日即净，多为体内激素残留波动引起子宫内膜剥脱或萎缩性阴道炎所致；若流血量较多，持续时间长或反复流血，要考虑子宫内膜癌的可能。

（6）接触性出血　性生活后或阴道检查后发现有阴道流血，应考虑急性宫颈炎、早期子宫颈癌、宫颈息肉或黏膜下子宫肌瘤。

（7）行经前后点滴出血　月经来潮前或来潮后数日，持续极少量阴道褐红色分泌物，多见于有排卵性异常子宫出血或为放置宫内节育器的副反应，另外，子宫内膜异位症也可有类似情况。

（8）经间期出血　多发生在下次月经来潮前14～15日，出血量少，3～4日，偶可伴有下腹疼痛或不适，多为排卵期出血。

（9）阴道流血伴排液　多见于晚期子宫颈癌、子宫内膜癌、子宫黏膜下肌瘤伴感染；若为阵发性阴道排出血水，应考虑有输卵管癌的可能。

（10）外伤后阴道流血　常见于骑跨伤或暴力伤后，流血量可多可少。

3. 年龄特点　新生女婴出生后数日可有少量阴道流血，为孕期母体的雌激素在婴儿出生后骤然下降，子宫内膜脱落所致。幼女出现阴道流血可见于性早熟或生殖器恶性肿瘤等。青春期少女阴道流血多为无排卵性异常子宫出血。育龄期妇女阴道流血应首先排除与妊娠有关的疾病。围绝经期阴道流血虽然多为无排卵性异常子宫出血，但仍应首先排除生殖器恶性肿瘤可能。

二、带下异常

生理性带下呈白色糊状或半透明蛋清样，黏稠无臭，其量不多，具有润泽前阴孔窍和辅助生殖的作用。带下由子宫颈管和子宫内膜腺体的分泌物、阴道黏膜的渗出物构成，内含黏液、阴道上皮脱落细胞、阴道杆菌等。带下量的多少与体内雌激素水平高低有关。生殖道发生急、慢性炎症，如阴道炎、宫颈炎或发生癌变时，带下量会明显增多，其色、质、气味等也会发生改变，称病理性带下。

1. 无色透明黏性带下　本为正常带下特点，但若其量明显增多，则多为慢性子宫颈管炎、卵巢功能失调致雌激素水平高，也可能是阴道腺肌病或子宫颈高分化腺癌所致。

2. 白色凝乳块状或豆渣样带下　常伴有严重外阴阴道瘙痒或灼热疼痛，为假丝酵母菌性阴道病的特征。

3. 灰黄色或黄白色泡沫状稀薄带下　常可伴有外阴阴道瘙痒或灼热疼痛，为滴虫阴道炎的特征。

4. 灰白色匀质稀薄带下　常伴有鱼腥气味或轻度瘙痒，为细菌性阴道病的特征。

5. 脓性带下　色黄或黄绿，黏稠，多有臭气，为细菌感染所致，可见于淋球菌或滴虫合并杂菌感染所致的阴道炎、急性子宫颈炎及宫颈管炎等，也可见于宫腔积脓、子宫颈癌、阴道癌或阴道内异物等。

6. 血性带下　带下中混合有血液，血量多少不一。可能是放置宫内节育器引起，或是子宫颈息肉，子宫黏膜下肌瘤，宫颈柱状上皮异位合并感染，或子宫颈癌、子宫内膜癌。

7. 水样带下　阴道持续流出淘米水样带下，并有恶臭气味（奇臭），多为晚期子宫颈癌、阴道癌或子宫黏膜下肌瘤伴感染。如为阵发性（间断性）排出清澈、黄红色或红色水样带下，要考虑输卵管癌的可能。

三、下腹疼痛

下腹疼痛为妇科临床十分常见的症状，应根据其性质、特点和病史进行诊断和鉴别诊断。下腹痛来自内生殖器以外的疾病并不少见，应注意鉴别。

1. 起病缓急　起病急骤者，应考虑卵巢囊肿蒂扭转或破裂、异位妊娠破裂、黄体囊肿破裂、子宫浆膜下肌瘤蒂扭转等。起病缓慢而逐渐加重者，多为盆腔炎性疾病或恶性肿瘤；长期慢性隐痛者，多为盆腔炎性疾病后遗症或盆腔淤血综合征；反复隐痛后突然出现撕裂样剧痛者，应想到输卵管妊娠破裂型或流产型可能。

2. 腹痛部位　下腹正中痛多为子宫病变，此型较少见；一侧下腹痛多为该侧卵巢和输卵管（附件）病变，如卵巢囊肿蒂扭转、输卵管妊娠流产（异位妊娠）、输卵管卵巢炎症等，但如为右下侧腹痛，应注意与阑尾炎鉴别；双侧下腹痛常见于盆腔炎性疾病；整个下腹痛甚至全腹痛，可见于卵巢囊肿破裂、异位妊娠破裂、盆腔腹膜炎、黄体囊肿破裂。

3. 腹痛性质　阵发性绞痛为子宫或输卵管等空腔器官痉挛性收缩引起；持续性钝痛多为子宫及其附件炎症或腹腔内积液所致；撕裂样锐痛多为输卵管妊娠破裂或卵巢囊肿破裂；下腹连及肛门坠痛多为宫腔内积血或积脓不能排出，引起子宫收缩所致；顽固性疼痛难以忍受，应考虑为晚期癌瘤（晚期生殖器官癌肿）。

4. 腹痛时间　月经来潮前和行经时周期性腹痛，如为年轻未婚女性，多为原发性痛经；如为已婚育龄妇女，可见于子宫内膜异位症、子宫腺肌病等。两次月经中间出现一侧下腹短暂痛，多为排卵性疼痛。周期性下腹痛而无月经来潮，常为经血排出受阻所致，若见于青春期少女，多为先天性生殖道畸形，如处女膜闭锁、阴道横隔等；若发生在子宫腔内手术或检查后，多为宫腔粘连或宫颈管粘连，与月经周期无关的慢性下腹痛见于下腹部手术后组织粘连、子宫内膜异位症、盆腔炎性疾病后遗症、残余卵巢综合征、盆腔静脉淤血综合征及妇科肿瘤。

5. 腹痛放射部位　腹痛放射至腹股沟及大腿内侧，多为该侧子宫附件病变所致；放射至肩部应考虑为腹腔内出血；腹痛连及腰骶部，多为宫颈、子宫病变引起。

6. 腹痛伴随症状　腹痛伴随有停经史，多为病理性妊娠或妊娠合并疾病；伴恶心、呕吐，可能为卵巢囊肿蒂扭转；有发热、寒战，常见于盆腔炎性疾病、产褥感染；伴肛门坠胀，多为子宫直肠凹有积液；伴有休克症状，多为脏器破裂、腹腔内大量积血；伴随全身恶病质表现，为晚期生殖器癌瘤的特点。

四、下腹部肿块

下腹部肿块是妇科患者就医时的常见主诉。肿块可能是患者本人或家属无意发现，或因其他症状（如下腹痛、阴道流血等）做妇科检查或超声检查时发现。下腹部肿块可来自肠道、泌尿道、腹腔、腹壁或生殖系统，但在女性多来自生殖系统。根据肿块质地不同，分为囊性和实性。囊性肿块多为良性病变，如卵巢囊肿、输卵管卵巢囊肿、输卵管积水等或为充盈膀胱。实性肿块除妊娠子宫为生理情况，子宫肌瘤、卵巢纤维瘤、盆腔炎性包块等为良性病变外，其他实性肿块均应首先考虑为恶性肿瘤。一旦发现妇女下腹部肿块，首先要判定肿块的部位，鉴别肿块的性质是肿瘤还是非肿瘤，是良性肿瘤还是恶性肿瘤。通过详细询问病史，尤其是月经史、婚产史，以及全面的体格检查、必要的辅助检查可对下腹部肿块患者做出明确诊断。

1. 临床分析

（1）肿块性质　根据肿块发生机理不同，可分为以下几类。①功能性肿块：为生理性或暂时性，如妊娠子宫、卵巢黄体囊肿等。②炎性肿块：如输卵管积水、输卵管卵巢囊肿。③阻塞性肿块：因生殖道闭锁或排便不畅所致，如宫腔积血、粪块堵塞等。④肿瘤性肿块：如子宫肌瘤、卵巢囊肿等。⑤其他：如卵巢子宫内膜异位症囊肿、盆腔内异物残留等。

（2）发病部位　①右下腹部肿块：妇科常见原因有该侧卵巢肿瘤、输卵管积水或积脓、卵巢子宫内膜异位症囊肿等；外科常见原因有阑尾周围脓肿、增生性回盲部结核、回盲部阿米巴性或血吸虫肉芽肿、阑尾黏液囊肿、阑尾类癌、盲肠癌等。②左下腹部肿块：妇科该侧卵巢肿瘤、输卵管积水或积脓、卵巢子宫内膜异位症囊肿等；外科乙状结肠癌、直肠癌、乙状结肠阿米巴性肉芽肿等。③正下腹部肿块：见于子宫肌瘤、膀胱肿瘤、膀胱憩室。④腹部广泛性不定位肿块：可见于结核性腹膜炎、腹膜转移癌、肠套叠、肠扭转、大网膜或肠系膜肿瘤等。

（3）肿块质地　①囊性：多为良性病变，如卵巢囊肿、输卵管积水或尿潴留等。②实性：多见于妊娠子宫、子宫肌瘤、卵巢纤维瘤、附件炎性包块，但恶性肿瘤也表现为实性肿块。

2. 妇科肿块的特点

（1）子宫增大　位于下腹正中且与宫颈相连，可能的原因包括以下几方面。①妊娠子宫：育龄妇女有停经史，扪及下腹部正中包块，应首先考虑为妊娠子宫，子宫增大变软，尿妊娠试验阳性，超声探及宫内孕囊；若子宫增大过快，出现不规则阴道流血，超声未探及宫内孕囊而见水泡状物，则可能为葡萄胎。妊娠早期子宫峡部变软，宫体似与宫颈分离，此时应警惕将宫颈误认为宫体，将妊娠子宫误诊为卵巢肿瘤。②子宫肌瘤：子宫均匀增大或不规则增大，表面有单个或多个球形隆起，质地较硬，常伴月经过多。带蒂的浆膜下肌瘤仅蒂与宫体相连，一般无症状，妇科检查时有可能将其误诊为卵巢实性肿瘤。③子宫腺肌病：子宫均匀增大，一般小于孕12周子宫，质硬，多有继发性渐进性痛经，经量增多及经期延长。④子宫阴道积血或宫腔积脓：积血多为处女膜闭锁或阴道无孔横隔，患者在青春期后无月经初潮，而有周期性下腹痛及下腹部肿块；宫腔内积脓可见于子宫内膜癌合并宫腔积脓。⑤子宫畸形：妇科检查扪及子宫一侧对称或不对称肿块，两者相连，硬度相同，多为双子宫或残角子宫。⑥子宫恶性肿瘤：以往有生育或流产史，特别是葡萄胎史者，若子宫增大，外形不规则，并伴有阴道流血，应考虑子宫绒毛膜癌；绝经后子宫增大，伴有不规则阴道流血，可能为子宫内膜癌；子宫增大迅速，伴有腹痛或不规则阴道流血，可能为子宫肉瘤。

（2）子宫附件肿块　正常情况下子宫附件难以扪及，若扪及肿块多为病理性，但超声探及的囊性占位直径小于3cm者，多为暂时性功能性的卵巢卵泡或黄体。①附件炎性肿块：多为双侧性，位于子宫两旁与子宫粘连，压痛明显。急性炎症时有发热、腹痛；慢性炎症常有不孕史，或反复急性发作。②输卵管妊娠：肿块位于子宫一侧，大小形状不一，一般不大，多有短暂停经史，未破裂时症状不明显；一旦破裂或流产，肿块明显压痛，常有剧烈腹痛、阴道不规则少量流血。③卵巢非赘生性囊肿：多为单侧性，可活动的囊性包块，一般直径<6cm。如黄体囊肿可在妊娠早期扪及；黄素囊肿见于葡萄胎，可为一侧或双侧；卵巢子宫内膜异位囊肿多与子宫粘连，活动受限；输卵管卵巢囊肿常有不孕或盆腔感染史，附件区囊性块物可有触痛，边界清或不清，活动受限。④卵巢赘生性肿块：不论肿块大小，若呈囊性，表面光滑，活动性好，多为暂时性、功能性或良性肿块；若为实性，表面不规则，活动受限，特别是盆腔内扪及结节或伴有胃肠道症状者，要考虑为恶性肿瘤。⑤直肠子宫陷凹脓肿：肿块呈囊性，向阴道后穹隆凸出，压痛明显，伴发热及急性盆腔腹膜炎体征，后穹隆穿刺抽出脓液可确诊。⑥盆腔结核包裹性积液：肿块为囊

性，固定不活动，界限不清，表面光滑，囊肿可随病情变化而增大或缩小。

3. 其他下腹部肿块

（1）**肠道及肠系膜肿块** ①粪块嵌顿：块物位于左下腹，多呈圆锥状，直径 4～6cm，质偏实，略能推动。排便后块状物消失。②阑尾脓肿：肿块位于右下腹，边界不清，距子宫较远且固定，有明显压痛，伴发热、白细胞增多和红细胞沉降率加快。初发病时先有脐周疼痛，随后疼痛逐渐转移并局限于右下腹。③腹部手术或感染后继发的肠管、大网膜粘连：肿块边界不清，叩诊时部分区域呈鼓音。患者以往有手术史或盆腔感染史。④肠系膜肿块：部位较高，肿块表面光滑，左右移动度大，上下移动受限制，易误诊为卵巢肿瘤。⑤结肠癌：肿块位于一侧下腹部，呈条块状，略能推动，有轻压痛。患者多有下腹隐痛、便秘、腹泻或便秘腹泻交替及粪便带血史，晚期可出现贫血、恶病质。

（2）**泌尿系肿块** ①充盈膀胱：肿块位于下腹正中、耻骨联合上方，呈囊性，表面光滑，不活动。导尿后囊性肿块消失。②异位肾：先天异位肾多位于髂窝部或盆腔内，形状类似正常肾，但略小，通常无自觉症状。静脉尿路造影可确诊。

（3）**腹腔肿块** ①腹腔积液：大量腹腔积液常与巨大卵巢囊肿相混淆。腹部两侧叩诊浊音，脐周鼓音为腹腔积液特征。腹腔积液合并卵巢肿瘤，腹部冲击触诊法可发现潜在肿块。②盆腔结核包裹性积液：肿块为囊性，表面光滑，界限不清，固定不活动。囊肿可随患者病情变化而增大或缩小。③直肠子宫陷凹脓肿：肿块呈囊性，向后穹隆凸出，压痛明显，伴发热及急性盆腔腹膜炎体征。后穹隆穿刺抽出脓液可确诊。

（4）**腹壁及腹膜后肿块** ①腹壁血肿或脓肿：位于腹壁内，与子宫不相连。患者有腹部手术或外伤史。患者抬起头部时可使腹肌紧张，若肿块更明显，多为腹壁肿块。②腹膜后肿瘤或脓肿：肿块位于直肠和阴道后方，与后腹壁固定，不活动，多为实性，以肉瘤最常见；亦可为囊性，如畸胎瘤、脓肿等。静脉尿路造影可见输尿管移位。

五、外阴瘙痒

外阴瘙痒是妇科患者常见症状，由外阴各种不同病变引起，外阴正常者也可发生。当瘙痒严重时，患者坐卧不安，甚至影响生活与工作。

1. 原因

（1）**局部原因** 外阴阴道假丝酵母菌病和滴虫阴道炎是引起外阴瘙痒最常见的原因。细菌性阴道病、萎缩性阴道炎、阴虱、疥疮、蛲虫病、寻常疣、疱疹、湿疹、外阴鳞状上皮增生、药物过敏或护肤品刺激及不良卫生习惯等，也常是引起外阴瘙痒的原因。

（2）**全身原因** 糖尿病、黄疸、维生素 A 或维生素 B 族缺乏、重度贫血、白血病、妊娠期肝内胆汁淤积症等，亦可引起外阴瘙痒。

除局部原因和全身原因外，还有不明原因的外阴瘙痒。

2. 临床表现

（1）**外阴瘙痒部位** 外阴瘙痒多位于阴蒂、小阴唇、大阴唇、会阴甚至肛周等皮损区。长期搔抓可出现抓痕、血痂或继发毛囊炎。

（2）**外阴瘙痒症状与特点** 外阴瘙痒为阵发性或持续性发作，通常夜间加重。瘙痒程度因不同疾病和不同个体而有明显差异。外阴阴道假丝酵母菌病、滴虫阴道炎以外阴瘙痒、白带增多为主要症状；外阴上皮非瘤样病变以外阴奇痒为主要症状，伴有外阴皮肤色素脱失；蛲虫病引起的外阴瘙痒以夜间为甚；糖尿病患者尿糖对外阴皮肤刺激，特别是并发外阴阴道假丝酵母菌病时，外阴瘙痒特别严重；无原因的外阴瘙痒一般仅发生在生育年龄或绝经后妇女，外阴瘙痒症状严重，甚至难以忍受，但局部皮肤和黏膜外观正常，或仅有抓痕和血痂；黄疸、维生素 A 或维生素 B 族缺乏、重度贫血、白血病等慢性疾病患者出现外阴瘙痒时，常为全身瘙痒的一部分；妊娠期肝内胆汁淤积症也可出现包括外阴在内的全身皮肤瘙痒。

中西医结合妇产科学是内外科结合性质的临床科学，其治疗方法包括内治法、外治法、手术疗法、心理疗法等，多数情况下以内治法为主，仅有局部症状时，可只用外治法，或内、外治法并用，必要时采用手术疗法。对妊娠病和产后病的治疗，应注意药物对胎儿或新生儿的影响。

第一节 内治法

一、内分泌治疗

内分泌治疗是运用激素类药物调整、恢复女性的生殖内分泌节律及功能，其目的是改善女性的心理、生理功能状态，治疗女性内分泌相关疾病。

1.促性腺激素释放激素类药物 促性腺激素释放激素（GnRH）是下丘脑分泌的多肽激素，能促进垂体合成与释放黄体生成素（LH）、卵泡刺激素（FSH）。促性腺激素释放激素激动剂（GnRH-a）是人工合成的 GnRH 类似物，可显著增强 GnRH 生物活性。长效或大剂量长期应用GnRH、GnRH-a 可通过耗竭垂体促性腺激素细胞 GnRH 受体，使促性腺激素细胞的功能降低，从而减少 FSH 和 LH 的释放，呈现降调作用。目前常用的 GnRH-a 类药物是亮丙瑞林、戈舍瑞林等，用于治疗妇科雌激素依赖性疾病或肿瘤，如子宫内膜异位症、子宫肌瘤、性早熟、子宫内膜癌等。一般用药 6 个月以上可产生阴道干涩、骨质疏松等低雌激素症状。

2.促性腺激素类药物 促性腺激素（Gn）属糖蛋白激素，包括卵泡刺激素（FSH）、黄体生成素（LH）和人绒毛膜促性腺激素（hCG）。促性腺激素制剂主要用于治疗下丘脑-垂体性低促性腺激素性腺功能减退疾病，如下丘脑-垂体功能紊乱、多囊卵巢综合征、黄素化不破裂卵泡综合征（LUFS）等。促卵泡发育的制剂常用人类绝经后促性腺激素（hMG）和 FSH；促成熟卵泡排卵的制剂有 hCG。临床应用应遵循个体化原则联合运用促性腺激素制剂促排卵。治疗期间可能造成卵巢过度刺激综合征（OHSS）、黄体功能不全等并发症。

3.性激素类药物

（1）雌激素类药物 对下丘脑-垂体系统有正、负反馈调节作用，能够间接影响卵泡发育和排卵、增强子宫平滑肌收缩、促进骨中钙的沉积、调节胆固醇与磷脂的比例、防止动脉硬化。主要包括天然雌激素（戊酸雌二醇、妊马雌酮等）和合成雌激素（乙炔雌二醇、尼尔雌醇等）。临床常用于治疗闭经、异常子宫出血、绝经综合征、绝经后骨质疏松症、泌尿生殖道萎缩等。雌激素治疗中常见不良反应有恶心、呕吐、乳房胀痛等，如长期大量使用可能引起子宫内膜增生、水肿等情况发生。

（2）孕激素类药物　其作用机制是抑制下丘脑 – 垂体 – 卵巢轴、转化子宫内膜。根据化学结构可分为天然孕激素（黄体酮）、人工合成孕激素（甲羟孕酮、地屈孕酮）。临床常用于治疗闭经、先兆流产、异常子宫出血等，超大剂量的孕激素可用于子宫内膜不典型增生和子宫内膜癌的保守治疗。常见的不良反应包括胃肠道反应、乳房胀痛、水钠潴留等。

（3）雄激素类药物　其作用是拮抗雌激素、抑制子宫内膜增生及卵巢和垂体的功能，促进蛋白质的合成、兴奋骨髓造血功能等，包括睾酮衍生物（如丙酸睾酮等）和蛋白同化激素（如苯丙酸诺龙等）两类，临床常用于治疗妇科雌激素依赖性疾病和肿瘤、异常子宫出血、贫血等。常见不良反应包括男性化、红细胞增多等。

4. 抗催乳素类药物　该类药物作为多巴胺受体激动药，与垂体多巴胺受体结合后直接抑制下丘脑催乳素释放激素分泌，促进催乳素抑制激素分泌，直接抑制垂体 PRL 生成。主要包括麦角碱衍生物（溴隐亭、卡麦角林等）和非麦角碱衍生物（他利克索、普拉克索等）两类。临床可用于治疗肿瘤性和（或）非肿瘤性高催乳素血症、脑垂体腺瘤等病。服药初期和大剂量用药时可出现恶心、头晕、呕吐等不良反应。

5. 抗雌激素类药物　又称为雌激素受体拮抗剂，主要在下丘脑、垂体与雌激素竞争受体。常用药物氯米芬具有较强的抗雌激素作用，能通过竞争性与下丘脑雌激素受体结合，抑制内源性雌激素对下丘脑的负反馈作用，使 GnRH 分泌增加，从而增加促性腺激素（FSH、LH）的分泌，起到促使卵泡发育及促排卵的作用。临床适用于有一定内源性雌激素水平的无排卵患者。其不良反应主要包括低雌激素反应、黄体功能不全、LUFS 等。

6. 抗孕激素类药物　抗孕激素类药物包括抑制孕激素生成和拮抗孕激素受体的药物。常用药物如米非司酮，其具有抗孕激素及抗糖皮质激素作用，临床主要用于计划生育（抑制排卵、紧急避孕）和治疗妇科内分泌疾病（子宫内膜异位症、子宫腺肌病）、肿瘤（子宫肌瘤、子宫内膜癌）等。主要不良反应包括恶心、呕吐等胃肠道症状。抗孕激素类药物拮抗孕激素后，子宫内膜长期受雌激素刺激可增加增生的风险，因此，抗孕激素类药物不宜长期使用。

7. 抗雄激素类药物　抗雄激素类药物是一组抑制雄激素生物合成、拮抗雄激素受体功能、促进雄激素降解的甾体或非甾体类激素和药物。常用药物有醋酸环丙孕酮和螺内酯等，主要用于治疗女性高雄激素血症、多毛症、痤疮、女性男性化和多囊卵巢综合征等疾病，可能引起胃肠道反应、乳房胀痛、乏力等副反应。

8. 前列腺素类药物　前列腺素（PG）是体内必须脂肪酸花生四烯酸在环氧合酶作用下生成的组织激素，以自分泌和旁分泌方式调节机体多种生理功能。目前常用的前列腺素类药物有 E 型和 F 型两类。E 型有 PGE_1 衍生物（米索前列醇）和 PGE_2 类似物（硫前列酮）。F 型有 $PGF_2\alpha$ 衍生物（卡前列素）。PGE_2 及 $PGF_2\alpha$ 对妊娠各个时期的子宫均有收缩作用，妊娠晚期的子宫对其最敏感，其还有软化宫颈的作用。临床主要用于诱发流产、中期妊娠引产及产后出血。主要副反应有恶心、呕吐、腹痛及腹泻等。

二、恶性肿瘤的化学药物治疗

妇科恶性肿瘤的治疗多以综合治疗为主，包括手术治疗、化学药物治疗、放射治疗及中医药治疗等方法。化疗在妇科恶性肿瘤的治疗中具有相当重要的地位。

1. 作用机制　通过阻止细胞的核酸生物合成，破坏已合成的 DNA，阻止信使核糖核酸（mRNA）的合成，干扰纺锤体形成，阻止细胞分裂，干扰蛋白质生物合成等方面而产生疗效。

2. 药物选择　外阴癌、阴道癌及子宫颈癌可选用氟尿嘧啶、顺铂、长春新碱等；子宫内膜癌常用顺铂、卡铂、多柔比星、紫杉醇、氟尿嘧啶等；子宫肉瘤常用多柔比星、吉西他滨、多西他赛等；卵巢上皮癌、输卵管癌常用紫杉醇、泰素、卡铂、顺铂等；卵巢恶性生殖细胞肿瘤常用长春新碱、顺铂、博来霉素、环磷酰胺等；滋养细胞肿瘤常用甲氨蝶呤、放线菌素 D 等。

3. 用药原则 联合化疗，合理用药。由于单一药物的疗效有限，且易产生耐药性，故选择两种或两种以上药物联合化疗，有利于充分发挥其抗肿瘤作用，以提高疗效。但用药时应注意：首选肿瘤敏感的药物；根据细胞增殖周期的特点选择药物；避免联合化疗毒性反应的加重；尽可能避免选择过多药物联合化疗；正确掌握化疗适应证；监测化疗效果，防治化疗毒副反应及其并发症的发生。

4. 化疗的毒副反应

（1）骨髓抑制 多数化疗药物都可以引起不同程度的骨髓抑制，表现为白细胞降低，其中以粒细胞下降最为明显。随着药量的增加，血小板和红细胞也可减少，严重时血红蛋白可降低。

（2）消化系统反应 许多抗癌药物都可以引起不同程度的消化系统反应，一般较骨髓抑制出现的早。临床可见口腔及消化道黏膜的溃疡，出现食欲减退、恶心、呕吐、腹痛、腹泻，严重时可引起消化道出血、肠梗阻及肠坏死等。

（3）肝肾损伤 化疗药物均经肝脏和肾脏代谢，代谢产物可以造成肝肾损害。化疗药物引起的肝脏损伤可以是急性而短暂的肝损害，如炎症、坏死等，也可以引起肝慢性损伤如脂肪性变、纤维化、肉芽肿形成等。临床可表现为肝功能异常、肝区疼痛、肝大、黄疸等。化疗药物对肾脏的损害表现为肾功能异常、蛋白尿、血尿，严重者可出现少尿、无尿，甚至危及生命。

（4）心血管系统损害 有些化疗药物对心血管系统有毒副作用，如烷化剂可引起血压升高、心率增快等；阿霉素能使局部血管壁发生障碍，亦可引起心肌病变，表现为心功能不全、心律失常等。

（5）内分泌系统损害 化疗药物如甲氨蝶呤、铂类、环磷酰胺等可能引起胰腺毒性，诱发糖尿病。某些药物还可影响卵巢功能，导致卵巢功能早衰。

（6）神经系统损害 较常见的为顺铂、异环磷酰胺等用药后可出现感觉异常、精神错乱、头痛嗜睡、全身疼痛、反射减弱的神经毒性。

（7）其他毒性反应 药物发生血管外渗漏可引起化学性静脉炎；还可表现为全身性毒性，如脱发、皮疹、瘙痒等。个别药物还可引起过敏反应。

三、中医常用内治法

治疗妇产科疾病要本着"治病必求于本"的原则，首先要分清先病后病，因他病而致妇产科疾病者，应先治他病；其次要分清标本缓急，"急则治其标，缓则治其本"。临床上应根据不同的病证，结合妇女的生理、病理特点，"虚则补之""实则泻之""寒者热之""热者寒之"，因时、因地、因人确定治疗原则，拟定治疗方法，正确选用药物，以达到最佳疗效。由于妇女血常不足，气常有余，故治疗时要注意时时固护精血。

1. 滋肾补肾 肾为先天之本，主藏精，对天癸的"至"及冲任二脉的通盛有着重要的作用。若肾阳虚衰，或肾阴亏损，或阴阳两虚，则肾气虚惫，精血不充，可致天癸、冲任功能失调，而发生经、带、胎、产诸疾。因此，滋肾补肾是治疗妇产科疾病的常用治疗方法。

（1）补益肾气 若肾气不足，封藏失司，可致月经失调、崩漏、闭经、胎动不安、滑胎、子宫脱垂等，治宜补肾固肾。常用药物有菟丝子、杜仲、巴戟天、覆盆子、益智仁、续断、桑寄生等，代表方如寿胎丸、补肾固冲丸。

（2）温补肾阳　若肾阳不足，命门火衰，可致月经后期、月经过少、痛经、闭经、崩漏、绝经前后诸证、带下病、不孕症等，治宜温补肾阳。常用药物有淫羊藿、补骨脂、巴戟天、鹿角霜、鹿角胶等，代表方如肾气丸、内补丸等。若肾阳不足不能温煦脾土，治宜温肾培脾。可于温肾药中加温脾之药，如高良姜、吴茱萸、干姜等，代表方如健固汤、真武汤等。补阳药多温燥，易耗损阴精，故补阳方中宜少佐益阴之品，使"阳得阴助，而生化无穷"。

（3）滋养肾阴　若肾阴不足或肾精亏损可致月经失调、绝经前后诸证、不孕症等。常用药物有熟地黄、山茱萸、枸杞子、首乌、阿胶、龟甲胶、女贞子、旱莲草等，代表方剂如六味地黄丸、养精种玉汤等。若阴不敛阳，阳失潜藏，阴虚阳亢，可致妊娠期高血压疾病等，治宜滋阴潜阳，于滋阴药中加潜阳之品，如生牡蛎、珍珠母、龟甲、鳖甲等。若肾水不能上济，心肾不交，心火偏亢可致经行口糜、经行失眠、绝经前后诸证等，治宜滋阴降火、交通心肾。常用药有知母、麦冬、五味子、黄连、莲子心、夜交藤等，代表方如黄连阿胶汤等。若肾水不足，虚火上炎，肺失宣润可致经行吐衄、妊娠咳嗽等，治宜滋肾润肺宣气。常用药物有生地黄、知母、玄参、沙参、麦冬、天冬、百合等，代表方如百合固金汤等。若肾水不能涵养肝木，使肝肾不足，冲任损伤，可致崩漏、闭经、痛经、月经不调、滑胎、胎萎不长、不孕、阴痒等，治宜滋肾养肝。可于滋肾药中加养肝之品如当归、白芍、枸杞子、女贞子等，代表方有调肝汤、一贯煎等。滋阴药多滞腻，故在滋肾阴药中宜少佐温阳及运脾化滞之品。

（4）阴阳双补　若肾阴阳俱虚可致崩漏、闭经、绝经前后诸证、滑胎、不孕症等，治宜阴阳双补。上述药物可参合使用，其代表方如归肾丸、二仙汤等。

在运用滋肾补肾法中，应始终注意调节肾中阴阳的平衡，正如《景岳全书·妇人规》指出："善治阳者，必于阴中求阳，则阳得阴助而生化无穷；善补阴者，必于阳中求阴，则阴得阳升而泉源不竭。"

2. 疏肝养肝　肝主疏泄、藏血，体阴而用阳，喜条达而恶抑郁。女性有余于气不足于血，若情志不舒，或忿怒伤肝，致肝失条达，疏泄失司，冲任失调，可致经、带、胎、产、杂诸病。因此，疏肝养肝也是妇科疾病的重要治法之一。

（1）疏肝解郁　若肝郁气滞，疏泄失常，使冲任气血失调可致月经不调、痛经、闭经、经行乳房胀痛、妊娠腹痛、妊娠期高血压疾病、缺乳、不孕症等。常用药物有柴胡、香附、郁金、川楝子、青皮等，代表方如逍遥散、下乳涌泉散。若肝郁气盛，克伐脾土，可致月经不调、崩漏、经行泄泻、妊娠肿胀等，治宜舒肝实脾。常于上述疏肝之品中配伍健脾之药如党参、白术、怀山药、薏苡仁、茯苓等，代表方剂如逍遥丸、痛泻要方。

（2）清肝泻火　若肝郁化火，热扰冲任可致月经不调、崩漏、胎漏等。治宜疏肝清热。常用药物如川楝子、青蒿、牡丹皮、栀子、黄芩等，代表方剂如丹栀逍遥散。若肝经湿热下注冲任，可致经期延长、经间期出血、带下病、阴痒等，治宜清热利湿。常用药如龙胆、野菊花、栀子、黄芩、夏枯草、黄柏等，代表方剂如龙胆泻肝汤、清肝止淋汤。

（3）养血柔肝　若肝阴不足，肝血衰少可致月经不调、闭经、绝经前后诸证等，治宜养血柔肝。常用药物有熟地黄、白芍、当归、制首乌、枸杞子、旱莲草等，代表方剂如杞菊地黄丸、二至丸。若肝血不足，肝阳上亢，甚至肝风内动而致妊娠眩晕、妊娠痫证、经行头痛、绝经前后诸证等，治宜平肝潜阳，或镇肝息风。于养阴补血药中加平肝之品如赭石、白芍、龙骨、牡蛎、刺蒺藜等，或配伍镇肝息风之品如羚羊角、地龙、钩藤、僵蚕、天麻、龟甲等，代表方剂如天麻钩藤饮、镇肝熄风汤。

3. 健脾和胃　妇人以血为本。脾胃为气血生化之源，而冲脉隶于阳明。妇女脾胃健运，血海充盈，则经候如期，胎孕正常，乳汁充沛。若脾胃失调，影响冲任，则可发生妇产科病证。因此，健脾和胃，资其化源亦为妇产科疾病的重要治法。

（1）健脾益气　若脾胃虚弱，化源不足，血海不盈，可致月经后期、月经过少、闭经、胎漏、胎动不安、胎萎不长、缺乳等，治宜健脾益气。常用药物有人参、党参、白术、黄芪、怀山药，代表方剂如四君子汤等。若脾虚中气下陷，甚或统摄无权，可致月经过多、崩漏、经期延长、胎动不安、子宫脱垂等，治宜补中益气、升阳举陷。常用药物如党参、黄芪、升麻、柴胡、桔梗等，代表方剂如补中益气汤、固本止崩汤。若中阳不振，脾失健运，水湿泛溢，可致经行浮肿、经行泄泻、带下病、妊娠水肿等，宜温补脾胃、升阳除湿。常用药物如茯苓、苍术、白术、薏苡仁、赤小豆、砂仁、大腹皮、车前子、吴茱萸等，代表方剂如理中丸、完带汤。

（2）健脾和胃　若脾胃素弱，胃失和降，或肝旺伐胃，冲气上逆，可致妊娠恶阻，治宜健脾和胃、降逆止呕。代表方剂如香砂六君子汤、苏叶黄连汤。因热而上逆者，宜清热降逆。常用药物如麦冬、石斛、玉竹、沙参、竹茹、黄连等，代表方剂如加味温胆汤。因寒而上逆者，宜温中降逆。常用药物如砂仁、吴茱萸、干姜、苏梗、半夏等，代表方剂如小半夏加茯苓汤、干姜人参半夏汤。

4. 调理气血　妇人以血为本，血赖气行，气血调和，则五脏安和，经脉通畅，冲任充盛。若气血失调，影响冲任，便可产生经、带、胎、产诸疾。因此，调理气血在治疗妇产科疾病中十分重要。调理气血的原则，在于辨清病在气或在血，调气者必佐理血，理血者必兼调气。

（1）理气　气病者有气虚、气陷、气郁、气逆之不同。因气虚、气陷可致月经先期、月经过多、崩漏、胎漏、胎动不安、滑胎、恶露不绝、子宫脱垂等，治宜健脾益气，或补脾升陷。常用药物如人参、党参、黄芪、白术、柴胡、升麻、桔梗等，代表方剂如补中益气汤、举元煎。因气郁、气逆可致月经后期、月经先后无定期、闭经、痛经、妊娠腹痛、妊娠恶阻、缺乳、癥瘕、不孕症等，治宜理气行滞或顺气降逆。常用理气药如香附、乌药、柴胡、青皮、陈皮、川楝子、小茴香、郁金、佛手等，代表方剂如加味乌药汤、柴胡疏肝散。

（2）调血　血病者有血虚、血瘀、血寒、血热之别。因血虚可致月经过少、闭经、妊娠腹痛、胎漏、胎动不安、产后腹痛、产后身痛等，治宜补血养血。常用药物如当归、熟地黄、首乌、阿胶、龙眼肉、山茱萸、鸡血藤、黄精等，代表方剂如四物汤、胶艾汤。血瘀冲任，可致月经不调、闭经、崩漏、痛经、异位妊娠、产后腹痛、产后恶露不绝、癥瘕等。治宜活血化瘀。常用药物有红花、牛膝、乳香、没药、益母草、王不留行、丹参、泽兰等。代表方剂如生化汤、血府逐瘀汤。实寒或虚寒使经脉凝滞，冲任受阻，可致月经后期、月经过少、闭经、痛经、产后腹痛、恶露不下等，治宜温经活血。常用药如艾叶、乌药、小茴香、吴茱萸、炮姜、肉桂等，代表方剂如温经汤、艾附暖宫丸。实热或虚热，伏于冲任，血海不宁可致月经先期、月经过多、经期延长、崩漏、胎漏、产后发热、产后恶露不绝等，治宜清热凉血或养阴清热。泻实热用黄芩、黄柏、黄连、栀子、龙胆；清虚热用地骨皮、白薇、银柴胡；凉血用生地黄、牡丹皮、赤芍、紫草等，代表方剂如清经散以清实热为主；两地汤、知柏地黄丸以滋阴清热为主。气血两虚所致的闭经、痛经、胎漏、胎动不安、产后血晕、缺乳，治宜气血双补。代表方剂如八珍汤、人参养荣汤、通乳丹。若气滞血瘀所致的痛经、闭经、崩漏、癥瘕等，治宜行气活血或破瘀散结。代表方剂如血府逐瘀汤、少腹逐瘀汤等，重在行气活血。

5. 清热解毒　外感邪热，蕴结成毒，或气郁、瘀积日久成热，或外感热毒、湿毒，可致崩漏、经期延长、带下病、阴痒、阴疮、盆腔炎性疾病、不孕症等，治宜清热解毒。常用药有金银花、连翘、紫花地丁、野菊花、蒲公英、红藤、败酱草等，代表方剂有五味消毒饮、银甲丸。

6.利湿除痰　湿有内外之分。内湿多责之脾、肾二脏。若脾虚失运，水湿停滞，阻遏阳气，可致经行泄泻、经行浮肿、妊娠肿胀、带下病等，治宜健脾升阳除湿。常用药如党参、白术、茯苓、怀山药、白扁豆、黄芪等，代表方如完带汤、参苓白术散等。若肾阳衰微，不能温化水湿，上述症状进一步加重，治宜温肾助阳化湿。常用药物如巴戟天、茯苓、附子、肉桂、桂枝、淫羊藿等，代表方剂如四神丸、真武汤。若湿郁化热者，治宜清热利湿。常用药物如茵陈、龙胆、黄柏、茯苓、车前草等，代表方剂如龙胆泻肝汤、萆薢渗湿汤。若脾失健运，痰湿停聚，可致经闭、癥瘕、不孕、带下病等，治宜祛痰化湿。常用薏苡仁、泽泻、猪苓、萆薢、车前子、滑石等渗利水湿，或用胆南星、法半夏、橘皮、苍术、石菖蒲化痰燥湿，代表方剂如苍附导痰丸。

7.调理奇经　冲、任、督三脉皆起于胞中，带脉约束诸经，均与胞宫关系密切。徐灵胎曰："凡治妇人，必先明冲任之脉，明于冲任之故，则本源洞悉。"目前多以入肝脾肾经药物或调理气血药物来调治奇经。

（1）若冲任不足，胞脉失养可致月经后期、月经过少、闭经、胎漏、胎动不安、缺乳、不孕等，治宜调补冲任。常用药物如枸杞子、熟地黄、紫河车、鹿角胶、紫石英、续断、龟甲、女贞子、旱莲草、当归、阿胶等，代表方剂如寿胎丸、毓麟珠。

（2）若气虚冲任不固，不能制约，可致月经量多、经期延长、崩漏、胎漏、胎动不安、滑胎、子宫脱垂等，治宜固冲任。常用药物如黄芪、杜仲、桑寄生、续断、山茱萸、益智仁、覆盆子、龙骨、牡蛎等，代表方剂如补肾固冲丸、固冲汤。

（3）冲任气血失调所致的月经失调，或冲气上逆所致的妊娠恶阻、经行吐衄、经行头痛等，治宜调理冲任。常用理气化瘀之品如香附、乌药、益母草、泽兰、丹参、牛膝、当归等；降气之药如苏梗、苏叶、吴茱萸、陈皮等，代表方剂如加味乌药汤、苏叶黄连汤。

（4）若寒侵冲任，血行不畅，胞脉受阻，可致月经后期、月经过少、闭经、痛经、妊娠腹痛、产后腹痛、恶露不下、不孕、癥瘕等，治宜温冲任。常用药物如艾叶、小茴香、吴茱萸、桂枝、肉桂、炮姜等，代表方剂如温经汤、艾附暖宫丸。

（5）若热伏冲任，血海不宁，迫血妄行所致的月经先期、月经过多、崩漏、经间期出血、胎漏、胎动不安、产后发热、产后恶露不绝等，或湿热扰于冲任所致的带下病，治宜清冲任。常用药物有生地黄、地骨皮、牡丹皮、赤芍、黄芩、黄柏、栀子等，代表方剂如清经散、两地汤。清利湿热之药与代表方剂见前述。

第二节　外治法

外治法是妇科疾病治疗的重要组成部分。妇产科疾病的外治法最早记载于马王堆一号汉墓出土的《五十二病方》。汉代张仲景在《伤寒杂病论》中列举了熏、洗、摩、导、坐、针、灸等多种外治法。清代吴师机所著的《理瀹骈文》详细总结了前人运用外治法的经验，并且提出："外治之理，即内治之理；外治之药，即内治之药，所异者法耳。"外治法一般包括药物治疗、物理疗法和针灸疗法等。

一、药物治疗

1.熏洗、坐浴法　将药物煮沸20～30分钟，煎汤至1000～2000mL，趁热先熏后洗患部，待药水温度适中后改为坐浴，达到患部清热、消肿、止痛、止痒、改善局部循环等目的。常选用清热解毒、除湿杀虫等药物，如蒲公英、土茯苓、黄柏、白花蛇舌草、野菊花、苦参、百部、蛇床子、艾叶等。适用于治疗外阴病变，如外阴阴道炎、外阴瘙痒等。每日 1 剂，煎 2 次，分早晚熏洗，每次约 20 分钟。外阴破损者不宜应用，经期应停用，孕期应禁用。

2. 冲洗法 用药液直接冲洗外阴、阴道可起到迅速清除菌虫的作用，适用于阴道炎、宫颈炎和阴式手术前的准备。常用的药物有 1∶5000 的高锰酸钾液、1% 乳酸溶液、3% 碳酸氢钠溶液、中成药溶液或中药煎液。经期应停用，孕期应禁用。

3. 纳药法 将药物置于阴道穹隆内或子宫颈表面可达到止痒、清热、除湿、杀虫、拔毒、化腐生肌等目的。常用于各种阴道炎、子宫颈炎等。常用的剂型有片剂、粉剂、栓剂、膏剂、涂剂、胶囊等。纳药前先行阴道冲洗。若为涂剂、粉剂、膏剂及子宫颈局部上药均应由医务人员按操作规程进行，其他剂型可指导患者自行使用。禁忌证同冲洗法。

4. 敷贴法 将药物制成膏剂、散剂、糊剂等，直接敷贴于患处可起到解毒、消肿、止痛或拔脓生肌等作用。常用于外阴肿痛、盆腔炎性疾病及回乳等。经期应停用，孕期应禁用。

5. 保留灌肠 将药物浓煎至 100 ~ 150mL，通过肛管注入直肠内（深 10 ~ 15cm），药物经过直肠黏膜吸收可达到治疗目的。常用于盆腔炎性疾病、盆腔淤血综合征、陈旧性异位妊娠等。药温 37℃左右，每日 1 次，在排空大便后进行，灌肠后药液需保留 30 分钟以上。经期应停用，孕期应禁用。

6. 宫腔注药法 是指将药液经导管注入宫腔及输卵管腔内的方法。适用于子宫内膜炎、输卵管炎、输卵管阻塞等。可根据病情选用抗生素类、透明质酸酶、地塞米松或中药注射剂等以达到消炎、促使组织粘连松解和改善局部血液循环等目的。在月经干净 3 ~ 7 天内进行，有阴道流血或急性炎症者禁用。

7. 热熨法 将药物加工并加热敷贴患部，借助药理和热力的作用，使局部气血流畅，以达到活血化瘀、消肿止痛或温经通络的目的。常用于寒凝气滞的妇科痛证，如痛经、盆腔炎性疾病后遗症等。孕期应禁用。

二、物理疗法

物理疗法是一种利用自然界及人工的物理能作用于机体以防治疾病的方法。本疗法操作方法简便，临床疗效肯定，尤其与药物等联合应用，可明显提高疗效，目前广泛地应用于妇产科领域，如内外生殖器各种急慢性炎症、痛症、妇产科术后并发症如切口感染、盆腔感染、术后肠粘连、尿潴留等。

1. 电疗法

（1）直流电电疗法 能改善局部营养，消除炎症，加速组织再生，使瘢痕组织软化。

（2）直流电药物离子导入疗法（药物电泳疗法） 常用的导入药物有碘剂、钙剂、新斯的明、抗生素及中药等。

（3）交流电低频脉冲电疗法 可改善运动神经及肌肉受损伤程度。

（4）高频电疗法 包括共鸣火花电疗法、中波疗法、短波疗法、超短波疗法、微波疗法。共鸣火花电疗法能增强组织活力，对局部营养失调者有良好的治疗作用。中波透热疗法能增强血液及淋巴循环，改善组织营养，促进新陈代谢，加强白细胞吞噬作用，消炎作用显著；且因能降低神经兴奋度，对妇科痛证也有良好作用。短波透热疗法能起到镇静及调节内分泌作用，常用于神经 – 体液调节紊乱者。超短波疗法因有良好镇痛和改善血循环作用，常用于盆腔深部组织炎症，尤其对急性炎症的效果更佳。微波疗法能准确限定治疗部位，作用同上，但肥胖或盆腔深部炎症者，不适合采用此法。高频电疗法还可治疗慢性宫颈炎及外阴、阴道赘生物。

2. 光疗法

（1）紫外线疗法　能抗感染、抗神经痛及脱敏，常用于治疗急性妇产科炎症、盆腔或外阴化脓性疾病。

（2）红外线疗法　作用同紫外线疗法，适用于治疗慢性妇科炎症。

3. 热疗法

（1）石蜡疗法　利用石蜡热容量大、冷却慢的特点，将大量热量渐渐传至深部组织，起到改善血循环、促使炎症吸收的作用，适用于治疗慢性妇科炎症。

（2）坎离砂疗法　将坎离砂与2%醋酸或食醋拌匀且保持一定湿度装置布袋中，待其发热达60℃左右再放置患处。坎离砂疗法适用于慢性妇科炎症。

4. 冷冻疗法　是应用冷冻治疗机快速产生超低温（-196～-65℃），使病变组织冻结、坏死、脱落，以达到治疗目的的方法。冷冻疗法适用于治疗外阴阴道赘生物、阴道子宫内膜异位结节、子宫颈糜烂、子宫颈息肉、子宫全切除术后引起的阴道断端肉芽组织等。

5. 激光疗法　临床多采用二氧化碳激光器，利用激光对病变组织的热效应、光化效应、压力效应、电磁效应及高度定向性等特点，以达到治疗的目的。激光疗法适用于外阴瘙痒、外阴赘生物、前庭大腺囊肿、尿道肉阜、阴道壁囊肿、阴道横隔或纵隔、子宫颈良性病变、宫腔镜下治疗黏膜下小肌瘤、小息肉、子宫纵隔和腹腔镜下治疗子宫内膜异位症、分离盆腔粘连、输卵管末端闭锁造口、小型卵巢囊肿、某些输卵管妊娠等。

三、针灸疗法

针灸疗法包括针刺、艾灸、注药、埋线等。针灸疗法是一种有效的治疗方法，有着药物不可替代的优势。针灸在妇产科主要用于治疗盆腔炎性疾病、痛症、月经不调、不孕症、子宫脱垂、外阴色素减退性疾病、胎位不正、子宫收缩乏力、产后宫缩痛、产后尿潴留、缺乳等。

第三节　手术疗法

一、妇科常用手术

随着科技发展，妇科手术方式除了经腹、经阴道外，内窥镜技术也在妇科临床上被广泛应用，而手术部位不仅包括了子宫、卵巢、输卵管，外阴、阴道、区域性淋巴结等也属于妇科手术范畴。以下介绍几种妇科常用手术：

1. 输卵管、卵巢切除术　此手术是妇产科的基础手术之一，以能清除病灶而又能尽量保留有用器官为原则。适应证包括卵巢或输卵管的良性肿瘤或恶性肿瘤患者、输卵管卵巢脓肿经抗生素治疗无效者、卵巢子宫内膜异位囊肿经药物治疗无效者等。

2. 子宫切除术　此手术亦是妇产科的基础手术之一，主要包括全子宫和次全子宫切除。适应证包括妊娠不良结局（如子宫破裂出血或感染等）、重症感染（如输卵管卵巢脓肿破裂）、子宫平滑肌瘤、子宫内膜异位症（诊断明确，药物治疗或保守手术无效）、子宫腺肌病（子宫不规则过多出血，治疗无效）、附件肿块（如卵巢肿瘤）、恶性肿瘤或癌前病变、癌肿的预防等。

3. 广泛性子宫切除术　又称根治性子宫切除术。它是用于治疗宫颈浸润癌的一种手术，目前已经普及应用。手术主要适用于ⅠB期、ⅡA期子宫颈癌，也可用于Ⅱ期子宫内膜癌，尤其适用于年轻患者，可避免放射治疗引起的盆腔纤维化；若为宫颈鳞状细胞癌，尚可保留卵巢。

二、产科常用手术

1. 会阴切开缝合术 会阴切开缝合术是最常见的产科手术之一，偶尔也为暴露阴道手术视野、方便阴道手术的进行而行该手术。会阴切开分为会阴侧切开和正中切开。临床会阴左侧切开应用较多。会阴切开指征：初产妇会阴体较长或会阴部坚韧，有撕裂可能；初产妇需行产钳、胎头吸引术或臀位助产术；胎儿较大；因妊娠期高血压疾病等需要缩短第二产程者；对未生育患者行阴道手术等。

2. 产钳术 产钳是阴道手术分娩最重要的工具，随着剖宫产率的升高，产钳的使用率明显下降，但目前低位产钳及出口产钳在临床仍有应用。

（1）施行产钳术的必备条件 ①无明显头盆不称。②宫口开全，胎膜已破。③估计胎儿大小在 4000 ～ 4250g 范围。④胎儿存活。

（2）产钳的使用指征 ①第二产程延长，如子宫收缩乏力、持续性枕横位或枕后位、会阴较厚或坚韧。②因胎儿情况需主动缩短第二产程，如胎儿宫内窘迫、宫口开全而脐带脱垂、胎盘早剥而宫口开全等。③因产妇病情需缩短第二产程者，如中度及重度子痫前期、妊娠合并心脏病、应用胎头吸引器失败者、臀位助产胎头娩出困难等。

3. 胎头吸引术 胎头吸引术是运用负压原理，将吸引器置于胎头，在形成一定负压后进行牵引或旋转，从而协助胎儿娩出。胎头吸引术的指征与产钳基本相同，但其使用技术比较简单，安置也比较方便。临床使用指征：①子宫收缩乏力，第二产程延长。②需缩短第二产程，如妊娠合并心脏病等。③轻度头盆不称，有胎儿旋转不良者。但在某些情况下，不宜使用胎头吸引器，而宜使用产钳，如胎儿宫内窘迫、宫口开全有脐带脱垂者、疑为巨大胎儿、胎头明显水肿等。

4. 臀位牵引术 臀位是一种并不少见的异常胎位，经阴道分娩具有较大的危险性。臀位牵引术的临床指征：①宫口开全，胎臀已达盆底，胎儿窘迫或脐带脱垂者。②第二产程超过 2 小时而无进展者。③妊娠合并心脏病或中至重度子痫前期者。④横位或双胎第一胎儿娩出后，因各种原因第二胎儿急需娩出而行内倒转术后者。但有以下情况之一不宜行臀位牵引术，如骨盆狭窄、胎儿估计超过 3500g 以上、臀位胎头仰伸、宫口未开全等。

5. 剖宫产术 剖宫产是指切开腹壁及子宫壁取出胎儿的分娩方法。剖宫产临床指征较为繁杂，按程度分类可分为绝对指征（如头盆不称、骨盆严重狭窄或畸形等）和相对指征（如妊娠合并相关疾病、前置胎盘、过期妊娠、前次剖宫产、胎儿窘迫等）。

第四节 心理疗法

女性在特定的时期，特殊的生理变化可引起不同的心理变化，而不同的时期也可有不同种类的疾病发生，这些因素均可导致女性出现各种各样的心理问题。针对不同的心理问题，医生可采取相应的心理疗法加以治疗，以达到减轻疾病、加速治愈的目的。

一、女性的心理特点

1. 月经期心理特点 月经初潮，少女身心会发生明显变化，从而导致困惑、焦虑和烦躁。在月经周期中，激素水平的变化也会引起相应的情绪变化，如经前期雌激素水平低下，女性情绪常消极抑郁。

2. 妊娠期及分娩期心理特点 妊娠期孕妇长时间处在焦虑或抑郁状态，主要表现为对妊娠、分娩、胎儿和产后等方面的过分担心。分娩期常见的心理问题主要表现为不适应心理、焦虑心理、恐惧心理和依赖心理。

3. 产褥期心理特点　产妇在产后 2 周内特别敏感，情绪不稳定，具有易受暗示和依赖性强等特点。常见心理问题是焦虑和抑郁，而心理因素会直接兴奋或抑制大脑皮质，刺激或抑制催乳素及缩宫素释放，影响母乳喂养。

4. 绝经过渡期及老年期心理特点　绝经过渡期及老年期妇女体内雌激素水平显著降低，可致神经体液调节紊乱，引起绝经前后心理障碍，如抑郁、焦虑、情绪不稳定、孤独、个性行为改变等。

5. 与妇科疾病相关的心理问题

（1）与妇科肿瘤相关的心理问题　研究表明，肿瘤患者几乎都有心理障碍，虽因其个性、文化修养、家庭背景、社会经济地位等不同，心理活动各不相同，但普遍存在焦虑、恐惧、期盼、敌对、悲观失望的心理反应，这些不良情绪严重影响患者的生活和生存质量。

（2）与妇科手术相关的心理问题　需行子宫和（或）卵巢切除的患者，担心自己女性形象受损，自我完整感丧失。这种担心会影响夫妻性生活，因而会表现出情绪低落、苦闷、抑郁。而行输卵管结扎术的女性多为健康个体，对手术容易产生恐惧、怕出现手术后遗症。

（3）与性病相关的心理问题　性病患者在早期因羞愧而讳疾忌医，症状加重时因恐惧而就诊，怕受到医务人员的歧视，担心朋友、同事的冷落及今后生育问题等而情绪低落或焦虑，从而产生悲观自卑、自责心理。

二、妇科常用的心理疗法

1. 语言（劝说）开导疗法　语言开导疗法是针对患者的病情及其心理状态、情感障碍等，采取语言交谈方式进行疏导，以消除其致病因素，纠正其不良情绪和情感活动等的一种心理治疗方法。语言（劝说）开导疗法以广泛搜集完整、可靠的病史为前提，为患者实事求是地分析病因及发病机制，提出对患者有利的观点，启发患者自我分析，来解除或缓解其心理压力、调整情绪，从而达到治疗的目的。对不愿配合的患者，应抓住"人之情，莫不恶死而乐生"这一心理状态，使其重视疾病，以达到积极主动配合治疗的目的。若是对所患疾病缺乏正确认识的患者，应帮助其正确对待疾病，增强信心，消除紧张、消极、忧虑等不良状态，并指导患者进行调养及治疗。

2. 移情易性法　此法也就是转移注意疗法，是通过分散患者的注意力，使患者将思想焦点从病所转移他处；或通过精神转移，改变患者内心虑恋的指向性，使其从某种情感转移于另外的人或物上，从而排遣情思，改变心志；或改变其周围环境，使患者不与不良刺激因素接触，以治疗由情志因素所引起疾病的一种心理疗法。移情易性法有意识的转移患者的病理性注意中心，以消除或减弱它的劣性刺激作用。凡患者过分关注自己的病痛，有碍于疾病治疗和康复时都可选用此法；若患者过分注意躯体的某些部位，从而成为强化了的病态条件反射时，亦可试用。移情易性的具体方法可有很多，如古人提倡的"看书解闷，听曲消愁"等。临床上，应根据女性病人的不同病情，不同心理和不同的环境、条件等，采用不同的措施。

3. 顺情从欲疗法　又称顺意疗法，是顺从患者的意念、情绪，满足患者的身心需求，以释却患者心理病因的一种心理治疗方法。主要适用于情志意愿不遂所引起的心身疾病。此法要求医生具有敏锐的判断力，能察言观色地洞悉患者内心隐藏的愿望、需求，正确分析其合理与否及利弊，客观条件是否允许。当患者欲望合理，客观条件又能允许时，应尽力满足其所求或所恶的愿望，或创造条件改变其所处环境，或对其某些疑虑误解设法给予消除。对于患者某些不合理或客观条件尚不允许的意愿要求，则要配合进行疏导说服。

4. 暗示解惑疗法 是指采用含蓄、间接的方式，对患者的心理状态产生影响，以诱导患者"无形中"接受医生的治疗性意见；或通过语言等方式，剖析本质、真相，以解除患者的疑惑，从而达到治疗由情志因素所引起的疾病的一种心理疗法。女性由于自身心理敏感、多疑，故易于接受暗示。但进行暗示治疗时要求医生应该具备一定的权威性和影响力，必须认清病情，谨慎从事，切不可让患者看出任何破绽，否则就难以收到理想的效果。暗示既有着正效应，用之不当也会产生严重的负效应，故实际应用时需谨慎、灵活，并针对患者的心理活动特点因人施治。

5. 音乐疗法 音乐疗法是使人处于特定的音乐环境中，感受音乐的艺术意境，娱神悦性，宣通气血，以此来产生养生治病效应的一种治疗方法。

第五节　孕期合理用药

孕期是女性特殊的生理期，药物在孕妇体内发生的药代动力学和药效变化与非孕期有着明显的差异；药物可直接作用于胚胎，也可通过生物转化成为代谢产物间接影响胚胎发育或致畸。因此孕期合理用药非常重要。

一、药物对孕期不同时段的影响

受精后 2 周内，即着床前期，受精卵在输卵管腔或宫腔分泌液中，与母体组织尚未直接接触，这时用药对其影响不大。晚期囊胚着床后至孕 12 周左右是药物的致畸期，此时孕妇用药，其药物毒性能干扰胚胎、胎儿组织细胞的正常分化，任何部位的细胞受到药物毒性的影响，均可能造成组织或器官发生畸形。妊娠 12 周以后直至分娩，药物致畸作用明显减弱。但对于尚未分化完全的，如生殖系统，某些药物还可能对其产生影响。而神经系统在整个孕期持续分化发育，因此药物对神经系统的影响可以一直存在。

二、孕期用药原则

必须有明确指征，避免不必要的用药；必须在专科医生指导下用药，不要擅自使用药物；尽量单一用药，避免联合用药；尽量用疗效肯定的老药，避免用对胎儿影响难以确定的新药；用药剂量宜小，避免大剂量用药；敏感期（指孕 12 周之前，特别是 4 ～ 8 周）尽量不用药。

三、药物对胎儿的危害性等级

美国食品药品监督管理局（FDA）于 1979 年提出药物 ABCDX 字母分类法，根据药物是否具备研究数据、数据的来源（动物实验或临床试验）及阳性结果，将药物对胎儿的危害性分为 A、B、C、D、X 五个级别。

A 级：经充分严格临床对照研究，妊娠 3 个月内的妇女未见对胎儿有风险（妊娠 6 个月内的妇女未有证据证明有风险），如适量维生素。

B 级：动物繁殖实验中未见对胎儿有风险，在孕妇中无充分严格对照研究，或在动物繁殖性研究中发现药物有副作用，但未在妊娠 3 个月以内的孕妇中得到证实（也未在其后 6 个月中证明有风险），可以在医师观察下使用，如青霉素、红霉素、地高辛、胰岛素等。

C 级：在动物繁殖实验中结果显示对胎儿有不良反应，但无临床对照试验，只能权衡对孕妇及胎儿的利弊后谨慎使用，如庆大霉素、异丙嗪、异烟肼等。

D 级：有足够证据证明对胎儿确有不良反应。只有在孕妇有生命危险或患严重疾病，而相应更安全的药物无法使用又无效的情况下考虑使用，如硫酸链霉素、盐酸四环素等。

X 级：动物实验和临床试验证实确有致畸性，或临床研究及市场报告确有明确证据显示对胎儿有不良反应，在妊娠期间禁用，如甲氨蝶呤、己烯雌酚等。

需要注意的是，由于该分类系统相对简单，并不能完全反映出有效的可用信息并准确传递妊娠期、哺乳期及潜在备孕男女的用药风险，易导致错误的用药处方。为使患者及相关医务人员能够更加及时、有效地获取最新的药品信息以指导妊娠期处方决策，FDA 于 2015 年制定了新的妊娠/哺乳期用药规则，要求药品生产商在其药品说明书中删除 ABCDX 字母分级并提供妊娠期、哺乳期妇女及备孕男女药物风险及获益的详细相关信息。

四、孕期中药的应用禁忌

孕期禁忌药是指妇女在孕期除中断妊娠、引产以外，禁忌使用或需慎重使用的药物。

《神农本草经》中即载有具有堕胎作用的药物，梁代《本草经集注·序例·诸病通用药》专设堕胎药一项，收载堕胎药 41 种。最早的孕期禁忌药见于南宋的《卫生家宝产科备要》一书，书中收载孕期禁忌药有 73 种。古代对孕期禁忌药的认识以禁用与忌用为主，很少论及慎用。近代结合临床实际，将中药中的孕期禁忌药分为禁用与慎用两大类。禁用一类多系剧毒药、药性峻猛及堕胎作用较强之品；慎用药则主要是活血祛瘀药、行气药、攻下药、温里药中的部分药物。

禁用药包括水银、砒霜、雄黄、轻粉、斑蝥、马钱子、蟾酥、川乌、草乌、藜芦、胆矾、瓜蒂、巴豆、甘遂、大戟、芫花、牵牛子、商陆、麝香、干漆、水蛭、虻虫、三棱、莪术等。

慎用药包括牛膝、川芎、红花、桃仁、姜黄、牡丹皮、枳实、大黄、番泻叶、芦荟、芒硝、附子、肉桂等。

在临床中，对于孕期禁忌的中药，如无特殊需要，应避免使用，以免发生事故。如孕妇患病必用不可，则应准确辨证，严格控制剂量及疗程，并通过恰当的炮制和配伍，尽量减轻药物对胎儿的危害，做到用药安全而有效。

下篇

各 论

第七章

月经病

扫一扫，查阅本章数字资源，含PPT、音视频、图片等

　　月经的周期、经期或经量发生异常，或伴随月经周期出现明显不适症状，或在经断前后出现一系列症状的疾病，中医学统称为月经病。月经病是妇科临床的常见病、多发病。

　　妇科学中常见的月经病包括异常子宫出血、闭经、多囊卵巢综合征、痛经、子宫内膜异位症和子宫腺肌病、经前期综合征及绝经综合征等。导致月经病的主要因素是下丘脑－垂体－卵巢轴的神经内分泌调节功能紊乱或异常，及靶器官子宫或下生殖道等生殖系统异常或其他内分泌系统腺体功能的紊乱。治疗的重点则是找出根本病因从而调节性腺轴的整体功能。

　　中医妇科学中常见的月经病包括月经先期、月经后期、月经先后无定期、月经过多、月经过少、经期延长、经间期出血、崩漏、痛经、闭经、经行前后诸证、经断前后诸证等。

　　中医学认为，月经病的主要病因病机是外感六淫、内伤七情、饮食劳倦或房劳所伤，或禀赋不足，可使脏腑功能失常，气血失调，导致冲任二脉损伤，从而发生月经病。

　　月经病的诊断主要根据月经的异常及主要症状，并结合性激素检测、超声检查、诊断性刮宫等辅助检查。临床应注意与有关疾病的鉴别，如妊娠病、女性生殖系统炎症和肿瘤等；并注意与发生在月经期间的内、外科病证相鉴别。

　　月经病的辨证，要根据月经的周期、经期、经量、经色及经质的变化，以及伴随月经周期或经断前后出现的症状，同时结合全身证候、舌脉，运用四诊八纲进行综合分析。

　　月经病的治疗原则重在治木调经。治本，即消除病因；调经，即通过治疗使月经恢复正常。具体的治本大法有补肾、扶脾、疏肝、调理气血、调理冲任等。肾为先天之本，"经水出诸肾"，月经的产生和调节以肾为主导。补肾以填补精血，补益肾气为主，使阴生阳长，阴平阳秘，精血俱旺。脾为后天之本，气血生化之源，能统血摄血。扶脾在于健运脾胃以化生气血，统血摄血以调经。肝主疏泄，为藏血之脏，易为情志所伤。疏肝在于通调气机，以理气开郁为主，佐以养血柔肝，使肝气得疏，血海蓄溢有常，则经病可愈。调理气血，首先要辨气病、血病。病在气者，以治气为主，佐以理血；病在血者，则治血为主，佐以理气。调理冲任，在于使冲任通盛，血海按期满盈。上述诸法，又常以补肾扶脾为要。如《景岳全书·妇人规》说："故调经之要，贵在补脾胃以资血之源，养肾气以安血之室，知斯二者，则尽善矣。"

　　在辨治中需要注意：①分清先病与后病：如因经不调而致他病者，当先调经，经调则他病自除；若因他病而致经不调者，当先治他病，病去则经自调。②注意标本缓急：急则治其标，缓则治其本。如痛经剧烈，应以止痛为主；若经血暴下，当以止血为先。缓则审证求因治其本，使月经病得以彻底治疗。③掌握经期虚实补泻规律：女子经期血室正开，大寒大热之剂用之需谨慎；经前血海充盈，宜疏导，忌滥补；经后血海空虚，宜调补。此外，不同年龄的妇女有不同的生理特点，治疗时也应有所兼顾。

第一节 异常子宫出血

【病例】

患者，女，46岁。

主诉：月经紊乱1年余，阴道不规则流血16天。

现病史：患者1年前因劳累过度，致月经周期紊乱，或一月二至，或二三月一潮，量多如涌或淋漓月余不净。现阴道流血淋漓不尽已半月余，色紫红有块，块下腹痛减，自觉口干，心烦潮热，小便黄少，大便干结，舌红苔薄黄，脉细数。

既往史：否认肝炎、结核等病史。

妇科检查无异常。

问题

患者所患何病？该病是如何产生的？临床需做何检查？中西医如何诊断及治疗？

异常子宫出血（abnormal uterine bleeding，AUB）指育龄期非妊娠妇女，与正常月经的周期频率、规律性、经期长度、经期出血量任何1项不符的、源自子宫腔的异常出血。临床上可表现为慢性AUB和急性AUB。前者是指近6个月内至少出现3次AUB，不需要紧急临床处理，但需进行规范诊疗的AUB。急性AUB指需要立即处理的严重的大出血，可见于有或无慢性AUB病史的患者。

AUB按病因分为两大类九个类型，按英语首字母缩写为"PALM-COEIN"，具体指子宫内膜息肉（polyp）所致AUB（简称AUB-P）、子宫腺肌病（adenomyosis）所致AUB（简称AUB-A）、子宫平滑肌瘤（leiomyoma）所致AUB（简称AUB-L）、子宫内膜恶变和不典型增生（malignancy and hyperplasia）所致AUB（简称AUB-M）、全身凝血相关疾病（coagulopathy）所致AUB（简称AUB-C）、排卵障碍（ovulatory dysfunction）相关的AUB（简称AUB-O）、子宫内膜局部异常（endometrial）所致AUB（简称AUB-E）、医源性（iatrogenic）AUB（简称AUB-I）、未分类（not yet classified）的AUB（简称AUB-N）。其中"PALM"组存在结构性改变，可以用影像学技术和（或）病理学方法明确诊断，而"COEIN"无子宫结构性改变。本节主要论述排卵障碍性异常子宫出血（AUB-O）。

因稀发排卵、无排卵及黄体功能不足，致下丘脑-垂体-卵巢轴功能异常而引起的异常子宫出血，称为排卵障碍性异常子宫出血。常见于青春期、绝经过渡期，生育期也可因多囊卵巢综合征、肥胖、高催乳激素血症、甲状腺疾病等引起。子宫内膜不规则脱落所致的经期延长是临床常见病，虽无明确的归类，但目前国内多认为其与黄体功能异常有关，故本节一并介绍。

排卵障碍性异常子宫出血归属于中医学的"崩漏"及"月经不调"范畴。

崩漏系指妇女在非行经期间阴道大量流血或持续淋漓不断，前者称"崩中"，或"经崩"，后者称"漏下"，或"经漏"。崩，始见于《素问·阴阳别论》之"阴虚阳搏谓之崩"，漏，始见于《金匮要略方论·卷下》："妇人有漏下者，有半产后因续下血都不绝者，有妊娠下血者。"崩与漏在临床上可以互相转化，久崩不止，可致成漏；漏下不止，亦可成崩。崩为漏之甚，漏为崩之渐，故临床统称"崩漏"。

月经不调是指月经的周期、经期和经量发生异常的一组月经病的总称，包括月经先期、月经后期、月经先后无定期、月经过多、月经过少、经期延长及经间期出血等。月经先期、月经先后无定期伴有月经过多、经期延长，若不治或失治者，可发展为崩漏；月经后期如伴有月经过少，治疗不及时，可发展为闭经。另外，育龄期妇女月经不调若延治误治，可导致不孕、流产等，故应及时进行治疗。

【病因病理】

（一）西医病因病理

当机体受内外各种因素，如精神紧张、营养不良、代谢紊乱、慢性疾病、环境及气候骤变、饮食紊乱、过度运动、酗酒及其他药物等影响时，可通过大脑皮质和中枢神经系统，引起下丘脑–垂体–卵巢轴功能调节或靶细胞效应异常而导致异常子宫出血。

1. 无排卵性异常子宫出血

（1）病理生理　无排卵性异常子宫出血一般发生在青春期和绝经过渡期。青春期下丘脑–垂体–卵巢轴激素间的反馈调节尚未成熟，大脑中枢对雌激素的正反馈作用存在缺陷，FSH 呈持续低水平，无 LH 陡直高峰形成而不能排卵；在绝经过渡期，卵巢功能不断衰退，卵巢对垂体促性腺激素的反应性低下，卵泡发育受阻而不能排卵；生育年龄妇女有时因应激等因素干扰，也可发生无排卵。各种原因引起的无排卵均可导致子宫内膜受单一雌激素刺激而无孕激素对抗，引起雌激素突破性出血或撤退性出血。

无排卵性异常子宫出血还与子宫内膜出血的自限机制缺陷有关。主要表现：①子宫内膜组织脆性增加。②子宫内膜脱落不完全致修复困难。③血管结构与功能异常。④凝血与纤溶异常。⑤血管舒缩因子异常。

（2）子宫内膜病理改变　无排卵性异常子宫出血患者的子宫内膜受雌激素持续作用而无孕激素拮抗，可发生不同程度的增生性改变，少数可呈萎缩性改变。

1）子宫内膜增生症　国际妇科病理协会（ISGP，1998 年）标准分型为：①单纯型增生：为最常见的子宫内膜增生类型，发展为子宫内膜癌的概率仅约 1%。②复杂型增生：只涉及腺体，通常为局灶性，约 3% 可发展为子宫内膜癌。③不典型增生：只涉及腺体，通常为局灶性，发展为子宫内膜腺癌的概率为 23%。只要腺上皮细胞出现异型，即应归为不典型增生。不典型增生不属于异常子宫出血范畴。

2）增殖期子宫内膜　子宫内膜与正常月经周期中的增生期内膜无区别，只是在月经周期后半期甚至月经期仍表现为增殖期形态。

3）萎缩型子宫内膜　子宫内膜菲薄萎缩，腺体少而小，腺管狭而直，腺上皮为单层立方形或低柱状细胞，间质少而致密，胶原纤维相对增多。

2. 黄体功能不足　月经周期中有卵泡发育及排卵，但黄体期孕激素分泌不足或黄体过早衰退可导致子宫内膜分泌反应不良和黄体期缩短。子宫内膜形态一般表现为分泌期内膜，腺体分泌不良，间质水肿不明显或腺体与间质发育不同步，或在内膜各个部位显示分泌反应不均。内膜活检显示分泌反应至少落后 2 日。

3. 子宫内膜不规则脱落　由于下丘脑–垂体–卵巢轴调节功能紊乱，或溶黄体机制失常，引起黄体萎缩不全，而内膜持续受孕激素影响，不能如期完整脱落。正常月经第 3～4 日时，分泌期子宫内膜已全部脱落。黄体萎缩不全时，月经期第 5 ～ 6 日仍能见到呈分泌反应的子宫内膜，常表现为残留的分泌期内膜与出血坏死组织及新增生的内膜混合共存。

（二）中医病因病机

1. 崩漏　无排卵性异常子宫出血归属于中医学"崩漏"范畴。崩漏的主要病机是冲任不固，不能制约经血。引起冲任不固的常见原因有肾虚、脾虚、血热和血瘀等。

（1）肾虚　先天肾气不足，或少女肾气稚弱，或更年期肾气渐衰，或早婚多产，房事不节，致肾气损伤。若肾阴虚损，阴虚内热，热伏冲任，迫血妄行，以致经血非时而下；若命门火衰，肾阳虚损，封藏失职，冲任不固，不能制约经血，亦致经血非时而下，遂成崩漏。

（2）脾虚　素体脾虚，或忧思不解，或饮食劳倦，损伤脾气，气虚下陷，统摄无权，冲任不固，经血失约以致出血。

（3）血热　素体阳盛，或忿怒抑郁，肝郁化火；或感受热邪；或过食辛辣助阳之品，火热内盛，热扰冲任，迫经妄行。素体阴虚，或久病、失血伤阴，阴虚水亏，虚火内炽，扰动血海，经血失约为患而出血。

（4）血瘀　经期产后，余血未尽，又感寒热湿邪，邪与血结，或七情内伤，气滞血瘀，瘀阻冲任，血不循经，非时而下，发为崩漏。

2. 月经不调　主要病因病机是脏腑、冲任、气血失调，胞宫藏泻失常。其病位在冲任、胞宫，主要涉及肾、肝、脾三脏，临床上病机不外虚实两端，虚者包括肾虚、脾虚、血虚、虚热，实者包括肝郁、血瘀、血热、血寒、湿热、痰湿，或为虚实错杂的复合病机。

【临床表现】

1. 症状

（1）无排卵性异常子宫出血　主要是不规则子宫出血，常表现为月经周期紊乱，经期长短及出血量不一，可点滴出血，亦可大量出血。出血量多或时间长时可继发贫血，伴有乏力、头晕、心悸等症状，甚至出现失血性休克。

（2）黄体功能不足　月经周期缩短，有时周期虽在正常范围内，但卵泡期延长，黄体期缩短，常伴不孕或孕早期流产。

（3）子宫内膜不规则脱落　月经周期正常，但经期延长，可长达 9 ～ 10 日，经量可多可少。

2. 体征　有程度不等的贫血貌，妇科检查无明显异常。

【诊断与鉴别诊断】

（一）诊断要点

1. 病史　详细了解异常子宫出血的类型、发病时间、病程经过、流血前有无停经史及以往治疗情况。注意患者的年龄、月经史、婚育史、避孕措施、激素类药物的使用情况；既往是否患有肝病、血液病、糖尿病、甲状腺功能亢进或减退等。

2. 临床表现　不规则子宫出血。常表现为月经周期、经期、经量异常，或排卵期出血。

3. 妇科检查　妇科检查无明显异常。

4. 实验室及其他检查

（1）诊断性刮宫　简称诊刮。其作用是止血和明确子宫内膜病理诊断。对年龄超过 35 岁，药物治疗无效或存在子宫内膜癌高危因素的异常子宫出血患者，应通过诊刮明确子宫内膜病变。施术时必须搔刮整个宫腔，并注意宫腔大小、形态，宫壁是否光滑，刮出物性质及数量。未婚患者若激素治疗无效或疑有器质性病变应经患者或家属知情同意后考虑诊刮。为确定排卵和黄体功能，应在经前期或月经来潮 6 小时内诊刮；若怀疑子宫内膜不规则脱落，应在月经第 5 天诊刮；不规则阴道流血或大出血者可随时诊刮。

（2）超声检查　阴道超声检查可了解子宫大小、形态、宫腔内有无赘生物、子宫内膜厚度等。

（3）宫腔镜检查　可直视宫腔内情况，选择病变区域进行活检以诊断宫腔病变。

（4）基础体温测定　了解有无排卵及黄体功能。基础体温呈单相型提示无排卵；黄体功能不足时虽呈双相型，但高温相 <11 天；子宫内膜不规则脱落呈双相型，但下降缓慢。

（5）激素测定　黄体中期测血孕酮值呈卵泡期水平，为无排卵；可检查血睾酮、催乳激素水平及甲状腺功能等以排除其他内分泌疾病。

（6）妊娠试验　有性生活史者应行妊娠试验，以排除妊娠及其相关疾病。

（7）宫颈细胞学检查　可排除子宫颈癌及癌前病变。

（8）血常规及凝血功能测定　检查血红蛋白、血小板计数、出凝血时间和凝血酶原时间、活化部分凝血酶原时间等，以了解贫血程度和排除血液系统病变。

（二）辨证要点

应根据出血的量、色、质变化，参合兼证及舌脉，辨其虚、热、瘀之不同。一般而言，血色鲜红或紫红或深红、质黏稠，多属热；色淡质稀，多属虚；经行不畅，时来时止，或时闭时崩，或久漏不止，色紫黑、有块，多属瘀。

（三）鉴别诊断

在诊断排卵障碍性异常子宫出血前，必须排除生殖器官病变或全身性疾病所导致的生殖器官出血，需注意鉴别的疾病包括异常妊娠或妊娠并发症（如流产、异位妊娠、葡萄胎、子宫复旧不良、胎盘残留、胎盘息肉等）、生殖器官肿瘤、生殖器官感染、激素类药物使用不当及宫内节育器或异物引起的异常子宫出血、全身性疾病（如血液病、肝肾衰竭、甲状腺功能亢进症或减退症）等。

【治疗】

（一）治疗思路

应本着"急则治其标，缓则治其本"的原则，出血阶段应迅速有效地止血及纠正贫血；血止后调整月经周期或促排卵。主要以中、西药物治疗为主，必要时可行手术治疗。

（二）西医治疗

1. 无排卵性异常子宫出血　青春期及生育年龄以止血、调整周期为治疗原则，有生育要求者需促排卵治疗；绝经过渡期以止血、调整周期、减少经量，防止子宫内膜病变为治疗原则。常用性激素止血和调整月经周期。

（1）止血　常采用性激素止血。出血期可辅用止血药物。对大量出血患者，要求性激素治疗

8小时内见效，24～48小时内出血基本停止。96小时以上血仍不止，应考虑有器质性病变存在的可能。

1）性激素治疗　①雌孕激素联合用药：性激素联合用药的止血效果优于单一药物。口服避孕药在治疗青春期和生育年龄无排卵性异常子宫出血时常有效。多采用孕激素占优势的口服避孕药，如去氧孕烯炔雌醇片或复方醋酸环丙孕酮片，每次1～2片，每6～12小时一次，血止3日后按每3日递减1/3量直至维持量（每日1片），持续至出血停止后21日停药。②单纯雌激素：应用大剂量雌激素可迅速促使子宫内膜生长，短期内修复创面而止血，适用于治疗急性大量出血而有明显贫血的青春期异常子宫出血患者。如戊酸雌二醇2mg或结合雌激素1.25mg口服，每4～6小时一次，血止3日后按每3日递减1/3量为宜。③单纯孕激素：也称"子宫内膜脱落法"或"药物刮宫"，停药后短期即出现撤药性出血，此法可起到药物性刮宫作用，适用于体内已有一定雌激素水平、血红蛋白水平>80g/L、生命体征稳定的患者。黄体酮20mg肌注，每日1次，共3～5日，或口服醋酸甲羟孕酮每日6～10mg，共7～10日；若出血量多，可应用炔诺酮（妇康片）5mg，每8小时一次，血止3日后按每3日递减1/3量直至维持量每日2.5～5mg，持续用到血止后21日。一般停药后3～7日可发生撤药性出血。

2）其他治疗　包括应用一般止血药、丙酸睾酮、纠正凝血功能、纠正贫血和抗感染治疗。

（2）调整月经周期　止血后必须调整月经周期。青春期及生育年龄的无排卵性异常子宫出血患者的治疗，需首先恢复正常的内分泌功能，以建立正常月经周期；绝经过渡期患者的治疗，需控制出血及预防子宫内膜增生症的发生，防止异常子宫出血再次发生。

1）雌孕激素序贯法　即人工周期，通过模拟自然周期中卵巢的内分泌变化，将雌孕激素序贯运用，使子宫内膜发生相应变化而引起周期性脱落，适于青春期或生育期异常子宫出血内源性雌激素水平较低者。自撤药性月经第5日开始用药，如戊酸雌二醇1～2mg，每晚一次，连服21日，最后10日加用地屈孕酮10mg，每日2次，口服，连续使用3个周期为一疗程。若正常月经仍未建立，应重复上述序贯疗法。如果患者体内有一定雌激素水平，则雌激素可采用半量或1/4量。

2）雌孕激素联合法　开始即用孕激素以限制雌激素的促内膜生长作用，使撤药性出血逐步减少，适用于生育期异常子宫出血内源性雌激素水平较高者，或绝经过渡期异常子宫出血患者。应用口服避孕药，自撤药性出血的第5日起每晚1片，连服3周，连续3个周期为一疗程。停药后若仍未建立正常月经周期者，可重复应用。

3）后半周期疗法　适用于有内源性雌激素的青春期或组织学检查为子宫内膜增生期患者。治疗可在月经周期后半期（撤药性出血的第16～25天）口服地屈孕酮10mg，每日2次，共10日，或微粒化孕酮每日200～300mg，共5～7日；或醋酸甲羟孕酮每日10mg，连用10日。酌情应用3～6个周期。

4）宫内孕激素释放系统　宫腔内放置含孕酮或左炔诺孕酮缓释系统的宫内节育器（IUD）每日释放左炔诺孕酮20μg，能在宫腔内局部抑制子宫内膜生长，减少经量，甚至出现闭经，有效期4～5年，适用于已无生育要求的育龄期患者。

（3）刮宫术　可迅速止血，并具有诊断价值，可了解子宫内膜病理，除外恶性病变。对于绝经过渡期及病程长的生育年龄患者，应首先考虑使用刮宫术。

（4）手术治疗　对于药物治疗效果不佳或不宜用药、无生育要求的患者，尤其是不易随访的年龄较大患者，应考虑手术治疗。常用术式包括子宫内膜切除术（宫腔镜下电切割或激光切除子宫内膜或采用滚动球电凝或热疗等方法）和子宫切除术。

2. 黄体功能不足 治疗方法包括促进卵泡发育、促进月经中期 LH 峰形成、黄体功能刺激疗法、黄体功能补充疗法等。

（1）促进卵泡发育 针对其发生原因，促进卵泡发育和排卵，首选药物为氯米芬。月经第 5 日口服氯米芬 50mg，每日 1 次，连服 5 天。

（2）促进 LH 峰形成 当卵泡成熟时，肌注绒毛膜促性腺激素 5000 ~ 10000U，以加强月经中期 LH 排卵峰，并达到促进黄体形成和提高其分泌孕酮的目的。

（3）黄体功能刺激疗法 在基础体温上升后，隔日肌注 hCG 1000 ~ 2000U，每周 2 次或隔日 1 次，共 2 周，可促进黄体功能。

（4）黄体功能替代疗法 治疗可选用天然黄体酮制剂，自排卵后每日肌注黄体酮 10mg，共 10 ~ 14 天，也可口服天然微粒化孕酮治疗。

3. 子宫内膜不规则脱落 治疗方法包括应用孕激素使黄体及时萎缩、绒毛膜促性腺激素促进黄体功能及复方短效口服避孕药控制周期。

（1）孕激素或避孕药 孕激素通过调节下丘脑 - 垂体 - 卵巢轴的负反馈功能，使黄体及时萎缩，内膜按时完整脱落。自排卵后第 1 ~ 2 日或下次月经前 10 ~ 14 日开始，每日口服醋酸甲羟孕酮 10mg，共 10 天。有生育要求者，可用黄体酮注射液或口服天然微粒化孕酮治疗。无生育要求者也可用口服避孕药，从月经第 5 天开始，每日 1 片，连服 21 日为一周期。

（2）绒毛膜促性腺激素 用法同治疗黄体功能不足。

（三）中医治疗

1. 崩漏 应根据病情的缓急轻重、出血的久暂，采用"急则治其标，缓则治其本"的原则，灵活运用"塞流""澄源""复旧"三法。

"塞流"即止血。暴崩之际，急当止血防脱。具体运用止血方法时，一是要根据病因病机选择恰当的止血药。二是要注意崩与漏的不同，治崩宜升提固摄，不宜辛温行血；治漏宜养血理气，不可偏于固涩。

"澄源"即辨证求因以治本，为治疗崩漏的重要阶段。血止或病缓时应针对病因施治，使崩漏得到根本上的治疗。"塞流""澄源"两法常同步进行。

"复旧"即调理善后。是巩固崩漏治疗的重要阶段。临床多采用补肾、扶脾或疏肝之法。"复旧"更需兼顾"澄源"，并根据月经周期冲任、胞宫、阴阳、气血的变化调整月经周期。

治崩三法既有区别，又有内在联系，临床应用不能截然分开，需结合具体病情灵活运用。"塞流"需"澄源"，而"澄源"当固本，"复旧"要求因。

（1）肾虚证

1）肾阴虚证

证候：经乱无期，出血量少或多，淋漓不净，色鲜红，质稠，头晕耳鸣，腰膝酸软，手足心热。舌质红苔少，脉细数。

治法：滋补肾阴，固冲止血。

方药：左归丸（《景岳全书》）去牛膝合二至丸（《医方集解》）。

若阴虚有热，加地骨皮、生地黄以滋阴清热、凉血除蒸；若肾阴虚，不能上济心火，致心烦失眠、怔忡烦躁，可合用生脉散或黄连阿胶汤益气滋阴、宁心安神。

2）肾阳虚证

证候：经来无期，出血量多，或淋漓不尽，色淡质清，腰痛如折，畏寒肢冷，面色晦暗或有暗斑，小便清长。舌淡暗苔白润，脉沉迟无力。

治法：温肾固冲，止血调经。

方药：右归丸（《景岳全书》）去肉桂，加艾叶炭、补骨脂、黄芪。

若兼有瘀血内阻，加蒲黄、茜草以化瘀止血；若脾肾阳虚，见面浮肢肿、便溏，加温补脾肾之补骨脂、炮姜。

（2）脾虚证

证候：经血非时暴下不止，或淋漓不断，色淡质稀，神倦懒言，面色㿠白，不思饮食，或面浮肢肿。舌淡胖、边有齿痕，苔薄白，脉缓无力。

治法：补气摄血，固冲调经。

方药：固本止崩汤（《傅青主女科》）。

若漏下不止，兼有血瘀，见经血有块、小腹痛，加益母草、失笑散、三七粉以化瘀止血；若暴崩不止，气随血脱，应急用补气回阳固脱之法，合用独参汤或参附汤。

（3）血热证

1）虚热证

证候：经乱无期，量少淋漓不净或量多势急，血色鲜红，质稠，口燥咽干，心烦潮热，大便干结。舌红少苔，脉细数。

治法：滋阴清热，止血调经。

方药：保阴煎（《景岳全书》）。

若见便秘，加玄参以滋阴润燥；阴虚阳亢，烘热汗出，加珍珠母、制龟甲育阴潜阳，加白芍养阴柔肝。

2）实热证

证候：经血非时暴下不止，或淋漓日久不断，色深红，质稠，心烦面赤。舌红苔黄，脉滑数。

治法：清热凉血，止血调经。

方药：清热固经汤（《简明中医妇科学》）。

若见肝郁化火之象，宜清肝泻火止血，加柴胡、牡丹皮、夏枯草清肝泄热；若见湿热内阻之象，去阿胶，加黄柏、连翘、茵陈清热燥湿。

（4）血瘀证

证候：经乱无期，量时多时少，时出时止，或淋漓不断，或经闭数月又忽然暴下继而淋漓，色紫暗有块，小腹疼痛拒按，块下痛减。舌紫暗或有瘀斑苔薄白，脉涩。

治法：活血化瘀，止血调经。

方药：逐瘀止崩汤（《安徽中医验方选集》）。

临证可加蒲黄、茜草、益母草以增化瘀止血之力；若见气虚之象，可加党参、黄芪以补气升提止血。

2. 月经不调　治疗应以补肾健脾、疏肝理气、调理气血为主，同时应根据月经周期各阶段阴阳气血的变化规律而灵活用药。

（1）肾气虚证

证候：月经提前或错后，或先后不定，量少，色淡暗，质清稀，腰酸腿软，头晕耳鸣，小便频数，面色晦暗或有暗斑。舌淡暗苔薄白，脉沉细。

治法：补肾益气，养血调经。

方药：大补元煎（《景岳全书》）。

腰痛甚者，加杜仲、续断补肝肾、强腰膝；若带下量多，加金樱子、鹿角霜、芡实温肾固涩止带；若夜尿频多，加益智仁、桑螵蛸以温肾缩尿。

（2）脾气虚证

证候：月经提前，或先后不定，或经期延长，或有经间期出血，量多，色淡质稀，神疲肢倦，气短懒言，小腹空坠，纳少便溏。舌淡红苔薄白，脉缓弱。

治法：补脾益气，固冲调经。

方药：补中益气汤（《脾胃论》）。

若月经量多，经期去当归之活血，重用人参、黄芪以益气升提止血，加艾叶、棕榈炭、煅牡蛎以固涩止血；大便溏薄者，加茯苓、山药、白扁豆以健脾止泻；若兼见肾虚，则脾肾同补；若心脾两虚，则用归脾汤。

（3）虚热证

证候：月经提前，或经期延长，或有经间期出血，量少，色鲜红，质稠，潮热盗汗，手足心热，咽干口燥。舌红苔少，脉细数。

治法：养阴清热，凉血调经。

方药：两地汤（《傅青主女科》）。

手足心热甚者，加龟甲、白薇育阴潜阳、清退虚热；经量少，加首乌、枸杞子、熟地黄滋肾阴，生精血。

（4）血虚证

证候：经期错后，量少，色淡质稀，头晕眼花，心悸失眠，皮肤不润，面色苍白或萎黄。舌淡苔薄，脉细无力。

治法：补血益气调经。

方药：人参养荣汤（《太平惠民和剂局方》）。

若心悸失眠，加柏子仁、酸枣仁养心安神；小腹隐痛者，重用白芍，加香附、阿胶理气养血止痛；若血虚阴亏，加女贞子、墨旱莲、地骨皮滋阴清热。

（5）肝郁证

证候：经期错后，或先后无定期，量或多或少，经色暗红，或有血块，胸胁、乳房、少腹胀痛，精神抑郁，胸闷不舒，嗳气食少。舌质正常苔薄，脉弦。

治法：疏肝理气，活血调经。

方药：逍遥散（《太平惠民和剂局方》）。

若经行腹痛，加元胡、香附理气止痛；若兼血瘀，加益母草、牡丹皮活血化瘀；化热者，加牡丹皮、栀子清热；兼见肾虚，加熟地黄、菟丝子补肾养血；肝郁克脾，加陈皮、厚朴理气和胃健脾。

（6）血瘀证

证候：经行延长，量或多或少，或有经间期出血，色紫暗，质稠有血块，少腹刺痛拒按，块下痛减。舌紫暗，或有瘀点、瘀斑，脉涩有力。

治法：活血祛瘀止血。

方药：桃红四物汤（《医宗金鉴》）合失笑散（《太平惠民和剂局方》）。

若经行腹痛甚，加元胡、香附理气活血止痛；偏寒者，加肉桂、吴茱萸；偏于气滞者，加乌药；化热者，加牡丹皮、栀子、鸡血藤。

（7）血寒证

证候：经期错后，量少，经色紫暗有块，小腹冷痛，得热痛减，畏寒肢冷。舌暗苔白，脉沉紧或沉迟。

治法：温经散寒，活血调经。

方药：温经汤（《妇人大全良方》）。

若经量多，去莪术、牛膝之活血祛瘀之品，加炮姜、艾叶炭温经止血；若月经量少，加丹参、益母草活血调经。

（8）血热证

证候：经期提前，量多，色紫红，质稠，心胸烦闷，渴喜冷饮，大便燥结，小便短赤，面色红赤。舌红苔黄，脉滑数。

治法：清热凉血调经。

方药：清经散（《傅青主女科》）。

若月经过多，去茯苓淡渗利下，加茜草、侧柏叶、地榆凉血止血；若兼见瘀血，可合用失笑散或加三七以活血化瘀。

（9）湿热证

证候：经间期出血，血色深红，质稠，平时带下量多，色黄，小腹时痛，心烦口渴，口苦咽干。舌红苔黄腻，脉滑数。

治法：清热除湿，凉血止血。

方药：清肝止淋汤（《傅青主女科》）去阿胶、红枣，酌加茯苓、炒地榆。

若出血量多，去活血之牛膝、当归，加茜草、芥穗炭、仙鹤草化瘀收敛止血；带下量多者，加土茯苓、椿根皮利湿止带；大便黏腻者，去生地黄、当归、白芍，加厚朴、薏苡仁、砂仁、白扁豆益气健脾利湿。

（10）痰湿证

证候：经期错后，量少，色淡，质黏，头晕体胖，心悸气短，脘闷恶心，带下量多。舌淡胖苔白腻，脉滑。

治法：燥湿化痰，活血调经。

方药：苍附导痰丸（《广嗣纪要》）。

若纳差、倦怠，加白术、人参益气健脾；脘闷呕恶者，加砂仁、枳壳醒脾；带下过多者，加苍术、车前子、薏苡仁除湿止带；痰多者，加胆南星、枳壳理气化痰。

3. 中成药

（1）宫血宁胶囊、妇科断红饮胶囊　口服，适用于实热证。

（2）葆宫止血颗粒　口服，适用于虚热证。

（3）云南白药、云南红药、致康胶囊　口服，适用于血瘀证。

（4）人参归脾丸、补中益气丸（颗粒）　口服，适用于脾气虚证。

【诊疗思路示意图】

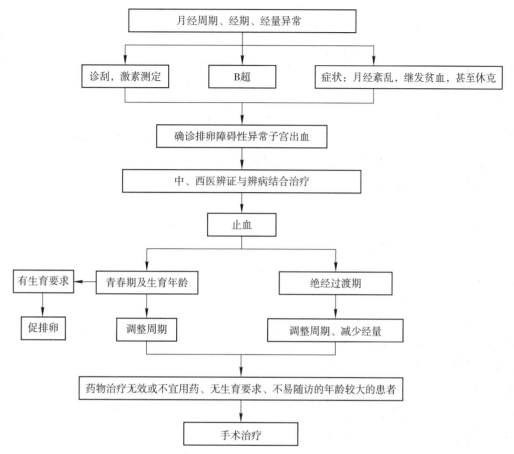

图 7-1 排卵障碍性异常子宫出血诊疗思路示意图

【预防与调护】

调畅情志，避免过度精神刺激；重视饮食调养，勿过食辛辣、生冷之品；保持经期个人卫生；出血期间避免重体力劳动，注意休息，忌性生活。

【预后】

青春期患者随年龄增长，下丘脑–垂体–卵巢轴功能逐渐发育成熟，经过适当治疗，多可建立正常的排卵月经周期。少数病程较长、治疗不规范者，病情易反复。绝经过渡期以止血治标为主，治疗效果较好，但需排除子宫内膜恶性病变。生育期患者，大多排卵周期可得到恢复和重建，少数患者子宫内膜持续增生过长可引发不孕症。长期应用雌激素者要定期查体，以防子宫内膜癌的发生。

【思考题】

谈谈无排卵性异常子宫出血的诊断步骤和中医分型论治。

第二节　闭　经

【病例】

患者，女，32 岁。

主诉：月经停闭 5 年。

现病史：患者 5 年前因产后出血并发休克，住院抢救后康复。此后月经停闭，无乳汁分泌，全身乏力，肢冷畏寒，面部浮肿，食欲下降，性欲减退，舌淡苔薄白，脉细弱无力。

既往史：曾口服雌孕激素有月经来潮，否认肝炎、结核病史。

妇科检查：阴毛稀少，阴道壁略萎缩，分泌物少，宫颈光滑，子宫体小，活动好，附件无异常。

问题

患者所患何病？该病是如何产生的？临床需做何检查？中西医如何诊断及治疗？

闭经（amenorrhea）表现为无月经或月经停止，为常见的妇科症状。分原发性闭经和继发性闭经两类。前者指年龄超过 16 岁，第二性征已发育，月经尚未来潮，或超过 14 岁，第二性征尚未发育者。后者指正常月经周期建立后月经停止 6 个月以上，或按自身原有月经周期计算停止 3 个月经周期以上者。按生殖轴病变和功能失调部位分类，可分为下丘脑性闭经、垂体性闭经、卵巢性闭经、子宫性闭经和下生殖道性闭经。世界卫生组织（WHO）将闭经分为三型：Ⅰ 型为无内源性雌激素产生，FSH 水平正常或低下，催乳素（PRL）正常，无下丘脑 – 垂体器质性病变的证据；Ⅱ 型为有内源性雌激素产生、FSH 及 PRL 正常；Ⅲ 型为 FSH 升高，卵巢功能衰竭。青春期前、妊娠期、哺乳期及绝经后期的无月经现象属生理性闭经，本节不做讨论。

中医学对闭经的记载首见于《内经》，称"女子不月""月事不来""血枯"等，并有治疗闭经的第一首方剂"四乌鲗骨一藘茹丸"。

【病因病理】

（一）西医病因病理

正常月经周期的建立有赖于生殖管道的发育成熟、下丘脑 – 垂体 – 卵巢轴的神经内分泌调节及靶器官子宫内膜对性激素的周期性反应和下生殖道的通畅，其中任何环节发生障碍都有可能导致闭经。

1. 原发性闭经　多为遗传原因或先天发育缺陷所致，较少见。据第二性征情况分为第二性征存在和第二性征缺乏两类。第二性征存在的原发性闭经包括米勒管发育不全综合征、雄激素不敏感综合征（又称睾丸女性化完全型）、对抗性卵巢综合征（又称卵巢不敏感综合征）、生殖道闭锁、真两性畸形等。第二性征缺乏的原发性闭经包括低促性腺激素性性腺功能减退（体质性性腺发育延迟和嗅觉缺失综合征）和高促性腺激素性性腺功能减退（特纳综合征、46,XX 单纯性腺发育不全和 46,XY 单纯性腺发育不全）。

2. 继发性闭经　发病率明显高于原发性闭经。分为下丘脑性闭经、垂体性闭经、卵巢性闭经、子宫性闭经和下生殖道发育异常闭经，其中，下丘脑性闭经最常见。

（1）下丘脑性闭经　可因精神应激、体重下降和神经性厌食、运动性闭经、药物性闭经、颅咽管瘤等引起。下丘脑性闭经是以中枢神经系统和下丘脑功能和器质性病变引起的闭经，以功能性原因为主，属低促性腺激素性闭经，治疗及时尚可逆。

（2）垂体性闭经　可因垂体梗死、垂体肿瘤、空蝶鞍综合征等引起。腺垂体功能失调或器质性病变，致促性腺激素异常，继而影响卵巢功能可引起闭经。

（3）卵巢性闭经　可因卵巢早衰、卵巢功能性肿瘤、多囊卵巢综合征而导致。卵巢分泌性腺激素低下，致子宫内膜无法发生周期性反应亦可引起闭经。

（4）子宫性闭经　可因子宫内膜损伤（如 Asherman 综合征或宫腔粘连）、子宫切除后或子宫腔内放疗后引起。子宫性闭经月经调节功能正常，第二性征正常，但子宫内膜对卵巢激素不能产生正常的反应而导致闭经。

（5）其他　其他内分泌功能异常如肾上腺、甲状腺、胰腺等功能紊乱也可引起闭经。

（二）中医病因病机

主要病机是冲任气血失调。有虚实两方面。虚者多因精亏血少，无血可下；实者多因邪气阻隔，血不得下。虚证中继发性闭经多由月经后期（指月经周期延后 7 天以上，甚至 3～5 个月一行，连续出现 2 个周期以上）、月经过少（指月经量明显减少，或行经时间不足 2 天，甚至点滴即净）发展而来。常见肾气亏损证、肝肾阴虚证、气血虚弱证、阴虚血燥证、气滞血瘀证、痰湿阻滞证、寒凝血瘀证。

1. 肾气亏损　素禀肾虚，或早婚多产，或房事不节，耗伤肾气，以致肾精亏损，冲任不足，血海不能按时满溢，遂至经闭。

2. 肝肾阴虚　素禀不足，肝肾亏损，肾精未充，肝血虚少，冲任失于充养，无以化为经血，而致经闭。或因多产、堕胎、房劳，或久病及肾，以致肾精亏损，肝血耗伤，冲任不足，血海空虚，胞宫无血可下而致。

3. 气血虚弱　脾胃素虚，或饮食劳倦、忧思过度，或大病、久病，或吐血、下血、堕胎、小产等数脱于血，或哺乳过长过久，或患虫疾耗血，以致血虚气弱，冲任血海空乏，胞宫无血可下而致闭经。

4. 阴虚血燥　素体阴虚，或失血伤阴、久病耗血，或过食辛辣香燥，灼伤营阴，致血海干涸，无血可下，故成闭经。若日久病深，精亏阴竭，血海干涸，可发展为虚劳闭经。

5. 气滞血瘀　素性抑郁，或郁怒伤肝，或突受刺激，致肝气郁结，气滞血瘀，瘀阻冲任，胞脉不通，经血不得下行，可发为闭经。

6. 痰湿阻滞　素多痰湿，或嗜食肥甘厚味，酿生痰湿，或肥胖之人，多痰多湿，或脾虚失运，痰湿内盛，痰湿下注，冲任壅塞，胞脉闭塞可引起闭经。

7. 寒凝血瘀　经期、产后血室正开，寒邪客于胞宫，或临经涉水，寒邪外袭，或过用寒凉之品，或久病伤阳，寒从内生，血为寒凝，冲任瘀滞，胞脉阻隔，经水不得下行，可成闭经。

【临床表现】

1. 症状　无月经或月经停闭，可伴有与病因相关的症状。如垂体肿瘤可见溢乳；希恩综合征可见毛发脱落、倦怠嗜睡、畏寒肢冷、饮食较差；多囊卵巢综合征可见痤疮、多毛；卵巢早衰可见烘热汗出、失眠多梦、烦躁易怒等。

2. 体征　形体瘦弱或肥胖，第二性征发育不良，可见多毛、胡须、溢乳、皮肤干燥、毛发脱落等。

【诊断与鉴别诊断】

（一）诊断要点

1. 病史　对原发性闭经患者，应详细了解先天身体状况及后天生长发育过程。对继发性闭经患者，应注意有无月经初潮较迟及月经稀发病史；或有产后出血、产后感染史等；或接受过激素及放射治疗；营养不良或精神创伤；急慢性疾病史，如贫血、结核病、糖尿病、垂体肿瘤等；或有人工流产、刮宫史，以及手术切除子宫、卵巢史；滥用避孕药或长期哺乳史；有无甲状腺或肾上腺疾病等。

2. 临床表现　同前述。

3. 体格检查　检查全身发育情况，有无畸形，测量体重、身高及四肢与躯干比例，观察精神状态、智力发育、营养和健康情况，第二性征如毛发分布、乳房发育是否正常，有无乳汁分泌，有无甲状腺肿大等。

4. 妇科检查　注意内外生殖器发育状况，有无先天性缺陷、畸形，盆腔有无肿物等。

5. 实验室及其他检查

（1）实验室检查

1）药物撤退试验　了解内源性雌激素水平和子宫内膜功能，以确定闭经程度。包括孕激素试验和雌孕激素序贯试验。孕激素试验阳性提示子宫内膜有一定雌激素水平，为Ⅰ度闭经。阴性者，应行雌孕激素序贯试验，结果阳性提示闭经是由于体内缺乏雌激素所致，为Ⅱ度闭经；阴性者，应重复试验，若仍无出血，可诊断为子宫性闭经。

2）垂体兴奋试验　又称 GnRH 刺激试验，是通过静脉注射 GnRH，测定前后 FSH 和 LH，了解垂体 FSH 和 LH 对 GnRH 反应性的试验。若注入后 LH 值较注入前基础值上升 2 倍以上，FSH 值上升 1.5 倍以上，为正常反应，提示垂体功能正常，病变在下丘脑；若经多次重复试验 LH 值无升高或升高不显著，说明垂体功能减退，如希恩综合征。

3）血甾体激素测定　包括雌二醇、孕酮及睾酮测定。血孕酮水平升高，提示排卵；雌激素水平低，提示卵巢功能不正常或衰竭；睾酮值高，提示可能有多囊卵巢综合征或卵巢支持－间质细胞瘤等。

4）催乳激素及垂体促性腺激素测定　PRL>25μg/L 时，称为高催乳激素血症。PRL 升高者测定 TSH，TSH 升高为甲状腺功能减退；TSH 正常，而 PRL>100μg/L，应行头颅 MRI 或 CT 检查，除外垂体肿瘤。PRL 正常应测定垂体促性腺激素。若两次测定 FSH 均 >40U/L，提示卵巢功能衰竭；若 LH>25U/L 或 LH/FSH ≥ 2 ～ 3 时，高度怀疑多囊卵巢综合征；若 FSH、LH 均 <5U/L，提示垂体功能减退，病变可能在垂体或下丘脑。

（2）辅助检查

1）超声检查　观察盆腔有无子宫，子宫形态、大小及内膜厚度，卵巢大小、形态，卵泡数目等。

2）CT 或 MRI　用于盆腔及头部蝶鞍区检查，了解盆腔肿块和中枢神经系统病变性质，诊断卵巢肿瘤、下丘脑病变、垂体微腺瘤、空蝶鞍等。

3）宫腔镜检查　用以诊断宫腔粘连。

4）染色体检查 高促性腺激素性闭经及性分化异常者应做此检查。

5）其他 如靶器官反应检查，包括基础体温测定、诊断性刮宫等；疑 PCOS 者，查血脂、血糖、胰岛素；垂体性闭经，查三碘甲状腺原氨酸（T_3）、总甲状腺激素（T_4）、TSH、24 小时尿游离皮质醇等。

（二）辨证要点

应首辨虚实。一般来讲，原发性闭经或已行经而月经由后期、量少渐至经闭，伴腰膝酸软、头晕眼花、口燥咽干、五心烦热、脉弱等，多属虚证；若既往月经规律而骤然停闭，伴胸胁胀满、小腹疼痛、脉象有力者，多属实证；若月经由后期量少渐至停闭，伴形体肥胖、脘闷痰多、苔腻脉滑者，为痰湿阻滞证。

（三）鉴别诊断

需与生理性闭经及避年、暗经相鉴别。

【治疗】

（一）治疗思路

闭经应早期诊断、早期治疗。宜采取改善全身健康状况、心理状态及针对病因治疗；应用激素和中药恢复月经周期；对有生育要求者，应促排卵，促进生育；对一时性闭经，如服避孕药后引起的闭经患者，可短期观察。

（二）西医治疗

1.全身治疗 治疗全身性疾病，应提高机体体质，合理饮食，保持标准体重，精神安慰，消除精神紧张和焦虑。

2.病因治疗

（1）子宫性闭经 先天性无阴道者可择时行阴道成形术。子宫内膜结核应抗结核治疗。宫腔粘连者应分离粘连后放置节育器，并给予一定时间的雌、孕激素序贯治疗，预防再粘连。

（2）卵巢性闭经 有肿瘤者应切除肿瘤。染色体为 46,XY 的患者应切除性腺及发育不良的子宫，以防恶变。

（3）垂体性闭经 垂体催乳素肿瘤以溴隐亭治疗为首选。瘤体较大引起视野缺失者，可考虑手术治疗减压，术后服用溴隐亭。希恩综合征者应根据病情补充雌激素、孕激素、甲状腺素、肾上腺皮质激素。空蝶鞍综合征无高 PRL 血症者，可不处理。

（4）下丘脑性闭经 下丘脑肿瘤应手术治疗。由于运动过度、精神刺激或环境改变、体重过低所致者，应减少运动量，调整心态，注意劳逸结合，增加体重。神经性厌食者，应改变进食习惯，必要时鼻饲高营养物质，以增加体重，但月经恢复需时较长。因避孕药引起者，应停药观察。

3.性激素替代 治疗目的是维持女性全身健康及生殖健康，包括心血管系统、骨骼及骨代谢、神经系统等；促进和维持第二性征和月经。

（1）雌激素替代疗法 适于无子宫者。结合雌激素每日 0.625mg 或微粒化 17-β 雌二醇每日 1mg，连服 21 日，停药 1 周后重复给药。

（2）人工周期疗法　适用于有子宫者。上述雌激素连服 21 日，最后 10 日加服地屈孕酮，每日 10 ～ 20mg，或醋酸甲羟孕酮每日 6 ～ 10mg，连服 3 ～ 6 个周期。

（3）孕激素替代疗法　适用于体内有一定内源性雌激素水平的 I 度闭经者。黄体酮 20mg，肌内注射，每日 1 次，连用 5 日；地屈孕酮 10 ～ 20mg，或醋酸甲羟孕酮 6 ～ 10mg，每日 1 次，口服，连用 10 日。

4. 促排卵　适用于有生育要求的患者。

（1）氯米芬　是促排卵最常用的药物，适用于有一定内源性雌激素水平的无排卵者。月经第 5 日始，每日 50 ～ 150mg，连用 5 日。

（2）促性腺激素　适用于低促性腺激素闭经及氯米芬促排卵失败者。常用 hMG 或 FSH 和 hCG 联合用药促排卵法。hMG 或 FSH 每日 75 ～ 150U，肌注，用药 3 ～ 5 日后可根据雌激素反应调整用量；若雌激素水平未上升可增加用量至每日 150 ～ 225U，自撤药性出血第 3 ～ 5 日开始，连用 7 ～ 12 日，待优势卵泡成熟时，再使用 hCG 5000 ～ 10000U 促排卵。

（3）促性腺激素释放激素（GnRH）　适用于下丘脑性闭经，以脉冲皮下注射或静脉方式给药。

5. 其他药物治疗

（1）溴隐亭　单纯高 PRL 血症者，每日予 2.5 ～ 5mg，多在服药的第 5 ～ 6 周恢复月经。垂体催乳素瘤者，每日予 5 ～ 7.5mg，敏感者服药 3 个月后肿瘤明显缩小。

（2）肾上腺皮质激素　适用于先天性肾上腺皮质增生引起的闭经，一般用泼尼松或地塞米松。

（3）甲状腺素　如甲状腺片，适用于甲状腺功能减退所致的闭经。

6. 手术治疗

（1）生殖器畸形　处女膜闭锁、阴道横隔或阴道闭锁者，可手术切开或成形，使经血流畅。宫颈发育不良者，若无法手术矫形，则应行子宫切除术。

（2）Asherman 综合征　在宫腔镜直视下分离粘连，随后加用大剂量雌激素并放置宫腔内支撑 7 ～ 10 日。宫颈狭窄和粘连者，可通过宫颈扩张术治疗。

（3）肿瘤　卵巢肿瘤一经确诊应予手术治疗。应根据肿瘤部位、大小及性质确定治疗方案。催乳素瘤常用药物治疗，手术多用于药物治疗无效或巨腺瘤产生压迫症状者。其他中枢神经系统肿瘤多采用手术和（或）放疗方式治疗。

（三）中医治疗

1. 辨证论治　根据虚实的不同，虚证采用"补而通之"的原则，以滋养肝肾、补气养血为主；实证采用"泻而通之"的原则，以行气活血、温通经脉、祛痰除湿为主。虚实夹杂者，要补中有通、攻中有养，灵活化裁。因他病而致经闭者，当先治他病，或治病调经并用。

（1）肾气亏损证

证候：年逾 16 周岁尚未行经，或初潮较迟，时有月经停闭，或月经周期建立后，出现周期延后渐至停闭；伴发育欠佳，第二性征发育不良，腰腿酸软，头晕耳鸣，倦怠乏力，夜尿频多，性欲淡漠，面色晦暗，眼眶暗黑。舌淡嫩苔薄白，脉沉弱。

治法：补肾益气，养血调经。

方药：加减苁蓉菟丝子丸（《中医妇科治疗学》）加淫羊藿、紫河车。

若闭经日久，畏寒肢冷，酌加肉桂、仙茅、鸡血藤以温肾助阳调冲；夜尿频数加金樱子、芡实、桑螵蛸以温肾缩尿。

（2）肝肾阴虚证

证候：年满16周岁尚未行经，或初潮较晚，月经量少色鲜红，周期延后渐致经闭，头晕耳鸣，腰腿酸软，两目干涩，面色少华。舌质暗淡苔薄白或薄黄，脉弦细数或沉细弱。

治法：滋补肝肾，养血调经。

方药：育阴汤（《百灵妇科》）去海螵蛸、牡蛎，加当归、菟丝子。

若见潮热、五心烦热，甚至盗汗、骨蒸劳热等症状，为肝肾阴虚生热所致，加知母、黄柏、地骨皮、青蒿以清虚热；喜叹息、纳谷不馨者，加制香附、党参以调肝健脾，以益精血化生。

（3）气血虚弱证

证候：月经周期延后，量少、色淡、质稀，渐致闭经，神疲肢倦，头晕眼花，心悸气短，面色萎黄，唇色淡红。苔少或薄白，脉沉缓或细弱。

治法：益气健脾，养血调经。

方药：人参养荣汤（《太平惠民和剂局方》）。

若因产后大出血所致的闭经（即希恩综合征）除见上述症状外，尚有神情淡漠、阴道干涩、毛发脱落、性欲减退、生殖器官萎缩，此乃精血亏败，肾气虚惫，酌加仙茅、淫羊藿、鹿角霜、紫河车以温补肾阳、填精补血。

（4）阴虚血燥证

证候：月经由后期、量少渐至闭经，两颧潮红，五心烦热，盗汗，甚或骨蒸劳热，或干咳、咯血，口干咽燥。舌红苔少，脉细数。

治法：养阴清热，养血调经。

方药：加减一阴煎（《景岳全书》）加丹参、女贞子、香附。

若虚烦潮热甚者，加青蒿、鳖甲以清虚热；咳嗽咯血者，加五味子、百合、川贝母、阿胶以养阴润肺；虚烦少寐、心悸者，加柏子仁、夜交藤宁心安神；如有结核病，应同时行抗结核治疗。

（5）气滞血瘀证

证候：月经停闭，胸胁、乳房胀痛，少腹胀痛拒按，精神抑郁，烦躁易怒，嗳气叹息。舌紫暗或有瘀点，脉沉弦或沉涩。

治法：行气活血，祛瘀通经。

方药：血府逐瘀汤（《医林改错》）。

若胸胁乳房胀痛者，加青皮，炮山甲（山甲现用代用品，后同），路路通行气散结；肝郁化火，烦躁易怒、口苦咽干者，加黄芩、栀子以清肝泻火；肝郁脾虚，纳少便溏者，去桃仁、生地黄，加白术、茯苓健脾化湿；偏于气滞，胸胁及少腹胀甚者，加莪术、青皮、木香理气行滞；偏于血瘀，少腹疼痛拒按者，加姜黄、三棱、莪术活血通经。

（6）痰湿阻滞证

证候：月经周期延后、量少、色淡、质黏稠，渐至停闭，形体肥胖，胸闷呕恶，倦怠嗜睡，带下量多，色白质稠。舌苔白腻，脉沉缓或滑。

治法：燥湿化痰，活血通经。

方药：丹溪治湿痰方（《丹溪心法》）。

若呕恶胸胁满闷，加厚朴、竹茹、瓜蒌以理气祛痰；痰湿化热，苔黄腻者，加黄连、黄芩清热燥湿；肢体浮肿者，加泽泻、益母草、泽兰利湿祛瘀。

（7）寒凝血瘀证

证候：月经停闭，小腹冷痛拒按，得热痛减，形寒肢冷，面色青白。舌紫暗苔白，脉沉紧。

治法：温经散寒，活血通经。

方药：温经汤（《妇人大全良方》）。

若小腹冷痛明显者，加艾叶、吴茱萸、小茴香以暖宫散寒止痛，或改用少腹逐瘀汤加减；四肢不温者，加附子、细辛以温阳散寒；若因肾阳不足引起闭经，或四肢不温、白带清冷、腰膝酸软者，用右归丸（《景岳全书》）治疗。

2. 中成药

（1）人参养荣丸　口服，适用于气血虚弱证。

（2）血府逐瘀胶囊　口服，适用于气滞血瘀证。

（3）少腹逐瘀颗粒　口服，适用于寒凝血瘀证。

【诊疗思路示意图】

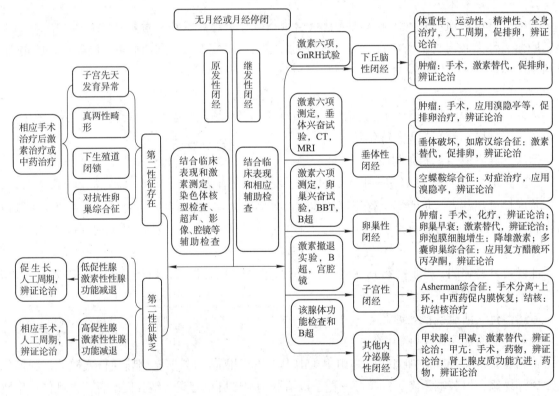

图 7-2　闭经诊疗思路示意图

【预防与调护】

重视经期、产褥期卫生；避免涉水、感寒或过食生冷；哺乳期不宜过长；加强避孕措施，正确掌握口服避孕药的方法、药量，避免多次人流、刮宫；不宜过分节食减肥；及时治疗某些可以导致闭经的疾病，如月经后期、月经过少、内生殖器炎症及结核、糖尿病、肾上腺及甲状腺疾病等；保持精神舒畅，注意劳逸结合，加强营养及锻炼，增强体质。

【预后】

闭经病因复杂、病程较长，故疗程亦长，预后与转归与病程、病因、病位、年龄等有关。治疗过程中易受到情志、环境、饮食或其他因素的影响，导致病情反复。继发性闭经多见且病因繁杂，可致不孕不育及卵巢早衰、早绝经。近代研究还发现，低雌激素与高胰岛素及高血脂密切相关。因此，长期闭经患者将来发生血管硬化、高血压、心脏疾患的概率远高于非闭经患者；长期闭经或不排卵者，可发生子宫内膜癌，并对生育功能及骨代谢产生影响，如性生活障碍、骨质疏松等。

【思考题】

谈谈继发性闭经的诊断步骤和中医分型论治。

第三节　多囊卵巢综合征

【病例】

患者，女，25岁，未婚，有性生活史。

主诉：月经稀发6年。

现病史：患者14岁月经初潮，既往月经4/30天，月经初潮时经量尚可，平素喜甜食、油炸食品等。6年前，患者出现经量逐渐减少，周期延后为40天至2月不等，体重逐渐增加，带下色白，量增多。患者曾多次于外院治疗，口服"黄体酮"等，病情反复。超声：子宫未见异常，双侧卵巢呈多囊改变。舌体胖大、色淡，苔白腻，脉滑。身高155cm，体重65kg。

既往史：无特殊病史。

妇科检查：阴毛浓密，阴道通畅，宫颈光滑，子宫体大小正常、活动好，附件未扪及异常。

问题

患者所患何病？临床需做何进一步检查明确诊断？中西医如何诊断及治疗？

多囊卵巢综合征（polycystic ovarian syndrome，PCOS）是一种以雄激素过高的临床或生化表现、稀发排卵或无排卵、卵巢多囊改变为特征的病变。好发于青春期及育龄期妇女。中医学属"闭经""崩漏""不孕""癥瘕"范畴。

【病因病理】

（一）西医病因病理

1. 病因　本病病因不明，可能由于遗传基因与环境因素等多种因素综合影响，使内分泌代谢功能紊乱，出现雄激素及雌酮过多，LH/FSH比值增大、胰岛素过多的内分泌特征。其可能机制如下：

（1）下丘脑-垂体-卵巢轴调节功能紊乱　雄激素过多，其中的雄烯二酮在外周脂肪组织转化为雌酮，加之卵巢内多个小卵泡而无主导卵泡形成，持续分泌较低水平的雌二醇，因而体内雌酮多于雌二醇。外周循环这种失调的雌激素水平使下丘脑GnRH脉冲分泌亢进，垂体分泌过量的LH，而雌激素对FSH的负反馈使FSH相对不足，升高的LH刺激卵泡膜细胞和间质细胞产生过量的雄激素，可进一步升高雄激素水平，形成恶性循环。低水平FSH持续刺激，使卵泡发育至一定时期即停滞，无优势卵泡形成，导致卵巢多囊样改变。

（2）胰岛素抵抗及高胰岛素血症　外周组织对胰岛素的敏感性下降，胰岛素对糖代谢调节效能降低，称为胰岛素抵抗。约 50% 患者存在胰岛素抵抗及代偿性高胰岛素血症。过量的胰岛素作用于垂体的胰岛素受体，可增强 LH 释放并促进卵巢及肾上腺分泌雄激素，抑制肝脏性激素结合球蛋白的合成，使游离睾酮增加。

（3）肾上腺功能异常　50% 患者合并脱氢表雄酮（DHEA）及脱氢表雄酮硫酸盐（DHEAS）升高，其原因可能与肾上腺皮质网状带 P450c17α 酶活性增加及肾上腺细胞对促肾上腺皮质激素（ACTH）敏感性增加和功能亢进有关。

2. 病理

（1）卵巢变化　双侧卵巢较正常增大 2～5 倍，呈灰白色，包膜增厚、坚韧。镜下见卵巢白膜增厚、硬化，较正常厚 2～4 倍，皮质表层纤维化，细胞少，血管显著存在。白膜下可见大小不等、≥12 个囊性卵泡，直径在 2～9mm。

（2）子宫内膜变化　因持续无排卵，子宫内膜长期受雌激素刺激，呈现不同程度增殖性改变，如单纯型增生、复杂型增生、不典型增生，甚至可能提高子宫内膜癌的发生率。

（二）中医病因病机

1. 肾虚　先天禀赋不足，肾气未盛，天癸亏乏不能应时泌至；冲任失养，精血无从而生，血海难以充盈，可导致闭经、月经稀少等。

2. 痰湿阻滞　素体肥胖或过食膏粱厚味，或饮食失节，损伤脾胃，运化失职，痰湿内生；冲任气血受阻，痰湿、脂膜壅塞，血海不得满盈，故月经闭止或失调、体胖、多毛、卵巢增大等。

3. 肝经湿热　素性抑郁，或郁怒伤肝，肝气郁结，疏泄失常，郁久化火；或肝气犯脾，脾虚生湿，湿热蕴结冲任胞脉，冲任失调，气血不和，致月经停闭或失调、不孕等。

4. 气滞血瘀　七情内伤，气机阻滞，血行不畅，瘀血阻滞胞宫、胞脉，导致闭经、不孕、癥瘕等。

【临床表现】

1. 症状

（1）月经失调　多为月经稀发、经量过少、闭经，也可表现为异常子宫出血等。

（2）不孕　由于排卵障碍，生育期女性可致不孕。

（3）肥胖　50% 以上的多囊卵巢综合征患者出现肥胖，且多为腹部肥胖型（腰围/臀围 ≥0.8），体重指数≥25。

2. 体征

（1）体格检查　①多毛、痤疮：毛发呈现男性型倾向，如唇周、胸、下腹正中等；油脂性皮肤及痤疮常见。②黑棘皮病：在阴唇、颈背部、乳房下、腋下和腹股沟等处的皮肤出现灰褐色色素沉着，呈对称性分布，皮肤增厚，质地柔软。③其他男性化体征：少数患者出现秃发、肌肉发达、皮肤结节等。

（2）妇科检查　阴毛粗浓黑呈男性型分布，可扪及增大的卵巢。

【诊断与鉴别诊断】

（一）诊断要点

1. 病史　多起病于青春期。

2.临床表现 月经失调、闭经、不孕、多毛、痤疮、黑棘皮病、腹部肥胖等。

3.实验室及其他检查 ①激素测定：血清 FSH 偏低，LH 升高，LH/FSH≥2～3；血清睾酮、雄烯二酮水平增高，少数患者脱氢表雄酮（DHEA）及硫酸脱氢表雄酮（DHEAS）升高。尿 17-酮类固醇正常或轻度增高，正常时提示雄激素来自卵巢，升高时提示肾上腺功能亢进；血雌二醇（E_2）正常或稍增高，恒定于卵泡期水平，雌酮（E_1）水平升高，$E_1/E_2>1$；部分患者血清催乳素（PRL）轻度升高；血清抗米勒管激素（AMH）较正常增高。②基础体温测定：多呈现单相型。③诊断性刮宫：经前数日或月经来潮 6 小时内诊刮，子宫内膜呈不同程度的增殖改变，无分泌期变化。④超声检查：一侧或双侧卵巢体积增大，每侧卵巢内每个切面可见≥12 个直径为 2～9mm 小卵泡，呈车轮状排列；连续监测无主导卵泡发育及排卵迹象。⑤腹腔镜检查：卵巢增大，包膜增厚呈珍珠白色，表面光滑，有新生血管，包膜下有多个卵泡散在，无排卵征象；活检病理检查可确诊。

4.诊断标准 PCOS 的诊断为排除性诊断。目前较多采用 2003 年的鹿特丹标准：①为稀发排卵或无排卵。②具有雄激素水平升高的临床表现和（或）高雄激素血症。③卵巢呈多囊性改变。上述 3 条中符合 2 条，并排除其他致雄激素水平升高的病因，如具有先天性肾上腺皮质增生、库欣综合征、分泌雄激素的肿瘤等，即可诊断为多囊卵巢综合征。

（二）辨证要点

本病有虚实两类。虚者以肾虚为主，表现为月经后期、量少、稀发、渐至闭经，伴有腰膝酸软、头晕耳鸣、多毛、乳房发育不良等症状。实者以肝郁化火、痰湿阻滞、气滞血瘀为多见。肝郁化火者，以胸胁或乳房胀满，伴溢乳、毛发浓密、面部痤疮、口干喜冷饮为特点；痰湿阻滞者多以胸闷泛恶、肢倦乏力、喉间多痰、形体肥胖、多毛为特征；气滞血瘀者，以精神抑郁、胸胁胀满、经行腹痛拒按、舌质紫暗或边有瘀点为特征。

（三）鉴别诊断（表 7-1）

表 7-1 多囊卵巢综合征的鉴别诊断

项目	多囊卵巢综合征	卵巢分泌雄激素的肿瘤	肾上腺皮质增生或肿瘤	卵泡膜细胞增殖症	高催乳素血症伴发 PCOS
症状	月经失调，多毛，痤疮，肥胖	早期月经失调，之后出现痤疮等男性化体征	月经失调，多毛，乳房发育异常	月经失调，多毛，痤疮	月经失调，多毛，伴溢乳
辅助检查	血清睾酮升高，血清硫酸脱氢表雄酮正常或轻度升高；LH/FSH≥2～3	血清睾酮显著升高，血清硫酸脱氢表雄酮正常或轻度升高	血清睾酮正常或轻度升高，血清硫酸脱氢表雄酮明显升高，超过正常上限 2 倍，血 17α-羟孕酮明显升高	血清睾酮升高，血清硫酸脱氢表雄酮正常，LH/FSH 可正常	血清睾酮正常，血清 PRL、硫酸脱氢表雄酮升高，LH/FSH≥2～3
ACTH 兴奋实验	反应不明显	反应不明显	肾上腺皮质增生者反应亢进；肾上腺皮质肿瘤者反应不明显	反应不明显	反应不明显
地塞米松抑制试验	反应不明显	反应不明显	肾上腺皮质增生者抑制率≤0.7；肾上腺皮质肿瘤者反应不明显	反应不明显	反应不明显

续表

项目	多囊卵巢综合征	卵巢分泌雄激素的肿瘤	肾上腺皮质增生或肿瘤	卵泡膜细胞增殖症	高催乳素血症伴发 PCOS
其他检查	超声检查示卵巢多囊样改变	超声多见单侧卵巢实性肿瘤；CT 或 MRI 可协助诊断	CT 或 MRI 可协助诊断	镜下见卵巢皮质黄素化的卵泡膜细胞群，皮质下无类似 PCOS 的多个小卵泡	经服溴隐亭治疗，在催乳素下降的同时，硫酸脱氢表雄酮也随之降低

【治疗】

（一）治疗思路

早诊断、早治疗，采取中西医结合治疗手段，以达到改善症状、恢复排卵性月经、受孕、防止子宫内膜癌发生的目的。

（二）一般治疗

对肥胖型 PCOS 患者，需控制饮食、增加运动以减轻体重。此法有利于降低胰岛素及雄激素水平，进而恢复排卵和生育功能。

（三）西医治疗

1. 药物治疗

（1）调整月经周期

1）短效避孕药　首选有抗雄激素作用的避孕药，如复方醋酸环丙孕酮，也可用去氧孕烯炔雌醇片。在月经或撤药性出血的第 5 天开始服用，每日 1 片，连续服用 21 天。可重复使用 3～6 个月。能有效治疗多毛和痤疮。

2）孕激素　在月经周期后半周期口服地屈孕酮片 10mg，每日 2 次，共 10 日；或微粒化孕酮每日 200～300mg，连用 5～7 日；或醋酸甲羟孕酮每日 10mg，连用 10 日；或肌注黄体酮每日 20mg，连用 5 日。

（2）多发痤疮及高雄激素治疗　除短效避孕药外，首选复方醋酸环丙孕酮。痤疮治疗需用药 3 个月，多毛治疗需用药 6 个月。治疗多毛需还可口服螺内酯每日 40～200mg，连用 6～9 个月；若出现月经不规则，可与短效避孕药合用。若过多的雄激素为肾上腺或肾上腺和卵巢混合来源，可每晚口服地塞米松 0.25mg。

（3）胰岛素抵抗的治疗　不是首选药物。对于肥胖或胰岛素抵抗，生活方式调整并未得到改善者，可予以使用。常规用法是：每次口服二甲双胍 500mg，每日 2～3 次，连用 3～6 个月。二甲双胍的副作用主要是胃肠道反应。肝肾功能异常者不宜应用此药。

（4）促排卵　对有生育要求者，一线促排卵药是氯米芬或其他类似的雌激素调节药物（如来曲唑）。连用 3～6 个周期仍未排卵，可用二线促排卵治疗，如促性腺激素等。使用期间应严密观察，注意预防卵巢过度刺激综合征的发生。

2. 手术治疗

（1）腹腔镜下卵巢打孔术　适用于 LH 和游离睾酮升高、对促排卵药物治疗无效的患者。一般每侧卵巢打 4 个孔为宜。此法可提高排卵率及妊娠率。

（2）卵巢楔形切除术 将双侧卵巢楔形切除 1/3，以降低雄激素水平，减轻多毛症状，提高妊娠率。

（四）中医治疗

应根据患者临床表现及虚实不同确定治疗原则。月经不调者，重在调经，以恢复月经周期；闭经者采用"虚则补而通之""实则泻而通之"的治疗原则；有生育要求者重在调经种子。

1. 肾虚证

（1）肾阴虚证

证候：月经迟至，后期，量少，渐至停闭；或月经周期紊乱，经血淋漓不净，婚后日久不孕，形体瘦小，头晕耳鸣，腰膝酸软，手足心热，便秘溲黄。舌红少苔或无苔，脉细数。

治法：滋阴补肾，调补冲任。

方药：左归丸（《景岳全书》）。

（2）肾阳虚证

证候：月经后期，量少，色淡，质稀，渐至经闭；或月经周期紊乱，经量多或淋漓不净，婚久不孕，头晕耳鸣，腰膝酸软，形寒肢冷，小便清长，大便不实，性欲淡漠，形体肥胖，多毛。舌淡苔白，脉沉无力。

治法：温肾助阳，调补冲任。

方药：右归丸（《景岳全书》）。

若月经量多者，去附子、肉桂、当归，酌加党参、黄芪、炮姜炭、艾叶以补益温阳止血。

2. 痰湿阻滞证

证候：月经量少，经行延后，甚至停闭，婚久不孕，带下量多，头晕头重，胸闷泛恶，四肢倦怠，形体肥胖，多毛。舌体胖大、色淡，苔白腻，脉滑。

治法：燥湿除痰，活血调经。

方药：苍附导痰丸（《广嗣纪要》）合佛手散（《普济本事方》）。

若痰多湿盛、形休肥胖、多毛明显者，酌加山慈菇、穿山甲、皂角刺、石菖蒲以化痰通络；卵巢增大明显者，加昆布、海藻、夏枯草软坚散结。

3. 肝经湿热证

证候：月经紊乱，量多或淋漓不断；或月经延后，量少，婚久不孕，带下色黄、量多，毛发浓密，面部痤疮，经前胸胁乳房胀痛，或有溢乳，大便秘结。苔黄腻，脉弦数。

治法：清肝解郁，除湿调经。

方药：龙胆泻肝汤（《医宗金鉴》）。

若大便秘结明显者，加生大黄以通腑泄热；溢乳者，酌加牛膝、炒麦芽以引血归原；胸胁乳房胀甚者，加郁金、王不留行、路路通以理气通络。

4. 气滞血瘀证

证候：月经延后，量少不畅，经行腹痛拒按，甚或经闭，婚后不孕，精神抑郁，胸胁胀满，面额出现痤疮，或颈项、腋下、腹股沟等处色素沉着。舌紫暗，或边尖有瘀点，脉沉弦或沉涩。

治法：行气活血，祛瘀通经。

方药：膈下逐瘀汤（《医林改错》）。

心烦易怒者，酌加青皮、木香、柴胡疏肝解郁；腹内有结块者，加三棱、莪术活血消癥。

【诊疗思路示意图】

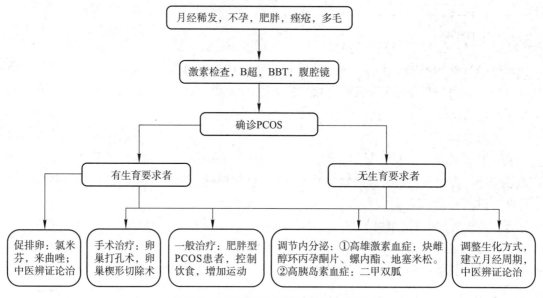

图7-3 多囊卵巢综合征诊疗思路示意图

【预防与调护】

做到早发现、早治疗，养成良好的生活习惯及饮食习惯，避免不良精神刺激，调畅情志，饮食宜清淡，避免辛辣刺激。

1.青春期多囊卵巢综合征早期发现尤为重要。青春期患者本人易忽视，或父母关心不够，常可致病情贻误。以下情况需进行筛查：①阴毛早现或者性早熟的女孩。②月经初潮，在11岁之前，或初潮第一年即月经稀发者。③有家族多囊卵巢史，或家族男性30岁前早秃史，或有高血压、糖尿病家族史者。④胎儿期处于高雄激素环境、低或高出生体重、青春期前肥胖者。⑤有糖耐量减退、高脂血症、高雄激素表现者。⑥有严重痤疮、多毛、黑棘皮病者。

2.育龄期妇女因有生育要求，应重视基础疾病的检查和治疗，矫正伴随高雄激素血症、高胰岛素血症等内分泌不良环境后，再予以促排卵治疗。一旦确认早期宫内妊娠，应尽早保胎安胎，防止流产。

3.本病与糖尿病等内分泌系统疾病关系密切，患有本病的围绝经期妇女尤应注意血糖的控制，重视心血管疾病及某些妇科肿瘤的排查。

【预后】

多囊卵巢综合征治疗后，多毛、肥胖等症状可得到改善，排卵性月经可恢复，育龄期妇女得以受孕，通过积极的保胎治疗可完成妊娠，但此病复发率高，难以根治。本病还可引起代谢紊乱及远期健康风险，包括糖尿病、动脉粥样硬化症、冠心病、高血压、高同型半胱氨酸血症等，甚至发展为子宫内膜癌。

【思考题】

论述多囊卵巢综合征的诊断要点与鉴别诊断。

第四节 痛 经

【病例】

患者，女，20岁，未婚。

主诉：经期小腹痛6年。

现病史：患者14岁月经初潮，平素月经4/30天，月经初潮时即伴经期小腹坠胀痛。半年前，患者因经期冒雨涉水致经量减少，周期延后至40天，色暗红夹血块，经行小腹胀痛加剧，热敷痛减；伴腰酸，肢冷畏寒，甚则呕吐，面色青白。曾多次予以芬必得等口服，症未减。超声：子宫、附件未见异常回声。CA125 10.5U/mL。舌暗红苔薄白，脉沉紧。

既往史：无特殊病史。

婚育史：未婚，否认性生活史。

妇科检查：外阴无异常；直肠腹部指诊：宫颈无抬举痛；宫体后位、略大，活动可，无压痛；双附件未扪及明显包块，无压痛。

问题

患者所患何病？该病是如何产生的？临床需做何检查？中西医如何诊断及治疗？

痛经（dysmenorrhea）是指妇女正值经期或经行前后出现周期性下腹部疼痛，或伴腰骶酸痛，影响正常工作及生活。本病属中医学"痛经""月水来腹痛""经行腹痛""经期腹痛"范畴，分为原发性痛经和继发性痛经两大类。前者指无盆腔器质性病变的痛经，多发生于青春期少女初潮后1～2年，也称功能性痛经；后者指因盆腔炎、子宫内膜异位症、子宫腺肌病等器质性疾病引起的痛经，也称器质性痛经，多见于育龄期妇女。本节仅讨论原发性痛经。

【病因病理】

（一）西医病因病理

1. 前列腺素释放增多 原发性痛经的发生与行经时子宫内膜释放前列腺素（PG）有关。经证实，痛经患者子宫内膜和月经血中 $PGF_2\alpha$ 和 PGE_2 含量较正常妇女升高，$PGF_2\alpha$ 升高可引起子宫平滑肌过度收缩，血管痉挛，子宫肌层缺血、乏氧而导致痛经。

2. 精神、神经因素 情志刺激、焦虑、恐惧等均可通过中枢神经系统刺激盆腔神经纤维而引起疼痛。

（二）中医病因病机

痛经的发生与冲任胞宫的周期性气血变化密切相关。主要病机在于邪气内伏或精血素虚，更值经行前后冲任气血变化急骤，导致其运行不畅，胞宫经血运行受阻，以致"不通则痛"；或冲任胞宫失于濡养，"不荣则痛"，从而引起痛经。

1. 气滞血瘀 经前及经期气血下注冲任，若素性抑郁，或忿怒伤肝，肝郁气滞，血行瘀阻，冲任胞脉受阻，血行不畅，则经前及经期胞脉气血更加壅滞，"不通则痛"。

2.寒凝血瘀 经前及经期气血下注冲任，若经期冒雨涉水，或感寒饮冷，寒客冲任胞宫，血为寒凝，则经前及经期胞脉气血更加瘀滞，"不通则痛"。

3.湿热瘀阻 经前及经期气血下注冲任，若素有湿热内蕴，或经期产后摄生不慎，感受湿热之邪，与血搏结，稽留冲任，蕴结胞中，气血不畅，则经前及经期胞脉壅滞更甚，"不通则痛"。

4.气血虚弱 素体气血不足，或脾虚气血化源不足，或大病久病耗伤气血，经后冲任气血更虚，胞脉失养，"不荣则痛"。

5.肝肾亏损 素禀肾虚，或房劳多产伤肾，或久病耗伤精血，导致肝肾不足，精血亏少，经后精血更亏，胞脉失于濡养，"不荣则痛"。

【临床表现】

1.症状 经期或行经前后下腹疼痛，为阵发性疼痛、痉挛性疼痛或胀痛，多伴下坠感，可放射至腰骶部及大腿内侧，痛甚可伴面色苍白、出冷汗、手足凉、恶心呕吐、昏厥等。

2.体征 妇科检查无异常发现。

【诊断与鉴别诊断】

（一）诊断要点

1.病史 应注意有无起居不慎、情志刺激、经期感寒或过食生冷等。

2.临床表现 伴随月经周期而出现下腹部疼痛，妇科检查无阳性体征。

3.实验室检查 经血前列腺素测定，一般 $PGF_2\alpha$ 值异常升高。

4.辅助检查 必要时可行超声和腹腔镜检查，以除外器质性病变。

（二）辨证要点

根据痛经发生的时间及疼痛的性质、程度，结合月经情况和全身脉证辨其寒热虚实。一般经前或经初疼痛拒按为实；经将净或经后隐痛喜揉喜按为虚；绞痛、冷痛、得热痛减为寒；灼痛、得热痛甚为热；痛甚于胀，血块排出则痛减，或持续性疼痛者为血瘀；胀甚于痛，时痛时止者为气滞。

（三）鉴别诊断（表 7-2）

表 7-2 痛经的鉴别诊断

项目	原发性痛经	子宫内膜异位症	盆腔炎性疾病后遗症	异位妊娠
腹痛情况	月经期下腹坠痛，痛经多为原发性	痛经多为继发性、渐进性加重	平素腰骶部及小腹坠痛，经期加重	输卵管妊娠破裂出血时伴发一侧下腹部剧烈疼痛
月经情况	可有经量异常	可有经量增多、经期延长或月经淋漓不尽	可有经量增多、经期延长	多表现为停经，伴阴道少量流血
妇科检查	无异常发现	子宫多为后位，可于子宫直肠陷凹及宫骶韧带处扪及单个或多个触痛性硬结或包块	带下增多，有异味，附件区可有增厚感	宫颈摇举痛，子宫稍大而软，宫旁可扪及痛性包块

续表

项目	原发性痛经	子宫内膜异位症	盆腔炎性疾病后遗症	异位妊娠
辅助检查	hCG 阴性，超声未见明显异常	CA125 升高，超声可见卵巢异位囊肿，腹腔镜或活组织检查可确诊	可有白细胞计数升高，超声可见输卵管积液，腹腔镜检查可确诊	血 β-hCG 阳性，超声示宫内无妊娠囊，宫旁可有混合性包块，后穹隆穿刺抽出不凝血

【治疗】

（一）治疗思路

应本着"急则治其标，缓则治其本"的原则。经痛期间应给予镇静、止痛、解痉治疗；平时应用中药求因治本。对青春期痛经患者应予精神心理治疗，解除其恐惧心理。

（二）西医治疗

1. 一般治疗　精神安慰，解除顾虑，疼痛难以忍受时应适当应用镇痛、镇静、解痉药。

2. 前列腺素合成酶抑制剂　可阻断前列腺素的合成。①苯基丙酸类：如布洛芬 200 ～ 400mg，每日 3 ～ 4 次，或酮洛芬 50mg，每日 3 次。②灭酸类：如双氯芬酸钠 25mg，每日 3 次，或双氯芬酸钠缓释片 100mg，每日 1 次，月经来潮即开始服用，连续 2 ～ 3 日。③吲哚美辛栓：每次 1/3 ～ 1/2 栓，置于肛内。

3. 短效避孕药　抑制排卵，减少 PG 合成及子宫收缩，缓解疼痛，适用于要求避孕者。

（三）中医治疗

1. 辨证论治　痛经的治疗以调理冲任气血为原则。经期重在理血止痛以治标，于痛前 3 ～ 5 天开始服药，用至痛止；平时应辨证求因以治本，需连续治疗 3 个月经周期以上。

（1）气滞血瘀证

证候：经前或经期小腹胀痛，拒按，经血量少，经行不畅，色紫暗有块，块下痛减，经前胸胁、乳房胀满或胀痛。舌紫暗或边有瘀点，脉弦或弦滑。

治法：理气活血，逐瘀止痛。

方药：膈下逐瘀汤（《医林改错》）加蒲黄。

若夹有血块，加莪术、山楂、血竭、益母草活血祛瘀；恶心呕吐者，为冲脉之气夹肝气上逆犯胃，加半夏、吴茱萸、生姜平冲降逆。

（2）寒凝血瘀证

证候：经前或经期小腹冷痛，拒按，得热痛减，经量少，色暗有块，畏寒肢冷，恶心呕吐。舌暗苔白腻，脉沉紧。

治法：温经散寒，化瘀止痛。

方药：少腹逐瘀汤（《医林改错》）加苍术、茯苓、乌药。

若痛甚、面色苍白，手足厥冷、冷汗淋漓为寒凝子宫，阳气不达，宜加附子、细辛、巴戟天以回阳散寒、温阳暖宫。

（3）湿热瘀阻证

证候：经前或经期小腹疼痛或胀痛，灼热感，或痛连腰骶，或平时小腹疼痛，经前加剧；经血量多或经期延长，色暗红，质稠或夹较多黏液；带下量多，色黄质黏有臭味，或低热起伏，小便黄赤。舌红苔黄腻，脉滑数。

治法：清热除湿，化瘀止痛。

方药：清热调血汤（《古今医鉴》）加蒲公英、薏苡仁。

若痛甚连及腰骶部，加续断、狗脊、秦艽以清热除湿止痛；经血量多或经期延长者，酌加地榆、马齿苋、黄芩凉血止血；带下异常者，加黄柏、土茯苓、椿根皮除湿止带。

（4）气血虚弱证

证候：经期或经后小腹隐痛，喜揉喜按，月经量少，色淡，质稀，神疲乏力，面色无华。舌淡苔薄，脉细弱。

治法：补气养血，调经止痛。

方药：黄芪建中汤（《金匮要略》）加党参、当归。

（5）肝肾亏损证

证候：经期或经后小腹绵绵作痛，经色淡，量少，腰膝酸软，头晕耳鸣。舌质淡，脉沉细弱。

治法：滋肾养肝，调经止痛。

方药：调肝汤（《傅青主女科》）加桑寄生、肉苁蓉。

若腰骶痛甚者，加杜仲、续断补肾强腰；少腹痛兼胸胁胀痛者，加川楝子、延胡索行气止痛；夜尿频数者，加益智仁益肾缩尿。

2. 中成药

（1）八珍益母丸（膏） 口服，适用于气血虚弱证

（2）元胡止痛片 口服，适用于气滞血瘀证。

（3）少腹逐瘀颗粒 口服，适用于寒凝血瘀证。

【诊疗思路示意图】

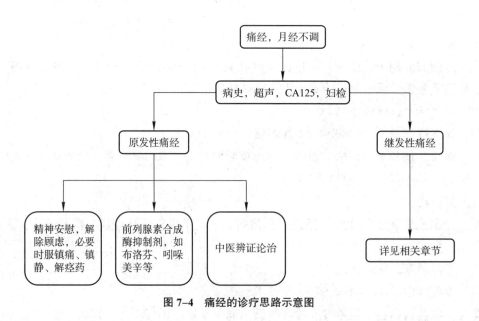

图 7-4 痛经的诊疗思路示意图

【预防与调护】

注意精神、情志调养。青春期女子应消除经前恐惧心理，学习有关女性生理卫生知识。注

意饮食、起居有常。经期多增强营养，补充维生素和矿物质。注意经期卫生及保健，避免感寒受凉。

【预后】

本病应采用中西医结合治疗，并配合心理治疗，早期诊断、及时治疗则效果满意。

【思考题】

试述原发性痛经的辨证要点及中医分型治疗。

第五节　子宫内膜异位症和子宫腺肌病

【病例】

患者，女，32岁，已婚。

主诉：经行腹痛渐进性加剧5年，检查发现盆腔肿物半年。

现病史：5年前，患者经期涉水后出现经期小腹疼痛逐渐加剧，即将行经和行经第1天尤甚，伴头晕、恶心、呕吐、畏寒，半年前超声检查发现卵巢囊肿，约56mm×45mm×54mm大小，内透声差。CA125 45U/L。舌暗红苔薄白，脉沉紧。

既往史：无特殊病史。

月经史：平素月经规则，18（7～8/30）天，量多，每次用卫生巾30～40张，色暗红，有血块。

妇科情况：外阴：已婚已产式，阴毛呈正常分布。阴道：可见少许白色分泌物，质稀，无臭。宫颈：光，无抬举痛及摇摆痛。宫体：后位，正常大小，质较硬，界尚清，活动尚可，无压痛。附件：右侧附件扪及一包块，直径约6cm，边界欠清，固定，无压痛，左侧附件未触及，无压痛。

问题

患者所患何病？该病是如何产生的？临床需做何检查？中西医如何诊断及治疗？

子宫内膜异位症和子宫腺肌病均因具有生长功能的异位子宫内膜所致，临床上常并存。但两者的发病机制和组织学机制不同，临床表现及对卵巢激素治疗的敏感性亦有差异，故分别介绍。

一、子宫内膜异位症

具有活性的子宫内膜组织（腺体和间质）出现在子宫腔被覆内膜及宫体肌层以外部位时称为子宫内膜异位症（endometriosis，EMT），简称内异症，是引起盆腔痛与不孕的主要原因之一。异位内膜可侵犯全身任何部位，但绝大多数位于盆腔内，以子宫骶韧带、子宫直肠陷凹及卵巢最常见，其次为子宫浆膜、输卵管、乙状结肠、腹膜脏层、阴道直肠膈等部位。本病多见于育龄妇女，与卵巢周期性变化有关，为性激素依赖性疾病。

虽为良性病变，但具有类似恶性肿瘤的种植、侵蚀、转移和复发能力。妇科手术中发现，5%～15%的患者患有此病；不孕症患者25%～35%存在子宫内膜异位症。根据子宫内膜异位症的临床表现，本病可归属于中医学"痛经""癥瘕""月经不调""不孕症"等范畴。

【病因病理】

（一）西医病因病理

1.病因　其发病机制尚未完全阐明。种植学说为目前主导的关于本病病因的认识。逆流至盆腔的子宫内膜经黏附、侵袭、血管形成等过程种植、生长、蔓延，最终发生病变；其他发病机制涉及体腔上皮化生学说、诱导学说、遗传学说、免疫与炎症因素。国内学者提出了"在位内膜决定论"。性激素受体表达异常、环境因素、血管生成因素、细胞凋亡减少、干细胞异常等亦可能与其有关。

2.病理　基本病理变化为异位内膜随卵巢激素的变化而发生周期性出血，使周围纤维组织增生和粘连，出现紫褐色斑点或小泡，最后发展为大小不等的紫蓝色结节或包块。病变可因发生部位和程度不同而有所差异。

（1）巨检

1）卵巢型异位症　最多见，约80%病变累及一侧，50%累及双侧，可形成囊肿。卵巢常与邻近的组织器官紧密粘连固定在盆腔内，不能活动。因异位内膜在卵巢皮质内生长并反复出血，形成了单个或多个囊肿，内含暗褐色黏糊状陈旧血，状似巧克力液，故又称卵巢巧克力囊肿。如囊肿破裂，可引起急腹症。

2）腹膜型异位症　指盆腔腹膜和各脏器表面的内异症病灶。分为两型。①色素沉着型（棕色病变）：盆腔可见典型的紫蓝色或褐色结节。②无色素沉着型：为早期子宫内膜异位腹膜病灶，包括红色病变、白色病变。早期病灶发展成典型病灶需6～24个月。

3）深部浸润型异位症　指病灶浸润深度≥5mm，位于宫骶韧带、直肠子宫陷凹、阴道穹隆、直肠阴道隔、直肠或结肠壁，也可侵犯膀胱壁和输尿管。这些部位处于盆腔较低或最低处，为内异症好发部位。

4）其他部位的异位症　包括瘢痕内异症（会阴及腹壁切口）及其他少见的远处内异症，如肺、胸膜等部位内异症。

（2）镜下检查　典型的异位内膜组织可见到子宫内膜上皮、腺体、内膜间质、纤维素及出血等成分。无色素型早期病灶一般可见典型的异位内膜组织，但异位内膜反复出血后，上述典型的组织结构可能被破坏而难以发现，使临床和病理不一致，即临床表现极典型，但组织病理特征极少。由于异位内膜的出血来自间质内血管而非腺上皮或腺体，故镜检时找到少量内膜间质细胞即可确诊。若临床表现和手术时肉眼所见十分典型，即使镜下仅能在卵巢囊壁中发现红细胞或含铁血黄素的巨噬细胞等出血证据，亦应视为内异症。异位内膜虽可随卵巢周期变化有增生和分泌改变，但其改变不一定与子宫内膜同步，且往往仅表现为增生期改变。

（二）中医病因病机

本病以瘀血阻滞冲任胞宫为基本病机。而导致瘀血形成的原因，又有虚实寒热的不同。

1.气滞血瘀　素性抑郁或恚怒伤肝，使肝气郁结，疏泄失司，气机郁滞，血行不畅，瘀血内生，阻滞冲任、胞宫为患。

2.寒凝血瘀　经期、产后胞脉空虚，血室正开，余血未净，若摄生不慎，或冒雨涉水，或经时贪食生冷，内伤于寒，血遇寒则凝，则经脉凝滞，寒凝血瘀，阻滞冲任胞宫为病。

3.瘀热互结　素体阳盛，或肝郁化热，或外感热邪，或过食辛辣，致邪热内盛，热伏冲任血海，热灼营血而蕴结于冲任胞宫胞脉，阻滞气血运行，可导致血瘀。或瘀久化热酿毒，瘀毒伏于体内，于随月经定时而发，缠绵难愈。

4.痰瘀互结 素体脾虚痰盛，或饮食不节，劳倦过度，思虑过极，损伤脾气，脾虚生湿，湿聚成痰，痰湿下注冲任胞脉，阻碍血行，可导致痰瘀互结。

5.气虚血瘀 素体脾虚，中气不足，或饮食不节，劳倦过度，忧愁思虑所伤，或大病久病，损伤脾气，气虚运血无力，血行迟滞，则冲任瘀阻。

6.肾虚血瘀 先天禀赋不足，或大病久病、房劳多产、堕胎小产，损伤肾气，肾气亏损，阳气不足，阴寒内盛，冲任虚寒，血失温煦推动而致血瘀；或肾阴不足，虚火内生，内热灼血亦可致瘀。

【临床表现】

1.症状 因人而异，且可因病变部位不同而出现不同症状，约25%患者无明显不适。

（1）痛经和下腹痛 主要症状是痛经，特点为继发性痛经、进行性加剧。疼痛多位于下腹及腰骶部，可放射至阴道、会阴、肛门或大腿，可发生在经前及经期，亦可出现在经后，呈周期性。但也有表现为非周期性的慢性盆腔痛。疼痛程度与病灶大小不一定成正比。有27%～40%患者无疼痛症状。

（2）月经异常 15%～30%患者表现为经量增多、经期延长或经前点滴出血。可能与卵巢实质被破坏、无排卵、黄体功能不足或合并子宫腺肌病或子宫肌瘤有关。

（3）不孕 发生率为40%～50%。引起不孕的原因很多，可能为：①盆腔微环境改变影响精卵结合与运输。②免疫功能异常造成子宫内膜细胞损害，干扰受精卵的结合、输送和着床。③内异症导致卵巢功能异常。④盆腔内器官和组织广泛粘连影响受精卵运送。

（4）性交痛 病变累及直肠子宫陷凹、宫骶韧带，或因局部粘连导致子宫后倾固定，性交时宫颈受到碰撞及子宫的收缩和向上提升可引起疼痛，且以经前为著。

（5）其他 肠道子宫内膜异位症可出现腹痛、腹泻、便秘，甚至周期性少量便血，严重者可发生肠梗阻；异位内膜侵犯膀胱，可在经期出现尿频、血尿、尿痛，但常被痛经症状所掩盖；病灶压迫或侵犯输尿管可引起输尿管阻塞、肾盂积水，如双侧输尿管及肾脏受累，可出现高血压症状；剖宫产或会阴切口术后瘢痕内异症者可表现为经期瘢痕疼痛；胸膜及肺部内异症可出现经期气胸及咯血。

此外，当卵巢子宫内膜异位囊肿破裂时，囊内液流入盆腹腔刺激腹膜，可引起突发性剧烈腹痛，伴恶心、呕吐和肛门坠胀。疼痛多发生在经期前后或经期及性交后或腹压增加时。

2.体征 较大的卵巢异位囊肿可在妇检时扪及囊性包块。囊肿破裂可出现腹膜刺激征。典型盆腔内异症在妇检时可扪及子宫多后倾固定，直肠子宫陷凹、宫骶韧带或子宫后壁下段扪及触痛结节，一侧或双侧附件区扪及囊性不活动包块。若病变累及腹壁切口及脐部等其他部位，则在相应部位可触及硬韧、不活动、边界不甚清楚的触痛性结节，经期增大。病变累及直肠阴道隔，可在阴道后穹隆部扪及或看到隆起的紫蓝色斑点、小结节或包块。

【诊断与鉴别诊断】

（一）诊断要点

1.病史 重点询问月经史、妊娠史、流产史、分娩史、家族史及手术史。

2. 临床表现　育龄妇女有继发性、进行性加剧的痛经和不孕、性交痛，或慢性盆腔痛病史，盆腔检查扪及与子宫相粘连的囊性包块或盆腔内有触痛性结节，即可初步诊断为子宫内膜异位症。但临床确诊尚需参考腹腔镜检查和活组织检查结果。

3. 实验室及其他检查

（1）影像学检查　超声检查可确定卵巢异位囊肿的位置、大小和形状。囊肿壁厚且粗糙，囊内有点状细小的絮状光点，与周围特别是与子宫粘连，但此回声图像无特异性，不能单纯根据超声确诊。盆腔 CT、MRI 对盆腔深部内异症的诊断和评估有意义。

（2）腹腔镜检查　是目前诊断子宫内膜异位症的最佳方法，特别是对盆腔检查和超声检查无阳性发现，但有典型内异症症状者更为重要。在腹腔镜下活检即可确诊，并确定临床分期。

（3）CA125 值测定　血清 CA125 值可升高，重症高于Ⅰ、Ⅱ期患者，但一般不超过 100U/mL。CA125 测定还可用于监测异位内膜病变活动情况，监测疗效、复发情况。但 CA125 特异性较低，不作为独立的诊断依据。

（4）膀胱镜或肠镜检查　可疑膀胱或肠道内异症，可行膀胱镜或肠镜检查及活检，并除外器官本身病变，诊断概率为 10% ～ 15%。

（二）辨证要点

本病以痛经、癥瘕、月经不调、不孕为主要临床表现，病性属实或虚实夹杂。辨证时应根据临证表现，痛经发生的时间、性质、部位、伴随症状及体征，结合月经的期、量、色、质辨别寒热虚实。

（三）鉴别诊断（表 7-3）

表 7-3　子宫内膜异位症的鉴别诊断

项目	子宫内膜异位症	卵巢恶性肿瘤	盆腔炎性包块	子宫腺肌病
症状	继发性痛经，渐进性加重	早期无症状，病情发展快，持续性腹痛、腹胀，盆腔包块增大迅速	腹痛无明显周期性，多有急性盆腔感染和反复感染发作史	痛经与内异症相似，甚至更剧烈
妇科检查	子宫多为后位，可于子宫直肠陷凹及宫骶韧带处扪及单个或多个触痛性硬结或包块	可扪及盆腔包块，常伴有腹水	可扪及包块，且伴压痛	子宫多呈均匀性增大，质硬，经期子宫压痛明显
体温	正常	正常	升高	正常
白细胞计数	正常	正常	升高	正常
CA125	可升高	多显著升高	可升高	升高
超声显像	囊肿壁厚，透声差，内有点状细小的絮状光点，形态规则	包块以实性或混合性居多，形态多不规则	输卵管积液，伴或不伴盆腔积液等	子宫呈均匀性增大

（四）临床分期及内异症生育指数

1. 临床分期　目前我国多采用 1997 年美国生育医学协会（ASRM）第三次修订的"修正子宫内膜异位症分期法"，以评估疾病严重程度及选择治疗方案。准确比较和评价各种不同疗法的优劣，有助于判断预后。此分期法需经腹腔镜检查或剖腹探查进行，要求详细观察和记录内膜异位病灶部位、数目、大小、深度和粘连程度，最后评分。

2. 内异症生育指数　主要用于预测内异症合并不孕的患者腹腔镜手术分期后自然妊娠情况，评分高者妊娠概率高。预测前提是男方精液正常，女方卵巢储备功能良好且无合并子宫腺肌病。

【治疗】

（一）治疗思路

目的在于缩减和去除病灶、缓解并解除疼痛、改善和促进生育、减少和避免复发。制定子宫内膜异位症治疗方案需考虑到患者的年龄、生育要求、症状、病变范围、既往治疗史及患者意愿等方面，并应强调治疗个体化。对不孕、盆腔包块、盆腔疼痛治疗需分别对待。围绝经期应警惕内异症恶变的风险。

（二）西医治疗

1. 药物治疗　治疗目的为抑制卵巢功能，减少内异灶活性及粘连的形成，阻止内异症发展。适用于痛经明显或慢性盆腔痛，但无卵巢囊肿形成或囊肿较小，有生育要求者。选择药物时应充分考虑其副作用、患者的意愿及经济能力。常用的药物如下：

（1）非甾体消炎药　吲哚美辛、萘普生、布洛芬等，根据需要应用。主要副作用为胃肠道反应，长期应用需警惕出现胃溃疡。

（2）避孕药　常用低剂量高效孕激素和炔雌醇复合制剂。长期连续服用，可造成类似妊娠的人工闭经，称为假孕疗法。每日 1 片，连续服用 6 ～ 9 个月，适用于轻度内异症患者。

（3）孕激素　孕激素通过抑制垂体促性腺激素分泌，并直接作用于子宫内膜和异位内膜，使内膜萎缩和闭经。可用甲羟孕酮每日 20 ～ 30mg，或炔诺酮每日 5mg，连续应用 6 个月。停药数月后月经恢复。副反应有不规则点滴出血、恶心、水潴留及肝功能异常等。

（4）孕三烯酮　为 19- 去甲睾酮衍生物，能抗雌、孕激素，降低性激素结合蛋白水平，升高游离睾酮水平，抑制 FSH、LH 峰值并降低 LH 均值，使雌激素水平下降，异位内膜萎缩、吸收。副反应主要有雄激素样作用，如毛发增多、情绪改变及影响脂蛋白代谢，可能出现肝功能损害及体重增加等。用法为每次 2.5mg，每周 2 ～ 3 次，月经第 1 日开始服药，连续用药 6 个月。

（5）促性腺激素释放激素激动剂（GnRH-a）　为人工合成的十肽类化合物，其作用与体内的 GnRH 相似，能耗尽 GnRH 受体，使 Gn 减少，出现暂时性绝经。常用药物有亮丙瑞林、戈舍瑞林、曲普瑞林。用法为月经第 1 日皮下注射亮丙瑞林 3.75mg 或戈舍瑞林 3.6mg 或肌注曲普瑞林 3.75mg，以后每隔 28 日再注射一次，连用 3 ～ 6 次或更长时间。副反应主要为潮热、阴道干燥、性欲减退及骨质丢失等症状，停药后大部分症状短期内消失，可恢复排卵，但骨质丢失需要 1 年甚至更长时间才能逐渐恢复。

2. 手术治疗　目的是去除病灶，恢复解剖。适用于药物治疗后症状无缓解、病变加剧或生育功能未恢复者，以及卵巢子宫内膜异位囊肿较大且迫切希望生育者。首选腹腔镜手术。

（1）保守性手术　即病灶切除术，适用于年轻或有生育要求的患者，首选腹腔镜手术。手术尽量切净或破坏所见的异位内膜灶，剔除子宫内膜异位囊肿，分离粘连，恢复解剖。

（2）子宫切除术　切除全子宫，保留卵巢，适用于无生育要求、症状重或复发，经保守性手术或药物治疗无效，但年龄较轻希望保留卵巢功能的患者。

（3）子宫及双侧附件切除术　即将子宫、双侧附件及所有可见的病灶予以切除和清除。适用于年龄较大、无生育要求、症状严重或经保守性手术及药物治疗无效的患者。

（4）不孕的治疗　（详见第十五章）。

（三）中医治疗

治疗原则以活血化瘀为主。瘀久成癥者，又当散结消癥。由于本病疗程较长，恐攻伐之剂徒伤正气，故宜酌情佐以益气、养血、补肾之品，培补其损。

1. 气滞血瘀证

证候：经前、经行小腹胀痛、拒按，甚或前后阴坠胀欲便；经血紫暗有块，块下痛减，经量或多或少，下腹积块，固定不移，胸闷乳胀，或不孕。舌紫暗或有瘀点、瘀斑，脉弦或涩。

治法：理气活血，祛瘀散结。

方药：膈下逐瘀汤（《医林改错》）。

若肛门坠胀、便结者，加大黄化瘀通腑；前阴坠胀者，加柴胡、川楝子以理气行滞；盆腔有结块者，加三棱、莪术、血竭化瘀消癥；经量多且夹血块者，加炒蒲黄、三七以化瘀止血。

2. 寒凝血瘀证

证候：经前或经行小腹冷痛、绞痛，拒按，得热痛减，经行量少，色紫暗，或经血淋漓不净，或月经延期，不孕，下腹结块，固定不移，形寒肢冷，面色青白。舌紫暗苔薄白，脉沉弦或紧。

治法：温经散寒，活血祛瘀。

方药：少腹逐瘀汤（《医林改错》）。

若腹痛甚，肢冷汗出，加川椒、制川乌温经活血；恶心呕吐者，加吴茱萸、半夏以温中止呕；腹泻者，加肉豆蔻、藿香、白术等；阳虚内寒者，加熟附子、淫羊藿、巴戟天温肾助阳。

3. 瘀热互结证

证候：经前或经期小腹疼痛，有灼热感，拒按，遇热痛增，月经先期，量多，经色深红，质黏稠夹血块，心烦口渴，溲黄便结，或不孕，性交疼痛，盆腔结节包块触痛明显。舌红或舌暗红、有瘀点，苔黄，脉弦数。

治法：清热凉血，活血祛瘀。

方药：清热调血汤（《古今医鉴》）加红藤、薏苡仁、败酱草。

若月经质稠量多夹块，加茜草炭、生地榆、贯众以清热凉血止血；下腹疼痛灼热者，带下黄稠，加黄柏、茵陈等清热解毒除湿。

4. 痰瘀互结证

证候：下腹结块，经前、经期小腹掣痛，拒按，婚久不孕，平时形体肥胖，头晕沉重，胸闷纳呆，呕恶痰多，带下量多，色白质黏，无味。舌淡胖而紫暗，或舌边尖有瘀斑、瘀点，苔白滑或白腻，脉细。

治法：理气化痰，活血逐瘀。

方药：苍附导痰汤（《叶天士女科诊治秘方》）合桃红四物汤（《医宗金鉴》）。

若盆腔有结节者，加皂角刺、昆布、海藻、浙贝母化痰除湿、软坚散结。

5. 气虚血瘀证

证候：经行腹痛，喜按喜温，经量或多或少，色淡质稀，婚久不孕，面色少华，神疲乏力，纳差便溏，盆腔结节包块。舌淡暗、边有齿痕，苔薄白或白腻，脉细无力或细涩。

治法：益气活血化瘀。

方药：理冲汤（《医学衷中参西录》）。

若腹痛甚者，加艾叶、乌药、小茴香、干姜温经止痛；血虚者，加鸡血藤养血活血。

6. 肾虚血瘀证

证候：经行腹痛，痛引腰骶，月经先后不定期，经量或多或少，色淡暗质稀，或有血块，不孕或易流产，头晕耳鸣，腰膝酸软，性欲减退，盆腔可及结节或包块。舌淡暗、有瘀点，苔薄白，脉沉细而涩。

治法：补肾益气，活血祛瘀。

方药：归肾丸（《景岳全书》）和桃红四物汤（《医宗金鉴》）。

若偏阳虚者，加仙茅、补骨脂、艾叶、肉桂温壮肾阳；偏肾阴虚者，加地骨皮、鳖甲滋肾益阴。

【预防与调护】

1. 防止经血逆流　及时发现并治疗先天性生殖道畸形和继发性宫颈粘连、狭窄引起的经血潴留，以免经血逆流入腹腔。经期需避免性生活及盆腔检查。

2. 避免手术操作所引起的子宫内膜种植　剖宫产术时注意保护子宫切口周围，缝合宫壁时，避免缝针穿透子宫内膜层。经前及经期禁行输卵管通畅试验。宫颈及阴道手术应在月经净后3～7日内进行。人工流产术时，不要突然解除宫内负压，吸管应缓慢拔出。

3. 药物避孕　长期服用避孕药可抑制排卵，促使子宫内膜萎缩和经量减少，降低经血及内膜碎屑逆流至腹腔的机会。对高危家族史、容易带节育器妊娠者可口服药物避孕。

【预后】

通过中西医治疗可有效缓解并消除内异症的症状，提高妊娠率。但除子宫及双侧附件手术外，内异症的其他治疗复发率均较高。

二、子宫腺肌病

当子宫内膜腺体及间质存在于子宫肌层时，称为子宫腺肌病（adenomyosis）。在子宫切除标本的切片中，发现10%～47%的子宫肌层中有子宫内膜组织，而其中35%无临床症状。本病多发生于30～50岁经产妇，约有半数合并子宫肌瘤，15%合并子宫内膜异位症。根据临床表现，子宫腺肌病属中医学"痛经""癥瘕""月经不调"等范畴。

【病因病理】

（一）西医病因病理

1. 病因　至今不清楚，多认为因子宫内膜基底层缺乏黏膜下层，基底层内膜细胞侵入子宫肌层所致。可能由于遗传因素及多次妊娠和分娩、流产、刮宫手术时子宫壁的创伤、慢性宫内膜炎或高水平雌孕激素使基底层子宫内膜侵入肌层为患。

2. 病理

（1）巨检　病灶有弥漫型及局限型两种。①弥漫型：多为弥漫性生长，子宫呈均匀增大，一般<12周妊娠子宫大小，累及后壁多见，前后径增大明显。剖面见肌层明显增厚且硬，无漩涡状结构，在肌壁中见到粗厚的肌纤维带和微囊腔，腔中偶见陈旧血液。②局限型：少数病灶呈局限性生长，形成结节或团块，似肌壁间肌瘤，称子宫腺肌瘤。腺肌瘤不同于肌瘤之处在于其周围无包膜存在，与四周的肌层无明显分界，因而难以将其自肌层完全剥出。

（2）镜检特征　为肌层内有呈岛状分布的异位内膜腺体与间质。因异位内膜细胞属基底层内膜，对卵巢激素特别是孕激素不敏感，故异位腺体常处于增生期，偶见分泌期改变。

（二）中医病因病机

本病的病因病机与子宫内膜异位症相似，可参见"子宫内膜异位症"。

【临床表现】

主要表现为经量增多、经期延长、不规则出血及继发性、进行性加剧的痛经，可导致不孕。常在经前一周开始下腹正中疼痛，直至月经结束。妇科检查时子宫呈均匀性增大或有局限性结节隆起，质硬有压痛，经期压痛尤著。

【诊断与鉴别诊断】

根据临床症状与体征可做出初步诊断，影像学检查，如超声和MRI检查，以及血清CA125的测定对诊断亦有一定帮助，而确诊还需行组织病理学检查。

本病需与子宫肌瘤和子宫内膜异位症相鉴别。

【治疗】

（一）西医治疗

1. 药物治疗　症状较轻可用非甾体消炎药等对症治疗；对年轻、希望保留子宫的患者，可口服避孕药或上曼月乐环（LNG-IUS）；症状严重者，可用GnRH-a制剂3～6个月，再使用口服避孕药或曼月乐环。

2. 手术治疗　对年轻或希望生育者，可试行病灶剜除术或子宫楔形切除。若症状严重、无生育要求，或药物治疗无效者，应行全子宫切除术；无生育要求且月经量多者，可行子宫内膜去除术；痛经明显者，可行子宫动脉栓塞术（UAE）。

（二）中医治疗

参考子宫内膜异位症，可酌情加用消癥散结药物。

【诊疗思路示意图】

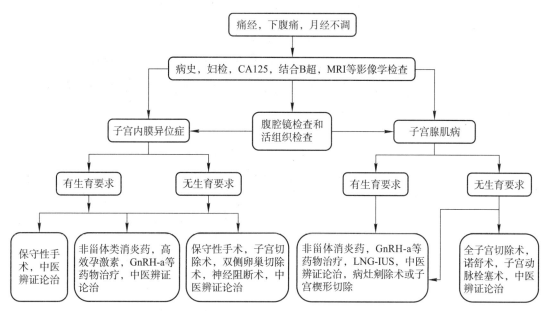

图 7-5　子宫内膜异位症和子宫腺肌病诊疗思路示意图

【思考题】

谈谈子宫内膜异位症的诊断和中医分型论治。

第六节　经前期综合征

【病例】

患者，女，30岁。

主诉：经期头部隐痛4年。

现病史：患者近4年无明显诱因出现经前3天头部昏蒙、刺痛，且遇风加重，经至则痛消。现患者正值经前，头部昏蒙，头痛如锥刺，影响正常睡眠。舌暗，脉细涩。

既往史：平素月经28天一行，5～6天净，经血黏腻，色紫暗有块，伴腰疼。

问题

患者所患何病？该病是如何产生的？临床需做何检查？中西医如何诊断及治疗？

经前期综合征（premenstrual syndrome，PMS）是指反复在黄体期出现周期性以情感、行为和躯体障碍为特征的综合征。月经来潮后，症状自然消失。其发病率30%～40%。

本病属中医学"月经前后诸证"范畴，包括经行乳房胀痛、经行头痛、经行身痛、经行眩晕、经行口糜、经行浮肿、经行泄泻、经行情志异常等。

【病因病理】

（一）西医病因病理

西医病因病理尚未明确，可能与精神社会因素、卵巢激素失调和神经递质异常有关。

1. 精神社会因素 本病患者对安慰剂治疗的反应率高达 30% ～ 50%，部分患者精神症状突出，情绪紧张时原有症状加重，提示社会环境及精神心理因素与 PMS 的发生有关。

2. 卵巢激素失调 目前认为，经前期综合征可能与黄体后期雌、孕激素撤退有关。临床补充雌、孕激素合剂减少性激素周期性、生理性变动，能有效缓解症状。

3. 神经递质异常 本病患者在黄体后期循环中类阿片肽浓度异常降低，表现为内源性类阿片肽撤退症状，可影响精神、神经及行为方面的变化。其他还有 5- 羟色胺活性改变等。

（二）中医病因病机

本病的发生与月经周期关系密切，具有经前、经期发病，经净自然缓解，下次月经期重现的特点。妇女行经之前，阴血下注冲任，血海充盈，冲脉之气较盛；经期血海由满而溢，胞宫泻而不藏，经血下行，全身阴血相对不足。若因禀赋体质差异，阴阳气血有所偏盛或偏虚，或受到情志、生活因素影响，易致脏腑功能失调，气血失和，而出现一系列证候。

1. 肝郁气滞 素性抑郁，情志不舒，或恚怒伤肝，肝失条达，经前气血下注血海，冲脉之气较盛，冲气夹肝气上逆；经期阴血下泻，肝血不足，失于濡养，肝气更郁。肝失疏泄，可致经行乳房胀痛，情志异常；肝郁气滞，气机不畅，水湿宣泄不利，溢于肌肤，可发为经行肿胀。

2. 肝肾阴虚 素体阴虚，经行之际，阴血下注冲任、胞宫，阴精更虚。肝肾阴虚，精血同源，肝血不足，气机不畅，乳头属肝经，肾经入乳内，乳络不通，致经行乳房胀痛；阴虚不能制阳，肝阳上亢，则经行头痛、头晕。阴虚生内热则出现经行发热，或口糜；热伤阴络，则经行便血。

3. 脾肾阳虚 素体脾肾虚弱，阳气不足，经行之时阳气随之下泄，脾肾阳气益虚。脾虚运化不健，水湿停滞。肾阳不足，气化无力，关门不利。水湿泛于肌肤则为经行肿胀；水湿下注大肠则为经行泄泻。

4. 心肝火旺 恚怒伤肝，肝郁日久化热，经行之际，冲气旺盛，冲气夹肝火上逆，灼伤血络，致经行吐衄；气火上扰清窍而致经行头痛；肝经火热，母病及子，心火上炎，热灼口舌，则经行口糜。

5. 气滞血瘀 情志内伤，肝失条达，气机不宣，血行不畅，瘀血内阻，足厥阴肝经循颠络脑，经行时气血下注于胞宫，冲气夹肝经之瘀血上逆，阻滞脑络，脉络不通，"不通则痛"，导致经行头痛。

6. 痰火上扰 素有痰浊，或脾虚运化不及，痰湿内生，郁久化热，伏于冲任，值经前或行经之时，冲气偏盛，夹痰浊上扰清窍，以致头痛、眩晕；经行之际，痰火阻碍脉络，气血阻滞，凝滞颜面肌肤，致经行痤疮。

【临床表现】

1. 症状 ①躯体症状：头痛，背痛，乳房胀痛，腹胀，全身痛，肢体浮肿，体重增加，潮热，汗出，心慌，运动协调功能减退等。②精神症状：易怒，焦虑，紧张，抑郁，情绪不稳定，急躁，疲乏，以及饮食、睡眠、性欲改变等。③行为症状：注意力不集中，工作效率低，记忆力减退，神经质，易激动，健忘等。

2.体征 伴随月经周期出现部分体征。有浮肿者，可见颜面及下肢水肿；乳房胀痛明显者，检查时或可发现乳房触痛性结节；经前有黏膜变化者，可有口腔溃疡，皮肤可见荨麻疹或痤疮。程度轻重不一，或可多症并存，月经干净后诸症消失。

【诊断与鉴别诊断】

（一）诊断要点

1.病史 本病伴随月经周期反复发作。患者常因家庭不和或工作紧张而诱发，与精神心理因素密切相关，多见于 25 ～ 45 岁女性。

2.临床表现 症状多于经前 1 ～ 2 周出现，经前数日加重，月经来潮后症状明显减轻或消失。症状伴随月经周期反复出现，至少出现 2 个月经周期。症状严重时，可影响患者的正常生活及工作。

3.体格检查 一般全身及局部无明显体征，部分患者可有前述体征。

4.实验室检查 月经后半期，血清 P 水平低下或正常，E_2 浓度偏高。E_2/P 比值增高，PRL 水平升高，对本病的诊断有参考意义。

（二）辨证要点

由于症状多样，症情复杂，故本病无统一的辨证规律可循，但可根据临床表现，参考月经的量、色、质，结合脏腑辨证和气血辨证规律进行辨证论治。

（三）鉴别诊断

本病需与精神病发病，乳房肿瘤，乳房疾病如乳腺囊性增生病、乳腺癌等，血管性头痛，心、肝、肾疾病引起的水肿或营养缺乏性水肿等相鉴别。

【治疗】

（一）治疗思路

主要治疗目的是减轻或缓解症状，降低对患者日常工作、生活的影响。应着重经前用药，根据患者出现症状的时间于经前 1 ～ 2 周开始治疗。一般以 3 个周期为一疗程。经行情绪异常之重症者，可配合镇静剂以迅速控制症状，以免患者出现自杀、犯罪等严重后果。

（二）一般治疗

包括调整心态和生活状态。调整心态包括情感支持，给予心理安慰、疏导及中医情志疗法，减少来自环境的刺激，使精神放松，有助于减轻症状。调整生活状态包括合理的饮食及营养、适当的身体锻炼、戒烟、限制钠盐和咖啡的摄入。

（三）西医治疗

1.精神症状的治疗

（1）抗抑郁药 适用于有明显忧郁患者。黄体期可应用氟西汀每日 20mg，帕罗西汀每日

10 ～ 30mg，氯丙嗪每日 25 ～ 75mg。

（2）抗焦虑药 适用于有明显焦虑患者。经前用药，阿普唑仑 0.25mg，每日 2 ～ 3 次，逐渐递增，最大剂量为每日 4mg，用至月经来潮第 2 ～ 3 日。

2. 躯体症状的治疗 前列腺素合成酶抑制剂氟芬那酸丁酯 200mg，每日 3 次，经前 12 天开始用药，可减轻疼痛症状。溴隐亭 1.25 ～ 2.5mg，每日 2 次，月经后半周期使用，可减轻乳房胀痛。醛固酮受体的竞争性抑制剂螺内酯 20 ～ 40mg，每日 2 ～ 3 次，可减轻水肿。

3. 维生素治疗 补充维生素 B_6 10 ～ 20mg，每日 3 次，可调节自主神经系统与下丘脑 - 垂体 - 卵巢轴的关系，还可抑制催乳激素合成；并补充维生素 E、维生素 A 等。

4. 其他药物治疗 主要作用为抑制排卵。口服避孕药能缓解症状，并可减轻水钠潴留症状，还可抑制循环和内源性激素波动。也可用促性腺激素释放激素激动剂（GnRH-a）。口服避孕药可连用 4 ～ 6 个周期。

（四）中医治疗

治疗时间因虚实而异，虚证从经净后开始治疗，以补为主，于经前 1 ～ 2 周再在补虚基础上佐以通利之品；实证从经前 1 ～ 2 周开始，以通为主，直至经至。

1. 辨证论治

（1）肝郁气滞证

证候：经前乳房、乳头胀痛，胸胁、小腹胀满，烦躁易怒，或精神抑郁，善叹息，或头晕失眠，或头痛剧烈，月经周期先后无定或延后，经行不畅，经色暗红。舌苔薄白或薄黄，脉弦。

治法：疏肝解郁，养血调经。

方药：柴胡疏肝散（《景岳全书》）。

若乳房内有结块，可加橘核、莪术以散结通络；少腹胀痛者，加延胡索、乌药以理气止痛；若以经前或经期发热为主者，伴有口干口苦、头晕心烦、舌边尖红苔黄者，则为肝郁化热，方选丹栀逍遥散（《内科摘要》）以疏肝清热。

（2）肝肾阴虚证

证候：经行或经后乳房胀痛，按之柔软无块，月经量少，五心烦热，两目干涩，头晕目眩，腰膝酸软，或口舌糜烂，或潮热，盗汗。舌质红少苔，脉细。

治法：滋肾养肝，育阴调经。

方药：一贯煎（《柳州医话》）。

若头晕甚者，加钩藤、夏枯草以清肝息风；月经量少者，加白芍、当归养血活血；潮热汗出者，加龟甲以育阴潜阳、滋阴降火。

（3）脾肾阳虚证

证候：经前或经期面浮肢肿，脘腹胀满，腰酸腿软，纳少便溏，或经前泄泻，或经行前后头晕沉重，体倦嗜睡，胸闷泛恶，月经量多，色淡质稀。舌质淡苔白滑，脉沉缓。

治法：温肾健脾，化湿调经。

方药：右归丸（《景岳全书》）合苓桂术甘汤（《金匮要略》）。

若经行肿甚，加桂枝、防己以利水消肿；腹痛即泻、泻后痛止者，方选痛泻要方（《丹溪心法》）以扶脾抑肝。

（4）心肝火旺证

证候：经前或经期狂躁易怒，头痛头晕，口苦咽干，面红目赤，口舌生疮，溲黄便干，经行吐衄。舌质红苔薄黄，脉弦滑数。

治法：疏肝解郁，清热调经。

方药：丹栀逍遥散（《内科摘要》）加黄芩。

肝火旺、头痛剧烈者，加石决明、蔓荆子以清泻肝火。

（5）气滞血瘀证

证候：经前或经期头痛剧烈，或经行发热，腹痛拒按，肢体肿胀不适；月经量少，或经行不畅，经色紫暗有块。舌紫暗边尖或有瘀点，脉弦涩。

治法：理气活血，化瘀调经。

方药：血府逐瘀汤（《医林改错》）。

头痛如锥刺者，加地龙、全蝎通经活络；若以周身疼痛、腰膝关节酸痛为主，方选趁痛散（《妇人大全良方》）。

（6）痰火上扰证

证候：经行烦躁，情绪不宁，甚或狂躁不安，胸闷泛恶，痰多不寐，面红目赤，大便干结；月经量多，色深红，质黏稠，平时带下量多，色黄质稠。舌红苔黄厚或腻，脉弦滑而数。

治法：清热化痰，宁心安神。

方药：生铁落饮（《医学心语》）加郁金、黄连。

若带下量多，加薏苡仁、车前子以利湿止带；胸闷气短、肢体困倦者，加瓜蒌、石菖蒲，宽胸利气以化痰湿。

2. 中成药

（1）逍遥丸　口服，适用于肝郁血虚，脾失健运证。

（2）加味逍遥丸　口服，适用于肝郁化热，心肝火旺证。

（3）杞菊地黄丸　口服，适用于肝肾阴虚证。

（4）健脾丸合桂附地黄丸　口服，适用于脾肾阳虚证。

（5）血府逐瘀片（胶囊）口服，适用于气滞血瘀证。

（6）牛黄清心丸　口服，适用于痰热上扰，气血不足证。

（7）四物合剂（胶囊）口服，适用于经行头痛的血虚证。

【诊疗思路示意图】

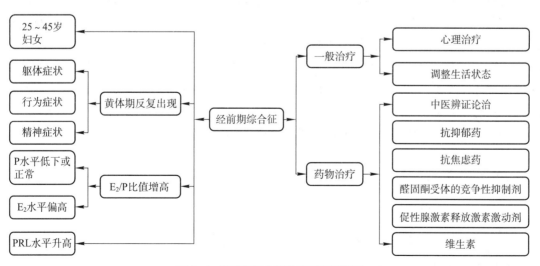

图 7-6　经前期综合征诊疗思路示意图

【预防与调护】

注意调节情志，增强体质，调理饮食，避免接触各种诱发因素。经期避免感寒受风，饮食宜富于营养，低盐，适当控制饮水量；经前、经期勿过食寒凉，以免损伤脾阳；勿过食辛辣之品，以免伤阴。

【预后】

病情轻者，不需药物治疗，月经过后症状自然消失；病情严重者除影响工作和学习外，如不治疗还可导致月经不调、不孕症等疾病，甚至精神失常导致家庭和社会的不安定。中医治疗本病对控制症状有明显疗效。

【思考题】

简述经前期综合征的辨证治疗。

第七节　绝经综合征

【病例】

患者，女，52岁。

主诉：绝经4年，失眠、烘热半年，加重2个月。

现病史：患者绝经4年，6个月前开始出现夜间入睡困难，近2个月有所加重，并伴烘热汗出，胸闷心悸，头晕头胀，心烦易怒，腰膝酸软，大便干结。舌质红苔薄黄，脉细数。

问题

患者所患何病？该病是如何产生的？临床需做何检查？中西医如何诊断及治疗？

绝经综合征（menopausal syndrome，MPS）是指妇女绝经前后出现性激素波动或减少所致的一系列躯体及精神心理症状。绝经分为自然绝经和人工绝经。自然绝经指卵巢内卵泡生理性耗竭所致的绝经；人工绝经指两侧卵巢经手术切除或放射线照射等所致的绝经。人工绝经者更易发生绝经综合征。绝经期是标志妇女由中年向老年过渡的一个自然生理过程，它标志着卵巢生殖功能的停止。本病患者大多症状轻微，不能视为病态；少数妇女症状较严重，甚至影响工作、生活。临床以出现月经改变、血管舒缩症状、精神神经症状、泌尿生殖道症状、心血管疾病、骨质疏松为特征，其发病率为82.73%。

绝经综合征属于中医学"经断前后诸证""绝经前后诸证"范畴。

【病因病理】

（一）西医病因病理

绝经前后最明显的变化是卵巢功能衰退，随后表现为下丘脑－垂体功能退化。

1.雌激素　卵巢功能衰退的最早征象是卵泡对FSH敏感性降低，卵泡对促性腺激素刺激的抵抗性逐渐增加。绝经过渡早期的雌激素水平波动很大，甚至高于正常卵泡期，是因 FSH 升高对卵泡过度刺激引起雌二醇（E_2）过多分泌所致。整个绝经过渡期雌激素不呈逐渐下降趋势，而是在卵泡发育停止时，雌激素水平才下降。绝经后体内低水平雌激素主要来自肾上腺皮质和卵巢的雄烯二酮和睾酮转化为雌酮（E_1）。绝经期妇女血 $E_1 > E_2$。

2. 孕激素 绝经过渡期卵巢仍有排卵功能，因而有孕酮分泌，但由于卵泡期发育时间长，黄体功能不全，孕酮量减少。绝经后卵巢不再分泌孕酮，极少量孕酮可能来自肾上腺。

3. 雄激素 绝经后产生的雄激素是睾酮和雄烯二酮。绝经前，血液中 50% 的雄烯二酮和 25% 的睾酮来自卵巢；绝经后卵巢主要产生睾酮，而且量较绝经前增多，是因卵巢间质细胞受到大量的促性腺激素刺激所致。由于绝经后雌激素显著降低，使循环中雄激素与雌激素的比例显著上升；性激素结合球蛋白降低，游离雄激素增高，因而绝经后有些妇女出现轻度多毛。

4. 促性腺激素 绝经过渡期仍有排卵的妇女，其 FSH 在多数周期中升高，而黄体生成素（LH）还在正常范围，但 FSH/LH 仍 <1。绝经后 FSH、LH 明显升高，FSH 升高更为显著，FSH/LH>1。自然绝经 1 年内，FSH 能上升 13 倍，而 LH 仅上升 3 倍，绝经 2～3 年内，FSH/LH 达最高水平，以后随年龄增长逐渐下降，但仍在较高水平。

5. 促性腺激素释放激素 绝经后 GnRH 分泌增加，并与 LH 相平衡。

6. 抑制素 绝经后妇女血抑制素浓度下降，较 E_2 下降早且明显，可能成为反映卵巢功能衰退更敏感的指标。

7. 抗米勒管激素（AMH） 绝经后 AMH 水平下降，较 FSH 升高、E_2 下降早，能较早反映卵巢功能衰退。

（二）中医病因病机

主要为绝经前后，天癸将绝，肾气渐虚，肾阴阳失调，易波及其他脏腑，而其他脏腑病变久必及肾，故本病之本在肾，常累及心、肝、脾等多脏、多经，致使本病证候复杂。

1. 肝肾阴虚 久病及肾，或房事过度，情志内伤，损伤肝肾之阴。肾主藏精，肝主藏血，精血同源，相互滋生。若肾阴不足，水不涵木，肝失濡养，肝阴不足。或肝肾阴虚，肝阳上亢为患。

2. 肾虚肝郁 肝肾同源，肾阴亏虚，肝血不足，肝失濡养，疏泄失常，肝气失调，导致肾虚肝郁，出现烦躁易怒，乳房胀痛，月经紊乱等绝经前后诸证。

3. 心肾不交 心为君火，肾主元阴，肾阴不足，天癸渐竭，肾水不能上济于心，心火独亢，热扰心神，神明不安，从而出现绝经前后心悸怔忡、虚烦失眠、多梦健忘等心肾不交之证。

4. 肾阴阳两虚 素禀肾虚，绝经前后，肾气由盛渐衰，肾气益虚。肾藏元阴而寓元阳，久之肾阴亏损，阴损及阳，或肾阳亏虚，阳损及阴，终致肾阴阳俱虚为患。

【临床表现】

1. 症状

（1）近期症状

1）月经紊乱 月经周期改变是绝经过渡期出现最早的症状，由于无排卵，表现为月经周期不规则、经期持续时间长及经量增多或减少。

2）血管舒缩症状 主要是潮热、汗出，为雌激素降低的特征性症状。其特点是反复出现短暂的面部、颈部及胸部皮肤阵阵发红，伴有烘热，继之出汗。一般持续 1～3 分钟。每日发作数次甚至十余次或更多，夜间或应激状态易促发。该症状可持续 1～2 年，有时长达 5 年或更长。

3）自主神经失调症状　常出现心悸、眩晕、头痛、失眠、耳鸣等。

4）精神神经症状　注意力不易集中，记忆力减退，情绪波动大。表现为激动易怒、焦虑不安或情绪低落、抑郁、不能自我控制等症状。

（2）远期症状

1）泌尿生殖道症状　出现阴道干燥、性交困难及反复阴道感染等泌尿生殖道萎缩症状，以及排尿困难、尿痛、尿急等反复发生的尿路感染。

2）骨质疏松　绝经后妇女雌激素缺乏使骨质吸收增加，导致骨量快速丢失而出现骨质疏松。50 岁以上妇女半数以上会发生骨质疏松，多在绝经后 5～10 年期间，最常发生的部位是椎体。

3）阿尔茨海默病　是老年性痴呆的主要类型。绝经后期妇女比老年男性罹患率高，可能与雌激素水平降低有关。

4）心血管病变　绝经后妇女动脉硬化、冠心病较绝经前明显增加，可能与雌激素低下和雄激素活性增强有关。

2. 体征　随着绝经年限的增长，妇科检查可见内外生殖器官不同程度萎缩，宫颈及阴道分泌物减少。

【诊断与鉴别诊断】

（一）诊断要点

1. 病史　发病年龄多在 45～55 岁，若在 40 岁之前发病者，应考虑为卵巢早衰。注意询问发病前有无工作、生活的特殊改变，有无精神创伤及双侧卵巢切除或放射治疗史。

2. 临床表现　在月经紊乱或绝经的同时出现血管舒缩症状、精神神经症状及泌尿生殖道萎缩症状等。

3. 妇科检查　可见内外生殖器官不同程度萎缩，宫颈及阴道分泌物减少。

4. 实验室检查　血清 FSH 水平增高，E_2 水平下降，AMH ≤ 1.1ng/mL 提示卵巢储备下降；AMH<0.2ng/mL 提示即将绝经；绝经后 AMH 一般测不出。阴道脱落细胞涂片检查显示雌激素水平不同程度低落，对本病的诊断有参考意义。

（二）辨证要点

主要根据患者不同的体质因素和全身脉证辨其病位在何脏，并注意有无水湿、痰浊、瘀血之兼夹证。

（三）鉴别诊断

本病需与子宫颈及子宫内膜恶性肿瘤的发热、异常带下表现，甲状腺功能亢进的潮热、汗出，以及尿路感染、冠心病、神经衰弱、抑郁症等相鉴别。

【治疗】

（一）治疗思路

治疗目的是缓解近期症状，早期发现，并有效预防骨质疏松症、动脉硬化等老年性疾病。本病可采用中西药物治疗。

（二）一般治疗

绝经期精神神经症状可因神经类型不稳定，或精神状态不健全而加剧，应进行心理治疗。必要时选用适量镇静药以助睡眠，如睡前口服艾司唑仑 1 ~ 2mg，每日 1 次，或谷维素 20mg，每日 3 次等，可助调节自主神经功能。

（三）西医治疗

1. 性激素补充疗法（HRT）

（1）适应证 ①有血管舒缩功能不稳定及泌尿生殖道萎缩症状。②低骨量及绝经后骨质疏松症。③有精神神经症状者。

（2）禁忌证 ①原因不明的阴道流血或子宫内膜增生。②已知或怀疑妊娠、乳腺癌及与性激素相关的恶性肿瘤。③6 个月内有活动性血栓病。④严重肝肾功能障碍、血卟啉病、耳硬化症、系统性红斑狼疮。⑤与孕激素相关的脑膜瘤。

（3）慎用情况 ①子宫肌瘤、子宫内膜异位症。②尚未控制的糖尿病及严重高血压。③有血栓病史或血栓倾向者。④胆囊疾病、癫痫、偏头痛、哮喘、高催乳素血症。⑤乳腺良性疾病及乳腺癌家族病史。

（4）方法 在卵巢功能开始减退及出现相关症状后即可应用。停止 HRT 治疗时，一般应缓慢减量或间歇用药，逐步停药。以雌激素为主，辅以孕激素。常用雌激素有口服戊酸雌二醇每日 1 ~ 2mg，结合雌激素每日 0.3 ~ 0.625mg、尼尔雌醇每周 1 ~ 2mg。17β- 雌二醇经皮贴膜，每周 1 ~ 2 贴。孕激素制剂有口服醋酸甲羟孕酮每日 2 ~ 6mg、微粒化孕酮每日 100 ~ 300mg。剂量设定原则为选用最小有效剂量和个体化原则，要求血 E_2 浓度达到 40 ~ 50pg/mL。HRT 常用以下方案：

1）连续序贯法 以 28 日为 1 个治疗周期，雌激素不间断应用，孕激素于周期第 15 ~ 28 天应用。周期之间不间断。本方案适用于绝经 3 ~ 5 年的妇女。

2）周期序贯法 以 28 日为 1 个治疗周期，第 1 ~ 21 日每天给予雌激素，第 11 ~ 21 日给予孕激素，第 22 ~ 28 日停药。孕激素用药结束后，可发生撤药性出血。本方案适用于围绝经期及卵巢早衰的妇女。

3）连续联合治疗 每日给予雌激素和孕激素，发生撤药性出血的概率低。此方案适用于绝经多年的妇女。

4）单一雌激素治疗 适用于子宫切除术后或先天性无子宫的卵巢功能低下妇女。

5）单一孕激素治疗 适用于绝经过渡期或绝经后症状严重且有雌激素禁忌证的妇女。

2. 非激素类药物 对有血管舒缩症状及精神神经症状者，可口服盐酸帕罗西汀 20mg，每日 1 次；防治骨质疏松可选用钙剂（碳酸钙、磷酸钙、氯酸钙、枸橼酸钙等）和维生素 D、降钙素、双磷酸盐类等制剂。

（四）中医治疗

本病的治疗，以调补肾之阴阳为主，并根据兼夹症选择阴阳双补、滋养肝肾、平肝潜阳、养血疏肝、交通心肾等治疗方法。

1. 辨证论治

（1）肝肾阴虚证

证候：经断前后，阵发性烘热汗出，头晕目眩，腰膝酸软，口燥咽干，月经紊乱，月经先期，月经量时多时少，色鲜红，质稠，失眠多梦，健忘，阴部干涩，感觉异常，溲黄便秘。舌红少苔，脉细数。

治法：滋养肝肾，育阴潜阳。

方药：杞菊地黄丸（《医级》）去泽泻。

若口苦咽干、五心烦热，加黄连、天花粉、地骨皮以滋阴清热；大便秘结、舌苔干者，加麦冬、肉苁蓉养阴润燥。

（2）肾虚肝郁证

证候：经断前后，阵发性烘热汗出，腰膝酸软，烦躁易怒，情绪异常，头晕耳鸣，乳房胀痛，月经紊乱，或胸闷善叹息。舌淡红或偏暗苔薄白，脉弦细。

治法：滋肾养阴，疏肝解郁。

方药：一贯煎（《续名医类案》）。

若胸胁乳房胀痛明显，加川楝子、橘叶理气止痛；经期延长，经行不畅，加益母草、泽兰活血调经。

（3）心肾不交证

证候：经断前后，心悸怔忡，心烦不宁，腰膝酸软，多梦易惊，烘热汗出，眩晕耳鸣，失眠健忘，月经紊乱，量少，色鲜红。舌质偏红少苔，脉细数。

治法：滋阴降火，交通心肾。

方药：天王补心丹（《摄生秘剖》）去人参、朱砂，加太子参、桑椹。

若彻夜难眠，加龙齿、珍珠母镇静安神；情志异常，加炙甘草、小麦、大枣以甘润养心脾。

（4）肾阴阳两虚证

证候：经断前后，时而烘热汗出，时而畏寒肢冷，腰酸乏力，头晕耳鸣，浮肿便溏，月经紊乱，月经过多或过少，淋漓不断，或突然暴下如注，经色淡或暗。舌淡苔薄，脉沉弱。

治法：滋阴补肾，调补冲任。

方药：二仙汤（《中医方剂临床手册》）合二至丸（《医方集解》）。

腰背疼痛明显者，加川断、狗脊补肾强腰；如肾阴偏虚而见腰酸、耳鸣、潮热者，加山茱萸、熟地黄滋肾益阴；如肾阳偏虚而见畏寒肢冷、带下清稀者，加补骨脂、鹿角霜温补肾阳。

2. 中成药

（1）杞菊地黄丸   口服，适用于肝肾阴虚证。

（2）知柏地黄丸   口服，适用于阴虚火旺证。

（3）坤泰胶囊   口服，适用于阴虚火旺，心肾不交证。

（4）佳蓉片   口服，适用于肾阴阳两虚证。

3. 针灸治疗

（1）体针   肾阴虚者取肾俞、心俞、太溪、三阴交、太冲，毫针刺，用补法。肾阳虚者取关元、肾俞、脾俞、章门、足三里，毫针刺，用补法，可灸。

（2）耳针   取内分泌、卵巢、神门、交感、皮质下、心、肝、脾等穴，可用耳穴埋针、埋豆，每次选用4～5穴，每周2～3次。

【诊疗思路示意图】

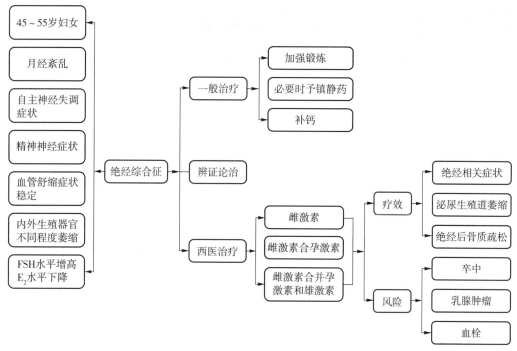

图 7-7　绝经综合征诊疗思路示意图

【预防与调护】

普及卫生知识，提高妇女对本病的认识。予以精神安慰，消除顾虑，调整患者心态。鼓励适度参加文娱活动，增加日晒时间，摄入足量蛋白质及含钙丰富食物以预防骨质疏松。加强卫生宣教，使妇女了解围绝经期正常的生理过程，消除其顾虑和减轻其精神负担，保持心情舒畅，必要时可给予心理疏导。鼓励患者积极参加体育锻炼，以改善体质、增强抵抗力，防止早衰。饮食应适当限制高脂、高糖类物质的摄入，注意补充新鲜水果、蔬菜尤其是钙、钾等矿物质含量高的食物。定期进行体格检查，尤其要进行妇科检查，包括防癌检查，必要时行内分泌检查。

【预后】

本病持续时间长短不一，短则几个月，严重者可长达 5～10 年。若能及时、积极治疗，特别是药物结合心理治疗，往往短时间内可获痊愈。病程长、症状重、疗程较长者，尤其要注意心理调治。本病若未引起足够的重视，未能施以必要的改善措施，或因长期失治、误治等，则可能导致高血压、冠心病、骨质疏松等病的发生。

【思考题】

绝经综合征与哪些激素相关？请阐述其相关性。

带下病是指带下的量明显增多或明显减少，色、质、气味发生异常，或伴有全身或局部症状的疾病。带下过多主要由于湿邪伤及任、带二脉，使任脉不固、带脉失约所致，湿邪为患是导致带下过多的主要原因。各种阴道炎、宫颈炎、盆腔炎性疾病等疾病均可致带下过多。带下过少与脏腑功能衰退有关，其中肝肾亏虚，血少精亏，阴液不充，任脉失养是导致带下过少的主要原因。卵巢功能衰退、手术切除卵巢、严重卵巢炎、希恩综合征、长期服用某些药物引起雌激素水平低落等均可致带下过少。带下病是妇科常见病、多发病，常合并月经不调、闭经、阴痒、阴痛、不孕、癥瘕等。

女性生殖系统炎症是妇科常见疾病，包括外阴炎、前庭大腺炎、阴道炎、宫颈炎、盆腔炎性疾病等。炎症可以局限于生殖系统一个部位或多个部位同时受累；病情可轻可重，轻者常无症状，重者可引起败血症甚至感染性休克。引起炎症的病原体包括多种微生物如细菌、病毒、真菌及原虫等。女性生殖系统炎症不仅危害患者，还可以危害胎儿、新生儿，因此，对生殖系统炎症应积极防治。女性生殖系统炎症多表现为带下量明显增多、阴部瘙痒、下腹疼痛等，属中医学"带下病""阴痒""妇人腹痛"等范畴，若发生炎症性包块，则属"癥瘕"范畴。

第一节　带下病

一、带下过多

【病例】

患者，女，28岁。

主诉：带下量增多10天。

现病史：患者平素月经规律，10天来无明显诱因出现带下量增多，色黄，呈泡沫样，有臭味，口中黏腻，口臭，大便不爽，小便黄。舌红苔厚腻，脉沉濡。

既往史：患者平素容易发生消化不良；否认肝炎、结核等传染病史。

妇科检查：外阴发育正常，阴道黏膜潮红，淡黄色白带量多，呈泡沫样，气味臭秽，宫颈潮红，轻度糜烂，无摇举痛，子宫体大小正常，活动好，无明显压痛，双侧附件无异常。

问题

患者所患何病？该病是如何产生的？临床需做何检查？中西医如何诊断及治疗？

带下过多是指带下量明显增多，色、质、气味发生异常，或伴有全身或局部症状者。古代有"白沃""赤白沥""下白物"等名称。

【病因病理】

（一）西医病因病理

多与病原体的感染有关（详见第八章第三节、第四节、第五节）。

（二）中医病因病机

本病多由湿邪伤及任、带二脉，使任脉不固、带脉失约所致。湿邪是导致本病的主要原因，有内湿、外湿之别。脾、肾、肝三脏功能失调是产生内湿之因。脾虚失运，水湿内生；肾阳虚衰，气化失常，水湿内停；肝郁侮脾，肝火夹脾湿下注，皆可导致带下过多。外湿多由久居湿地、涉水淋雨、摄生不慎及不洁性交等导致。

1. 脾虚　素体脾虚，或饮食所伤，或劳倦过度，或忧思气结，损伤脾气，脾虚运化失司，湿邪在体内积聚，流注下焦，伤及任带而为带下过多。

2. 肾阳虚　素体阳虚，或房劳多产，或年老体虚，或久病伤肾，以致肾阳虚损，气化失常，水湿内停，下注冲任，损及任带，而致带下过多。

3. 阴虚夹湿　素禀阴虚，或年老真阴渐亏，或久病失养，暗耗阴津，可致相火偏旺，阴虚失守，下焦感受湿热之邪，损及任带，失于约固，而为带下过多。

4. 湿热下注　经行产后，胞脉空虚，摄生不洁，湿热内犯，或淋雨涉水，或久居湿地，感受湿邪，蕴而化热，伤及任带而致；或脾虚湿盛，蕴久化热，或情志不畅，肝郁化火，肝热脾湿，湿热互结，流注下焦，损及任带，失于约固，而成带下过多。

5. 湿毒蕴结　经期、产后，胞脉空虚，忽视卫生，或房事不禁，或手术损伤，湿毒乘虚直犯阴器、胞宫，或因热甚化火成毒，或湿热蕴久成毒，损伤任带，而致带下过多。

【临床表现】

1. 症状　带下增多，伴有带下的色、质、气味异常，或伴有外阴瘙痒、灼热、疼痛，或伴有全身症状。

2. 体征　各类阴道炎、宫颈炎、盆腔炎性疾病的体征。

【诊断与鉴别诊断】

（一）诊断要点

本病应根据病史及临床表现，结合下列辅助检查结果，进行诊断和鉴别诊断。

1. 实验室检查　阴道炎患者，阴道分泌物涂片可提示阴道清洁度Ⅲ度及以上，或可查到滴虫、假丝酵母菌及其他病原体感染；急性或亚急性盆腔炎患者，血常规检查可示白细胞计数增高。

2. 辅助检查　行宫颈拭子病原体培养、雌激素水平检测可助本病的诊断。另外，超声检查对盆腔炎症包块或盆腔肿瘤有诊断意义。必要时，行病变局部活组织检查可排除子宫颈癌、输卵管癌等妇科恶性肿瘤。

（二）辨证要点

带下病辨证主要根据带下量、色、质、气味，其次根据伴随症状及舌脉辨其寒热虚实，如带下量多、色白或淡黄、质清稀、脘腹胀满，多属脾阳虚证；带下色白、质清稀如水、腰膝酸软、畏寒怕冷者，属肾阳虚证；带下量不甚多、色黄或赤白相兼、质稠或有臭气、潮热面红、五心烦热，为阴虚夹湿证；带下量多色黄、质稠或如泡沫状或如白色豆渣状、有臭气、为湿热下注证；带下量多、色黄绿如脓、或浑浊如米泔、质稠、恶臭难闻，属湿毒蕴结证。临证时尚需结合全身症状及病史等综合分析。

（三）鉴别诊断

1. 带下呈赤色时应与经间期出血、崩漏相鉴别

（1）经间期出血　指月经周期正常，在两次月经中间出现周期性出血，一般持续 3～7 日，量少，能自行停止；赤带者，出血无规律性，月经周期正常。

（2）漏下　指经血非时而下，淋漓不尽，无正常月经周期；而赤带者，月经周期正常。

2. 带下呈赤白带或黄带淋漓时，需与阴疮、妇科肿瘤鉴别

（1）阴疮　阴疮溃破时也可出现赤白样分泌物，可伴有阴户红肿热痛，或阴户结块；带下病无此症。

（2）子宫黏膜下肌瘤　子宫黏膜下肌瘤突入阴道伴感染时，可见脓性白带或赤白带，伴臭味，症状与黄带、赤带相似，妇科检查可见悬吊于阴道内的黏膜下肌瘤。若出现大量浆液性黄水或脓性、米汤样恶臭白带时，需警惕输卵管癌、子宫颈癌、子宫肿瘤等。可通过妇科检查、超声检查、宫腔镜及腹腔镜检查、阴道细胞学检查、病理检查等进行鉴别。

【治疗】

（一）治疗思路

治疗原则为保持局部清洁、干燥，消除病因，可采用中药内外同治，必要时应用抗生素。

（二）西医治疗

（详见第八章第三节、第四节、第五节）。

（三）中医治疗

治疗原则以除湿为主。治脾者，宜运、宜升、宜燥；治肾者，宜补、宜固、宜涩；阴虚夹湿者，则应补清兼施；虚实夹杂证及实证治疗还需配合外治法。

1. 辨证论治

（1）脾虚证

证候：带下量多，色白或淡黄，质稀薄，或如涕如唾，绵绵不断，无臭，面色㿠白或萎黄，四肢倦怠，脘胁不舒，纳少便溏，或四肢浮肿。舌淡胖苔白或腻，脉细缓。

治法：健脾益气，升阳除湿

方药：完带汤（《傅青主女科》）。

若有腰酸等肾虚症状，加杜仲、续断、菟丝子以补肾；带多日久、滑脱不止者，加金樱子、芡实、海螵蛸、白果固涩止带；湿蕴化热者，用易黄汤健脾祛湿、清热止带。

（2）肾阳虚证

证候：带下量多，绵绵不断，质清稀如水，腰酸如折，畏寒肢冷，小腹冷感，面色晦暗，小便清长，或夜尿多，大便溏薄。舌质淡苔白润，脉沉迟。

治法：温肾培元，固涩止带

方药：内补丸（《女科切要》）。

便溏者，去肉苁蓉，加补骨脂、肉豆蔻固肾涩肠；带下如崩者，加鹿角霜、莲子、白芷、金樱子固涩止带。

（3）阴虚夹湿证

证候：带下量多，色黄或赤白相兼，质稠，有气味，阴部有灼热感，或阴部瘙痒，腰酸腿软，头晕耳鸣，五心烦热，咽干口燥，或烘热汗出，失眠多梦。舌质红苔少或黄腻，脉细数。

治法：滋阴益肾，清热利湿。

方药：知柏地黄丸（《医宗金鉴》）。

失眠多梦者，加柏子仁、酸枣仁养心安神；咽干口燥者，加沙参、麦冬滋阴润燥；五心烦热者，加地骨皮、银柴胡清虚热；头晕目眩者，加菊花、钩藤平肝明目；舌苔厚腻者，加薏苡仁、扁豆、车前子以利湿。

（4）湿热下注证

证候：带下量多，色黄或呈脓性，质黏稠，有臭气，或带下色白质黏，呈豆渣样，外阴瘙痒，小腹作痛，口苦口腻，胸闷纳呆，小便短赤。舌红苔黄腻，脉滑数。

治法：清热利湿，解毒杀虫。

方药：止带方（《世补斋·不谢方》）。

肝经湿热明显者，用龙胆泻肝汤；湿浊偏盛者，用萆薢渗湿汤。

（5）湿毒蕴结证

证候：带下量多，黄绿如脓，或赤白相兼，或五色杂下，质黏腻，臭秽难闻；小腹疼痛，腰骶酸痛，烦热头晕，口苦咽干，小便短赤，大便干结。舌红苔黄或黄腻，脉滑数。

治法：清热解毒，杀虫祛湿。

方药：五味消毒饮（《医宗金鉴》）。

若湿毒重症，加土茯苓、败酱草、鱼腥草、薏苡仁、连翘以加强清热解毒祛湿之力。

2. 中成药

（1）妇科千金片（胶囊） 口服，适用于湿热下注证。

（2）龙胆泻肝丸（软胶囊、胶囊） 口服，适用于肝经湿热证。

（3）知柏地黄丸 口服，适用于阴虚夹湿证。

3. 外治法

（1）外洗法 蛇床子散：蛇床子、川椒、明矾、苦参、百部各15g，煎汤趁热先熏后坐浴，每日1次，7日为一疗程（《中医妇科学》第4版.上海：上海科学技术出版社，1979）。外阴溃破者，可去川椒，也可选用中成药洗液外洗。

（2）阴道纳药法 可根据不同情况选择甲硝唑、达克宁栓、康妇凝胶、保妇康栓、苦参凝胶等阴道纳药治疗。

【预防与调护】

注意个人卫生，保持外阴清洁，重视经期、孕期、分娩期及产褥期卫生。避免穿着化纤内裤，经常换洗内裤；积极治疗阴道炎、宫颈炎、糖尿病等；定期进行妇科检查，发现病变应及时治疗。

【预后】

带下过多者经过及时治疗多可痊愈，预后良好。若治疗不及时或治不彻底，或病程迁延日久，致使邪毒上客胞宫、胞脉，亦可导致月经异常、癥瘕和不孕症等病证。若带下病日久不愈，且五色带下秽臭伴癥瘕或形瘦者，要注意排除宫颈及子宫内膜恶性病变。

【思考题】

谈谈带下过多的诊断与中医分型论治。

二、带下过少

【病例】

患者，女，40 岁。

主诉：月经停闭 1 年，白带减少伴阴道干涩 6 月。

现病史：1 年前无明显诱因出现月经停闭，潮热汗出，近半年白带减少伴阴道干涩，性欲减退。舌淡苔薄白，脉沉细无力。

既往史：曾行试管婴儿 2 次；否认肝炎、结核病史。

妇科检查：外阴发育正常，阴道黏膜潮红，弹性差，分泌物少，宫颈光滑，子宫体小，活动好，附件无异常。

问题

患者所患何病？该病是如何产生的？临床需做何检查？中西医如何诊断及治疗？

带下过少是指带下量明显减少，或伴有阴中干涩痒痛，甚至阴部萎缩。

【病因病理】

（一）西医病因病理

与生殖轴功能衰退、双侧卵巢切除术后、盆腔放射治疗后等有关。

（二）中医病因病机

本病的主要病机是阴液不足，不能渗润阴道。

1. 肝肾亏损　先天禀赋不足，肝肾阴虚；或房劳多产，大病久病，耗伤精血；或年老体弱，肾精亏损；或七情内伤，肝肾阴血暗耗。肝肾亏损，血少精亏，阴液不充，任带失养，不能滋润阴道，引起带下过少。

2. 血枯瘀阻　素体脾胃虚弱，化源不足；或堕胎多产，大病久病，暗耗阴血；或产后大出血；或经产感寒，余血内留，新血不生，均可致精亏血枯，瘀血内停，瘀阻冲任胞脉，精血不足，阴津不得渗润胞宫、阴道，致带下过少。

【临床表现】

1. 症状　带下过少，甚至全无，阴道干涩、痒痛，甚至阴道萎缩，或伴有头昏腰酸，胸闷心烦，性功能减退，月经后期、量少等。

2. 体征　妇科检查可见阴道黏膜皱褶明显减少或消失，或阴道壁黏膜菲薄充血，分泌物极少，宫颈、宫体或有萎缩。

【诊断】

本病患者多有卵巢早衰、手术切除卵巢、盆腔放疗、盆腔炎症、反复流产、产后大出血或长期服用某些药物抑制卵巢功能等病史，应结合临床表现、实验室检查及其他检查进行诊断与鉴别诊断。

1. 生殖内分泌激素测定　本病患者可见 FSH、LH 增高或者降低，雌激素水平低下。

2. 盆腔超声检查　有助于观察子宫及卵巢情况。

3.CT 或磁共振显像（MRI）　可用于盆腔及头部蝶鞍区的检查，以了解盆腔及中枢系统病变。

【治疗】

（一）治疗思路

去除病因；西药、中药同治，局部应用雌激素。

（二）西医治疗

1. 全身治疗　全身治疗原则上应选择雌激素的天然制剂。常用的包括：①戊酸雌二醇：每日口服 0.5～2mg。②结合雌激素：每日口服 0.3～0.625mg。③ 17β- 雌二醇经皮贴膜：每 3～4日 1 贴。④尼尔雌醇：为合成长效雌三醇衍生物，每 2 周服 1～2mg。停止雌激素治疗时，一般主张缓慢减量或间歇用药，逐步停药。

2. 病因治疗　及早诊断与治疗可导致卵巢功能下降的原发病。

（三）中医治疗

带下过少者，虽有肝肾亏损、血枯瘀阻二证之分，但其根本原因是阴血不足，治疗应重在滋补肝肾之阴精，佐以养血化瘀等。治疗本病不可肆意攻伐、过用辛燥苦寒之品，以免耗津伤阴，犯虚虚之戒。

1. 肝肾亏损证

证候：带下过少，甚至全无，阴部干涩灼痛，或伴阴痒，阴部萎缩，性交疼痛；头晕耳鸣，腰膝酸软，烘热汗出，烦热胸闷，夜寐不安，小便黄，大便干结。舌红少苔，脉细数或沉弦细。

治法：滋补肝肾，养精益血。

方药：左归丸（《景岳全书》）加知母、肉苁蓉、紫河车、麦冬。

若为阴虚阳亢而见头痛甚者，加天麻、钩藤、石决明滋阴潜阳；心火偏盛者，加黄连、炒酸枣仁、青龙齿清心降火；皮肤瘙痒者，加蝉蜕、防风、白蒺藜；大便干结者，加生地黄、玄参、何首乌。

2. 血枯瘀阻证

证候：带下过少，甚至全无，阴中干涩，阴痒，面色无华，头晕眼花，心悸失眠，神疲乏力，或经行腹痛，经色紫暗，有血块，肌肤甲错，或下腹有包块。舌质暗、边有瘀点瘀斑，脉细涩。

治法：补血益精，活血化瘀。

方药：小营煎（《景岳全书·新方八阵》）加丹参、桃仁、牛膝。

小腹疼痛明显者，加五灵脂、延胡索化瘀止痛；下腹有包块者，加鸡血藤、三棱、莪术活血消癥；大便干结者，加胡麻仁、何首乌润燥通便。

【预防与调护】

及早诊断和治疗可能导致卵巢功能下降的原发病；预防和及时治疗产后大出血，以防止脑垂体前叶急性坏死；对卵巢病变尽量采用保护性治疗；调节情志，保持良好的心理状态；饮食有节，可适当增加豆制品饮食。

【预后】

带下过少非器质性病变者，经及时、正确的治疗，一般可好转，预后良好。未及时或彻底治疗，可引起月经过少、月经稀发甚至闭经和不孕症等病证。若卵巢早衰或因手术切除、放射治疗引起的带下过少，预后较差。

【思考题】

谈谈带下过少的中医分型论治。

第二节　前庭大腺炎症

【病例】

患者，女，29岁。

主诉：发现外阴肿物2天。

现病史：2天前无明显诱因出现外阴疼痛不适，未诊治。舌淡苔薄黄，脉弦涩。

既往史：无特殊病史，否认肝炎、结核病史。

妇科检查：左侧大阴唇下端肿胀，可触及一2.5cm×3.5cm的肿物，质中，表面潮红，边界光滑，触痛明显，阴道黏膜潮红，分泌物多，宫颈轻度糜烂，子宫体大小正常，活动好，附件无异常。

问题

患者所患何病？该病是如何产生的？临床需做何检查？中西医如何诊断及治疗？

前庭大腺炎是指因病原体侵入前庭大腺而引起的炎症。因解剖部位的特点，在性交、分娩等污染外阴部时，病原体容易侵入而引起前庭大腺炎。此病常单侧发病，以育龄妇女多见，幼女及绝经后妇女少见。本病属中医学"阴肿""阴疮""阴痛"等范畴。

【病因病理】

（一）西医病因病理

前庭大腺炎病原体多为葡萄球菌、大肠埃希菌、链球菌及肠球菌等，淋菌奈瑟菌及沙眼衣原体亦为常见病原体。急性炎症发作时，腺管黏膜发生充血肿胀，并分泌大量脓性液体；若管口粘连、闭塞，分泌物潴留，则形成前庭大腺脓肿。如分泌物中脓细胞被逐渐吸收而变为透明液体，则可形成前庭大腺囊肿。

（二）中医病因病机

1. 热毒蕴结　经行产后，摄生不慎，或性交不洁，阴户破损，感染邪毒，湿热毒邪蕴结下焦，与血气相搏，壅滞前阴而成阴疮。

2. 寒凝痰瘀　若经行产后，摄生不慎，寒邪入侵，凝滞气血，瘀积内陷于阴户；或平素阳虚，水湿不运，痰湿内生，阻滞气机，气滞血瘀，痰瘀凝结成块，则可形成阴疮。

【临床表现】

（一）急性炎症

1. 症状　局部肿胀、疼痛，有灼热感，常伴恶寒、发热等全身症状。

2. 体征　局部皮肤红肿、发热、压痛，若管口闭塞形成脓肿，则疼痛加剧、行走困难，继续增大则脓肿溃破，有脓液流出；破孔小引流不畅者，炎症可反复急性发作。检查见大阴唇下 1/3 处有肿块，触痛明显，有脓肿形成时肿块有压痛及波动感。常伴腹股沟淋巴结肿大。

（二）慢性炎症

1. 症状　前庭大腺肿块大小不一。肿块小者可无不适感；若囊肿大，可有外阴坠胀或性交不适感。

2. 体征　检查见囊肿大小不等，多呈椭圆形，如继发感染，则呈急性炎症表现。

【诊断与鉴别诊断】

（一）诊断要点

1. 病史　常有不洁性交或外阴污染史。

2. 临床表现　急性期可有发热症状，阴道口疼痛，脓肿形成后可在外阴一侧后 1/3 处触及肿块伴灼热疼痛症状，囊肿阶段仅有囊性肿块。

3. 妇科检查　外阴可见肿物，伴有红肿热痛。

4. 实验室及其他检查

（1）实验室检查　急性期白细胞总数可升高，中性粒细胞亦可升高。

（2）辅助检查 分泌物涂片或培养可找到病原体。

（二）辨证要点

应根据局部肿胀情况，结合全身症状、舌脉分辨寒热。若局部红肿疼痛、灼热结块、拒按为热毒蕴结；若局部结块、隐痛缠绵、皮色不变、经久不消为寒凝痰瘀。

（三）鉴别诊断

大阴唇腹股沟疝应与前庭大腺囊肿相鉴别。大阴唇腹股沟疝与腹股沟环相连，挤压后可复位，包块消失，但如果向下屏气，增加腹压，则肿块胀大。

【治疗】

（一）治疗思路

首先明确病原体并据此选择抗生素，也可选用清热解毒中药局部热敷或坐浴。已形成脓肿者，应及时切开引流；行囊肿造口术者，应尽量避免切口闭合后反复感染或形成囊肿。

（二）西医治疗

1. 急性期 应卧床休息，保持外阴部清洁。可取前庭大腺开口处分泌物进行细菌培养，确定病原体，并针对病原体选择合适的抗生素口服或肌注。脓肿形成者，需行切开引流术。
2. 慢性期囊肿 可定期观察，对较大或反复急性发作的囊肿应行囊肿造口术。还可采用 CO_2 激光或微波行囊肿造口术。手术一般无出血，不需要缝合，局部无瘢痕，且可保留腺体功能。

（三）中医治疗

内外同治，以消肿散结为主要治法。热证者，宜清热解毒；寒证者，宜温经散寒。
1. 辨证论治
（1）热毒蕴结证
证候：外阴一侧红肿疼痛，灼热结块，拒按，或破溃溢脓，带下量多，色黄臭秽，甚或恶寒发热，口渴咽干，心烦易怒，溲赤便结。舌红苔黄腻，脉弦滑数。
治法：清热解毒，消肿散结。
方药：仙方活命饮（《校注妇人良方》）。
（2）寒凝痰瘀证
证候：外阴一侧结块肿胀，或有疼痛，皮色不变，经久不消。舌质胖苔薄，脉细缓。
治法：温经散寒，涤痰化瘀。
方药：阳和汤（《外科证治全生集》）。
2. 外治法
（1）金黄散 香油调敷，适用于阴疮初起未溃者。
（2）紫金锭 醋调，敷于肌肤破溃处。
3. 中成药
（1）连翘败毒丸 口服，适用于阴疮脓成或已溃者。
（2）小金丹 口服，适用于寒凝痰瘀证。

【预防与调护】

注意个人卫生，尤其是外阴部应保持清洁、干燥，注意产褥期、经期的调摄；重视饮食调养，避免过食辛辣刺激食品。

【预后】

本病一般预后良好。但如处理不当，易反复发作。

【思考题】

谈谈前庭大腺炎的中医分型论治。

第三节　阴道炎症

【病例】

患者，女，35 岁。

主诉：外阴瘙痒难忍 1 天。

现病史：患者平素月经规律，末次月经来潮 6 天，现已干净 2 天。1 天前，患者无明显诱因出现外阴瘙痒难忍，灼热疼痛，坐卧不安，纳眠可，二便调，舌红苔薄黄，脉沉细。

既往史：宫内放置节育器 5 年；否认肝炎、结核等传染病史。

妇科检查：外阴潮红、小阴唇红肿明显；阴道黏膜潮红，可见大量豆渣样白带；宫颈潮红，中度糜烂，轻微摇举痛；子宫体及双侧附件无明显异常。

问题

患者所患何病？该病是如何产生的？临床需做何检查？中西医如何诊断及治疗？

阴道炎症（vaginitis）是指阴道黏膜及黏膜下结缔组织的炎症，可表现为带下量、色、质的改变。临床常见的有滴虫阴道炎、外阴阴道假丝酵母菌病、萎缩性阴道炎及细菌性阴道病。各年龄阶段妇女均可发生阴道炎，为女性生殖器炎症中最常见的疾病。属中医学"阴痒""带下病"范畴。

【病因病理】

（一）西医病因病理

正常阴道内有多种细菌存在，菌群之间可形成生态平衡，并不致病。其中，乳杆菌、雌激素及阴道 pH 值在维持阴道生态平衡中起重要作用。当各种原因导致阴道的酸碱平衡紊乱或免疫力下降时，相应的致病菌大量繁殖可引起阴道炎。

（二）中医病因病机

见带下病带下过多中"脾虚湿盛""阴虚夹湿""湿热下注""湿毒蕴结"相关内容。此外，肝经湿热、湿虫滋生亦可致病。

【临床表现】

（一）滴虫阴道炎

1.症状 阴道分泌物增多，外阴瘙痒，或有灼热、疼痛、性交痛等。阴道分泌物呈稀薄脓性、泡沫状、有臭味；若合并其他细菌感染则呈黄绿色。滴虫不仅寄生于阴道，还常侵入尿道或尿道旁腺，甚至膀胱，患者可有尿频、尿痛，甚至血尿。阴道毛滴虫能吞噬精子，并阻碍乳酸形成，影响精子在阴道内存活，可致不孕。

2.体征 阴道黏膜充血，严重者可有散在出血点，甚至宫颈有出血斑点，形成"草莓样宫颈"。后穹隆有大量灰黄色、黄白色稀薄液体或黄绿色脓性分泌物，多呈泡沫状。

（二）外阴阴道假丝酵母菌病

1.症状 外阴及阴道瘙痒难忍、疼痛，阴道分泌物增多，呈白色稠厚的凝乳状或豆渣样；外阴肿胀，伴有灼热感、尿痛、排尿困难、性交痛。

2.体征 外阴红斑、水肿，常伴抓痕；小阴唇内侧及阴道黏膜附有白色块状物，擦除后见黏膜充血红肿。急性期还可见糜烂面及浅表溃疡。表皮剥脱严重者可导致小阴唇肿胀粘连。

（三）细菌性阴道病

1.症状 10% ～ 40% 的患者无临床症状，有症状者表现为阴道分泌物增多，有鱼腥臭味，性交后症状加重，可伴有轻度外阴瘙痒或烧灼感。

2.体征 检查见阴道黏膜无红肿、充血等炎症反应，分泌物呈灰白色、均匀一致、稀薄、黏度低，容易从阴道壁拭去。

（四）萎缩性阴道炎

1.症状 阴道分泌物增多及外阴瘙痒、灼热感，分泌物稀薄，呈淡黄色，严重者呈脓血性白带，阴道黏膜萎缩，可伴有性交痛。

2.体征 外阴、阴道黏膜潮红、充血，阴道黏膜萎缩性改变，上皮皱襞消失、萎缩、菲薄，呈老年性改变，阴道黏膜可见散在小出血点或点状出血斑，有时见浅表溃疡。阴道黏膜溃疡后可与对侧形成粘连，造成阴道狭窄、甚至闭锁，炎性分泌物引流不畅，可形成阴道积脓或宫腔积脓。

【诊断与鉴别诊断】

（一）诊断要点

有不洁性交史、长期抗生素应用史、糖尿病病史或各种原因引起的雌激素水平不足的患者，结合临床表现及下列实验室检查，可对本病做出诊断与鉴别诊断。

滴虫阴道炎患者，阴道分泌物中可找到滴虫；外阴阴道假丝酵母菌病患者，阴道分泌物中可找到假丝酵母菌的芽孢或假菌丝，还可见少量白细胞；细菌性阴道病患者，阴道分泌物可找到线索细胞，胺试验阳性，阴道分泌物 pH 值 >4.5；萎缩性阴道炎患者，阴道分泌物可见大量基底层细胞及白细胞而无滴虫及假丝酵母菌，pH 值升高，激素测定显示雌激素水平明显低下。

（二）鉴别诊断

1. 与恶性肿瘤相鉴别　对于血性白带和阴道壁出现肉芽组织增生及溃疡的患者，应与生殖道恶性肿瘤相鉴别，需做宫颈刮片和分段诊刮术或行局部活组织检查以鉴别。

2. 常见阴道炎的鉴别诊断（表 8-1）

表 8-1　常见阴道炎鉴别诊断要点

	滴虫阴道炎	外阴阴道假丝酵母菌病	细菌性阴道病	萎缩性阴道炎
症状	分泌物增多，轻度瘙痒	重度瘙痒，烧灼感	分泌物增多，无或轻度瘙痒	分泌物增多，阴痒，烧灼感
分泌物特点	稀薄，脓性，呈泡沫状	白色，豆腐渣样	白色，均质，腥臭味	稀薄，淡黄或脓血性
阴道黏膜	散在出血点	水肿，红斑	正常	充血，小出血点，浅表溃疡
阴道 pH 值	>4.5	<4.5	>4.5	增高近中性
胺试验	可为阳性	阴性	阳性	阴性

【治疗】

（一）治疗思路

阴道炎症可同时侵及尿道、尿道旁腺及前庭大腺，因此，治疗时需全身用药与局部用药相结合。

（二）西医治疗

1. 滴虫阴道炎

（1）全身治疗　初次治疗可选择甲硝唑 2g，单次口服；或替硝唑 2g，单次口服；或甲硝唑 400mg，每日 2 次，连服 7 日。服用后，部分患者可有食欲不振、恶心、呕吐等胃肠道反应，偶见头痛、皮疹、白细胞减少等不良反应，上述症状一旦发现应停药。甲硝唑治疗 24 小时、替硝唑治疗 72 小时内应禁止饮酒；哺乳期患者用药后不宜哺乳。因滴虫阴道炎主要由性行为传播，故性伴侣应同时治疗。

（2）局部治疗

1）用 0.5%～1% 乳酸或醋酸溶液冲洗阴道，每日 1 次，10 次为一疗程，以增强阴道防御能力。

2）甲硝唑阴道泡腾片 200mg，于阴道冲洗后或每晚塞入阴道 1 片，10 日为 1 个疗程。

3）治疗期间为避免复感，内裤及毛巾应煮沸 5～10 分钟，以消灭病原。

（3）妊娠期治疗　妊娠期滴虫阴道炎可致胎膜早破、早产及低出生体重儿，治疗妊娠期滴虫阴道炎可以减轻症状，减少传播，防止新生儿呼吸道和生殖道感染。方案为甲硝唑 2g，顿服；或甲硝唑 400mg，每日 2 次，连用 7 日。按照 FDA 颁布的妊娠期用药分类规定，甲硝唑属于 B 类药物。应用甲硝唑前应取得患者及其家属的同意。

2. 外阴阴道假丝酵母菌病

（1）全身治疗　可选用口服药物氟康唑 150mg，顿服。

（2）局部治疗

1）阴道纳药　选用咪康唑栓剂，每晚1粒（200mg），连用7日；制霉菌素栓剂，每晚1粒（10万单位），连用10～14日；克霉唑栓剂，每晚1粒（150mg），连用7日。

2）调节阴道酸碱度　用2%～3%苏打液（碳酸氢钠）冲洗外阴及阴道，或坐浴，每日1次，10次为一疗程。此法可改变阴道酸碱度，不利于假丝酵母菌生长。

（3）注意　去除病因，保持皮肤清洁、外阴干燥；用过的内裤、盆及毛巾均需用开水烫洗；及时停用广谱抗生素或激素；积极治疗糖尿病；妊娠期患者应以局部治疗为主。

3. 细菌性阴道病

（1）全身治疗　甲硝唑，每次400mg，每日2次，口服，7日为一疗程，连续应用3个疗程；或克林霉素300mg，每日2次，连服7天。

（2）局部治疗　甲硝唑栓（200mg），每晚1次，连用7天；2%克林霉素软膏阴道涂抹，每次5g，每晚1次，连用7天。

（3）妊娠期治疗　本病与不良妊娠结局（绒毛膜羊膜炎、胎膜早破、早产等）有关，且有合并上生殖道感染的可能，故妊娠期应选择口服用药。甲硝唑200mg，每日3次，连用7日；或克林霉素300mg，每日2次，连用7日。

4. 萎缩性阴道炎

（1）全身治疗　提高阴道抵抗力、补充雌激素是治疗萎缩性阴道炎的主要方法。给予替勃龙2.5mg，每日1次，也可选用其他雌孕激素制剂连续联合用药。

（2）局部治疗　雌三醇软膏局部涂抹，每日1次，连用14日；或可选用氯喹那多普罗雌烯阴道片，每日1次，连用7～10日；抗生素如诺氟沙星100mg，置于阴道深部，每日1次，7～10日为一疗程；也可选用中成药保妇康栓阴道纳药。

（三）中医治疗

1. 辨证论治

脾虚湿盛证、阴虚夹湿证、湿热下注证、湿毒蕴结证可参见"带下过多"论治。

（1）肝经湿热证

证候：带下多，色白或黄，呈泡沫状或黄绿如脓，甚或杂有赤带，有臭味，外阴瘙痒。头晕目胀，心烦口苦，胸胁、少腹胀痛，尿黄便结。舌质红苔黄，脉弦涩。

治法：清热利湿，杀虫止痒。

方药：龙胆泻肝汤（《医宗金鉴》）加苦参、百部、蛇床子。

（2）湿虫滋生证

证候：阴部瘙痒，如虫行状，甚则奇痒难忍，灼热疼痛，带下量多，色黄呈泡沫状，或色白如豆渣状，臭秽，心烦少寐，胸闷呃逆，口苦咽干，小便黄赤。舌红苔黄腻，脉滑数。

治法：清热利湿，解毒杀虫。

方药：萆薢渗湿汤（《疡科心得集》）加苦参、防风。

2. 外治法　参照第八章第一节带下病。

【预防与调护】

注意个人卫生，尤其是外阴清洁，保持经期、孕期、分娩期及产褥期卫生。避免穿着化纤内裤，并应经常换洗内裤；内裤与袜子分开洗涤，避免重复感染；增强体质，加强营养；避免用刺激性强的药物冲洗阴道，杜绝接触感染源。定期进行妇科检查，发现病变应及时治疗。

【预后】

本病经过及时治疗多可痊愈，预后良好，但易复发。若治疗不及时或治疗不彻底，疾病迁延日久，可导致月经异常、癥瘕和不孕症等病证。若日久不愈，且五色带下秽臭伴癥瘕或形瘦者，要注意排除宫颈及宫内膜恶性病变可能；对复发的患者，可选择与初次治疗不同的药物。若未及时治疗，炎症可沿宫颈管上行感染，造成盆腔炎及盆腔结缔组织炎，甚至发展为弥漫性腹膜炎。本病亦可引起不良围生期结局。

【思考题】

谈谈常见阴道炎的鉴别诊断要点。

第四节　子宫颈炎症

【病例】

患者，女，41岁。

主诉：体检发现子宫颈息肉1周。

现病史：患者平素月经正常，1周前单位组织体检，妇科检查发现子宫颈息肉。带下量稍多，色黄，质黏稠，有异味，偶有少腹胀痛，口干口苦。舌质红苔黄微腻，脉滑数。

既往史：无特殊病史；否认肝炎、结核等病史。

妇科检查：外阴已婚已产型；阴道通畅，分泌物多，色黄有异味；宫颈光滑，可见黄豆大小的息肉1粒，触之无出血；子宫体前位，大小正常，质软，活动可；双侧附件无异常。

问题

患者所患何病？引起该病的病因病理是什么？还需进一步做哪些检查？中西医如何治疗？

子宫颈炎症（cervicitis）是常见的女性下生殖道炎症。包括子宫颈阴道部炎症及子宫颈管黏膜炎症，因子宫颈阴道部鳞状上皮与阴道鳞状上皮相延续，故阴道炎症可引起子宫颈阴道部炎症。临床多见的子宫颈炎为子宫颈管黏膜炎，若得不到及时治疗，可引起上生殖道炎症，重者有可能诱发子宫颈癌。中医无本病记载，因其以带下增多，色、质、气味异常改变为临床主要症状，故属"带下病"范畴。

【病因病理】

（一）西医病因病理

1. 病因

（1）病原体感染　性传播疾病病原体如淋病奈瑟菌及沙眼衣原体，主要感染子宫颈柱状上皮，可引起急性子宫颈炎。部分子宫颈炎的病原体与阴道炎病原体、生殖道支原体感染有关。但也有部分患者的病原体并不清楚。淋病奈瑟菌及沙眼衣原体感染子宫颈管柱状上皮后，可引起子宫颈管黏膜炎，淋病奈瑟菌还常侵袭尿道移行上皮、尿道旁腺及前庭大腺。

慢性子宫颈炎可由急性子宫颈炎迁延而来，也可以为病原体持续感染所致。葡萄球菌、链球菌、大肠埃希菌、厌氧菌等是引起慢性子宫颈炎的常见病原体。

（2）机械性刺激或损伤　约半数以上已婚患者的子宫颈炎和性生活有一定关系；另外，分娩、流产、手术、不洁性交等可致子宫颈损伤并发感染而发病。

（3）其他　使用高浓度酸性或碱性溶液冲洗阴道，或放置腐蚀性较强的药片、栓剂，以及邻近器官炎症蔓延至阴道、子宫颈亦可引起本病。

2. 病理

（1）急性子宫颈炎　表现为子宫颈红肿、子宫颈黏膜充血水肿，其脓性分泌物可经子宫颈外口流出。

（2）慢性子宫颈炎

1）子宫颈息肉　为慢性炎症刺激致子宫颈管腺体和间质所形成的局部增生，向宫颈外口凸出，形成单个或多个带蒂的小肉芽样组织，质软脆，易出血。子宫颈息肉极少恶变，但应与子宫颈的恶性肿瘤相鉴别。光镜下见息肉表面被覆高柱状上皮，并可见间质水肿、丰富的血管及慢性炎性细胞浸润。

2）子宫颈黏膜炎　病变局限于子宫颈管黏膜及黏膜下组织，可表现为子宫颈口充血、发红，子宫颈管覆盖黏液及脓性分泌物，且反复发作。

3）子宫颈肥大　慢性炎症的长期刺激可导致腺体和间质增生，子宫颈充血水肿，可表现为子宫颈不同程度肥大、硬度增加，可为正常的 2～4 倍，表面多光滑或有糜烂。

（二）中医病因病机

本病主要由于外感湿热毒邪，伤及任带；或脾肾不足，湿邪内生，伤及任带而引起带下量多。故任脉不固、带脉失约是其主要病机。

1. 热毒蕴结　摄生不慎，或妇科手术消毒不严，或经期、产后胞脉空虚，热毒乘虚直犯阴器、胞宫。或因热甚化火成毒，或湿热遏久成毒，热毒损伤任带二脉可发为本病。

2. 湿热下注　经行产后，胞脉空虚，如摄生不洁，或感染虫毒，或久居湿地，湿蕴化热，或肝经湿热下注，损伤任带二脉可发为本病。

3. 脾虚湿盛　平素饮食不节，或劳倦过度，思虑郁结伤脾，脾虚运化失职，水湿内停，湿邪下注，伤及任带二脉亦可致本病。

4. 肾阳虚损　素体肾阳不足，或年老肾衰，或久病及肾，或多产伤肾，命门火衰，气化失常，水湿下注，或因肾气不固，封藏失职，致任带失约可发为本病。

【临床表现】

1. 症状

（1）急性子宫颈炎　多无症状；有症状者主要表现为阴道分泌物增多，呈黏液脓性，可伴有外阴瘙痒及灼热感，或见月经间期出血、性交后出血等症状。若合并尿路感染，可出现尿频、尿急、尿痛之症。

（2）慢性子宫颈炎　亦多无症状；少数患者可见阴道分泌物增多，呈乳白色黏液状，有时呈淡黄色脓性，性交后出血，或月经间期出血，可伴腰骶部疼痛、下腹坠痛。

2. 妇科检查

（1）急性子宫颈炎　可见子宫颈充血、水肿、黏膜外翻，黏液脓性分泌物附着甚至从子宫颈管流出，子宫颈管黏膜质脆，容易诱发出血。若为淋病奈瑟菌感染，则尿道旁腺、前庭大腺易受累，可见尿道口、阴道口黏膜充血、水肿及大量脓性分泌物覆着。

（2）慢性子宫颈炎　可见子宫颈呈糜烂样改变，或有黄色分泌物覆盖子宫颈口或从子宫颈口流出，也可表现为子宫颈肥大或子宫颈息肉。

3. 常见并发症

（1）月经不调　可出现月经先期、经间期出血、月经过多、经期延长。

（2）不孕　因黏稠的脓性白带不利于精子穿透，而炎症改变了阴道内的 pH 值也不利于精子的存活，因而可造成不孕。

（3）盆腔炎性疾病　子宫颈炎严重时，感染可沿子宫颈管上行，造成子宫内膜炎及输卵管炎，甚者扩散造成盆腔结缔组织炎。

（4）子宫颈癌　子宫颈炎症经久不愈，长期刺激可诱发子宫颈癌。

【诊断与鉴别诊断】

（一）诊断要点

1. 病史　常有分娩、流产、手术感染史，或经期不卫生、不洁性生活史，或子宫颈损伤，或化学物质刺激，或病原体感染及邻近器官炎症等病史。

2. 临床表现　可见阴道分泌物增多，呈黏液脓性或乳白色黏液状，甚至有血性白带或性交后出血，或伴有外阴瘙痒或腰酸，下腹坠痛。

3. 妇科检查　可见子宫颈充血、水肿、黏膜外翻，脓性分泌物增多或者接触性出血。子宫颈糜烂、肥大，或见息肉。

4. 实验室及其他检查

（1）实验室检查　阴道分泌物检查白细胞增多即可做出子宫颈炎症的初步诊断。子宫颈炎症诊断后，需进一步做淋病奈瑟菌及衣原体的检测、子宫颈刮片或 TCT 检查。①细胞学检测：子宫颈管脓性分泌物涂片做革兰染色，本病患者中性粒细胞可 >30/HP；阴道分泌物涂片白细胞可 >10/HP。②病原体检测：应作淋病奈瑟菌及衣原体的培养，以及分泌物检查有无细菌性阴道病、滴虫阴道炎及假丝酵母菌性阴道病。

（2）其他辅助检查　由于子宫颈炎是上生殖道感染征象之一，所以还应注意有无上生殖道感染。超声、彩色超声多普勒、CT、MR 等检查可助详细了解子宫颈及盆腔情况。若 TCT 检查发现异常，则应进一步行阴道镜检查或活组织检查以明确诊断。

（二）辨证要点

主要根据带下的量、色、质、气味变化，结合全身证候、舌脉象和体质情况进行辨证。若带下量多、色白或淡黄、质稀如涕、无臭气，为脾虚湿盛；带下量多、色淡、质稀如水者，为肾阳虚损；带下量多、色黄或黄绿如脓、质稠、臭秽难闻者，为热毒蕴结；带下量多、色黄或赤白相兼、质稠、有臭味者，为湿热下注。

（三）鉴别诊断

在诊断慢性子宫颈炎时，应注意将妇科检查所发现的阳性体征与子宫颈的常见病理生理改变进行鉴别。

1. 子宫颈柱状上皮异位和子宫颈鳞状上皮内病变　除慢性子宫颈炎外，子宫颈的生理性柱状上皮异位、子宫颈鳞状上皮内病变，甚至早期子宫颈癌也可呈现子宫颈糜烂样改变。生理性柱状上皮异位多见于青春期、生育年龄妇女雌激素分泌旺盛者、口服避孕药或妊娠者，由于雌激素的作用，鳞柱交界部外移，子宫颈局部呈糜烂样改变。此外，子宫颈鳞状上皮内病变（SIL）及早期子宫颈癌也可使子宫颈呈糜烂样改变。因此，需借助辅助检查，如"三阶梯检查"［子宫颈细胞学检查和（或）HPV 检测－阴道镜检查－宫颈活组织检查］以明确诊断。

2. 子宫颈腺囊肿　绝大多数子宫颈腺囊肿是子宫颈的生理性变化。本病是子宫颈转化区内鳞状上皮取代柱状上皮过程中，新生的鳞状上皮覆盖子宫颈腺管口或伸入腺管，并阻塞腺管口，可导致腺体分泌物引流受阻而潴留形成的。子宫颈局部损伤或子宫颈慢性炎症亦可使腺管口狭窄，导致子宫颈腺囊肿形成。囊肿一般约米粒大小，略凸出于子宫颈表面，内含黄白色液体。

3. 子宫颈癌　早期从外观上很难将子宫颈炎症与子宫颈癌区别开，因此，需行子宫颈细胞学检查、阴道镜检查、子宫颈和子宫颈管活组织检查以明确诊断。

4. 子宫颈湿疣　子宫颈息肉与子宫颈湿疣难于肉眼鉴别，故应常规行阴道镜下醋酸发白试验，并取活检检测 HPV 以明确诊断。

5. 黏膜下子宫肌瘤　黏膜下子宫肌瘤可排出子宫颈外，形似息肉，但质硬，病理检查可诊断。

【治疗】

（一）治疗思路

急性子宫颈炎主要针对病原体治疗，治疗应及时彻底，以免转为慢性；慢性子宫颈炎以局部治疗为主，根据病理特点采用不同的治疗方法。中医治疗多采用辨证与辨病相结合、整体与局部相结合的方法治疗，对慢性子宫颈炎多是内外同治。慢性子宫颈炎在治疗过程中，需定期行子宫颈细胞学检查。

（二）西医治疗

1. 抗生素　针对病原体选用抗生素治疗。

（1）单纯急性淋病奈瑟菌性子宫颈炎　主张大剂量、单次给药。常用药物有头孢菌素类，如头孢曲松钠 250mg，单次肌内注射；或头孢克肟 400mg，单次口服；或头孢唑肟 500mg，肌内注射；头孢西丁 2g，肌内注射，加丙磺舒 1g 口服；或头孢噻肟钠 500mg，肌内注射；也可选择氨基糖苷类的大观霉素 4g，单次肌内注射。

（2）沙眼衣原体感染所致子宫颈炎　可选用四环素类，如多西环素 100mg，每日 2 次，连服 7 日；红霉素类，如阿奇霉素 1g，单次顿服；或红霉素 500mg，每日 4 次，连服 7 日。喹诺酮类，如氧氟沙星 300mg，每日 2 次，连服 7 日；或左氧氟沙星 500mg，每日 1 次，连服 7 日；或莫西沙星 400mg，每日 1 次，连服 7 日。

由于淋病奈瑟菌感染常伴有衣原体感染，因此，若确诊为淋病性子宫颈炎，治疗时可同时选用抗淋病奈瑟菌药物和抗衣原体药物。

（3）合并细菌性阴道病 应同时治疗细菌性阴道病，否则将导致子宫颈炎症持续存在。

2. 子宫颈糜烂样改变

（1）无症状的生理性柱状上皮异位 无须进行处理。

（2）糜烂样改变伴有白带量多、乳头状增生、接触性出血 可给予局部物理治疗，包括激光、冷冻、电熨、微波及红外线凝结等。局部物理治疗是治疗本病最常用的治法，治疗后创面愈合需 3～4 周，病变较深者需 6～8 周。局部物理疗法治疗前应常规行子宫颈癌筛查；有急性生殖器炎症者禁做；治疗时间应选在月经干净后 3～7 日；术后可出现大量阴道水样排液，术后 1～2 周脱痂时可有少许出血；治疗后应保持外阴清洁，在创面尚未完全愈合期间（4～8 周）应避免盆浴、性交及阴道冲洗。

3. 子宫颈息肉 行息肉切除术，将切除的息肉送病理组织学检查。

4. 子宫颈肥大 一般无须治疗。

5. 子宫颈腺囊肿 一般无须治疗；若囊肿大或合并感染，可用微波或激光治疗。

（三）中医治疗

本病治疗以祛湿止带为主。急性子宫颈炎治疗宜清热解毒、利湿止带；慢性子宫颈炎根据病情或健脾除湿，或温肾固涩以止带，内外同治，以外治为主。

1. 辨证论治

（1）热毒蕴结证

证候：带下量多，色黄或黄绿如脓，质稠，或夹血色，小腹胀痛，腰骶酸楚，小便黄赤，或有阴部灼痛、瘙痒。舌红苔黄，脉滑数。

治法：清热解毒，燥湿止带。

方药：止带方（《世补斋·不谢方》）合五味消毒饮（《医宗金鉴》）。

若小腹胀痛甚者，加红藤、败酱草、川楝子等清热解毒；外阴灼热疼痛者，加龙胆、通草清肝经湿热；带下秽臭者，加土茯苓、苦参、鸡冠花以燥湿止带；带下夹血者，加生地黄、紫草、大蓟、小蓟、椿根白皮等清热凉血止血。

（2）湿热下注证、脾虚湿盛证、肾阳虚损证可参见"带下过多"论治。

2. 外治法

（1）苦参洗方 苦参、狼毒、黄柏、蛇床子、乌梅（刘敏如，谭万信.中医妇产科学.北京：人民卫生出版社，2001）。煎水坐浴，每日 1 次。

（2）阴道灌洗方 野菊花、蛇床子、百部、黄柏、苍术、苦参、艾叶（刘敏如，谭万信.中医妇产科学.北京：人民卫生出版社，2001）。煎水进行阴道灌洗，每日 1 剂。

（3）其他外用药 双料喉风散（《中西医结合妇产科学》新世纪第 2 版）：珍珠层粉、云南白药粉、外用溃疡散等喷布于子宫颈糜烂处，每日 1 次，10 次为一疗程，适用于子宫颈糜烂样改变。

3. 中成药

（1）龙胆泻肝丸（软胶囊、胶囊） 口服，适用于湿热下注证。

（2）参苓白术丸 口服，适用于脾虚湿盛证。

【诊疗思路示意图】

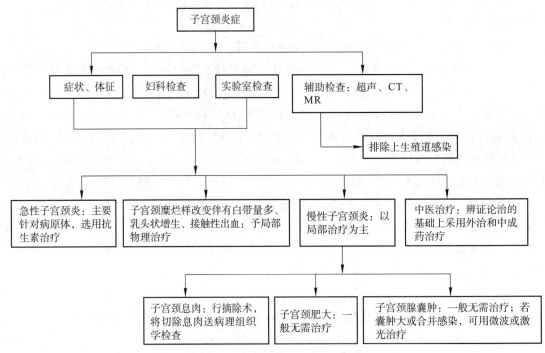

图 8-1　子宫颈炎症诊疗思路示意图

【预防与调护】

40 岁以上的妇女，应定期行子宫颈细胞学检查，发现病变应及时治疗；注意阴部卫生，在分娩、流产、子宫颈物理治疗术中需严格执行无菌操作，术后应预防感染；治疗期间禁止性生活，注意休息，避免劳累；避免不洁性生活；经期、产后严禁房事；避免分娩时器械损伤子宫颈；产后子宫颈裂伤应及时缝合。

【预后】

急性子宫颈炎及时治疗多可痊愈，预后良好。若治疗不及时或治疗不彻底，病程迁延日久可形成慢性子宫颈炎，甚至引发月经失调、痛经、不孕、盆腔炎性疾病等，少数可发展为恶性病变而危及生命；宫颈息肉切除后，仍有可能复发。

【思考题】

1. 简要叙述子宫颈炎症的西医病因病理和中医病因病机。
2. 临床如何诊断子宫颈炎症？诊断时应与哪些情况相鉴别？
3. 试述子宫颈炎症的中西医治疗。

第五节　盆腔炎性疾病

【病例】

患者，女，28岁。

主诉：经净后2天小腹疼痛剧烈3小时，伴带下量多。

现病史：患者平素月经正常，此次月经持续7天干净；经净后2天，突然出现小腹疼痛，持续3小时未缓解，白带量多，色黄质稠，有臭味；大便燥结，2日未行，小便短赤；舌红有瘀点苔黄厚，脉滑数。

既往史：无特殊病史；否认肝炎、结核病史。

妇科检查：外阴已婚未产型；阴道通畅，分泌物多，色黄有臭味；子宫颈光滑，有摇举痛；子宫体前位，大小正常，有压痛；双侧附件未触及明显包块、压痛。

问题

患者所患何病？该病是如何产生的？临床还需要做哪些检查？如何诊断？西医如何治疗？

盆腔炎性疾病（pelvic inflammatory disease，PID）指女性上生殖道的一组感染性疾病，主要包括子宫内膜炎、输卵管炎、输卵管卵巢脓肿、盆腔腹膜炎。本病曾有"急性盆腔炎"之称。炎症可局限于一个部位，也可以同时累及几个部位，最常见的是输卵管炎和输卵管卵巢炎。PID多发生在性活跃期、有月经的妇女，初潮前、绝经后或无性生活者很少发生PID，若发生PID也往往是邻近器官炎症的扩散。严重的PID可引起弥漫性腹膜炎、败血症、感染性休克，甚至危及生命。若PID未能得到及时正确的治疗，可转为盆腔炎性疾病后遗症，引起不孕、输卵管妊娠、慢性盆腔痛及炎症反复发作等，从而严重影响妇女的生殖健康。

中医古籍无盆腔炎性疾病之名，根据其临床表现可参照中医学的"产后发热""妇人腹痛""癥瘕"等辨证论治。

【病因病理】

（一）西医病因病理

1. 病因

（1）产后、流产后感染　妇女产后或流产后，体质虚弱，如分娩致产道损伤，或流产造成裂伤，流血过多，或有胎盘、胎膜组织残留等，病原体易侵入子宫腔而引起感染。

（2）子宫腔内手术操作后感染　如放置宫内节育器、刮宫术、输卵管通液术、子宫输卵管造影、宫腔镜检查等，由于手术所致生殖道黏膜损伤、出血、坏死，导致下生殖道内源性病原体上行感染。

（3）经期及产褥期卫生不良　经期及产褥期子宫内膜的剥脱面，其扩张的血窦及凝血块为细菌的良好滋生环境，加之抵抗力减弱，如不注意卫生，或经期行性生活等均可使病原体侵入子宫腔而引起炎症。

（4）下生殖道感染　如淋病奈瑟菌性子宫颈炎、沙眼衣原体性子宫颈炎及细菌性阴道病等下生殖道感染上行蔓延可引起 PID。

（5）邻近器官炎症直接蔓延　如阑尾炎、腹膜炎、膀胱炎等。

（6）PID 再次急性发作　PID 所致的盆腔广泛粘连、输卵管损伤、输卵管防御能力下降，容易造成再次感染，导致急性发作。

引起盆腔炎性疾病的病原体有内源性及外源性两种来源，内源性病原体包括需氧菌及厌氧菌，主要的需氧菌及兼性厌氧菌有金黄色葡萄球菌、溶血性链球菌、大肠埃希菌等，厌氧菌有脆弱类杆菌、消化球菌、消化链球菌等。外源性病原体主要为性传播疾病的病原体，常见病原体为淋病奈瑟菌、沙眼衣原体、支原体。外源性及内源性病原体可分别单独存在，也可同时存在，通常为混合感染。这些病原体的主要感染途径有：①沿生殖道黏膜上行蔓延，如淋病奈瑟菌、沙眼衣原体及葡萄球菌等。②经淋巴系统蔓延，如链球菌、大肠埃希菌、厌氧菌等。③经血循环传播，如结核菌等。④直接蔓延，如阑尾炎等。

2. 病理

（1）急性子宫内膜炎及子宫肌炎　子宫内膜充血、水肿，有炎性渗出物，严重者内膜坏死、脱落形成溃疡。镜下见大量白细胞浸润，炎症向深部侵入可形成子宫肌炎。

（2）急性输卵管炎、输卵管积脓、输卵管卵巢脓肿

1）炎症经子宫内膜向上蔓延　病原体首先侵入输卵管，可引起输卵管黏膜肿胀、间质水肿、充血及大量中性粒细胞浸润，导致输卵管炎、输卵管卵巢炎。若输卵管伞端粘连闭锁，则可形成输卵管脓肿；若脓肿与卵巢贯通则发展为输卵管卵巢脓肿，输卵管卵巢脓肿可为一侧或两侧，约半数是在可识别的急性盆腔炎性疾病初次发病后形成，多位于子宫后方或子宫、阔韧带后叶及肠管间粘连处。淋病奈瑟菌、大肠埃希菌、类杆菌及普雷沃菌，除可直接引起输卵管上皮损伤外，其细胞壁脂多糖等内毒素亦可引起输卵管纤毛大量脱离，导致输卵管运输功能减退、丧失。因衣原体的热休克蛋白与输卵管热休克蛋白有相似性，故感染后引起的交叉免疫反应可损伤输卵管，导致输卵管黏膜结构及功能的严重破坏，并引起盆腔广泛粘连。

2）病原菌通过子宫颈的淋巴管播散到宫旁结缔组织　首先侵及输卵管浆膜层，发生输卵管周围炎，然后累及肌层，而输卵管黏膜层可不受累或受累较轻。病变以输卵管间质炎为主，其管腔常可因肌壁增厚而受压变窄，但仍能保持通畅。轻者输卵管仅有轻度充血、肿胀、略增粗；重者输卵管明显增粗、弯曲，纤维素性脓性渗出物增多，可与周围组织粘连。

卵巢很少单独发炎，白膜是良好的防御屏障，卵巢常与发炎的输卵管伞端粘连而发生卵巢周围炎，称为输卵管卵巢炎，习称附件炎。

（3）急性盆腔结缔组织炎及盆腔腹膜炎　病原体沿淋巴扩散至子宫旁结缔组织可引起结缔组织充血、水肿及中性粒细胞浸润，则易发生盆腔结缔组织炎，且以宫旁结缔组织炎最常见。若炎症蔓延至盆腔腹膜时，可致急性盆腔腹膜炎或盆腔脓肿，脓肿如穿破排出或破入腹腔，可造成急性弥漫性腹膜炎。

（4）败血症及脓毒血症　当病原体毒性强、数量多、患者抵抗力降低时，可发展为败血症，若身体其他部位发现多处炎症病灶或脓肿者，应考虑有脓毒血症存在，但需经血培养证实。败血症及脓毒血症严重时可导致感染性休克而使患者死亡，多见于严重的产褥感染、感染性流产及播散性淋病者中。

（5）肝周围炎（Fitz-Hugh-Curtis 综合征）　是指肝包膜炎症而无肝实质损害的肝周围炎。衣原体及淋病奈瑟菌感染均可引起。由于肝包膜水肿，吸气时右上腹疼痛。肝包膜上有脓性或纤维渗出物，早期在肝包膜与前腹壁腹膜之间形成松软粘连，晚期形成琴弦样粘连。5% ～ 10% 输卵

管炎可引起肝周围炎，表现为继下腹痛后出现右上腹痛，或下腹疼痛与右上腹疼痛同时出现。

（二）中医病因病机

本病多为产后、流产后、宫腔内手术后，或经期卫生保健不当，邪毒乘虚侵袭，稽留于冲任及胞宫脉络，与气血相搏结，邪正交争，而发热疼痛。邪毒炽盛则腐肉酿脓，甚至泛发为急性腹膜炎、感染性休克。

1. 热毒炽盛 经期、产后、流产后，手术损伤，胞脉空虚，气血不足，房事不节，邪毒内侵，客于胞宫，滞于冲任，化热酿毒，则致高热、腹痛不宁。

2. 湿热瘀结 经行产后，余血未净，湿热内侵，与余血相搏，阻滞冲任，瘀结不畅，瘀热互结，滞于少腹，伤及任带，则腹痛、带下日久，缠绵难愈。

【临床表现】

1. 症状 由于炎症累及的范围及程度不同，临床表现亦不同。起病时下腹疼痛，性交或活动后加重，伴发热。病情严重者可有高热、寒战、头痛、食欲不振，阴道分泌物增多，常呈脓性、秽臭。月经期发病可出现经量增多、经期延长。若有腹膜炎时，可见恶心呕吐、腹胀、腹泻等消化系统症状；若有泌尿系统感染，则可有尿频、尿急、尿痛的症状；若有脓肿形成，下腹可有包块或局部压迫刺激症状；包块位于子宫前方可出现膀胱刺激症状，则有尿频、尿痛或排尿困难；包块位于子宫后方可有直肠受压刺激症状，则可见排便困难，腹泻或有里急后重感。若有输卵管炎的症状及体征，并同时有右上腹疼痛者，应怀疑有肝周围炎。

2. 体征 个体差异较大，轻者无明显异常发现，或妇科检查仅发现子宫颈举痛、子宫体压痛、附件区压痛。重者呈急性病容，体温升高，心率增快，下腹部有压痛、反跳痛及肌紧张，肠鸣音减弱或消失。妇科检查：阴道充血，有大量脓性臭味分泌物，穹隆明显触痛；子宫颈充血、水肿，举痛明显；子宫体稍大，较软，压痛，活动受限；输卵管压痛明显，有时可扪及包块；子宫旁结缔组织炎时，下腹一侧或两侧可触及片状增厚，或两侧宫骶韧带水肿，增粗，压痛明显；盆腔脓肿形成且位置较低时，后穹隆或侧穹隆可扪及肿块且有波动感。

【诊断与鉴别诊断】

（一）诊断要点

1. 病史 多有近期妇产科手术、盆腔炎史，或经期、产后不注意卫生，房事不节等。

2. 临床表现 下腹痛、高热、阴道分泌物增多，下腹部压痛、反跳痛、肌紧张。妇科检查有盆腔炎性疾病体征。

3. 实验室及其他检查

（1）实验室检查 白细胞升高，以粒细胞为主；红细胞沉降率升高；血 C 反应蛋白升高。阴道分泌物生理盐水涂片见大量白细胞，后穹隆穿刺可吸出脓液。阴道和子宫颈管分泌物、后穹隆穿刺液，以及血液和盆腔感染部位分泌物培养可检测出病原体。

（2）辅助检查 超声检查提示盆腔内有炎性渗出液或肿块。

由于盆腔炎性疾病的临床表现差异较大，临床诊断准确性不高，故目前尚无既敏感又特异的诊断方法。2015 年美国疾病控制与预防中心推荐的盆腔炎性疾病的诊断标准，包括最低诊断标准、附加标准和特异标准，旨在提高对年轻女性腹痛或有异常阴道分泌物或不规则阴道流血者盆腔炎性疾病的认识，对可疑患者进一步评价，及时治疗，减少盆腔炎性疾病后遗症的发生。

最低诊断标准提示，在性活跃期的年轻女性或具有性传播疾病的高危人群中，若出现下腹疼痛，并排除其他引起下腹疼痛的原因，且妇科检查子宫颈举痛，或子宫体压痛，或附件区压痛，可给予经验性抗生素治疗。

附加标准可增加诊断的特异性。若见体温超过 38.3℃（口表），宫颈或阴道有异常黏液脓性分泌物，阴道分泌物涂片可见大量白细胞，红细胞沉降率升高，血 C- 反应蛋白升高，实验室证实的子宫颈淋病奈瑟菌或衣原体阳性，可明确诊断本病。但若子宫颈分泌物正常，且阴道分泌物镜下见不到白细胞，则盆腔炎性疾病的诊断需慎重，而应考虑其他引起腹痛的疾病。

特异检查可用于诊断盆腔炎性疾病。但除超声检查外，其他均为有创检查，且费用较高，故仅适用于一些有选择的病例。如子宫内膜活检组织学检查可用于证实子宫内膜炎；阴道超声或磁共振检查如显示输卵管增粗、输卵管积液、伴或不伴有盆腔积液、输卵管卵巢脓肿，或腹腔镜检查发现盆腔炎性疾病征象者可明确诊断盆腔炎性疾病。

（二）辨证要点

本病应根据发热特点、下腹疼痛及带下情况、舌脉象、其他全身症状综合分析，辨证多以热毒为主，兼有湿、瘀。

（三）鉴别诊断

1. 输卵管妊娠流产或破裂　由于腹腔内出血，临床可见腹痛、阴道流血，甚至晕厥等症状，与盆腔炎性疾病相似。而盆腔炎性疾病者可出现高热，且白细胞明显升高；异位妊娠者则表现为血 β-hCG 升高。盆腔炎性疾病者后穹隆穿刺可吸出脓液；异位妊娠者则可吸出不凝固的积血，可鉴别。

2. 急性阑尾炎　急性阑尾炎与盆腔炎性疾病二者均可见身热、腹痛、白细胞升高。盆腔炎性疾病痛在下腹部，病位较低，常伴有月经及带下异常；而急性阑尾炎多局限于右下腹部，有麦氏点压痛、反跳痛。

3. 卵巢囊肿蒂扭转或破裂　常有突然腹痛，逐渐加重，甚至伴有恶心呕吐，一般体温不甚高。超声检查或妇科盆腔检查可鉴别。

【治疗】

（一）治疗思路

主要为抗生素治疗，必要时手术治疗。抗生素治疗可清除病原体，改善症状及体征，减少后遗症的发生，并配合中药辨证论治。

（二）一般治疗

卧床休息，取半卧位以利于脓液局限于盆腔低位；给予充分营养，纠正水及电解质紊乱；高热时应采用物理降温；避免不必要的妇科检查以免使炎症扩散。

（三）西医治疗

1. 抗生素治疗原则　本病的抗生素治疗原则为经验性、广谱、及时及个体化选择应用。

（1）经验性选择抗生素 根据药敏试验选用抗生素较为合理，但在细菌培养结果不明或无培养条件时，初始治疗往往是选择经验性抗生素。

（2）选择广谱抗生素 由于 PID 的病原体多为需氧菌、厌氧菌、淋病奈瑟菌及衣原体混合感染，故多采用广谱抗生素。

（3）及时应用抗生素 诊断后应立即开始治疗，诊断 48 小时内及时用药可明显降低 PID 后遗症的发生。

（4）个体化选择抗生素 应综合考虑安全性、有效性、经济性、患者依从性等因素选择治疗方案，根据疾病的严重程度决定静脉给药或非静脉给药。

在抗生素治疗前，要了解患者的抗生素用药史、药物过敏史及常用抗生素的抗菌谱及其副作用。

2. 抗生素治疗方案

（1）非静脉给药方案 患者一般状况好，症状轻，能耐受口服抗生素，并有随访条件，可给予口服或肌内注射抗生素治疗。

1）头孢曲松钠 250mg，单次肌内注射；或头孢西丁钠 2g，单次肌内注射，单次肌内给药后可改为其他三代头孢菌素类药物口服，如头孢噻肟、头孢唑肟钠，共 14 日。为覆盖厌氧菌，加用硝基咪唑类药物，如甲硝唑 0.4g，每 12 小时 1 次，口服 14 日。为覆盖沙眼衣原体或支原体，可加用多西环素 0.1g，每 12 小时 1 次，口服 10～14 日；或米诺环素 0.1g，每 12 小时 1 次，口服 10～14 日；或阿奇霉素 0.5g，每日 1 次，连服 1～2 日后改为 0.25g，每日 1 次，连服 5～7 日。

2）氧氟沙星 400mg，口服，每日 2 次，连用 14 日；或左氧氟沙星 500mg，口服，每日 1 次，连用 14 日；同时加用甲硝唑 0.4g，每日 2～3 次，口服，连用 14 日。

（2）静脉给药方案 患者一般情况差，病情严重，伴有发热、恶心、呕吐，或有盆腔腹膜炎；或输卵管卵巢脓肿，或门诊治疗无效，或不能耐受口服抗生素，或诊断不清，应住院给予静脉抗生素治疗。

1）头霉素类或头孢菌素类药物 头霉素类，如头孢西丁钠 2g，静脉滴注，每 6 小时 1 次；或头孢替坦 2g，静脉滴注，每 12 小时 1 次；加多西环素 100mg，每 12 小时 1 次，静脉滴注或口服。头孢菌素类，如头孢噻肟钠、头孢曲松钠、头孢唑肟也可选用。临床症状改善 24 小时后改为口服药物治疗，多西环素 100mg，每 12 小时 1 次，连用 14 日；或米诺环素 0.1g，每 12 小时 1 次，口服 14 日；或阿奇霉素，每次 0.25g，每日 1 次，连用 7 日（首次剂量加倍）。若为输卵管卵巢脓肿，需加用克林霉素或甲硝唑，以有效对抗厌氧菌。

2）克林霉素与氨基糖苷类药物 克林霉素 900mg，每 8 小时 1 次，静脉滴注；加用庆大霉素，首次负荷量（2mg/kg），然后给予维持量（1.5mg/kg），每 8 小时 1 次，静脉滴注。临床症状、体征改善后，继续静脉应用 24～48 小时，克林霉素改为口服，每次 450mg，每日 4 次，连用 14 日；或多西环素 100mg，口服，每 12 小时 1 次，连用 14 日。

3）青霉素类与四环素类药物 氨苄西林钠舒巴坦钠 3g，静脉滴注，每 6 小时 1 次，加多西环素 100mg，每 12 小时 1 次，连用 14 日。

4）喹诺酮类药物与甲硝唑 氧氟沙星 400mg，静脉滴注，每 12 小时 1 次；或左氧氟沙星 500mg，静脉滴注，每日 1 次，加甲硝唑 500mg，静脉滴注，每 12 小时 1 次。

3. 手术治疗 以下情况可考虑手术治疗。

（1）药物治疗无效 凡有输卵管卵巢脓肿或盆腔脓肿形成，经药物治疗 48～72 小时体温持续不降，患者中毒症状加重或肿块增大者，手术应及时，以免发生脓肿破裂。

（2）输卵管积脓或输卵管卵巢脓肿持续存在　经药物治疗病情有所好转，可继续控制炎症数日（2～3周），包块仍未消失但已局限化，可手术治疗。

（3）脓肿破裂　患者突然腹痛加剧，高热、寒战、恶心、呕吐、腹胀拒按，或有中毒性休克表现，均应怀疑有脓肿破裂，一旦怀疑脓肿破裂，需立即在抗生素治疗的同时行手术治疗，并根据患者年龄、病灶范围决定手术方式。

手术可根据情况选择经腹手术或腹腔镜手术。手术范围应根据病变范围、患者年龄、一般状况等全面考虑，原则上以切除病灶为主。

（四）中医治疗

本病治疗以清热解毒为主，祛湿化瘀为辅。遵循"急则治其标，缓则治其本"的原则，高热阶段属实属热，故以清热解毒为主；热减或热退，则以祛湿化瘀、消癥散结为法；若邪盛正衰，正不胜邪，出现阳衰阴竭之征，则以急救为先，宜中西医结合积极救治。

1. 辨证论治

（1）热毒炽盛证

证候：高热恶寒，甚或寒战，头痛，下腹疼痛拒按，口干口苦，精神不振，恶心纳少，大便秘结，小便黄赤，带下量多，色黄如脓，秽臭。舌质红苔黄燥或黄腻，脉洪数或滑数。

治法：清热解毒，凉血化瘀。

方药：五味消毒饮（《医宗金鉴》）合大黄牡丹汤（《金匮要略》）。

若病在阳明，身热面赤，恶热汗出，口渴。脉洪数，可选白虎汤（《伤寒论》）加清热解毒之品。

若热毒已入营血，高热神昏，烦躁谵语，下腹痛不减，斑疹隐隐。舌红绛苔黄燥，脉弦细数，宜选清营汤（《温病条辨》）加减。

（2）湿热瘀结证

证候：下腹部疼痛拒按或胀满，热势起伏，寒热往来，带下量多、色黄、质稠、味臭秽，或经量增多、淋漓不止，大便溏或燥结，小便短赤。舌红有瘀点苔黄厚，脉滑数。

治法：清热利湿，化瘀止痛。

方药：仙方活命饮（《校注妇人良方》）加薏苡仁、冬瓜仁。

若大便秘结者，加大黄、芒硝以通腑泄热；带下量多加黄柏、椿根皮清热利湿止带；腹胀者，加柴胡、枳实疏肝理气。

2. 外治法

（1）康妇消炎栓　每次1粒，每日1～2枚，直肠给药，7日为一疗程，可用于湿热瘀结证。

（2）中药保留灌肠　金银花、连翘、地丁、红藤、败酱草、乳香、没药、大黄、延胡索、牡丹皮、透骨草、皂刺等，以上药物酌情选用，浓煎100～150mL，保留灌肠，每日1次，经期停用。

3. 中成药

（1）妇乐颗粒　口服，用于热毒炽盛证。

（2）妇科千金片（胶囊）、花红片、金刚藤胶囊（片）、妇炎消胶囊　口服，用于湿热瘀结证。

【诊疗思路示意图】

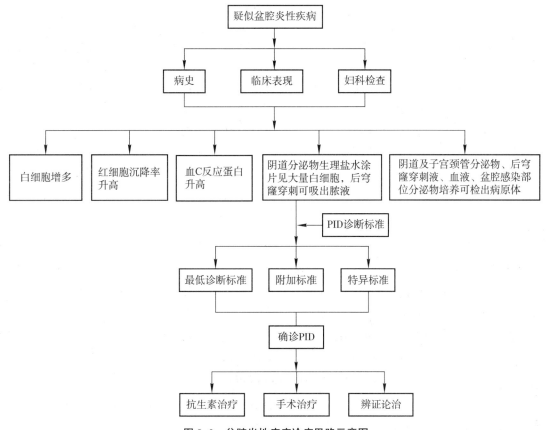

图 8-2　盆腔炎性疾病诊疗思路示意图

【思考题】

1. 简述盆腔炎性疾病的西医病因病理和中医病因病机。

2. 临床如何诊断盆腔炎性疾病？诊断时应与哪些疾病相鉴别？

3. 试述盆腔炎性疾病的西医治疗和中医辨证论治。

第六节　盆腔炎性疾病后遗症

【病例】

患者，女，38岁。

主诉：清宫术后1年，下腹部疼痛反复发作，近6天加重。

现病史：患者1年前因难免流产行清宫术，术后口服抗生素3天，之后常感下腹部疼痛，经期前后、性交及劳累后加重，曾间断服用中药治疗，症状有所改善。6天前，患者无明显诱因下腹部疼痛加重，带下量多，色黄，质黏稠，伴腰骶部酸痛，口干不欲饮，大便秘结，小便黄赤；舌红苔黄腻，脉滑数。

既往史：无特殊病史；否认肝炎、结核等病史。

　　妇科检查：外阴已婚已产型；阴道通畅，分泌物多，色黄，有异味；宫颈光滑；子宫体后位，大小正常，轻压痛；双侧附件增粗，呈条索状，轻压痛。

问题

　　患者所患何病？该病是如何产生的？临床还需做哪些检查？中医如何治疗？

　　盆腔炎性疾病后遗症（sequelae of PID）是盆腔炎性疾病的遗留病变，曾被称为"慢性盆腔炎"，为临床常见病、多发病。

　　中医学无盆腔炎性疾病后遗症之病名。本病根据其临床特点可归属"妇人腹痛""月经失调""带下病""癥瘕""不孕"等病证范畴。

【病因病理】

（一）西医病因病理

　　1.病因　本病常为盆腔炎性疾病未得到及时、正确、彻底的治疗，或患者体质较差病程迁延所致，但亦可无盆腔炎性疾病病史，如沙眼衣原体、解脲支原体感染所致输卵管炎。本病病情较顽固，当机体抵抗力较差时，可急性发作。

　　2.病理　主要病理改变为组织破坏、广泛粘连、增生及瘢痕形成，可有以下表现：

　　（1）慢性输卵管炎　可导致输卵管阻塞、输卵管增粗。

　　（2）输卵管卵巢肿块　由于输卵管卵巢粘连可形成输卵管卵巢肿块。

　　（3）输卵管积水或输卵管卵巢囊肿　若输卵管伞部闭锁，浆液性渗出物可聚集形成输卵管积水，或输卵管积脓及输卵管卵巢脓肿被浆液性渗出物代替形成输卵管积水或输卵管卵巢囊肿。

　　（4）盆腔结缔组织炎　可表现为主、骶韧带增生、变厚，若病变广泛，可使子宫固定。

（二）中医病因病机

　　经行产后，胞门未闭，风寒湿热之邪或虫毒乘虚内侵，与冲任气血相搏结，蕴结于胞宫，反复进退，耗伤气血，虚实错杂，缠绵难愈。

　　1.湿热瘀结　经行、产后，血室正开，余邪未尽，正气未复，气血阻滞，湿热瘀血稽留于冲任胞宫，致小腹疼痛、带下量多，缠绵日久不愈。

　　2.气滞血瘀　七情内伤，脏气不宣，肝气郁结，或外感湿热之邪，余毒未清，滞留于冲任胞宫，气机不畅，瘀血内停，脉络不通，可致小腹疼痛、带下不止。

　　3.寒湿瘀阻　素体阳虚，下焦失于温煦，水湿不化，寒湿内结，或寒湿之邪乘虚侵袭，与胞宫内余血浊液相结，凝结瘀滞，可致小腹疼痛、带下不止。

　　4.气虚血瘀　素体虚弱，或正气内伤，外邪侵袭，稽留于冲任胞宫，血行不畅，瘀血停聚；或久病不愈，瘀血内结，正气亏乏，可致腹痛日久且缠绵不愈。

　　5.血瘀肾虚　七情所伤，血行失畅，或外邪内侵，稽留于冲任胞宫，气血阻滞，瘀血内停，日久则肾中阴阳耗损，精血不足，肾气亏虚无力推动血行，则可加重冲任瘀阻，致腹痛日久且缠绵不愈。

【临床表现】

1. 症状

（1）全身症状　多不明显，有时可有低热，易感疲乏。如病程较长，部分患者可有精神不振、失眠等神经衰弱症状。当抵抗力差时，患者易出现急性或亚急性发作。

（2）不孕　输卵管粘连、阻塞可致不孕。盆腔炎性疾病后不孕的发生率为20%～30%。

（3）异位妊娠　输卵管通而不畅可致输卵管妊娠。盆腔炎性疾病后异位妊娠的发生率是正常妇女的8～10倍。

（4）慢性盆腔痛　慢性炎症形成的瘢痕粘连及盆腔充血可引起下腹部坠胀、疼痛及腰骶部酸痛，常在劳累后、性交后、排便时及月经前后加剧。

（5）盆腔炎性疾病反复发作　盆腔炎性疾病可造成输卵管组织结构破坏，使局部防御功能减退，易造成二次感染，导致盆腔炎性疾病反复发作，其发生率约25%。

2. 体征　若为子宫内膜炎，则子宫增大、有压痛；若为输卵管炎，则在子宫一侧或双侧可触及增粗的输卵管，呈条索状，有轻压痛；若为输卵管积水或输卵管卵巢囊肿，则可在盆腔的一侧或双侧扪及囊性肿块，活动多受限；若患有盆腔结缔组织炎，子宫常呈后位，活动受限或粘连、固定，子宫一侧或双侧有片状增厚，压痛，宫骶韧带增粗、变硬，有触痛。

【诊断与鉴别诊断】

（一）诊断要点

1. 病史　可有分娩、流产、经期及宫腔内手术期间盆腔急性感染病史，或急性阑尾炎、慢性肠炎等病史。

2. 临床表现　见上述症状及体征。

3. 实验室及其他检查

（1）实验室检查　子宫颈分泌物培养可找到致病的病原体。

（2）辅助检查　超声检查可提示盆腔内有炎性渗出液，或有炎性包块；子宫输卵管碘油造影可提示输卵管部分或完全堵塞，或呈油滴状集聚；腹腔镜检查可见明显炎症粘连。

（二）辨证要点

本病辨证应着重了解腹痛的性质、程度，结合带下特点及全身症状、舌脉象进行综合分析，以辨别虚实寒热。本病以实证或虚实夹杂证多见。一般而言，下腹及腰骶疼痛伴带下量多色黄，多属湿热瘀结；少腹胀痛或刺痛伴乳房胀痛及经血有块，多为气滞血瘀；下腹冷痛，得热痛缓，多为寒湿瘀阻；下腹疼痛伴神疲乏力、经血量多有块，则为气虚血瘀；下腹刺痛或坠痛，腰骶酸痛，经血色暗有块，脉沉涩，多为血瘀肾虚。

（三）鉴别诊断

1. 子宫内膜异位症　生育期妇女出现痛经、月经失调及不孕，宫骶韧带和直肠陷凹处可触及痛性结节，腹腔镜、超声、CA125检查有助于诊断。

2. 卵巢囊肿　输卵管积水或输卵管卵巢囊肿肿块可呈腊肠形，囊壁较薄，周围多有粘连；卵巢囊肿一般以圆形或椭圆形为多，周围无粘连，活动自如。超声检查、组织病理学检查有助于诊断。

3. 盆腔淤血综合征 盆腔淤血综合征患者可见长期下腹痛、腰骶痛，妇科检查却无异常体征，盆腔造影术、腹腔镜检查有助于诊断。

4. 卵巢癌 盆腔炎性疾病后遗症的包块一般与周围有粘连，不活动，多为囊性；而卵巢癌为实性，多生长迅速，可伴或不伴腹水，多无明显临床症状。超声检查、肿瘤标记物、CT、组织病理学检查有助于二者鉴别。

【治疗】

（一）治疗思路

本病以中医治疗为主，可给予中药口服，或配合中药保留灌肠、外敷、理疗等外治法以提高疗效。反复发作者，在抗生素药物治疗的基础上可根据具体情况选择手术治疗。本病患者平时需注意提高机体免疫力，增强体质。

（二）西医治疗

盆腔炎性疾病需根据不同情况选择治疗方案。不孕患者，多需要辅助生育技术协助受孕；慢性盆腔痛者，尚无有效的治疗方法，可采用理疗方法缓解症状；PID 反复发作者，可在抗生素药物治疗的基础上根据具体情况选择手术治疗；输卵管积水者可考虑手术治疗。

（三）中医治疗

1. 辨证论治

（1）湿热瘀结证

证候：下腹隐痛或疼痛拒按，痛连腰骶，低热起伏，经行或劳累时加重，带下量多，色黄，质黏稠，胸闷纳呆，口干不欲饮，大便溏或秘结，小便黄赤。舌红苔黄腻，脉滑数。

治法：清热除湿，化瘀止痛。

方药：银甲丸（《王渭川妇科经验选》）。

（2）气滞血瘀证

证候：少腹胀痛或刺痛，经期或劳累后加重，经血量多有块，瘀块排出则痛减，带下量多，婚久不孕，经前情志抑郁，乳房胀痛。舌紫暗、有瘀斑瘀点，苔薄，脉弦涩。

治法：理气行滞，化瘀止痛。

方药：膈下逐瘀汤（《医林改错》）。

若有积块者，加皂角刺、三棱、莪术活血化瘀消癥；乳房胀痛甚者，加青皮、郁金、川楝子、香附以疏肝理气。

（3）寒湿瘀阻证

证候：下腹冷痛或坠胀疼痛，经行腹痛加重，得热痛缓，经行延后，量少色暗，带下淋漓，婚久不孕。舌质暗苔白腻，脉沉迟。

治法：散寒除湿，化瘀止痛。

方药：少腹逐瘀汤（《医林改错》）。

若白带增多者，酌加党参、白术、薏苡仁、椿根皮以益气除湿止带；有炎性包块者，酌加皂角刺、三棱、莪术以化瘀消癥。

（4）气虚血瘀证

证候：下腹部疼痛或结块，缠绵日久，痛连腰骶，经行加重，经血量多有块，带下量多，精神不振，疲乏无力，食少纳呆。舌淡暗、有瘀点瘀斑，苔白，脉弦涩无力。

治法：益气化瘀，散结止痛。

方药：理冲汤（《医学衷中参西录》）。

（5）肾虚血瘀证

证候：下腹坠痛或刺痛，腰骶酸痛，喜温喜按，经行腰腹疼痛加重，带下量多，色白或黄，经血色暗有块，神疲乏力，面色晦暗。舌质暗，或有瘀斑瘀点，脉沉涩。

治法：化瘀止痛，补肾益气。

方药：温胞饮（《傅青主女科》）。

若肾虚血瘀以肾虚为主者，症见下腹疼痛、绵绵不休、腰脊酸楚、膝软乏力、白带量多、质稀、神疲、头晕目眩、乏力、性欲淡漠、舌暗苔白脉细弱，治宜补肾强腰，方选宽带汤（《辨证录》）。

2. 外治法

（1）中药保留灌肠　化瘀散结灌肠液，一次50mL，每日1次，10日为一疗程，经期停用。

（2）中药热敷　乌头、艾叶、鸡血藤、防风、五加皮、红花、白芷、川椒、羌活、独活、皂角刺、透骨草、千年健。上药研细末，布包隔水蒸，热敷少腹，每日1～2次。治疗本病的内服或灌肠中药药渣均可布包趁热外敷于小腹或少腹部，每次30分钟，每疗程14日，经期停用。

（3）康妇消炎栓　每次1粒，每日1次，纳肛，适用于湿热瘀结证。

3. 中成药

（1）妇科千金片（胶囊）、金刚藤胶囊（片）　口服，适用于湿热瘀结证。

（2）血府逐瘀口服液　口服，适用于气滞血瘀证。

（3）桂枝茯苓胶囊　口服，适用于寒湿瘀阻证。

【诊疗思路示意图】

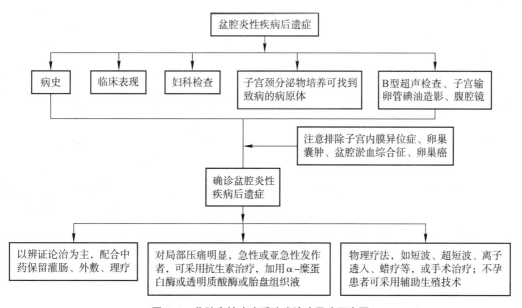

图 8-3　盆腔炎性疾病后遗症诊疗思路示意图

【预防与调护】

应重视经期、孕期及产褥期的卫生宣传；提高妇科生殖道手术操作技术，严格遵守无菌操作规程，术后做好护理，预防感染；治疗 PID 要及时彻底治愈，以防止发生盆腔炎性疾病后遗症；应注意性生活卫生；加强饮食营养，增强体质。

【预后】

PID 经积极有效治疗多可在短期内痊愈；如病情严重，或未及时就医者，可发展为弥漫性腹膜炎、败血症、感染性休克，甚至危及生命；治疗不彻底，迁延未愈者，多转为盆腔炎性疾病后遗症。盆腔炎性疾病后遗症治疗不彻底，常经久难愈，患者可表现为不孕、异位妊娠，或出现盆腔炎性包块等，严重者可出现自主神经功能失调症，如心烦、夜卧多梦等。

【思考题】

1. 简要叙述盆腔炎性疾病后遗症的西医病因病理和中医病因病机。
2. 临床如何诊断盆腔炎性疾病后遗症？诊断时应与哪些疾病鉴别？
3. 试述盆腔炎性疾病后遗症的中医辨证论治。

第七节　生殖器结核

生殖器结核（genital tuberculosis）是由结核分枝杆菌引起的女性生殖器官炎症，又称结核性盆腔炎。原发病灶多是肺结核，其次是腹膜结核。本病潜伏期很长，多发生于肺部结核痊愈多年之后，多见于 20 ～ 40 岁妇女，因本病病情进展缓慢，常无自觉症状，临床易被忽视。

中医古籍无此病名，根据其临床表现，本病属中医学"月经失调""闭经""不孕""癥瘕"等病范畴。

【病因病理】

（一）西医病因病理

1. 病因　本病主要为结核分枝杆菌感染所致。生殖器结核多继发于肺、肠或腹膜等结核病灶。感染主要经血行传播，腹膜结核、肠结核可直接蔓延。消化道结核还可通过淋巴管传播至内生殖器。极罕见男性泌尿系结核经性交上行感染。

2. 病理　输卵管结核占女性生殖器结核的 90% ～ 100%，双侧居多；子宫内膜结核常由输卵管结核蔓延而来，占生殖器结核的 50% ～ 80%；卵巢结核占 20% ～ 30%；宫颈结核占 10% ～ 20%；盆腔腹膜结核多合并输卵管结核，可根据病变特征分渗出型及粘连型。生殖器结核镜下可见类上皮细胞、郎罕多核巨细胞、干酪坏死和淋巴细胞浸润组成的病变。典型的结核结节结构为中央有 1 ～ 2 个巨细胞，其核呈马蹄样排列，其外有一群梭形的类上皮细胞围绕，最外层有大量淋巴细胞浸润。

（二）中医病因病机

中医学认为，本病的发病有内外两方面因素：一是痨虫感染冲任胞宫；二为内伤体虚，阴血亏损。内外因素可以互为因果，但正虚是发病的关键，阴虚为本病的病机特点。

1. 阴虚血燥　素体阴血不足，或失血伤阴，或久病大病致肝肾阴虚，痨虫乘虚而入，伤津灼液，可导致阴液亏损，虚火上炎，火灼水涸，津液不生，血海枯竭，致月经失调、闭经等。

2. 阴虚血瘀　素体阴血不足，或久病伤阴，痨虫乘虚流注下焦，损伤冲任，侵蚀胞宫、胞脉，伤津灼液，脉络瘀阻，可致月经失调、闭经等。

3. 痰湿瘀结　素体脾虚或饮食不节伤脾，脾虚运化失司，水湿内停，聚湿生痰，痨虫乘虚流注下焦，损伤冲任，侵蚀胞宫、胞脉，可致瘀结成块、月经失调、闭经等。

【临床表现】

1. 症状　生殖器结核的临床表现依病情轻重、病程长短而异。不少患者可无症状，有的患者则症状较重。

（1）月经失调　早期患者因子宫内膜充血及溃疡，可有月经过多。患病日久，子宫内膜遭受不同程度的破坏，可表现为月经稀少或闭经。

（2）下腹坠痛　由于盆腔的炎症和粘连，本病患者可有不同程度的下腹坠痛，在月经期尤为明显。

（3）不孕　由于输卵管黏膜破坏与粘连，常使管腔阻塞而不孕；即使有的管腔尚保持部分通畅，但其黏膜纤毛破坏、输卵管僵硬、蠕动受限、丧失运输功能，也不能受孕；子宫内膜结核妨碍受精卵的着床与发育，也可致不孕。

（4）全身症状　活动期可有结核病的一般症状，如发热、盗汗、乏力、食欲不振、体重减轻等。轻者全身症状不明显，有时仅有经期发热；但症状重者可有高热等全身中毒症状。

2. 体征　较多的患者因不孕而行诊断性刮宫、子宫输卵管碘油造影及腹腔镜检查时才发现患有盆腔结核，而无明显体征和其他自觉症状。较严重患者，常合并腹膜结核，检查时腹部可有柔韧感或腹腔积液征；形成包裹性积液时，可触及囊性肿块，边界不清，不活动；表面有肠管粘连时，叩诊可为空响。子宫一般发育较差，往往因周围有粘连使活动受限。如附件受累，在子宫两侧可触及大小不等及形状不规则的肿块，质硬，表面不平，呈结节突起，或可触及钙化结节。

【诊断与鉴别诊断】

（一）诊断要点

1. 病史　常有身体其他部位如肺、肠或腹膜等结核病史，或有结核病接触史。

2. 临床表现　患者可表现为原发不孕、月经稀少或闭经。未婚女青年有低热、盗汗、盆腔炎性疾病或腹腔积液，全身及妇科检查可有生殖器结核体征。

3. 实验室及其他检查

（1）子宫内膜病理检查　是诊断子宫内膜结核最可靠的依据。一般在经前1周或经潮6小时内行刮宫术，手术前后应使用抗结核药物以防结核扩散。

（2）子宫输卵管碘油造影　宫腔狭窄或变形，边缘呈锯齿状，或输卵管管腔有的狭窄，呈串珠状，或显示管腔细小而僵直，或有钙化灶，皆为生殖器结核的典型改变，有助于诊断。

（3）γ-干扰素释放试验（IGRAs）　是诊断结核病的新方法，对诊断肺结核及肺外结核具有很高的敏感性和特异性。

（4）X线检查　胸部、消化道、泌尿系统及盆腔X线检查有助于本病的诊断。

（5）腹腔镜检查　可以直接观察子宫、输卵管浆膜面有无粟粒结节，并可取腹腔液行结核菌培养，或在病变处取材活检。

（6）结核菌检查　取月经血或宫腔刮出物或腹腔液行结核菌检查，常用方法包括涂片抗酸染色查找结核菌、结核菌培养、分子生物学方法、动物接种。

（7）结核菌素试验　结核菌素试验阳性说明体内曾有结核分枝杆菌感染，若为强阳性则说明目前仍有活动性病灶，但不能说明病灶部位；若为阴性，一般情况下表示无结核分枝杆菌感染。

（8）其他　白细胞计数不高，分类中淋巴细胞增多，不同于化脓性 PID；活动期红细胞沉降率增快，但正常不能除外结核病变。这些化验检查均非特异性，只能作为诊断参考。

（二）辨证要点

本病辨证应着重了解月经情况及发作诱因，结合下腹疼痛情况及全身症状、舌脉象进行综合分析，以辨虚实。一般经量少、渐至闭经、潮热心烦、咽干口燥者，属阴虚血燥；经量少、渐至闭经、小腹疼痛、咽干口燥、舌暗红有瘀点或瘀斑者，为阴虚血瘀；经量少、渐至闭经、不孕、下腹有按之不坚的包块、坠痛、带下量多者，为痰湿瘀结。

（三）鉴别诊断

1.盆腔炎性疾病后遗症　多有盆腔炎性疾病史，经量一般较多，闭经极为少见；而生殖器结核多为不孕，月经量减少甚至闭经，盆腔检查有时可触及增厚结节。子宫内膜病理检查可资鉴别。

2.子宫内膜异位症　常表现为继发性并进行性加重的痛经，经量过多，盆腔附件粘连、增厚或有结节等。通过诊刮、子宫输卵管碘油造影及腹腔镜检查可助诊断。

3.卵巢肿瘤　结核性包裹性积液需与卵巢囊肿相鉴别，根据病史、超声检查可协助鉴别；结核性炎性附件包块表面不平，有结节感或乳头状突起，应与卵巢癌相鉴别，若诊断困难时，可行腹腔镜检查或剖腹探查以确诊。

4.子宫颈癌　子宫颈结核可有乳头状增生或溃疡，与子宫颈癌不易鉴别，行子宫颈细胞学检查及子宫颈活检多能确诊。

【治疗】

（一）治疗思路

本病一旦确诊，必须采用抗结核药物治疗为主、休息营养为辅的治疗原则。急性患者，至少需休息 3 个月；慢性患者可从事部分工作和学习，但要注意劳逸结合，加强营养，适当参加体育活动，增强体质。

（二）西医治疗

1.抗结核药物治疗

（1）治疗原则　应遵循早期、联合、规律、适量、全程的原则。

（2）常用抗结核药物

1）异烟肼（H）　300mg，每日 1 次，顿服，或每周 2～3 次，每次 600～800mg。

2）利福平（R）　每日 450～600mg（体重小于 50kg，用 450mg），早饭前顿服，便于吸收，间歇疗法为每周 2 ～ 3 次，每次 600 ～ 900mg。

3）乙胺丁醇（E） 每日口服 0.75 ～ 1g，也可开始时每日 25mg/kg，8 周后改为 15mg/kg。间歇疗法为每周 2 ～ 3 次，每次 1.5 ～ 2g。

4）吡嗪酰胺（Z） 每日 1.5 ～ 2g，分 3 次口服。

（3）治疗方案 目前推行两阶段短疗程药物治疗方案，即用异烟肼、利福平、乙胺丁醇及吡嗪酰胺等抗结核药物联合治疗，疗程为 6 ～ 9 个月。前 2 ～ 3 个月为强化期；后 4 ～ 6 个月为巩固期。①强化期 2 个月，每日联合应用异烟肼、利福平、乙胺丁醇及吡嗪酰胺四种药物，后 4 个月巩固期每日连续应用异烟肼、利福平（简称 2HRZE/4HR）；或巩固期每周 3 次间歇应用异烟肼、利福平（简称 2HRZE/4H3R3）。②强化期每日用异烟肼、利福平、乙胺丁醇及吡嗪酰胺四种药物联合应用 2 个月，巩固期每日应用异烟肼、利福平、乙胺丁醇连续 4 个月（2HRZE/4HRE）；或巩固期每周 3 次应用异烟肼、利福平、乙胺丁醇连续 4 个月（2HRZE/4H3R3E3）。第一个方案可用于初次治疗的患者，第二个方案多用于治疗失败或复发的患者。

2. 手术治疗 出现以下情况应考虑手术治疗：①盆腔包块，经药物治疗后包块缩小，但不能完全消失。②治疗无效或治疗后又反复发作，或难与盆腔恶性肿瘤鉴别者。③盆腔结核形成较大的包块或较大的包裹性积液者。④子宫内膜结核严重，内膜破坏广泛，药物治疗无效者。

手术范围根据患者年龄、病变部分而定，年龄大的患者一般以全子宫及双侧附件切除术为主，但对年轻妇女应尽量保留卵巢功能；对病变局限于输卵管，而又迫切希望生育者，可行双侧输卵管切除术，保留卵巢及子宫，行辅助生育技术助孕。手术前需应用抗结核药物 1 ～ 2 月，术后可根据结核活动情况及病灶是否取净情况继续应用抗结核药物治疗，以彻底治愈。

（三）中医治疗

本病确诊之后，临床多按辨证与辨病相结合的原则论治。治疗当以补虚培元、治痨杀虫为原则，以养阴清热为主随证施治。

1. 阴虚血燥证

证候：月经由量少渐至闭经，不孕，潮热心烦，咽干口燥，甚则盗汗骨蒸，形体消瘦。舌质红少苔，脉细数。

治法：滋阴清热，养血调经。

方药：两地汤（《傅青主女科》）加青蒿、鳖甲。

2. 阴虚血瘀证

证候：月经周期延后，经量少，渐至闭经，或不孕，小腹疼痛，午后低热，盗汗，咽干口燥。舌暗红有瘀点、瘀斑，少苔，脉沉弦而涩。

治法：滋阴清热，活血化瘀。

方药：秦艽鳖甲汤（《卫生宝鉴》）合通瘀煎（《景岳全书》）。

3. 痰湿瘀结证

证候：月经周期延后，经量少渐至闭经，不孕，下腹有包块，按之不坚，伴有坠痛，头晕体胖，心悸气短，带下量多。舌体胖大、紫暗，有瘀斑、瘀点，苔白厚腻，脉弦滑或沉涩。

治法：化痰除湿，活血消癥。

方药：丹溪治湿痰方（《丹溪心法》）加丹参、三棱、莪术。

【诊疗思路示意图】

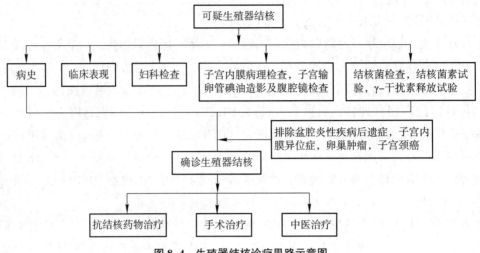

图 8-4　生殖器结核诊疗思路示意图

【预防与调护】

增强体质，做好卡介苗的接种，积极防治肺结核、淋巴结核和肠结核等。诊断性刮宫时有炎症扩散的危险，故于术前 3 天至术后 4 天每日肌内注射链霉素 0.75g 及口服异烟肼 300mg 治疗。

【预后】

生殖器结核如早期发现并及时正规抗结核治疗可以治愈。年轻患者，病情较轻，子宫内膜破坏不严重，输卵管通畅，经治疗可以受孕。

【思考题】

1. 临床如何诊断生殖器结核？诊断时应与哪些疾病鉴别？
2. 试述生殖器结核的中西医治疗。

外阴色素减退性疾病是一组以瘙痒为主要症状，外阴皮肤色素减退为主要体征的外阴皮肤疾病，主要包括外阴皮肤及黏膜硬化性苔藓和外阴慢性单纯性苔藓及其他皮肤病。因病变部位皮肤和黏膜多呈白色，故又称其为外阴白色病变。

外阴慢性单纯性苔藓和外阴硬化性苔藓在不同年代因对其认识不同而几易其名，如外阴鳞状上皮增生、外阴白斑、外阴干枯症、增生性或萎缩性外阴炎、慢性外阴营养不良等。1987年，国际外阴阴道疾病研究学会（ISSVD）建议将其称之为"外阴上皮内非瘤样病变"。2006年，ISSVD采用全新的、基于组织病理学的分类方法取代了1987年的分类，为了使临床医生能够更准确诊断病变，2011年ISSVD又进行了仅基于临床表现的分类，使两种分类互相补充，方便临床诊断和处理。本章仅重点讨论外阴慢性单纯性苔藓和外阴硬化性苔藓两种疾病。如患者同时有两种疾病存在，则应将两者同时列为诊断；如其中任何一种出现不典型增生时，则按外阴鳞状上皮内病变诊断和处理。

第一节　外阴慢性单纯性苔藓

【病例】

患者，女，56岁。

主诉：外阴瘙痒2年，加重半年。

现病史：患者2年前自北方迁居南方生活，喜食辛辣和甜食，至梅雨季节出现外阴瘙痒，病初外涂止痒药膏能缓解，近半年来外阴瘙痒有逐渐加重趋势，常奇痒难忍，抓破后伴有局部疼痛，时流黄水，平日情绪烦闷，口苦口干。舌红苔黄腻，脉滑。

既往史：既往体健，曾有2次引产史，45岁绝经。否认肝炎、结核、糖尿病及高血压病史。

妇科检查：阴毛稀疏，外阴颜色呈暗红色或粉红色夹杂，有界限清晰的白色斑块，皮肤增厚似皮革，隆起处有皱襞或有鳞屑、湿疹样变，无黏膜萎缩或粘连。阴道畅，宫颈光滑萎缩，子宫体小，活动好，双侧附件无异常。

问题

患者所患何病？该病是如何产生的？中西医如何诊断及治疗？

外阴慢性单纯性苔藓（lichen simpiex chronicus）为ISSVD2006分类中棘层细胞增生型，取代了1987年分类中的外阴鳞状细胞增生（squamous cell hyperplasia）或增生性营养不良，是以病因不明的棘层细胞良性增生、外阴瘙痒为主要症状的外阴疾病；是最常见的外阴白色病变，多见于30～60岁妇女，恶变率2%～5%。

中医古籍无此病名，根据其症状及体征可归属于"阴痒""阴疮""阴门瘙痒""阴痛"等范畴，属妇科难治之证。明《外科正宗·阴疮》曰："妇人阴疮乃七情郁火伤肝脾，湿热下注为患。"

【病因病理】

（一）西医病因病理

1. 病因 本病的确切病因尚不清楚，可分为原发性和继发性两种，前者又称特发性，后者可继发于硬化性苔藓、扁平苔藓或其他外阴疾病，与慢性摩擦或搔抓刺激有关。

2. 病理 病变区常见散在分布的红色或白色斑块，或苔藓样，可见鳞屑和抓痕。组织表现为：①表皮层角化过度和角化不全，棘细胞层不规则增厚，上皮脚向下延伸，末端钝圆或较尖。②上皮脚之间的真皮层乳头明显，并有轻度水肿及淋巴细胞和少量浆细胞浸润。③上皮细胞层次排列整齐，保持极性，细胞的大小和核形态、染色均正常。

（二）中医病因病机

中医学认为，此病的主要发病机理是病邪浸渍外阴，可因肝郁伐脾，肝热脾湿，湿热浸渍，冲任受损，阴部为湿热阻遏而出现此证。

1. 肝郁气滞 素性抑郁，或恚怒伤肝，肝气郁结，疏泄失司，阴部络阻，气血失和，可致外阴瘙痒。

2. 湿热下注 阴部摄生不慎，感受湿热之邪，或久居湿地，感受湿邪，湿蕴化热。或脾虚生湿，蕴久化热，或肝郁化火，木胜侮土，脾运失职，水湿内停，湿热相合，流注下焦，浸渍阴部，气血失和，可致外阴瘙痒。

【临床表现】

1. 症状 外阴瘙痒剧烈，甚则坐卧不安，影响睡眠，或伴灼热疼痛。

2. 体征 妇科检查示病损范围不一，主要累及大阴唇、阴唇间沟、阴蒂包皮、阴唇后联合等处，病变可呈局灶性，多发性或对称性。病变早期皮肤暗红或粉红，角化过度则呈白色。由于长期搔抓和摩擦，皮肤增厚似皮革，粗糙、隆起，色素增加，皮肤纹理明显，出现苔藓样变，严重者有抓痕、皲裂、溃疡等。如溃疡长期不愈，特别是有结节隆起时，应警惕局部癌变，需及早活检确诊。

【诊断与鉴别诊断】

（一）诊断要点

1. 病史 曾患下生殖道炎症所致的带下过多，或素性抑郁。

2. 临床表现 外阴瘙痒，灼热疼痛，皮肤色素减退，增厚粗糙。

3. 实验室及其他检查 ①病理检查：为本病的确诊依据。活检应在色素减退区、皲裂、溃疡、硬结或粗糙处多点取材。先用1%甲苯胺蓝涂病变组织，干燥后用1%醋酸液擦洗脱色，在不脱色区取材活检，以提高不典型增生或早期癌变的检出率。②其他：行阴道分泌物检查以排除假丝酵母菌、滴虫、支原体、衣原体等病菌感染。尿糖、血糖检查可排除糖尿病所致的外阴炎。必要时做阴道镜检查。

（二）辨证要点

依据患者瘙痒及局部病变特点，结合兼证、舌脉综合分析。若外阴瘙痒剧烈，灼热疼痛，局部粗糙增厚，红肿或溃疡流水，带下量多色黄，臭秽，属湿热下注；若外阴瘙痒，局部增厚、粗糙，性情抑郁，多属肝郁。

（三）鉴别诊断

外阴慢性单纯性苔藓应与外阴白癜风和外阴炎相鉴别。

1. 外阴白癜风　发白区界限分明，色素完全消失，但表面光滑润泽，质地正常，无任何自觉症状。

2. 外阴炎　皮肤增厚，发白或发红，伴有瘙痒且阴道分泌物增多者，应首先排除假丝酵母菌、滴虫感染所致阴道炎和外阴炎；外阴皮肤出现对称性发红、增厚，伴有严重瘙痒，但无阴道分泌物者，应考虑糖尿病所致外阴炎的可能。

【治疗】

（一）治疗思路

本病属临床难治性疾病，本着"治外必本诸内"的原则，应内外并举，采用内服与外治，整体与局部相结合进行施治，是提高疗效的重要环节。

（二）一般治疗

应保持外阴部皮肤清洁干燥，禁用肥皂或其他刺激性药物擦洗；忌食辛辣和过敏食物；衣着宜宽大，忌穿不透气的化纤内裤。瘙痒时应局部用药，忌搔抓；凡精神较紧张、瘙痒症状明显、夜卧不安者，可加用镇静、安眠和抗过敏药物治疗。

（三）西医治疗

1. 药物治疗　主要用于控制瘙痒。一般用糖皮质激素局部治疗。0.025% 氟轻松软膏，0.01% 曲安奈德软膏，每日涂擦局部 3～4 次以缓解瘙痒症状。因长期连续使用高效糖皮质激素药物可导致局部皮肤萎缩，故瘙痒控制后停用，改用作用较轻的 1%～2% 氢化可的松软膏，每日 1～2 次，连用 6 周。局部用药前可用温水或中药坐浴。

2. 物理治疗　一般采用 CO_2 激光或氦氖激光、冷冻及聚焦超声等治疗。对缓解症状，改善局部病变有一定效果，但有复发可能。

3. 手术治疗　一般不用。仅适用于病变组织出现不典型增生或有恶变可能者，或反复经药物治疗或物理治疗无效者。一般远期复发率为 50% 左右，再次手术仍难免再度复发。

（四）中医治疗

根据中医学"有诸内必形诸外""审证求因""异病同治"等观点，运用辨病辨证相结合的方法，内服、外治并举，治以疏肝解郁、清热利湿为主。

1. 辨证论治

（1）肝郁气滞证

证候：外阴瘙痒，干燥，灼热疼痛，局部皮肤粗糙、增厚或皲裂、脱屑、溃疡，或色素减退，性情抑郁，经前乳房胀痛，胸闷嗳气，两胁胀痛。舌质暗苔薄，脉细弦。

治法：疏肝解郁，养血通络。

方药：黑逍遥散（《太平惠民和剂局方》）去生姜，加川芎。

如咽干口燥、头晕目眩者，加枸杞子、麦冬、沙参、川楝子滋阴清热；心烦易怒者，加牡丹皮、栀子清泻肝火；外阴痒痛，加郁金、石菖蒲等理气通络止痛；若肝火旺盛，外阴局部瘀阻较甚，呈现红肿、痒痛者，方用清肝引经汤（湖北中医药大学.中医妇科学.第4版.上海：上海科学技术出版社，1979）。

（2）湿热下注证

证候：外阴奇痒，灼热疼痛，外阴皮肤黏膜变白、粗糙肥厚或溃破流黄水，带下量多，色黄，秽臭，胸闷烦躁，口苦口干，溲赤便秘。舌质红苔黄腻，脉滑数。

治法：清热利湿，通络止痒。

方药：龙胆泻肝汤（《医宗金鉴》）去木通。

若局部红肿，渗流黄水者，加蚤休、土茯苓、连翘、大黄清热解毒；黄带增多者，加椿根皮、薏苡仁清热利湿。

2. 外治法

（1）外洗方（经验方）[《中西医结合妇产科学》（新世纪第2版）]　茵陈、蒲公英、紫花地丁、地肤子、何首乌、冰片（后下），水煎外洗，适用于肝郁气滞证。

（2）白斑外洗方（经验方）[《中西医结合妇产科学》（新世纪第2版）]　鹤虱、苦参、蛇床子、野菊花，水煎熏洗、坐浴，适用于湿热下注证。

（3）白斑外敷方（经验方）[《中西医结合妇产科学》（新世纪第2版）]　炉甘石、密陀僧、飞滑石、煅石膏、制南星、皂荚、枯矾、炮山甲，共研为末，用麻油或凡士林调匀消毒，于每次坐浴后搽患处，每日1～3次，适用于湿热下注证。

3. 中成药

（1）龙胆泻肝丸（胶囊）　口服，适用于湿热下注证。

（2）逍遥丸　口服，适用于肝郁气滞证。

【诊疗思路示意图】

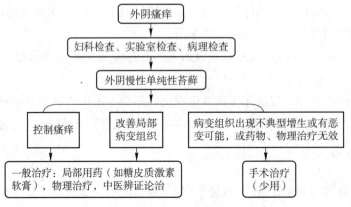

图9-1　外阴慢性单纯性苔藓诊疗思路示意图

【预防与调护】

注意个人卫生，保持外阴清洁；积极治疗带下病、阴痒等疾病，保持心情舒畅；增强体质；忌食辛辣、温燥、宣发之品。

【预后】

药物治疗对控制瘙痒、改善局部病变或防止其发展均能取得较好的效果，但治疗后仍应继续长期随访，当伴见溃破、硬结者，应警惕其有外阴癌变的可能。

【思考题】

试述外阴慢性单纯性苔藓的诊断、辨证要点和常用中西医治疗方法。

第二节　外阴硬化性苔藓

【病例】

患者，女，45 岁。

主诉：外阴瘙痒 1 年。

现病史：患者 40 岁绝经，1 年前出现外阴干燥、瘙痒，热水洗澡后加重，夜间尤甚，伴头晕目眩，双目干涩，腰膝酸软，耳鸣乏力。舌红苔少，脉细弱。

既往史：患者曾有 3 次人工流产史；否认肝炎、结核、高血压、糖尿病病史。

妇科检查：阴毛稀疏，外阴皮肤黏膜色素减退、萎缩变白、干燥无弹性、小阴唇平坦消失、阴道口狭窄、病变累及肛周，呈蝴蝶状，阴道畅，宫颈光滑萎缩，子宫体偏小，附件无异常。

问题

患者所患何病？该病是如何产生的？中西医如何诊断及治疗？

外阴硬化性苔藓（lichen sclerosus of vulvar）是一种以外阴及肛周皮肤萎缩变薄、色素减退呈白色病变为主要特征的皮肤病。本病曾有"硬化苔藓型营养不良"之称。《诸病源候论》曰："白癣之状，白色硿硿然而痒，此亦是腠理虚受风，风与气并，血涩而不能荣肌肉故也。"本病可发生于任何年龄，但以 40 岁左右妇女多见，其次为幼女。

【病因病理】

（一）西医病因病理

1. 病因　病因不明，相关因素包括：①自身免疫性疾病：有报道本病患者常合并斑秃、白癜风、甲状腺功能亢进或减退等自身免疫性疾病。②感染。③基因遗传病：有家族史；研究发现，本病与 HLA-B40 抗原阳性有一定关系。④性激素缺乏：本病与血清二氢睾酮及雄烯二酮水平低下有关，局部用睾酮治疗有效，提示本病可能与睾酮缺乏有关。⑤局部组织自由基作用。

2. 病理　病变早期真皮乳头层水肿，血管扩大充血。进一步发展的典型病理特征为表皮层角化过度和毛囊角质栓塞，表皮棘层变薄伴基底细胞液化变性，黑素细胞减少，使皮肤外观呈白色，上皮脚变钝或消失，在真皮浅层出现均质化，真皮中层有淋巴细胞和浆细胞浸润带。

（二）中医病因病机

中医学认为，本病的主要发病机理是外阴部失于濡养、温煦，与肝、脾、肾三脏有关。肝脉绕阴器，肝为风木之脏，主藏血及疏泄；脾生化气血，主肌肉；肾藏精，开窍于二阴。若肝肾不足，精血亏虚，阴部肌肤失养，脾虚气血化源不足，阴部失荣，或脾肾阳虚，阴部肌肤失煦，均可使阴部干萎、变白、粗糙、皲裂，血虚生风化燥，风燥阻络，而致阴痒。

1. 肝肾亏损 肾藏精，肝藏血，肾开窍于二阴，肝脉绕阴器。若素体肝肾不足，或房劳多产，或久病精血亏虚，或年老体虚，或七情内伤，营血阴精暗耗，可致肝肾亏损，冲任精血不足，阴器失于濡养而发本病。

2. 血虚化燥 脾虚化源不足，或因久病耗伤气血，冲任血虚，不能滋养肌肤可致本病。

3. 脾肾阳虚 素体脾肾阳气虚弱或年老久病损伤脾肾，脾肾阳虚，冲任虚寒，阴寒凝滞，阴器失于温煦，可引起外阴变白、萎缩。

【临床表现】

1. 症状 外阴瘙痒，或无不适，严重时出现性交困难。

2. 体征 检查时见大小阴唇、阴蒂包皮、阴唇后联合及肛周皮肤色素减退呈粉红或白色，萎缩变薄，干燥皲裂，失去弹性，阴蒂萎缩，与包皮粘连，小阴唇变小、消失。晚期皮肤菲薄，阴道口挛缩狭窄，甚至仅容指尖。幼女患此病者多在排尿或排便后感外阴及肛周不适，检查可见外阴与肛周出现锁孔状珠黄色花斑样或白色病损环，至青春期多数患者病变可自行消失。

【诊断与鉴别诊断】

（一）诊断要点

1. 病史 可有家族史或自身免疫性疾病。

2. 临床表现 同前述。

3. 实验室及其他检查 病理检查可明确诊断，方法同外阴慢性单纯性苔藓。此外，还需进行女性性激素检查、基因核型分析等以明确病因。

（二）辨证要点

依据患者瘙痒及局部病变特点，结合兼证、舌脉综合分析。外阴瘙痒难忍，局部皮肤萎缩干燥或增厚无弹性，头晕耳鸣，目涩腰酸，属肝肾亏损；外阴瘙痒，局部皮肤黏膜发白萎缩，或增厚粗糙，形寒肢冷，纳呆便溏，腰脊冷痛，属脾肾阳虚；外阴干燥瘙痒，局部皮肤发白变薄，脱屑皲裂，头晕眼花，心悸怔忡，属血虚化燥。

（三）鉴别诊断

1. 老年生理性萎缩 仅见于老年妇女，外阴皮肤的萎缩情况与身体其他部位皮肤相同，患者无任何自觉症状。

2. 外阴白癜风 发白区界限分明，色素完全消失，但皮肤色泽、质地完全正常，且无症状。

【治疗】

（一）治疗思路

本病发病部位属肝、肾两经，而皮肤、黏膜又属肺经，故治疗上要兼顾三经；需调理脏腑以治其本、中药外治法以治其标，仔细查找诱因，针对病因进行治疗。本病病程缠绵，宜采用中西医结合方法内外同治以提高疗效。

（二）一般治疗

同"外阴慢性单纯性苔藓"。

（三）西医治疗

1. 局部药物治疗 2% 丙酸睾酮油膏外涂，每日 3～4 次。如瘙痒严重，可将丙酸睾酮制剂与 1% 或 2.5% 氢化可的松软膏混合涂擦。瘙痒缓解后，氢化可的松可逐渐减少至停用。如在使用期间出现男性化副反应或疗效不佳时，可改用 0.3% 黄体酮油膏（100mg 黄体酮油剂加入 30g 凡士林软膏）外涂，每日 3 次。应用 0.05% 氯倍他索软膏治疗本病亦可取得良好效果。凡瘙痒顽固，表面用药无效者可将 5mg 曲安奈德混悬液用 2mL 生理盐水稀释后皮下注射。幼女有可能自愈，治疗与成年妇女有别，可局部涂擦 1% 氢化可的松软膏或 0.3% 黄体酮油膏。

2. 物理治疗及手术治疗 物理治疗同"外阴慢性单纯性苔藓"，对病情严重或药物治疗无效者，可行表浅外阴切除，但手术切除复发率高。

（四）中医治疗

根据辨病辨证相结合的原则，采用"虚者补之"的治则。治法以滋阴养血，补虚润燥为主，内外结合、标本兼施，可收到良好的效果。

1. 辨证论治

（1）肝肾亏损证

证候：外阴干燥瘙痒，夜间尤甚，局部皮肤黏膜萎缩平坦，色素减退或消失，变白或粉红，干燥薄脆，阴道口缩小，伴头晕耳鸣，双目干涩，腰膝酸软。舌红苔少，脉细弱。

治法：补益肝肾，养荣润燥。

方药：归肾丸（《景岳全书》）合二至丸（《医方集解》）。

若头晕目眩者，加当归、白芍、钩藤养血平肝，或方用杞菊地黄丸（《医级》）治疗；外阴皮肤黏膜弹性减退、性交困难者，加淫羊藿、仙茅、肉苁蓉温补肾阳；大便干结者，加玄参、麦冬、何首乌滋阴养血润肠；阴户烧灼痒痛者，加黄柏、知母滋阴降火。

（2）血虚化燥证

证候：外阴干燥瘙痒，变薄，变白，脱屑，皲裂，阴唇、阴蒂萎缩或粘连，头晕眼花，心悸怔忡，气短乏力，面色萎黄。舌淡苔薄，脉细。

治法：益气养血，润燥止痒。

方药：人参养荣汤（《太平惠民和剂局方》）。

若外阴皮肤脱屑、皲裂者，加桃仁、红花、穿山甲、鳖甲活血；阴蒂、阴唇萎缩者，加仙茅、淫羊藿、菟丝子、肉苁蓉温补肾阳。

（3）脾肾阳虚证

证候：外阴瘙痒，局部皮肤黏膜薄脆，变白，弹性减退，形寒肢冷，纳呆便溏，腰脊冷痛，小便频数，性欲淡漠。舌淡胖苔薄白或薄润，脉沉弱。

治法：温肾健脾，养血润燥。

方药：右归丸（《景岳全书》）加黄芪、白术。

若外阴瘙痒者，加秦艽、地肤子、土茯苓祛风止痒；萎缩明显者，加淫羊藿、补骨脂。

2. 外治法

（1）外洗方（经验方）[《中西医结合妇产科学》（新世纪第2版）]　淫羊藿、白花蛇舌草、蒺藜、当归、川断、白鲜皮、硼砂。水煎外洗坐浴，适用于肝肾阴虚证。

（2）外洗方（经验方）[《中西医结合妇产科学》（新世纪第2版）]　艾叶、川椒、硼砂、马齿苋、当归。水煎外洗坐浴，适用于脾肾阳虚证。

【诊疗思路示意图】

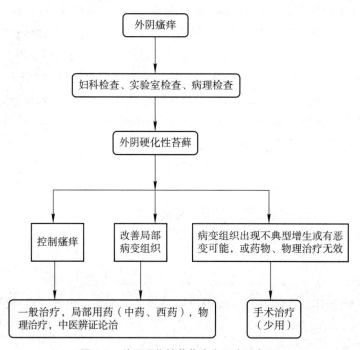

图 9-2　外阴硬化性苔藓诊疗思路示意图

【预防与调护】

同"外阴慢性单纯性苔藓"。

【预后】

中西药物结合应用，相辅相成，长期坚持用药，多数患者症状可得到改善。本病极少恶变，幼女患者至青春期多可自愈。

【思考题】

谈谈外阴慢性单纯性苔藓和外阴硬化性苔藓在症状和中医治疗上的不同之处？

第三节　外阴硬化性苔藓合并外阴慢性单纯性苔藓

外阴硬化性苔藓患者由于长期瘙痒和搔抓，可在原有病变基础上出现外阴慢性单纯性苔藓，即以往所称的外阴混合型营养不良。

当上述两种病变同时存在时，西医治疗应选用肤轻松软膏涂擦局部，每日 3 ～ 4 次，共用 6 周，继用 2% 丙酸睾酮软膏 6 ～ 8 周，之后每周 2 ～ 3 次，长期使用。中医需辨证治疗，内外同治。

扫一扫，查阅本章数字资源，含PPT、音视频、图片等

妊娠期间发生与妊娠有关的疾病，称妊娠病，亦称胎前病。妊娠病不但影响孕妇的健康，妨碍妊娠的继续和胎儿的正常发育，甚则威胁生命，因此必须重视妊娠病的预防和治疗。

临床常见的妊娠病有妊娠剧吐、自然流产、早产及过期妊娠、异位妊娠、剖宫产瘢痕妊娠、妊娠期高血压疾病、妊娠期肝内胆汁淤积症、胎盘早剥、前置胎盘、多胎妊娠与巨大胎儿、羊水量异常、母胎血型不合、胎儿生长受限等，由于妊娠合并疾病（心脏病、病毒性肝炎、呼吸道感染、糖尿病、甲状腺功能异常、贫血、特发性血小板减少性紫癜、尿路感染或结石、抑郁症）亦常危及母儿健康甚至生命，故列于此章论治。中医学认为，妊娠病包括妊娠恶阻、妊娠腹痛、胎漏、胎动不安、滑胎、堕胎小产、胎死不下、异位妊娠、胎萎不长、鬼胎、胎气上逆，胎水肿满、妊娠肿胀、妊娠心烦、妊娠眩晕、妊娠痫证、妊娠咳嗽、妊娠黄疸、妊娠小便淋痛、过期不产等。关于中、西医疾病之间的关系详见各节。

中医学认为，妊娠病的发病原因主要有禀赋不足或异常、素体虚弱、外感六淫、情志内伤、劳逸过度、房事不慎及跌仆闪挫等。常见的发病机理包括：①阴血亏虚：阴血素虚，孕后血聚胞宫以养胎元，阴血益虚，可致阴虚阳亢而发病。②气机阻滞：素多忧郁，气机不畅，胎体渐长，易致气机升降失常，气滞则血瘀、水停而发病。③脾肾虚损：肾虚则精亏血少，胎失所养；或肾气虚弱，胎失所系；或肾阳不足，宫寒胎元不固。脾虚则气血乏源，胎失所养；或脾虚湿聚，泛溢肌肤或水停胞中而发病。④冲气上逆：孕后经血不泻，下聚冲任、胞宫以养胎元，冲脉气盛，冲气夹胃气或肝气上逆而发病。

妊娠病的治疗原则，以胎元正常与否为前提：①胎元正常者，治病与安胎并举。治病之法，应先分清母病与胎病，若母病而致胎不安者，应重在治母病，病去则胎自安；若因胎不安而致母病者，应重在安胎，胎安则病自愈。安胎之法，以补肾健脾、调理气血为主，若有热象者，常佐以清热安胎之品。②胎元不正，或胎堕难留，或胎死不下，或孕妇有病不宜继续妊娠者，均宜迅速终止妊娠，下胎以益母。

妊娠病论治过程中需注意：①首先可借助实验室及影像学检查（如妊娠试验、超声检查等）确定妊娠。再根据临床表现及检查所见，确定其为何种妊娠病。②选方用药需时刻注意固护胎元。妊娠期间凡峻下、滑利、祛瘀、破血、耗气、散气及一切有毒药品，均应慎用或禁用。但在病情需要的情况下，应知情告知，适当选用，即所谓"有故无殒，亦无殒也"。在运用时必须严格控制剂量，遵"衰其大半而止"的原则，以免动胎、伤胎。

第一节　自然流产

【病例】

患者，女，33岁，2015年6月20日初诊。

主诉：停经2个多月，阴道流血2天。

现病史：患者停经2个月，近2天无明显诱因出现阴道流血，量少，色淡红，无臭气，伴腰酸，形体肥胖，皮肤干燥，纳食尚可，夜寐时好时差，大小便正常，舌质淡胖苔白腻，脉沉细滑。尿hCG（＋），超声示宫内妊娠7周，见胎心搏动。患者素有月经后期，初潮14岁，（5～7）/（40～60）天，量中等，有小血块，色暗红，伴有下腹隐痛。末次月经日期为2015年4月10日，曾在当地医院检查，超声示两侧卵巢增大，提示为"卵巢多囊样改变"。

既往史：多囊卵巢综合征病史。

妇科检查：外阴阴道少许血迹，宫颈着色，宫口闭合，子宫及双侧附件未触诊。

问题

该病例中、西医初步诊断是什么？诊断依据是什么？需要补充哪些检查？辨证为何种证型？其依据是什么？请提出治疗原则和方药。

妊娠不足28周，胎儿体重小于1000g而终止者，称流产（abortion）。其中妊娠12周前终止者，称早期流产（early abortion）；妊娠12周至不足28周终止者，称晚期流产（late abortion）。流产分为自然流产（spontaneous abortion）和人工流产（artificial abortion）。胚胎着床后31%发生自然流产，其中80%为早期流产。在早期流产中，约2/3为隐性流产（clinically silent miscarriage），即发生在月经期前的流产，也称为生化妊娠（chemical pregnancy）。本节主要介绍自然流产。

按发展的不同阶段，自然流产分为先兆流产、难免流产、不全流产、完全流产、稽留流产、复发（习惯）性流产、流产合并感染等类型。根据自然流产的类型和发生时间的不同，中医学有"胎漏""胎动不安""胎动欲堕""堕胎""小产""暗产""滑胎"等之分。妊娠期阴道少量流血、时下时止、或淋漓不断而无腰酸、腹痛、小腹坠胀者，称为"胎漏"，或"胞漏""漏胎"等；妊娠期出现腰酸腹痛、胎动下坠、阴道少量流血者，称为"胎动不安"或"胎气不安"。胎漏、胎动不安相当于先兆流产。若腹痛加剧，阴道流血增多或有流液、腰酸下坠势难留者，称"胎动欲堕"，相当于难免流产。妊娠早期胚胎自然殒堕者，称"堕胎"，相当于早期流产；妊娠3个月以上，7个月以内，胎儿已成形而自然殒堕者，称为"小产"，或"半产"，相当于晚期流产。若怀孕1月不知其已受孕而殒堕者，称为"暗产"，相当于隐性流产。凡堕胎或小产连续发生3次或3次以上者，称为"滑胎"，亦称"屡孕屡堕"或"数堕胎"，相当于复发性流产。

【病因病理】

（一）西医病因病理

1.病因

（1）胚胎因素　胚胎或胎儿染色体异常是早期流产最常见的原因，占50%～60%。染色体异常包括数目异常或结构异常。其中数目异常以三体居首，其次是 X 单体。三倍体及四倍体少见。结构异常引起流产并不常见。除遗传因素外，感染、药物等因素也可引起染色体异常。若发生流产，多为空孕囊或已退化的胚胎。少数至妊娠足月可能娩出畸形儿，或有代谢及功能缺陷。

（2）母体因素

1）全身性疾病　感染时高热可引起子宫收缩，导致流产。流感病毒、巨细胞病毒、风疹病毒、生殖器疱疹病毒、梅毒螺旋体、衣原体、弓形虫等感染若致胎儿染色体畸变可致流产。孕妇患心力衰竭、血栓性疾病、慢性消耗性疾病、慢性肝肾疾病或高血压、严重贫血等导致缺血缺氧，可引起流产。TORCH 感染虽对孕妇影响不大，但可感染胎儿导致流产。

2）内分泌异常　女性内分泌功能异常（如黄体功能不足、高催乳素血症、多囊卵巢综合征等），以及甲状腺功能减退或亢进、糖尿病血糖控制不良等，均可导致流产。

3）子宫异常　子宫畸形（如子宫发育不良、双子宫、单角子宫、子宫纵隔等）、子宫肌瘤（黏膜下肌瘤及某些肌壁间肌瘤）、子宫腺肌瘤、宫腔粘连等，均可影响胚胎着床发育而导致流产。宫颈重度裂伤、宫颈部分或全部切除术后、宫颈内口松弛等所致的宫颈功能不全，剖宫产瘢痕妊娠，可引发胎膜早破而发生晚期自然流产。

4）强烈应激与不良习惯　妊娠期严重的躯体（如手术、直接腹部撞击、性交过频）或心理（过度紧张、恐惧、忧伤等）刺激均可导致流产。孕妇过度吸烟、酗酒、过量饮用咖啡、二醋吗啡（海洛因）等，亦可引起流产。

5）免疫功能异常　包括自身免疫功能异常和同种免疫功能异常。前者主要发生于抗磷脂抗体、抗 β_2 糖蛋白抗体、狼疮抗凝血因子阳性的患者，临床上可仅表现为自然流产，甚至复发性流产，也可同时存在免疫性疾病（如系统性红斑狼疮等）。少数发生于抗核抗体阳性、抗甲状腺抗体阳性的孕妇。后者是基于妊娠属于同种异体移植的理论，母体对胚胎及胎儿的免疫耐受是胎儿在母体内得以生存的基础。母胎免疫耐受有赖于孕妇在妊娠期间能够产生足够的针对父系人白细胞抗原 HLA 的封闭性因子。如夫妇的 HLA 相容性过强，可以造成封闭性因子缺乏或自然杀伤细胞的数量或活性异常升高，这些均有可能导致不明原因复发性流产。

6）血栓前状态　血栓前状态是指多种因素引起的凝血、抗凝和纤溶系统功能失调或障碍的一种病理过程，这种状态通常不导致血栓性疾病，却可引起凝血功能异常增高及纤溶功能降低而形成高凝状态，亦可导致子宫胎盘部位血流状态改变。局部底蜕膜、胎盘绒毛及脐带血管内易形成微血栓，影响胎盘血流供应，从而引起胚胎缺血缺氧，最终导致胚胎发育不良或死亡而发生自然流产，血液持续高凝状态如不及时治疗则易导致复发性自然流产。

（3）父亲因素　有研究证明精子的染色体异常可以导致自然流产，但临床上精子畸形率异常增高是否与自然流产有关，尚无明确的依据。

（4）环境因素　过多接触放射线和砷、铅、甲醛、苯、氯丁二烯、氧化乙烯等化学物质，均能引起流产。

2. 病理　妊娠 8 周内自然流产，多是胚胎先死亡，然后底蜕膜出血，造成胚胎绒毛与底蜕膜分离、出血，已分离的胚胎组织如异物刺激子宫，可使之收缩并排出胚胎及其附属物。一般妊娠 8 周内，绒毛与子宫壁附着尚不甚牢固，胚胎绒毛易与底蜕膜分离，出血不多，妊娠物常可完全排出。妊娠 8～12 周，绒毛已深入蜕膜层，与底蜕膜联系较牢固，流产的妊娠物往往分离不完整且不易完整排出，部分妊娠物滞留在宫腔内可影响子宫收缩，导致出血较多，故需行清宫术以止血。妊娠 12 周后，胎盘已形成，流产时先出现腹痛，然后排出胎儿、胎盘。

（二）中医病因病机

本病主要的病机是冲任损伤，胎元不固。

1. 肾虚 先天禀赋不足，或房劳多产，或久病、惊恐、孕后不节房事，耗伤肾气，肾虚冲任不固，胎失所系，可引起胎漏、胎动不安，甚至屡孕屡堕，形成滑胎。

2. 气血虚弱 孕妇素体虚弱，或饮食劳倦，或思虑过度伤脾，气血生化乏源，或久病耗伤气血，致气血虚弱，无力固养胎元，以致胎漏、胎动不安，甚至屡孕屡堕而成滑胎。

3. 血热 素体阳盛，或过食辛热，或肝郁化热，或阴虚生内热，或外感热邪，导致血热，热扰冲任，损伤胎元，可致胎漏、胎动不安。

4. 血瘀 孕妇宿有癥疾，瘀阻胞宫，或孕后不慎跌仆闪挫，气血紊乱，冲任失调，胎元不固，可导致胎漏、胎动不安。

5. 感染邪毒 流产时血室正开，邪毒直犯胞宫，损伤冲任，可引起气血营卫不和，正邪交争以致发热。

【临床表现】

主要为停经后出现阴道流血和腹痛。早期流产的临床过程可表现为先出现阴道流血，后出现腹痛；晚期流产的临床过程可表现为先有腹痛（阵发性子宫收缩），然后出现阴道流血；稽留流产者就诊时亦可无明显的阴道流血和腹痛。

自然流产根据发展的不同阶段，可分为以下临床类型：

1. 先兆流产（threatened abortion） 指妊娠 28 周前先出现少量阴道流血，常为暗红色或血性白带，无妊娠物排出，随后出现阵发性下腹痛或腰背痛。妇科检查：子宫颈口未开，胎膜未破，子宫大小与停经周数相符。此类患者经治疗及休息后症状消失，可继续妊娠。中医称"胎漏""胎动不安"。若阴道流血量增多或下腹痛加剧，可发展为难免流产。

2. 难免流产（inevitable abortion） 指流产不可避免。一般由先兆流产发展而来，可表现为阴道流血增多，阵发性腹痛加重，或胎膜破裂出现阴道流液。妇科检查：子宫颈口已扩张，有时宫颈口可见胚胎组织或羊膜囊堵塞，子宫与妊娠周数基本相符或略小。中医学称其为"胎动欲堕"。

3. 不全流产（incomplete abortion） 由难免流产发展而来，部分妊娠物已排出体外，尚有部分残留在宫腔内或嵌顿于宫颈口处，影响子宫收缩，而致流血不止，甚至发生失血性休克。妇科检查：宫颈口已扩张，子宫颈口可见妊娠组织堵塞及持续性血液流出，一般子宫小于停经周数。中医学称"堕胎""小产"。

4. 完全流产（complete abortion） 妊娠物已全部排出宫腔，阴道流血逐渐停止，腹痛逐渐消失。妇科检查：子宫颈口关闭，子宫接近正常大小。本病属中医学"堕胎""小产"或"暗产"范畴。

此外，流产还分为三种特殊情况。

1. 稽留流产（missed abortion） 指胚胎或胎儿已死亡，滞留在宫腔内未及时自然排出者，又称过期流产。表现为早孕反应消失，有先兆流产症状或无任何症状，子宫不再增大反而缩小。如已到妊娠中期，则可见孕妇腹部不增大、胎动消失。妇科检查：子宫颈口闭合，子宫明显小于停经周数，质地不软，未闻及胎心音。本病中医学称为"胎死不下"。

2. 复发性流产（recurrent spontaneous abortion，RSA） 指同一性伴侣受孕，连续 3 次及以上的自然流产者，以往称为习惯性流产，中医学称"滑胎"。虽然 RSA 的定义为连续 3 次或 3 次以上的自然流产，但专家认为连续发生 2 次流产即应重视并予以评估，因为其再次流产的风险与 3 次者相近。

3. 流产合并感染（septic abortion）　流产过程中，若阴道流血时间长，有组织残留于宫腔内或非法堕胎等，有可能引起宫腔感染。此类感染常为厌氧菌及需氧菌混合感染，严重时感染可扩散到盆腔、腹腔甚至全身，且可并发盆腔炎、腹膜炎、败血症及感染性休克等。除流产的一般症状外，还可有高热寒战、腹痛等感染症状。腹部检查时可见压痛、反跳痛及肌紧张。妇科检查：子宫及附件压痛明显，阴道有灼热感，可有脓性白带或败酱样血性分泌物，有臭味。

【诊断与鉴别诊断】

诊断自然流产一般并不困难，关键是确定自然流产的临床类型，以便明确处理方法。

（一）诊断要点

1. 病史　应询问患者有无停经史和反复流产史，有无早孕反应、阴道流血，以及阴道流血的量及持续时间，有无腹痛及腹痛部位、性质、程度，有无阴道排液及妊娠物排出。了解有无发热、阴道分泌物性状及有无臭味，可协助诊断流产是否合并感染。

2. 体格检查　观察患者全身状况，有无贫血及感染征象，测量体温、血压、脉搏、呼吸等。消毒后进行妇科检查，注意宫颈口是否扩张，羊膜囊是否膨出，有无妊娠物堵塞于宫颈口，子宫大小与停经周数是否符合、有无压痛，双侧附件有无压痛、增厚或包块。疑为先兆流产者，操作应轻柔。

3. 辅助检查

（1）超声检查　可用于了解宫内有无妊娠囊，观察有无胚芽、胎心搏动和胎动等，以确定胚胎或胎儿存活与否，并指导治疗。若妊娠囊形态异常或位置下移，多预后不良。不全流产及稽留流产均可借助超声检查协助确诊。

（2）妊娠试验　临床多用早早孕诊断试纸条法，对诊断妊娠有价值。测定血 β-hCG 动态变化，有助于妊娠的诊断及预后判断。

（3）其他检查　血常规检查可判断出血程度及有无感染存在。复发性流产患者可进行染色体、内分泌因素、免疫因素、有无血栓前状态、感染因素、子宫因素等检查。

（二）鉴别诊断

首先应鉴别流产的类型，鉴别诊断要点（表 10-1）。早期流产还应与输卵管妊娠、葡萄胎、异常子宫出血等鉴别。

表 10-1　各种类型流产的鉴别诊断

临床类型	临床表现			妇科检查	
	流血量	下腹痛	组织排出	宫颈口	子宫大小
先兆流产	少	无或轻	无	闭	与妊娠周数相符
难免流产	中→多	加剧	无	扩张	与妊娠周数相符或略小
不全流产	少→多	减轻	部分排出	扩张或有物堵塞或闭塞	小于妊娠周数
完全流产	少→无	无	全部排出	闭	正常或略大

（三）辨证要点

临证时需动态观察阴道流血、腹痛、腰酸、小腹下坠四大症状，结合全身情况和舌脉的变化，辨别胎儿的存亡和母体的寒热虚实。

【治疗】

（一）治疗思路

一经确诊，应根据流产的不同类型给予积极恰当的处理。先兆流产应保胎治疗；难免流产、不全流产、稽留流产者，当尽快去除宫腔内容物；复发性流产应本着预防为主、防治结合的原则，孕前针对病因予以治疗，结合中药预培其损，孕后积极保胎，用药至超过既往流产时间 2 周以上；流产合并感染则应在控制感染的同时尽快清除宫内残留物。

（二）先兆流产

1. 西医处理

（1）卧床休息，禁性生活，必要时给予对胎儿危害小的镇静剂。

（2）黄体功能不足者可给予肌内注射黄体酮 10 ～ 20mg，每日或隔日 1 次；口服维生素 E 30 ～ 50mg，每日 2 次；口服黄体酮片（地屈孕酮）或黄体酮胶囊，或使用黄体酮阴道制剂。甲状腺功能减退者可口服甲状腺素片 0.03 ～ 0.06g，每日 1 次。经治疗 2 周，若阴道流血停止，超声提示胚胎存活，可继续妊娠。

（3）若临床症状加重，超声发现胚胎发育不良，血 β–hCG 持续不升或下降，表明流产不可避免，应终止妊娠。

此外，应重视心理治疗，安抚情绪，增强信心。

2. 中医辨证治疗 应根据阴道出血、腰酸、腹痛、下坠四大症状的性质、轻重程度及全身脉证，综合辨证。治疗应以补肾安胎为大法，根据不同的证型辅以益气养血、清热凉血或化瘀固冲等。

（1）肾虚证

证候：妊娠期阴道少量下血，色淡暗，腰酸，腹坠痛，头晕耳鸣，两膝酸软，小便频数，夜尿多，或曾屡次堕胎。舌淡苔白，脉沉细滑尺弱。

治法：补肾益气，固冲安胎。

方药：寿胎丸（《医学衷中参西录》）加党参、白术。

若阴道下血量多者，可加用山茱萸、旱莲草、苎麻根，重用续断、菟丝子固冲止血；腹坠明显者，加黄芪、升麻益气升提安胎；若肾阴虚，兼见手足心热，面赤唇红，口干咽燥，舌红少苔，脉细滑而数，加熟地黄、山茱萸、地骨皮滋阴补肾，固冲安胎；若肾阳虚，兼见腰痛如折，形寒肢冷，面色晦暗，小便清长，舌淡苔白滑，脉沉迟，治宜补肾助阳、固冲安胎。方用补肾安胎饮（《中医妇科治疗学》）。

（2）气血虚弱证

证候：妊娠期阴道少量流血，色淡红，质稀薄，或腰腹胀痛，小腹下坠，神疲肢倦，面色㿠白，头晕眼花，心悸气短。舌质淡苔薄白，脉细滑。

治法：补气养血，固肾安胎。

方药：胎元饮（《景岳全书》）去当归，加黄芪、升麻、阿胶、桑寄生。

（3）血热证

证候：妊娠期阴道下血，色深红或鲜红，质稠，或腰腹坠胀作痛，心烦少寐，口干口渴，溲赤便结。舌质红苔黄，脉滑数。

治法：清热凉血，固冲安胎。

方药：保阴煎（《景岳全书》）加苎麻根。

若下血多者，加阿胶、旱莲草、地榆炭凉血止血；腰痛者，加菟丝子、杜仲、桑寄生补肾安胎。

（4）血瘀证

证候：宿有癥疾，或孕后阴道下血，色暗红或红，甚则腰酸、腹痛下坠。舌暗或边有瘀点，脉弦滑或沉弦。

治法：活血消癥，补肾安胎。

方药：桂枝茯苓丸（《金匮要略》）加菟丝子、桑寄生、续断。

若妊娠期间不慎跌仆闪挫，继则腰腹疼痛，胎动下坠，阴道流血，精神倦怠，脉滑无力。治宜益气养血、固肾安胎。方用加味圣愈汤（《医宗金鉴》）。若下血较多者，去当归、川芎，加艾叶炭、阿胶、苎麻根止血安胎。

3. 中成药

（1）固肾安胎丸　口服，适用于肾阴虚证。

（2）孕康口服液　口服，适用于气血虚弱证。

（3）滋肾育胎丸　口服，适用于脾肾两虚证。

（三）难免流产

一旦确诊，应尽早使胚胎、胎盘组织完全排出。早期流产应行刮宫术，并仔细检查妊娠物，送病理检查；如有可能争取做绒毛染色体核型分析，对明确流产原因有一定帮助。晚期流产时，若胎儿已娩出，因子宫较大，可用缩宫素 10 ～ 20U，加入 5% 葡萄糖液 500mL 静脉滴注，促使子宫收缩。当胎儿和胎盘组织排出后需检查是否完全，必要时可行刮宫以清除宫腔内残留物。需给予抗生素预防感染。

（四）不全流产

诊断明确后及时行刮宫术或钳刮术，以清除宫腔内残留组织，必要时补液、输血，给予抗生素预防感染。刮出物需送病理检查。

（五）完全流产

流产症状消失，超声检查宫腔内无残留物，若无感染征象，则不需特殊处理。

（六）稽留流产

诊断确定后应尽早清宫。因胎盘组织机化，与子宫壁紧密粘连，故本病刮宫较困难。同时，由于胎儿死亡释放凝血活酶进入血液循环，易发生凝血功能障碍，导致播散性血管内凝血（DIC），故应在术前应检查血常规、凝血功能，并做好输血准备。若凝血功能正常，则先给戊酸雌二醇片（补佳乐），口服，每日 1 片，连用 3 日，以提高子宫肌对缩宫素的敏感性。若子宫小于12孕周者，行刮宫术时应注射缩宫素10U，加强子宫收缩，减少出血。一次不能刮净，可于5～7日后再次刮宫。如子宫大于12孕周者，可使用米非司酮（RU486）加米索前列醇，或静滴缩宫素，促使胎儿、胎盘自然排出，必要时再行清宫。若凝血功能检查异常，应尽早使用肝素、纤维蛋白原、输新鲜血或新鲜冰冻血浆，待凝血功能改善后再行引产或刮宫。

难免流产、不全流产、完全流产、稽留流产康复期，均可根据中医辨证治疗，促进子宫修复，减少术后并发症的发生。

（七）复发性流产

1. 西医处理 在怀孕前进行必要的检查，包括夫妇双方染色体检查、血型鉴定及丈夫的精液检查；夫妇一方或双方有染色体结构异常时，其胎儿有可能遗传异常的染色体，在孕中期行产前诊断有助于鉴别，有条件者建议行胚胎植入前遗传学筛查及胚胎种植前基因诊断。女方应进行生殖道检查，包括超声，必要时配合宫腹腔镜检查以确定有无肿瘤，子宫有无畸形、宫腔粘连与病变，宫颈内口松弛等。宫颈机能不全者应在孕12～14周行预防性宫颈内口环扎术，术后定期随诊，提前住院，待分娩发动前拆除缝线，以免造成宫颈撕裂。子宫纵隔、宫腔粘连者应在宫腔镜下行纵隔切除、粘连松解术；黏膜下肌瘤应在宫腔镜下行摘除术，影响妊娠的肌壁间肌瘤可考虑行剔除术。患者还应行卵巢功能及相关内分泌检查，黄体功能不全者，应在妊娠初期肌内注射黄体酮20～40mg，也可考虑口服黄体酮，或使用黄体酮阴道制剂，用药到孕12周时即可停药。甲状腺功能低下者应在孕前及整个孕期补充甲状腺素。免疫功能异常和有无血栓前状态或感染因素也是不容忽视的问题。抗磷脂抗体阳性患者可在确定妊娠以后使用小剂量阿司匹林和（或）低分子肝素皮下注射，并嘱其卧床休息，禁止性生活，补充维生素E及给予心理治疗，以解除精神紧张，安定情绪。

2. 中医辨证治疗 滑胎多为虚证，故以补虚为治疗原则。治疗时可以预防为主，防治结合。

（1）肾气亏损证

证候：屡孕屡堕，甚或如期而堕，月经初潮晚，月经周期延后或时前时后，经量较少，色淡暗，头晕耳鸣，腰膝酸软，夜尿频多，眼眶暗黑，或面有暗斑。舌质淡或淡暗，脉沉弱。

治法：补肾益气，调固冲任。

方药：补肾固冲丸（《中医学新编》）。

（2）气血虚弱证

证候：屡孕屡堕，月经量少，或月经周期延后，或闭经，面色㿠白或萎黄，头晕心悸，神疲乏力。舌质淡苔薄，脉细弱。

治法：益气养血，调固冲任。

方药：泰山磐石散（《景岳全书》）。

若小腹空坠不适，重用党参、黄芪，并加升麻、柴胡升阳举陷；若心悸失眠，加酸枣仁、柏子仁、夜交藤养心安神。

3. 中成药 同先兆流产。

（八）流产合并感染

治疗原则是控制感染的同时尽快清除宫内残留物。

1. 西医治疗 若阴道流血不多，则先用广谱抗生素2～3日，待控制感染后再行刮宫。如阴道流血量多或经应用大量抗生素后未能控制感染时，可在静脉滴注抗生素和输血的同时，用卵圆钳将宫腔内容物钳出以控制出血，但切不可用刮匙全面搔刮宫腔，以免感染扩散。术后继续用抗生素，待感染控制后再行彻底刮宫。若合并感染性休克，应积极抢救休克。如感染严重或盆腔有脓肿形成时，应行手术引流，必要时切除子宫。

2. 中医辨证治疗 本型多系感染邪毒所致，以清热解毒，化湿祛瘀为大法。

证候：高热寒战，阴道不规则流血，色如败酱，臭秽，或带下色黄如脓，其气臭秽，腹痛拒按，便秘溲黄。舌质红苔黄腻，脉滑数。

治法：清热解毒，凉血化瘀。

方药：五味消毒饮（《医宗金鉴》）合大黄牡丹汤（《金匮要略》）加红藤、败酱草、连翘、茵陈。

【诊疗思路示意图】

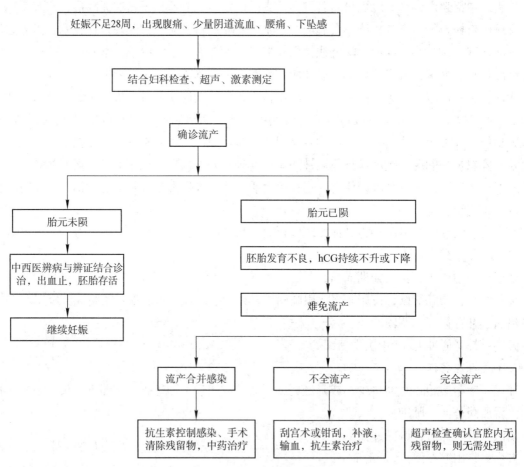

图 10-1 流产诊疗思路示意图

【预防和调护】

大多数流产可以预防。婚前检查可发现流产的潜在因素。孕前应强健夫妇体质，补充营养，孕后慎交合，避免劳累，以免扰动胎元。反复流产者，一旦受孕宜尽早安胎。

【预后】

先兆流产可在保胎后转为正常妊娠，至足月分娩健康婴儿；亦可进一步发展为各类流产。若处理得当一般无不良后果；若处理不当或不及时可导致严重贫血、感染，甚至发生休克、死亡。

【思考题】

自然流产的定义、分类及不同发展阶段的临床表现和治疗分别是什么？

第二节　早产及过期妊娠

一、早产

早产（preterm labor，PTL）是指妊娠满 28 周至不满 37 周（196 ～ 258 日）间分娩。早产分为自发性早产和治疗性早产。自发性早产包括早产和未足月胎膜早破后早产；治疗性早产指因妊娠并发症或合并症而需要提前终止妊娠。早产时娩出的新生儿称为早产儿，体重为 1000 ～ 2499g。早产儿各器官发育不成熟，出生孕周越小，体重越轻，其预后越差。国内早产发生率占分娩总数的 5% ～ 15%。出生 1 岁内死亡的婴儿约 2/3 为早产儿。随着早产儿治疗及监护手段的不断进步，其生存率明显提高，伤残率下降，有些国家已将早产时间的下限定义为妊娠 24 周或 20 周等。

中医学认为"早产"即"妊娠七月以后，日月未足，胎气未全而产者"，在分娩前可参照"胎动不安"辨证论治。

【病因病理】

（一）西医病因

高危因素包括：有晚期流产及（或）早产史者；前次双胎早产；妊娠间隔时间过短；孕中期阴道超声发现子宫颈长度 <25mm 的孕妇；有子宫颈手术史、剖宫产瘢痕妊娠、多胎妊娠、子宫畸形者；孕妇年龄≤17 岁或 >35 岁；过度消瘦（体质指数 <19kg/m^2，或孕前体质量 <50kg）；辅助生殖技术助孕者；胎儿及羊水量异常者；妊娠并发症或合并症者；有不良嗜好者。常见诱因：①宫内感染，30% ～ 40% 的早产伴胎膜早破、绒毛膜羊膜炎。②泌尿道或下生殖道感染，B 族链球菌、沙眼衣原体、支原体致下生殖道感染、细菌性阴道病、无症状性菌尿、急性肾盂肾炎等。

（二）中医病因病机

早产发生的主要病机是冲任气血失调，胎元不固。

1. 肾虚　素体禀赋不足，肾气虚弱，或孕后房事不节，损伤肾气，肾虚冲任不固，致胎失所系而早产。

2. 气血虚弱　素体气血不足，或孕后脾胃受损，化源不足，气少血亏，致胎失载养而早产。

3. 血热　素体阳盛，或肝郁化火，或外感热邪，或阴虚内热，致热伤冲任，扰动胎元而早产。

【临床表现】

主要临床表现是子宫收缩，最初是不规则收缩，常伴有少量阴道流血或血性分泌物，以后可发展为规则宫缩，其过程与足月临产相似，宫颈管先逐渐消退，然后扩张。胎膜早破比足月临产多见。临床上，早产分为先兆早产和早产临产两个阶段。①先兆早产：有规则或不规则的宫缩，伴宫颈管的进行性缩短。②早产临产：出现规则宫缩（20分钟≥4次，或60分钟≥8次），伴宫颈展平≥80%，宫颈扩张≥1cm。若孕不足37周，初产妇宫口开大3cm以上，经产妇宫口开大4cm以上为早产（不可避免）。

【诊断与鉴别诊断】

（一）诊断要点

1. 病史　应了解患者的早产史、晚期流产史、产伤史等。
2. 临床表现　同前述。
3. 辅助检查　①妊娠20周后阴道分泌物中胎儿纤连蛋白 >50ng/mL。②阴道超声动态观察：宫颈长度 <25mm，或宫颈内口漏斗形成伴有宫颈缩短。

（二）辨证要点

除全身症状外，还应注意腰腹痛的性质、程度，以及阴道流血量、色、质等征象，参考舌、脉，分清虚实寒热。

（三）鉴别诊断

早产需依据规律宫缩及伴有的宫颈管进行性缩短和宫口扩张，与前置胎盘、胎盘早剥、宫颈局部病变出血及妊娠晚期出现的生理性子宫收缩进行鉴别。

【治疗】

（一）治疗思路

胎儿存活，无胎儿窘迫、胎膜未破者，应设法抑制宫缩，尽可能继续维持至妊娠34周。如有胎膜早破，妊娠无法继续时，应尽力设法提高早产儿的存活率。中医以补肾、益气养血安胎为主。

（二）一般治疗

卧床休息，避免情绪紧张，吸氧。

（三）西医治疗

1. 药物治疗
（1）促使肺成熟治疗　妊娠 <35周，1周内有可能分娩的孕妇，应使用糖皮质激素促胎儿肺成熟。方法：地塞米松注射液6mg肌内注射，每12小时1次，共4次。妊娠32周后选用单疗程治疗。
（2）抑制宫缩
1）β- 肾上腺素受体激动剂　常用药物为利托君100mg加入5% 葡萄糖液500mL静脉滴注，初始剂量为每分5滴，根据宫缩情况调节，每10分钟增加5滴，最大至35滴/分；待宫缩抑制后持续静滴12小时，停止静脉滴注前30分钟改为口服10mg，每4～6小时1次。用药期间需密切了解孕妇主诉及心率、血压、宫缩变化，并限制静脉输液量（每日不超过2000mL），以防肺水肿。如患者心率 >120 次 / 分，应减滴数；如心率 >140 次 / 分，应停药；如出现胸痛，应立即停药并行心电监护。长期用药者应监测血钾、血糖、肝功能和超声心动图。

2）硫酸镁　25% 硫酸镁 16mL 加入 5% 葡萄糖液 100mL 中，在 30 ～ 60 分钟内静脉滴注完毕，然后以每小时 1 ～ 2g 的剂量维持滴速直至宫缩 <6 次 / 小时。每日总剂量不超过 30g。用药过程中必须监测镁离子浓度，密切注意呼吸、膝反射及尿量。

3）阿托西班　是一种缩宫素的类似物，通过竞争子宫平滑肌细胞膜上的缩宫素受体，抑制由缩宫素所诱发的子宫收缩，其抗早产效果与利托君相似，但其副作用小。

4）钙拮抗剂　当上述药物均效果不佳时，可考虑应用钙拮抗剂：硝苯地平 10mg，口服，每 6 ～ 8 小时 1 次。应密切注意孕妇心率及血压变化；慎用硫酸镁，以防血压急剧下降。

5）前列腺素合成酶抑制剂　吲哚美辛，初始剂量 50mg，每 8 小时口服 1 次，24 小时后改为 25mg，每 6 小时 1 次。因其可以通过胎盘，故用药过程中要密切观察羊水量及动脉导管血流量。

（3）控制感染　抗生素可有效延长破膜至胎儿娩出的时间，特别是阴道分泌物培养 B 族溶血性链球菌阳性或者羊水细菌培养阳性及尿路感染者。有条件时，可做羊水感染指标相关检查。阳性者应根据药敏试验选用对胎儿安全的抗生素。对于未足月胎膜早破者，必须预防性使用抗生素。

2. 分娩期处理　大部分早产儿可经阴道分娩。临产后，慎用吗啡、哌替啶等抑制新生儿呼吸中枢的药物；停用宫缩抑制剂。产程中应予孕妇吸氧，密切观察胎心变化，可持续胎心监护；没有指征不做产钳及会阴侧切。对于早产胎位异常者，在权衡新生儿存活利弊基础上可考虑剖宫产。

（四）中医治疗

参见"先兆流产"。

【诊疗思路示意图】

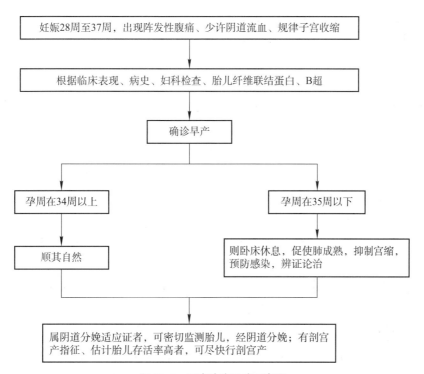

图 10-2　早产诊疗思路示意图

【预防】

加强健康教育，指导孕期卫生，尽量避免可能引起早产的因素；加强产前检查，及早诊断及积极治疗妊娠并发症，预防胎膜早破，预防亚临床感染。对有早产、流产史的孕妇应行早产预测；高危者应卧床休息，宜左侧卧位，以增加子宫胎盘血流量，防止自发性子宫收缩；对确诊宫颈功能不全者应在孕 12～14 周行宫颈环扎术。

【预后】

早产儿约有 15% 的新生儿期死亡，另外有 8% 的早产儿虽能存活但可能留有智力障碍或神经系统的后遗症。近年来，随着治疗水平的提高，早产儿生存率亦明显提高。

【思考题】

早产的中西医防治方法有哪些？

二、过期妊娠

过期妊娠（postterm pregnancy）是指平时月经规则，妊娠达到或者超过 42 周（≥294 日）尚未分娩。其发生率占妊娠总数的 3%～15%，过期妊娠的围生儿患病率和死亡率增高，并随妊娠期延长而增加。中医学称本病为"过期不产"。

【病因病理】

（一）西医病因病理

1. 病因

（1）雌、孕激素比例失调　内源性前列腺素和雌二醇分泌不足而孕激素水平增高，孕激素又抑制前列腺素和缩宫素，使子宫不收缩，故分娩发动延迟。

（2）头盆不称　头盆不称时胎先露部对宫颈内口及子宫下段的刺激不强可致过期妊娠。

（3）胎儿畸形　如无脑儿，由于无下丘脑，垂体－肾上腺轴发育不良或缺如，促肾上腺皮质激素产生不足，胎儿肾上腺皮质萎缩，使雌激素的前身物质 16α－羟基硫酸脱氢表雄酮不足，从而雌激素分泌减少；或小而不规则的胎儿不能紧贴子宫下段及宫颈内口诱发宫缩，而导致过期妊娠。

（4）遗传因素　某家族、某个体常反复发生过期妊娠，提示与遗传因素相关。胎盘硫酸酯酶缺乏症亦可导致过期妊娠。

2. 病理

（1）胎盘　有两种类型。一种是胎盘功能正常，除重量略有增加外，外观和镜检均与足月胎盘相似；另一种是胎盘功能减退。

（2）羊水　正常妊娠 38 周后，羊水量随着妊娠推延逐渐减少，妊娠 42 周后羊水量减少迅速，约 30% 减至 300mL 以下；羊水粪染率明显增高，是足月妊娠的 2～3 倍，若同时伴有羊水过少，羊水粪染率可达 71%。

（3）胎儿　过期妊娠胎儿生长模式与胎盘功能有关，可分为以下三种：

1）正常生长及巨大儿　胎盘功能正常，胎儿继续生长，约 25% 体重增加成为巨大胎儿。其中 5.4% 胎儿出生体重 >4500g。

2）胎儿过熟综合征　过熟儿表现为过熟综合征的外貌，与胎盘功能减退、胎盘血流灌注不足、胎儿缺氧及营养缺乏等有关。典型表现为皮肤干燥、松弛、起皱、脱皮，脱皮尤以手心和脚心明显；身体瘦长、胎脂消失、皮下脂肪减少，表现为消耗快；头发浓密，指（趾）甲长；新生儿睁眼、异常警觉和焦虑，容貌似"小老人"。因为羊水减少和胎粪排出，胎儿皮肤黄染，羊膜和脐带呈黄绿色。

3）胎儿生长受限　小样儿可与过期妊娠并存，后者更增加胎儿的危险性，约 1/3 过期妊娠死产儿为生长受限小样儿。

（二）中医病因病机

1. 肝肾不足　素体虚弱，形体消瘦，加之妊娠期间，气血荫养胎元，肝肾阴精益亏，致使妊娠过期不产。

2. 气虚血瘀　素体虚弱，或久病体虚，或内伤脾气，使气虚运血无力，胞脉瘀阻，胎元足月而不下。

3. 寒凝血瘀　素体虚寒，或感受寒邪，寒凝血瘀，胞脉阻滞，致使过期不产。

【诊断】

（一）诊断要点

1. 病史　有过期妊娠史或家族病史。

2. 临床表现　平素月经规则，≥42 周尚未分娩。准确核实孕周，确定胎盘功能是否正常是关键。孕周的核实可通过病史（末次月经、排卵日、性交日期、辅助生殖技术日期）、临床表现（早孕反应、胎动开始出现日期、子宫大小）、实验室检查（超声、血 β–hCG、尿 hCG）等来确定。胎盘功能可通过胎动计数进行初步判断，若 12 小时内少于 10 次或逐日下降超过 50% 而又不能恢复，应视为胎盘功能不良，胎儿存在缺氧。

3. 辅助检查

（1）超声检查　孕 20 周内超声检查对确定孕周有重要意义。妊娠 5 ～ 12 周内胎儿顶臀径、孕 12 ～ 20 周以内胎儿双顶径、股骨长度推算预产期较准确。超声还可观察胎动、胎儿肌张力、胎儿呼吸运动及羊水量，每周 1 ～ 2 次。

（2）推算孕周　根据妊娠初期血、尿 hCG 增高的时间推算孕周。

（3）胎儿电子监护仪监测　无应激试验（NST）每周 2 次，NST 有反应型提示胎儿无缺氧，NST 无反应型需做宫缩应激试验（CST）。CST 多次反复出现胎心晚期减速者，提示胎儿有缺氧。

（4）判断胎盘功能及胎儿安危　借助脐血流检查仪检查胎儿脐动脉血流 S/D 比值，协助判断胎盘功能及胎儿安危。

（5）羊膜镜检查　观察羊水颜色，了解胎儿是否因缺氧而有胎粪排出。

（二）辨证要点

妊娠过期不产，孕妇神疲乏力、头晕目眩、腹胀、舌暗红边有瘀斑、苔薄、脉弦涩，多为气虚血瘀；腰膝酸软、头晕耳鸣、眼花、形瘦、纳差、二便正常、舌质淡苔薄、脉沉细，多为肝肾不足；小腹寒凉、四肢不温、腹胀便溏、小便清长、舌淡暗苔薄白、脉沉紧而涩者，多为寒凝血瘀。

【治疗】

（一）治疗思路

一旦确诊应予及时引产，终止妊娠。分娩方式的选择应根据胎盘功能、胎儿大小、宫颈成熟度综合分析。

（二）西医治疗

1. 终止妊娠指征 宫颈条件已成熟；胎儿 >4000g 或胎儿生长受限；每 12 小时内胎动计数 <10 或 NST（−），OCT 为阳性或可疑时；羊水中有胎粪或羊水过少；有其他并发症如子痫前期或子痫；尿 E/C 比值持续偏低。终止妊娠的方式可酌情而定。

2. 引产 宫颈条件成熟，Bishop≥7 分者，应予引产；胎头已经衔接者，通常采用人工破膜，破膜时羊水多而清者，可静脉滴注缩宫素，在严密监视下经阴道分娩。宫颈条件未成熟者可用促宫颈成熟药物，如普拉睾酮，也可用缩宫素引产。进入产程后应严密观察胎心、羊水性状等及早发现胎儿窘迫并及时处理。

3. 剖宫产指征 ①胎盘功能不良，胎儿贮备力差，不能耐受宫缩，胎心监测持续晚期减速者。②估计胎儿体重≥4000g 且合并糖尿病者，建议剖宫产终止妊娠；估计胎儿体重≥4000g 而无糖尿病者，可阴道试产，但需放宽剖宫产指征。③合并胎位异常者。④存在妊娠合并疾病或并发症。⑤产时胎儿窘迫，估计短时间内不能经阴道结束分娩者。⑥引产失败或产程进展缓慢，疑有头盆不称者。

（三）中医治疗

1. 辨证论治

（1）肝肾不足证

证候：妊娠过期，胎儿不下，腰膝酸软，头晕耳鸣，形体消瘦，纳食不香，二便正常。舌质淡苔薄，脉沉细。

治法：滋养肝肾，补气活血，缩宫催生。

方药：助产汤（《中西医结合妇产科学》）。

若畏寒肢凉、小便清长者，加肉桂、吴茱萸温阳散寒；情志抑郁、胸闷不舒者，加制香附、郁金疏肝解郁；心烦易怒、面赤畏热者，加栀子、白芍清泻肝火；形体肥胖、痰湿壅盛、舌淡苔白腻者，加茯苓、陈皮、半夏燥湿化痰。

（2）气虚血瘀证

证候：妊娠过期不产，孕妇神疲乏力，头晕目眩，腹胀不适。舌质暗红、边有瘀斑，苔薄，脉弦涩。

治法：益气活血，启动宫缩。

方药：参芪启宫汤（《中西医结合妇产科学》）。

（3）寒凝血瘀证

证候：妊娠过期不产，小腹寒凉，四肢不温，腹胀，大便溏泄，小便清长。舌淡暗苔薄白，脉沉紧而涩。

治法：温经暖宫，活血催生。

方药：保产无忧散（《傅青主女科》）。

2. 针刺引产

主穴：次髎（双）。

配穴：三阴交（双）、合谷（双）。

针法：先刺次髎用泻法，次刺三阴交用泻法，最后刺合谷用补法。每次行针 1 ～ 5 分钟，留针 10 分钟，每日 2 次，3 日为一疗程。

【诊疗思路示意图】

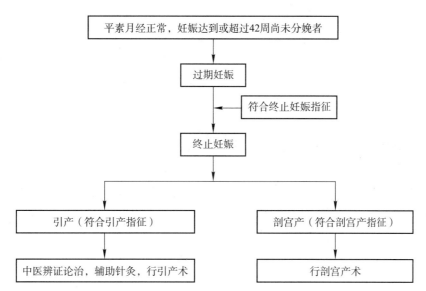

图 10-3　过期妊娠诊疗思路示意图

【预防】

加强孕期宣教，使孕妇及家属认识过期妊娠的危害；定期进行产前检查，适时结束分娩。

【预后】

过期妊娠对母儿均有许多危害，适时结束分娩，可得到满意的结局。

【思考题】

过期妊娠的中西医防治方法有哪些？

第三节　妊娠期高血压疾病

【病例】

患者，女，32 岁，2014 年 10 月 17 日初诊。

主诉：妊娠 8 个月，头晕目眩 1 周。

现病史：患者妊娠早期开始肢体浮肿，间断中药治疗一段时间，浮肿减轻。近 1 周头晕目眩，浮肿加重，下肢尤甚，视物模糊，时耳鸣，睡眠差，胸闷，口干，纳差，手足心发热，二便正常。

经带胎产史：初潮 11 岁，（4～6）/（20～29）天，平素月经量多，痛经，白带多，末次月经日期为 2014 年 2 月 5 日。G_0P_0。

既往史：既往无特殊疾病病史。

体格检查：血压 160/100mmHg。形体肥胖，颜面潮红。舌红苔白，脉弦滑数。

问题

患者所患何病？该病是如何产生的？临床需进行何检查？中西医如何诊断及治疗？

妊娠期高血压疾病（hypertensive disorders complicating pregnancy）是妊娠与血压升高并存的一组疾病。发病率为 5%～12%，是引起孕产妇病死率和围产儿死亡率升高的主要原因。本病以妊娠期妇女发生高血压为主要表现，较重时出现蛋白尿，严重时出现抽搐。多数病例的症状在分娩后消失。该组疾病包括妊娠期高血压、子痫前期、子痫，以及慢性高血压并发子痫前期和慢性高血压合并妊娠。

根据本病主要临床表现，分属中医"子肿""子晕""子痫"的范畴。妊娠中晚期，孕妇出现肢体面目肿胀者称"子肿"，亦称"妊娠肿胀"；妊娠中晚期孕妇出现头晕目眩，状若眩晕，甚至眩晕欲厥者，称"子晕""子眩"，亦称"妊娠眩晕"；妊娠晚期、临产时或新产后，突然发生眩晕仆倒，昏不知人，两目上视，牙关紧闭，四肢抽搐，全身强直，须臾醒，醒复发，甚至昏迷不醒者，称为"子痫"，又称"妊娠痫证"。

【病因病理】

（一）西医病因病理

1.病因

（1）高危因素　根据流行病学调查，孕妇年龄≥35 岁；有妊娠期高血压、子痫前期病史及家族史；慢性高血压；慢性肾炎；糖尿病；抗磷脂抗体阳性；初次产检时体重指数≥28kg/m^2；本次妊娠为多胎妊娠、首次怀孕、妊娠间隔≥10 年及孕早期收缩压≥130mmHg 或舒张压≥80mmHg等均与本病有关。

（2）发病机制　需要更深入的研究。近年国际上提出了子痫前期发病机制的"两阶段学说"。其核心内容包括：第一阶段，在孕早期，由于免疫、遗传、内皮细胞功能紊乱等因素可造成子宫螺旋小动脉生理性"血管重铸"障碍，滋养细胞因缺血导致侵袭力减弱，造成"胎盘浅着床"，子宫动脉血流阻力增加，致使胎盘灌注不足，功能下降。第二阶段，孕中晚期缺血缺氧的胎盘局部发生氧化应激反应，可诱发内皮细胞损伤，从而释放大量炎症因子，形成炎症级联效应和过度炎症的发生，引起子痫前期、子痫各种临床症状。

2.病理生理变化
全身小血管痉挛，内皮损伤及局部缺血是妊娠期高血压疾病的基本病理生理变化。由于小动脉广泛性痉挛，造成管腔狭窄，周围循环阻力增大，血管壁及内皮细胞损伤，通透性增加，体液和蛋白质渗漏，出现血压升高、蛋白尿、水肿、全身各脏器灌流减少、子宫胎盘灌注不足，可对母儿造成危害，甚至导致母儿死亡。

（1）脑　脑血管痉挛，引起脑组织局部缺血、充血、脑水肿、颅压增高，可引起头痛、感觉迟钝或混乱；严重者可出现脑出血、脑血栓和局部脑实质组织软化，引起昏迷、视力下降、失明等。

（2）肾脏　肾小球扩张，内皮细胞肿胀，纤维素沉积于内皮细胞，血浆蛋白自肾小球漏出形成蛋白尿。由于血管痉挛，肾血流量和肾小球滤过量下降，可导致血浆尿酸浓度升高，血浆肌酐升高。肾功能严重损害则可形成少尿、无尿及肾衰竭，若伴肾皮质坏死，肾功能损伤将无法逆转。

（3）肝脏　子痫前期可表现为肝功能异常，如各种转氨酶水平升高，磺溴酞钠分泌时间延长，血浆碱性磷酸酶升高。门静脉周围出血是肝脏的特征性损伤，严重时门静脉周围坏死，可形成肝包膜下血肿；若发生肝破裂，则可危及母儿生命。

（4）心血管　血管痉挛，血压升高，外周阻力增加，心脏后负荷加重，心脏排出量降低，失代偿时，可有肺充血，肺水肿。冠状小动脉痉挛可引起冠状动脉血液灌注量不足致心肌缺血，间质水肿及心肌点状出血、坏死，严重时可导致心力衰竭。

（5）血液　由于全身小动脉痉挛，血管壁渗透性增加，血液浓缩，大部分患者血容量在妊娠晚期不能像正常孕妇增加 1500mL 达到 5000mL，血细胞比容上升。当血细胞比容下降时，多合并贫血、红细胞受损或溶血。妊娠期高血压疾病患者伴有一定量的凝血因子缺乏或变异所致的高凝血状态，特别是重症患者可发生微血管病性溶血，主要表现为血小板减少（血小板 $<100 \times 10^9/L$），肝酶升高、溶血（即 HELLP 综合征），其特征为红细胞碎片、血红蛋白尿及血红蛋白症。

（6）内分泌及代谢　由于血浆孕激素转换酶增加，妊娠晚期盐皮质激素、去氧皮质酮升高致钠潴留；另外，以蛋白尿为特征的上皮受损降低血浆胶体渗透压，故患者细胞外液可超过正常妊娠，出现水肿。但水肿与妊娠期高血压疾病的严重程度及预后关系不大。子痫抽搐后出现酸中毒，其严重程度与乳酸产生的量及其代谢率及呼出的二氧化碳有关。

（7）子宫胎盘血流灌注　子宫螺旋小动脉重铸不足可导致胎盘灌流量下降，使得螺旋动脉平均直径仅为正常妊娠螺旋动脉直径的 1/2；加之伴有内皮损害及胎盘血管急性动脉粥样硬化，胎盘功能下降，胎儿生长受限，故可致胎儿窘迫。若胎盘床血管破裂，则可致胎盘早剥，严重时可危及母儿生命。

（二）中医病因病机

中医学认为，脾肾两虚，运化无权，水湿内停；气机阻滞，津液不布，发为子肿；肝肾阴虚，阴不制阳，肝阳上亢，或痰浊上扰，可引起头目眩晕等，即子晕；若子肿、子晕进一步发展，阴虚阳亢，肝风内动，或痰火上扰，蒙蔽清窍，出现抽搐昏迷者，即为子痫。本病的发生，责之于肝、脾、肾三脏功能失调。脏腑虚损，阴血不足为致病之本，风、火、痰、湿为病证之标。

1.脾肾两虚　素体脾肾两虚，因孕重虚，或因孕后过食生冷、忧思劳倦伤脾，或房劳伤肾，脾虚运化失职，肾虚不能化气行水，可致水湿停聚，加之胎儿长大，阻碍气机，不能敷布津液、水湿，泛溢肌肤则为水肿。

2.气滞湿阻　素多忧郁，或因孕后情志不畅，肝失条达，气机不畅，而妊娠四五月后，胎体渐长，更碍气机升降，气机阻滞，津液不布，遂可致气滞水停，全身肿胀。

3.阴虚肝旺　平素阴虚，孕后阴血下聚养胎，阴血愈亏，阴不潜阳，肝阳上亢，上扰清窍，可致眩晕。

4.脾虚肝旺　素体脾虚，运化失职，水湿停聚，痰浊内生；孕后阴血养胎，肝失濡养，肝阳偏亢，肝阳夹痰浊上扰清窍，可发为眩晕。

5.肝风内动　素体阴虚，孕后阴血下聚养胎，阴虚愈甚，阴不涵阳，肝阳上亢，肝风内动，遂发子痫。

6. 痰火上扰　脾肾虚弱，水湿内停，湿聚成痰，孕后阴血养胎，阴虚内热，灼液为痰，热与痰结，痰火交炽，上蒙清窍可发为子痫。

【临床表现】

1. 妊娠期高血压疾病的分类及临床表现（表 10-2）

表 10-2　妊娠期高血压疾病分类及临床表现

分类	临床表现
妊娠期高血压	妊娠 20 周以后出现收缩压≥140mmHg 和（或）舒张压≥90mmHg（两次间隔至少 4 小时），并于产后 12 周恢复正常；尿蛋白（－）。本病产后方可确诊
子痫前期	妊娠 20 周以后出现收缩压≥140mmHg 和（或）舒张压≥90mmHg，伴有以下任意 1 项：24 小时尿蛋白≥0.3g，或随机尿蛋白/肌酐≥0.3，或随机尿蛋白（＋） 或虽无蛋白尿，但伴有以下任何 1 种器官或系统受累：心、肺、肝、肾等重要器官，或血液系统、消化系统、神经系统的异常改变，胎盘-胎儿受到累及等
子痫	子痫前期孕妇抽搐不能用其他原因解释者。子痫发生前可有不断加重的重度子痫前期，但也可发生于血压升高不显著、无蛋白尿者。通常产前子痫较多，发生于产后 48 小时者约 25%。子痫抽搐进展迅速，前驱症状短暂，表现为抽搐、面部充血、口吐白沫、深昏迷；随之深部肌肉僵硬，很快发展成典型的全身高张阵挛惊厥、有节律的肌肉收缩和紧张，持续 1～1.5 分钟，其间病人无呼吸动作；此后抽搐停止，呼吸恢复，但病人仍昏迷，最后意识恢复，但困惑、易激惹、烦躁
慢性高血压并发子痫前期	慢性高血压孕妇妊娠 20 周前无尿蛋白，妊娠 20 周以后出现 24 小时尿蛋白≥0.3g；或妊娠 20 周有蛋白尿，妊娠 20 周后突然尿蛋白增加，血压进一步升高或血小板<100×10⁹/L
妊娠合并慢性高血压	妊娠前或妊娠 20 周前发现收缩压≥140mmHg 和（或）舒张压≥90mmHg（除外滋养细胞疾病），妊娠期无明显加重；或妊娠 20 周后首次诊断高血压并持续到产后 12 周后

　　注： ①收缩压较基础血压升高 30mmHg，但低于 140mmHg；或舒张压较基础血压升高 15mmHg，但低于 90mmHg 时，不作为诊断依据，需严密观察。②普遍认为早于妊娠 34 周发病者为早发型子痫前期（early onset preeclampsia）。③尿蛋白多少与妊娠结局之间的关系不大，大量蛋白尿（24 小时尿蛋白≥5g）不作为伴严重表现子痫前期的指标。

　　2. 子痫前期　既往将子痫前期分为轻度与重度，但轻度子痫前期只代表诊断时状态，任何程度的子痫前期都可能导致严重不良预后，因此不再诊断"轻度子痫前期"，而诊断为子痫前期，以免造成对病情的忽视，将伴有严重表现的子痫前期诊断为"重度子痫前期"，以引起临床重视。子痫前期孕妇出现以下任意表现为重度子痫前期：①血压升高：收缩压≥160mmHg 和（或）舒张压≥110mmHg。②持续性头痛、视觉障碍或其他中枢神经系统异常表现。③持续性上腹部疼痛及肝包膜下血肿或肝破裂表现。④肝功能损害：血丙氨酸转氨酶或天冬氨酸转氨酶水平升高。⑤肾功能损害：24 小时尿蛋白≥0.3g；少尿（24h 尿量<400mL，或每小时尿量<17mL）或血肌酐水平>106μmol/L。⑥低蛋白血症伴腹水、胸水或心包积液。⑦血液系统异常：血小板计数呈持续性下降并低于 100×10⁹/L；微血管内溶血。⑧心功能衰竭。⑨肺水肿。⑩胎儿生长受限或羊水过少、胎死宫内、胎盘早剥等。

　　3. 子痫的典型发作过程　眼球固定，瞳孔放大，牙关紧闭，直视前方或斜向一侧，继而全身肌肉强直，剧烈抽动，呼吸停止，意识丧失，抽搐持续 1～1.5 分钟，随即肌肉松弛，呼吸恢复，但伴鼾音，患者进入昏迷状态，醒后不能忆起发作前后情况。抽搐频繁、持续时间长者，往往可陷入深昏迷。在抽搐过程中易发生舌咬伤、摔伤，甚至骨折；昏迷中亦可出现呕吐致窒息或吸入性肺炎。

【诊断与鉴别诊断】

（一）诊断要点

1. 病史 患者有本病的高危因素、临床表现，特别应注意观察患者有无头痛、视力改变、上腹不适等。

2. 临床表现 妊娠 20 周后发生高血压、尿蛋白，或有水肿，可伴有明显的自觉症状，如头晕、头痛、视物不清甚或失明、上腹不适，甚至抽搐、昏迷。

（1）高血压 同一手臂至少 2 次测量，收缩压≥140mmHg 和（或）舒张压≥90mmHg 定义为高血压。若收缩压较基础血压升高 30mmHg，但低于 140mmHg；或舒张压较基础血压升高 15mmHg，但低于 90mmHg 时，不作为诊断依据，需严密观察。对严重高血压患者，即收缩压≥160mmHg 和（或）舒张压≥110mmHg 者，应严密观察血压。慢性高血压并发子痫前期常在妊娠 20 周后血压持续上升。其中特别需注意舒张压的变化。

（2）尿蛋白 应取清洁中段尿进行检查，对可疑子痫前期孕妇应测 24 小时尿蛋白定量。尿蛋白≥0.3g/24h 或随机蛋白≥0.3g/L 或尿蛋白定性（+）及以上时，定义为蛋白尿。避免阴道分泌物污染尿液。蛋白尿反映肾小动脉痉挛引起肾小管细胞缺氧及其功能受损的程度，临床上，其出现略迟于血压的升高。尿路感染、严重贫血、心力衰竭和难产均可导致蛋白尿。

3. 辅助检查

（1）妊娠高血压 应进行以下常规检查：血常规、尿常规、肝功、肾功、血脂、尿酸、凝血功能，以及心电图、胎心监测和超声监测胎儿、胎盘、羊水。

（2）子痫前期、子痫 视病情发展、诊治需要，患者应酌情行以下有关检查：眼底检查、凝血功能检查、超声影像学腹部检查、电解质检查及动脉血气分析；心脏彩超及心功能测定；脐动脉血流指数、子宫动脉等血流变化、头颅 CT 或 MRI 检查。

（二）辨证要点

子肿分为气肿、水肿。气肿者，皮厚而色不变，按之凹陷随按随起，属气滞；水肿者，皮薄，色白而光亮，按之有凹陷，即时难起，属脾肾两虚。子晕有阴虚肝旺和脾虚肝旺之别。前者以头目晕眩为主，伴见颜面潮红、心悸怔忡、夜寐多梦、手足心热、舌红少苔；而后者主要为头昏头重如眩冒状，伴见面浮肢肿、胸胁满闷、纳少便溏、舌苔厚腻。子痫若见头痛、视物不清或心悸烦躁，突发四肢抽搐，甚至昏不识人，舌红，脉弦滑数，为肝风内动；若胸闷烦热，猝然昏不识人，四肢抽搐，气粗痰鸣，舌红，脉弦滑，为痰火上扰。

（三）鉴别诊断

子痫前期应与妊娠合并慢性肾炎相鉴别；子痫应与癫痫、脑炎、脑肿瘤、脑血管畸形破裂出血、糖尿病高渗性昏迷、低血糖昏迷等相鉴别。

【治疗】

（一）治疗思路

本病治疗目的是控制病情，延长孕周，确保母儿安全。并防止发生子痫、降低围产儿死亡率、降低母婴严重并发症的发生。妊娠期高血压和子痫前期可采用中西医结合治疗，辨病与辨证相结合，以期提高疗效，避免子痫发生。一旦发生子痫，属急危重症，应以西医治疗为主，积极进行抢救，控制抽搐后可终止妊娠。

（二）西医治疗

1.妊娠期高血压　可住院或在家治疗。

（1）休息　取左侧卧位，每日休息不少于 10 小时。

（2）镇静　保证充足的睡眠，对于精神紧张、焦虑、失眠者可给予镇静剂，如地西泮2.5 ～ 5mg，每日 3 次，或 5mg 睡前服。

（3）饮食　保证充足的蛋白量和热量，不建议限制食盐摄入。

（4）间断吸氧　每日 2 次，每次 30 分钟，可增加血氧含量，改善全身主要脏器和胎盘供氧。

（5）密切监护母儿状态　每日测体重和血压，隔日复查尿蛋白，定期监测血液、胎儿发育状况和胎盘功能。注意孕妇有无头痛、眩晕、视力改变、上腹不适等症状。

2.子痫前期　应住院治疗，防止子痫及并发症出现。治疗原则为休息、镇静、解痉、降压、合理扩容，必要时利尿、密切监测母胎状态、适时终止妊娠。

（1）休息　保证充足的睡眠，取左侧卧位，以解除妊娠子宫对下腔静脉的压迫，改善子宫胎盘循环。

（2）镇静　适当镇静能解除患者的焦虑与紧张，达到降压、缓解症状、预防子痫发作的作用。

1）地西泮　具有较强的镇静、抗惊厥、肌肉松弛作用，对胎儿和新生儿影响较小。予2.5 ～ 5mg 口服，每日 3 次或睡前顿服；或 10mg 肌内注射或静脉缓慢推入（>2 分钟），可用于预防子痫发作。1 小时内用量 >30mg 可能发生呼吸抑制，24 小时总量应 <100mg。

2）冬眠合剂　具有解痉降压、控制子痫抽搐的作用。冬眠合剂由哌替啶 100mg、氯丙嗪50mg、异丙嗪 50mg 组成，通常以 1/2 或 1/3 的量肌内注射或加入 5% 的葡萄糖 250mL 内静脉滴注。氯丙嗪可使血压急剧下降，导致肾及子宫胎盘血供减少，可引起胎儿缺氧，对母儿肝脏亦有一定损害，故现仅用于硫酸镁治疗效果不佳者。

3）苯巴比妥钠　具有较好的镇静、抗惊厥、控制抽搐作用。子痫发作时，予 0.1g 肌内注射；预防子痫发作时，30mg 口服，每日 3 次。由于该药可致胎儿呼吸抑制，故分娩前 6 小时应慎用。

（3）防治子痫　硫酸镁是首选药物。硫酸镁控制子痫再度发作的效果优于地西泮、苯巴比妥钠和冬眠合剂等镇静药物。除非存在硫酸镁应用禁忌或硫酸镁治疗效果不佳，否则不推荐使用苯二氮䓬类和苯妥英钠用于子痫的预防或治疗。对于轻度子痫前期患者也可考虑应用硫酸镁。

1）作用机制　①镁离子可作用于周围血管、神经、肌肉交接处，减少乙酰胆碱释放，使骨骼肌松弛。②镁离子刺激前列环素产生，可抑制内皮素合成，降低机体对血管紧张素 II 的反应，阻断钙离子内流，缓解血管痉挛。③镁离子通过阻断谷氨酸通道可阻止钙离子内流，解除血管痉挛、减少血管内皮细胞损伤。④镁离子可提高孕妇和胎儿血红蛋白的亲和力，改善氧代谢。

2）用药指征　①控制子痫抽搐，防止再抽搐。②预防重度子痫前期发展为子痫。③重度子痫前期临产前用药可预防抽搐。

3）用药方案　采用静脉给药结合肌内注射。①控制子痫：负荷剂量硫酸镁 4 ～ 6g 溶入10% 葡萄糖液 20mL 中，缓慢静脉推注（15 ～ 20 分钟）；或者溶入 5% 的葡萄糖 100mL 快速静滴，继而（1～2）g/h 静滴维持；或者夜间睡前停用静脉给药，可改用肌内注射，25% 硫酸镁 20mL、2% 利多卡因 2mL 臀肌深部注射。24 小时应用硫酸镁总量 25～30g，疗程 24～48 小时。②预防子痫发作：负荷和维持剂量同控制子痫处理。用药时间长短依病情而定，一般每日静滴 6～12 小时，24 小时总量不超过 25g。用药期间需每日评估病情变化，以决定是否继续用药。

4）毒副反应　血清镁离子有效治疗浓度为 1.8～3mmol/L，超过 3.5mmol/L 即可出现中毒症状。首先为膝反射减弱或消失，继之全身肌张力减退、呼吸困难、复视、语言不清，严重者呼吸抑制、心跳停止且危及生命。部分患者出现发热、烦躁、出汗、口干、恶心、心悸、无力等副反应。

5）注意事项　用药前及用药过程中均应注意：定时检查膝反射有无减弱或消失；呼吸每分钟应不少于 16 次；尿量 24 小时应不少于 600mL 或每小时不少于 25mL；治疗时，需备 10% 葡萄糖酸钙作为解毒剂。当出现镁中毒时，立即停用硫酸镁并静脉缓慢推注 10% 葡萄糖酸钙 10mL。1g 葡萄糖酸钙可以逆转轻至中度呼吸抑制。如患者同时合并肾功能不全、心肌病、重症肌无力等，则硫酸镁应慎用或减量使用。条件允许者，用药期间可监测血清镁离子浓度。

（4）降压　为预防心血管意外和胎盘早剥等严重母儿并发症，当血压≥160/110mmHg 或舒张压≥110mmHg 或平均动脉压≥140mmHg 时，以及原发性高血压、妊娠前高血压已用降压药者，需应用降压药物以延长孕周、改善围生期结局。选择药物的原则：对胎儿无毒副反应；不影响心搏出量、肾血流量及子宫胎盘灌注量；不使血压过低或下降过速。

目标血压：无并发脏器功能损伤者，收缩压应控制在 130～155mmHg、舒张压在 80～105mmHg；并发脏器功能损伤者，则收缩压应控制在 130～139mmHg、舒张压应控制在 80～89mmHg。降压过程力求下降平稳，不可波动过大。为保证子宫胎盘血流灌注，血压不可低于 130/80mmHg。

1）血管扩张剂　肼屈嗪可使外周小血管扩张而降压，并能增加心排血量、肾血流量及子宫胎盘血流量。每 15～20 分钟给药 5～10mg，直至舒张压控制在 90～100mmHg；或口服 10～20mg，每日 2～3 次；或 40mg 加于 5% 葡萄糖液 500mL 中静脉滴注。妊娠期高血压疾病性心脏病心力衰竭者不宜应用；妊娠早期慎用；副反应为头痛、心率加快、潮热等。

2）α、β 肾上腺素受体阻断剂　降压但不影响肾及胎盘血流量，还可对抗血小板凝集，促进胎肺成熟。拉贝洛尔 50～150mg 口服，每日 3～4 次；或盐酸拉贝洛尔静脉注射，初始剂量 20mg，10 分钟后若未产生有效降压作用则剂量加倍，单次最大剂量 80mg，直到血压被控制，每日最大总剂量不超过 220mg，副反应为头皮刺痛及呕吐，或静脉滴注 50～100mg 加入 5% 葡萄糖 250～500mL，根据血压调整滴速，待血压稳定后改口服。

3）钙离子通道阻滞剂　解除外周血管痉挛，使全身血管扩张，血压下降。常用硝苯地平 10mg 口服，每日 3 次，24 小时不超过 60mg，一般不主张舌下含化，紧急时可舌下含服 10mg。副反应为心悸、头痛，与硫酸镁有协同作用。尼莫地平 20～60mg，口服，每日 2～3 次，或 20～40mg 加入 5% 葡萄糖 250mL 中静脉滴注，每日 1 次，24 小时总量不超过 360mg。此药可选择性扩张脑血管。副反应为头痛、恶心、心悸及颜面潮红。

4）中枢性降压药　可兴奋血管运动中枢的 α 受体，抑制外周交感神经，使血压下降，妊娠期使用效果良好。甲基多巴 250mg 口服，每日 3 次。副反应为嗜睡、便秘、口干、心动过缓。还可选用尼卡地平、酚妥拉明、硝酸甘油、硝普钠等。

（5）利尿　子痫前期患者一般不主张常规应用利尿剂，仅当患者出现全身性水肿、急性心衰、肺水肿、脑水肿、肾功能不全、血容量过多且伴有潜在性肺水肿时，酌情使用呋塞米等快速利尿剂。甘露醇主要用于脑水肿，该药属于高渗性利尿剂，患者心衰或者潜在心衰时禁用。①呋塞米：20～40mg 溶于 25% 葡萄糖液 20mL 中缓慢静脉推注，最大剂量每次可达 60mg。②甘露醇：20% 甘露醇 250mL 静脉推注，15～20 分钟内滴注完。出现急性心衰、肺水肿时禁用。

（6）终止妊娠时机和期待治疗 子痫前期病人经积极治疗母胎状况无改善或者病情持续进展时，终止妊娠是唯一有效的治疗措施。

1）终止妊娠的时机 ①妊娠期高血压病情未达到重度子痫前期，孕妇可期待治疗至 37 周终止妊娠。②伴严重表现子痫前期（重度）：妊娠 <26 周经治疗病情不稳定者，建议终止妊娠；妊娠 26～28 周根据母胎情况及当地母儿诊治能力决定是否期待治疗；妊娠 28～34 周，如病情不稳定，经积极治疗 24～48 小时病情仍加重，促胎肺成熟后终止妊娠；如病情稳定，可以考虑继续期待治疗，并建议转至早产儿救治能力较强的医疗机构；妊娠≥34 周病人应考虑终止妊娠。③子痫：子痫控制且病情稳定，应尽快终止妊娠。④妊娠合并慢性高血压：可期待治疗至 38 周终止妊娠。⑤慢性高血压并发子痫前期：母儿情况稳定，可在严密监测下期待至 37 周终止妊娠；若慢性高血压并发重度子痫前期，按重度子痫前期处理。

2）早发型子痫前期的期待治疗 入院后经过充分评估病情，明确有无严重的器官损害表现，以决定是否进行期待治疗。

3）期待治疗期间终止妊娠的指征 ①孕妇指征：血压持续不降（≥160/110mmHg）；子痫前期症状（头痛、眼花、少尿等）的反复发作；进行性肾功能不全（血肌酐≥97.2μmol/L 或为正常值 2 倍以上）；持续性血小板减少；HELLP 综合征；肺水肿；子痫；疑似胎盘早剥；临产；胎膜早破。②胎儿指征：≥34 孕周；严重 FGR；持续性羊水过少；胎儿生物物理评分≤4 分；脐动脉舒张末期反流；NST 反复性变异或晚期减速；死胎。

4）终止妊娠方式 妊娠期高血压疾病患者，如无产科剖宫产指征，原则上应考虑阴道试产。但如果不能短时间内阴道分娩，病情有可能加重，可考虑放宽剖宫产指征。

5）分娩期间注意事项 注意观察自觉症状变化；监测血压并继续降压治疗；产时可使用硫酸镁预防子痫发作；监测胎心变化；积极预防产后出血；产时不可使用任何麦角和慎用前列腺素类药物。

3. 子痫的治疗 子痫是妊娠期高血压疾病最严重的阶段，是引起母儿死亡的最主要原因，应积极处理。一旦发生子痫，应使患者立即左侧卧位以避免误吸，开放呼吸道，建立静脉通道。治疗原则：控制抽搐，纠正缺氧和酸中毒，控制血压，抽搐控制后终止妊娠。

（1）控制抽搐 ①25% 硫酸镁 20mL 溶于 25% 葡萄糖溶液 20mL 静脉推注（>5 分钟），继之硫酸镁以（2～3）g/h 速度静脉点滴，同时应用有效镇静药物控制抽搐。②20% 甘露醇 250mL 快速静脉滴注降低颅压。

（2）降压 血压高时，应静脉给降压药物。

（3）纠正缺氧和酸中毒 面罩或气囊给氧，并适当给予 4% 碳酸氢钠纠正酸中毒。

（4）终止妊娠 抽搐控制后 2 小时可考虑终止妊娠。

（5）严密观察病情变化 及时进行必要的检查以了解母儿状态，及早发现与处理并发症。

（6）护理 保持安静，减少声光刺激，防止口舌咬伤及坠地受伤，防止窒息，专人护理，密切监测生命体征、神志、尿量。

4. 产后处理 产后子痫多发生于产后 24 小时至 10 日，故产后不应放松子痫的预防。重度子痫前期病人产后应继续使用硫酸镁 24～48 小时预防产后子痫。

子痫前期病人产后 3 ～ 6 天是产褥期血压高峰期，高血压、蛋白尿等可反复出现甚至加重。因此，此期间仍应每天监测血压及尿蛋白。如产后血压≥150/100mmHg，应继续给予降压治疗。哺乳期可继续应用产前使用的降压药物，禁用血管紧张素转换酶抑制剂和血管紧张素Ⅱ受体拮抗剂（卡托普利、依那普利除外）。当重要脏器功能恢复正常后，患者方可出院。

（三）中医治疗

中医治疗的重点在子晕、子肿，以防止发生子痫。应本着治病与安胎并举的原则，子肿以利水化湿为治疗大法，子晕以平肝潜阳为治疗大法。临证时可根据不同的证型随证施治，标本兼顾。勿过用滑利、峻下、逐水及辛散温燥之品。一旦发生子痫，以清肝息风、安神定痉为治疗大法，可采用中西医结合、西医为主的方法救治。

1. 辨证论治

（1）脾肾两虚证

证候：妊娠中晚期，面目及下肢浮肿，甚或遍及全身，肤色淡黄或白，皮薄而光亮，按之凹陷，即时难起，倦怠无力，气短懒言，食欲不振，下肢逆冷，腰酸膝软，小便短少，或大便溏薄。舌淡胖、边有齿痕，苔白滑或薄腻，脉沉滑无力。

治法：健脾温肾，行水消肿。

方药：白术散（《全生指迷方》）合五苓散（《伤寒论》）加山药、菟丝子。

若肿势明显，加附子、防己温阳利水消肿，但需注意附子的炮制及用量，中病即止；少气懒言，神疲乏力者，加党参、黄芪益气健脾；腰痛甚者，加桑寄生、续断、杜仲以固肾安胎；便溏者，加白扁豆、莲子健脾止泻。

（2）气滞湿阻证

证候：妊娠中晚期，先由脚肿，渐及于腿，皮色不变，随按随起，头晕胀痛，胸闷胁胀，或脘胀，纳少。苔薄腻，脉弦滑。

治法：理气行滞，除湿消肿。

方药：天仙藤散（《校注妇人良方》）。

若肿势重，腹胀纳呆者，加茯苓、白术、大腹皮健脾行水；若气喘面肿者，加桑白皮、杏仁、桔梗宣肺降气，利水消肿；胸胁胀痛者，情志不舒，加柴胡、佛手疏肝理气。

（3）阴虚肝旺证

证候：妊娠中晚期，头晕目眩，头痛耳鸣，视物模糊，颜面潮红，心烦失眠，口干咽燥。舌红或绛少苔，脉弦细滑数。

治法：滋阴养血，平肝潜阳。

方药：杞菊地黄丸（《医级》）加天麻、钩藤、石决明。

若手足心热、两颧红赤，加知母、黄柏滋阴降火；视物不清者，加草决明、夏枯草、白蒺藜以清热平肝明目；口苦心烦者，加竹茹、黄芩以清热除烦。

（4）脾虚肝旺证

证候：妊娠中晚期，面浮肢肿逐渐加重，头昏头重如眩冒状，胸闷心烦，呃逆泛恶，神疲肢软，纳少嗜卧。舌淡胖、有齿痕，苔腻，脉弦滑而缓。

治法：健脾利湿，平肝潜阳。

方药：半夏白术天麻汤（《医学心悟》）加钩藤、丹参。

若肿甚，加猪苓、泽泻以增利湿消肿之效；若头痛甚，加蔓荆子、白僵蚕祛风止痛。

（5）肝风内动证

证候：妊娠晚期、产时或新产后，头痛眩晕，视物不清，突发四肢抽搐，两目直视，牙关紧闭，角弓反张，甚至昏不知人，颜面潮红，心悸烦躁。舌红苔薄黄，脉细弦滑或弦滑数。

治法：滋阴清热，平肝息风。

方药：羚角钩藤汤（《重订通俗伤寒论》）。

若喉中痰鸣，加竹沥、天竺黄、石菖蒲清热涤痰；昏迷不醒、病情危重者，加服安宫牛黄丸以清热镇痉、息风开窍。

（6）痰火上扰证

证候：妊娠晚期，或正值分娩时或新产后，头晕头重，胸闷烦躁泛恶，面浮肢肿，猝然昏不知人，面部口角及四肢抽搐，气粗痰鸣。舌红苔黄腻，脉弦滑数。

治法：清热豁痰，息风开窍。

方药：牛黄清心丸（《痘疹世医心法》）加竹沥、天竺黄、石菖蒲。

2. 中成药

（1）五苓散　口服，适用于脾虚证子肿。

（2）济生肾气丸　口服，适用于肾虚证子肿。

（3）安宫牛黄丸　口服，适用肝风内动、痰火上扰之子痫。

（4）牛黄清心丸　口服，适用于痰火上扰之子痫；若喉中痰鸣，可用竹沥水送下。

【诊疗思路示意图】

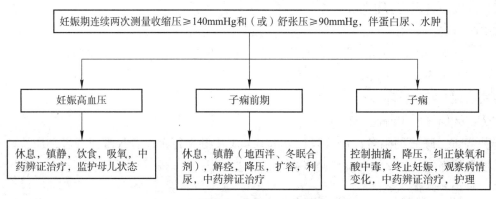

图 10-4　妊娠期高血压疾病诊疗思路示意图

【预防与调护】

1.定期产前检查　建立健全三级妇幼保健网，规范开展妊娠期、围生期保健工作。加强健康教育，使孕妇掌握孕期卫生基础知识，自觉进行产前检查，早期发现妊娠期高血压疾病。

2.适度锻炼　妊娠期间应适度锻炼，合理安排休息。

3.慎起居、调情志　孕期注意休息和睡眠，避免过度劳累；保持心情舒畅，切勿情绪激动。

4.合理饮食　孕妇应进食富含蛋白质、维生素及多种微量元素的食物及新鲜果蔬，妊娠期不推荐严格限制食盐摄入，也不推荐肥胖孕妇限制热量摄入。

5.补钙　低钙饮食（每日摄入量 <600mg）的孕妇建议补钙，口服，每日 1g。

6.阿司匹林抗凝治疗　高凝倾向孕妇孕前或孕后每日睡前可口服低剂量阿司匹林（25 ～ 75mg）直至分娩。

【预后】

妊娠期高血压疾病多在妊娠期出现一过性高血压、蛋白尿，分娩后随即消失。对子痫前期应积极治疗，以期有较好的妊娠结局。重度子痫前期、子痫治疗不及时，可出现严重并发症，有可能出现胎死宫内、死产、新生儿死亡及产妇永久性高血压、肾损害、脑出血等，甚至危及产妇生命。

【思考题】

1. 妊娠期高血压疾病基本的病理生理变化是什么？

2. 妊娠期高血压疾病的不同类型和不同程度的临床表现有哪些？中、西医预防措施及治疗原则是什么？

第四节　妊娠剧吐

妊娠早期，孕妇出现持续的恶心、呕吐，不能进食，以致出现体液失衡及新陈代谢障碍，甚至危及生命，此称为妊娠剧吐（hyperemesis gravidarum），发生率为 0.5% ～ 2%。本病属中医学"妊娠恶阻"范畴，亦称"恶阻""阻病""子病""病儿"等。

【病因病理】

（一）西医病因病理

1. 病因　确切病因不明，可能与孕妇血中 β–hCG 水平急剧升高有关，但呕吐严重程度不一定与血 β–hCG 含量成正比。此外，还可能与甲状腺功能改变，孕妇精神紧张、焦急、忧虑及中枢神经系统功能不稳有关。

2. 病理

（1）严重呕吐时，可导致失水和电解质紊乱。动用体内脂肪供能，脂肪氧化分解不足，可形成酮体过多积聚，导致代谢性酸中毒。

（2）脱水后血容量不足，影响器官灌注，可导致组织缺氧、肝肾功能受损，严重者可出现黄疸及肾衰，甚至发生韦尼克（Wernicke）脑病，出现意识模糊、昏迷，危及生命。

（二）中医病因病机

本病发病机理是妊娠早期冲脉血气旺盛以养胎，如孕妇素有肝胃病变或痰湿中阻，冲气夹胃气、肝气或痰湿上逆，可导致胃失和降而反复发生恶心呕吐。若频繁呕吐，饮食难进，未能及时纠正，则可致精气耗散、气阴两伤。

1. 脾虚痰滞　脾胃素虚，运化失职，痰湿内生，孕后血聚养胎，经血不泻，冲脉气血旺盛，冲气夹胃气和痰湿上逆，循经犯胃，则可致胃失和降。

2. 肝胃不和　素性肝旺或恚怒伤肝，孕后血聚养胎，阴血不足，则肝气愈旺，肝旺侮胃，胃失和降，遂致恶心呕吐。

3. 气阴两虚　呕伤气，吐伤阴，饮食难进若不能及时纠正，可致精气耗散，正气受损，出现气阴两伤。

【临床表现】

1. 症状　多见于年轻初孕妇，于停经 6 周左右出现，初为早孕反应，逐渐加重，继而呕吐频繁不能进食和水，呕吐物中有食物、胆汁或咖啡样物，或伴头晕、倦怠乏力等症状。

2. 体征　明显消瘦，精神萎靡，面色苍白，皮肤干燥，眼眶凹陷，脉搏加快，体温可轻度升高，严重者可见黄疸、昏迷等。

妊娠剧吐可致两种严重的维生素缺乏症：①维生素 B_1 缺乏：可致 Wernicke 脑病，临床表现为眼球震颤、视力障碍、共济失调、急性期言语增多，以后逐渐精神迟钝、嗜睡，个别发生木僵或昏迷。若不及时治疗，病死率达 50%。②维生素 K 缺乏：可致凝血功能障碍，常伴血浆蛋白及纤维蛋白原减少，可出现鼻出血、骨膜下出血、甚至视网膜出血。

【诊断与鉴别诊断】

（一）诊断要点

根据患者停经后尿妊娠试验阳性、停经 6 周左右出现频繁呕吐不能进食等，本病一般不难诊断，但为判断病情轻重尚需借助实验室检查和辅助检查动态监测。

1. 尿液检查　测定尿量、尿比重、尿酮体、尿蛋白及管型。尿酮体是诊断妊娠剧吐引起代谢性酸中毒的重要指标。

2. 血液检查　测定血常规及血细胞比容，血钾、钠、氯及二氧化碳结合力，血胆红素、转氨酶、尿素氮、肌酐等，以判断有无血液浓缩、水电解质紊乱及酸碱失衡、肝肾功能是否受损及受损程度。

3. 超声检查　排除多胎妊娠、滋养细胞疾病等。

4. 其他　必要时进行心电图检查、眼底检查及神经系统检查。

（二）辨证要点

根据呕吐物的性状、患者的口感，结合全身证候、舌脉进行综合分析，以辨寒热虚实。凡口苦、呕吐物为酸水或苦水者，多为肝热犯胃；口淡、呕吐物为清水或食物者，多为脾胃虚弱；口黏腻、呕吐物为痰涎者，多为痰湿内停；口干渴、呕吐血样物者，多为气阴两虚。

（三）鉴别诊断（表 10-3）

表 10-3　妊娠剧吐的鉴别诊断

	妊娠剧吐	葡萄胎	妊娠合并急性胃肠炎	妊娠合并病毒性肝炎
病史	有停经史	有停经史及阴道不规则出血史	有停经史及饮食不洁史	孕前有与肝炎患者接触或接受输血及血制品的病史
症状	恶心呕吐，甚至食入即吐	恶心呕吐较剧，阴道不规则出血的同时或伴有水泡状胎块排出	上腹部或全腹阵发性疼痛，伴有恶心呕吐，或腹泻	恶心呕吐、食欲减退的同时伴厌油腻、腹胀腹泻及肝区痛，有的有高热、黄疸
体格检查	子宫增大与停经月份相符合	子宫大小与停经月份不符合，多数大于停经月份	胃脘部轻压痛，无反跳痛	肝脏肿大，有压痛

续表

	妊娠剧吐	葡萄胎	妊娠合并急性胃肠炎	妊娠合并病毒性肝炎
辅助检查	尿或血 β-hCG（+）	血 β-hCG 明显升高，超声示宫内呈典型落雪状图像，无胎儿及胎心搏动征	大便检查见白细胞及脓球	HbsAg（+），或肝功能异常，血清胆红素增高

【治疗】

（一）治疗思路

一般病情为轻、中度患者多以中医治疗为主；对精神情绪不稳定者应给予心理治疗。重症患者应中西医结合治疗，首先禁食 2～3 天，静脉补液支持，纠正失水、电解质紊乱及酸碱失衡，病情缓解后即改服中药，浓煎、少量、频服。随着妊娠的进展，患者大多能逐渐恢复正常进食。极个别患者经上述治疗无好转，体温持续高于 38℃，心率每分钟超过 120 次，可出现持续黄疸或持续蛋白尿，或伴发 Wernicke 脑病时，则应及时终止妊娠。

（二）中医治疗

以调气和中，降逆止呕为大法。用药时需兼顾胎元，如有胎元不固，则需酌加安胎之品。凡重坠沉降之品不宜过用；升提补气之品亦应少用。

1. 脾虚痰湿证

证候：妊娠早期，恶心呕吐，甚则食入即吐，口淡，吐出物为清水或食物，头晕，神疲倦怠，嗜睡。舌淡苔白，脉缓滑无力。

治法：健脾化痰，降逆止呕。

方药：香砂六君子汤（《古今名医方论》）加生姜。

若口腻痰多，时时流涎者，加益智仁、白豆蔻、石菖蒲以温脾摄涎。

2. 肝胃不和证

证候：妊娠早期，恶心呕吐，甚则食入即吐，呕吐酸水或苦水，口苦咽干，头晕而胀，胸胁胀痛。舌质红苔薄黄或黄，脉弦滑数。

治法：清肝和胃，降逆止呕。

方药：黄连温胆汤（《六因条辨》）合左金丸（《丹溪心法》），去枳实。

若口苦口渴甚者，加芦根、石斛、栀子清热生津；头晕甚，加杭菊花、钩藤以清热平肝。

3. 气阴两虚证　上述两证皆可因呕吐不止、饮食难进而进展致本证。

证候：呕吐频繁带血样物，精神萎靡，形体消瘦，眼眶下陷，四肢无力，发热口渴，尿少便秘，唇舌干燥。舌红少津苔薄黄或光剥，脉细数无力。

治法：益气养阴，和胃止呕。

方药：生脉散（《内外伤辨惑论》）合益胃汤（《温病条辨》）加竹茹、芦根、乌梅。

若呕吐物带血可酌加白及、藕节、白茅根以凉血止血。

（三）西医治疗

1. 一般治疗　对精神情绪不稳定的孕妇，应给予心理疏导，解除其思想顾虑。

2. 镇静止呕　每次口服维生素 B_6 10～20mg、维生素 B_1 10～20mg、维生素 C 100～200mg，

每日 3 次；小剂量镇静剂如苯巴比妥，每次 30mg，每日 3 次，对轻症有一定效果。

3.支持疗法 纠正脱水、电解质紊乱及酸碱失衡，重症患者需住院治疗，禁食，每日补液量不少于 3000mL，尿量维持在 1000mL 以上。输液中加入氯化钾、维生素 C、维生素 B_6，同时肌注维生素 B_1。对合并代谢性酸中毒者，应根据二氧化碳结合力水平，静脉补充碳酸氢钠溶液。对贫血和营养不良者，可在静脉输液中适当加入辅酶 A、肌苷，甚至氨基酸、白蛋白、脂肪乳注射剂等。

经上述治疗 2～3 日后，病情大多能缓解。呕吐停止后，可少量试进容易消化的饮食；若进食量不足，则仍应适当补液。

【诊疗思路示意图】

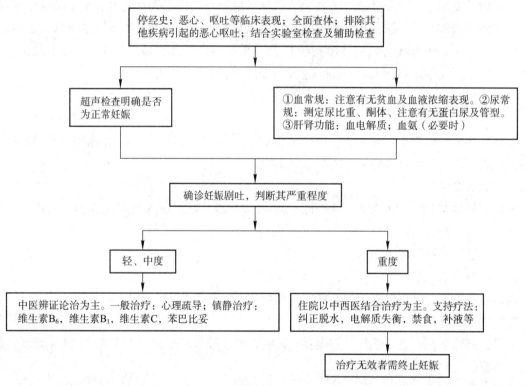

图 10-5 妊娠剧吐诊疗思路示意图

【预防与调护】

1.调情志，保持精神愉快，克服恐惧心理，增强治愈信心。

2.用药宜清淡，药味宜少，宜浓煎，少量频服；汤药中可适当加生姜汁。

3.宜进食清淡而富于营养的食物，以流质、半流质饮食为主，勿食生冷、油腻及辛辣之品，宜少食多餐。

【预后】

大多数妊娠剧吐患者，如能及时诊断并积极治疗，则预后较好。极个别重症患者，治疗无效，需终止妊娠。

【思考题】

1. 妊娠剧吐与哪些疾病相鉴别？
2. 谈谈妊娠剧吐的辨证论治。

第五节　妊娠期肝内胆汁淤积症

妊娠期肝内胆汁淤积症（intrahepatic cholestasis of pregnancy，ICP）是妊娠中、晚期特有的并发症。临床以皮肤瘙痒为特征，生化检测血清总胆汁酸升高。主要危害胎儿，可引起胎儿窘迫、早产、死胎、死产、新生儿颅内出血等。发生率为 0.1% ～ 15.6%，多发于高龄产妇及多产妇，且有家族聚集现象，有明显地域和种族差异，可随妊娠结束而迅速消失，但再次妊娠可能复发。本病属于中医学"黄疸""妊娠身痒"范畴。《妇科秘方》云："妇人胎产遍身生疮，此症乃因内受风热之故"，可见古人认为本病多属阳黄。

【病因病理】

（一）西医病因病理

1. 病因　病因不清，可能与下列因素有关。

（1）性激素因素　孕妇体内由胎盘合成的雌激素大幅增加，雌激素通过降低 Na^+–K^+–ATP 酶活性、改变肝细胞膜的流动性及肝细胞蛋白质的合成等途径影响胆汁代谢，使之流出受阻，回流增加；孕激素代谢产物硫酸盐增高，使胆汁分泌障碍，均可导致 ICP 发生。由于并非每个孕妇都会发病，故性激素不是引起 ICP 的唯一因素。

（2）遗传与环境　流行病学研究发现，ICP 发病率有明显地域和种族差异，智利、瑞典及我国长江流域等国家和地区的发病率较高。有家族聚集现象，在母亲或姐妹中有 ICP 病史的孕妇中，ICP 发生率明显增高。与季节有关，冬季高于夏季。

（3）药物因素　一些减少胆小管转运胆汁的药物，如肾移植后服用的硫唑嘌呤可引起ICP。

（4）免疫因素　ICP 患者 T 淋巴细胞群改变，CD_4^+/CD_8^+ 比值增高，辅助性 T 淋巴细胞平衡由 Th2 向 Th1 偏移，转化率显著降低，外周血封闭抗体水平下降，抗心磷脂抗体水平升高，免疫保护反应减弱，免疫排斥反应增强，表明 ICP 的发生可能与妊娠期母胎的免疫平衡失调有关。

总之，ICP 可能是多因素引起，其中遗传因素决定患者的易患性，而非遗传性因素决定 ICP 的严重程度。

2. 病理

（1）肝脏对雌激素及其代谢产物产生过敏反应，引起窦状腺囊泡对牛磺酸的摄入减少，窦状区域 Na^+–K^+–ATP 酶活性下降，膜脂结构及流动性下降，胆盐及电解质转移减少而产生胆汁淤积，使血清胆汁酸异常升高，影响脂肪和脂溶性维生素的吸收，易引起产后出血。

（2）孕妇血清中显著增加的胆酸盐沉积于胎盘组织致使胎盘滋养细胞增生，合体细胞微绒毛肿胀、稀少，粗面内质网普遍扩张，新生绒毛粘连使绒毛间腔狭窄，血流灌注减少；同时血管合体膜减少影响氧及营养物质的交换吸收，导致胎盘功能下降，胎儿缺氧。

（二）中医病因病机

本病发病机理是妊娠期胆液不循常道而外溢，浸渍肌肤、使肌肤失养而出现四肢或全身皮肤瘙痒甚至黄疸。

1. 肝胆湿热　情志不舒，肝气郁结化热，或过食肥甘厚味损伤脾胃，水湿滞留，湿郁化热，熏蒸肝胆，胆汁外溢于肌肤。

2. 肝郁血瘀　肝胆郁热乘脾，脾失健运，内生湿热夹瘀，熏蒸肝胆，迫使胆汁外溢。

3. 寒湿困脾　脾阳不振，寒湿内蕴，孕后阴血下聚养胎，肝血相对不足，肝气疏泄太过，迫使胆液外溢。

【临床表现】

1. 瘙痒　常是首发症状，约 70% 以上患者于妊娠晚期出现，少数在妊娠中期出现。瘙痒程度不一。通常出现在手掌和脚掌，逐渐延至肢体、后背、前胸、腹部及颜面，极少侵及黏膜。常呈持续性，夜间瘙痒明显，产后数小时或数日消退。

2. 黄疸　发生率为 10% ～ 15%，常于瘙痒症状 2 ～ 4 周后出现，产后 1 ～ 2 周消退。

3. 其他症状　少数孕妇出现上腹部不适、恶心、呕吐、食欲缺乏、腹痛及轻度脂肪痢。

【诊断与鉴别诊断】

（一）诊断要点

本病根据典型临床表现和特殊病史（包括家族史及前次妊娠发病史）不难诊断，为判断病情轻重和鉴别诊断尚需结合实验室检查及辅助检查。

1. 实验室检查

（1）血清胆汁酸测定　血清总胆汁酸测定是诊断 ICP 的最主要实验证据，也是监测病情及治疗效果的重要指标。空腹血清 TBA ≥ 10μmol/L 伴皮肤瘙痒是 ICP 诊断的主要依据。

（2）肝功能测定　大多数 ICP 患者的转氨酶轻至中度升高，为正常水平的 2 ～ 10 倍，一般不超过 1000U/L。丙氨酸转氨酶（ALT）较门冬氨酸转氨酶（AST）更敏感；部分患者 γ 谷氨酰转移酶（GGT）升高和胆红素水平升高，后者以直接胆红素为主。分娩后肝功能多在 4 ～ 6 周恢复正常。

（3）病毒学检查　需检查肝炎病毒、EB 病毒及巨细胞病毒感染等，以排除病毒感染。

2. 超声检查　ICP 患者肝脏无特异性改变，肝脏超声检查排除有无肝脏及胆囊的基础疾病。

3. ICP 分度　有助于临床管理，常用的指标包括血清总胆汁酸、肝酶水平、瘙痒程度及是否合并其他异常。

（1）轻度　血清总胆汁酸 10 ～ 39.9μmol/L；主要症状为瘙痒，无其他明显症状。

（2）重度　血清总胆汁酸 ≥ 40μmol/L；或者症状严重伴其他情况，如多胎妊娠、妊娠期高血压疾病、复发性 ICP、既往有因 ICP 的死胎史或新生儿窒息死亡史等。

（二）辨证要点

本病总因肝脾不和、肝胆功能失调，胆液不循常道而致外溢于肌肤。属肝胆湿热者，多见皮肤瘙痒，身目俱黄，色鲜明如橘子色，胸脘痞满，口渴口苦，溲黄便结，舌红苔黄腻，脉滑数等；寒湿困脾者，瘙痒，身黄晦暗，脘闷腹胀，纳差神疲，大便溏薄，畏寒肢冷，舌淡苔白腻，脉沉细等；肝郁血瘀者，皮肤干燥瘙痒，日轻夜甚，面色晦暗，胸闷乳胀，右胁下胀痛，舌暗或有瘀斑瘀点，脉细涩等。

（三）鉴别诊断（表 10-4）

表 10-4　妊娠期肝内胆汁淤积症的鉴别诊断

项目	妊娠期肝内胆汁淤积症	妊娠合并急性肝炎	妊娠期急性脂肪肝	子痫前期肝病
黄疸	可有	可有	有	无
瘙痒	有	可有	无	无
上腹痛	可有	有	有	有
呕吐	可有	有	剧烈	无
精神症状	无	无	有	有
体温	正常	升高	正常	正常
血压	正常	正常	正常	升高
尿蛋白	阴性	阴性	正常	阳性
转氨酶	轻至中度升高	轻至中度升高	升高	升高

【治疗】

（一）治疗思路

本病治疗目的是缓解瘙痒症状，恢复肝功能，降低血清胆汁酸水平，密切监测胎儿宫内状况，及时发现胎儿缺氧并采取相应措施，改善妊娠结局。一般采用中西医结合治疗，慎用药性峻猛中药，禁用有毒之品。

（二）中医治疗

以清肝利胆、止痒退黄为主要治法。

1. 辨证论治

（1）肝胆湿热证

证候：妊娠中晚期出现全身皮肤瘙痒，身目俱黄，色鲜明如橘子色；胸脘痞满，恶心欲吐，厌油口苦，溲黄便秘。舌红苔黄腻，脉滑数。

治法：清肝利胆，化湿退黄。

方药：茵陈蒿汤（《伤寒论》）加黄芩、柴胡、牡丹皮、白鲜皮、白豆蔻。

（2）肝郁血瘀证

证候：妊娠中晚期皮肤干燥瘙痒，日轻夜重，剧痒时坐卧不安，抓破出血；胸闷乳胀，右胁胀痛，心烦失眠。舌暗红或有瘀点苔薄，脉细弦涩。

治法：疏肝解郁，和血祛风。

方药：当归饮子（《重订严氏济生方》）合四逆散（《伤寒论》）加牡丹皮。

（3）寒湿困脾证

证候：妊娠中晚期出现全身皮肤瘙痒，身目俱黄，黄色晦暗；脘闷腹胀，神疲纳差，大便溏薄，畏寒肢冷。舌质淡胖苔白腻，脉沉细。

治法：温阳健脾，燥湿退黄。

方药：茵陈术附汤（《医学心悟》）合真武汤（《伤寒论》）加陈皮、大腹皮、厚朴。

2. 中成药

（1）茵栀黄口服液　口服，适用于肝胆湿热证。

（2）消炎利胆片　口服，适用于肝胆湿热证。

（三）西医治疗

1. 一般处理　多取左侧卧位卧床休息，间断吸氧，给予高渗葡萄糖、维生素及能量，以保肝并提高胎儿对缺氧的耐受性。每 1～2 周复查肝功能及胆汁酸水平。

2. 药物治疗

（1）熊去氧胆酸　为 ICP 治疗的一线用药。每日 1g 或 15mg/（kg·d），分 3～4 次口服。瘙痒症状和生化指标多数可明显改善。治疗期间根据病情每 1～2 周检查一次肝功能。

（2）S-腺苷蛋氨酸　为 ICP 临床二线用药或联合治疗药物，可口服或静脉用药，用量为每日 1g。

（3）促胎肺成熟　地塞米松可用于有早产风险的患者。

（4）改善瘙痒症状　炉甘石液、薄荷类、抗组胺药物对瘙痒有缓解作用。

（5）预防产后出血　当伴发明显的脂肪痢或凝血酶原时间延长时，可补充维生素 K，每日 5～10mg，口服或肌内注射。

3. 产科处理

（1）产前监护　从孕 32 周开始，每周行 NST 试验，警惕基线胎心率变异消失；每日测胎动和定期超声检查，以便及时发现胎儿慢性宫内缺氧和羊水过少。

（2）适时终止妊娠　终止妊娠的时机需考虑孕周、病情严重程度及治疗效果等综合判断，遵循个体化评估的原则。对于早期发病、病程较长的重度 ICP，期待治疗的时间不宜过久。产前孕妇血清总胆汁酸水平 ≥ 40μmol/L 是预测不良围产儿结局的良好指标。轻度 ICP 患者终止妊娠的时机在孕 38～39 周，重度 ICP 患者在孕 34～37 周，但需结合患者的治疗效果、胎儿状况及是否有其他合并症等综合评估。

（3）终止妊娠方式　①阴道分娩：轻度 ICP、无产科和其他剖宫产指征、孕周 <40 周者，可考虑阴道试产。产程中密切监测宫缩及胎心情况，做好新生儿复苏准备，若可疑胎儿窘迫应适当放宽剖宫产指征。②剖宫产：重度 ICP，既往有 ICP 病史并存在与之相关的死胎死产及新生儿窒息或死亡病史，高度怀疑胎儿窘迫或存在其他阴道分娩禁忌证者，应剖宫产终止妊娠。

【诊疗思路示意图】

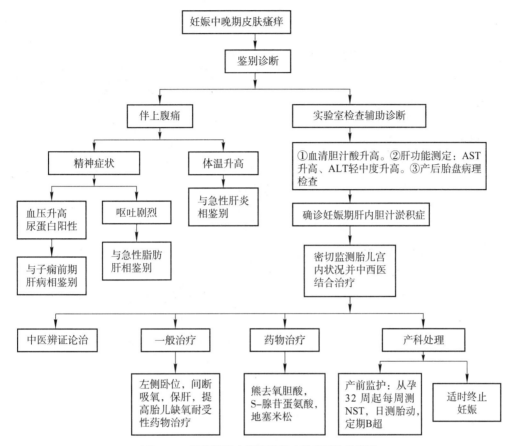

图 10-6 妊娠期肝内胆汁淤积症诊疗思路示意图

【预防与调护】

1. 孕妇口服维生素 K_4 和其他脂溶性维生素以减少产后出血及新生儿颅内出血的危险性。

2. 孕期应加强监护，当出现胎儿窘迫现象，应及时行剖宫产，减少围生儿死亡率。

3. 有妊娠胆汁淤积症病史者，可采用宫内节育器等措施避孕，避免用口服避孕药。

【预后】

1. 妊娠期肝内胆汁淤积症对孕妇是一种良性疾病，除持续瘙痒不适外，胆汁淤积还会妨碍脂肪及脂溶性维生素的吸收，造成孕妇营养不良及引起产后出血。其临床症状产后很快消退，血、尿生化变化在产后 4～6 周内亦恢复正常。

2. 本病主要危害胎儿，可引起早产、胎儿窘迫、死胎、死产，阴道分娩时易发生新生儿颅内出血，遗留神经系统损害。

第六节　异位妊娠

受精卵在子宫体腔以外着床发育称为异位妊娠（ectopic pregnancy），习称宫外孕（extrauterine pregnancy）。但两者略有差别，即异位妊娠比宫外孕含义更广。根据受精卵在子宫体腔外种植部位的不同,异位妊娠可分为输卵管妊娠、卵巢妊娠、腹腔妊娠、阔韧带妊娠、宫颈妊娠、剖宫产瘢痕部位妊娠及子宫残角妊娠等(图10-7)。宫外孕仅指子宫以外的妊娠,不包括宫颈妊娠和子宫残角妊娠。

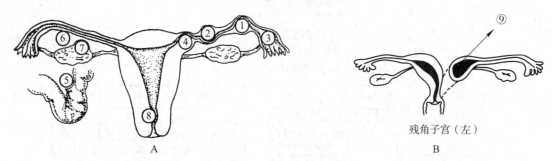

残角子宫(左)

图10-7 异位妊娠的发生部位

①卵管壶腹部妊娠。②输卵管峡部妊娠。③输卵管伞部妊娠。④输卵管间质部妊娠。
⑤腹腔妊娠。⑥阔韧带妊娠。⑦卵巢妊娠。⑧宫颈妊娠。⑨子宫残角妊娠。

异位妊娠是妇产科常见的急腹症,发病率为2%～3%。近年来由于性传播疾病、盆腔手术、妇科微创手术的增多和超促排卵技术的应用,异位妊娠的发病率明显升高,其中以输卵管妊娠最多见,占异位妊娠的90%～95%。输卵管妊娠的发生部位以壶腹部最多见,占78%,其次为峡部、伞部,间质部较少见。故本节主要介绍输卵管妊娠。中医古籍中无此病名,在"癥瘕""妊娠腹痛"病证中有类似症状的描述,但其病理实质与结局转归完全不同。

【病因病理】

(一)西医病因病理

1. 病因

(1)输卵管炎症 是输卵管妊娠最主要的病因。可分为输卵管黏膜炎和输卵管周围炎。输卵管黏膜炎可引起黏膜粘连,管腔变窄、阻塞,或使黏膜纤毛功能受损;输卵管周围炎主要累及输卵管浆膜层或肌层,与周围组织粘连,使输卵管扭曲、管腔狭窄,管壁肌层蠕动减弱,这些均可阻碍受精卵在输卵管内的正常运行。淋病奈瑟菌及沙眼衣原体感染可累及黏膜引起炎症,而流产或分娩后的感染往往可导致输卵管周围炎。输卵管结核使肌壁发生结节性增生,影响其蠕动功能,多造成不孕,偶尔妊娠,约1/3为输卵管妊娠。

(2)输卵管手术史 有输卵管手术及绝育术史者,输卵管妊娠的发生率为10%～20%。曾行输卵管粘连分离术或成形术者,亦可引起输卵管妊娠。

(3)输卵管发育不良或功能异常 输卵管黏膜纤毛缺如或活动能力差,输卵管先天发育畸形(过长、憩室、双输卵管、副伞等),以及雌孕激素比例失调、精神因素均可影响受精卵的正常运送,而发生输卵管妊娠。

(4)辅助生殖技术 辅助生殖技术的输卵管妊娠发生率比自然妊娠高,约为5%。

(5)避孕失败 宫内节育器(IUD)避孕失败、口服紧急避孕药失败发生异位妊娠的机会较大。

(6)其他 盆腔内肿瘤压迫、子宫内膜异位症形成的粘连可使输卵管移位变形,阻碍受精卵通过,增加受精卵着床于输卵管的可能性。受精卵游走也可导致异位妊娠。

2. 病理 输卵管管腔狭窄、管壁薄、内膜的蜕膜反应差,限制了孕卵发育,当妊娠发展到一定时候即可导致以下结局：

（1）输卵管妊娠流产 多见于输卵管壶腹部或伞部妊娠，一般发生在妊娠8～12周。孕卵生长发育多向管腔凸出，由于绒毛植入管壁肌层，故可破坏肌层微血管，引起出血。出血使孕卵落入管腔，经伞部流入腹腔，如胚胎全部自管壁附着处分离形成输卵管妊娠完全流产，则出血较少（图10-8）。如胚胎仅有部分分离，部分绒毛仍残存管腔内，则形成输卵管不全流产，此时因残存管腔的绒毛仍保持活力，可继续侵蚀输卵管组织引起反复出血。管壁肌层薄弱收缩力差，血管开放，出血较多，故可形成输卵管内、盆腔、甚至腹腔血肿。

（2）输卵管妊娠破裂 多见于峡部妊娠，一般发生在6周左右。由于管腔狭窄，孕卵绒毛侵蚀并穿透管壁而破裂，孕卵由裂口排出，发生大量出血，严重时可引起休克，危及生命（图10-9）。输卵管间质部妊娠虽少见，但后果严重，其结局几乎全部为输卵管妊娠破裂，一般发生在妊娠12～16周。间质部为子宫血管和卵巢血管汇集区，血运丰富，一旦破裂往往在极短时间内出现大量腹腔内出血而发生休克。

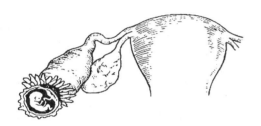

图 10-8 输卵管妊娠流产

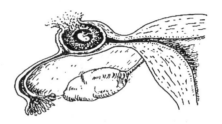

图 10-9 输卵管妊娠破裂

（3）继发腹腔妊娠 当输卵管妊娠流产或破裂后，胚胎排入腹腔，如果绒毛组织附着于大网膜或肠管壁，胚胎继续生存，可形成继发性腹腔妊娠。

（4）陈旧性异位妊娠 输卵管妊娠破裂或流产后，如反复少量出血，腹腔内积血被周围大网膜及肠管包裹，可形成血肿，日久血肿机化变硬并与周围组织粘连，可形成盆腔包块，称为陈旧性宫外孕。

（5）子宫的变化 输卵管妊娠时，受妊娠期内分泌影响，子宫增大变软，但小于停经月份。宫内膜呈蜕膜变化，但无绒毛，当孕卵死亡后，脱落蜕膜常呈整块片状或三角形，随阴道流血排出，称蜕膜管型，但有时也呈细小碎片脱落。

（二）中医病因病机

本病的基本病机是少腹瘀滞、胎阻胞络或瘀结成癥。当异位胎元自然坠落或胀破胞脉胞络时，可出现血溢于少腹。如异位胎元完全脱落随之死亡、胞脉未破则内出血不多，病情较缓；如异位胎元脱落不全或胀破胞脉胞络则内出血较多，则病情危急，甚至短时间内可发展成气陷血脱、阴阳离决的危急重症。

1.胎阻胞络 素体肾气不足或早婚房劳多产，损伤肾气，或经期产后摄生不慎，或手术损伤，外感湿热或寒湿，与血搏结，使胞络通而不畅，胎元结成后不能运达胞宫，种植于胞络之中。

2.气虚血瘀 素体虚弱，或饮食劳倦伤脾，气虚运血无力，血行瘀滞，胎元种植发育于胞络之中，后因营养不良而胎元部分坠落，胞络损伤则血内溢。

3.气陷血脱 胎元种植于子宫之外，发育于胞络之中，胀破胞脉胞络则血内崩，阴血暴亡，气随血脱。

4.瘀结成癥 发育于胞络之中的胎元全部坠落，胞络损伤则血内溢，内溢之血日久积结成癥。

【临床表现】

输卵管妊娠在未发生流产或破裂前，往往无明显症状，部分患者可有下腹一侧隐痛。尿妊娠试验为阳性或弱阳性。输卵管妊娠破损后，以下腹痛和阴道异常流血为主要症状，病情缓急轻重与孕卵着床部位、流产或破裂、内出血量多少等有关。

1.症状

（1）停经 患者多有 6～8 周的停经史，但有 20%～30% 的患者无明显停经。输卵管间质部妊娠停经时间可较长。

（2）腹痛 患者突感下腹一侧有撕裂样剧痛，常伴有恶心呕吐。疼痛范围与内出血量有关，可波及下腹或全腹，甚至可引起肩胛部放射性疼痛。当血液积聚在子宫直肠陷凹时，可引起肛门坠胀和排便感。

（3）阴道流血 常为少量不规则流血，色暗红或深褐，一般不超过月经量。少数流血较多者可见到子宫蜕膜管型或碎片排出。一般在病灶去除（药物或手术）后阴道流血停止。

（4）晕厥与休克 由腹腔内大量出血及剧烈腹痛所致，其程度与内出血的速度及量有关，但与阴道流血量不成正比。

（5）腹部包块 输卵管妊娠流产或破裂时所形成的血肿时间较长者，由于血液凝固易与周围组织或器官粘连而形成包块，包块较大或位置较高，腹部可扪及。

2.体征

（1）一般情况 内出血较多时患者呈贫血貌，可有面色苍白、脉快而细弱、血压下降等休克表现。体温一般正常，休克时体温略低，腹腔内血液吸收时体温略升高，但一般不超过 38℃。

（2）腹部检查 下腹部压痛和反跳痛明显，尤以病侧为甚，但腹肌紧张常较轻。内出血多时，叩诊有移动性浊音。陈旧性异位妊娠包块较大或位置较高者腹部可扪及。

（3）妇科检查 阴道内可见来自宫腔的少量血液，后穹隆饱满，有触痛。子宫颈摇举痛。子宫稍大变软，但小于停经月份。内出血多时，子宫可有漂浮感。子宫一侧可触及肿块，有触痛。遗留陈旧性异位妊娠时，可在子宫直肠窝处触及半实质性压痛包块、边界清楚、不易与子宫分开，日久血肿包块机化变硬。

【诊断与鉴别诊断】

（一）诊断要点

根据病史（包括停经史及盆腔炎性疾病史、痛经史、盆腔或宫腔手术和人工流产史等），结合临床表现可做出初步判断，结合化验检查与辅助检查确诊。

1.妊娠试验 动态监测血 β-hCG 是评价异位妊娠保守治疗效果的重要指标。但异位妊娠时血 β-hCG 往往低于正常宫内妊娠，且 48 小时内上升不足 66%。血 β-hCG 阴性不能完全排除异位妊娠。

2.超声检查 可了解宫腔内有无孕囊，附件部位有无包块及盆腹腔内有无积液。阴道超声较腹部超声检查准确性更高，如能结合血 β-hCG 水平动态监测，可有助于早期异位妊娠的确诊。

3. 阴道后穹隆穿刺 适用于疑有腹腔内出血或超声检查显示有盆腔积液的患者。若穿刺抽出颜色较暗的陈旧不凝血，为阳性，说明有血腹症存在，可协助诊断异位妊娠或黄体破裂。若穿刺呈阴性，可能是内出血量少或血肿位置较高或子宫直肠陷凹有慢性炎症粘连；若抽出的是能凝固的新鲜血液，则可能是误伤了动静脉血管，但都不能排除异位妊娠。

4. 诊断性刮宫 很少应用，适用于不能存活的宫内妊娠的鉴别诊断和超声不能确定妊娠部位者。刮出物送病理检查，排除宫内妊娠流产。

5. 腹腔镜检查 目前很少将腹腔镜作为检查手段，更多作为手术治疗。

（二）辨证要点

根据少腹痛和阴道流血（包括内出血缓急和量）的特点，结合贫血程度、伴随症状及舌脉可辨其虚实缓急。一般来讲，输卵管妊娠未破损型属胎阻胞络之少腹血瘀证；已破损型为气虚血瘀或气陷血脱之少腹蓄血证；陈旧性异位妊娠包块型属瘀结成癥证。由于内出血隐蔽，故稍有疏忽即可发生气血暴脱、阴阳离决的危候。

（三）鉴别诊断（表10-5）

表 10-5 异位妊娠的鉴别诊断

	输卵管妊娠	流产	急性输卵管炎	急性阑尾炎	黄体破裂	卵巢囊肿蒂扭转
停经	多有	有	无	无	多无	无
腹痛	突发撕裂样疼痛，一侧开始至全腹	下腹中央阵发性疼痛	两下腹持续性疼痛	转移性右下腹痛	下腹一侧突发疼痛	下腹一侧突发疼痛
阴道流血	量少，色暗红，有蜕膜或管型排出	初始量少或多有血块或绒毛排出	无	无	无或有如月经量	无
休克	与出血量不成正比	程度与外出血成正比	无	无	无或轻度休克	无
体温	正常或有低热	正常	升高	升高	正常	稍高
盆腔检查	宫颈举痛，一侧或直肠子宫陷凹有肿块	无宫颈举痛，宫口稍开，子宫增大变软	举宫颈时，下腹痛	无肿块，麦氏点压痛	一侧附件压痛	宫颈举痛，卵巢肿块，蒂部压痛
白细胞计数	正常或稍高	正常	升高	升高	正常或稍高	稍高
血红蛋白	下降	可正常或稍低	正常	正常	可下降	正常
后穹隆穿刺	可抽出不凝血	阴性	可抽出渗出液或脓液	阴性	可抽出血液	阴性
妊娠试验	多为阳性	多为阳性	阴性	阴性	阴性	阴性
超声显像	一侧附件低回声，其内或有妊娠囊	宫内可见妊娠囊	两侧附件低回声	子宫附件未见异常	一侧附件低回声	一侧附件低回声，边缘清晰

【治疗】

（一）治疗思路

异位妊娠的治疗主要分药物治疗、手术治疗和期待治疗，取决于异位妊娠的临床类型、发展阶段及病情的缓急轻重。一般应中西药结合以提高疗效。药物治疗必须符合下列条件：①无药物治疗禁忌证。②输卵管妊娠未发生破裂。③妊娠囊直径<4cm。④血 hCG<2000U/L。⑤无明显内出血。主要禁忌证：①生命体征不稳定。②异位妊娠破裂。③妊娠囊直径≥4cm 或≥3.5cm 伴胎心搏动。④药物过敏、慢性肝病、血液系统疾病、活动性肺部疾病、免疫缺陷、消化性溃疡等。手术治疗适用于①生命体征不稳定或有腹腔内出血征象者。②异位妊娠有进展者（如血 hCG>3000U/L 或持续升高、有胎心搏动、附件区大包块等）。③随诊不可靠者。④有药物治疗禁忌证或药物治疗无效者。⑤持续性异位妊娠者。

（二）大出血时的紧急处理

尽快备血、建立静脉通道，在输血、吸氧、抗休克的同时立即手术，迅速钳夹患侧输卵管病灶控制出血，快速输血、输液、纠正休克。

自体输血：在无血源的紧急情况下是抢救严重内出血伴休克的有效措施，可利用专门的血液回收机对血液进行规范化处理。回收腹腔内血液应符合以下条件：①妊娠<12 周。②内出血时间<24 小时。③显微镜下红细胞破坏率<30%。每回收 100mL 血液，加入 3.8% 枸橼酸钠 10mL 抗凝。如无血液回收机，则更要严格掌握适用条件，用 6～8 层无菌纱布或用 20μm 微孔过滤器过滤后将血液输回患者体内。自体输血 400mL 以上应给 10% 葡萄糖酸钙 10～20mL，以防止枸橼酸中毒。

（三）手术治疗

在纠正休克和清除腹腔积血后，视病变情况可采取以下手术方式。

1. 根治手术 适用于无生育要求、内出血并发休克的急重症患者。目前的循证依据支持对对侧输卵管正常者行患侧输卵管切除。应在积极纠正休克的同时，迅速打开腹腔，首先控制出血和补足血容量，再切除输卵管。输卵管间质部妊娠应争取在破裂前手术，以避免可能威胁生命的大出血。手术应作患侧输卵管切除或子宫角部楔形切除，必要时切除子宫。

2. 保守手术 适用于有生育要求的年轻妇女，特别是对侧输卵管已切除或有明显病变者。可根据受精卵着床部位及输卵管病变情况选择术式，若为伞部妊娠可行挤压术，将妊娠产物挤出；壶腹部妊娠则可切开输卵管取出胚胎再缝合；峡部妊娠可行病变部位切除及断端吻合。采用显微外科手术可提高以后的妊娠率。

目前多采用腹腔镜下手术。输卵管妊娠行保守手术后，残余滋养细胞有可能继续生长、再次发生出血，引起腹痛等症状，称为持续性异位妊娠，发生率为 3.9%～11.0%。术后应密切监测血 hCG 水平，每周一次，直至正常水平。若术后血 hCG 不降或升高、术后 1 日血 hCG 未下降至术前的 50% 以下或术后 12 日未下降至术前的 10% 以下，均可诊断为持续性异位妊娠，可给予甲氨蝶呤等药物治疗，必要时需再手术。发生持续性异位妊娠的有关因素包括术前 hCG 水平过高、上升速度过快或输卵管肿块过大等。

（四）药物治疗

必须符合上述药物治疗的条件，目的是使异位妊娠组织完全溶解，避免输卵管壁因手术损伤形成瘢痕及与周围组织粘连。用药期间应动态监测血 β-hCG、超声检查、肝肾功能和血常规，并注意患者病情变化及药物的毒副作用。若用药后血 β-hCG 明显下降并连续 3 次阴性、腹痛消失，阴道流血减少或停止，为显效。若用药后病情无改善，甚至发生急腹痛或输卵管破裂，应立即改用手术治疗。

1. 化学药物治疗　常用甲氨蝶呤（MTX），能抑制滋养细胞分裂，破坏绒毛，使胚胎组织死亡、脱落、吸收。①分次给药：MTX 0.4mg/（kg·d），肌内注射，每日 1 次，共 5 次。②单次给药：MTX 按 50mg/m^2，肌内注射 1 次。给药后应每隔 3 日复查血 β-hCG 和超声。若在治疗后 7 日血 β-hCG 下降小于 15%，应重复以上剂量治疗。以后，每周重复测血 β-hCG 直到降至 5U/L，一般需 3 ～ 4 周。

2. 中医中药治疗　根据疾病发展阶段和临床类型联合化学药物辨证论治，以活血化瘀、杀胚消癥为主要治法，遣方用药应注意，峻猛药中病即止，以防再次出血。

（1）未破损期——胎阻胞络证

证候：短暂停经后下腹一侧隐痛，妊娠试验阳性或弱阳性，血 β-hCG 升高缓慢；超声探及一侧附件混合性占位，宫内无孕囊。舌暗红苔薄白，脉弦细涩。

治法：活血祛瘀，消癥杀胚。

方药：宫外孕Ⅱ号方（山西医科大学第一医院）加紫草、蜈蚣、水蛭、天花粉。

本期患者内服中药应酌情与西药同时使用，以提高杀胚效力。

（2）已破损期

1）不稳定型——胎元阻络、气虚血瘀证（输卵管妊娠流产）

证候：停经后下腹一侧轻微疼痛反复发作，血 β-hCG 动态监测缓慢升高；超声探及一侧附件混合性囊性占位，宫内未见孕囊。舌淡暗苔薄白，脉细滑。

治法：益气化瘀，消癥杀胚。

方药：宫外孕Ⅰ号方（山西医科大学第一医院）加党参、黄芪、紫草、蜈蚣、水蛭、天花粉。

本型患者容易反复内出血，应中西药物配合继续杀胚，动态监测血 β-hCG、超声和血常规，做好随时抢救休克的准备。

2）休克型——气陷血脱证（输卵管妊娠破裂）

证候：停经后突发下腹一侧撕裂样剧痛，面色苍白，四肢厥冷，冷汗淋漓，烦躁不安，甚或昏厥，血压明显下降；后穹隆穿刺抽出陈旧不凝血；或超声探及一侧附件混合性囊性占位，子宫直肠陷凹积液。舌淡暗苔薄白，脉沉细或芤。

治法：回阳救脱，补气举陷。

方药：参附汤（《世医得效方》）合生脉散（《内外伤辨惑论》）加黄芪、柴胡、炒白术。

休克型应中西医结合积极抢救，立即吸氧、输液、输血，补足血容量，维持血压和酸碱平衡。同时可服用中成药参附口服液加生脉口服液。病人应绝对卧床，严格控制饮食，禁止灌肠和不必要的盆腔检查。在纠正休克的同时应立即手术。

3）包块型——瘀结成癥证（陈旧性异位妊娠）

证候：输卵管妊娠破损日久，腹痛减轻或消失；血 β-hCG 持续下降或转阴性；超声探及一侧附件混合性囊性占位。舌质暗苔薄白，脉弦细或涩。

治法：活血化瘀，消癥散结。

方药：①内服方：理冲丸（《医学衷中参西录》）加土鳖虫、水蛭、炙鳖甲。②中药保留灌肠方：桃仁、赤芍、蒲公英、三棱、莪术、丹参、透骨草。

（五）期待疗法

适应证：①腹痛轻，无输卵管妊娠破裂证据。②无腹腔内出血。③血 β–hCG 值低于 1500U/L，并持续下降。④附件包块 <3cm 或未探及。⑤随诊可靠。⑥必须向家属说明病情以征得同意。

临床有少数输卵管妊娠可发生自然流产和被吸收，内出血少而无须手术和药物治疗。期待过程中应密切观察生命体征、腹痛变化，采用超声、血 β–hCG 和血常规动态监测。一旦病情加重，应及时手术或药物治疗。

【诊疗思路示意图】

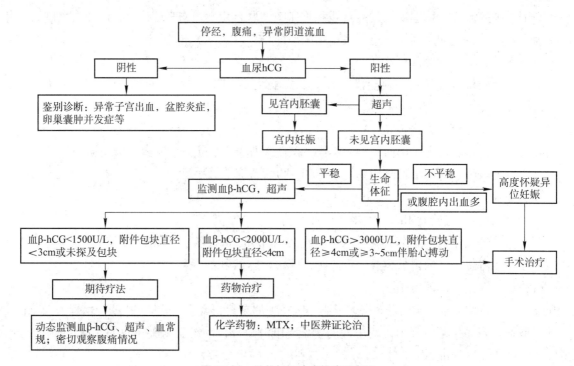

图 10–10　异位妊娠诊疗思路示意图

【预防与调护】

1. 育龄妇女应采取切实可行的避孕措施，减少人工流产等，避免生殖器感染。

2. 放置宫内节育器、施行人工流产等宫腔内操作时，要严格遵守无菌操作常规，防止盆腔感染和损伤。

3. 积极、彻底治疗子宫内膜异位症、生殖系统炎症及性传播疾病。

4. 确诊异位妊娠后，应绝对卧床休息，减少体位变动，勿增加腹压，避免不必要的妇科检查；专人护理，密切观察病情变化。

【预后】

输卵管妊娠如能早期确诊和及时规范治疗，预后大多良好。约有 10% 患者会再次罹患异位妊娠，另有 50% ～ 60% 可继发不孕症。腹腔内大出血者若抢救不及时，可因休克导致死亡。

第七节　胎盘早剥

【病例】

患者，女，30 岁。

主诉：孕 6 月，阴道不规则出血半天。

现病史：患者孕早期因先兆流产予保胎治疗。半天前劳累后阴道开始不规则出血，色鲜红，无流水，伴下腹隐痛，休息后可缓解，舌淡苔白，脉细滑。

既往史：既往有妊娠期高血压病史（未行降压治疗）；否认心脏病病史，否认肝炎、结核病史，否认手术、外伤史。

妇科检查：宫高 23cm，腹围 90cm，胎心率 136 次 / 分，规律；BP 140/95mmHg，心率 85 次 / 分，未闻及杂音，双下肢水肿Ⅰ度。

辅助检查：心电图正常范围。尿液分析：尿蛋白（＋）。空腹血糖：5.2mmol/L。中孕超声：单胎，胎儿存活；胎盘与子宫壁之间可见 1cm 无回声区。

问题

患者所患何病？该病是如何产生的？应与哪些疾病鉴别？临床需做何检查？如何诊断及治疗？

胎盘早剥（placental abruption）是指妊娠 20 周后正常位置的胎盘在胎儿娩出前部分或全部从子宫壁剥离。本病是妊娠晚期严重的并发症，发病率约为 1%，具有起病急、发病快的特点，如处理不及时可危及母儿生命。中医无"胎盘早剥"的病名，其部分临床症状在"妊娠腹痛""胎动不安""小产"等病证中有近似描述，但其病理实质不同。

【病因病理】

（一）西医病因病理

1. 病因　尚不清楚，可能与下述因素有关：

（1）子宫胎盘血管病变　患严重妊娠期高血压疾病、慢性高血压病、慢性肾脏疾病及全身血管病变时，底蜕膜螺旋小动脉痉挛或硬化，可引起远端毛细血管变性、坏死甚至破裂出血，血液流至底蜕膜层与胎盘之间形成胎盘后血肿，可致使胎盘与子宫壁分离。

（2）机械因素　外伤尤其是腹部直接受撞击或挤压；脐带过短（<30cm）或者脐带绕颈、绕体时相对过短，分娩过程中胎儿下降牵拉脐带而造成胎盘剥离；或羊膜腔穿刺时刺破前壁胎盘附着处，血管破裂出血，均可导致胎盘剥离。

（3）宫腔压力骤减　双胎妊娠第一胎娩出过快；羊水过多人工破膜时羊水骤然流出，均可致宫腔内压力剧减，子宫骤然收缩，胎盘与子宫壁发生错位剥离。

（4）子宫静脉压突然升高　妊娠晚期或临产后，孕妇长时间仰卧位，妊娠子宫压迫下腔静脉，阻碍静脉血回流，故子宫静脉淤血，静脉压升高，如果蜕膜静脉床瘀血或破裂而形成胎盘后血肿，则可导致部分或全部胎盘剥离。

（5）其他　一些高危因素如高龄产妇、吸烟、滥用可卡因、孕妇代谢异常、孕妇有血栓形成倾向、子宫肌瘤（尤其是胎盘附着部位肌瘤）等与胎盘早剥发生有关。有胎盘早剥史的孕妇再次发生胎盘早剥的危险性是无胎盘早剥史孕妇的 10 倍。

2. 病理　主要病理变化是底蜕膜出血形成胎盘后血肿，使胎盘自附着处剥离。如底蜕膜剥离面积较小，出血很快停止，产后检查胎盘时母体面有凝血块及压迹。若底蜕膜继续出血，形成较大胎盘后血肿，胎盘剥离面随之扩大，血液冲开胎盘边缘沿胎膜与子宫壁之间经宫颈管向外流出，即为显性剥离或外出血。若胎盘边缘仍附着于子宫壁，或胎先露部固定于骨盆入口，使血液积聚于胎盘与子宫壁之间，即为隐性剥离或内出血（图10-11）。胎盘早剥发生内出血时，血液积聚在胎盘与子宫壁之间，随着胎盘后血肿压力的增加，血液浸入子宫肌层，引起肌纤维分离、断裂甚至变性，当血液浸至

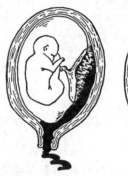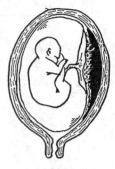

A. 显性剥离　　　　B. 隐性剥离

图 10-11　胎盘早剥的类型

子宫浆膜层时，子宫表面呈蓝紫色瘀斑，称为子宫胎盘卒中，又称为库弗莱尔子宫（Couvelaire uterus）。子宫肌层因血液浸润，收缩力减弱，可导致产后出血。严重的胎盘早剥可引发一系列病理生理改变。剥离处的胎盘绒毛和蜕膜中释放大量的组织凝血活酶进入母体血液循环，激活凝血系统，导致弥散性血管内凝血（DIC），肺、肾等脏器毛细血管内微血栓形成，可造成脏器缺血和功能障碍。胎盘早剥持续时间越长，促凝物质进入母体血液循环越多，可激活纤维蛋白溶解系统，产生大量的纤维蛋白原降解产物（FDP），引起继发性纤溶亢进。发生胎盘早剥后消耗大量的凝血因子，并产生高浓度 FDP，最终可导致凝血功能障碍。

（二）中医病因病机

中医学认为本病的发生多由素体阴虚，或失血伤阴，或久病失养，或多产房劳，耗散精血。孕后血聚养胎，阴血愈虚，虚热内生，热扰胎元；或因瘀血内停，胞脉阻滞，冲任不固而致本病。

【临床表现与分级】

典型临床表现是阴道出血、腹痛，可伴有子宫张力增高和子宫压痛，尤以胎盘剥离处最明显。阴道出血特征为陈旧不凝血，但出血量往往与疼痛程度、胎盘剥离程度不相符，尤其是后壁胎盘的隐性剥离。严重时子宫板硬，宫缩无间歇，压痛明显，胎心率改变或消失，胎位扪不清，孕妇甚至出现恶心、呕吐、出汗、面色苍白、脉搏细弱、血压下降等休克征象。

临床上按照胎盘早剥的 Page 分级标准评估病情的严重程度，见表10-6。

表 10-6　胎盘早剥的 Page 分级标准

分级	标　准
0 级	分娩后回顾性产后诊断
Ⅰ级	外出血，子宫软，无胎儿窘迫
Ⅱ级	胎儿宫内窘迫或胎死宫内
Ⅲ级	产妇出现休克症状，伴或不伴弥散性血管内凝血

【诊断与鉴别诊断】

（一）诊断要点

1. 病史　有慢性高血压病、妊娠期高血压疾病，或腹部直接撞击史，或有羊水过多骤然流出等病史。

2. 临床表现　妊娠 20 周后正常位置的胎盘在胎儿娩出前阴道流血，量或多或少，可见腹痛、贫血，或伴休克表现。腹部检查：子宫体压痛明显，硬如板状，或宫底高，胎位不清，胎心不规律或消失。

3. 辅助检查　①全血细胞计数、血小板计数、凝血功能、肝肾功能及血电解质检查等：Ⅲ级患者应检测肾功能及血气分析，若并发 DIC，应行 DIC 筛选试验（血小板计数、凝血酶原时间、血纤维蛋白原测定）。结果可疑者，进一步做纤溶确诊试验（凝血酶时间、优球蛋白溶解时间和血浆鱼精蛋白副凝试验）。血纤维蛋白原 <205g/L 为异常；如果 <105g/L 则对凝血功能障碍有诊断意义。情况紧急时，可抽取肘静脉血 2mL 于一试管中，轻叩管壁，7 分钟后观察是否有血块形成，若无血块或血块质量差，说明有凝血障碍。②超声检查：可显示胎盘与子宫壁之间有无剥离出血及其程度，还可了解胎儿宫内情况。③电子胎心监护，协助判断胎儿宫内情况。

（二）辨证要点

本病的辨证应根据阴道流血的量、色、质，腹痛的性质和程度，结合兼证和舌脉进行综合分析。

（三）鉴别诊断

1. 前置胎盘　0 级和 Ⅰ 级胎盘早剥也可为无痛性阴道流血，子宫后壁的胎盘早剥腹部体征不明显，不易与前置胎盘区别，借助超声检查可鉴别。

2. 先兆子宫破裂　往往发生在分娩过程中，宫缩强烈，下腹疼痛拒按，烦躁不安，阴道少量流血，有胎儿窘迫征象，与 Ⅱ 级和 Ⅲ 级胎盘早剥较难区别。但先兆子宫破裂多有头盆不称、分娩梗阻或剖宫产史，检查可发现子宫病理缩复环，导尿有肉眼血尿等；胎盘早剥子宫呈板样硬。

【治疗】

（一）治疗思路

本病的治疗是以控制出血、抢救休克、治疗并发症为主。怀疑胎盘早剥者应立即入院治疗。对于仅由超声检查发现，无自觉症状的轻度胎盘早剥患者，如胎儿存活可选择期待疗法，但需对母儿进行严密监测，观察胎盘剥离面积有无增大、有无胎儿窘迫等。如果出现内外出血增多、胎儿窘迫、胎儿已经或基本成熟则应立即终止妊娠。中医治疗以止血安胎、理气止痛为原则，多用于 0 级、Ⅰ 级处理和善后调理。

（二）西医治疗

治疗原则为早期识别，积极处理休克，及时终止妊娠，控制 DIC，减少并发症。

1. 纠正休克　对处于休克状态的危重患者，应开放静脉通道、迅速补充血容量、改善血液循环。最好输新鲜血，应使血细胞比容 >0.3，血红蛋白维持在 100g/L，尿量 >30mL/h。

2. 终止妊娠　根据孕妇病情轻重、胎儿宫内情况、产程进展、胎产式等决定终止妊娠方式。

（1）剖宫产　胎盘早剥剖宫产指征：①Ⅰ级胎盘早剥，出现胎儿窘迫征象者。②Ⅱ级胎盘早剥，不能在短时间内结束分娩者。③Ⅲ级胎盘早剥，产妇病情恶化，胎儿已死，不能立即分娩者。④破膜后产程无进展者。⑤产妇病情急剧加重危及生命时，不论胎儿是否存活，均应立即行剖宫产。术中取出胎儿、胎盘后，应及时于宫体肌注缩宫素。若发现子宫胎盘卒中，应按摩子宫和热盐水纱垫湿热敷子宫，多数子宫可收缩转佳。若发生 DIC 及难以控制的大出血，应快速输血、凝血因子，并行子宫切除术。

（2）阴道分娩　0 级、Ⅰ级患者一般情况良好，宫口已扩张，估计短时间内能结束分娩。先行人工破膜使羊水缓慢流出，缩减子宫腔容积，用腹带包裹腹部，压迫胎盘使之不再继续剥离，必要时配合静滴缩宫素缩短第二产程。分娩过程中，应密切观察血压、心率、宫底高度、宫缩情况及胎儿宫内情况的变化等。一旦发现病情加重或出现胎儿窘迫征象，应改行剖宫产结束分娩。

3. 并发症的处理

（1）产后出血　胎儿娩出后立即应用子宫收缩剂（如缩宫素、麦角新碱、前列腺素制剂等），并人工剥离胎盘、持续子宫按摩。若仍不能有效控制出血，或血不凝、凝块较软等，应快速输新鲜血补充凝血因子，同时行子宫切除术。

（2）凝血功能障碍　必须在迅速终止妊娠、阻断促凝物质继续进入母体血液循环的基础上纠正凝血功能障碍。①补充凝血因子：及时、足量输入新鲜血及血小板。最好同时输纤维蛋白原。②肝素：DIC 高凝阶段主张及早应用肝素，禁止在有显著出血倾向或纤溶亢进阶段应用肝素。③抗纤溶药物：应在肝素化和补充凝血因子的基础上应用。常用药物有氨基己酸、氨甲环酸、氨甲苯酸等。

（3）肾衰竭　尿量 <30mL/h 或无尿（<100mL/24h）应及时补充血容量；<17mL/h 或无尿时则有肾衰竭的可能，应予 20% 甘露醇 250mL 快速静脉滴注，或呋塞米 40mg 静脉推注，必要时可重复使用，一般于 1～2 日内尿量恢复。经治疗尿量不增，血尿素氮、肌酐、血钾等明显增高，CO_2 结合力下降，提示肾衰竭情况严重，已出现尿毒症，此时应行透析疗法。

（三）中医治疗

中医治疗以止血安胎为原则。临床上需与西医产科结合，积极救治。

【预防与调护】

加强产前保健，积极预防与治疗妊娠期高血压疾病、慢性高血压病、慢性肾炎；避免长时间仰卧。羊膜腔穿刺应避免刺破胎盘。产前检查动作要轻柔，处理羊水过多及双胎分娩时避免子宫体积骤然缩小、宫腔压力骤然降低。

【预后】

胎盘早剥起病急，进展快，如未及时处理，可威胁母儿生命。当胎盘剥离面积超过胎盘面积的 1/2 时，胎儿多数缺氧死亡。

【思考题】

谈谈胎盘早剥的临床表现及分类和治疗。

第八节　前置胎盘

【病例】

患者，女，31岁。

主诉：孕35^{+4}周，阴道不规则流血1天。

现病史：患者孕早期因先兆流产予保胎治疗。1天前劳累后阴道开始不规则流血，色鲜红，无流水，无下腹疼痛，休息后不能缓解，舌淡苔白，脉细滑。

既往史：既往有妊娠合并糖尿病病史，予饮食控制，血糖控制尚可。否认高血压、心脏病病史；否认肝炎、结核病史；否认手术、外伤病史。

妇科检查：宫高33cm，腹围100cm，胎心率138次/分，规律；BP 115/75mmHg，心率75次/分，未闻及杂音，双下肢水肿Ⅰ度。

辅助检查：心电图正常范围。尿液分析：尿蛋白（＋）。空腹血糖5.1mmol/L。超声：单胎，胎儿存活；中央型前置胎盘。

问题

患者所患何病？该病是如何产生的？应与哪些疾病鉴别？临床需做何检查？如何诊断及治疗？

前置胎盘（placenta previa）是指妊娠28周后，胎盘附着于子宫下段，甚至胎盘下缘达到或覆盖宫颈内口，其位置低于胎先露部。前置胎盘是妊娠期严重的并发症，是妊娠晚期阴道流血的主要原因。发病率国外为0.3%～0.5%，国内是0.24%～1.57%。中医无"前置胎盘"的病名，其部分临床症状在"胎漏"等病证中有近似描述，但其病理实质不同。

【病因病理】

1.病因　目前尚不清楚，高龄初产妇（>35岁）、经产妇及多产妇、吸烟与吸毒妇女均为前置胎盘的高危人群。目前认为，前置胎盘的形成可能与下列因素相关。

（1）子宫内膜病变及损伤　可由多次刮宫、剖宫产、产褥感染、多产、人工流产、引产等引起。

（2）胎盘异常　双胎妊娠等胎盘面积过大；胎盘本身异常，如副胎盘、膜状胎盘等。

（3）受精卵滋养层发育迟缓　受精卵因滋养层尚未发育到能着床的阶段，继续游走到子宫下段并在该处着床发育成前置胎盘。

（4）辅助生育技术　受精卵可能与子宫内膜发育不同步，且人工植入时可诱发宫缩，致使受精卵着床于子宫下段。

2.分类　根据胎盘下缘与宫颈内口的关系，前置胎盘分为四类：

（1）完全性前置胎盘　宫颈内口全被胎盘覆盖。又称为中央性前置胎盘。

（2）部分性前置胎盘　宫颈内口部分被胎盘覆盖。

（3）边缘性前置胎盘　胎盘下缘附着于子宫下段，胎盘边缘达宫颈内口，但未超越宫颈内口。（图10-12）

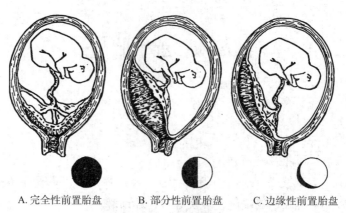

A. 完全性前置胎盘　　　B. 部分性前置胎盘　　　C. 边缘性前置胎盘

图 10-12　前置胎盘类型

（4）低置胎盘　胎盘边缘距宫颈内口 <20mm，但未达宫颈内口。

既往有剖宫产史，此次妊娠为前置胎盘，且胎盘附着于原手术瘢痕部位，其胎盘粘连、植入发生率高，可引起致命性大出血，故称之为"凶险性"前置胎盘。

3. 中医病因病机　本病病因病机有胎元本身及母体两个方面。胎元方面多因父母先天精气不足造成胎元不能成实，发育不良而延缓着床时机；母体方面多因禀赋不足或房劳、多产伤肾，气血不足，造成天癸紊乱，胎元不能准时、精确着床所致。多由冲任气血不调，胎元不固而致。

【临床表现】

1. 症状　妊娠晚期或临产时，发生无诱因、无痛性反复阴道流血。初次出血量一般不多，剥离处血液凝固后，出血自然停止；也有初次即发生大出血而导致休克。阴道流血发生时间、次数、出血量多少与前置胎盘类型有关。完全性前置胎盘初次出血时间较早，多在妊娠 28 周左右，称"警戒性出血"。边缘性前置胎盘出血多发生在妊娠晚期或临产后，出血量较少。部分性前置胎盘介于两者之间。

2. 体征　患者一般情况与出血量有关，大量出血时面色苍白、脉搏增快微弱、血压下降甚至休克。腹部检查：子宫软，无压痛，子宫大小与停经月份相符；由于子宫下段有胎盘占据，故胎先露高浮，1/3 合并有胎位异常；出血不多时胎心正常，出血多时胎儿可因缺氧而导致窘迫，严重时可出现胎死宫内。

【诊断与鉴别诊断】

（一）诊断要点

1. 病史　以往有多次刮宫、产褥感染、剖宫产等病史；或高龄产妇或双胎妊娠史；吸烟或滥用麻醉药史。

2. 临床表现　有上述症状及体征。

3. 辅助检查　①血常规可了解贫血情况。②超声可清楚显示子宫壁、胎盘、胎先露部及宫颈位置，并根据胎盘下缘与宫颈内口的关系，确定前置胎盘类型。③产后检查胎膜及胎盘，前置部分的胎盘有陈旧性血块附着，呈黑紫色，如胎膜破口距胎盘边缘小于 7cm 则可诊断为前置胎盘。

（二）辨证要点

本病的辨证应根据阴道流血的量、色、质，结合兼症、舌脉进行综合分析。

（三）鉴别诊断

主要与胎盘早剥、早产、胎盘边缘血窦破裂、帆状胎盘等疾病鉴别。可借助超声检查确诊。此外，尚需与宫颈病变如宫颈息肉、子宫颈癌所致的流血相鉴别。

【治疗】

（一）治疗思路

前置胎盘属产科急症，需根据孕妇出血量的多少、有无休克、前置胎盘的类型、妊娠周数、产次、胎儿是否存活、是否临产、宫颈扩张程度等综合分析后确定治疗方案，以西医治疗为主，可佐以中医健脾固肾、益气升阳治疗。

（二）西医治疗

处理原则是抑制宫缩、止血、纠正贫血、预防感染和适时终止妊娠。

1.期待疗法　在保证母儿安全的前提下使孕期达到或更接近足月妊娠，从而提高胎儿的成活率。期待疗法适于妊娠36周以前，胎儿体重<2000g，阴道流血量不多，产妇一般情况好，胎儿存活者。

（1）休息，绝对卧床，取左侧卧位；保持平静的状态，适当给予地西泮等镇静剂。

（2）间断吸氧，每日3次，每次20～30分钟，以提高胎儿血氧供应。

（3）密切观察阴道流血量，禁止阴道检查及肛检；采用超声检查时应谨慎，动作需轻柔。

（4）监护胎儿宫内情况。

（5）纠正孕妇贫血，维持血容量，使血红蛋白保持在110g/L以上，血细胞比容>0.30。

（6）给予广谱抗生素预防感染。

（7）在期待治疗中，应用宫缩抑制剂可赢得时间，常用硫酸镁、利托君、沙丁胺醇等。需终止妊娠者，若胎龄<35周，应促胎肺成熟，地塞米松每次6mg肌注，每12小时一次，共4次。如情况紧急可在羊膜腔内注入地塞米松10mg。

2.终止妊娠　终止妊娠的指征：反复大量流血甚至休克者，无论胎儿成熟与否，应及时终止妊娠；胎龄达36周以上；胎儿成熟度检查提示胎儿肺成熟；胎龄未达36周，出现胎儿窘迫征象，或胎儿电子监护发现胎心异常者；出血量多，危及胎儿；胎儿已死亡或出现难以存活的畸形。

（1）剖宫产术　是处理前置胎盘的主要手段，可在短时间内娩出胎儿，迅速结束分娩，对母子相对安全。剖宫产指征：完全性前置胎盘，持续大量流血；部分性和边缘性前置胎盘出血量较多，先露高浮，短时间不能结束分娩；胎心胎位异常。剖宫产切口可根据超声定位避开胎盘。术前积极纠正贫血、预防感染、备血等，同时做好处理产后出血和新生儿抢救复苏准备。

（2）阴道分娩　边缘性前置胎盘、低置胎盘枕先露、阴道流血不多、无头盆不称和胎位异常，估计短时间内能结束分娩者，可予试产。阴道分娩是利用胎先露部压迫胎盘达到止血和促进子宫收缩的目的，如人工破膜后胎先露仍下降不顺利，应立即改行剖宫产术。

3. 紧急转送　当地无医疗条件处理，先输液输血，消毒后阴道填纱、腹部加压包扎，以暂时压迫止血，并迅速护送转至上级医院治疗。

（三）中医治疗

本病治疗以健脾固肾、益气升阳固冲、止血安胎为要，必须结合西医产科综合分析确定治疗方案，辅以益肾养血之法，出血期结合止血固胎之法，可有助于受损子宫内膜的修复，有助于止血及提高胎儿的存活能力，从而达到良好的治疗效果。可采用举元煎（《景岳全书》）合寿胎丸（《医学衷中参西录》）加减（炙黄芪、太子参、白术炭、升麻、炒杜仲、菟丝子、川断、阿胶珠、仙鹤草、炙甘草）。

【预防与调护】

注意经期卫生，做好计划生育，防止多产，避免多次刮宫及感染，以防发生子宫内膜损伤或者子宫内膜炎；孕前应戒烟、戒毒，避免被动吸烟；严格把握剖宫产指征，降低剖宫产率，尤其是首胎剖宫产率；加强产前检查，对妊娠期出血，无论出血量多少均需及时就医，做到早期诊断、及时正确处理。

【预后】

前置胎盘如果能早期发现、及时就诊、正确处理，预后一般较好。如出血量较多、病情严重，可危及生命。

【思考题】

试述前置胎盘的临床表现及分类和治疗。

第九节　多胎妊娠

【病例】

患者，女，34岁。

主诉：孕38周，感下腹隐痛1天。

现病史：患者于2015年行促排卵之后妊娠，妊娠早期予保胎治疗，妊娠中期，定期产检，于今日无明显诱因感下腹隐痛，阴道无出血，无流水。

既往史：否认高血压、心脏病病史；否认肝炎、结核病史；否认手术、外伤病史。

妇科检查：宫高38cm，腹围110cm，胎心率（左上）141次/分，规律，胎心率（右上）150次/分；BP 110/75mmHg，心率75次/分，未闻及杂音，双下肢水肿Ⅰ度。

辅助检查：心电图正常范围。尿液分析：尿蛋白（–）。空腹血糖：5.2mmol/L。超声：AFI 9.0；双胎妊娠；胎儿存活。

问题

患者所患何病？临床需做何检查？如何进行治疗？

多胎妊娠（multiple pregnancy）是指一次妊娠宫腔内同时有两个或两个以上胎儿。以双胎妊娠为多。近年辅助生殖技术使多胎妊娠的发生率明显增高。本节主要讨论双胎妊娠（twin pregnancy）。

【双胎类型及特点】

1. 双卵双胎　由两个卵子分别受精形成的双胎妊娠，称为双卵双胎，约占双胎妊娠的70%。可能与应用促排卵药物、多胚胎宫腔内移植及家族遗传因素有关。双胎各自的遗传基因不完全相同，胎儿血型、性别可以相同或不同。胎盘多为两个，也可融合成一个，血液循环各自独立。有两个羊膜腔，中间隔有两层羊膜及两层绒毛膜（图10-13）。

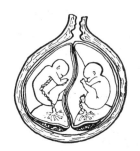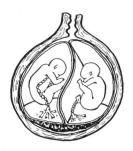

图 10-13　双卵双胎的胎盘及胎膜示意图

2. 单卵双胎　由一个受精卵分裂而成的双胎妊娠称为单卵双胎，约占30%。原因不明，不受遗传、促排卵药物的影响。一个受精卵分裂为2个胎儿，具有相同的遗传基因，胎儿性别、血型、外貌等相同。受精卵早期发育阶段发生分裂的时间不同，可形成以下四种类型：

（1）双羊膜囊双绒毛膜单卵双胎　分裂发生在桑椹期（受精后3日内），受精卵及羊膜囊、胎盘均为两个。约占单卵双胎的30%（图10-14A）。

（2）双羊膜囊单绒毛膜单卵双胎　分裂发生在囊胚期（受精后4～8日），一个胎盘，两个羊膜囊之间仅隔有两层羊膜。约占单卵双胎的68%（图10-14B）。

（3）单羊膜囊单绒毛膜单卵双胎　分裂发生在受精后第9～13日，此时羊膜囊已形成，两个胎儿共存于一个羊膜腔内，共有一个胎盘。约占单卵双胎的1%～2%（图10-14C）。

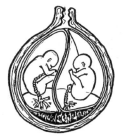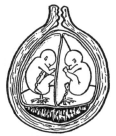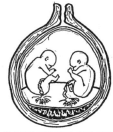

A. 双羊膜囊双绒毛膜单卵双胎　　B. 双羊膜囊单绒毛膜单卵双胎　　C. 单羊膜囊单绒毛膜单卵双胎

图 10-14　受精卵在发育不同阶段形成单卵双胎胎膜示意图

（4）联体双胎　分裂发生在受精第13日后，此时原始胚盘已经形成，机体不能完全分裂成两个，形成不同形式的联体儿，极罕见。

【临床表现】

1. 妊娠期　孕妇早孕反应较重；因子宫过大可致腰酸背痛、呼吸困难、胃部饱满、行走不便、下肢静脉曲张、浮肿、痔疮发作等压迫症状。妊娠期高血压疾病、胎儿生长受限、流产、早产及胎膜早破、胎先露及胎位异常、胎儿畸形、双胎输血综合征、胎盘早剥、羊水过多及贫血随胎儿数增加而增多。

2. 分娩期

（1）产程延长　因子宫过度膨大，肌纤维过度延伸，故易发生原发性子宫收缩乏力，导致产程延长。或第一个胎儿娩出后因继发性宫缩乏力而使第二个胎儿娩出时间延迟。

（2）胎膜早破及脐带脱垂　由于胎位异常且合并羊水过多，子宫腔内压力增高，易发生胎膜早破及脐带脱垂。

（3）胎盘早剥　分娩时，第一个胎儿娩出后，由于宫腔容积突然缩小，以致胎盘附着面也突然缩小，可能发生胎盘早剥，直接威胁第二个胎儿生命及产妇的安危。

（4）胎头交锁及胎头碰撞　若第一胎儿为臀先露、第二胎儿为头先露，分娩时第一胎儿头尚未娩出，第二胎儿头部已经降入骨盆内，两个胎头的颈部交锁在一起，称胎头交锁，可导致难产。两个均为头先露时，两胎头同时入盆，相互碰撞造成阻塞性难产称胎头碰撞。以上情况容易发生在胎儿较小、骨盆过大、第二胎儿羊膜早破者或单羊膜囊双胎者。

（5）产后出血及产褥感染　由于子宫收缩乏力，易发生产后大出血；2个胎儿相继娩出，腹内压突然下降也可发生产后休克。双胎妊娠的并发症多，孕妇常伴有贫血、抵抗力差，分娩时往往需要经阴道助产，易发生产褥感染。

【诊断与鉴别诊断】

（一）诊断要点

1. 病史　多胎妊娠家族史、辅助生殖受孕史。

2. 临床表现　早孕反应较重。中期妊娠后子宫增大明显，可较早出现下肢浮肿及静脉曲张，妊娠晚期有呼吸困难。产科检查子宫大于停经周数，可触及两个胎体，在不同部位闻及两个胎心。

3. 辅助检查　①超声检查：孕 6～7 周即可在宫腔内发现两个妊娠囊，孕 9 周可见 2 个原始心管搏动。可筛查胎儿结构畸形，判断双胎类型及胎位。②多普勒胎心仪检查：孕 12 周后听见 2 个不同频率的胎心音（相差 10 次以上）。

（二）鉴别诊断

主要与巨大胎儿、单胎合并羊水过多、妊娠合并子宫肌瘤、卵巢囊肿相鉴别。应注意多胎妊娠时也可同时合并羊水过多，可通过超声检查确诊。

【治疗】

双胎妊娠母儿并发症多，常可导致妊娠结局不良，故应尽早确诊及时采取必要的干预或监护措施。在妊娠早期，明确诊断，特别是诊断胎儿是否畸形，以便早期处理；妊娠中晚期应监测胎盘功能，了解胎儿的安危，预防早产。分娩期应选择适当的分娩时机和分娩方式，以提高围产儿存活率。

（一）妊娠处理及监护

1. 补充足够营养　进食含高蛋白质、高维生素及必需脂肪酸的食物，注意补充铁、叶酸及钙剂，预防贫血及妊娠期高血压疾病。

2. 防治早产　增加卧床休息时间，减少活动量，产兆若发生在孕 34 周之前可给予宫缩抑制剂。对可疑早产孕妇应行宫颈管长度检查及阴道分泌物检查；胎儿纤维联结蛋白检查，若阴性不需干预，若阳性可预防性使用宫缩抑制剂，动态观察宫颈管长度变化。

3. 防治妊娠期并发症　应注意血压、尿蛋白变化及瘙痒主诉，及时发现妊娠期高血压疾病及妊娠期肝内胆汁淤积症并及早治疗。

4. 监护胎儿生长发育情况及胎位变化　未发现明显畸形者定期（每 3 ～ 4 周 1 次）行超声监测胎儿生长情况，若发现双胎输血综合征，可在胎儿镜下用激光凝固胎盘表面可见的血管吻合支。妊娠末期超声确定胎位可助选择分娩方式。

5. 终止妊娠指征　①合并急性羊水过多，压迫症状明显，腹部过度膨胀，呼吸困难，严重不适者。②发现胎儿畸形。③母亲有严重并发症，如子痫前期或子痫、不宜继续妊娠者。④已到预产期或胎儿胎盘检查提示成熟尚未临产，胎盘功能减退者。

（二）分娩期处理

多数双胎妊娠能经阴道分娩，产程中应注意：①产妇应有良好体力，应保证足够的摄入量及睡眠。②严密观察胎位变化、宫缩及产程进展，胎头已衔接可在产程早期行人工破膜，加速产程进展，如宫缩乏力，可在严密监护下给予低剂量缩宫素静滴。③必要时，第二产程行会阴后 - 侧切开。第一个胎儿娩出后，立即夹紧胎盘侧脐带，以防第二胎儿失血。助手应在腹部固定第二胎儿为纵产式，并密切观察胎心、宫缩及阴道流血情况，及时阴道检查了解胎位及是否有脐带脱垂、胎盘早剥等。若无异常，则等待自然分娩，通常在 20 分钟左右第二个胎儿娩出。若等待 15 分钟仍无宫缩，可行人工破膜并静滴低浓度缩宫素。若发现脐带脱垂、胎盘早剥，立即用产钳助产或臀牵引，迅速娩出胎儿。如胎头高浮，应行内转胎位术及臀牵引术。若第二胎儿为肩先露，先行外转胎位术，不成功，可采用联合转胎位术娩出胎儿。

有下列情况应行剖宫产：①第一胎儿为肩先露、臀先露。②宫缩乏力致产程延长，经保守治疗效果不佳。③胎儿窘迫，短时间内不能经阴道结束分娩。④联体双胎孕周 >26 周。⑤严重妊娠并发症需要尽快终止妊娠，如重度子痫前期、胎盘早剥等。

无论阴道分娩还是剖宫产，均需防治产后出血：①临产时备血。②胎儿娩出前建立静脉通道。③第二胎儿娩出后应立即使用宫缩剂，并使其作用维持到产后 2 小时以后。

【预防】

减少医源性多胎是有效的预防方法。应严格掌握促排卵药物的应用指征，运用辅助生殖技术时，应减少移植胚胎数目从而减少多胎妊娠的发生，必要时行减胎术。

【思考题】

简述多胎妊娠的临床表现和治疗。

第十节　羊水量异常

一、羊水过多

【病例】

患者，女，30岁。

主诉：孕7月，腹胀伴双下肢水肿1周。

现病史：妊娠中期，腹部增大异常，偶感胸闷气短，无头晕、心慌，伴腰酸、下肢水肿、逆冷，小便不利，休息后可缓解，舌淡苔白润，脉沉迟。

既往史：否认高血压、心脏病病史；否认肝炎、结核病史，否认手术、外伤病史。

妇科检查：宫高27cm，腹围94cm，胎心率140次/分，规律；BP 115/70mmHg，心率75次/分，未闻及杂音，双下肢水肿Ⅰ度。

辅助检查：心电图正常范围。尿液分析：尿蛋白（－）。空腹血糖5.2mmol/L，中孕超声：AFI 19.0，AFV 8.0cm；单胎，胎儿存活。

问题

患者所患何病？该病是如何产生的？临床需做何检查？中西医如何诊断及治疗？

妊娠期间羊水量超过2000mL称为羊水过多（polyhydramnios）。羊水量在数周内缓慢增加称慢性羊水过多；羊水量在数日内迅速增多称急性羊水过多。羊水过多发病率为0.5%～1%。根据本病的临床特点属于中医学"子满""胎水肿满"范畴。

【病因】

（一）西医病因及对母儿的影响

1.病因　尚不清楚，多数羊水过多可能与胎儿畸形及妊娠并发症有关。

（1）胎儿畸形　羊水过多的孕妇中18%～40%合并胎儿畸形，其中以神经系统和消化道畸形最常见。脊柱裂、无脑儿等因脑膜膨出、脉络膜组织增生、渗出液增加，加之胎儿中枢性吞咽障碍、抗利尿激素缺乏等，使羊水形成过多；消化道畸形（食管、十二指肠闭锁）及18三体、21三体、13三体胎儿因胎儿吞咽羊水障碍，亦可导致羊水过多。

（2）多胎妊娠及巨大儿　多胎妊娠羊水过多为单胎妊娠的10倍，单卵单绒毛膜双羊膜囊时，两个胎盘动静脉吻合，易并发双胎输血综合征，使受血胎儿的循环血量、尿量增加，引起羊水过多。

（3）胎盘、脐带病变　如巨大胎盘、胎盘绒毛血管瘤、脐带帆状附着可导致羊水过多。

（4）胎儿水肿　羊水过多与胎儿免疫性水肿（母胎血型不合溶血）及非免疫性水肿（多由宫内感染引起）有关。

（5）妊娠期合并症　由母体高血糖致胎儿血糖增高，产生渗透性利尿及胎盘胎膜渗出增加而致。

（6）特发性羊水过多　约占30%，不合并孕妇、胎儿及胎盘异常，原因不明。

2. 对母儿的影响　羊水过多时子宫张力大，压迫症状明显，孕妇易并发妊娠期高血压疾病、胎膜早破、早产；因子宫肌纤维伸展过度，可致宫缩乏力、产程延长及产后大出血增加；破膜后因宫腔内压力骤然降低可引起胎盘早剥、休克。胎儿易发生胎位异常、脐带脱垂、胎儿窘迫，常合并胎儿畸形等。围产儿死亡率明显升高，是正常妊娠的7倍。

（二）中医病因病机

本病多由水气、水湿浸渍胞胎所致。多为本虚标实证，本虚多为脾气虚弱及肾阳亏虚，而标实则为气滞湿郁。脾主运化水湿，肾化气行水，任何一脏发生病变均有可能引起水液停聚而致本病。

1. 脾气虚弱　素体脾虚气弱，因孕重虚，或饮食不节，或劳倦伤脾，致脾气益虚，不能运化水湿，水渍渗于胞中，则发为子满。

2. 气滞湿郁　素体多抑郁，孕后胎体渐大，阻碍气机，气机不畅，气滞湿郁，渍渗胞中，发为子满。

3. 肾阳亏虚　肾气素虚，孕后精血下聚养胎，有碍肾阳敷布，或素体命门不足，肾阳亏虚，不能化气行水。肾为胃之关，肾阳不布，关门不利，膀胱气化失司，水聚于胞宫或泛溢肌肤，而成子满。

【临床表现】

1. 症状

（1）急性羊水过多　占1%～2%，多发生在妊娠20～24周。因羊水骤然增多，数日内可见子宫明显增大，患者感腹部胀痛、腰酸、行动不便；另外，因横膈抬高亦可引起呼吸困难、甚至发绀，不能平卧。

（2）慢性羊水过多　约占98%，多发生于妊娠28～32周。由于羊水缓慢增多，可使子宫逐渐膨大，而压迫症状并不明显或仅有轻微胸闷、气促。

2. 体征

（1）急性羊水过多　腹部高度膨隆，皮肤张力大、变薄，可伴腹壁下静脉扩张、下肢或外阴部静脉曲张；子宫大于妊娠月份、张力大，胎位不清，胎心遥远或听不清。

（2）慢性羊水过多　宫高及腹围大于妊娠月份，皮肤张力大、发亮、变薄，液体震颤感明显，胎位不清，胎心遥远或听不清。

【诊断及鉴别诊断】

（一）诊断要点

1. 临床表现　根据临床症状及体征诊断并不困难。临床表现以妊娠20～32周腹部胀大迅速、子宫明显大于妊娠月份并伴有压迫症状和胎位不清、胎心音遥远等体征为主，结合相关检查，可明确诊断本病。

2. 实验室及其他检查

（1）辅助检查　超声检查为羊水过多的主要检查方法。目前有两种标准。一是以脐横线与腹白线为标志，将腹部分为四个象限，各象限最大羊水暗区垂直径之和为羊水指数（AFI）。羊水指数≥25cm诊断为羊水过多。二是羊水最大暗区垂直深度（AFV）≥8cm可诊断羊水过多。超声检查还可了解胎儿情况，如无脑儿、脊柱裂、胎儿水肿及双胎等。

（2）实验室检查　①羊水检查：羊水过多者羊水甲胎蛋白（AFP）测定较同期正常妊娠平均值可高出3个标准差以上。②血糖检查：尤其慢性羊水过多者，应排除糖尿病。③血型检查：胎儿水肿者应检查孕妇血型，排除母胎血型不合。④胎儿染色体检查：羊水细胞培养或采集胎儿血行染色体核型分析，可了解染色体数目及结构有无异常。

（二）辨证要点

本病辨证重在分辨虚实，以脾虚证为多。注意肢体和腹部皮肤胀满的特征，如皮薄光亮，按之凹陷为脾虚；皮色不变，按之压痕不显为气滞。

（三）鉴别诊断

本病应与双胎妊娠、葡萄胎、巨大儿相鉴别，并除外胎儿畸形，可根据病史、临床表现、产科检查及超声检查结果进行判断。

【治疗】

（一）治疗思路

胎儿有无畸形、孕周及孕妇自觉症状严重程度是处理羊水过多的关键。症状轻、胎儿无畸形、孕期不足37周、胎肺不成熟者应尽可能延长孕周，予以中西医结合保守治疗。若合并胎儿畸形，则应及时终止妊娠。

（二）西医治疗

1.胎儿正常

（1）一般治疗　低盐饮食、减少孕妇饮水量。应左侧卧位卧床休息，改善子宫胎盘循环，预防早产。每周复查羊水指数及胎儿生长情况。

（2）羊膜穿刺　对压迫症状严重，孕周小、胎肺不成熟者，可行经腹羊膜穿刺放羊水，以缓解症状。放水时需在超声监测下进行，避开胎盘部位穿刺，速度应缓慢，每小时约500mL，一次放水应<1500mL；密切观察孕妇血压、心率、呼吸及胎心变化；严格消毒，防止感染，酌情用镇静药预防早产；放水后3～4周如症状重，可再次重复降低宫腔内压力。

（3）前列腺素合成酶抑制剂　吲哚美辛可抑制胎儿排尿、减少羊水量。2.2～2.4mg/（kg·d），分3次口服。密切观察羊水量（超声每周测一次AFI）。该药可致动脉导管狭窄，故不宜长期使用。

（4）病因治疗　积极治疗妊娠期糖尿病或糖尿病合并妊娠；母胎血型不合而超声检查提示胎儿水肿，或脐血显示血红蛋白<60g/L，应予胎儿宫内输血。

（5）分娩期处理　妊娠足月或自然临产后，应尽早人工破膜，终止妊娠，注意放水速度，防止脐带脱垂。若破膜后宫缩仍乏力，可给予低浓度缩宫素静脉滴注以增强宫缩，并密切观察产程进展。胎儿娩出后应及时应用宫缩剂，预防产后出血。

2.胎儿异常　确诊胎儿畸形、染色体异常者，应及时终止妊娠。

（1）依沙吖啶引产　孕妇一般状况尚好，可经腹羊膜腔穿刺放出适量羊水后，注入依沙吖啶

50 ～ 100mg 引产。

（2）人工破膜引产　可采用高位破膜器自宫口沿胎膜向上 15 ～ 16cm 处刺破胎膜，使羊水以每小时 500mL 速度缓慢流出，严密监测孕妇血压、心率、阴道流血及宫高变化，羊水流出后腹部置沙袋维持腹压，避免宫腔内压突然降低而引起胎盘早剥和休克。应用抗生素预防感染。12 小时后仍未临产，予缩宫素静滴诱发宫缩。

（三）中医治疗

本病治疗应本着"治病与安胎并举"的原则，治疗大法以健脾益肾、利水除湿为主，佐以益气行气。用药时注意消水而不伤胎。

1. 脾气虚弱证

证候：妊娠五六月，腹大异常，腹皮绷急光亮，胸膈满闷，阴部水肿，严重时全身浮肿，神疲肢软。舌淡胖，脉沉滑无力。

治法：健脾渗湿，养血安胎。

方药：鲤鱼汤（《备急千金要方》）加陈皮、大腹皮、桑寄生、续断。

脾阳虚兼畏寒肢冷者，酌加黄芪、巴戟天以温阳化气行水；腰痛甚者，酌加杜仲、菟丝子固肾安胎。

2. 气滞湿郁证

证候：孕期胎水过多，腹大异常，胸膈胀满，甚则喘不得卧，肢体肿胀，皮色不变，按之压痕不显。舌淡苔薄腻，脉弦滑。

治法：理气行滞，利水除湿。

方药：茯苓导水汤（《医宗金鉴》）去槟榔，加防己。

3. 肾阳亏虚证

证候：妊娠中后期，腹部增大异常，胸闷气短，甚则不能平卧，伴腰酸、下肢水肿、逆冷，小便不利。舌淡苔白润，脉沉迟。

治法：补肾温阳，化气行水安胎。

方药：真武汤（《伤寒论》）加减。

【预防与调护】

羊水过多者胎儿畸形率、新生儿发病率及围产儿死亡率较正常者增高，故应积极做好产前检查，正确诊断，及时处理。

【预后】

羊水过多引产时应严防羊水栓塞、胎盘早剥等严重并发症的出现。若未合并胎儿畸形，则预后一般良好。

二、羊水过少

【病例】

患者，女，32 岁。

主诉：孕 40 周，自觉胎动减少半天。

现病史：妊娠晚期超声提示羊水量少，孕妇腹形小于正常月份，纳呆食少，神疲乏力，腰膝酸软，四肢不温。舌淡苔白，脉沉迟无力。

既往史：否认高血压、心脏病病史；否认肝炎、结核病史；否认手术、外伤病史。

妇科检查：宫高32cm，腹围100cm，胎心率145次/分，规律。BP 115/70mmHg，心率75次/分，未闻及杂音，双下肢无水肿。

辅助检查：心电图正常范围。尿液分析：尿蛋白（－）。超声：AFI 5.0，AFV 4.5cm；单胎，胎儿存活。

问题

患者所患何病？该病是如何产生的？临床需做何检查？中西医如何诊断及治疗？

妊娠晚期羊水量少于300mL者称羊水过少（oligohydramnios）。本病发生率为0.4%～4%，因其对围生儿预后有明显的不良影响，使围产儿死亡率较正常妊娠明显增高，故应高度重视。本病在中医古籍中无记载，其症状散见于"胎萎不长"等病中。

【病因】

（一）西医病因及对母儿的影响

1. 病因　部分羊水过少原因不明，临床常见原因如下：

（1）胎儿畸形　胎儿发生先天性肾缺如、肾脏发育不全、输尿管及尿道狭窄等畸形时，无尿液生成或生成的尿液不能排入羊膜腔，可导致羊水过少。

（2）胎盘功能不良　如过期妊娠、胎儿生长受限、妊娠期高血压疾病，因胎盘功能减退、慢性宫内缺氧可引起胎儿血液重新分布，以保障脑和心脏血供，而肾血流量降低，胎儿尿形成减少，则可致羊水过少。

（3）羊膜病变　胎膜早破，羊水外漏速度大于再产生速度，或羊膜自身病变亦可导致羊水过少。

（4）孕妇因素　如孕妇脱水、血容量不足、血浆渗透压增高、应用某些药物（如吲哚美辛、利尿剂等）等，亦可引起羊水过少。

2. 对母儿的影响　因胎儿缺氧窘迫或畸形，故羊水过少的围产儿发病率和死亡率可明显增高。轻度羊水过少者，围产儿死亡率增高13倍；重度羊水过少者，可增高47倍。另外，羊水过少亦可致孕妇的手术产率和引产率增加。

（二）中医病因病机

本病病机多是气血亏虚、脾肾不足，使阴血津液亏损，冲任日渐亏涸，以致胎水涩少。

1. 气血虚弱　素体气血不足，孕后气血下聚以养胎元，气血益虚。津血同源，血少津亏，冲任亏涸，以致胎水涩少。

2. 脾肾不足　素体脾肾不足，精血津液生成与输布障碍，冲任不充。孕后精血下聚养胎，脾肾益虚；或孕后调摄失宜，损伤脾肾，精亏血少，冲任失滋，胎水日少，皆可见胎水涩少。

【临床表现】

1.症状 临床表现多不典型。胎盘功能不良者常有胎动减少；胎膜早破者有阴道流液。

2.体征 宫高、腹围小于同期妊娠，尤以胎儿宫内生长受限者明显。轻微刺激可引起宫缩。临产后阵痛剧烈，宫缩多不协调，宫口扩张缓慢，产程延长。阴道检查时发现前羊水囊不明显，胎膜与胎儿先露部紧贴，人工破膜时羊水极少。

【诊断及鉴别诊断】

（一）诊断要点

1.临床表现 过期妊娠、胎儿生长受限、妊娠期高血压疾病等可致孕期胎动减少，临产前发生不明原因胎动变化，子宫小于同期妊娠，破膜时羊水少于300mL及性质黏稠、浑浊等为本病的主要临床表现。

2.实验室及其他检查

（1）超声检查 是诊断羊水过少的主要方法。妊娠晚期羊水最大暗区垂直深度（AFV）≤2cm或羊水指数≤5cm，即可诊断。AFV≤1cm为严重羊水过少。超声检查还能及早发现胎儿畸形等。

（2）羊水直接测量 破膜后直接测量羊水，<300mL可诊断为羊水过少；缺点为不能早期诊断。

（3）其他检查 妊娠晚期发现羊水过少，应结合胎儿生物物理评分、电子胎儿监护仪检查、血尿雌三醇、胎盘生乳素检测等了解胎盘功能及评价胎儿宫内安危，及早发现胎儿宫内缺氧。

（二）鉴别诊断

本病应与胎死腹中相鉴别。二者腹形均小于正常孕妇，超声检查羊水过少之胎儿可见胎心搏动及胎动，而后者无胎心搏动及胎动。此外尚应与胎儿生长受限相鉴别。

【治疗】

（一）治疗思路

应根据有无胎儿畸形及孕周选择治疗方案。确诊胎儿畸形，或胎儿已成熟、胎盘功能严重不良者，应立即终止妊娠；未发现胎儿畸形者，可采用中西医结合治疗。

（二）西医治疗

1.胎儿畸形 应终止妊娠，可行依沙吖啶羊膜腔内注射引产。

2.正常胎儿 ①一般处理：寻找与去除病因，嘱孕妇计数胎动，增加补液，每2～4小时饮水2～4L。②补充羊水期待治疗：若胎肺不成熟，无明显胎儿畸形者，可行羊膜腔输液补充羊水，延长孕周，此法既有利于胎儿畸形的诊断，又可增加羊膜腔内压力，预防胎肺发育不良，提高围产儿存活率。方法为常规消毒腹部皮肤，在超声引导下避开胎盘行羊膜腔穿刺，以10～15mL/min速度输入37℃的0.9%氯化钠液200～300mL。同时应用宫缩抑制剂预防流产或早产。③终止妊娠：妊娠足月合并严重胎盘功能不良或胎儿窘迫，估计短时间不能结束分娩者，应行剖宫产术；无并发症者可在密切监护下人工破膜并密切观察胎心、羊水性状变化。

（三）中医治疗

本病治疗重在养气血、补脾胃、滋化源，使其精充血足，胎有所养。治疗时需首先排除胎儿畸形。

1. 气血虚弱证

证候：妊娠晚期超声提示羊水量少，孕妇腹形小于正常月份，面色萎黄，少气懒言，头晕乏力。舌淡苔少，脉细弱。

治法：补益气血，滋养胎元。

方药：八珍汤（《正体类要》）加桑椹、何首乌；亦可予胎元饮（《景岳全书·妇人规》）加减。

2. 脾肾不足证

证候：妊娠晚期超声提示羊水量少，孕妇腹形小于正常月份，纳呆食少，神疲乏力，腰膝酸软，四肢不温。舌淡苔白，脉沉迟无力。

治法：健脾温肾，滋养胎元。

方药：温土毓麟汤（《傅青主女科》）加白芍、麦冬、当归。

【预防与调护】

加强营养，增强免疫力，预防孕期感染。羊水过少胎儿的畸形率、新生儿发病率及围产儿死亡率较正常儿明显增高，故应积极做好产前检查，尽早诊断并及时处理。

【思考题】

简述羊水过多和羊水过少的诊断步骤和中医分型论治。

第十一节　母胎血型不合

母胎血型不合是指孕妇与胎儿之间因血型不合而发生的同种免疫疾病。母胎血型不合时，胎儿从父方遗传下来的红细胞血型抗原为其孕母所缺乏，这一抗原在妊娠分娩期间可进入母体，激发产生相应的免疫性抗体。当再次妊娠受到相同抗原刺激时，可使该抗体的产生迅速增加。抗体通过胎盘进入胎儿体内，与胎儿红细胞结合可产生免疫反应，使红细胞凝集破坏而发生溶血，称新生儿溶血病。此病可威胁胎婴儿生命；对孕母亦可因胎盘过大而引起产后出血，故需积极预防。本病主要分两大类，ABO 血型不合、Rh 血型不合。我国以 ABO 血型不合较多见，Rh 血型不合少见。妊娠者中，ABO 血型不合者有 20% ～ 25%，而真正发生溶血的仅占 2% ～ 2.5%，其中女胎较男胎多（约 3∶1）。我国少数民族比汉族 Rh 阴性者多，故少数民族地区尤其应警惕该病的发生。中医学无此病名，根据其疾病特征和临床表现多属"胎黄""胎疸""滑胎""死胎"等病证范围。

【病因病理】

（一）西医病因病理

1. 病因

（1）ABO 血型不合　此病多发生于孕妇血型为 O 型而胎儿血型为 A 型或 B 型，孕妇为胎儿的 A 或 B 抗原致敏而产生抗体，抗体与抗原结合，发生胎儿、新生儿溶血。O 型血母亲血清中的抗 A 及抗 B 抗体为 IgG 免疫抗体，分子量小，较易通过胎盘循环进入胎儿体内引起溶血。虽然母儿 ABO 血型不合发生率很高，但真正发生溶血的病例并不多，即使发生溶血，症状亦较轻，表现可为轻、中度的贫血和黄疸，极少发生核黄疸和水肿。主要原因有：① IgG 抗 A 或抗 B 抗体通过胎盘进入胎儿体内，经中和、细胞吸附后，部分抗体已被处理失效。②胎儿红细胞 A 或 B 抗原结合位点较少（仅为成人的 1/4），抗原性较成人弱，反应能力差。

（2）Rh 血型不合　Rh 血型不合发生于孕妇为 Rh 阴性、胎儿为 Rh 阳性者。Rh 血型抗原共有 6 种，即 C 和 c，D 和 d，E 和 e。因 D 抗原性最强，故临床上凡是 D 抗原阳性者称为 Rh 阳性，无 D 抗原者称为 Rh 阴性。胎儿的 Rh 血型抗原经过胎盘达到母体，刺激母体产生相应的抗 Rh 抗体，此抗体经过胎盘循环，再回到胎儿体内，故而发生溶血。Rh 血型抗原的抗原性决定了溶血病的严重程度，以 D 抗原的抗原性最强，其次为 E 抗原，再次为 C、c 和 e 抗原；d 抗原的抗原性最弱，目前尚无抗 d 抗体发现。另外，尚有两种抗原同时作用，产生两种抗体，共同导致围生儿溶血的病例。

2.病理　胎儿从父方和母方各接受一半基因成分，胎儿红细胞可能携带来自父体的抗原，表现为胎儿的血型不同于母体。正常情况下，红细胞不能通过胎盘，而在妊娠、流产或分娩过程中，胎盘绒毛有小部分破损，胎儿红细胞可进入母体的血液循环，诱导母体的免疫系统产生抗体，抗体通过胎盘进入胎儿血液循环系统，结合胎儿红细胞，使胎儿红细胞被破坏，可致胎儿和新生儿溶血。大量胎儿红细胞破坏，使胎儿贫血。严重贫血使心脏负荷增加，易发生心衰。肝脏缺氧损伤，出现低蛋白血症，结合贫血、心衰等，可导致胎儿水肿，表现为胎儿全身水肿、胸水、腹水等。在新生儿时期，由于溶血产生的大量胆红素不能及时从肝脏排出，故新生儿黄疸加重；严重者，甚至发生死胎或新生儿死亡。Rh 血型不合的溶血病较 ABO 血型不合的溶血病起病早、病情重、病程长。由于自然界中极少存在 Rh 抗原，且机体初次被抗原致敏时间较长，产生的抗体以 IgM 为主，因此 Rh 血型不合所致溶血一般第一胎不发生，第二胎时发病。分娩次数愈多，抗原进入母体的量愈多，抗体产生的愈多，胎儿、新生儿患病的机会也愈大，病情愈严重。ABO 血型的抗原广泛存在于自然界中，O 型孕妇在妊娠前就有机会接触 ABO 血型抗原并在体内产生相应的抗休，因此 ABO 溶血在第一胎即可发病。

（二）中医病因病机

本病主要病因病机是湿、热、瘀蕴结胞中，伤及胎体为患。而脾肾素虚、冲任不足是发病的内在因素。

1.湿热内蕴　孕妇摄生不慎，感受湿热之邪，湿热蕴结胞中，侵及胎体而发病。

2.热毒内结　孕期摄生不慎，湿热毒邪直客胞中，或素有湿热内蕴胞中，日久化火为毒，伤及胎体为患。

3.瘀热互结　素性抑郁，气郁血滞，日久成瘀，或肝郁化火，或孕期摄生不慎，感受热邪，瘀热互结胞中，内犯胎体而患病。

4.阴虚血热　素体阴虚，或胎漏失血伤阴，或孕期房事不节，耗伤阴精，阴液亏损，虚热内生，虚火扰及胎体为患。

【临床表现】

母胎血型不合的孕妇有早产、死胎、流产史，妊娠期可无明显临床症状，少数表现为羊水过多。新生儿溶血病的主要临床表现有贫血、水肿、肝脾肿大、黄疸或核黄疸，黄疸进展迅速，多数在 24～48 小时内达高峰。新生儿容易发生窒息，心率快，呼吸急促，继之口周青紫，心力衰竭。

【诊断】

（一）诊断要点

1. 病史　分娩过黄疸或水肿新生儿史；流产、早产、胎死宫内史；输血史。

2. 实验室及其他检查

（1）孕期检查

1）血型检查　有不良分娩史的妇女再次妊娠前需要进行血型检查。无高危因素的孕妇在初次产科检查时应行血型检查；若孕妇血型为 O 型或 Rh 阴性，需要检查配偶血型。一些患者，虽然夫妻间 ABO 或 Rh 血型系统相配，但临床症状高度怀疑存在胎儿或新生儿溶血可能，或孕妇血液中发现不规则抗体，则亦需要进行 Rh 全套和特殊血型检查。

2）血型抗体的测定　ABO 血型不合者，如果免疫抗 A 抗体或免疫抗 B 抗体滴度达到 1：64，则可疑为胎儿溶血；如果抗体滴度达到 1：512，则高度怀疑胎儿溶血。但孕妇抗体滴度的高低并非都与胎儿溶血程度成正比，需要结合其他检测方法综合判断。Rh 血型不合者，抗 D 抗体滴度自 1：2 起即有意义；抗 D 滴度达到 1：16，则胎儿溶血情况加重。其抗体滴度与胎儿溶血程度成正比。Rh 血型抗体检测一般在孕前和初诊时各查 1 次，其后每隔 2～4 周复查。但临床上可根据孕龄、血型不合类型及母亲孕产史等具体情况调节检测间隔时间。

3）超声检查　超声检查通过观察胎儿、胎盘及羊水情况，可判断胎儿溶血严重程度。如胎儿有严重溶血，可出现胎儿皮肤水肿、胸腹腔积液、肝脾肿大、胎盘增大、羊水过多。一般 2～4 周检查 1 次，必要时每周 1 次。Rh 阴性孕妇，如果抗体滴度超过临界值，建议监测胎儿大脑中动脉收缩期峰值流速（MCA-PSV），进入围生期后每周复查。

4）羊水检查　正常羊水无色透明，或混有少许乳白色胎脂；当胎儿溶血后羊水变黄，溶血程度愈重，羊水愈黄。超声监护下抽取羊水，用分光光度计进行羊水胆红素吸光度分析，胆红素于波长 450nm 处，吸光差（ΔOD_{450}）大于 0.06 为危险值，0.03～0.06 为警戒值，小于 0.03 为安全值。也可用化学测定法测羊水中胆红素含量，孕 36 周后羊水中胆红素正常值为 0.51～1.03μmol/L，当增至 3.42μmol/L 以上提示胎儿有溶血损害。也可测羊水中抗体效价，若 Rh 效价为 1：8 以上，则提示胎儿有溶血损害；1：32 以上提示病情严重。

5）胎儿电子监护仪监测　孕 32 周起进行 NST 检查，出现正弦波形时，提示胎儿贫血缺氧。

（2）产后检查　胎盘水肿对诊断母胎血型不合有参考意义。正常胎盘重量与新生儿体重之比是 1：7；而 Rh 溶血病时，比例甚至达到 1：（3～4）。对有早发型黄疸的新生儿或水肿儿，出生前未明确诊断者，应立即检查新生儿及孕妇血型。若脐血血红蛋白 <140g/L、脐血胆红素 >51μmol/L、新生儿网织红细胞百分比 >6%、有核红细胞 >5%、生后 72 小时胆红素 >342μmol/L，则有新生儿溶血的可能，应进一步检查。

（二）辨证要点

由于本病无特征性临床表现，故需根据全身症状及舌脉综合诊断。一般来说，若伴腹胀纳差、皮肤瘙痒、白带多、色黄质稠、小便黄、大便不爽者，多为湿热内蕴；面红咽干，喜冷饮，腹胀，心烦易怒，四肢不适，小便黄，大便秘结，多为热毒内结；孕后感腹部刺痛，或胀痛不适，口干喜冷饮，小便赤短，大便结，多为瘀热互结；流产后抗 A 或抗 B 滴度不降，伴见腰酸腿软，五心烦热，口干喜饮，面红咽干，心烦易怒，手足心热，腰酸腿软，多为阴虚血热。

【治疗】

（一）治疗思路

治疗目的在于防治流产及新生儿溶血，产前孕妇治疗以中医治疗为主。如母血或羊水中抗体较高，胎儿已有溶血、贫血症状，可考虑宫内输血或引产终止妊娠。对症状轻的新生儿溶血病可采用中西医结合治疗；重症则首选西医治疗。

（二）西医治疗

1. 妊娠期处理

（1）一般治疗　提高胎儿抵抗力，于妊娠早、中、晚期各进行综合治疗，共 10 日。25% 葡萄糖 40mL 加维生素 C 1g，每日静脉推注 1 次；维生素 E 100mg，每日 2 次口服。预产期前 2 周开始口服苯巴比妥 10 ～ 30mg，每日 3 次，以加强胎儿肝细胞葡萄糖醛酸与胆红素结合能力，减少新生儿核黄疸的发生。

（2）孕妇血浆置换　Rh 血型不合孕妇在妊娠中期（24 ～ 26 周）抗体滴度高（可达 1∶64），但胎儿水肿尚未出现，此时可进行血浆置换术。可应用血液细胞分离机将高效价抗体血浆置换出来，从而降低抗体效价，以减少胎儿受损程度，提高新生儿存活率。

（3）宫内输血或换血　妊娠 33 周以前，胎儿有宫内死亡危险时，可行子宫内输血。Rh 血型不合时，可经胎儿腹腔内或脐静脉输入 Rh 阴性 O 型血浓缩红细胞。此法具有一定风险，操作需要一定技术，但疗效明确，可延长胎儿宫内存活时间。

2. 产时处理　妊娠越接近预产期，抗体产生越多，对胎儿的危害越大，故处理前需根据过去分娩史、血型不合类型、抗体滴度、胎儿溶血病的严重程度、胎儿成熟度及胎儿胎盘功能状态进行综合分析。轻度患者不超过预产期，无其他剖宫产指征者可行阴道分娩，产程中监测胎心；重度患者一般经保守治疗维持妊娠达 32 ～ 33 周时，可剖宫产终止妊娠，但在分娩前，应测羊水中 L/S 比值，以了解胎肺成熟度。胎肺不成熟者可给予地塞米松，避免使用麻醉药及镇静剂。分娩时需做好抢救新生儿准备。胎儿娩出后立即断脐，减少抗体进入胎儿体内。脐带留 7 ～ 10cm 用 1∶5000 呋喃西林包裹保湿，以备换血时用。同时检查新生儿心率、呼吸、水肿情况，检查心、肝、脾的大小，测量胎盘大小和重量，必要时送病理检查。

3. 新生儿的处理观察　新生儿溶血程度取决于母体抗体的量、抗体与胎儿红细胞结合程度和胎儿代偿性造血能力。主要应观察贫血、黄疸进展，以及是否有心力衰竭。如果脐带血胆红素 <68μmol/L，胆红素增长速度 <855μmol/（L·h），间接胆红素 <342μmol/L，可以保守治疗。保守治疗方法包括光疗及选择性给予白蛋白、激素、保肝药、苯巴比妥、γ 球蛋白；反之，则应行新生儿换血疗法。

（三）中医治疗

1. 湿热内蕴证

证候：有流产、死胎或新生儿溶血病史，化验提示 ABO 血型不合，孕后腹胀纳差，皮肤瘙痒，带下量多，色黄质稠，小便黄，大便不爽。舌质红苔黄腻，脉弦滑。

治法：清热利湿，固冲安胎。

方药：茵陈二黄汤（《产科病效方 443 首》）。

2. 热毒内结证

证候：有流产、死胎或新生儿溶血病史，化验提示 ABO 血型不合；孕后面红口干，渴喜冷饮，心烦易怒，腰酸腹痛，四肢肿胀不适，小便黄，大便秘结。舌红苔黄燥，脉弦滑数。

治法：清热解毒，利湿安胎。

方药：黄连解毒汤（《外台秘要》）加茵陈、苎麻根、甘草。

3. 瘀热互结证

证候：有流产、死胎或新生儿溶血病史，化验提示 ABO 血型不合；孕后腹部刺痛，或胀痛不适，口干喜饮，小便黄赤，便结。舌暗红苔黄，脉弦涩。

治法：清热凉血，化瘀安胎。

方药：二丹茜草汤（《新编妇科秘方大全》）。

4. 阴虚血热证

证候：有流产、死胎或新生儿溶血病史，化验提示 ABO 血型不合，伴有口燥咽干，面赤心烦，手足心热，腰酸腿软。舌红少苔，脉细滑数。

治法：滋阴清热，养血安胎。

方药：知柏地黄丸（《医宗金鉴》）加茵陈、桑寄生、菟丝子。

【预防与调护】

Rh 母胎血型不合的母亲，抗人球蛋白试验阴性，可分别于妊娠 28 周、34 周、产后 72 小时内肌内注射抗 D 免疫球蛋白 300μg。如经济条件不允许，可于产后注射 1 次。羊水穿刺、流产、早产后应注射抗 D 免疫球蛋白，以便保护孕产妇，有利于下一次妊娠。

【预后】

经治疗，多数患者抗体效价可降低，从而避免溶血的发生。若病情未被控制，新生儿出生后可出现不同程度的黄疸，造成严重的运动、智力障碍后遗症，甚至死亡。换血后新生儿仍处于高危状态，故应注意监护。

第十二节　胎儿生长受限

胎儿生长受限（fetal growth restriction，FGR）是指受各种病理因素的影响，胎儿生长未达到其应有的遗传潜能，超声估测胎儿体重或腹围低于相应孕龄的第十百分位数。小于孕龄儿（small for gestation age，SGA）是指出生体重低于同孕龄应有体重第十百分位数的新生儿。并非所有的SGA 都是 FGR，SGA 还包含了部分健康小样儿。本病属于中医学"胎萎不长"的范畴。

【病因病理】

（一）西医病因病理

影响胎儿生长的因素包括孕妇营养供应、胎盘转运和胎儿遗传潜能等，病因复杂。

1. 孕妇因素

（1）营养因素　孕妇偏食、妊娠剧吐等致摄入蛋白质、维生素及微量元素的不足，可使母体血糖水平出现波动，以致影响胎儿出生体重。

（2）妊娠并发症与合并疾病　妊娠并发症包括妊娠期高血压疾病、多胎妊娠、胎盘早剥、过期妊娠、妊娠期肝内胆汁淤积症等，妊娠合并疾病包括心脏病、肾炎、贫血、自身免疫性疾病如抗磷脂综合征等，以上均可使胎盘血流量减少，灌注下降。

（3）其他　孕妇年龄、地区、体重、身高、经济状况、子宫发育畸形、吸烟、吸毒、酗酒、宫内感染、母体接触放射线或有毒物质等亦可引起本病。

2. 胎儿因素

（1）内分泌异常　生长激素、胰岛素样生长因子、瘦素等调节胎儿生长的物质在脐血中降低，可能会影响胎儿内分泌和代谢。

（2）染色体异常　胎儿基因或染色体异常时，也常伴有胎儿生长受限。

3. 胎盘因素　胎盘各种病变均可导致子宫胎盘血流量减少，胎儿血供不足。

4. 脐带因素　脐带过长、过细（尤其近脐带根部过细）、扭转、打结等。

（二）中医病因病机

主要发病机制是父母禀赋虚弱，生殖之精不健，或孕后调养失宜，导致脏虚胞损，气血不调，胎失所养而生长受限。

1. 肾气亏虚　禀赋不足，或孕后房事不节，损伤肾气，精亏血少，胎失所养，而胎不长养。

2. 气血虚弱　素体气血不足，或胎漏日久耗伤气血，或孕后恶阻严重，或脾胃虚弱，气血化源不足，可致气血虚弱，胎失所养而发病。

3. 阴虚血热　素体阴虚，或久病失血伤阴；或孕后过服辛辣燥热食品及温补药物，可致热伤胎元，灼阴耗血，阴血不足，胎失所养而发病。

4. 胞宫虚寒　素体阳气不足，或孕后过食寒凉生冷之品，戕伐阳气，或大病久病，损伤肾阳，寒自内生，致胞宫虚寒，胎失温养，可致胎萎不长。

【分类与临床表现】

根据发生时间、胎儿体重及病因可将胎儿生长受限分为以下三类：

1. 内因性均称型 FGR　属于原发性胎儿生长受限，因胎儿在体重、头围和身长三方面均受限，头围与腹围均小，故称均称型。特点：体重、身长、头径相称，但均小于该孕龄正常值。外表无营养不良表现，器官分化或成熟度与孕龄相符，但各器官的细胞数量均减少，脑重量轻，神经元功能不全和髓鞘形成迟缓；胎盘小，但组织无异常。胎儿无缺氧表现。胎儿出生缺陷发生率高，围产儿死亡率高，预后不良。产后新生儿经常会出现脑神经发育障碍，伴小儿智力障碍。

2. 外因性不均称型 FGR　属于继发性胎儿生长受限，胚胎早期发育正常，至妊娠晚期才受到有害因素影响，如合并妊娠期高血压疾病等所致的慢性胎盘功能不全。特点：新生儿外表呈营养不良或过熟儿状态，发育不均称，身长、头径与孕龄相符而体重偏低。胎儿常伴有宫内慢性缺氧及代谢障碍，各器官细胞数量正常，但细胞体积缩小，以肝脏最为显著。胎盘体积正常，但功能下降，伴有缺血缺氧的病理改变，可加重胎儿宫内缺氧，易导致新生儿脑神经受损。出生后躯体发育正常，易发生低血糖。

3. 外因性均称型 FGR　为上述两型的混合型。其病因包括母儿双方因素，多因缺乏重要生长因素，如叶酸、氨基酸、微量元素或有害药物影响所致，在整个妊娠期间均产生影响。特点：新生儿身长、体重、头径均小于该孕龄正常值，外表有营养不良表现。各器官细胞数目减少，导致器官体积均缩小，肝脾严重受累，脑细胞数明显减少。胎盘小，外观正常。胎儿少有宫内缺氧，但存在代谢不良。新生儿的生长与智力发育常受到影响。

【诊断与鉴别诊断】

（一）诊断要点

妊娠期准确诊断 FGR 并不容易。密切关注胎儿发育情况是提高 FGR 诊断准确率的关键。FGR 的诊断基于准确的孕周计算，核实孕周包括核实孕妇月经史、辅助生育技术的信息及妊娠早中期的超声检查等，应对孕妇详细采集病史，梳理罹患 FGR 的危险因素，通过临床指标和辅助检查进行风险评估。有高危因素的孕妇需从妊娠早期定期行超声检查，根据各项衡量胎儿生长发育的指标及其动态变化，尽早诊断和治疗。

1. 临床指标

（1）宫高、腹围值　连续 3 周测量均在相应孕龄平均值的第十百分位数以下者，为筛选 FGR 指标。

（2）妊娠晚期孕妇体重　每周增加约 0.5kg。若体重增长停滞或增长缓慢，应警惕发生 FGR 的可能。

2. 辅助检查

（1）超声监测胎儿生长发育　①通过测量胎儿头围、腹围、股骨长度等估测胎儿体重（estimated fetal weight，EFW）：EFW 低于相应孕龄胎儿体重的第十百分位数或胎儿腹围小于相应孕龄胎儿腹围的第十百分位数，需考虑 FGR，动态监测至少间隔 2～3 周，以降低 FGR 筛查的假阳性率。②胎儿头围与腹围比值：比值小于正常相应孕龄平均值的第十百分位数，有助于估算外因性不均称型 FGR。③羊水量与胎盘成熟度：注意胎盘形态及最大羊水深度等。④超声遗传标记筛查：对于 FGR，建议进行详细的胎儿结构超声筛查。

（2）彩色多普勒超声检测脐动脉血流　如果发现 FGR 胎儿脐动脉血流阻力增高，甚至出现舒张末期血流缺失或反向，提示可能需要干预和考虑分娩时机。

（3）抗心磷脂抗体（ACA）测定　研究表明抗心磷脂抗体异常与部分 FGR 的发生有关。

（4）电子胎心监护　对于 FGR 胎儿，需行电子胎心监护，胎心率的基线变异是评价胎儿宫内安危的重要指标。

（二）辨证要点

本病是以妊娠中晚期胎儿存活，但其生长明显小于妊娠月份为主要表现，结合全身症状、舌脉进行辨证。

【治疗】

（一）治疗思路

积极寻找病因，对临床怀疑 FGR 的孕妇应尽可能找出可能的致病原因，如及早发现妊娠期高血压疾病，以及行 TORCH 感染检查、ACA 测定等。超声检查可排除胎儿先天畸形，必要时可以介入性产前诊断技术进行胎儿染色体核型分析。治疗越早，效果越好，基本原则：积极寻找病因、补充营养、改善胎盘循环、加强胎儿监测、适时终止妊娠。可采用中西医结合治疗。

（二）西医治疗

1. 一般治疗 均衡膳食，吸氧，卧床休息。但目前缺乏充分证据证明以上治疗对 FGR 有效。

2. 药物治疗 低分子肝素、阿司匹林可用于抗磷脂综合征的治疗。硫酸镁在早产的情况下对胎儿神经系统具有保护作用。静脉营养理论上为胎儿生长发育提供物质基础，但尚未证实对治疗 FGR 有效。

3. 胎儿健康状况监测 FGR 一旦诊断即应严密监测，结合多普勒超声、羊水量、生物物理评分（BPP）、电子胎心监护和胎儿生长趋势等多个指标综合评估胎儿宫内安危。建议每 2 周行超声检查监测胎儿生长发育情况。孕 28～32 周的 FGR，若胎儿脐动脉血流出现异常同时合并静脉导管 α 波异常（缺失或反向），围产儿死亡率高。

4. 产科处理 由于宫内治疗的方法及疗效有限，故选择分娩时机及分娩方式非常重要。如果胎儿状况良好，胎盘功能正常，妊娠未足月、孕妇无合并症及并发症者，可在密切监护下妊娠至足月，但不应超过预产期。若治疗后 FGR 无改善，胎儿停止生长 3 周以上；胎盘老化，伴羊水过少等胎盘功能低下表现；NST、胎儿生物物理评分及胎儿血流测定等提示胎儿缺氧；妊娠合并疾病、并发症病情加重，继续妊娠将危害母婴健康或生命者，均应尽快终止妊娠，一般在孕 34 周左右。若孕周未达 34 周者，应促胎肺成熟后再终止妊娠。由于 FGR 胎儿对缺氧耐受力差，胎儿胎盘贮备不足，难以耐受分娩过程中宫缩时的缺氧状态，故应适当放宽剖宫产指征。

（三）中医治疗

1. 辨证论治

（1）肾气亏虚证

证候：妊娠中晚期腹形小于妊娠月份，胎儿存活，头晕耳鸣，腰膝酸软，或形寒肢冷，倦怠无力。舌淡苔白，脉沉细。

治法：补肾益气，填精养胎。

方药：寿胎丸（《医学衷中参西录》）加党参、桑椹。

若头晕耳鸣，加潼蒺藜、五味子补肾益阴；形寒肢冷，加淫羊藿、鹿角胶温肾助阳。

（2）气血虚弱证

证候：妊娠中晚期腹形明显小于妊娠月份，胎儿存活，面色㿠白或萎黄，神疲懒言，气短乏力，头晕心悸。舌淡苔少，脉细弱。

治法：益气养血，滋养胎元。

方药：胎元饮（《景岳全书》）加黄芪、续断、枸杞子。

若伴心悸怔忡，加枣仁、柏子仁、桑椹养血宁心安神；若纳少便溏，加砂仁、扁豆健脾除湿。

（3）阴虚内热证

证候：妊娠中晚期腹形小于妊娠月份，胎儿存活，颧赤唇红，手足心热，烦躁不安，口干喜饮。舌质红少苔，脉细数。

治法：滋阴清热，养血育胎。

方药：保阴煎（《景岳全书》）加枸杞子、桑椹。

（4）胞宫虚寒证

证候：妊娠腹形明显小于妊娠月份，胎儿存活，形寒怕冷，腰腹冷痛，四肢不温。舌淡苔白，脉沉迟。

治法：温肾扶阳，养血育胎。

方药：长胎白术散（《叶氏女科证治》）加巴戟天、艾叶。

若肾阳虚，腰腹冷痛明显可加杜仲、鹿角片以增强温阳育胎之力。

以上诸证若兼有血瘀证候，可在治病与安胎并举的前提下，酌加活血化瘀之品。

2. 中成药

（1）八珍颗粒　口服，适用于气血虚弱证。

（2）人参养荣丸　口服，适用于气血虚弱证。

【预防与调护】

孕期应加强营养，保证充足的睡眠，增强免疫力，预防孕期感染，避免豢养和接触宠物；避免有害物质和不良环境因素，如烟、酒、有毒致畸的化学物品，以及放射线、电磁辐射、环境污染等；定期行产前检查，积极治疗妊娠并发症和合并症。

【预后】

FGR 的近期及远期并发症发病率均较高。近期并发症主要有新生儿窒息、低体温、低血糖、红细胞增多症；远期并发症主要有脑瘫、智力障碍、行为异常、神经系统障碍；成年后高血压、冠心病、糖尿病等代谢性疾病的发病率较高，约为正常儿的 2 倍。

第十三节　常见妊娠合并疾病

一、妊娠合并糖尿病

【病例】

患者陈某，女，29 岁，已婚。2015 年 12 月 29 日就诊。

主诉：停经 25^{+3} 周，发现葡萄糖耐量试验异常 1 天。

现病史：平素月经规律，末次月经日期为 2015 年 7 月 4 日。$G_3P_0L_0A_2$。1 周前，患者行常规产前检查及中孕彩超胎儿系统畸形筛查均未见异常。今日行 75g 葡萄糖耐量试验，提示空腹血糖 4.9mmol/L，服糖后 1 小时血糖值 8.73mmol/L，服糖后 2 小时血糖 9.6mmol/L。刻下症见：口干咽燥，脱发，五心烦热，耳鸣，腹壁皮肤干燥瘙痒，腰膝酸软，纳可，眠差多梦，大便秘结。舌红，舌体瘦，苔少，脉细数。产科检查：生命体征平稳，血压 110/70mmHg，体重 56kg，身高 160cm，体质量指数 21.9。宫高 24cm，腹围 82cm，胎心率 143 次 / 分，律齐。辅助检查：血常规无明显异常；尿常规示尿葡萄糖（−），尿蛋白（−），尿酮体（−），余无异常；肝肾功能无异常。

问题

患者所患何病？该病如何诊断？中西医如何治疗？

妊娠合并糖尿病有两种情况：一种为妊娠前已患糖尿病者妊娠，称为孕前糖尿病（pregestational diabetes mellitus，PGDM），又称糖尿病合并妊娠；另一种为妊娠期才发生的不同程度的糖代谢异常，又称为妊娠期糖尿病（gestational diabetes mellitus，GDM）。GDM 患者糖代谢异常多数可在产后恢复。GDM 孕妇的血糖升高主要发生于妊娠中晚期，如不加以控制，将导致严重的母、儿并发症，罹患 GDM 的妇女远期发生 2 型糖尿病的概率明显升高，同时，暴露于高血糖环境中的胎儿其青少年期及成年后患 2 型糖尿病的危险性也明显增加。反之，若 GDM 孕妇妊娠期血糖控制理想，预后可得到明显改善。本病属于中医学"消渴"范畴。

【病因病理】

（一）西医病因病理

1. 妊娠期糖代谢的特点　通过胎盘从母体获取葡萄糖是胎儿能量的主要来源。随着孕周增加，胎儿对营养物质的需求量增加，从母体获取葡萄糖增加；妊娠期肾血浆流量及肾小球滤过率均增加，而肾小管对葡萄糖的再吸收不能相应增加，故导致部分孕妇尿中排糖量增加；雌激素和孕激素可加剧母体对葡萄糖的利用，因此，空腹时孕妇清除葡萄糖能力较非孕状态增强，空腹血糖低，故孕妇长时间空腹易发生低血糖及酮症酸中毒。至妊娠中晚期，为维持正常糖代谢水平，孕妇体内抗胰岛素样物质如胎盘生乳素、雌激素、孕激素、皮质醇、胎盘胰岛素酶等增加，孕妇对胰岛素的敏感性可随孕周增加而下降，故相应增加了对胰岛素的需求。部分孕妇由于胰岛素分泌受限，不能代偿这一生理变化而使血糖升高，使原有糖尿病加重或出现 GDM。

2. 妊娠对糖尿病的影响　妊娠可导致糖尿病患者的病情加重，使既往无糖尿病的孕妇发生 GDM。妊娠早期空腹血糖低，应用胰岛素治疗的孕妇如果未及时调整用量，易致低血糖。随孕程进展，孕妇体内抗胰岛素样物质增加，胰岛素用量需随之增加；分娩中，妇女体力消耗较大、进食少，若不及时减少胰岛素用量易发生低血糖。胎盘娩出后，其分泌的抗胰岛素物质迅速消失，故应立即减少胰岛素用量。鉴于妊娠期糖代谢的复杂性，使用胰岛素治疗的孕妇若未及时调整用量，部分患者可出现血糖过低或过高，甚则低血糖昏迷及酮症酸中毒。

3. 糖尿病对妊娠的影响

（1）对孕妇的影响　①高血糖可使胚胎发育异常甚至死亡，自然流产发生率升高。②糖尿病孕妇因糖尿病导致微血管病变，发生妊娠期高血压疾病的可能性较非糖尿病孕妇高 2～4 倍。糖尿病合并妊娠者，子痫前期发生率达 30% 以上，糖尿病合并慢性高血压或肾脏病变时，子痫前期发生率可高达 42%～54%。③糖尿病孕妇因白细胞功能缺陷极易并发感染，如复发性外阴阴道假丝酵母菌病（RVVC）、肾盂肾炎、无症状菌尿症、产褥感染及乳腺炎等。④糖尿病孕妇因胎儿高血糖、高渗性利尿致胎尿排出增多，羊水过多发生率较非糖尿病孕妇多 10 倍。⑤因巨大儿发生率明显增高，故难产、产程延长、产道损伤、手术产概率增高，易致产后出血。⑥易发生糖尿病酮症酸中毒（DKA），DKA 是糖尿病孕妇的严重并发症，胰岛素抵抗的逐渐增强可能是孕期 DKA 的高发原因，随着孕周的增加，机体对胰岛素抵抗渐增并在孕 26～34 周达到高峰，糖代谢异常，脂肪分解加速，血清酮体急剧升高，进而发展为代谢性酸中毒。妊娠早期可致胎儿畸形；中晚期易致胎儿窘迫及胎死宫内。⑦GDM 孕妇再次妊娠时，复发率高达 33%～69%。

（2）对胎儿的影响　①巨大儿增多：发生率高达 25%～42%，因胎儿在母体高胰岛素血症环境中生存，促进蛋白、脂肪合成，抑制脂解，致躯干过度发育。重要危险因素是 GDM 孕妇过胖或体重指数过大。②胎儿畸形发生率增高：严重畸形发生率为正常妊娠的 7～10 倍，常见心血管畸形和神经系统畸形。③胎儿生长受限（FGR）：主要跟高血糖抑制早期胚胎发育及胎盘血管病变有关。④流产和早产发生率增高：妊娠早期高血糖可使胚胎发育异常而自然流产，合并羊水过多、并发妊娠期高血压疾病、胎儿窘迫可致早产。

（3）对新生儿的影响 使新生儿低血糖，新生儿呼吸窘迫综合征发生率增高。

（二）中医病因病机

本病的基本病机是肺燥胃热，肾阴亏虚。阴虚为本，燥热为标，互为因果，阴愈虚，燥热愈盛，燥热愈盛，伤津愈重，日久阴损及阳，可形成气阴两虚、阴阳两虚之证。

1. 肺热津伤 素体阴虚，肺失濡润，孕后阴血下聚养胎，阴虚益甚，虚火上炎，或孕后感受热邪，火热刑金，耗伤津液，以致消渴。

2. 胃热炽盛 过食肥甘厚味或辛辣助阳之品，体内酿热，灼伤阴津，孕后阴血聚养胎元，胃阴不足，胃火愈炽，耗伤津液，以致消渴。

3. 肾阴亏虚 素体肾虚，或房事不节，劳欲过度，致肾精亏虚，兼之孕后血聚养胎，肾阴更虚，虚热内生，灼伤阴津，发为消渴。

4. 阴阳两虚 素体阴虚，或热灼津伤，阴液亏损，病程日久，阴损及阳，致阴阳两虚。

【临床表现】

（一）病史

孕妇有糖尿病家族史，既往有多囊卵巢综合征病史、GDM 病史，年龄≥35 岁，孕前体重≥90kg，曾有不明原因的流产、死胎、早产、死产、巨大儿、畸形儿、羊水过多等不良孕产史。

（二）症状与体征

妊娠期出现三多症状（多饮、多食、多尿），或外阴阴道假丝酵母菌病反复发作，孕妇体重≥90kg，超声检查提示羊水过多、胎儿生长受限、胎儿大于孕周。

【诊断】

（一）诊断要点

1. 病史、症状、体征及实验室检查 根据病史、症状、体征及实验室检查可明确诊断。

2. 实验室检查

（1）妊娠前已确诊糖尿病的孕妇诊断为 PGDM。孕前未行血糖检查，尤其存在糖尿病高危因素者（如重度肥胖、一级亲属患 2 型糖尿病、多囊卵巢综合征等），首次产前检查时需明确是否存在糖尿病，妊娠期血糖升高达到以下任何一项标准应诊断为 PGDM：①空腹血糖（FPG）≥ 7.0mmol/L。② 75g 口服葡萄糖耐量试验（oral glucose tolerance test，OGTT），服糖后 2h 血糖≥ 11.1mmol/L。③伴有典型的高血糖症状或高血糖危象，同时随机血糖≥ 11.1mmol/L。④糖化血红蛋白（HbA1c）≥ 6.5%（不推荐妊娠期常规用 HbA1c 进行筛查）。

（2）有条件的医疗机构，应对所有尚未被确诊为糖尿病的孕妇及在妊娠 24 ~ 28 周及 28 周后首次就诊者，行 OGTT。OGTT 方法：禁食 8 小时以上，5 分钟内口服含 75g 葡萄糖的液体 300mL，分别于空腹及服糖后 1 小时、2 小时（从开始饮用葡萄糖水计时）抽取静脉血，测定血浆葡萄糖（PG）水平，空腹及服用葡萄糖后 1 小时、2 小时的血糖值应低于 5.1mmol/L、10mmol/L、8.5mmol/L。其中任何一个时间点的血糖值达到或超过上述标准即可诊断为 GDM。

（3）孕妇具有 GDM 高危因素或者医疗资源缺乏的地区，建议妊娠 24 ～ 28 周首先检查 FPG。FPG≥5.1mmol/L 者，可直接诊断为 GDM，不必再做 OGTT 试验；4.4mmol/L≤FPG<5.1mmol/L 者，应尽早做 OGTT 试验。而 FPG<4.4mmol/L 者，孕妇发生 GDM 的机会小，可暂时不做 OGTT。

（4）孕妇具有 GDM 高危因素，首次 OGTT 结果正常者，必要时在孕晚期重复行 OGTT 试验。

（5）未定期产前检查者，如果首次就诊时间在孕 28 周以后，建议初次就诊时即行 OGTT 试验或 FPG。

（二）妊娠合并糖尿病的分期（White 分类法）

根据患者发生糖尿病的年龄、病程及是否存在血管并发症等进行分期，有助于判断病情的严重程度及预后。

A 级：妊娠期诊断的糖尿病。A1 级：经控制饮食，空腹血糖 <5.3mmol/L，餐后 2 小时血糖 <6.7mmol/L。A2 级：经控制饮食，空腹血糖≥5.3mmol/L，餐后 2 小时血糖≥6.7mmol/L。B 级：显性糖尿病，20 岁以后发病，病程 <10 年。C 级：发病年龄 10 ～ 19 岁，或病程达 10 ～ 19 年。D 级：10 岁前发病，或病程≥20 年，或合并单纯性视网膜病变。F 级：糖尿病性肾病。R 级：眼底有增生性视网膜病变或玻璃体积血。H 级：冠状动脉粥样硬化性心脏病。T 级：有肾移植史。

（三）辨证要点

本病以孕期烦渴多饮、多食易饥、尿频量多、形体消瘦为主要临床表现，若烦渴多饮，口干舌燥多为肺热津伤；多食易饥，形体消瘦多为胃热炽盛；尿频量多，尿浊如膏脂多为肾阴亏虚；小便频多，面色黧黑，腰膝酸软，形寒肢冷，为阴阳两虚。

【治疗】

（一）治疗思路

糖尿病患者妊娠前为未经治疗的 D、F、R 级糖尿病，一旦妊娠，对母儿危害均较大，故不宜妊娠，若已妊娠应及早终止。而器质性病变较轻、血糖控制满意者，可在积极治疗、密切监护下继续妊娠。GDM 孕妇血糖的管理关乎母、儿近远期严重并发症的转归及预后。如果 GDM 患者孕期血糖得到较好的控制，母、儿的近远期严重并发症则明显减少，预后可得到明显改善。GDM 患者孕期的血糖管理包括饮食、运动和药物治疗，目标将血糖控制到满意水平。GDM 患者孕期血糖的控制目标：餐前血糖≤5.3mmol/L，餐后 2 小时血糖≤6.7mmol/L，夜间血糖不低于 3.3mmol/L，孕期糖化血红蛋白（HbA1c）最好 <5.5%，并且要尽量避免低血糖的发生。

（二）一般治疗

妊娠期一旦确诊为 GDM 的孕妇，应立即采取医学营养治疗及运动干预，使 GDM 孕妇尽早得到血糖控制并学会自我血糖监测。多数 GDM 患者经合理饮食控制和适当运动治疗，均能将血糖控制在满意的范围。理想的饮食控制目标为既能提供和保证妊娠期间热量和营养需要，又能避免餐后高血糖或饥饿性酮症出现，保证胚胎胎儿正常生长发育。GDM 患者孕期运动指南推荐进行有氧运动处方和程度较轻的耐力训练处方。GDM 孕妇孕期的规划性运动非常重要，有助于其血糖控制。推荐娱乐性运动，它不仅能够显著改善孕妇健康及妊娠结果，也有益于其情绪调节和心理健康。任何有氧运动均通过大肌群连接有节奏的控制，如步行、慢跑、有氧舞蹈、游泳、登山、划船等。对于 FPG 升高的患者，有氧运动可以降低个别高血糖孕妇的血糖水平，延缓其对胰岛素的用药需求，临床上选择合适且实用的有氧运动，对于运动计划的第一阶段特别重要。耐力训练可通过产生肌肉量，增加血液中葡萄糖的摄取；有氧运动通过增强胰岛素的刺激作用，增加血液中葡萄糖的摄取。

（三）西医治疗

1. 药物治疗

（1）胰岛素治疗　GDM 孕妇通过生活方式干预不能使血糖达标者，首先推荐使用胰岛素控制血糖。目前口服降糖药物如二甲双胍在 GDM 患者中应用的安全性和有效性不断得到证实，但在我国尚缺乏相关研究。而胰岛素为大分子蛋白，不通过胎盘屏障，较为安全。胰岛素用量个体差异较大，一般从小剂量开始，根据病情、孕程及血糖值随时动态调整，力求将血糖控制在目标水平。妊娠不同时期机体对胰岛素需求不同，应加强监护。使用胰岛素治疗后血糖控制不良或不稳定者及孕前已使用胰岛素控制血糖的患者，孕早期如因孕吐反应进食量减少，需根据血糖监测情况及时调整胰岛素用量，推荐患者自我血糖监测，即采用微量血糖仪测定毛细血管全血血糖水平，建议每日 7 次血糖监测：三餐前半小时、三餐后 2 小时、夜间血糖。血糖控制稳定后至少每周复查一天的血糖（包括三餐前、三餐后及夜间）。随着妊娠进展，孕妇体内抗胰岛素物质分泌渐增，约妊娠 20 周时胰岛素需要量开始增加，故需及时调整用量，定期检查肾功能、糖化血红蛋白，并进行眼底检查。妊娠 26～34 周胰岛素用量达到高峰，以后稍有下降，可在加强胎儿成熟度、胎盘功能的监测下继续妊娠，必要时提早住院。

（2）妊娠合并糖尿病酮症酸中毒的治疗　在严密监测尿酮体、血糖、血气指标、血电解质的同时，将胰岛素 0.1U/（kg·h）加入 0.9% 氯化钠注射液中持续静滴，每小时监测血糖 1 次，血糖 ≤ 13.9mmol/L 时，可将胰岛素加入 5% 葡萄糖氯化钠注射液中静滴，待血糖降至 11.1mmol/L 以下，尿酮体转阴后胰岛素可改为皮下注射。

2. 产科处理

（1）分娩期处理　①分娩时机：原则上应尽量推迟终止妊娠的时间。妊娠前糖尿病患者及需要胰岛素治疗的 GDM 患者，血糖控制良好，孕晚期无并发症，胎儿宫内发育良好，严密监测下，应等待至妊娠 39 周终止妊娠。有母儿合并症，血糖控制不满意，有下列情况者应适时终止妊娠：血管病变；合并重度子痫前期；FGR；严重感染；胎儿窘迫。计划终止妊娠前 48 小时给予地塞米松促胎儿肺成熟。②分娩方式：有下列情况者，应选择剖宫产或放宽剖宫产指征：胎盘功能不良；巨大儿、胎位异常、胎儿窘迫等；糖尿病病程 >10 年，伴有视网膜病变及肾功能损害、重度子痫前期；既往有死胎、死产病史的孕妇。

（2）产时处理　①注意休息、镇静，给予适当饮食，严密监测血糖、尿糖、尿酮体变化，将血糖控制在接近正常水平，加强胎儿监护，注意宫缩及胎心变化，避免产程过长。阴道分娩过程中，因临产应激反应可使血糖波动，胰岛素用量不易掌握，需严格控制产时血糖水平，产程中一般停用皮下注射胰岛素。若血糖 >5.6mmol/L，静滴胰岛素 1.25U/h；若血糖为 7.8～10mmol/L，静滴胰岛素 1.5U/h；若血糖 >10mmol/L，静滴胰岛素 2U/h。尽量 12 小时内结束分娩，产程>16小时易发生酮症酸中毒。剖宫产术前1日停用晚餐前胰岛素，手术当天停止皮下注射胰岛素，改为小剂量胰岛素持续静脉滴注。一般按3～4g葡萄糖加1U胰岛素比例配制葡萄糖注射液，并按胰岛素2～3U/h的速度持续静脉滴注。每1～2小时测血糖1次，使术中血糖控制在6.67～10mmol/L。术后2～4小时测血糖1次，直至饮食恢复。②第三产程结束后，产妇体内抗胰岛素物质迅速减少，大多数GDM患者在分娩后即不再需要使用胰岛素，少数仍需胰岛素治疗者其用量应减少至分娩前的1/3～1/2，并根据产后空腹血糖值随时调整用量。

（3）新生儿处理　新生儿均按高危新生儿处理，注意保温、吸氧等；由于易出现新生儿低血糖，则出生后30分钟内需进行末梢血糖测定；提早开奶、喂服糖水，必要时10%葡萄糖液缓慢静脉滴注，常规检查血红蛋白、胰岛素、胆红素、血钾、钙、磷等，预防低血糖、低血钙、高胆红素血症的发生，密切观察并防止新生儿呼吸窘迫综合征的发生。

（四）中医治疗

本病以阴虚为本，燥热为标，以清热润燥、养阴生津为治疗大法，日久阴损及阳者，则宜阴阳双补。

1. 肺热津伤证

证候：妊娠期间，烦渴多饮，口干舌燥，尿频量多。舌边尖红苔薄黄或少苔，脉滑数。

治法：清热润肺，生津止渴。

方药：消渴方（《丹溪心法》）去天花粉，加葛根、麦冬、石斛、黄芩、菟丝子。

若烦渴引饮、脉洪大者，为肺胃炽热，耗伤气阴，可用白虎加人参汤（《伤寒论》）酌加天冬、玄参、芦根，以养阴生津、清热止渴。

2. 胃热炽盛证

证候：妊娠期间，多食易饥，形体消瘦，口干多饮，大便秘结，小便频数。苔黄燥，脉滑有力。

治法：清胃泻火，养阴生津。

方药：玉女煎（《景岳全书》）去牛膝，加玄参、芦根、黄连、黄芩、菟丝子。

若烦渴引饮、倦怠乏力者，加人参、葛根以健脾益气，养阴生津；若大便秘结不行、胃中痞满不适、苔黄燥、脉滑数者，治宜清胃泻火，润肠通便，方选增液承气汤（《温病条辨》）加生石膏、天花粉。

3. 肾阴亏虚证

证候：妊娠期间，尿频量多，尿浊如膏脂，或尿甜，口干舌燥，头晕耳鸣，皮肤干燥，腰膝酸软。舌红少苔，脉细数。

治法：滋补肝肾，养阴清热。

方药：六味地黄丸（《小儿药证直诀》）合生地黄饮子（《杂病源流犀烛》）去牡丹皮、茯苓，加菟丝子。

若尿浊明显，加益智仁、金樱子、桑螵蛸以益肾缩泉；若阴虚火旺者，加黄柏、知母、鳖甲滋阴降火。

4. 阴阳两虚证

证候：妊娠期间口渴思饮，小便频多，浑浊如膏，甚则饮一溲二，面色黧黑，腰膝酸软，形寒肢冷。舌淡苔少，脉沉细无力。

治法：滋阴助阳。

方药：金匮肾气丸（《金匮要略》）去泽泻、牡丹皮、附子，加淫羊藿、菟丝子、益智仁。若烦躁失眠者，加黄柏、知母、龟甲以滋阴清热。

【诊疗思路示意图】

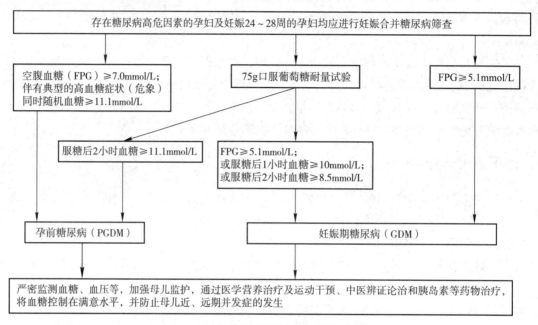

存在糖尿病高危因素的孕妇及妊娠24～28周的孕妇均应进行妊娠合并糖尿病筛查

空腹血糖（FPG）≥7.0mmol/L；
伴有典型的高血糖症状（危象）
同时随机血糖≥11.1mmol/L

75g口服葡萄糖耐量试验

FPG≥5.1mmol/L

服糖后2小时血糖≥11.1mmol/L

FPG≥5.1mmol/L；
或服糖后1小时血糖≥10mmol/L；
或服糖后2小时血糖≥8.5mmol/L

孕前糖尿病（PGDM）

妊娠期糖尿病（GDM）

严密监测血糖、血压等，加强母儿监护，通过医学营养治疗及运动干预、中医辨证论治和胰岛素等药物治疗，将血糖控制在满意水平，并防止母儿近、远期并发症的发生

图 10-15　妊娠合并糖尿病诊疗思路示意图

【预防与调护】

1. 做好孕前检查与孕前咨询，糖尿病患者合并严重心血管病变、肾功能减退或增生性视网膜病变者，均不宜妊娠。

2. 糖尿病孕妇妊娠期应严格进行饮食控制和开展规划性运动，必要时使用药物治疗，使血糖控制在目标范围内并密切监护。适当补充维生素及微量元素，饮食应减少盐的摄入，避免辛辣刺激及肥甘厚味。保持心情舒畅和充足睡眠。

【预后】

本病预后与糖尿病病情轻重、发病年龄、病程长短、有无并发症等关系密切。GDM 患者在分娩后一定时期血糖可能恢复正常。但其中一半以上将在未来的 20 年内最终成为 2 型糖尿病患者，且其子代有发生肥胖与糖尿病的可能。

【思考题】

请论述妊娠合并糖尿病的诊断。

二、妊娠合并心脏病

【病例】

患者，女，24 岁。

主诉：停经 6 月余，胸闷气短 1 个月。

现病史：患者平素月经规律，末次月经日期为 2015 年 5 月 21 日。停经 40 天自测尿 hCG 阳性，行超声检查提示"宫内早孕"，孕早期无明显恶心、呕吐等不适，孕 4 月余至今自觉胎动正常。孕 5 个半月时，患者出现心慌气短，活动后加剧，夜间端坐呼吸，心率 90 次/分，就诊于产科门诊，给予吸氧等对症处理后缓解。今晨，患者无明显诱因出现胸闷气短加重，心电图示心肌缺血，门诊拟"妊娠合并心脏病"收入院。患者妊娠期间，心悸怔忡，面色少华，舌质淡，脉细弱，睡眠欠佳，饮食尚可，二便正常。超声提示宫内孕，单活胎；目前胎儿发育正常。

否认心脏病、高血压病史；否认肝炎、结核病史；父亲高血压 3 年，母亲健康。平素月经规律，（5～6）/32 天，月经量中，色红，无痛经。G_1P_0，2013 年行人流一次。心电图：心肌缺血。心脏彩超：前间壁运动减弱，左室舒张功能下降。产科四维超声：胎儿发育正常。

问题

患者是否可以继续妊娠？中医考虑什么病，临床分为哪几种证型？以上属于哪种证型？如需终止妊娠应采取何种方法？

妊娠合并心脏病（pregnancy associated with cardiac disease）是严重的妊娠合并疾病。妊娠、分娩及产褥期均可能使心脏病患者的心脏负担加重而诱发心力衰竭，是孕产妇死亡的重要原因之一，在我国孕产妇死因中居第二位，为非直接产科死因的首位。我国发病率约为 1%。中医学无此病名，根据其临床表现，妊娠合并心脏病与"妊娠心悸""妊娠怔忡""子悬""子肿"等病证相关。

【病因病理】

（一）西医病因以及发病机制

1. 妊娠合并心脏病的种类和对妊娠的影响　目前先天性心脏病居妊娠合并心脏病之首，占 35%～50%，后依次为风湿性心脏病、妊娠期高血压疾病性心脏病、围生期心肌病、贫血性心脏病及心肌炎等。不同类型心脏病的发病率，可因不同国家及地区的经济发展水平而有一定的差异。在发达国家及我国经济较发达地区，风湿热已少见；而在发展中国家及我国较贫困的边远地区，仍未摆脱其困扰，风湿性心脏病合并妊娠者仍时有发生。

妊娠期合并先天性心脏病最常见的是房间隔缺损，占 20% 左右，对妊娠的影响取决于缺损的大小；缺损面积 <1cm² 者多无症状，多能耐受妊娠及分娩；若缺损面积较大，妊娠期及分娩期因肺循环阻力增加，肺动脉高压、右心房压力增大，妊娠期体循环阻力下降、分娩期失血、血容量减少，可引起右至左的分流，出现发绀，极有可能发生心力衰竭。

妊娠期风湿性心脏病最多见是二尖瓣狭窄，血流从左房流入左室受阻，血容量增加、心率加快、舒张期左室充盈时间缩短，可发生肺淤血和肺水肿。

妊娠期高血压疾病性心脏病可由于冠脉痉挛、心肌缺血、周围小动脉阻力增加等因素而突然发生以左心衰竭为主的全心衰竭，合并中、重度贫血时，更易发生心肌受累。

围生期心肌病是指妊娠晚期至产后 6 个月内发生的扩张性心肌病，病因不确切，可能与病毒感染、免疫、高血压、肥胖、营养不良及遗传等因素有关，主要表现为呼吸困难、心悸、咳嗽、咯血、端坐呼吸、胸痛、肝大、水肿等心力衰竭的症状。25%～40% 的患者可出现相应器官栓塞症状，部分患者可因发生心力衰竭、肺梗死或心律失常而死亡。

心肌炎为心肌本身局灶性或弥漫性炎性改变，可发生于妊娠任何阶段，病因主要是病毒感染，还可由细菌、真菌、原虫、药物、毒物反应或中毒所致，临床表现缺乏特异性，可为隐匿性发病。急性心肌炎病情控制良好者，可在密切监护下妊娠。心功能严重受累者，妊娠期发生心力衰竭的危险性很大。

2.妊娠期心脏血管方面的变化

（1）妊娠期　随着妊娠进展，胎盘循环建立，母体代谢加快，为适应母儿的需要，妊娠期血容量增加、自妊娠 6 周开始，32～34 周达到高峰，较妊娠前增加 30%～45%，产后 2～6 周逐渐恢复正常；血容量增加引起心排出量加大、心率加快，心脏负担加重；而且妊娠晚期子宫增大、膈肌上升使心脏移位，也可导致心脏负担加重；易致心脏病加重，甚至发生心衰。

（2）分娩期　心脏负担最重的时期。子宫收缩时可使全身血容量增加，致回心血量增加、外周阻力增加；第二产程由于产妇屏气用力，腹壁肌及骨骼肌同时收缩，使周围循环、肺循环阻力加大，心脏负担进一步加重；第三产程因胎儿娩出腹压骤减，血液流向内脏，可造成血流动力学急剧变化。这些均易使心脏功能不良的孕妇发生心衰。

（3）产褥期　产后 3 日内心脏负担仍较重，子宫收缩使大量血液涌入体循环，孕期组织间潴留液体也同时回到体循环，回心血量增加，心脏病产妇此时仍应警惕心衰的发生。

总之，妊娠 32～34 周、分娩期（第一产程末、第二产程）及产后 3 日内心脏负担最重，是心脏病孕妇的危险时期，极易发生心力衰竭。

3.妊娠合并心脏病对胎儿的影响　妊娠合并心脏病患者，流产、早产、死胎、胎儿生长受限、胎儿窘迫及新生儿窒息的发生率均明显增高，围生儿死亡率是正常妊娠的 2～3 倍。某些治疗心脏病的药物对胎儿也有潜在的毒性反应。多数先天性心脏病为多基因遗传，父母任何一方患先天性心脏病，其子代先天性心脏病及其他畸形的发生率亦明显增高。

（二）中医病因病机

心脏病多由先天禀赋不足，或后天失养，或大病久病之后，脏腑功能受损，心之气血阴阳失调所致。心之气血不足，则心神失养；心肾阳虚，水湿内停；心气虚又致心血不利，瘀闭心脉。妊娠后，阴血聚以养胎，全身气血相对不足，心之气血阴阳益虚，心主血脉更加不利，可使心系疾病加重。常见的病因有心气虚、心血虚、阳虚水泛、气虚血瘀。

【临床表现】

1.症状　可见劳力性呼吸困难、经常性夜间端坐呼吸、咯血、经常性胸闷、胸痛等心功能异常的症状。

2.体征　可见发绀、杵状指、持续性颈静脉怒张。心脏听诊有 2 级以上舒张期杂音或粗糙的 3 级以上全收缩期杂音。

【诊断与鉴别诊断】

（一）诊断要点

1.病史　妊娠前有心悸、气短或心力衰竭史，或曾被诊断有器质性心脏病，或曾有风湿热病史。

2. 临床表现 有心功能异常的症状和体征。

妊娠合并心脏病的孕妇，若出现下述症状与体征，应考虑早期心衰：①轻微活动后即出现胸闷、心悸、气短。②休息时心率大于 110 次 / 分，呼吸大于 20 次 / 分。③夜间常因胸闷而坐起，或到窗口呼吸新鲜空气。④肺底部出现少量持续性湿啰音，咳嗽后不消失。

3. 辅助检查

（1）心电图 提示严重心律失常或心肌损害，如：心房颤动、心房扑动、三度房室传导阻滞、ST 段及 T 波异常改变。

（2）X 线或超声心动检查 提示心界显著扩大、心脏结构异常。

（二）辨证要点

本病以妊娠后出现心悸、气短、乏力等为主要临床表现。若面色㿠白或青白、气短喘促自汗、动则加剧、舌体胖大、舌质淡、脉沉弱滑为心气虚；若面色少华、唇甲色淡、舌质淡、脉细滑弱为心血虚；若喘不得卧、吐白色泡沫痰、畏寒肢冷、舌质淡苔白润、脉沉滑弱为阳虚水泛；若气短胸闷、胸胁作痛、口唇发绀、舌质紫暗、脉弦涩为气虚血瘀。

（三）鉴别诊断

1. 妊娠合并肺炎 可见发热，咳嗽，吐白痰或脓痰，胸痛，严重时呼吸困难。胸部听诊呼吸音粗，或有水泡音。外周血白细胞及中性粒细胞升高；X 线胸片示肺部阴影；痰培养发现致病菌。心脏听诊无病理性杂音，心电图、超声心动图等提示心脏正常。

2. 支气管哮喘 有支气管炎、哮喘史。咳嗽痰多，胸闷，喘促，哮鸣，严重者出现发绀。胸部听诊双肺哮鸣音，无心脏病理性杂音。

【心脏病孕妇心功能分级】

1994 年纽约心脏病协会（NYHA）对心脏病采用了以下并行的两种心功能分级方案。

（一）第一种分级法

主要以患者生活能力状况为依据，分为：

Ⅰ级：一般体力活动不受限制。

Ⅱ级：一般体力活动轻度受限制，活动后心悸、轻度气短，休息时无症状。

Ⅲ级：一般体力活动明显受到限制，休息时无不适，轻微日常活动即感不适，心悸、呼吸困难，或既往有心力衰竭史。

Ⅳ级：一般体力活动严重受限制，不能进行任何体力活动，休息时有心悸、呼吸困难等心力衰竭表现。

（二）第二种分级法

根据客观检查（如心电图、负荷试验、X 线、超声心动图等）分为以下四级：

A 级：无心血管病的客观依据。

B 级：客观检查表明属于轻度心血管病患者。

C 级：客观检查表明属于中度心血管病患者。

D 级：客观检查表明属于重度心血管病患者。

其中轻、中、重度没有明确规定，由医生根据检查结果进行判断。可将患者的两种分级并列，如心功能Ⅱ级B、Ⅲ级C等。心功能分级应动态进行，每月1次。由此决定是否妊娠、分娩时机、分娩方式的选择及预后。

【心脏病患者对妊娠耐受能力的判断】

心脏病患者进行孕前咨询十分必要。孕前可根据心脏病的类型、病变程度、心功能状态，判断患者对妊娠的耐受能力。

1. 可以妊娠　心脏病变较轻，心功能Ⅰ～Ⅱ级，既往无心力衰竭史，亦无其他并发症者可以妊娠，妊娠后经密切监护、适当治疗，多能耐受妊娠和分娩。

2. 不宜妊娠　心脏病变较重，心功能Ⅲ～Ⅳ级，既往有心力衰竭史、肺动脉高压、右向左分流型先心病、严重心律失常、活动性风湿热、心脏病并发细菌性心内膜炎、急性心肌炎等及年龄在35岁以上且心脏病病程长者，孕期极易发生心力衰竭，不宜妊娠。

【常见并发症】

1. 心力衰竭　妊娠期血流动力学变化可加重心脏负担，如果心脏病患者原来心功能良好，多数可度过妊娠期。若原有心功能受损，妊娠期可加重心功能不全，出现心房颤动、心动过速、急性肺水肿、心力衰竭。心力衰竭最容易发生在妊娠32～34周、分娩期及产褥早期。

2. 亚急性感染性心内膜炎　妊娠期、分娩期及产褥期易发生菌血症，如泌尿生殖道感染，已有缺损或病变的心脏易发生感染性心内膜炎。若不及时控制，可诱发心力衰竭。

3. 缺氧和发绀　妊娠时外周血管阻力降低，使发绀型先天性心脏病的发绀加重；非发绀型左至右分流的先天性心脏病可因肺动脉高压及分娩失血发生暂时性右至左分流引起缺氧和发绀。

4. 静脉栓塞和肺栓塞　妊娠时血液呈高凝状态，若合并心脏病伴静脉压增高及静脉淤滞者，可发生深部静脉血栓，虽不常见，但若栓子脱落则可诱发肺栓塞，是孕产妇的重要死亡原因之一。

【治疗】

（一）治疗思路

心力衰竭和严重感染是妊娠合并心脏病的主要死亡原因，对心衰与感染的早期诊断与积极治疗极为重要。对于有心脏病的育龄妇女，首先应确定能否耐受妊娠；妊娠者应从妊娠早期开始定期产前检查。心脏病的治疗及妊娠、分娩、产褥等不同时期的处理应以西医为主。中医治疗则应以益气养血、通阳活血为大法。

（二）西医治疗

1. 妊娠期处理

（1）决定是否妊娠　凡不宜妊娠者，应于孕12周前行人工流产。妊娠超过12周者，终止妊娠需行比较复杂的手术，其危险性不亚于继续妊娠和分娩，因此应密切监护，积极防治心力衰竭，使之度过妊娠期和分娩期。对于顽固性心衰患者，应与内科医生配合，在严密监护下行剖宫取胎术。

（2）定期产前检查　能及早发现心衰的早期征象。孕20周前，每2周产前检查1次；孕20

周以后，每周 1 次产前检查。注意休息，保证合理饮食，积极防治诱发心衰的诱因，密切动态观察心脏功能，如发现早期心衰征象，应立即住院。孕期经过顺利者，亦应在 36 ～ 38 周提前住院待产。

（3）防治心力衰竭

1）避免过劳及情绪激动，保证充分休息，每日睡眠至少 10 小时。

2）孕期应适当控制体重，以免加重心脏负担。进食高蛋白、高维生素、低盐、低脂肪食品。孕 16 周后，每日摄入食盐量应为 4 ～ 5g。

3）治疗各种引起心力衰竭的诱因，预防感染，尤其是上呼吸道感染；纠正贫血；治疗心律失常；防治妊娠期高血压疾病和其他合并症与并发症。

4）心力衰竭的治疗。与未孕者基本相同。但孕妇对洋地黄类药物的耐受力较差，需注意毒性反应。为防止产褥期组织内水分与强心药同时回流入体循环引起毒性反应，常选用作用和排泄较快的制剂，如地高辛。妊娠晚期严重心力衰竭的病人，可与内科医生联合控制心力衰竭同时紧急行剖宫产娩出胎儿，减轻心脏负担，以挽救孕妇生命。

2. 分娩期处理　孕妇应于妊娠晚期提前选择好适宜的分娩方式。

（1）经阴道分娩及分娩期的处理　心脏病妊娠风险低且心功能Ⅰ级者通常可耐受经阴道分娩。胎儿不大、胎位正常、宫颈条件良好者，可考虑在严密监测下经阴道分娩。

1）第一产程　安慰及鼓励产妇，消除紧张情绪。密切监测生命体征，可适当给予地西泮、哌替啶等镇静剂，一旦出现心衰，取半卧位，高浓度面罩给氧，立即予以去乙酰毛花苷 0.4mg 加入 25% 葡萄糖注射液 20mL 缓慢静脉注射。产程开始即应使用抗生素预防感染。

2）第二产程　避免用力屏气增加腹压，应行会阴侧切术、胎头吸引术或产钳助产术，尽可能缩短第二产程。

3）第三产程　胎儿娩出后，腹部压沙袋，以防腹压骤降诱发心衰；给予缩宫素 10 ～ 20U 预防产后出血，禁用麦角新碱，以防静脉压增高；如产后出血过多，应及时输血、输液，注意输液速度不可过快。

（2）剖宫产　对有产科指征及心功能Ⅲ～Ⅳ级者，均应择期剖宫产。主张对妊娠合并心脏病患者放宽剖宫产指征，可选择连续硬膜外阻滞麻醉，麻醉剂中不应加用肾上腺素，麻醉平面不宜过高。术中、术后应严格控制输液量；不宜再妊娠者，可同时行输卵管结扎术。

3. 产褥期处理　产后 3 天内，尤其是产后 24 小时内仍是发生心衰的危险时期，应充分休息并密切监护生命体征。产后出血、感染和血栓栓塞是严重的并发症，极易诱发心力衰竭，应重点防范。心功能在Ⅲ级及以上者，不宜哺乳。不宜再妊娠的阴道分娩者，可于产后 1 周进行绝育手术。

4. 心脏手术指征　一般不主张在妊娠期手术，尽可能在幼年、妊娠前、分娩后进行心脏手术。妊娠期必须手术，且手术操作不复杂者，宜在孕 12 周前进行。手术前后注意保胎及预防感染。

（三）中医治疗

1. 心气虚证

证候：妊娠期间，心悸怔忡，面色㿠白或青白，气短喘促自汗，动则加剧，肢倦乏力。舌质淡苔薄白，脉沉弱或结代。

治法：益气养血，宁心安胎。

方药：养心汤（《证治准绳》）去肉桂、半夏，加麦冬。

2. 心血虚证

证候：妊娠期间，心悸怔忡，面色少华，唇甲色淡，头晕目眩，眠差多梦。舌质淡脉细弱。

治法：养血益气，宁心安胎。

方药：归脾汤（《正体类要》）。

3. 阳虚水泛证

证候：妊娠后心悸气短，喘不得卧，咯白色泡沫痰，畏寒肢冷，倦怠懒言，腰痛肢肿，尿少便溏。舌质淡苔白润，脉沉滑弱或结代。

治法：温阳化气，行水安胎。

方药：真武汤（《伤寒论》）合五苓散（《伤寒论》）去猪苓，加桑寄生、菟丝子。

附子属有毒之品，为妊娠禁忌药。应用时应注意其炮制、用量、用法，且中病即止。

4. 气虚血瘀证

证候：妊娠期间，心悸怔忡，气短胸闷，胸胁作痛，咳嗽气喘，口唇发绀。舌质紫暗，脉弦涩或结代。

治法：益气化瘀，通阳安胎。

方药：补阳还五汤（《医林改错》）合瓜蒌薤白半夏汤（《金匮要略》）去红花、桃仁、半夏、地龙，加桑寄生、杜仲。

【诊疗思路示意图】

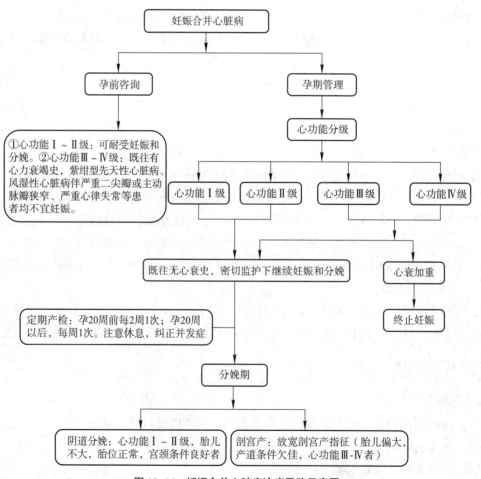

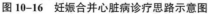
图 10-16　妊娠合并心脏病诊疗思路示意图

【预防与调护】

对于有心脏病的育龄妇女，一定要做孕前咨询，明确心脏病的类型、程度、心功能状态，以确定能否妊娠。允许妊娠者，从早孕期即应开始进行产前检查，密切注意病情变化及胎儿发育情况。一旦出现异常，及早治疗。注意保证充分休息，保证每日 10 小时以上的睡眠；避免过劳及情绪波动；饮食以高蛋白、高维生素、低盐、低脂肪和补铁的食物为主，孕 20 周以后注意补充铁剂预防贫血；适当限制食盐摄入，每日 4 ~ 5g；并注意控制体重过快增长，以体重每周增长不超过 0.5kg、整个孕期体重增加不超过 12kg 为宜。不宜妊娠者，接受宣教，采用适当方式严格避孕，一旦妊娠则尽早终止。

【预后】

本病的预后与心脏病的类型、心功能分级、临床表现的轻重程度密切相关，心功能差、临床表现严重者预后差。

【思考题】

谈谈妊娠合并心脏病的诊断和治疗及中医辨证论治。

三、妊娠合并病毒性肝炎

【病例】

患者，女，27 岁。

主诉：停经 3 月余，发现 HBV 感染、肝功能异常 10 余天。

现病史：患者自诉于 10 余天前产检时发现 HBV 感染，乙肝"两对半"检查示"大三阳"，肝功能 ALT 328U/L，AST 307U/L，GGT 47U/L，TB 25.66μmol/L。当时患者无纳差、无腹痛腹胀、无头痛头晕、无恶心呕吐等不适症状，未予以治疗。现患者无纳差，无腹胀、无皮肤及巩膜黄染，无畏寒、发热，发病以来，患者纳寐可，小便正常，大便偏干，体重无明显下降。

既往史：否认高血压、糖尿病、冠心病等慢性病史；否认结核等传染病史；无重大外伤及手术史；否认输血史；否认药物及食物过敏史；预防接种史不详。

月经及婚育史：13 岁初潮，月经周期 28 ~ 30 天，经行 3 ~ 4 天，量一般，末次月经日期为 2015 年 2 月 26 日，无痛经史，白带正常。已婚，G_2P_0，自然流产一次，现孕 3 月余，配偶体健。

辅助检查：2015 年 6 月 8 日腹部超声示肝胆脾胰未见明显异常。

问题

该患者目前所患何病？是否可以继续妊娠？能否予以抗病毒治疗？

病毒性肝炎（viral hepatitis）是由肝炎病毒引起，以肝细胞变性坏死为主要病变的传染性疾病，可发生在妊娠的任何时期，是妊娠妇女肝病和黄疸最常见的病因。根据病毒类型可分甲型（HAV）、乙型（HBV）、丙型（HCV）、丁型（HDV）、戊型（HEV）、庚型（HGV）等，其中以乙型肝炎最常见，我国约 8% 的人群是慢性乙肝病毒携带者。文献报道，孕妇病毒性肝炎发病率为 0.8% ～ 17.8%，妊娠合并重症肝炎是我国孕产妇死亡的主要原因之一。

妊娠合并黄疸型肝炎，中医称为"妊娠黄疸"，妊娠合并无黄疸型肝炎，据其临床表现，与中医学"胁痛""积聚""鼓胀"等病证相关。

【病因病理】

（一）西医病因及妊娠与病毒性肝炎的相互影响

1. 病因　由甲、乙、丙、丁、戊、庚型肝炎病毒引起，经消化道、血液传播或母婴传播。

2. 妊娠对病毒性肝炎的影响　妊娠本身不增加对肝炎病毒的易感性，但妊娠期的生理变化及代谢特点可导致肝炎病情波动。妊娠后孕妇营养物质需要量增加，基础代谢增加，肝内糖原储备减少；胎儿的代谢产物部分需母体肝脏完成解毒；妊娠期产生的大量雌孕激素需在肝脏代谢和灭活；分娩时疲劳、缺氧、出血、手术及麻醉等均可加重肝脏的负担；妊娠期内分泌系统变化可导致体内 HBV 再激活；另外，妊娠期细胞免疫功能增强可使妊娠期重型肝炎发生率较非妊娠期增高。

妊娠并发症引起的肝损害、妊娠剧吐等，均易与病毒性肝炎的相应症状混淆，增加诊断的难度。

3. 病毒性肝炎对母儿的影响

（1）对孕产妇的影响　妊娠早期，可使早孕反应加重。妊娠晚期，可使妊娠期高血压疾病发生率增加，分娩时易发生产后出血，重症肝炎常并发 DIC。而且与非妊娠期相比，妊娠合并肝炎易发展为重症肝炎，以乙型、戊型多见，导致孕产妇病死率升高，最高可达 80%。

（2）对胎儿、新生儿的影响　妊娠早期合并急性肝炎易发生流产；妊娠晚期合并肝炎易出现胎儿窘迫、早产、死胎；新生儿患病率及死亡率也增高。

4. 传播途径　HAV 经胎盘垂直传播的可能性极小。但分娩时母体血液、羊水或粪便污染可感染新生儿；母婴传播是我国慢性 HBV 感染的主要原因，HBV 可经宫内、产时和产后 3 种途径传播。HCV 在母血清中滴度高时才会发生母婴传播。HDV 传播途径与 HBV 相同，可经体液、血行或注射途径传播。HEV 传播途径与 HAV 相似。HGV 可发生母婴传播。输血传播型己型肝炎主要经输血传播。

（二）中医病因病机

素体脾胃虚弱，或湿热内蕴，妊娠后阴血下聚养胎，肝血不足，肝之疏泄失常；孕晚期胎体增大易阻滞气机，加重其疏泄失司，致胆汁外溢；或孕后饮食不洁，感染湿热、邪毒，熏蒸肝胆，胃失和降可发为本病。常见的病因有湿热蕴结、湿邪困脾、肝郁脾虚、热毒内陷。

【临床表现】

1. 症状　可表现为身体不适、全身酸痛、畏寒、发热等流感样症状；乏力、纳差、尿色深黄、恶心、呕吐、腹部不适、右上腹疼痛、腹胀、腹泻等消化系统症状。

2. 体征　肝区叩击痛、肝大，但妊娠晚期因子宫增大极少被触及。黄疸型肝炎可出现皮肤、巩膜黄染。

【诊断与鉴别诊断】

（一）诊断要点

许多患者并无明显症状、体征，仅在体检或产前筛查时发现并诊断。

1. 病史 与肝炎患者有密切接触史，半年内有输血、注射血液制品史。其后在一定的潜伏期内发病。各型肝炎的潜伏期为：甲型肝炎 2～7 周；乙型肝炎 6～20 个月；丙型肝炎 2～26 周；丁型肝炎 4～20 周；戊型肝炎 2～8 周。

2. 临床表现 妊娠期可出现初始食欲不振、恶心、呕吐、腹胀、肝区疼痛、乏力、畏寒、发热，部分患者见皮肤巩膜黄染、尿黄。腹部检查肝区叩击痛、肝大，妊娠晚期因子宫增大故极少被触及。

3. 实验室检查

（1）病原学检查 肝炎相应病毒血清抗原、抗体阳性，聚合酶链反应（PCR）检测相应病毒DNA 或 RNA 阳性，据此可确定分型。

（2）肝功能检测 血清 ALT、AST 增高，血清 ALT 增高大于正常 10 倍以上、持续时间长。黄疸型肝炎血清总胆红素升高，达 17μmol/L 以上。黄疸型肝炎尿胆红素呈阳性。胆汁酸升高可反映肝脏损伤，重型肝炎凝血酶原时间百分活度（PTA）<40%。

（3）影像学检查 主要行超声检查，必要时行磁共振（MRI）检查以了解肝脾情况。

4. 乙型病毒性肝炎的临床分型

（1）急性肝炎 病程在 24 周内，分为无黄疸型和黄疸型。黄疸型起病急，常在出现消化道症状后约 1 周皮肤黏膜出现黄染、瘙痒，大便颜色变浅，小便呈茶水样。无黄疸型起病相对较慢，因无黄疸，故易被忽视。

（2）慢性肝炎 病程在 24 周以上，分轻度、中度和重度（表 10-7）。

表 10-7 慢性肝炎分度标准

	轻度	中度	重度
转氨酶（U/L）	≤正常 3 倍	>正常 3 倍	>正常 3 倍
总胆红素（μmol/L）	<正常 2 倍	正常 2～5 倍	>正常 5 倍
血清白蛋白（g/L）	>35	31～35	<31
A/G 比值	>1.5	1.1～1.5	<1.1
PTA	>70%	60%～70%	<60%
胆碱酯酶（U/L）	>5400	4500～5400	<4500

5. 妊娠合并重型肝炎的诊断 出现以下情况时应考虑重症肝炎：①消化道症状严重。②黄疸进行性加重，血清总胆红素 >171μmol/L，或每日 >17.1μmol/L。③凝血功能障碍，全身出血倾向，PTA<40%。④有肝臭气，肝脏缩小，肝功能明显异常。⑤肝性脑病。⑥肝肾综合征。

若出现以下三点，可临床诊断为重型肝炎：①出现乏力、纳差、恶心呕吐等症状。②PTA<40%。③血清总胆红素 >171μmol/L。

（二）辨证要点

本病以妊娠后出现身目俱黄、恶心、呕吐、腹痛、乏力为主要临床表现。若身目俱黄、色鲜明如橘子色、口苦咽干、舌红苔黄腻、脉弦滑为湿热蕴结；面目周身发黄、其色晦暗、体倦便溏、舌淡苔白腻、脉濡为湿邪困脾；两胁胀痛、情绪抑郁、纳呆腹胀、舌淡红苔薄白、脉弦滑为肝郁脾虚；身目发黄、极度乏力、口有肝臭味、舌红绛苔黄干燥、脉弦数为热毒内陷。

（三）鉴别诊断

1.妊娠剧吐引起的肝损害　ALT 轻度升高，黄疸不重，尿酮体阳性，经补液、纠正酸中毒后病情迅速好转，肝功能可完全恢复，肝炎病毒血清标志物检查阴性。

2.妊娠期高血压疾病引起的肝损害　先有妊娠中晚期高血压、水肿、蛋白尿，继而出现血清 ALT、AST、AKP 等轻度或中度升高，消化道症状不明显，妊娠终止迅速恢复。但妊娠期肝炎常合并妊娠期高血压疾病，需予注意。

3.妊娠期肝内胆汁淤积症　多于妊娠 28 周左右出现皮肤瘙痒、轻度黄疸、无消化道症状，对胎盘有影响，可引起围生儿死亡率增高，ALT 正常或轻度增高，血清直接胆红素正常或升高，多不超过 102.6μmol/L，血清胆汁酸升高，此为特异性诊断指标。血清病毒学检查抗原和抗体均阴性。

4.妊娠期急性脂肪肝　以初产妇多见，多见于妊娠 35 周左右，疾病进展快，起病时常有上腹部疼痛、恶心、呕吐等症状，进一步发展可为急性肝衰竭、肝性脑病，转氨酶升高，血 ALT 升高，肝炎病毒血清标志物检查阴性；尿酸明显升高，尿胆红素多为阴性；超声显示强回声"亮肝"，CT 示肝区大片密度降低区，MRI 检查有助于鉴别诊断，肝活检示肝细胞严重脂肪变性为确诊依据。经积极支持治疗，于产后 1 周左右病情常趋于稳定并好转。

5.药物性肝损伤　有服用对肝脏有损害的药物史，如服用氯丙嗪、异丙嗪、苯巴比妥类镇静药、异烟肼、利福平、四环素等。无病毒性肝炎史，服药后出现症状，停药后多可恢复。

【治疗】

（一）治疗思路

妊娠期病毒性肝炎的处理原则与非孕期相同，西医治疗以护肝为主，中医辨证施治有优势，故一般以中医治疗为主。重症肝炎应用西药积极治疗、控制各种并发症。如出现黄疸，应立即住院，按重症肝炎处理。

（二）西医治疗

1.妊娠前咨询　育龄女性应常规检查 HBV 标志物，如无抗体者应常规进行乙型肝炎疫苗接种，以预防妊娠期感染 HBV。感染 HBV 的育龄女性在妊娠前应查肝功能、血清 HBV-DNA 检测及肝脏超声检查，最佳的受孕时机是肝功能正常、血清 HBV-DNA 低水平及肝脏超声无特殊改变时。如孕前有抗病毒指征，可采用干扰素或核苷类药物治疗。

2.非重型肝炎　主要采用护肝、对症、支持疗法。常用护肝药物有葡醛内酯、多烯磷脂酰胆碱、腺苷蛋氨酸、还原型谷胱甘肽注射液、复方甘草甜素、丹参注射液、门冬氨酸钾镁等。主要作用为减轻免疫反应损伤，协助转化有害代谢产物，改善肝脏循环，有助于肝功能恢复；必要时可补充白蛋白、新鲜冰冻血浆、冷沉淀等血制品。

治疗期间严密监测肝功能、凝血功能等指标。患者经治疗后病情好转，可继续妊娠。治疗效果不好、肝功能及凝血功能指标继续恶化的孕妇，可考虑终止妊娠。分娩方式以产科指征为主，但对于病情较严重者或血清胆汁酸明显升高的患者可考虑剖宫产。

3. 重型肝炎

（1）严密监测病情变化　包括肝功能、凝血功能、生化、血常规等指标，尤其是注意凝血酶原时间百分活度、总胆红素、转氨酶、白蛋白、纤维蛋白原、肌酐等指标。

（2）保护肝脏　高血糖素 – 胰岛素 – 葡萄糖联合应用能改善氨基酸及氨的异常代谢，有防止肝细胞坏死和促进肝细胞再生的作用。高血糖素 1 ~ 2mg、胰岛素 6 ~ 12U 溶于 10% 葡萄糖液500mL 内静脉滴注，2 ~ 3 周为一疗程；人血清蛋白 10 ~ 20g，每周 1 ~ 2 次，静脉滴注。新鲜血浆 200 ~ 400mL，每周 2 ~ 4 次；门冬氨酸钾镁注射液每日 40mL，溶于 10% 葡萄糖溶液500mL 内缓慢静脉滴注（高血钾症患者慎用）。

（3）防治肝性脑病　应控制蛋白质摄入量（每日 <0.5g/kg），增加碳水化合物保持大便通畅，减少氨及毒素的重吸收；口服新霉素或甲硝唑抑制大肠杆菌、减少游离氨及其他毒素的形成；选用醋谷胺、精氨酸或六合氨基酸静滴，以降血氨。

（4）预防及治疗 DIC　出现凝血功能障碍时应补充凝血因子，如输新鲜血、凝血酶原复合物、纤维蛋白原、抗凝血酶Ⅲ和维生素 K_1。出现 DIC 酌情选用低分子肝素。产前 4 小时至产后12 小时不宜使用肝素，以免引起产后出血。

（5）肾衰竭的治疗　严格限制入液量，一般每日为 500mL 加前一日尿量。呋塞米60 ~ 80mg 静脉注射，必要时 2 ~ 4 小时重复 1 次，2 ~ 3 次无效后停用；多巴胺 20 ~ 80mg 或654-2 40 ~ 60mg 静滴，扩张肾血管，改善肾血流。积极防治高血钾；避免使用损害肾脏的药物。

4. 产科处理

（1）妊娠期　妊娠早期轻症经积极治疗后可继续妊娠，慢性活动性肝炎对母儿威胁较大，适当治疗后可终止妊娠；妊娠中、晚期在治疗肝炎的同时，应给予维生素 C、维生素 K_1，并积极防治妊娠期高血压疾病；未能有效控制病情者，应考虑适时终止妊娠。

重型肝炎的病情可能急转直下，早期识别并及时转送是现阶段降低妊娠合并重型肝炎病死率的重要举措之一，重视妊娠合并重型肝炎患者的早期临床表现，并应将有重症化倾向的孕妇在产前及时转送到人员设备经验等条件相对较好的三级医院集中诊治。

（2）分娩期　分娩前纠正凝血功能障碍，准备好新鲜血液，严格消毒，宫口开全行胎头吸引或产钳助产，胎肩娩出后静注缩宫素预防产后出血，尽量避免产道损伤和胎盘残留。重症肝炎积极控制 24 小时后行剖宫产终止妊娠，必要时同时行子宫次全切除术。术中要减少出血、缩短手术时间，同时加强围手术期处理。

（3）产褥期　注意休息、营养和保肝治疗。应用对肝损害较小的广谱抗生素预防及控制感染。不宜哺乳，应予中药回乳。回乳时避免使用雌激素。

5. 乙型肝炎病毒母婴传播阻断

（1）HBV 母婴传播途径　包括宫内感染、产时感染和产后感染。

1）宫内感染　是产后免疫接种失败的主要原因。其发生机制尚不明确，主要存在以下几种假说：胎盘渗漏学说、细胞源性胎盘感染学说、外周血单个核细胞感染学说、经受精卵传播、阴道上行感染等。

2）产时感染　是母婴传播的主要途径。分娩时新生儿通过产道，接触含有 HBV 的母血、阴道分泌物、羊水等，或在分娩中子宫收缩使胎盘绒毛血管破裂，少量母血渗漏入胎儿循环，导致新生儿感染。目前还没有足够证据证明剖宫产可降低母婴传播风险。

3）产后感染 可能与新生儿密切接触母亲的唾液和乳汁有关。

（2）HBV母婴传播阻断 产后新生儿联合使用乙型肝炎疫苗和乙型肝炎免疫球蛋白，可以有效阻断HBV母婴传播。对HBsAg阳性母亲的新生儿，应在出生后24小时内尽早（最好在出生后12小时内）注射HBIG，剂量100～200U，同时在不同部位接种10μg重组酵母或20μg中国仓鼠卵母细胞乙型肝炎疫苗；在1个月和6个月时分别再次接种第二针和第三针乙型肝炎疫苗（0、1、6方案）。此法可显著提高阻断母婴传播的效果。HBsAg阳性母亲分娩的新生儿经主、被动联合免疫后，可以接受母乳喂养。HBsAg阳性孕妇所生婴儿在疫苗接种完成后6个月检测HBV标志物，以判断免疫接种是否成功。如HBsAg阳性，通常提示存在感染。

（三）中医治疗

治疗应本着"治病与安胎并举"的原则，以除湿退黄安胎为治疗大法，在清热解毒利湿、健脾疏肝的同时，注意益肾养血安胎。

1. 湿热蕴结证

证候：妊娠期间身目俱黄，色鲜明如橘子色，右胁胀痛，恶心厌食，口苦咽干，胸胁痞满，倦怠乏力，尿黄。舌质红苔黄腻，脉弦滑或濡数。

治法：清热利湿，佐以安胎。

方药：茵陈汤（《伤寒论》）加金钱草、虎杖、桑寄生、续断。

若胁痛甚者，加川楝子、柴胡疏肝解郁；脘腹胀满者，加全瓜蒌、鸡内金开胸散结。

2. 湿邪困脾证

证候：妊娠期面目周身发黄，其色晦暗，呃逆纳少，脘腹胀满，体倦便溏。舌质淡苔白腻，脉濡。

治法：健脾化湿，养血安胎。

方药：胃苓汤（《丹溪心法》）去桂枝、泽泻，加桑寄生、菟丝子。

若恶心、呕吐明显者，加姜半夏、竹茹降逆止呕；脘腹胀满明显者，加大腹皮、木香理气除胀。

3. 肝郁脾虚证

证候：孕妇两胁胀痛，胸闷腹胀，食欲不振，情绪抑郁，时时叹息，乏力便溏。舌淡红苔薄白，脉弦滑。

治法：疏肝理气，健脾安胎。

方药：逍遥散（《太平惠民和剂局方》）加桑寄生、菟丝子。

若胁痛明显，加川楝子、丝瓜络理气通络止痛；呕吐明显者，加竹茹、姜半夏和胃降逆止呕；口苦心烦者，加黄芩、栀子清泄肝热。

4. 热毒内陷证

证候：妊娠期间突然出现身目发黄，极度乏力，口有肝臭味，或伴高热，神昏谵语，衄血，心烦口渴，脘腹胀满，溲赤便结。舌质红绛苔黄干燥，脉弦数或弦大。

治法：清热解毒，凉血救阴。

方药：犀角地黄汤（《备急千金要方》）合黄连解毒汤（《外台秘要》）加茵陈、大青叶。

若鼻衄、齿衄者，加玄参、大蓟、小蓟清热凉血止血；呕血、吐血者，加生地黄炭、海螵蛸凉血、涩血、止血；大便下血者，加地榆、槐花、贯众炭凉血止血；神昏谵语者，送服安宫牛黄丸、至宝丹开窍化浊。

【诊疗思路示意图】

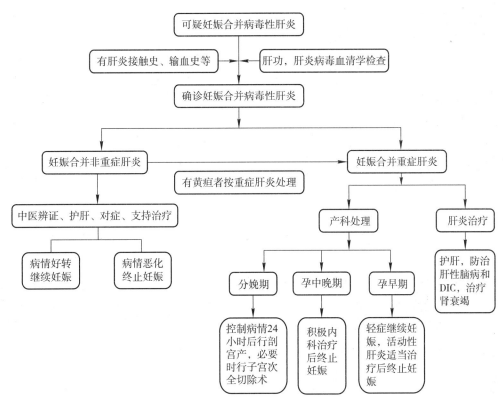

图 10-17 妊娠合并病毒性肝炎诊疗思路示意图

【预防与调护】

1. 注意休息，加强营养，给予高维生素、高蛋白、足量碳水化合物、低脂肪饮食，积极保肝治疗，避免使用肝损害药物。常规检测肝功能和肝炎病毒血清学抗原抗体，并定期复查。产时应严格消毒预防感染。

2. 患急性肝炎的育龄妇女均应严格避孕，以避孕套避孕为佳，待治愈或症状消失 2 年后妊娠为宜。

3. 有甲型肝炎接触史的孕妇，接触后 7 日内注射丙种球蛋白 2～3mL，板蓝根等中药煎服有一定预防作用。预防乙肝可注射乙型肝炎免疫球蛋白。预防丙肝主要是减少医源性感染。

4. 加强产前检查，孕期常规行肝功能、肝炎抗原抗体检查，观察有无相关症状、体征，及早诊断、治疗，防止发展为重症肝炎。

【预后】

急性肝炎发生于妊娠期的预后较非孕期差，重症肝炎发病率及病死率均高，对母儿都有一定危险性，甲型肝炎积极治疗多能治愈，乙型、丙型肝炎则易转成慢性或病毒携带者，日久可引起肝硬化、肝癌。

四、妊娠合并贫血

【病例】

患者，女，29 岁。

主诉：停经 27 周，头晕、心悸、乏力 1 周。

现病史：患者妊娠 27 周，1 周前出现头晕、心悸、乏力、气短、食欲不振等症状，舌淡苔薄，脉细滑。

既往史：既往有月经过多史，否认肝炎史。

体征：全身皮肤黏膜苍白、干燥。

产科检查：宫高 25cm，腹围 90cm，右枕前位，胎心 136 次 / 分。

实验室检查：血红蛋白 78g/L。

问题

患者所患何病？该病对妊娠有何影响？临床怎样分类？中西医如何诊断及治疗？

贫血是妊娠期最常见的合并症。其中以缺铁性贫血最常见，占妊娠期贫血的 95%；巨幼红细胞性贫血较少见；再生障碍性贫血和地中海贫血则更少见。贫血在妊娠各期均可对母儿造成一定危害，是孕产妇死亡的重要原因之一。中医无此病名，据其临床表现，当属"虚劳""萎黄""血枯""心悸""血证"等病证范畴。

【病因病理】

（一）西医病因病理

1. 病因及分类 贫血根据其病因主要分为四类。

（1）**缺铁性贫血** 孕期铁需要量增加是发生缺铁性贫血的主要原因。妊娠期血容量增加需铁 650 ~ 750mg。胎儿生长发育需铁 250 ~ 350mg，故孕期约需铁 1000mg。孕妇每日需铁至少4mg，而每日饮食中铁吸收利用率仅为 1 ~ 1.5mg，若不给予铁剂治疗，则易耗尽体内储存铁造成缺铁性贫血。

（2）**巨幼红细胞性贫血** 多由叶酸缺乏所致，少数患者因缺乏维生素 B_{12} 而发病。叶酸或维生素 B_{12} 缺乏可致造血组织 DNA 合成障碍，红细胞核成熟延缓，核分裂受阻，细胞质中 RNA 大量聚集，RNA 与 DNA 比例失调，使细胞体积增大，而细胞核发育处于幼稚状态，形成的巨幼细胞寿命短可致贫血。引起叶酸与维生素 B_{12} 缺乏的原因有：①妊娠后叶酸需要量明显增加，每日需 300 ~ 400μg（正常妇女每日需 50 ~ 100μg）。②长期偏食，进食蔬菜、肉类不足，致叶酸和维生素 B_{12} 摄入不足，或烹调方法不当和慢性消化道疾病亦可造成叶酸和维生素 B_{12} 缺乏。③孕期肾血流量增加，叶酸排泄增多。

（3）**再生障碍性贫血** 是因骨髓造血干细胞数量减少和质的缺陷导致全血细胞减少为主要表现的一组综合征，包括原发性（病因不明）和继发性（原因明确）两类。贫血易发贫血性心脏病甚至心力衰竭，血小板数量减少和质的异常可致鼻、胃肠道黏膜出血。防御功能低下易发妊娠期高血压疾病、感染等，是再障孕产妇的重要死因。

（4）**地中海贫血** 由于调控珠蛋白合成的基因缺陷引起珠蛋白合成减少或丧失，进而发生慢性溶血性、小细胞低色素性贫血。

2. 贫血对妊娠的影响

（1）对孕妇的影响　贫血孕妇的抵抗力低下，对分娩、手术和麻醉的耐受能力降低，增加了孕妇在妊娠和分娩期间的风险。贫血使全世界每年数十万孕产妇死亡。轻度贫血对妊娠影响不大，重度贫血则可因心肌、胎盘缺氧引起贫血性心脏病、妊娠期高血压疾病或合并心脏病、胎盘早剥；因产妇抵抗力和对失血耐受性降低，可引起产褥感染、败血症、失血性休克等。

（2）对胎儿的影响　因胎盘供氧和营养物质不足以满足胎儿生长需要，故容易造成胎儿生长受限、胎儿窘迫、胎儿畸形（叶酸缺乏引起神经管缺陷）、早产或死胎。

（二）中医病因病机

本病的主要病机是血虚失荣。导致血虚的病因病机有以下四方面：

1. 心脾两虚　思虑过度，损伤心脾，暗耗营阴，化源不足，或大病、久病、失血伤阴，孕后血养胎元，阴血益虚，心血不足，心神失养，血虚不荣，而见萎黄、心悸、虚劳之候。

2. 肝肾阴虚　素体肝肾阴虚，或肾阴不足，水不涵木，或大病、久病耗伤肝血，孕后阴血聚养胎元，则肝血更虚，精亏血少，可导致眩晕、心悸等症。

3. 气血两虚　素体脾胃虚弱，或劳倦过度，或饮食不节，或大病、久病失养损伤脾气，气血化生不足，可致萎黄、心悸等。

4. 脾肾阳虚　素体脾肾不足，或脾虚日久及肾，或肾阳虚衰，不能温煦脾土，可致脾肾阳虚，肾虚则精不化血，脾虚则统摄无权，可引起血虚和失血之候。

【临床表现】

1. 病史　既往有月经过多、慢性失血、长期饮食偏嗜等病史，或孕早期呕吐、胃肠功能紊乱导致的营养不良病史等。

2. 症状　本病多发生在妊娠中、晚期，轻者无明显症状，重者可出现乏力、头晕、心悸、气短、食欲不振、腹胀、腹泻、皮肤黏膜苍白、毛发干燥、舌炎、舌乳头萎缩、手足麻木甚至共济失调、行走困难、嗜睡、低热等症状。再生障碍性贫血还可有进行性贫血、出血（皮下出血、鼻衄、齿衄，重者内脏出血）及反复感染。地中海贫血时甚至可造成胎儿水肿、胎死宫内。

3. 体征　表情淡漠，全身皮肤黏膜苍白、干燥，水肿，脾大，甚至腹水。地中海贫血时可伴有肝脾大、鼻梁塌陷、眼距增大等特殊外貌。

【诊断】

（一）妊娠期贫血的诊断标准

WHO 的标准为：孕妇外周血血红蛋白 <110g/L 及血细胞比容 <0.33。妊娠期贫血分为轻度、中度、重度和极重度：①轻度贫血：血红蛋白 100～109g/L。②中度贫血：血红蛋白 70～99g/L。③重度贫血：血红蛋白 40～69g/L。④极重度贫血：血红蛋白 <40g/L。

（二）诊断要点

1. 病史、症状、体征　重点依据辅助检查结果进行贫血的诊断，根据外周血象特征、骨髓象及铁、叶酸含量测定确定贫血的类型。

2. 实验室检查

（1）缺铁性贫血 外周血象为小细胞、低血红蛋白性贫血。血红蛋白 <110g/L，红细胞 <3.5 × 10^{12}/L，血细胞比容 <0.33，红细胞平均体积（MCV）<80fL，红细胞平均血红蛋白浓度（MCHC）<32%，白细胞和血小板计数均在正常范围。骨髓象示红细胞轻、中度增生活跃，以中、晚幼红细胞增生为主，细胞外铁明显减少，骨髓铁染色可见细胞内外铁均减少。血清铁蛋白 <20μg/L。

（2）巨幼细胞贫血 外周血象为大细胞性贫血，红细胞平均体积（MCV）>100fL。红细胞平均血红蛋白含量（MCH）>32pg，大卵圆形红细胞增多，粒细胞体积增大，核肿胀，网织红细胞、血小板常减少。骨髓象为巨幼细胞增生，不同成熟期的巨幼细胞系列占骨髓细胞总数的30%～50%，核染色质疏松，可见核分裂。血清叶酸 <6.8nmol/L、红细胞叶酸 <227nmol/L。血清维生素 B_{12}<74pmol/L。

（3）再生障碍性贫血 贫血呈正细胞型、全血细胞减少。骨髓象示多部位增生减低或严重减低，有核细胞甚少，幼粒细胞、幼红细胞、巨核细胞均减少或消失，淋巴细胞相对增高。

（4）地中海贫血 全血细胞分析红细胞平均体积（MCV）<82fL，红细胞平均血红蛋白含量（MCH）<27pg，红细胞脆性一管定量法 <60%，血红蛋白电泳 HbA2>3.5%，HbF 正常或增高。

（三）辨证要点

本病以孕期心悸、气短、头晕眼花、面色㿠白为主要临床表现。若伴面色萎黄、食欲不振、腹胀便溏为心脾两虚；若伴口干咽燥、耳鸣心悸、腰膝酸软为肝肾阴虚。若心悸气短、动则加剧为气血两虚；若伴面色晦暗、面浮肢肿、畏寒肢冷、腰膝酸软为脾肾阳虚。

【治疗】

（一）治疗思路

明确病因，针对病因积极治疗，补充铁剂和去除病因，西医疗效确切，中医治疗效果亦佳，并可减轻铁剂等导致的副反应，中西医结合可提高疗效。中医治疗当从脾、肾、肝入手，气血阴阳并补。再障治疗以支持疗法为主。

（二）一般治疗

孕期应加强营养，改变不良饮食习惯，对胃肠道功能紊乱和消化不良应给予对症处理等。

（三）西医治疗

1. 病因治疗

（1）缺铁性贫血 口服铁剂，血红蛋白在 70g/L 以上者，可以口服给药。常用的有琥珀酸亚铁、硫酸亚铁、多糖铁复合物等。严重者可考虑改用注射铁剂，如右旋糖酐铁或山梨醇铁等深部肌内注射或静脉滴注。

（2）巨幼细胞贫血 口服叶酸，高危孕妇从妊娠 3 个月起，每日 0.5～1mg，连用 8～12 周；确诊者每日口服叶酸 15mg，或肌注 10～30mg，每日 1 次；缺铁者应同时补给铁剂。有神经系统症状者，应同时补充维生素 B_{12} 100～200μg，肌注，每日 1 次，连续 2 周后改每周 2 次，至血红蛋白值恢复正常。

（3）再生障碍性贫血 再障患者在病情未缓解之前应避孕，若已妊娠，则应在早期做好输血准备的同时行人工流产。若已至中、晚期，终止妊娠有较大危险，应加强支持治疗，注意休息，增加营养，间断吸氧，在严密监护下妊娠至足月分娩。有明显出血倾向者应给予泼尼松 10mg 口服，每日 3 次，或羟甲烯龙 5mg 口服，每日 2 次。

（4）地中海贫血　重型地中海贫血患者通过输血维持血红蛋白在 100g/L 以上且功能正常可考虑妊娠。孕期以检测血红蛋白水平和心功能为主。

2. 输血　血红蛋白 <70g/L，可少量间断多次输新鲜血或成分血如白细胞、血小板、红细胞悬液等。

3. 产时及产后的处理

（1）分娩期　中、重度贫血产妇临产后应配血备用，严密监护，尽量缩短产程，防止产后出血，胎儿娩出后，给予缩宫素 10～20U 或麦角新碱 0.2mg 肌注或静注；出血多时应及时输血；严格无菌操作，产时产后应给予抗生素预防感染。再生障碍性贫血者尽量经阴道分娩，防止第二产程用力过度，可适当助产，以免造成重要器官出血或胎儿颅内出血；有产科手术指征者，行剖宫产术时可考虑一并将子宫切除，以免引起产后出血及产褥感染。

（2）产褥期　继续支持疗法，应用宫缩剂加强宫缩，预防产后出血，广谱抗生素预防感染。

（四）中医治疗

本病以虚证为主，"虚者补之"为治疗原则，可从脾、肾、肝入手以益气养血为主要治法。

1. 辨证论治

（1）心脾两虚证

证候：妊娠期面色萎黄，心悸气短，头晕目眩，口唇色淡，爪甲不泽，食欲不振，腹胀便溏，倦怠乏力。舌淡苔白，脉细滑。

治法：健脾益气，养血安神。

方药：归脾汤（《正体类要》）。

若食欲不振明显者，加砂仁、鸡内金健脾醒胃；恶心呕吐重者，加半夏、生姜和胃降逆止呕；便溏严重者，加茯苓、山药、肉豆蔻健脾温中止泻。

（2）肝肾阴虚证

证候：妊娠期面色苍白，头晕眼花，口干咽燥，耳鸣心悸，腰膝酸软，五心烦热，或潮热盗汗。舌红少津，脉细滑数。

治法：滋肾益肝，养血安胎。

方药：左归丸（《景岳全书》）去牛膝。

若血虚明显，加当归、黄芪益气养血；虚热明显加青蒿、地骨皮清退虚热；因血热妄行导致出血者，加水牛角、藕节、生地黄以凉血止血。

（3）气血两虚证

证候：妊娠期面色㿠白或苍白，唇甲色淡无华，毛发不荣，倦怠乏力，头晕眼花，心悸气短，动则加剧。舌淡苔薄，脉细滑无力。

治法：补气养血安胎。

方药：八珍汤（《正体类要》）去川芎，加黄芪、阿胶。

若心悸失眠重者，加龙眼肉、酸枣仁、远志养心安神。

（4）脾肾两虚证

证候：妊娠期面色萎黄或㿠白，面浮肢肿，畏寒肢冷，精神萎靡，气短懒言，肢体麻木，口唇淡白，爪甲无泽，腰膝酸软，纳呆便溏。舌质胖淡苔白，脉沉滑无力。

治法：补肾助阳，健脾安胎。

方药：右归丸（《景岳全书》）合四君子汤（《太平惠民和剂局方》）去附子、肉桂。

若脾气虚甚，腹胀便溏，可合参苓白术散（《太平惠民和剂局方》）加减；心脾两虚，心悸怔忡、多梦者，可合归脾汤（《正体类要》）加减；若脾阳不足、出血者，可合黄土汤（《金匮要略》）加减。

2. 中成药

（1）气血双补丸　口服，适用于气血两虚证。

（2）复方阿胶浆　口服，适用于气血两虚证。

（3）生血丸　口服，适用于脾肾两虚证。

（4）补肾养血丸、益肾生血片　口服，适用于肝肾阴虚证。

【诊疗思路示意图】

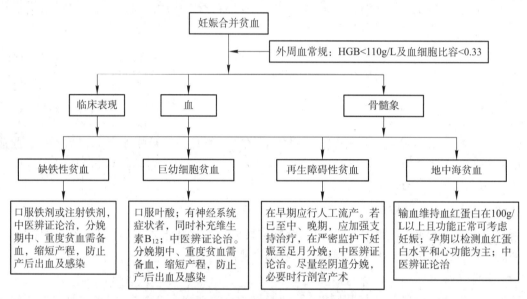

图 10-18　妊娠合并贫血诊疗思路示意图

【预防与调护】

1. 孕前积极治疗失血性疾病，如月经过多等，以增加铁的储备。

2. 加强孕期营养指导，改变不良饮食习惯，多吃蔬菜、水果、瓜豆类、肉类、动物肝及肾，以及鸡血等含铁、叶酸、维生素丰富的食物。

3. 孕 4 个月起常规每日补充硫酸亚铁 0.3g；定期进行产前检查，发现贫血及时纠正。

4. 有高危因素的孕妇，孕 3 个月开始，每日口服叶酸 0.4 ～ 0.8mg，可连续服用 8 ～ 12 周。

5. 分娩时避免产程延长，预防产后出血及感染。

【预后】

妊娠合并轻度贫血，尤其缺铁性贫血、巨幼细胞贫血对妊娠、分娩及孕产妇、新生儿影响不大，一般经过积极治疗，预后良好；但若合并重度贫血，则流产、早产、胎儿生长受限发生率，以及死胎、死产率均增高，且易并发产褥感染，对母儿危害较大。再生障碍性贫血无论是否合并妊娠，预后均不良。急性再障预后更差，多于发病半年内死亡。

【思考题】

妊娠合并缺铁性贫血的诊断依据有哪些？如何进行辨证论治？

五、妊娠合并特发性血小板减少性紫癜

【病例】

患者，女，26岁。

主诉：停经24周，四肢、躯干皮肤出现出血斑点10天。

现病史：妊娠24周，10天前四肢、躯干皮肤出现出血点，紫癜伴鼻衄，头晕乏力，心悸气短，活动后明显。舌淡苔白，脉细滑无力。

既往史：既往有月经过多及贫血史。

体征：脾脏轻度增大。

产科检查：宫高24cm，腹围86cm，右枕前位，胎心144次/分。

实验室检查：外周血血小板 $46 \times 10^9/L$。

问题

患者所患何病？诊断依据有哪些？中西医如何进行治疗？

特发性血小板减少性紫癜（idiopathic thrombocytopenic purpura，ITP）是一种常见的自身免疫性疾病，因免疫性血小板破坏过多致外周血血小板减少。临床主要表现为皮肤黏膜出血、月经过多，严重者可致内脏出血，甚至颅内出血而死亡。本病可分为急性型与慢性型；急性型好发于儿童；慢性型以成年女性多见。本病属中医学"血证"之"肌衄""鼻衄""齿衄"等范畴。

【病因病理】

（一）西医发病机制及与妊娠的相互影响

1.病因 尚不清楚，慢性型与自身免疫有关。80%～90%的患者血液中检测到血小板相关免疫球蛋白（PAIg），包括 PA-IgG、PA-IgM、PA-C$_3$ 等，当结合了这些抗体的血小板经过脾脏和肝脏时，可被单核巨噬细胞系统破坏，使血小板减少。

2.ITP对孕产妇的影响 ITP对妊娠的影响主要是出血，尤其是血小板 $<50 \times 10^9/L$ 的孕妇。孕妇用力屏气，可诱发颅内出血、产道裂伤出血及血肿形成。若产后子宫收缩良好，则产后大出血并不多见。ITP患者妊娠时，自然流产率和母婴死亡率均高于正常孕妇。

3.ITP对胎儿和新生儿的影响 部分血小板抗体通过胎盘进入胎儿血循环，可导致胎儿血小板破坏，引起胎儿、新生儿血小板减少，甚至可发生颅内出血。

（二）中医病因病机

本病主要病机是气不摄血，或热迫血行。若心脾两虚，或脾肾阳虚，统摄无权；或由阴虚内

热，热迫血行，均可导致出血。出血又致血溢脉外，离经之血而为瘀，形成瘀斑。故出血贯穿疾病始终。常见的病因有心脾两虚、阴虚血热、脾肾阳虚。

【临床表现】

1. 症状　皮肤黏膜出血和贫血，如四肢、躯干皮肤的出血点、紫癜、瘀斑、鼻衄、齿衄等，严重者可出现消化道、生殖道、视网膜及颅内出血。

2. 体征　脾脏不大或轻度增大。

【诊断】

（一）诊断要点

1. 根据妊娠前有血小板减少性紫癜病史、临床表现及相关检查，诊断并不困难。

2. 实验室检查。血液检查外周血血小板低于 100×10^9/L。骨髓检查见巨核细胞增多或正常，成熟型血小板减少。血小板抗体测定多数为阳性。

（二）辨证要点

本病以全身皮肤出现紫癜，或鼻衄、齿衄为主要临床表现。若起病缓慢、紫斑色淡而疏、心悸气短、动后明显，为心脾两虚；紫斑色红、鼻衄、齿衄、便血尿血、量多色鲜红、手足心热，为阴虚血热；紫癜色淡暗稀疏、病程长、起病缓、鼻衄、齿衄、便血、尿血、量少色淡暗，为脾肾阳虚。

【治疗】

（一）治疗思路

一般不必终止妊娠，但严重血小板减少未获缓解者，妊娠初期需用肾上腺皮质激素治疗，可考虑终止妊娠。妊娠期治疗原则与单纯 ITP 相同，但用药时应尽可能减少对胎儿的不利影响。若血小板计数 $>50 \times 10^9$/L，临床表现不严重，出血仅局限于皮肤黏膜者，可采用中医治疗。若血小板计数 $<50 \times 10^9$/L，有严重内脏或颅内出血征兆者，应中西医结合积极抢救。

（二）西医治疗

1. 妊娠期处理　除支持疗法、纠正贫血外，可根据病情进行如下处理。

（1）糖皮质激素　是首选药物。有出血症状、血小板计数 $<50 \times 10^9$/L 者，可用泼尼松口服，每日 $40 \sim 100$mg，连用 $2 \sim 4$ 周，待病情缓解后逐渐减量并维持每日 $10 \sim 20$mg，以抑制抗血小板抗体的合成，阻断巨噬细胞破坏已被抗体结合的血小板，减少出血。

（2）丙种球蛋白　每日 400mg/kg，静注，$5 \sim 7$ 日为一疗程，可迅速增加血小板数，减少血小板破坏。

（3）脾切除　激素治疗血小板无改善，有严重出血倾向，血小板 $<10 \times 10^9$/L，可考虑脾切除，手术最好在妊娠 $3 \sim 6$ 个月进行。

（4）血小板　因可刺激机体产生抗血小板抗体，加快血小板破坏，故不主张应用于妊娠期。只有在血小板 $<10 \times 10^9$/L、有出血倾向、为防止重要器官出血（脑出血）时，或手术、分娩时应用，且应输新鲜血或血小板。

2. 产科处理

（1）分娩方式　原则上以阴道分娩为主。ITP孕妇的最大危险是分娩时的出血，故ITP孕妇剖宫产适应证可适当放宽。剖宫产指征为：血小板 <50×10^9/L，有出血倾向，或有脾切除史。

（2）分娩期处理　分娩前，纠正血小板减少，必要时输新鲜血和血小板。为防止新生儿颅内出血，尽量避免滞产和阴道助产。产前或术前应用大剂量皮质激素，氢化可的松500mg或地塞米松20～40mg，静脉注射，并准备好新鲜血或血小板。仔细缝合伤口，防止血肿形成。

（3）产后处理　孕期应用皮质激素治疗者，产后可继续应用。给予宫缩剂预防出血，并应预防感染。产后立即抽脐血检测血小板，并动态观察新生儿血小板是否减少，必要时给新生儿应用泼尼松或免疫球蛋白。是否母乳喂养可视母亲病情和新生儿血小板情况而定。

（三）中医治疗

止血是本病的治疗大法，或益气摄血，或凉血止血。

1. 辨证论治

（1）心脾两虚证

证候：妊娠期出现紫癜，起病缓慢，紫斑色淡而疏，反复出现，齿衄，量少色淡，头晕乏力，心悸气短，活动后明显。舌淡苔白，脉细滑无力。

治法：健脾益气，养血止血。

方药：归脾汤（《正体类要》）加阿胶、菟丝子。

（2）阴虚血热证

证候：妊娠前即出现紫癜，妊娠后反复发作，紫斑色红，鼻衄，齿衄，便血尿血，量多色鲜红，伴手足心热，口干思饮，头晕耳鸣，腰腿酸软。舌红或红绛苔少，脉细滑数。

治法：滋阴清热，凉血止血。

方药：大补阴丸（《丹溪心法》）合二至丸（《医方集解》）加黄芩、侧柏叶。

（3）脾肾阳虚证

证候：妊娠前、妊娠期出现紫癜，色淡暗、稀疏，病程长，起病缓，鼻衄，齿衄，便血尿血，量少色淡暗，伴畏寒肢冷，面色晦暗，腰腿酸软，腹胀便溏，肢体浮肿。舌体胖大、有齿痕，苔白，脉沉迟。

治法：温肾补脾，填精摄血。

方药：右归饮（《景岳全书》）去附子、肉桂，加补骨脂、续断、黄芪。

2. 中成药　人参归脾丸：口服，用于心脾两虚证。

【诊疗思路示意图】

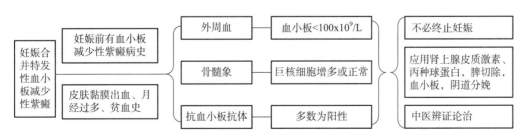

图 10-19　妊娠合并特发性血小板减少性紫癜诊疗思路示意图

【预防与调护】

孕前患 ITP 者应积极治疗，待病情平稳再妊娠。妊娠后加强产前检查，定期复查血小板计数，严密监测母儿状况；给予维生素 C、维生素 B_{12}、叶酸、铁剂等支持治疗。避免跌仆损伤及感染。

【预后】

妊娠前已患 ITP 且病情平稳者，妊娠期多无并发症，亦很少发生严重出血。若 ITP 病情严重，在孕早期需应用激素者，则不宜继续妊娠，以免引起胎儿畸形。近年，由于合理治疗，本病孕产妇病死率及新生儿死亡率均有下降趋势。

【思考题】

妊娠合并特发性血小板减少性紫癜的临床诊断和治疗方法有哪些？

扫一扫，查阅本章数字资源，含PPT、音视频、图片等

第一节　异常分娩

【病例】

患者，女，32岁，G_1P_0。

主诉：孕39周，下腹阵痛8小时。

现病史：患者平素月经规则，现停经39周，8小时前出现规律宫缩，无阴道流血、流液。胎动正常。舌淡苔薄白，脉细弱无力。

既往史：无特殊。

查体：一般情况好，宫高32cm，腹围95cm。宫缩20秒/（3～4）分钟，强度中下，左枕横位，胎心145次/分，律齐。跨耻征阳性。骨盆外测量：21cm-23cm-17cm-7.5cm。消毒后阴道检查：宫颈管展平，宫口开大6cm，先露-3，胎膜存。

问题

该患者目前诊断是什么？是继续试产还是剖宫产，为什么？

异常分娩（abnormal labor）是指孕产妇在分娩过程中出现的异常情况，又称难产（dystocia）。其中产力、产道、胎儿及产妇精神心理因素是决定正常分娩的重要因素，任何一个或几个因素异常，均可造成分娩异常或难产，甚则危及母儿生命。本病属中医学"难产""产难"或"乳难"范畴。

一、产力异常

产力是分娩的动力，包括子宫收缩力、腹肌与膈肌收缩力及肛提肌收缩力。产力以子宫收缩力为主，贯穿于分娩全过程，通常将子宫收缩节律性、对称性及极性不正常，或强度、频率的改变称子宫收缩力异常，简称产力异常。临床上分为子宫收缩乏力和子宫收缩过强两类，每类又分为协调性和不协调性。

子宫收缩乏力

【病因】

1. 西医病因

（1）头盆不称或胎位异常 胎先露下降受阻，无法紧贴于子宫下段及宫颈内口，不能诱发反射性子宫收缩，致使子宫收缩乏力。

（2）子宫因素 巨大胎儿、羊水过多、双胎等使子宫肌纤维过度伸展，失去正常收缩力；或子宫发育畸形、子宫肌瘤等引起子宫收缩乏力；或多次妊娠、分娩、高龄初产、宫内感染、子宫肌纤维变性等，引起子宫收缩乏力。

（3）精神因素 产妇恐惧分娩，或精神过度紧张，或临产睡眠不足等因素，可造成大脑皮质功能紊乱，导致子宫收缩乏力。

（4）内分泌失调 临产后，产妇体内缩宫素、前列腺素等合成与分泌不足，缩宫素受体量少，造成子宫收缩乏力。

（5）药物影响 临产后大量或多次使用镇静剂、镇痛剂及麻醉药，如吗啡、氯丙嗪、哌替啶、硫酸镁等，使子宫收缩力下降。

2. 中医病因病机 孕妇素体虚弱，元气不足；或临产后用力过早，耗气伤力，不能迫胎娩出；或胞衣早破，水干液涸，致血虚气弱，分娩异常。或因临产过度紧张，惊恐惧怕，或产前精神抑郁，气血运行不畅，气滞血瘀，碍胎外出，分娩异常。

【临床表现】

1. 协调性宫缩乏力 子宫收缩节律性、对称性、极性正常，但收缩力弱，宫腔内压力低（<15mmHg），宫缩持续时间短、间歇时间长且无规律（<2次/10分钟）。依据宫缩乏力出现时间，协调性宫缩乏力又分为原发性宫缩乏力（产程开始即见宫缩乏力）和继发性宫缩乏力（产程某一阶段出现宫缩乏力）。当宫缩达高峰时，宫体隆起不明显，宫口不能如期扩张，先露下降慢，宫缩时按压子宫可有凹陷，使产程进展缓慢甚至停滞。

2. 不协调性宫缩乏力 子宫收缩极性倒置，宫缩兴奋点不始自两侧子宫角部，而来自子宫下段一处或多处，子宫收缩波由下向上扩散，失去正常对称性、节律性和极性，宫缩时宫底部收缩不强，而是子宫下段强，间歇时子宫不能完全放松，宫口扩张及胎先露下降缓慢或停滞，呈无效宫缩。产妇自觉宫缩强，下腹持续疼痛，拒按子宫，烦躁不安。胎位触之不清，胎心不规律。

【对母儿影响】

1. 对产妇影响

（1）水、电解质紊乱、酸中毒 产程延长，使产妇休息不好，进食少，体力消耗大，疲乏，排尿困难，严重时脱水，甚至出现酸中毒、低钾血症。

（2）泌尿生殖道瘘 因产程延长，膀胱被压迫于耻骨联合与胎先露之间，引起组织缺血、坏死，而发生膀胱阴道瘘或尿道阴道瘘。

（3）产后出血 子宫收缩乏力影响胎盘剥离、娩出及子宫血窦关闭，从而引起产后出血。

（4）产褥感染 胎膜早破，或产程延长、多次阴道检查均可增加感染的机会。子宫收缩乏力易导致产后出血，使产褥感染率增加。

2. 对胎儿影响　产程延长，影响胎盘血液循环，可致胎儿宫内缺氧，易发生胎儿窘迫。同时，手术助产率升高，新生儿窒息、产伤、颅内出血、吸入性肺炎等发生率亦可随之升高。

【产程时限异常】

1. 潜伏期延长　从开始规律宫缩至宫口扩张 6cm，称为潜伏期。初产妇超过 20 小时、经产妇超过 14 小时，称为潜伏期延长。

2. 活跃期停滞　当破膜且宫口扩张≥6cm 后，宫缩正常，而宫口停止扩张超过 4 小时；如宫缩欠佳，宫口停止扩张超过 6 小时，称为活跃期停滞。活跃期停滞可作为剖宫产的指征。

3. 第二产程延长　初产妇超过 3 小时，经产妇超过 2 小时；硬膜外麻醉镇痛分娩时初产妇超过 4 小时，经产妇超过 3 小时，产程无进展，称为第二产程延长。

4. 胎头下降延缓　宫颈扩张减速期和第二产程胎头下降最快，若此阶段胎头下降速度初产妇 <1cm/h、经产妇 <2cm/h，称胎头下降延缓。

5. 胎头下降停滞　减速期后胎头下降停止超过 1 小时。

【治疗】

本病可采用中西医结合方法治疗。

1. 西医治疗

（1）协调性宫缩乏力　寻找原因，检查有无头盆不称及胎位异常，了解宫颈扩张及先露部下降的情况。估计不能经阴道分娩者，应及时行剖宫产术；若无头盆不称或胎位异常，估计能从阴道分娩，则加强宫缩。

1）第一产程　①一般处理：消除产妇紧张情绪，注意休息；采取自由体位；并鼓励进食高热量饮食，不能进食者静脉补液；尿潴留者，诱导排尿，无效时及时导尿。②加强宫缩：无头盆不称，无明显胎位异常，宫口开大 6cm 2 ～ 4 小时宫口无扩张，可行人工破膜。破膜应选择在宫缩间歇，破膜前务必检查是否有脐带先露。破膜后子宫收缩仍欠佳，排除缩宫素使用禁忌后，可采用缩宫素静滴加强宫缩。0.9% 生理盐水 500mL 中加入缩宫素 2.5U 混匀，从 4 ～ 5 滴 / 分开始，根据宫缩情况调整滴数，每隔 15 ～ 30 分钟可调整 1 次，每次增加 4 ～ 5 滴 / 分，直至宫缩持续 40 ～ 60 秒，间隔 2 ～ 3 分钟；滴速不宜超过 60 滴 / 分。缩宫素在滴注过程中必须有专人观察产程，监测宫缩、胎心、血压。当 10 分钟内宫缩 >5 次、宫缩持续 1 分钟以上或有胎儿心率异常，应立即停止静脉滴注。

2）第二产程　若无头盆不称，第二产程出现宫缩乏力，则应给予缩宫素静脉滴注，促进产程进展。若胎头双顶径已通过坐骨棘平面，则可选择自然分娩，必要时以胎头吸引术或产钳术助娩；若胎头未衔接，伴有胎儿窘迫，估计短期内难以经阴道分娩，则应实施剖宫产术。

3）第三产程　胎儿前肩娩出后立予缩宫素 10 ～ 20U 静脉滴注，预防产后出血。产程长、破膜时间久，可给予抗生素预防感染。

（2）不协调性宫缩乏力　治疗原则是调节子宫收缩，恢复正常节律性和极性。哌替啶 100mg 或吗啡 10mg 肌注，使产妇充分休息，不协调性多能恢复为协调性宫缩。若经上述处理，不协调性宫缩仍不能纠正，产程无进展，则应行剖宫产术。不协调性宫缩乏力在宫缩未恢复为协调性之前，严禁使用宫缩剂。

2. 中医治疗

（1）气血虚弱证

证候：宫缩时间短，间歇时间长，久产不下，面色无华，神疲乏力，心悸气短。舌淡苔薄，脉虚或细弱无力。

治法：补气养血，润胎催产。

方药：蔡松汀难产方（成都中医学院妇科教研室．中医妇科学讲义．北京：人民卫生出版社，1960）。

（2）气滞血瘀证

证候：产时腰腹疼痛剧烈，按之痛甚，宫缩虽强，但间歇不匀，无规律，久产不下，面色紫暗，精神紧张，胸脘胀闷，时欲呕恶。舌暗红，脉弦大或涩。

治法：行气化瘀，滑胎催产。

方药：催生饮（《万病回春》）加益母草。

【预防与调护】

做好产前宣教工作，消除对分娩的恐惧心理，缓解精神过度紧张，促使孕产妇与医生主动配合。分娩前鼓励进食高热量饮食，补充营养，并保证充足休息，避免过多使用镇静药物。加强产时监护，检查有无头盆不称，及时排空直肠与膀胱，必要时进行专人护理，采用非药物性镇痛，指导孕妇"睡、忍痛、慢临盆"。

子宫收缩过强

（一）协调性子宫收缩过强

协调性子宫收缩过强指子宫收缩节律性、对称性及极性均正常，仅子宫收缩过强、过频（10分钟内至少5次宫缩），宫腔压力≥60mmHg。

1. 临床表现　产道无阻力时，宫口开全迅速，短时间分娩结束。若总产程不超过3小时结束分娩，称急产。若伴头盆不称，胎位异常，可见病理性缩复环，或发生子宫破裂。

2. 对母儿影响

（1）对产妇影响　急产可致软产道撕裂伤，因接产时来不及消毒可致产褥感染。胎儿娩出后子宫肌纤维缩复不良可导致胎盘滞留或产后出血。

（2）对胎儿及新生儿影响　宫缩过强、过频，易发生胎儿窘迫、新生儿窒息甚至死亡。胎儿娩出过快，可致新生儿颅内出血。急产易致新生儿感染及坠地骨折等。

3. 治疗　及时做好接产及抢救新生儿窒息的准备，对急产来不及消毒，或新生儿直接坠地者，可给予抗生素预防感染，肌注维生素 K_1 预防颅内出血。产后仔细检查宫颈、阴道、外阴等，若有撕裂，应及时缝合。

（二）不协调性子宫收缩过强

1. 强直性子宫收缩　主要指外界因素等致子宫肌层强烈的痉挛性收缩，失去节律性，宫缩间歇期短或无间歇。

（1）临床表现　产妇持续性腹痛，烦躁不安，拒按，胎位、胎心不清，有时有肉眼血尿、病理缩复环等先兆子宫破裂征象。

（2）治疗　及时给予宫缩抑制剂，25% 硫酸镁 20mL 加入 5% 葡萄糖注射液 20mL 内缓慢静推（不小于 5 分钟）。如为梗阻性原因引起则应立即行剖宫产术。

2. 子宫痉挛性狭窄环　指子宫壁局部肌肉呈痉挛性不协调性收缩形成的环状狭窄，持续不放松。狭窄环可出现在子宫颈、子宫体的任何部位，多在子宫上下段交界处，也可在胎体某一狭窄部，以胎颈、胎腰处常见（图 11-1、图 11-2）。

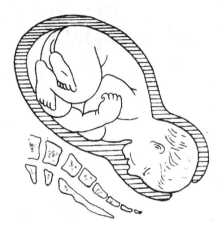

图 11-1　狭窄环围绕胎颈

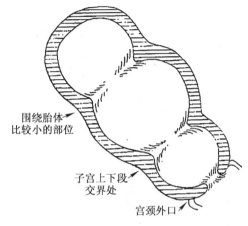

图 11-2　狭窄环易发部位

（1）临床表现　产妇持续性腹痛，烦躁不安，宫颈扩张缓慢，胎先露下降停滞，胎心时快时慢，子宫腔内触及较硬无弹性狭窄环。环位不随子宫收缩而上升，与病理缩复环不同。

（2）治疗　查寻导致子宫痉挛性狭窄环的原因，予以纠正。禁止粗暴的宫腔操作及阴道检查，掌握宫缩剂应用的适应证及禁忌证。若无胎儿窘迫，应给予 25% 硫酸镁 20mL 加入 5% 葡萄糖注射液 20mL 内缓慢静推，或哌替啶 100mg 或吗啡 10mg 肌注（适用于胎儿 4 小时内不会娩出者）。待过强的宫缩控制后，可自然分娩或行阴道助产。若经上述处理，子宫痉挛性狭窄环不缓解，宫口未开全，胎先露部位高，或者胎儿窘迫，则立即行剖宫产术结束分娩。如胎死宫内，则应先缓解宫缩，处理死胎，需以不损伤母体为原则。

二、产道异常

产道异常包括骨产道异常及软产道（子宫下段、宫颈、阴道、外阴）异常。其中，骨产道异常较多见。

（一）骨产道异常

骨产道即骨盆腔。骨盆径线过短或形态异常，使骨盆腔小于胎先露部可通过的限度，阻碍胎先露部下降，影响产程进展，称狭窄骨盆。

1. 狭窄骨盆分级分类

（1）骨盆入口平面狭窄　扁平型骨盆最常见。

1）分级　根据骨盆入口平面狭窄程度分 3 级。Ⅰ级为临界性狭窄，骶耻外径 18cm，入口前后径 10cm，试产绝大多数可以自然分娩。Ⅱ级为相对性狭窄，骶耻外径 16.5 ～ 17.5cm，入口前后径 8.5 ～ 9.5cm，需经试产后才能决定能否经阴道分娩。Ⅲ级为绝对性狭窄，骶耻外径≤16cm，入口前后径≤8cm，必须行剖宫产结束分娩。但对于早产及胎儿偏小者仍不能排除有阴道分娩的可能性。

2）扁平骨盆常见两种类型　①单纯扁平骨盆：骨盆入口平面前后径短、横径相对较长，呈横的扁椭圆形，骶岬向前向下凸出（图11-3）。对角径<11.5cm，且骶岬凸出者属扁平骨盆。②佝偻病性扁平骨盆：骶岬向前凸出，骨盆入口成横行肾形，前后径明显变短，骶骨下段后移，失去骶骨正常弯度，变直向后翘，尾骨呈钩状突向骨盆出口平面（图11-4）。骨盆变形严重，不宜试产。

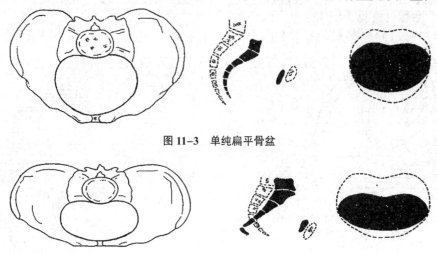

图 11-3　单纯扁平骨盆

图 11-4　佝偻病性扁平骨盆

（2）中骨盆及骨盆出口平面狭窄

1）分级　①中骨盆平面狭窄分级：Ⅰ级为临界性狭窄，坐骨棘间径为10cm，坐骨棘间径加中骨盆后矢状径为13.5cm。Ⅱ级为相对性狭窄，坐骨棘间径为8.5～9.5cm，坐骨棘间径加中骨盆后矢状径为12～13cm。Ⅲ级为绝对性狭窄，坐骨棘间径≤8cm，坐骨棘间径加中骨盆后矢状径≤11.5cm。评估中骨盆狭窄及狭窄程度的指标包括坐骨棘凸出明显、坐骨切迹宽度小于3横指（<4.5cm）。②骨盆出口平面狭窄分级：Ⅰ级为临界性狭窄，坐骨结节间径为7.5cm，坐骨结节间径加出口后矢状径为15cm。Ⅱ级为相对性狭窄，坐骨结节间径为6～7cm，坐骨结节间径加出口后矢状径为12～14cm。Ⅲ级为绝对性狭窄，坐骨结节间径≤5.5cm，坐骨结节间径加出口后矢状径≤11cm。

2）分型　①漏斗骨盆：骨盆入口各径线值正常，两侧及前后骨盆壁内倾，形似漏斗。中骨盆及骨盆出口平面均狭窄，坐骨棘间径及坐骨结节间径缩短、骶棘韧带宽度不足2横指，耻骨弓角度<90°，坐骨结节间径与出口后矢状径之和<15cm，男型骨盆即属此类（图11-5）。②横径狭窄骨盆：骨盆入口、出口及中骨盆横径均缩短，入口平面为纵椭圆形。类人猿型骨盆即属此类（图11-6）。

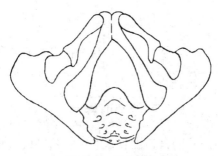

图 11-5　漏斗骨盆

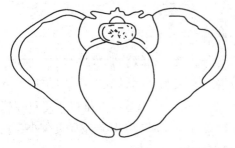

图 11-6　横径狭窄骨盆

（3）骨盆三个平面狭窄 骨盆入口、出口及中骨盆平面均狭窄，骨盆各平面径线均小于正常值 2cm 以上，俗称均小骨盆（图 11-7），见于身材矮小、体型匀称的妇女。

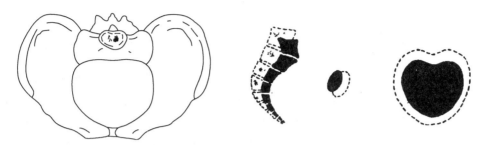

图 11-7 均小骨盆

（4）骨盆畸形 骨盆失去正常形态，形状各异，如骨软化症骨盆、偏斜骨盆等，影响正常分娩。

2. 狭窄骨盆的诊断

（1）病史 需了解孕妇有无佝偻病、脊髓灰质炎、脊柱和髋关节结核及外伤史，经产妇有无难产史及新生儿有无产伤等。

（2）临床表现

1）骨盆入口平面狭窄 ①胎头衔接受阻：初产妇在预产期前 1～2 周胎头已衔接，临产后胎头仍迟迟不入盆，腹部检查胎头跨耻征阳性（图 11-8）。胎位异常如臀先露、面先露或肩先露发生率显著增高。②骨盆入口临界狭窄：临产后如胎位、胎儿大小、产力均正常，胎头常以矢状缝在骨盆入口横径衔接，即后顶骨入盆。临床表现为潜伏期及活跃早期延长，活跃后期产程进展顺利。③骨盆入口绝对性狭窄：胎位、胎儿大小、产力均正常，胎头仍不能入盆，常导致分娩梗阻性难产。

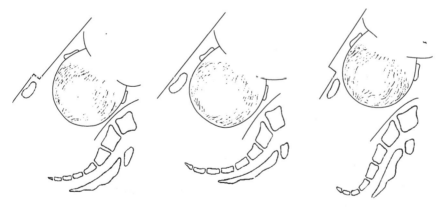

图 11-8 胎头跨耻征阳性

2）中骨盆及出口平面狭窄 ①胎头衔接正常：胎头顺利入盆，表现为潜伏期及活跃早期产程进展顺利。胎头到达中骨盆可因狭窄而导致内旋转受阻，出现持续性枕横位或枕后位。产程进展受阻可出现继发性宫缩乏力，活跃期晚期、第二产程延长或第二产程停滞。②胎头受阻于中骨盆：在宫缩的压力下胎头变形，颅骨重叠，软组织水肿，脑组织损伤，颅内出血及宫内胎儿窘迫，可发生先兆子宫破裂及子宫破裂。

3）单纯骨盆出口平面狭窄 第一产程进展顺利，胎头到达盆底受阻，不能通过出口横径，出现第二产程停滞，继发性宫缩乏力。强行阴道助产，将导致软产道、骨盆底肌肉及会阴严重损伤，新生儿产伤严重。

（3）体格检查

1）一般检查　注意观察孕妇身高，体型，步态。身高 <145cm 者，应警惕均小骨盆。注意脊柱有无畸形、侧弯，米氏菱形窝是否对称等。

2）腹部检查　观察是否有尖腹、悬垂腹等。正常情况下，部分初产妇在预产期前 1 ～ 2 周、经产妇在临产后，胎头应入盆，如尚未入盆，则需充分估计头盆关系。具体方法如下：嘱产妇排空膀胱，仰卧位，两腿伸直。检查者一手轻轻向骨盆腔方向推压胎头，另一手置于耻骨联合上方。若胎头低于耻骨联合平面，则表示胎头可以入盆，提示头盆相称，为胎头跨耻征阴性；若胎头与耻骨联合在同一平面，则提示可疑头盆不称，为胎头跨耻征可疑阳性；若胎头高于耻骨联合，则提示头盆不称，为胎头跨耻征阳性。对于跨耻征阳性的孕妇，应取两腿屈曲半卧位，再次检查胎头跨耻征，如转为阴性，考虑为骨盆倾斜度异常，而非头盆不称。头盆不称提示可能有骨盆相对性或绝对性狭窄，应注意不能单凭胎头跨耻征阳性轻易做出头盆不称的诊断，需要试产后方可做出诊断。

（4）骨盆测量

1）骨盆外测量　①骨盆外测量各径线均较正常值小 2cm 或更多者，提示均小骨盆。②骶耻外径 <18cm，常为扁平骨盆。③坐骨结节间径 <8cm，耻骨弓角度 <90°，为漏斗骨盆。④米氏菱形窝不对称、各边不等长者，可能为偏斜骨盆。

2）骨盆内测量　①对角径 <11.5cm，属扁平骨盆。②坐骨棘明显凸出，棘间径估计 <10cm，坐骨切迹宽度不超过 2 横指，考虑为中骨盆平面狭窄。坐骨结节间径加后矢状径 <15cm，则提示骨盆出口平面狭窄。

3. 对母儿影响

（1）对产妇影响

1）骨盆入口平面狭窄　胎先露不能衔接于骨盆入口平面，则可引起继发性宫缩乏力，产程延长，甚至停滞。

2）中骨盆、出口平面狭窄　胎先露内旋转受阻，形成持续性枕横位或枕后位。长时间压迫局部软组织，则可引起组织缺血、缺氧、坏死，导致生殖道瘘；严重梗阻性难产，可导致先兆子宫破裂，甚至子宫破裂。胎膜早破、产程延长等易致产褥感染率增加。

（2）对胎儿、新生儿影响　易发生脐带脱垂、胎儿窘迫、胎膜早破、胎儿宫内感染；胎头受压可致胎儿颅内出血；亦可因难产增加手术助产机会，则易致新生儿产伤及感染。

4. 处理

（1）一般处理　分娩过程中需注意安慰产妇，使其精神舒畅，并保证充足的休息及丰富的营养。同时监测宫缩、胎心、胎先露下降及宫口扩张情况。

（2）骨盆入口平面狭窄处理

1）绝对性骨盆狭窄　足月活胎不能入盆，应行剖宫产终止妊娠。

2）相对性骨盆狭窄　足月活胎体重 <3000g，胎心、胎位及产力正常，破膜后宫口扩张≥6cm，应试产 4 ～ 6 小时为宜，胎头仍不入盆，宫口扩张缓慢，或伴有胎儿窘迫，应及时行剖宫产术结束分娩。

（3）中骨盆及骨盆出口平面狭窄处理　中骨盆狭窄使胎头俯屈及内旋转受阻，形成持续性枕横位或枕后位。如宫口开全，胎头双顶径达坐骨棘水平或以下，可经阴道徒手旋转胎头为枕前位，待其自然分娩。胎头双顶径未达坐骨棘水平，则可出现胎儿窘迫，需行剖宫产结束分娩。骨盆出口狭窄，不能阴道试产。坐骨结节间径加后矢状径≤15cm，足月胎儿不能经阴道分娩，则需行剖宫产结束分娩。

（4）骨盆三个平面狭窄处理　主要指均小骨盆。如胎儿较小，宫缩好，胎位正常，可以试产。如胎儿较大，头盆不称，则应尽早行剖宫产术。

（5）畸形骨盆　根据畸形种类、程度、胎儿大小、产力等具体分析。若畸形严重，应及时行剖宫产术。

（二）软产道异常

软产道包括子宫下段、宫颈、阴道及外阴。软产道异常所致的难产较少见。

1. 外阴异常

（1）会阴坚韧　多见于高龄初产妇，组织坚韧，缺乏弹性，不易伸展，常于第二产程阻碍胎先露下降，强行分娩易致会阴严重裂伤，分娩时应做预防性会阴切开。

（2）外阴水肿　重度妊娠期高血压疾病、严重贫血、心脏病、慢性肾炎孕妇在全身严重水肿时常伴外阴水肿，分娩时可影响胎先露下降。临产前外阴局部用50%硫酸镁湿热敷；临产后在严格消毒下多点针刺皮肤放液；产后应加强护理，预防感染。

（3）外阴瘢痕　烧伤、外伤或外阴炎症后遗症致瘢痕挛缩，可使外阴、阴道口狭窄。若瘢痕小，分娩时可行适度的会阴切开；若瘢痕较大，应行剖宫产术。

2. 阴道异常

（1）阴道横隔　阴道横隔影响胎先露下降，且横隔被牵拉致平薄，可行 X 形切开，分娩结束后切除横隔，用可吸收线缝合残端。若横隔高且坚硬，阻碍胎先露下降，宜选择剖宫产。

（2）阴道纵隔　若阴道纵隔薄，能自行断裂，则对分娩无阻碍。若阴道纵隔较厚，妨碍胎头下降，则需将其剪断，待分娩结束后，再切除剩余的隔，并用可吸收线缝合残端。

（3）阴道包块　阴道壁囊肿较大，阻碍胎先露部下降时，应行囊肿穿刺抽取内容物，待产后再做进一步处理。阴道肿瘤阻碍胎先露下降者，可行剖宫产术。阴道尖锐湿疣阻塞产道，可致阴道分娩时出现严重的阴道裂伤，行剖宫产为宜。

3. 宫颈异常

（1）宫颈粘连及瘢痕　宫颈粘连及瘢痕易导致宫颈性难产。轻度宫颈粘连与瘢痕者，可阴道试产，试产过程中必要时可行粘连分离、宫颈扩张等。若临产后宫颈扩张延缓或停滞，宜尽早行剖宫产术。严重宫颈粘连及瘢痕者，建议行剖宫产。

（2）宫颈水肿　见于骨盆狭窄、胎位不正、过早用腹压致产程延长者，可引起宫颈水肿；头盆不称所致者，宜行剖宫产终止妊娠。轻者可抬高产妇臀部，减少胎头对宫颈的压迫，亦可宫颈两侧分别0.5%利多卡因注射液5～10mL注射或地西泮10mg静推，待宫口近开全，可将水肿的前唇向胎头上方推移，使胎头越至前方，等待经阴道分娩。上述处理无效果、宫口不扩张者，应行剖宫产术。

（3）宫颈坚韧　高龄初产妇，宫颈缺乏弹性，宫口不易扩张。可静脉推注地西泮10mg；或于宫颈两侧各注入0.5%利多卡因5～10mL。未见缓解者，应行剖宫产术。

（4）宫颈肿瘤　子宫颈癌使宫颈脆硬，阴道分娩则易发生大出血、裂伤及癌扩散，应先行剖宫产术，并术后放疗。妊娠合并宫颈肌瘤，如阻塞产道，影响胎头进入骨盆入口，应行剖宫产术。

4. 子宫因素

（1）子宫畸形　子宫畸形易导致子宫收缩乏力、产程异常、子宫破裂等，故妊娠合并子宫畸形者，临产后应严格观察，适当放宽剖宫产手术指征。

（2）子宫肌瘤 若子宫肌瘤不阻塞产道，可阴道试产，产后必要时处理肌瘤。若子宫下段肌瘤或嵌顿于盆腔内的浆膜下肌瘤阻碍产道，则可行剖宫产，并经过评估后必要时行子宫肌瘤剔除术。孕期肌瘤易发生红色变性，一般对症治疗，数天后缓解。

（3）瘢痕子宫 曾行剖宫产术、穿过子宫内膜的子宫肌瘤挖出术、输卵管间质部及宫角切除术、子宫成形术等的孕妇，其再次妊娠及分娩时发生子宫破裂的风险增加。剖宫产后阴道分娩者，应根据前次剖宫产的术式、指征、术后有无感染、术后再孕间隔的时间，既往剖宫产的次数，有无紧急剖宫产的条件，本次妊娠胎儿大小、胎位、产力、产道等因素综合分析而决定。若瘢痕子宫在阴道试产的过程中，发现子宫破裂的征象，应紧急剖宫产同时修补子宫破口，必要时切除子宫。

5. 卵巢肿瘤 妊娠合并卵巢肿瘤时，卵巢肿瘤易发生蒂扭转、破裂、感染。孕期若卵巢肿瘤考虑为良性，可观察或者择期（孕4个月后或产后）手术。疑似恶性，若胎儿已具基本生存能力，可在充分医患沟通后，在保证孕产妇安全的前提下，支持数周以便获得活婴；否则，确诊后则应立即手术，手术范围同未孕者。卵巢良性肿瘤临产后，只要不阻碍产道，即可阴道分娩；若阻碍产道，则需行剖宫产。

三、胎位异常

胎位异常（abnormal fetal position）是造成难产的常见因素，分娩时胎位异常约占10%。其中以头先露胎位异常最常见。

持续性枕后位、枕横位

临产后胎头枕骨持续不能向前方旋转，直至分娩后期仍位于母体骨盆后方或侧方，致使分娩发生困难者，称持续性枕后位（persistent occiput posterior position）（图11-9）或持续性枕横位（persistent occiput transverse position），发生率约为5%。

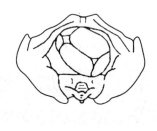

图 11-9 持续性枕后位

【病因】

1. 骨盆大小及形态异常 多见于男型骨盆及类人猿型骨盆。

2. 胎儿俯屈不良、头盆不称 因胎儿俯屈不良或头盆不称，胎头径线及骨盆径线不适应，则可影响胎头的内旋转。

3. 子宫收缩乏力 胎头在盆腔内完成的一系列动作（下降、旋转等）均需要良好的宫缩，否则很难完成。

4. 其他 膀胱充盈、宫颈肌瘤、前壁胎盘等均可影响胎头的内旋转，成为持续性枕后位。

【诊断】

1. 临床表现 胎头枕骨持续位于骨盆后方，直接压迫直肠，在宫口未开全时过早出现排便感及肛门坠胀，产妇不自主向下屏气，过早使用腹压，常致继发性宫缩乏力及宫颈水肿。如胎先露不易紧贴子宫下段，可致第二产程延长、宫颈扩张延缓或停滞。

2. 腹部检查 可于患者宫底部触及胎儿臀部，胎背偏向母体侧方或后方，对侧可触及胎儿肢体；胎心音在脐下一侧偏外方听及最响亮。

3. 肛门检查或阴道检查 阴道检查是确定枕后位、枕横位的重要方法。在宫口开全或近全时肛查感直肠后部较空虚，为枕后位。矢状缝在骨盆横径上形成枕左横位（前囟位于骨盆右侧方）或枕右横位（前囟位于骨盆左侧方）。囟门触不清时，可通过行阴道检查触摸耳郭位置及方向确定胎方位，耳郭指的方向即枕骨所在。

4. 超声检查 根据胎头面部眼眶、口、鼻、枕部等的位置，确定胎方位。

【对母儿影响】

1. 对产妇影响 可导致继发性宫缩乏力，产程延长，容易发生软组织损伤，增加产后出血、产后感染的机会。胎头长时间压迫软产道亦可导致生殖道瘘。

2. 对胎儿影响 产程延长，难产机会增加，常导致胎儿窘迫及新生儿窒息，围产儿死亡率升高。

【治疗】

首先确定有无头盆不称。持续性枕横位、持续性枕后位者，在骨盆正常的情况下，且胎儿不大、具有有效宫缩时，可试产经阴道分娩。

1. 第一产程 保证产妇充分休息及摄入丰富的营养，缓解紧张情绪，指导产妇避免过早屏气用力。进入活跃期而宫缩乏力者，排除头盆不称，可予人工破膜，调整体位，并予缩宫素加强宫缩。在试产过程中出现胎儿窘迫或活跃期延长或产程无进展，则应考虑剖宫产结束分娩。

2. 第二产程 进展缓慢者，初产妇已近 2 小时，经产妇已近 1 小时，除外头盆不称，胎头位于坐骨棘水平或以下，此时可试行徒手旋转胎头至枕前位，或向后转成正枕后位，从阴道自然分娩或阴道助产。如旋转为枕后位时，可适当增大会阴切口，并注意保护会阴，防止会阴裂伤。若出现第二产程延长、胎头下降停滞或胎儿窘迫等情况时，及时选择阴道助产或剖宫产。

3. 第三产程 胎位异常、宫缩乏力可使产程延长，如产妇疲劳，则易出现产后出血，故分娩后应立即静注或肌注宫缩剂，以防产后出血。产程较长，产道有裂伤者，应予以缝合，必要时可给予抗生素预防感染。

胎头高直位

胎头以不屈不仰姿势衔接于骨盆入口，其矢状缝与骨盆入口前后径相一致，称胎头高直位（sincipital presentation），包括高直前位和高直后位。约占分娩总数的 1.08%。

【病因】

胎头高直位可能与头盆不称、腹部松弛、腹直肌分离、胎膜早破等有关。

【诊断】

1. 临床表现 高直位主要表现为胎头入盆困难，但高直前位部分可以衔接入盆，从而转为正常产程。部分高直前位孕妇可能有耻骨联合部位疼痛。高直后位一般胎头不入盆、不下降。高直后位部分可有排尿困难及尿潴留。

2. 腹部检查 高直前位时胎背占据产妇腹前壁，胎儿肢体不能触及，胎心在腹中线稍高处听诊最清楚。高直后位产妇腹部被胎儿肢体占据，下腹部左右两侧均可听到胎心音，有时在耻骨上方可触及胎儿下颌。

3. 阴道检查 胎头矢状缝与骨盆入口前后径相一致，前囟在骶岬前，后囟在耻骨联合后，为胎头高直前位，反之为胎头高直后位。

【处理】

胎头高直后位经阴道分娩难度大，需剖宫产结束分娩。胎头高直前位临产后，若骨盆正常，胎儿不大，产力良好，可阴道试产，必要时行剖宫产。

前不均倾位

枕横位入盆时，胎头前顶骨先入盆，称前不均倾位（anterior asynclitism），发生率为 0.50% ～ 0.81%。

【病因】

1. 头盆不称 头盆不称是导致前不均倾的最主要原因。

2. 其他 骨盆倾斜度过大、腹壁松弛、胎膜早破等均与前不均倾有关。

【诊断】

1. 临床表现 前不均倾位时，常表现为潜伏期延长或活跃期停滞，胎头水肿。宫颈前唇水肿，甚至发生阴道前壁、小阴唇上部及阴蒂水肿。

2. 腹部检查 临产早期，耻骨联合上方可扪及胎头前顶部。随着产程进展，胎头继续侧屈，导致胎头与胎肩折叠于骨盆入口处，耻骨联合上触及胎肩，不易触及胎头，误以为已入盆。

3. 阴道检查 胎头矢状缝与骨盆入口横径相一致，矢状缝向后移靠近骶岬，同时，前囟一起后移。前顶骨紧嵌于耻骨联合后方，宫颈前唇水肿、尿道受压可出现尿潴留。后顶骨大部分在骶岬之上，盆腔后半部分空虚。

【处理】

一旦确诊前不均倾位，一般不宜试产，建议剖宫产结束分娩。

面先露

分娩过程中，胎头呈极度仰伸，以面部为先露时称面先露（face presentation），发生率为 0.8‰～ 2.7‰。

【病因】

1. 头盆不称 临产后胎儿衔接受阻，造成胎头极度仰伸。

2. 其他 胎儿畸形、腹壁松弛、悬垂腹、胎膜早破、脐带过短或相对过短（绕颈等）、羊水过多等与面先露有关。

【诊断】

1. 临床表现　潜伏期延长可合并活跃期延长，使胎头迟迟不易入盆。

2. 腹部检查　额前位时，在腹前壁下可触及胎儿肢体，胎心可在胎儿肢体侧的下腹部闻及。额后位时胎儿枕部与胎背接触，于耻骨联合上方可触及枕骨隆突，与胎背之间有明显的凹沟，胎心较遥远且弱。

3. 肛查及阴道检查　肛查可触及高低不平、软硬不均的胎儿面部。宫口开大3cm以上时，阴道内诊可扪及胎儿口、鼻、眼等。

4. 超声检查　可以确诊面先露、确定胎位。

【处理】

额前位时，如无头盆不称，宫缩好，胎儿不大，可经阴道自然娩出。如出现继发性宫缩乏力，第二产程延长，可行低位产钳助娩，且会阴侧切开要足够大。额前位有头盆不称或胎儿窘迫者，应行剖宫产结束分娩。额后位初产妇不能旋转至额前位，成为持续性额后位，需行剖宫产结束分娩。

臀先露

臀先露（breech presentation）指胎儿以臀部或下肢先露，是产科最常见的异常胎位，发生率为3%～4%。

【病因】

1. 胎儿在宫腔内活动范围大　羊水过多、胎儿过小、腹壁松弛等易导致胎儿在宫腔内自由活动形成臀先露。

2. 胎儿在宫腔内活动范围小　羊水过少、子宫畸形、胎儿畸形、胎盘附着于宫底或宫角等易形成臀先露。

3. 胎头衔接受阻　骨盆狭窄、前置胎盘、子宫肌瘤等，易形成臀先露。

【分类】

1. 单臀先露（腿直臀先露）　先露为胎儿臀部，胎儿双髋关节屈曲、双膝关节伸直，此型最常见。

2. 完全臀先露（混合臀先露）　胎儿双髋关节及膝关节均屈曲，先露为胎儿臀部及双足，此型较常见。

3. 不完全臀先露　胎儿一足或双足、一膝或双膝为先露，以及一足一膝为先露，而膝先露进入产程后常转为足先露，此型较少见。

【诊断】

1. 临床表现　孕妇常感肋下有圆而硬的胎头，先露胎臀不能紧贴子宫下段，常致宫缩乏力，宫口扩张延缓，产程延长。

2. 腹部检查　子宫轮廓呈纵椭圆形，子宫底部可触及圆而硬的胎头，按时有浮球感，耻骨联合上可触及宽而软、形状不规则的胎臀，胎心听诊在脐上最清楚。

3. 肛门检查及阴道检查 肛查可触到软而不规则的胎臀或胎足，肛查先露位置较高。疑臀位或胎膜已破者，应行阴道检查：臀先露时，肛门与坐骨结节连在一条线上，手指伸入肛门有肛门括约肌收缩感，取出手指有胎粪；面先露时，则口与两颧骨连线呈三角形，手指放入口内可触及齿龈。

4. 超声检查 能确诊臀位的类型。

【对母儿影响】

1. 对产妇影响 易发生继发性宫缩乏力及胎膜早破；产程延长，产后出血及感染机会增多。宫口未开全，过早行臀牵引术或动作粗暴可致宫颈裂伤，甚至累及子宫下段。

2. 对胎儿影响 易发生胎膜早破导致脐带脱垂，胎儿窘迫。宫口未开全，过早行臀牵引术，可导致后出头困难及新生儿颅内出血、窒息、臂丛神经损伤。

【处理】

1. 妊娠期 妊娠 30 周前，臀先露多可自然回转成头位。妊娠 30 周后仍为臀位，用下述方法可予以纠正：

（1）膝胸卧位 孕妇排空膀胱，松解裤带，胸部贴床，大腿与床成直角（图 11-10）；每日 2 次，每次 15 分钟，1 周后复查。

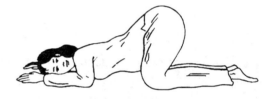

图 11-10 膝胸卧位

（2）艾灸或激光照射至阴穴 每日 1 次，每次 15 分钟，5 日为一疗程。

（3）外转胎位术 上述处理方法无效者，一般可在妊娠 30～32 周后，于超声及胎儿电子监控下实施。

2. 分娩期

（1）剖宫产术 骨盆狭窄、软产道异常、胎儿体重 >3500g、不完全臀先露、胎儿窘迫、高龄初产、瘢痕子宫、妊娠合并疾病、有难产史等，均应实施剖宫产术结束分娩。

（2）阴道分娩处理

1）第一产程 不宜站立走动，应卧床休息，少行肛查，不应灌肠。一旦破膜，应立即听诊胎心，行阴道检查。如发现脐带脱垂，胎心好，宫口未开全，需立即剖宫产。如宫口开大 4～5cm，破水后，胎足常脱至阴道，为使宫颈和阴道口充分扩张，常用"堵法"堵住阴道口，待宫口开全，阴道充分扩张后再解除"堵法"，娩出胎臀。全过程应持续行胎心监护。

2）第二产程 接产前，需导尿排空膀胱，初产妇需行会阴后 – 侧切术。

3）第三产程 胎位异常易并发宫缩乏力出血，故胎盘娩出后，需肌注缩宫素防止产后出血，并给予抗生素预防感染。

肩先露

胎儿横卧于骨盆入口平面之上，先露为肩，称为肩先露（shoulder presentation），约占妊娠足月分娩总数的 0.25%。

【病因】

腹壁松弛、前置胎盘、骨盆狭窄、子宫异常、子宫肿瘤、羊水过多等均与肩先露的形成有关。

【诊断】

1. 临床表现 肩先露胎儿不能紧贴子宫颈，缺乏直接刺激，易发生宫缩乏力。胎肩对宫颈压力不均，易致胎膜早破。破膜后胎儿上肢、脐带顺羊水一起脱出，可导致胎儿窘迫，甚至胎死宫内。

2. 腹部检查 子宫呈横椭圆形，腹部一侧可触及胎头，另一侧触及胎臀，宫底低于相应孕周，耻骨联合上方空虚，胎心在脐周听诊最清楚。

3. 阴道检查 若宫口扩张，胎膜已破可触及胎儿肩胛骨、肩峰、腋窝及肋骨。

4. 超声检查 能准确探清肩先露并能确定胎方位。

【处理】

1. 妊娠期 妊娠 30 周后发现肩先露，可采用膝胸卧位，或艾灸、激光照射至阴穴及时纠正。如未成功，应提前入院，确定分娩方式。

2. 分娩期 肩先露分娩以剖宫产为主。①初产妇、足月活胎无论宫口扩张多大或者是否破膜，均应行剖宫产。②经产妇、足月活胎首选剖宫产。如果宫口扩张大于 5cm，羊水未流尽，胎儿不大，可在麻醉下由有经验的产科医师行内倒转术，转成臀先露，按臀先露协助分娩。同时，需有新生儿医师在场并做好复苏准备。③早产肩先露、活胎者选择剖宫产。④双活胎足月妊娠，第一胎头位，阴道分娩后未及时固定第二胎胎位，导致第二胎呈肩先露，需立即由有经验的产科医师行内倒转术，转成臀位分娩，亦需有新生儿医师在场并做好复苏准备。⑤死胎或胎儿畸形行阴道分娩，若胎儿断头或除脏手术遇到困难时需行剖宫产。⑥凡出现先兆子宫破裂或者子宫破裂征象者，无论胎儿是否存活，宫口是否开全，勿行任何阴道操作，立即做好输血准备行剖宫产。若宫腔感染严重，应术中切除子宫。⑦凡阴道分娩者，术时需严格消毒，注意宫缩，预防感染及出血；术后常规探查宫腔。若发现子宫破裂，应行经腹修补术或者行子宫切除术；若宫颈裂伤，则应及时缝合。

复合先露

胎儿先露部（胎头或胎臀）伴有肢体（上肢或下肢）同时进入骨盆入口，称复合先露（compound presentation）。一般以胎儿一手或一前臂沿胎头脱出最为常见，发生率为 0.08% ～ 0.1%。

【病因】

多见于腹壁松弛、临产后胎头高浮、骨盆狭窄、子宫异常、子宫肿瘤、羊水过多等。

【诊断】

阴道检查触及胎先露旁有小肢体即可确诊。

【处理】

无头盆不称者，嘱产妇向脱出肢体对侧侧卧有时可自行还纳，如胎头与脱出肢体已入盆，可在宫口开全后上推肢体、下压胎头使其下降，同时产钳助产；若头盆不称者，应行剖宫产终止妊娠。

四、胎儿异常

（一）巨大胎儿

胎儿出生体重≥4000g者称巨大胎儿，多见于经产妇、过期妊娠、糖尿病及父母身材高大者。孕妇胎儿大且合并糖尿病者，应尽早治疗糖尿病，于孕36周后，可根据胎盘功能、胎儿成熟度、尿糖控制情况，择期结束妊娠。无头盆不称者，分娩时不宜试产过久，为防母儿产时损伤，宜行剖宫产术；如有头盆不称征象或胎儿体重≥4500g者，应选择性行剖宫产。

（二）脑积水

脑积水指胎儿脑室内外有大量脑脊液（500～3000mL）蓄积，使颅缝明显增宽，颅腔体积增大，囟门显著增大，压迫正常脑组织。因胎儿头围较大，常发生分娩梗阻，故处理不当可造成子宫破裂。可于宫口开大3cm后，行颅内穿刺放液，缩小头径，自然娩出。若为臀先露后出头时，放出脑积水，再牵引胎头。

（三）联体双胎畸形

临床罕见，联体双胎以胸与胸、背与背、头与头、臀与臀等相同部位相连为特征。腹部检查与双胎妊娠不易区别，超声检查可协助诊断。处理原则为保护母体免受损伤，一旦发现应及早终止妊娠，如不能娩出则应行碎胎术；如为足月妊娠，需行剖宫产术。

第二节　胎儿窘迫与胎膜早破

一、胎儿窘迫

【病例】

患者，女，32岁。

主诉：孕42周，规律宫缩6小时。

现病史：既往月经规律，末次月经日期为2014年5月16日，预产期为2015年2月23日。患者现孕42周，6小时前开始出现规律性腹痛，见红，无阴道排液。

孕产史：G_2P_0；2010年行无痛人流1次；否认前置胎盘、胎盘早剥病史。

专科检查：宫高35cm，腹围100cm，左枕前位，宫缩45秒/（3～4）分，胎心136次/分。头先露已入盆。内诊：宫颈消，宫口开大2cm，先露头S-2，骨产道未见异常。

问题

患者所患何病？如何进一步诊断和治疗？

胎儿窘迫（fetal distress）指胎儿在子宫内因急性或慢性缺氧危及其健康和生命的综合状态，发病率为2.7%～38.5%。急性胎儿窘迫多发生在分娩期；慢性胎儿窘迫常发生在妊娠晚期，但在临产后往往表现为急性胎儿窘迫。

【病因病理】

（一）西医病因

母体血液含氧量不足、母胎间血氧运输及交换障碍、胎儿自身因素异常等均可导致胎儿窘迫。

1.胎儿急性缺氧　因母胎间血氧运输及交换障碍或脐带血循环障碍所致。常见因素有：①前置胎盘、胎盘早剥。②脐带异常，如脐带绕颈、脐带扭转、脐带真结等。③母体严重血液循环障碍致胎盘灌注急剧减少，如各种原因导致休克。④缩宫素使用不当，造成过强及不协调宫缩。⑤孕妇应用麻醉药及镇静剂过量，呼吸抑制。

2.胎儿慢性缺氧　①母体血液氧含量不足：如合并先天性心脏病或伴心功能不全、肺部感染、慢性肺功能不全及重度贫血等。②子宫胎盘血管硬化、狭窄、梗死，使绒毛间隙血液灌注不足：如妊娠期高血压疾病、慢性肾炎、糖尿病、过期妊娠等。③胎儿自身因素：如胎儿患有严重的心血管疾病、胎儿畸形、颅内出血及颅脑损伤等。

（二）西医病理

胎儿对宫内缺氧有一定的代偿能力。轻度缺氧时，二氧化碳蓄积及呼吸性酸中毒可使交感神经兴奋、肾上腺儿茶酚胺及肾上腺分泌增多，引起血压升高、胎心率加快；重度缺氧时，可转为迷走神经兴奋，心功能失代偿，心率由快变慢。无氧糖酵解增加，丙酮酸及乳酸堆积，胎儿血 pH 值下降，可出现混合性酸中毒。缺氧使肠蠕动亢进，肛门括约肌松弛，胎粪排出污染羊水，呼吸运动加深，羊水吸入，出生后可出现新生儿吸入性肺炎。缺氧可使肾血管收缩，血流量减少，胎儿尿形成减少而致羊水量减少。妊娠期慢性缺氧可使胎儿生长受限；分娩期急性缺氧可发生缺血缺氧性脑病及脑瘫等终身残疾。

【临床表现】

急性胎儿窘迫多发生在分娩期，可见胎心率异常，羊水胎粪污染，胎动异常，酸中毒等。慢性胎儿窘迫多发生在妊娠晚期，可见胎动减少或消失，胎儿电子监护异常，胎盘功能低下，超声监测异常，羊水胎粪污染。

【诊断】

1.急性胎儿窘迫

（1）病史　常伴有脐带脱垂、前置胎盘、胎盘早剥、急产、缩宫素使用不当或产程中有严重头盆不称等病史。

（2）临床表现　①胎心率异常：是急性胎儿窘迫重要的临床征象。缺氧早期，胎心率于无宫缩时 >160bmp；缺氧严重时，胎心率 <110bmp。胎儿监护仪图像可出现频繁的晚期减速；重度变异减速；尤其是胎心率 <100bmp，基线变异 <5bmp，同时伴有频繁的晚期减速，则提示胎儿严重缺氧，可随时胎死宫内。②羊水胎粪污染：根据污染程度不同分为 3 度：Ⅰ度羊水呈浅绿色，常见胎儿慢性缺氧；Ⅱ度黄绿色或深绿色、浑浊，提示胎儿急性缺氧；Ⅲ度呈棕黄色、稠厚，提示胎儿缺氧严重。③胎动异常：初期胎动频繁，继而减弱及次数减少，进而消失。

（3）实验室及其他检查

1）实验室检查　出生后脐动脉血气分析，pH 值 <7.2（正常值为 7.25 ～ 7.35），碱剩余

>12mmol/L 可诊断为代谢性酸中毒。

2）辅助检查 持续胎儿监护仪监测以了解胎心率变化情况。

2. 慢性胎儿窘迫

（1）病史 常有妊娠期高血压疾病、慢性肾炎、过期妊娠、妊娠期肝内胆汁淤积症、糖尿病、胎儿宫内感染、严重贫血等病史。

（2）临床表现

1）胎动减少或消失 若胎动计数≥ 10 次 /2 小时为正常，<10 次 /2 小时或减少 50% 者提示胎儿缺氧可能。监测方法：孕妇每天早、中、晚计胎动各 1 小时，3 次胎动之和乘以 4 为 12 小时的胎动计数。胎动过频或胎动减少均为胎儿缺氧征象。胎动消失 24 小时后胎心消失。因此，每日监测胎动可及早发现胎儿窘迫。

2）产前胎儿电子监护异常 缺氧时胎心率可出现以下异常：①NST 无反应型。②在无胎动与宫缩时，胎心率 >180bmp 或 <110bmp 持续 10 分钟以上。③基线变异频率 <5bmp。④ OCT 可见频繁重度变异减速或晚期减速。

（3）实验室及其他检查

1）实验室胎盘功能检查 尿雌三醇（E_3）<10mg/24h，或连续测定下降 >30%、尿中雌激素 / 肌酐比值 <10、血清胎盘生乳素 <4mg/L、妊娠特异 β_1 糖蛋白（SP_1）<100mg/L，均提示胎盘功能不良。

2）辅助检查 ①超声监测：根据超声监测胎动、胎儿呼吸运动、胎儿肌张力、羊水量，加之胎儿电子监护 NST 结果≤ 4 分，提示胎儿缺氧，5 ～ 6 分为可疑胎儿缺氧。②羊膜镜检查：见羊水浑浊呈浅绿色、深绿色或棕黄色。

【治疗】

（一）治疗思路

急性胎儿窘迫应采取果断措施，改善胎儿缺氧状态；慢性胎儿窘迫，可针对病因，结合孕周、胎儿成熟度及胎儿窘迫的严重程度，拟定处理方案。

（二）西医治疗

1. 急性胎儿窘迫

（1）一般处理 左侧卧位，吸氧，纠正脱水、酸中毒及电解质紊乱。

（2）病因治疗 因缩宫素使用不当，应停用缩宫素，进行宫内复苏；若为羊水过少，可经腹羊膜腔输液；有脐带受压征象，可采取改变体位等措施。

（3）尽快终止妊娠

1）剖宫产 宫口未开全，出现下列情况之一者应行剖宫产。①胎心率 <110bmp 或 >180bmp，伴羊水污染Ⅱ度。②羊水污染Ⅲ度，伴羊水过少。③胎儿电子监护 CST、OCT 频繁出现晚期减速或重度变异减速。④胎儿头皮血 pH 值 <7.2。

2）阴道分娩 宫口开全或近开全、骨盆各径线正常、胎头双顶径已过坐骨棘平面以下 3cm，应尽快经阴道助产。

3）胎儿娩出后 此时应做好新生儿窒息抢救准备。

2. 慢性胎儿窘迫

（1）一般处理 卧床休息，左侧卧位。低流量吸氧。积极治疗妊娠合并疾病及并发症，争取改善胎盘供血，延长妊娠周数。

（2）期待疗法 孕周小、估计胎儿娩出后存活可能性小时，应尽量采取保守治疗，延长孕周，同时促胎肺成熟。

（3）终止妊娠 妊娠近足月，胎动减少，OCT 出现晚期减速或重度变异减速，胎儿生物物理评分≤ 4 分，均应行剖宫产术终止妊娠。

【诊疗思路示意图】

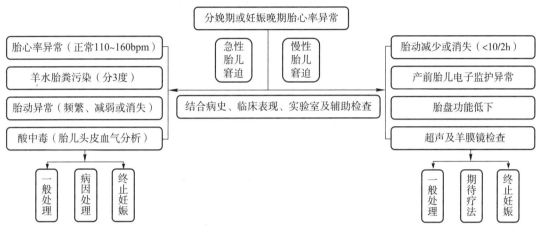

图 11-11 胎儿窘迫诊疗思路示意图

【预防与调护】

做好产前检查，严密监护高危妊娠。积极治疗妊娠合并疾病，临产后应密切观察产程，力争早发现、早处理。警惕胎头浮动或臀位发生脐带脱垂。慎用宫缩剂，防止宫缩过强，正确处理各种异常分娩。

【预后】

本病若能及早发现、积极处理，预后一般较好。妊娠期慢性缺氧可使胎儿生长受限；分娩期急性缺氧可致缺血缺氧性脑病及脑瘫等终身残疾；严重者会导致胎儿宫内窒息死亡。

【思考题】

简述胎儿窘迫的临床表现及处理。

二、胎膜早破

【病例】

患者，女，25 岁。

主诉：妊娠 36 周，突发阴道大量流液 1 小时。

现病史：既往月经规律，末次月经日期为 2015 年 1 月 25 日。患者现妊娠 36 周，1 小时前突发阴道大量流液，浅绿色，无腹痛，无流血。舌淡苔薄，脉细。

孕产史：G_1P_0。

专科检查：宫高 34cm，腹围 92cm，未及宫缩，宫体无压痛，左枕前位，胎心 146 次/分。

问题

患者所患何病？临床怎样明确诊断？该病发生时如何治疗？

胎膜早破（premature rupture of membrane，PROM）是指在临产前胎膜自然破裂。妊娠满 37 周后的胎膜早破发生率为 8%；妊娠不满 37 周单胎妊娠发生率为 2%～4%，双胎妊娠发生率为 7%～20%。胎膜早破易导致早产、脐带脱垂及母儿感染等。中医学称为"胎衣先破"。

【病因病理】

（一）西医病因病理

1. 生殖道感染　生殖道病原微生物上行性感染可引起胎膜炎，使胎膜局部张力下降而破裂。

2. 羊膜腔压力增高　双胎妊娠、羊水过多及妊娠晚期性交或子宫受外力撞击，均可导致宫内压升高。

3. 胎膜受力不均　头盆不称、胎位异常可使胎先露部不能衔接，前羊水囊所受压力不均，导致胎膜破裂。

4. 创伤　羊膜腔穿刺不当、性生活刺激、撞击腹部等均有可能引起胎膜早破。

5. 营养因素　缺乏维生素 C、锌及铜，可使胎膜弹性降低，抗张能力下降而破裂。

（二）中医病因病机

本病发生有内、外因之别。内因是母体气血不足，气虚下陷，胞宫失养，或胎位不正，胞宫瘀阻，胎衣脆薄；外因多系妊娠晚期生活不节，或房事损伤，或外力不慎损伤胞衣而致。

1. 气血虚弱　孕妇素体虚弱，气血不足，冲任气血衰少，胞宫失养，胞衣薄脆，儿身转动，触之而破，或外力、房事损伤胞衣而破。

2. 气滞血瘀　胎位不正，则气机不利，冲任被阻，瘀滞胞宫，胞衣薄脆，瘀阻气逆，可致胞衣破损。

3. 感染邪毒　孕期摄生不慎或产前房事不节，邪毒侵袭胞宫，亦可致胞衣破损。

【临床表现】

1. 症状

（1）阴道排液　孕妇突然感到有较多液体从阴道流出，可混有胎脂及胎粪，无腹痛等其他先兆。

（2）发热　伴羊膜腔感染时，阴道流液有臭味，并有发热。

2. 体征　肛诊将胎先露部上推可见阴道流液量增多。阴道窥器检查，见阴道后穹隆有羊水积聚，或有羊水自宫颈管内流出。感染时子宫压痛，母儿心率增快。

【诊断】

（一）诊断要点

1. 病史　有孕期感染、晚孕性交、宫颈内口松弛、多胎、胎位异常、营养不良等病史。

2. 临床表现　同前述。

3. 实验室及其他检查

（1）实验室检查

1）阴道酸碱度检查　pH 值≥6.5，提示胎膜早破，但血、尿、宫颈黏液、精液及细菌污染可出现假阳性。

2）阴道液涂片检查　阴道液置于载玻片上，干燥后镜检可见羊齿植物叶状结晶；用 0.5% 硫酸尼罗蓝染色，镜下见橘黄色胎儿上皮细胞；用苏丹Ⅲ染色见黄色脂肪小粒，均可确定为羊水。

3）胎儿纤连蛋白测定　胎膜分泌的细胞外基质蛋白、宫颈及阴道分泌物含量 >0.05mg/L 时，易发生胎膜早破。

4）羊膜腔感染检测　羊水细菌培养可助本病的诊断。

5）胰岛素样生长因子结合蛋白 –1（IGFBP–1）检测　此法特异性强，不受血液、精液、尿液和宫颈黏液等影响。

（2）辅助检查

1）羊膜镜检查　看不到前羊膜囊，可直视胎儿先露部，即可诊断。

2）超声检查　羊水量减少可协助诊断。

（二）辨证要点

根据腹痛及阴道排液特点结合全身症状及舌脉辨其虚实。若下腹阵痛难忍，阴道排液稠厚，甚则臭秽，烦躁不安，多为实证；若腹部阵痛微弱，阴道排液质稀，神疲乏力，多为虚证。

【对母儿影响】

1. 对母体影响　宫内感染的风险随破膜时间延长和羊水量减少程度而增加。若突然破膜，有时可引起胎盘早剥。剖宫产率增加。

2. 对胎儿影响　常诱发早产、脐带脱垂、胎儿窘迫及新生儿感染性疾病。

【治疗】

（一）治疗思路

胎膜早破的处理应视孕周、羊水量及有无继发感染而定。妊娠 28 周以前，胎儿存活率低，应尽快终止妊娠；孕 28 ～ 35 周者应保胎治疗，预防感染，促进肺成熟；孕 35 周以上，胎肺已成熟，应尽快终止妊娠。妊娠足月，无感染者，可先观察。保胎过程中，一旦发现有感染迹象，应及时终止妊娠。可用中药协助催生。

（二）西医治疗

1. 期待疗法　适用于妊娠 28 ～ 35 周、胎膜早破不伴感染，羊水水平段≥3cm 者。

（1）一般处理　绝对卧床，保持外阴部清洁，避免不必要的肛诊及阴道检查，密切观察产妇体温、心率、宫缩、阴道流液性状及血白细胞计数。

（2）预防感染　破膜超过 12 小时者，应给予抗生素预防感染。

（3）抑制子宫收缩　有宫缩者，可静脉滴注硫酸镁等。

（4）促胎肺成熟　妊娠 34 周前，应给予地塞米松 6mg 肌内注射，每 12 小时 1 次，共 4 次。

2.终止妊娠

（1）经阴道分娩　妊娠 34 周后，胎肺成熟，宫颈成熟，无禁忌证时可引产。

（2）剖宫产　胎头高浮，胎位异常，宫颈不成熟，胎肺成熟，有明显羊膜腔感染，伴胎儿窘迫时，应抗感染同时行剖宫产术终止妊娠，并做好新生儿复苏准备。

（三）中医治疗

本病以滑胎催生为主要治法，可根据其证候之不同分别予以补益气血、行气化瘀、清热解毒法治之。

1.气血虚弱证

证候：临产前或刚临产，胞衣先破，阴道流水，质清稀，羊水流出后量减少，产道干涩，阵痛微弱，产程长，神疲乏力，心悸气短。舌淡苔薄，脉虚大或细弱。

治法：补气养血，润胎催产。

方药：蔡松汀难产方（成都中医学院妇科教研室.中医妇科学讲义.北京：人民卫生出版社，1960）。

2.气滞血瘀证

证候：临产前或刚临产，孕妇自觉胎水外流，羊水量减少，质稠，产道干涩，阵痛难忍，产程过长，烦躁不安，胸闷脘胀。舌暗红苔薄白，脉弦大或至数不匀。

治法：行气化瘀，滑胎催产。

方药：济生汤（《达生篇》）。

3.感染邪毒证

证候：临产前或刚临产，胞衣先破，阴道流水，质稠，臭秽，小腹阵痛难忍，发热，口苦咽干，尿赤便结。舌红苔薄黄，脉滑数。

治法：清热解毒，滑胎催生。

方药：五味消毒饮（《医宗金鉴》）合济生汤（《达生篇》）。

【诊疗思路示意图】

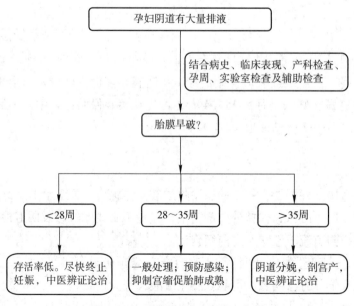

图 11-12　胎膜早破诊疗思路示意图

【预防与调护】

重视孕期卫生，加强营养；积极预防和治疗下生殖道感染；妊娠后期禁止性生活，避免腹部受撞击；宫颈内口松弛者，可于妊娠 12 ～ 14 周行宫颈环扎术；一旦发生胎膜早破，应立即平卧，以防脐带脱垂，并应住院治疗。

【预后】

经过积极治疗，多数预后较好。若处理不当，可出现难产，也可造成产褥期感染。

【思考题】

简述胎膜早破的临床表现及不同孕周的处理、中医辨证论治。

第三节 分娩期并发症

一、产后出血

【病例】

患者，女，28 岁。

主诉：产后 2 小时，阴道流血量多伴血块。

现病史：患者末次月经日期为 2015 年 1 月 5 日，预产期为 2015 年 10 月 12 日。产妇既往月经规律，产后 2 小时，胎儿、胎盘娩出后，出现阴道流血量多伴血块，产妇面色苍白，心慌、头晕、出冷汗。舌淡，脉细弱。检查胎盘胎膜完整。

既往史：G_3P_2；2001 年无痛人流 1 次，2009 年曾剖宫产一胎。

查体：T 37.2℃，BP 90/60mmHg，P 110 次 / 分，R 20 次 / 分。面色苍白；检查宫底位于脐上一指，子宫轮廓不清，阴道流血约 850mL。

妇检：阴道及宫颈无裂伤。

问题

患者诊断何病？其发生原因何在？应如何治疗？

产后出血（postpartum hemorrhage，PPH）指胎儿阴道娩出后 24 小时内失血量超过 500mL，剖宫产时超过 1000mL。为分娩期严重并发症，居我国孕产妇死亡原因的首位。其发病率占分娩总数 5% ～ 10%。

产后出血属于中医"产后血崩""产后血晕""胞衣不下"范畴。

【病因病理】

（一）西医病因病理

1.子宫收缩乏力 是产后出血最常见的原因。

（1）全身因素　产妇精神过度紧张，体质虚弱或合并慢性全身性疾病等。

（2）子宫因素　子宫肌纤维过度伸展，如多胎妊娠、巨大胎儿、羊水过多等；子宫肌壁损伤，如剖宫产史、肌瘤剔除术、多次分娩等；子宫病变，如子宫肌瘤等。

（3）产科因素　产程延长，消耗体力；前置胎盘、胎盘早剥、妊娠期高血压疾病、宫腔感染等，均可引起子宫肌层水肿或渗血。

（4）药物因素　临产后过多使用镇静剂、麻醉剂或子宫收缩抑制剂，以及宫缩素使用不当等。

2.胎盘因素

（1）胎盘滞留　胎盘剥离不全、胎盘嵌顿、膀胱充盈，使已剥离胎盘滞留宫腔内。

（2）胎盘粘连或植入　完全性胎盘粘连或植入因胎盘未剥离而出血不多；部分胎盘粘连或植入，已剥离面的血窦开放可导致致命性出血。

（3）胎盘部分残留　部分胎盘或胎膜残留可影响子宫收缩而出血。

3.软产道裂伤　宫缩过强、急产、巨大儿分娩、阴道手术助产操作不当等。

4.凝血功能障碍　原发性血小板减少、再生障碍性贫血、妊娠合并重症肝炎等；产科并发症如胎盘早剥、羊水栓塞、死胎、重度子痫前期等。

上述原因可同时存在，互为因果或相互影响。

（二）中医病因病机

本病的主要发病机理是气虚失摄，冲任不固；或瘀阻冲任，血不循经而妄行。

1.气虚　产妇素体虚弱，或因产程过长，耗损元气，气虚冲任不固，血失统摄，可致血崩；失血过多，营阴下夺，气失依附，可致晕厥。

2.血瘀　产时血室开放，寒邪乘虚而入，血为寒凝；或情志不遂，气滞血瘀；或胞衣不下，瘀阻冲任胞宫，血不归经而妄行，可导致崩下不止。

【临床表现】

主要表现为胎儿娩出后阴道大量流血，继发失血性休克、贫血，易并发感染。其阴道流血及体征随不同病因而异。

1.阴道流血

（1）宫缩乏力　胎盘娩出后，出血量多，多呈间歇性，血色暗红，有血凝块，有时阴道流血量不多，但按压宫底可有大量血液和血块自阴道排出。检查宫底升高，子宫松软呈袋状，甚至子宫轮廓不清。

（2）胎盘因素　胎儿娩出后几分钟内阴道大量流血，血色暗红，有凝血块，应考虑为胎盘因素，多伴有子宫收缩乏力。胎盘娩出后应常规检查，以确定胎盘及胎膜有无残留。如胎盘胎儿面有断裂血管，应想到副胎盘残留的可能。

（3）软产道损伤　表现为胎儿娩出后立即出现阴道流血，色鲜红可自凝，出血量与裂伤的程度以及是否累及血管有关。宫颈裂伤常发生在宫颈3点与9点处，有时可上延至子宫下段、阴道穹隆部。阴道、会阴撕裂伤根据损伤的程度分为4度：Ⅰ度指会阴皮肤及阴道入口黏膜撕裂，出血不多，未达肌层；Ⅱ度指裂伤已达会阴体筋膜及肌层，累及阴道后壁黏膜，向阴道后壁两侧沟延伸并向上撕裂，解剖结构不易辨认，出血较多；Ⅲ度指裂伤向会阴深部扩展，肛门外括约肌断裂，直肠黏膜尚完整；Ⅳ度指肛门、直肠和阴道完全贯通，直肠肠腔外露，组织损伤严重，出血量可不多。

（4）凝血功能障碍 表现为胎儿娩出后阴道持续流血，血液不凝，止血困难，伤口处和全身多部位出血。

2. 休克症状 若出血量多、出血速度快，产妇可迅速出现烦躁、头晕心慌、皮肤苍白湿冷、脉搏细数、血压下降等休克症状。

【诊断】

（一）诊断要点

1. 病史 可有多胎妊娠、巨大胎儿、羊水过多、产程延长、急产、前置胎盘、胎盘早剥、妊娠期高血压疾病、宫腔感染史等。

2. 临床表现 主要为胎儿娩出后阴道大量流血，24小时出血量≥500mL者可继发休克。检查可见宫底升高、轮廓不清，胎盘胎膜缺损，阴道、会阴、宫颈裂伤等。

3. 实验室检查 血常规及血小板计数、纤维蛋白原、凝血酶原时间等凝血功能检测可协助诊断。

4. 失血量的测定

（1）称重法 失血量（mL）=［胎儿娩出后接血敷料湿重（g）-接血前敷料干重（g）］/ 1.05（血液比重 g/mL）。

（2）容积法 用产后接血容器收集血液后，以量杯测量。

（3）面积法 按接血纱布血湿面积粗略估计（10cm×10cm=10mL）。

由于分娩时收集和测量失血量有一定难度，估计失血量常偏少。

（4）休克指数法 休克指数（SI）=脉率/收缩压（mmHg），当SI=0.5，血容量正常；SI=1.0，失血量为10%～30%（500～1500mL）；SI=1.5，失血量为30%～50%（1500～2500mL）；SI=2.0，失血量为50%～70%（2500～3500mL）。

（二）辨证要点

应根据阴道流血的特点，结合全身症状及舌脉辨别虚实。若阴道流血色鲜红，伴有气虚血脱症状而无腹痛者多为虚证；若出血色暗红有块，腹痛拒按，块下痛减者多为实证。

【治疗】

（一）治疗思路

产后出血是分娩期严重并发症，应采用中西医结合方法积极进行救治。治疗原则：针对出血原因，迅速止血；补充血容量，纠正失血性休克；预防感染。若产后出血难以控制，危及产妇生命，应行子宫次全切除或子宫全切除术。

（二）西医治疗

1. 子宫收缩乏力 加强宫缩能迅速止血，导尿排空膀胱后可采用以下方法：

（1）子宫按摩 ①经腹壁按摩子宫：胎盘娩出后，术者一手置于宫底部，拇指在前壁，其余4指在后壁，在下腹部均匀有节律地按摩并压迫宫底，挤出宫腔内积血，直至宫缩恢复正常为止。②腹部－阴道双手按摩子宫：上法效果不佳时，可采用腹部－阴道双手按摩子宫法。术者一手戴无菌手套伸入阴道握拳置于阴道前穹隆，顶住子宫前壁，另一只手在腹部按压子宫后壁，使宫体前屈，双手相对紧压并均匀有节律地按摩，直至宫缩恢复正常。

（2）应用宫缩剂 ①缩宫素10～20U加入晶体液500mL内静滴，必要时缩宫素10U直接宫体注射。②麦角新碱0.2～0.4mg肌注或静脉快速滴注，或加入25%葡萄糖注射液20mL中静脉缓推；心脏病、妊娠期高血压疾病和高血压患者慎用。③米索前列醇200～600μg舌下含服。④卡前列甲酯1mg置于阴道后穹隆。

（3）宫腔纱条填塞法 助手在腹部固定宫底，术者用卵圆钳以无菌特制宽6～8cm、长1.5～2cm、4～6层不脱脂棉纱布条填塞宫腔，自宫底由内向外填满宫腔，以压迫止血，注意不要留有空隙造成隐性出血。24～48小时后取出纱布条，取出前应先肌注缩宫素10U，并给予抗生素预防感染。

（4）结扎盆腔血管 经上述处理无效、出血不止，可行子宫动脉上、下行支结扎，必要时行髂内动脉结扎。

（5）髂内动脉或子宫动脉栓塞 适用于产妇生命体征平稳者。行股动脉穿刺插入导管至髂内动脉或子宫动脉，注入吸收性明胶海绵颗粒栓塞动脉。栓塞剂2～3周后被吸收，血管复通。

（6）切除子宫 经抢救无效，危及产妇生命时，应行子宫次全切除或子宫全切除术。

2. 胎盘因素 疑有胎盘滞留时应立即行阴道及宫腔检查。若胎盘已剥离则应立即取出；若为胎盘粘连，可行徒手剥离胎盘后取出。若剥离困难，疑有胎盘植入，根据患者出血情况及胎盘剥离面积行保守治疗或子宫切除术。

3. 软产道损伤 宫颈裂伤>1cm且有活动性出血应缝合。若裂伤累及子宫下段，缝合时应避免损伤膀胱和输尿管，必要时可经腹行裂伤修补术。阴道、会阴裂伤应及时修补。软产道血肿应切开血肿、清除积血。

4. 凝血功能障碍 确诊后应尽快输新鲜全血，补充血小板、纤维蛋白原或凝血酶原复合物、凝血因子等。如发生弥散性血管内凝血（DIC）应按DIC处理。

（三）中医治疗

应根据"急则治其标，缓则治其本"的原则，出血多时予中西医结合治疗。病情好转后，气虚者以补气固冲止血；血瘀者以活血化瘀止血。

1. 气虚证

证候：新产后，突然阴道大量出血，血色鲜红，头晕目花，心悸怔忡，气短懒言，肢冷汗出，面色苍白。舌淡，脉虚细。

治法：补气固冲，摄血止崩。

方药：升举大补汤（《傅青主女科》）去黄连，加地榆炭、海螵蛸。

若昏不知人，肢冷汗出，脉微细欲绝者，为气随血脱，宜补气固脱，方用独参汤（《景岳全书》）；若冷汗淋漓、四肢厥逆，宜回阳救逆，方用参附汤（《正体类要》）。

2. 血瘀证

证候：新产后，突然阴道大量下血，色暗红，夹有血块，小腹疼痛拒按，血块下后腹痛减轻。舌紫暗，或有瘀点瘀斑，脉沉涩。

治法：活血化瘀，理血归经。

方药：化瘀止崩汤［《中医妇科学》（第6版）］。

若神疲乏力、气短懒言，加用人参、黄芪益气逐瘀；出现气随血脱者，治法同上。

【诊疗思路示意图】

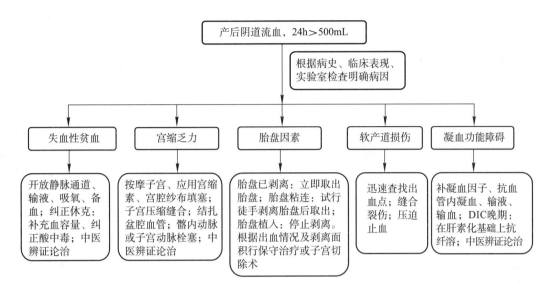

图 11-13　产后出血诊疗思路示意图

【预防与调护】

1. 应做好孕前及孕期保健，对不宜继续妊娠者，应在早孕时及时终止。积极治疗各种妊娠合并疾病，以防止产后出血的发生。

2. 正确处理各产程，防止产程延长，避免手术创伤；胎盘娩出后应仔细检查胎盘、胎膜及软产道；产程中发现异常出血，应及时检查处理。

3. 产后产妇留在产房继续观察 2 小时，密切观察生命体征、子宫收缩及阴道流血情况，鼓励产妇排空膀胱、及早哺乳。

【预后】

产后出血是分娩期严重并发症，及时发现积极处理，一般预后良好。严重者失血难以控制，导致失血性休克，可造成产妇死亡。

【思考题】

简述产后出血的临床表现及中西医处理。

二、子宫破裂

【病例】

患者，女，29 岁。

主诉：妊娠 38 周，阵发性腹痛 2 小时。

现病史：既往月经规律，末次月经日期为 2015 年 2 月 25 日，预产期为 2015 年 12 月 2 日。患者现妊娠 38 周，到当地医院就诊，剖宫产手术准备后，因医院停电转到他院急诊。在途中，产妇突感撕裂样腹部剧痛。

孕产史：G₂P₁；1年前因骨盆狭窄行剖宫产术。

查体：BP 40/10mmHg，心率不清，呼吸困难，全腹有压痛及反跳痛，在腹壁下可扪及胎体，胎心消失。

问题

患者所患何病？该病发生时如何诊断及治疗？

子宫破裂（rupture of uterus）指在分娩期或妊娠晚期，子宫体部或子宫下段发生破裂，若未及时诊治可威胁母儿生命，是产科严重的并发症。按发生原因可分为自然破裂和损伤性破裂；按破裂程度可分为完全性破裂和不完全性破裂；按发生部位可分为子宫体部破裂和子宫下段破裂。

【病因病理】

1. 梗阻性难产　最常见；骨盆狭窄、头盆不称、软产道阻塞、胎位异常、巨大胎儿、胎儿畸形等，均可因胎先露下降受阻，子宫收缩过强导致子宫破裂。

2. 瘢痕子宫　手术瘢痕子宫，妊娠晚期或分娩期宫腔内压力增高可致瘢痕破裂。前次手术后伴感染及切口愈合不良者再次妊娠，更易发生子宫破裂。

3. 宫缩剂使用不当　分娩前不恰当的使用缩宫素、前列腺素栓剂等，均可导致子宫收缩过强，造成子宫破裂。

4. 产科手术损伤　宫口未开全时行产钳或臀牵引术，可造成宫颈及子宫下段撕裂伤；有时毁胎术、穿颅术、内转胎位术及强行剥离植入性胎盘或严重粘连胎盘，也可引起子宫破裂。

5. 其他　子宫发育异常或多次宫腔操作等，局部肌层菲薄导致子宫自发破裂。

【临床表现】

子宫破裂多发生于分娩期，多数可分为先兆子宫破裂和子宫破裂两个阶段。

1. 先兆子宫破裂　常见于产程长、有梗阻性难产因素的产妇。因胎先露部下降受阻，子宫呈强直性或痉挛性过强收缩，子宫体部增厚变短，子宫下段变薄拉长，两者间形成环状凹陷，称为病理缩复环（pathologic retraction ring），随着产程进展，该环逐渐上升达脐平或脐上。此时，子宫下段压痛明显，产妇烦躁不安，呼吸、心率加快，下腹剧痛难忍，出现少量阴道流血。膀胱受压充血，出现排尿困难及血尿。因宫缩过强、过频，可致胎体触不清，胎心率加快或减慢或听不清。

2. 子宫破裂

（1）不完全性子宫破裂　指子宫肌层部分或全层破裂而浆膜层完整，胎儿及其附属物仍在宫腔内，宫腔与腹腔不相通；多见于子宫下段剖宫产切口瘢痕破裂；常无先兆破裂症状，仅在不全破裂处有明显压痛、腹痛等，体征也不明显。若破裂口累及两侧子宫血管，则可致急性大出血或形成阔韧带内血肿。查体可在子宫一侧触及逐渐增大且有压痛的包块，多有胎心率异常。

（2）完全性子宫破裂　指子宫肌壁全层破裂，宫腔与腹腔相通。常发生于瞬间，产妇突感下腹撕裂样剧痛，子宫收缩骤然停止。腹痛稍缓后，因羊水、血液进入腹腔，又可出现全腹持续性疼痛，伴面色苍白、呼吸急促、脉搏细数、血压下降等休克征象。全腹出现压痛，反跳痛，腹壁下可清楚触及胎体，子宫位于侧方，胎心、胎动消失。阴道检查可见鲜血流出，胎先露部升高，开大的宫颈口缩小。

【诊断与鉴别诊断】

（一）诊断要点

1.先兆子宫破裂

（1）病史 多见于阻塞性难产，如骨盆狭窄、胎位不正、胎儿过大等；此类患者临产后常有产程停滞或延长、不当使用宫缩剂史。

（2）临床表现 病理性缩复环、下腹部压痛、胎心率的变化及出现血尿是先兆子宫破裂的四个重要症状。由于产程停滞延长，孕妇可有水、电解质紊乱。

2.子宫破裂

（1）病史 可有瘢痕子宫等。

（2）临床表现 在先兆子宫破裂的基础上突然发生剧烈腹痛，且有休克及明显的腹部体征。

（3）辅助检查 超声检查能确定破口部位及胎儿与子宫的关系。

（二）鉴别诊断

1.胎盘早剥 产妇多有妊娠期高血压疾病史或外伤史，子宫呈板状硬，无病理缩复环，超声检查常有胎盘后血肿。

2.难产并发腹腔感染 胎先露部无上升、宫颈口无回缩，查体及超声检查胎儿位于宫腔内、子宫无缩小，产妇常有体温升高和白细胞计数增多。

【治疗】

（一）治疗思路

子宫破裂是产科严重的并发症，若未及时诊治可威胁母儿生命，因此，对于产程长、有梗阻性难产因素的产妇，应密切观察产程进展，若出现子宫呈强直性或痉挛性过强收缩，下腹压痛，要注意有无先兆子宫破裂的可能。病理性缩复环、下腹部压痛、胎心率的变化及出现血尿是先兆子宫破裂的主要症状，一旦确诊，应迅速抑制宫缩，并立即行剖宫产术，防止子宫破裂。在先兆子宫破裂的基础上突然发生剧烈腹痛，有休克及明显的腹部体征时，可诊断为子宫破裂，超声检查能确定破口部位及胎儿与子宫的关系。在输液、输血、吸氧、抗休克的同时，应迅速手术，并且控制感染。

（二）西医治疗

1.先兆子宫破裂 肌注哌替啶100mg或静脉全身麻醉，以立即抑制子宫收缩；迅速行剖宫产术。

2.子宫破裂 在输液、输血、吸氧、抗休克的同时，无论胎儿是否存活，均应迅速手术。可根据产妇全身状况、子宫破口的情况、有无感染和生育要求选择子宫破口修补术、子宫次全切除术、子宫全切除术；手术前后给予足量足疗程广谱抗生素控制感染。

【诊疗思路示意图】

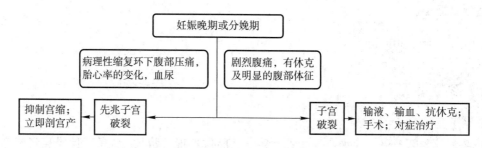

图 11-14　子宫破裂诊疗思路示意图

【预防与调护】

做好产前检查，及时发现胎位、骨盆、胎儿的异常。密切观察产程进展，临产后注意宫缩情况及胎先露下降情况，掌握试产的适应证；特别对有剖宫产史者，准备试产时尤应注意产程进展情况。严格掌握宫缩剂使用的适应证、禁忌证；应用缩宫素催产时需专人监护；规范手术操作，手法应轻柔，忌粗暴。

【预后】

近年来，随着医疗水平的提高和医疗条件的改善，子宫破裂多能及时诊断，有效的治疗使本病的病死率有所降低。如瘢痕子宫破裂，产妇病死率有所下降，但膀胱损伤仍较多见。

【思考题】

简述子宫破裂的临床表现及处理。

三、羊水栓塞

【病例】

患者，26岁，初产妇。

主诉：妊娠39周，呼吸困难5分钟。

现病史：患者妊娠39周，头盆不称，在硬膜外麻醉下行剖宫产术，胎儿取出后，产妇突感寒战，呼吸困难，子宫出血不止。

孕产史：G_2P_1。

查体：BP 100/50mmHg，心率快而弱，肺部听诊有湿啰音。

妇检：子宫出血量多。

问题

患者所患何病？临床需做何检查？如何诊断及治疗？

羊水栓塞（amniotic fluid embolism，AFE）是由于羊水进入母体血液循环而引起的肺动脉高压、低氧血症、循环衰竭、弥散性血管内凝血（DIC）及多器官功能衰竭等一系列病理生理变化的过程。其发病率为 1.9/10 万～7.7/10 万，死亡率 19%～86%，也可发生于妊娠早、中期流产的孕妇。本病属中医学"产后血晕"范畴。

【病因病理】

（一）西医病因病理

1. 病因 一般认为由污染羊水中的有形物质（胎儿毳毛、角化上皮、胎脂、胎粪）进入母体血循环引起。羊膜腔内压力增高、胎膜破裂和宫颈或宫体损伤处有开放的静脉或血窦是导致羊水栓塞发生的基本条件。诱发因素为高龄初产妇和多产妇、自发或人为的过强宫缩、急产、胎膜早破、前置胎盘、胎盘早剥、子宫不完全破裂、剖宫产术、羊膜腔穿刺、大月份钳刮术等。

2. 病理生理

（1）肺动脉高压 羊水内有形成分形成栓子，经肺动脉进入母体肺循环，阻塞小血管并促使肺小血管痉挛。同时羊水中含有大量促凝物质，激活凝血过程，使肺毛细血管内形成广泛的血栓，进一步阻塞肺小血管。肺小血管阻塞反射性引起迷走神经兴奋，导致支气管痉挛和支气管分泌物增加，使肺通气、换气量减少。肺小血管阻塞引起肺动脉高压可导致急性右心衰竭，继而呼吸循环衰竭、休克，甚至死亡。

（2）过敏性休克 羊水中的有形成分为致敏原，可引起母体 I 型变态反应，导致过敏性休克。患者多在羊水栓塞后立即出现血压骤降甚至消失，至休克后才有心肺功能衰竭表现。

（3）弥散性血管内凝血（DIC） 妊娠期母血呈高凝状态，羊水中含多量促凝物质，进入母体血循环后，可激发外源性凝血系统，在血管内广泛形成微血栓，消耗大量凝血因子、血小板及纤维蛋白原，发生 DIC。大量凝血物质消耗和纤溶系统激活，可发生纤溶亢进，导致全身出血。

（4）急性肾衰竭 休克和 DIC 使肾急性缺血，导致肾功能障碍和肾衰竭。

（二）中医病因病机

主要为虚实两端，虚者多由阴血暴亡，心神失守而发；实者多因瘀血上攻，扰乱心神所致。

1. 血虚气脱 产妇素体气血虚弱，复因产时失血过多，以致营阴下夺，气随血脱，心神失守，而致血晕。

2. 瘀阻气闭 产时或产后感受风寒，寒邪乘虚而入胞中，血为寒凝，瘀滞不行，以致恶露涩少，血瘀气逆，败血冲肺，扰及神明为患。

【临床表现】

羊水栓塞起病急骤，病势凶险，典型的临床经过分为三阶段：

1. 呼吸循环衰竭和休克 分娩过程中，尤其刚破膜时，产妇突然出现寒战、呛咳、气急、烦躁不安、恶心、呕吐，继而出现呼吸困难、发绀，抽搐、昏迷；脉搏细数、血压迅速下降；听诊心率加快、肺底部可闻及湿啰音；严重者发病急骤，仅惊叫一声或打一哈欠，血压迅速下降，于数分钟内死亡。

2. DIC 引起出血 若经抢救度过第一阶段，则进入凝血功能障碍阶段，发生难以控制的大量阴道流血、切口渗血、全身皮肤黏膜出血、血尿甚至出现消化道大出血。产妇可死于出血性休克。

3. 急性肾衰竭 后期存活的患者出现少尿（或无尿）和尿毒症的表现。

少部分羊水栓塞也可表现症状不典型，如钳刮术中出现羊水栓塞仅表现为一过性呼吸急促、胸闷后出现阴道大量出血。

【诊断】

（一）诊断要点

1. 病史　分娩过程中宫缩过强、胎膜早破、宫颈裂伤、急产等，或存在某些病理性妊娠因素如胎盘早剥、前置胎盘等。

2. 临床表现　胎膜破裂后、胎儿娩出后或手术中产妇突然出现寒战、呛咳、气急、烦躁不安、尖叫、发绀、呼吸困难、抽搐、出血、不明原因休克等临床表现。

3. 实验室及其他检查

（1）实验室检查　血涂片查找羊水有形物质：采集下腔静脉血，镜检见到羊水成分可以确诊。血小板计数、纤维蛋白原定量、凝血酶原时间测定、血浆鱼精蛋白副凝试验等可协助诊断DIC。

（2）辅助检查　床旁胸部 X 线摄片示双肺弥漫性点片状浸润阴影沿肺门周围分布，伴右心扩大。心电图或心脏彩色多普勒超声检查可见右心房、右心室扩大，ST 段下降。

（二）辨证要点

根据神志状态结合全身证候和舌脉辨其虚实。若突然晕眩、心悸胸闷、甚则昏厥、手撒肢冷、恶露量多，多为虚证；若寒战呛咳、气粗喘促、面色紫暗、不省人事，多为实证。

【治疗】

（一）治疗思路

羊水栓塞是严重的分娩并发症。一旦出现羊水栓塞的临床表现，应立即抢救。早期阶段以抗过敏，纠正呼吸循环衰竭和改善低氧血症、抗休克为主；DIC 阶段早期应以抗凝治疗为主，晚期则应以抗纤溶治疗为主；少尿、无尿阶段，应及时使用利尿剂，预防肾衰竭发生。在抢救过程中，应查找血液中羊水成分以明确诊断。根据产妇的具体情况，配合中药辨证治疗。待病情好转后再进行产科处理。

（二）西医治疗

1. 抗过敏，解除肺动脉高压，改善低氧血症

（1）供氧　保持呼吸道通畅，以面罩给氧或气管插管正压给氧；必要时行气管切开术。

（2）抗过敏　氢化可的松 100 ～ 200mg 加入 5% ～ 10% 葡萄糖注射液 50 ～ 100mL 快速静脉滴注，继之 300 ～ 800mg 加入 5% 葡萄糖注射液 250 ～ 500mL 静脉滴注，日量可达 500 ～ 1000mg，或地塞米松 20mg 加入 25% 葡萄糖注射液静脉推注后，再加 20mg 入 5% ～ 10% 葡萄糖注射液中静脉滴注。

（3）缓解肺动脉高压　①盐酸罂粟碱：30 ～ 90mg 加入 10% ～ 25% 葡萄糖注射液 20mL 中缓慢静脉推注，日量不超过 300mg；与阿托品同时应用效果更佳。②阿托品：1mg 加入 10% ～ 25% 葡萄糖注射液 10mL 中，每 15 ～ 30 分钟静推 1 次，直至患者面色潮红、症状缓解。

阿托品能阻断迷走神经反射所致的肺血管和支气管痉挛；心率 >120 次 / 分者慎用。③氨茶碱：250mg 加入 25% 葡萄糖液 20mL 中缓慢推注。④酚妥拉明：5 ～ 10mg 加入 10% 葡萄糖注射液 100mL 中，以每分钟 0.3mg 速度静脉滴注。

2. 抗休克

（1）补充血容量　右旋糖酐 –40、葡萄糖注射液 500mL 静滴，日量 <1000mL；并应用新鲜血液和血浆。其补充所需量及速度依据测定的中心静脉压决定。

（2）升压药物　多巴胺 10 ～ 20mg 加入 10% 葡萄糖注射液 250mL 中静脉滴注；间羟胺 20 ～ 80mg 加入 5% 葡萄糖注射液 250mL 中静脉滴注；根据血压调整滴速，通常为 20 ～ 30 滴 / 分。

（3）纠正酸中毒　应行血气分析及血清电解质测定。酸中毒时，用 5% 碳酸氢钠 250mL 静脉滴注，并及时纠正电解质紊乱。

（4）纠正心衰　去乙酰毛花苷 0.2 ～ 0.4mg 加入 10% 葡萄糖注射液 20mL 静脉缓注；或毒毛花苷 K 0.125 ～ 0.25mg 同法静脉缓注；必要时 4 ～ 6 小时可重复用药。

3. 防治 DIC

（1）肝素钠　短期应用于羊水栓塞初期的高凝状态。肝素 25 ～ 50mg（1mg=125U）加入 0.9% 氯化钠注射液或 5% 葡萄糖注射液 100mL 中静脉滴注 1 小时；4 ～ 6 小时后再将 50mg 加入 5% 葡萄糖注射液 250mL 中缓慢滴注。肝素钠 24 小时总量可达 100 ～ 200mg。用药过程中应控制凝血时间在 20 ～ 25 分钟。肝素过量或有出血倾向，可用鱼精蛋白对抗。

（2）补充凝血因子　应及时输新鲜血或血浆、纤维蛋白原等。

（3）抗纤溶药物　纤溶亢进时，用氨基己酸、氨甲苯酸、氨甲环酸静脉滴注。补充纤维蛋白原每次 2 ～ 4g，使血纤维蛋白原浓度达 1.5g/L。

4. 预防肾衰竭及感染　血容量补足后若仍少尿，应选用呋塞米 20 ～ 40mg 静脉注射，或 20% 甘露醇 250mL 快速静脉滴注（10mL/min），以扩张肾小球动脉（有心衰时慎用），预防肾衰；检测血电解质；选用肾毒性小的广谱抗生素预防感染。

5. 产科处理　若发生于胎儿娩出前，应积极改善呼吸循环功能，防止 DIC，抢救休克；病情稳定后应迅速结束分娩。若在第一产程发病，应行剖宫产终止妊娠。若在第二产程发病，应行阴道助产结束分娩；若发生产后大出血，经积极处理仍不能止血者，应行子宫切除，以减少胎盘剥离面开放的血窦出血，争取抢救时间。

（三）中医治疗

应本着"急则治其标，缓则治其本"的原则。当休克发生时，应首先抗休克治疗，促患者苏醒，待其醒后进行辨证论治。血虚气脱者，宜益气固脱；瘀阻气闭者，宜活血调气。

1. 血虚气脱证

证候：产时或产后流血过多，突然晕眩，心悸烦闷，甚则昏不知人，面色苍白，冷汗淋漓，眼闭口开，手撒肢冷。舌淡无苔，脉微欲绝或浮大而虚。

治法：益气固脱。

方药：参附汤（《正体类要》）。

若阴道下血不止，可加姜炭、黑芥穗以止血；若神志昏迷，不能口服时可鼻饲，待清醒后可大补气血，方用当归补血汤（《医理真传》）加减。

2. 瘀阻气闭证

证候：产时或产后突然寒战，呛咳，气急，烦躁不安，恶心呕吐，气粗喘促，面色青紫，神昏口噤，不省人事，两手握拳。唇舌紫暗，脉涩。

治法：行血逐瘀。

方药：夺命散（《妇人大全良方》）加当归、川芎。

若兼有胸闷呕哕者，加姜半夏、胆南星降逆化痰。

【诊疗思路示意图】

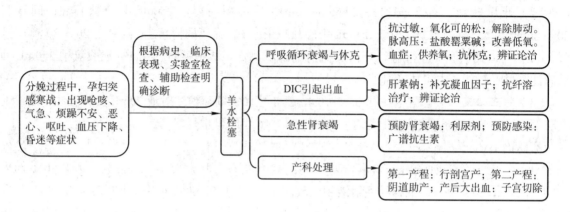

图 11-15　羊水栓塞诊疗思路示意图

【预防与调护】

阴道检查时，动作应轻柔，避免产道损伤；人工破膜应在宫缩间歇时进行。严格掌握剖宫产指征，手术操作应规范、轻柔；中期妊娠钳刮时，应先破膜，羊水流尽再钳刮；规范羊膜腔穿刺手术操作。合理使用宫缩剂，防止宫缩过强，避免急产、子宫破裂、子宫颈裂伤等诱发因素。

【预后】

羊水栓塞起病急骤，病情凶险，一旦抢救无效可导致产妇死亡；发生于妊娠早、中期流产。病情较轻者，及时处理，患者较少死亡。

【思考题】

简述羊水栓塞的临床表现及处理。

四、脐带异常

脐带先露与脐带脱垂

胎膜未破时脐带位于胎先露部前方或一侧，称为脐带先露（presentation of umbilical cord）或隐性脐带脱垂。当胎膜破裂，脐带脱出于宫颈口外，降至阴道内，甚至露于外阴部，称为脐带脱垂（prolapse of umbilical cord）。

【病因】

易发生在胎先露部不能衔接时。常见原因有：①头盆不称、胎头入盆困难。②胎位异常如足先露、肩先露或枕后位等。③胎儿过小。④羊水过多。⑤脐带过长。⑥脐带附着异常及低置胎盘等。

【临床表现及诊断】

胎膜未破，于胎动、宫缩后胎心率突然变慢，改变体位、上推胎先露部及抬高臀部后迅速恢复者，应考虑脐带先露，临产后胎膜已破出现胎心率异常，应立即行阴道检查，了解有无脐带脱垂和脐带血管有无搏动。在胎先露部旁或其前方及阴道内触及脐带者，或脐带脱出于外阴者，即可确诊。超声及彩色多普勒超声等有助于明确诊断。

【对母儿的影响】

1. 对产妇影响 增加剖宫产率及手术助产率。

2. 对胎儿影响 脐带先露多发生在胎先露部尚未衔接时，宫缩时胎先露部下降，脐带一过性受压，可导致胎心率异常；胎先露部已衔接，胎膜已破者，脐带受压于胎先露部与骨盆之间，可引起胎儿缺氧，甚至胎心完全消失。以头先露最严重，肩先露最轻。若脐带血循环阻断超过7～8分钟，则胎死宫内。

【治疗】

1. 脐带先露 经产妇、胎膜未破、宫缩良好者，取头低臀高位，密切观察胎心率，等待胎头衔接；宫口渐扩张，胎心持续良好者，可经阴道分娩。初产妇、足先露或肩先露者，应行剖宫产术。

2. 脐带脱垂 胎心尚好，胎儿存活者，应争取尽快娩出胎儿。

（1）宫口开全 胎头已入盆者，行产钳术；臀先露行臀牵引术。

（2）宫口未开全 产妇立即取头低臀高位，将胎先露部上推，应用宫缩抑制剂，以缓解或减轻脐带受压。严密监测胎心同时应尽快行剖宫产术。

【预防与调护】

加强妊娠晚期及临产后监护，尽早发现脐带先露；对临产后胎先露部未入盆者，尽量不行或少行肛查或阴道检查；破膜后应监测胎心；需行人工破膜者，应采取高位破膜，使羊水缓慢流出，以免脐带脱出。

【预后】

脐带先露与脱垂发现、处理及时，对胎儿无不良影响，否则可导致胎儿窘迫，甚至死亡。

脐带缠绕

脐带围绕胎儿颈部、四肢或躯干者，称为脐带缠绕（cord entanglement）。90% 为脐带绕颈，以绕颈 1 周者居多，占分娩总数的 20% 左右。脐带绕颈对胎儿影响与脐带缠绕松紧、缠绕周数及脐带长短有关。

【病因】

发生原因与脐带过长，胎儿小、羊水过多及胎动频繁等有关。

【临床表现及诊断】

1. 临床表现 可引起胎先露部下降受阻，使产程延长或停滞；脐带受牵拉或受压可致胎儿窘迫。

2. 辅助检查

（1）超声检查 可诊断脐带缠绕。

（2）彩色多普勒超声检查 可在胎儿颈部发现脐带血流信号。

（3）胎心监护 出现频繁的变异减速。

【处理】

产前超声诊断为脐带缠绕者，在分娩过程中应加强监护，一旦出现胎儿窘迫，应及时处理，特别是胎心监护出现频繁的变异减速，经吸氧、改变体位不能缓解时，应及时终止妊娠。

脐带长度异常

脐带正常长度为 30～100cm，平均长度为 55cm。脐带短于 30cm 者，称为脐带过短。本病妊娠期间常无临床征象；临产后因胎先露部下降，脐带被牵拉过紧，使胎儿血循环受阻，可因缺氧出现胎心率异常，严重者可导致胎盘早剥。胎先露部下降受阻可引起产程延长，以第二产程延长居多。若临产后胎心率异常，疑有脐带过短，经抬高床脚和吸氧，胎心率仍无改善，应立即行剖宫产结束分娩。

脐带长度超过 100cm 者，称为脐带过长。过长的脐带易造成脐带绕颈、绕体、打结、脱垂或脐带受压。

脐带打结

脐带打结有真假。脐带假结是指因脐血管较脐带长，血管卷曲似结，或因脐静脉较脐动脉长形成迂曲似结，通常对胎儿无大危害。脐带真结多先为脐带缠绕胎体，后因胎儿穿过脐带套环而成真结。脐带真结较少见，发生率为 1.1%。若脐带真结未拉紧则无症状，拉紧后胎儿血循环受阻可致胎死宫内，多在分娩后确诊。

脐带扭转

脐带扭转（torsion of cord）少见。胎儿活动可使脐带顺其纵轴扭转呈螺旋状，生理性扭转可达 6～11 周。脐带过分扭转在近胎儿脐轮部变细呈索状坏死，可引起血管闭塞或伴血栓形成，胎儿可因血运中断而致死亡。

脐带附着异常

包括球拍状胎盘和脐带帆状附着。脐带附着于胎盘边缘者，称为球拍状胎盘。脐带附着异常在分娩过程中对母儿无大影响，多在产后检查胎盘时发现。脐带附着于胎膜上，脐带血管通过羊膜与绒毛膜间进入胎盘者，称为脐带帆状附着；若胎膜上的血管跨过宫颈内口位于胎先露部前方，称为前置血管。当胎膜破裂时，伴前置血管破裂出血达 200～300mL 时可导致胎儿死亡；若前置血管受胎先露部压迫，可导致脐血循环受阻，胎儿窘迫或死亡。临床表现为胎膜破裂时发生无痛性阴道流血，伴胎心率异常或消失，胎儿死亡。取流出血涂片检查，见有核红细胞或幼红细胞并有胎儿血红蛋白，即可确诊。

【脐带异常诊疗思路示意图】

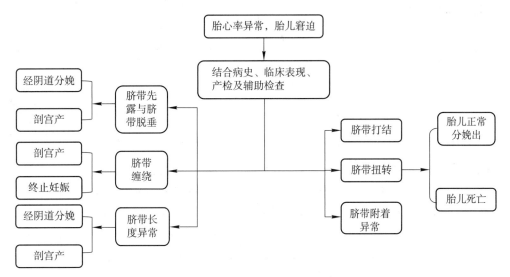

图 11-16　脐带异常诊疗思路示意图

【思考题】

简述脐带异常的类型及处理。

第十二章
产后病

扫一扫，查阅本章数字资源，含PPT、音视频、图片等

产妇在产褥期内发生与分娩或产褥有关的疾病，称为产后病。

常见的产后病有产褥感染、晚期产后出血、产褥期抑郁症、产褥中暑、产后缺乳、产后乳汁自出及常见产后并发症（产后便秘、产后排尿异常、产后关节痛、产后腹痛）等。

古代医家对产后病比较重视，古医籍中将产后常见病和危重症概括为"三病""三冲""三急"。如《金匮要略方论·妇人产后病脉证病治》指出："新产妇人有三病，一者病痉，二者病郁冒，三者大便难。"又如《张氏医通·卷十一》所论的产后"三冲"，即"冲心、冲胃、冲肺"，原文中云："败血上冲有三，或歌舞谈笑，或怒骂坐卧，甚者逾墙上屋，口咬拳打，山腔野调，号佛名神，此败血冲心，多死。……若饱闷呕恶，腹满胀痛者曰冲胃。……若面赤呕逆欲死曰冲肺。……大抵冲心者，十难救一；冲胃者，五死五生；冲肺者，十全一二。"该书同时提出了产后"三急"，曰："产后诸病，惟呕吐、盗汗、泄泻为急，三者并见必危。"

中医学认为，产后病的发病机制可以概括为四个方面：①亡血伤津：由于失血过多、褥汗外泄，使阴血暴亡，虚阳浮散，或血虚火动而致病。②元气受损：由于产程过长、产时用力耗气、产后操劳过早或失血过多，气随血耗，以致气虚失摄、冲任不固，或百节空虚，卫表不固而为患。③瘀血内阻：分娩创伤，脉损血溢，离经成瘀；或产后血室正开，摄生不慎，邪与血结为瘀；或胞衣、胎盘残留，或恶露不下，瘀血内阻，败血为病。④外感六淫或饮食房劳所伤：产后元气、津血俱伤，腠理不实，卫表不固，生活稍有不慎或调摄失当，均可致气血不调，营卫失和，脏腑功能失常，冲任损伤而变生产后诸疾。

产后病的诊断在运用四诊的基础上，还需根据新产的特点，注意"三审"（详见第五章第三节）。同时，参以脉证及产妇体质，运用八纲及现代辅助检查方法进行综合分析，才能做出准确的诊断，尤其对产后急危重症，如产褥感染、产后出血、产褥中暑等，需及时明确诊断，针对病因积极救治。

中医对产后病的治疗，应根据亡血伤津、元气受损、瘀血内阻、多虚多瘀的病机特点，本着"勿拘于产后，亦勿忘于产后"的原则，结合病情进行辨证论治。如《景岳全书·妇人规》云："产后气血俱去，诚多虚证。然有虚者，有不虚者，有全实者，凡此三者，但当随证随人，辨其虚实，以常法治疗，不得执有诚心，概行大补，以致助邪。"产后多虚应以大补气血为主，但又需防滞邪、助邪之弊；产后多瘀，当以活血行瘀治疗，然又需佐以养血，使祛邪而不伤正，化瘀而不伤血。故具体选方用药，必须照顾气血。开郁勿过于耗散，消导必兼扶脾，祛寒勿过用温燥，清热勿过用苦寒，解表勿过于发汗，攻里勿过用削伐。同时，应掌握产后用药"三禁"，即禁大汗，以防亡阳；禁峻下，以防亡阴；禁通利小便，以防亡津液。

产后病应注重调护。居室宜温度适宜，空气流通，不宜门窗紧闭；衣着宜适寒温，及时增

减，宽松舒适，以防感受风寒或暑热之邪；饮食宜清淡、富含营养而易消化，不宜过食生冷辛辣和肥甘厚味，以免内伤脾胃；宜劳逸结合，避免过劳伤气；心情宜轻松舒畅，不宜悲恐抑郁；产后百日内不宜交合，以防房劳伤肾；外阴宜保持清洁，以防病邪乘虚入侵。

第一节　产褥感染

【病例】

患者，女，27岁。

主诉：正常产后7天，发热伴腹痛3天。

现病史：患者于7天前在当地医院正常分娩一女性活婴，产程超过24小时，产后给予头孢菌素静点1天后出院。3天前出现发热，体温最高达38.5℃，伴有下腹疼痛，恶露量多，有异味，自服红霉素，无效。来院时症见发热，下腹疼痛拒按，恶露色深红，气臭秽，口渴喜冷饮；舌红苔黄，脉数有力。

查体：T:38.8℃，下腹压痛（＋），反跳痛（＋），肌紧张（＋），阴道流血超过月经量，有异味。

妇科检查：外阴发育正常，阴道通畅，宫颈举痛（＋），子宫增大，质软，压痛（＋），双侧附件区增厚，压痛明显。

问题

患者所患何病？发生该病的原因是什么？临床需做何检查？中西医如何诊断及治疗？

产褥感染（puerperal infection）是指分娩及产褥期内生殖道受病原体侵袭，引起局部或全身的感染。产褥感染的发病率为6%。

产褥感染属中医学"产后发热"范畴。

【病因病理】

（一）西医病因病理

1. 病因

（1）诱因　妊娠和正常分娩通常不会增加产妇的感染机会，只有在机体免疫力、病原体毒力、病原体数量三者之间的平衡失调时，才会导致感染的发生。产妇体质虚弱、慢性疾病、孕期贫血、营养不良、孕期卫生不良、胎膜早破、羊膜腔感染、产科手术操作不慎、产程延长、产前产后出血过多、多次阴道指诊检查等，均可以成为产褥感染的诱因。

（2）病原体种类　导致产褥感染的病原体种类较多，可分为需氧菌、厌氧菌等。

1）需氧菌　包括链球菌（如β-溶血性链球菌）、杆菌（如大肠杆菌、克雷伯菌属等）、葡萄球菌（主要为金黄色葡萄球菌和表皮葡萄球菌）。

2）厌氧菌　包括革兰阳性球菌（如消化链球菌、消化球菌）、杆菌属（常见的有脆弱类杆菌）、梭状芽孢杆菌（主要是产气荚膜梭菌）。

3）其他　如支原体、沙眼衣原体、淋病奈瑟球菌等。

（3）感染途径

1）外源性感染　外界病原体由被污染的衣物、用具、各种手术器械或医务人员消毒不严及临产前性生活等途径侵入机体。

2）内源性感染　寄生于正常产妇生殖道的微生物，当抵抗力降低等感染诱因出现时可致病。近年表明，内源性感染更重要，除可导致产褥感染，还能在孕期感染胎儿，造成流产、早产、胎膜早破、死胎等。

2. 病理

（1）急性外阴、阴道、宫颈炎　分娩时会阴部损伤导致感染或手术切口感染。会阴裂伤或会阴切口感染可致局部伤口红肿、发硬、裂开，触痛，脓性分泌物流出等；阴道挫伤感染表现为黏膜充血、水肿、溃疡等。感染部位较深时可致阴道旁结缔组织炎；宫颈裂伤感染向深部蔓延，可引起盆腔结缔组织炎。

（2）急性子宫内膜炎、子宫肌炎　病原体由胎盘剥离面入侵，扩散至子宫蜕膜层，称为子宫内膜炎，子宫内膜充血、坏死；病原体侵入子宫肌层，称为子宫肌炎，此时宫体压痛，子宫复旧不良。

（3）急性盆腔结缔组织炎、急性输卵管炎　病原体沿宫旁淋巴和血行达宫旁组织，并累及输卵管，局部充血、水肿、大量中性粒细胞浸润，可出现炎性包块，甚至形成"冰冻骨盆"。

（4）急性盆腔腹膜炎及弥漫性腹膜炎　炎症扩散至子宫浆膜，形成盆腔腹膜炎，继而发展为弥漫性腹膜炎。腹膜面分泌大量渗出液，纤维蛋白覆盖可引起肠粘连，亦可在直肠子宫陷凹形成局限性脓肿。

（5）血栓静脉炎　盆腔内血栓静脉炎常侵及子宫静脉、卵巢静脉、髂内静脉、髂总静脉和阴道静脉，病变单侧居多。下肢血栓静脉炎多继发于盆腔静脉炎，病变多在股静脉、腘静脉及大隐静脉。

（6）脓毒血症及败血症　感染血栓脱落进入血液循环可引起脓毒血症，随后可发生感染性休克和迁徙性脓肿（肺脓肿、肾脓肿）。若病原体大量进入血液循环并繁殖可形成败血症。

（二）中医病因病机

主要为产后体虚，感染邪毒，正邪交争。如热毒不解，极易传入营血或内陷心包，出现急危重症。

1. 感染邪毒　产时产创、出血，元气耗损，血室正开，如接生不慎、产褥不洁、不禁房事，邪毒乘虚侵入，稽留于胞宫、胞脉，正邪交争可致发热。

2. 热入营血　感染邪毒不解，火热炽盛，加之产后元气大伤，邪毒内陷，热入营血，与血搏结，损伤营阴，可致发热。

3. 热陷心包　营分失治，热毒深陷，内闭心包亦可生热。

【临床表现】

1. 症状　发热、疼痛、恶露异常，为产褥感染三大主要症状。由于感染的部位、程度等不同，临床表现也不同。

（1）发热　一般出现在产后3～7天，外阴、阴道、宫颈部位感染者，发热常不明显；子宫肌炎、急性盆腔结缔组织炎、急性输卵管炎时，表现为高热、寒战、头痛等，盆腔脓肿形成者则高热不退；弥漫性腹膜炎时，体温高达40℃；盆腔内血栓静脉炎可表现为寒战、高热，可持续数周并反复发作；下肢血栓静脉炎可表现为弛张热。

（2）疼痛　会阴裂伤或切口感染时，表现为会阴部疼痛；当感染延及子宫、输卵管、盆腔结缔组织、盆腔腹膜时，均可出现不同程度的腹痛，从下腹部开始，逐渐波及全腹。腹膜炎时，往往疼痛剧烈并伴有恶心呕吐等症。

（3）恶露异常　子宫内膜炎患者阴道内可有大量脓性分泌物且有臭味；若为子宫肌炎，则恶露增多并呈脓性。

（4）其他　若形成盆腔脓肿，脓肿波及肠管与膀胱可出现腹泻、里急后重与排尿困难；下肢血栓静脉炎多见于产后1～2周，单侧居多，可见下肢持续性疼痛、肿胀，站立时加重，行走困难；如形成脓毒血症、败血症，则可出现持续高热、寒战、谵妄、昏迷、休克，甚至死亡。

2. 体征

（1）一般体格检查　体温升高，脉搏增快，下腹部压痛，炎症波及腹膜时，可出现腹肌紧张及反跳痛。下肢血栓静脉炎患者可出现局部静脉压痛，或触及硬索状，下肢水肿，皮肤发白，习称"股白肿"。

（2）妇科检查　外阴感染时，会阴切口或裂伤处可见红肿、发硬、伤口裂开，压痛明显，脓性分泌物流出。阴道裂伤及挫伤感染时黏膜可见充血、水肿、溃疡、脓性分泌物增多。如为宫体或盆腔感染，双合诊检查子宫可有明显触痛，大而软，宫旁组织触痛明显、增厚或触及炎性包块；有脓肿形成时，肿物可有波动感。

【诊断与鉴别诊断】

（一）诊断要点

1. 病史　多有难产、产程过长、手术产、急产、不洁分娩、胎膜早破、产后出血或产褥期性交等病史。

2. 临床表现　产褥期内出现发热、会阴局部疼痛或下腹疼痛、恶露异常。

3. 实验室及其他检查

（1）实验室检查　血常规白细胞总数及中性粒细胞增高，有核左移现象。血清C反应蛋白升高有助于早期诊断感染。宫颈管或切口分泌物、脓肿穿刺物、后穹隆穿刺物细菌培养、药敏试验、血培养和厌氧菌培养及病原体抗原和特异抗体检测可明确病原体。

（2）辅助检查　超声检查、CT、磁共振等检查，可监测子宫的大小及复旧情况，了解宫腔内有无残留物，有助于对感染形成的炎性包块、脓肿做出定位及定性诊断。

（二）辨证要点

应根据发热的特点，结合恶露的量、色、质、气味改变，有无腹痛等伴随症状及舌脉辨其虚实。若高热寒战，伴小腹疼痛、拒按、恶露有臭气，为感染邪毒；高热汗出，烦躁不安，皮肤斑疹隐隐为热入营血；高热不退，神昏谵语，为热陷心包。

（三）鉴别诊断

1. 导致产褥病率的其他疾病　产褥病率（puerperal morbidity）是指分娩24小时以后的10日内，每日用口表测体温4次，间隔时间4小时，有2次体温≥38℃。产褥病率多由产褥感染引起，但也可由生殖道以外感染如上呼吸道感染、急性乳腺炎、泌尿系统感染等所致。这些疾病均可引起发热，但一般恶露正常，妇科检查无异常发现，子宫复旧良好，有其原发病的特征。

2. 产褥中暑 发生于炎热夏季，多为产妇在产褥期间处于高温闷热环境出现的一种急性热病。主要表现为恶心、呕吐、心悸、发热，甚至谵妄、抽搐、昏迷。

【治疗】

（一）治疗思路

产褥感染是产科危重症，应采用中西医结合方法积极进行治疗。在采用静脉给予恰当、合理的抗生素控制感染的同时配合中药清热解毒、凉血化瘀。细菌培养和药敏试验结果出来之前可根据临床表现及临床经验选用广谱抗生素及中药治疗。切口感染、盆腔脓肿、子宫严重感染等应及时手术治疗。

（二）西医治疗

1. 支持疗法 定时监测体温等，必要时物理降温；加强营养，增强全身抵抗力，纠正水及电解质紊乱；病情严重或贫血者，可多次少量输新鲜血或血浆；宜取半卧位，利于恶露引流或使炎症局限。

2. 抗生素的应用 未能确定病原体时，应根据临床表现及临床经验，选用广谱抗生素，然后依据细菌培养和药敏试验结果，调整抗生素种类和剂量。中毒症状严重者，可短期加用肾上腺皮质激素，以提高机体应激能力。

3. 手术治疗 会阴伤口及腹部切口感染，应及时行切开引流术；形成盆腔脓肿者，可经腹或后穹隆切开引流。若有胎盘胎膜残留，经有效抗感染治疗同时，应清除宫腔内残留物。若子宫严重感染，经积极治疗无效，出现不能控制的出血、败血症或脓毒血症时，应及时行子宫切除术，清除感染源，抢救患者生命。

4. 血栓静脉炎的治疗 在应用大量抗生素的同时，加服活血化瘀等中药，并可加用肝素、尿激酶静脉滴注，同时还可口服阿司匹林等抗凝药物，用药期间应监测凝血功能。

（三）中医治疗

以清热解毒、凉血化瘀为主要治法。对热毒炽盛、热入营血、热陷心包甚或亡阳者，应分清标本缓急，急宜清心凉血开窍或回阳救逆。

1. 辨证论治

（1）感染邪毒证

证候：产后高热寒战，小腹疼痛拒按，恶露量多或少，色紫暗如败酱，气臭秽，烦躁，口渴引饮，尿少色黄，大便燥结。舌红苔黄而干，脉数有力。

治法：清热解毒，凉血化瘀。

方药：五味消毒饮（《医宗金鉴》）合失笑散（《太平惠民和剂局方》）加牡丹皮、赤芍、鱼腥草、益母草。

若高热不退、大汗出、烦渴引饮、脉虚大而数，加生石膏、知母、天花粉、芦根、沙参等以清热透邪、生津止渴；下肢肿胀、疼痛者，加路路通、鸡血藤、丹参等活血通络；发热、腹痛拒按、大便不通之热瘀成脓者，用大黄牡丹汤加味以清热逐瘀、排脓通腑。

（2）热入营血证

证候：产后高热汗出，烦躁不安，皮肤斑疹隐隐。舌红绛苔黄燥，脉弦细而数。

治法：清营解毒，散瘀泄热。

方药：清营汤（《温病条辨》）加紫花地丁、蒲公英、栀子、牡丹皮。

（3）热陷心包证

证候：产后高热不退，神昏谵语，甚至昏迷，面色苍白，四肢厥冷。舌红绛，脉微而数。

治法：清心开窍。

方药：清营汤送服安宫牛黄丸（《温病条辨》）或紫雪丹（《外台秘要》）。

病情进一步发展至热深厥脱，出现冷汗淋漓、四肢厥冷、脉微欲绝等亡阳证候者，急宜回阳救逆，方用独参汤（《十药神书》）、参附汤（《正体类要》）或生脉散（《内外伤辨惑论》）。

2. 外治法 会阴伤口感染，局部红、肿、热、痛，或有脓性分泌物，用蒲公英、马齿苋、黄连、黄柏、赤芍、牡丹皮、金银花等煎水熏洗。

3. 中成药

（1）安宫牛黄丸或紫雪丹 口服，适用于热陷心包证。

（2）西黄丸 口服，适用于盆腔或生殖道有脓肿形成者。

4. 针灸疗法 针刺合谷、大椎、曲池、风池穴，用泻法。

【诊疗思路示意图】

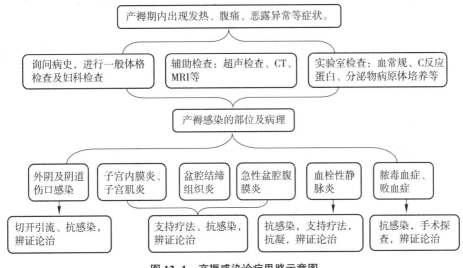

图 12-1 产褥感染诊疗思路示意图

【预防与调护】

注意孕期卫生，保持外阴清洁；临产前 2 个月避免盆浴及性生活；加强营养，增强体质；及时治疗外阴阴道炎及宫颈炎症。避免胎膜早破、滞产、产道损伤与产后出血的发生。产时严格无菌操作，减少不必要的阴道检查和手术操作；产后严密观察，对可能发生产褥感染者，可预防性应用抗生素。

【预后】

一般轻、中度感染，经积极治疗可痊愈。如病情严重，或未及时治疗抢救，可发展为脓毒血症、败血症、中毒性休克，甚至危及生命。

【思考题】

如何对产褥感染进行诊断？

第二节 晚期产后出血

【病例】

患者，女，35 岁。

主诉：侧切产后 20 天，阴道流血量多 2 天。

现病史：患者 20 天前在当地医院侧切分娩一男性活婴，产后给予预防感染及促宫缩治疗，但阴道流血持续至今，初始量逐渐减少，2 天前阴道流血增多，超月经量，色暗，伴血块，小腹疼痛拒按，块下痛减；舌紫暗，脉沉涩。

问题

患者所患何病？临床需做何检查？中西医如何诊断及治疗？

晚期产后出血（late puerperal hemorrhage）是指分娩 24 小时后，在产褥期内发生的子宫大量出血。以产后 1～2 周发病最常见，亦有产后 2 月余发病者。

本病属中医学"产后恶露不绝""产后血崩"范畴。产后恶露不绝指产后血性恶露持续 10 天以上仍淋漓不尽。

【病因病理】

（一）西医病因病理

1. 胎盘胎膜残留 是经阴道分娩后晚期产后出血最常见的原因。残留的胎盘组织变性、坏死、机化，当坏死组织脱落时，暴露基底部血管，可引起大量出血。

2. 蜕膜残留 蜕膜因剥离不全而长时间残留可影响子宫复旧，继发子宫内膜炎症，引起晚期产后出血。

3. 子宫胎盘附着面复旧不全 胎盘附着面复旧不全可引起血栓脱落，血窦重新开放，导致子宫出血。

4. 感染 以子宫内膜炎多见，炎症可引起胎盘附着面复旧不良和子宫收缩欠佳，血窦关闭不全可导致子宫出血。

5. 剖宫产术后子宫切口愈合不良 因术中子宫切口位置选择不当、子宫切口止血不良、切口缝合过密、切口对合不良、感染等可影响切口愈合，甚至切口裂开，导致大出血。

6. 其他 产后子宫滋养细胞肿瘤、子宫黏膜下肌瘤、子宫颈癌等均可引起晚期产后出血。

（二）中医病因病机

本病的主要病机为冲任不固，气血运行失常。虚、热、瘀是本病的基本病理特征。

1. 气虚　素体气虚，复因产时失血耗气；或产后操劳过早，损伤脾气，致气虚冲任不固，血失统摄。

2. 血热　素体阴虚，复因产时伤血，阴液愈亏，虚热内生；或产后嗜食辛燥助阳之品；或情志不畅，肝郁化热；或感受热邪，热扰冲任，致迫血下行。

3. 血瘀　产后胞脉空虚，寒邪乘虚客于胞中，血为寒凝，冲任瘀阻；或因七情郁结，气滞血瘀；或因劳倦，气虚无力运血，败血滞留为瘀；或因胞衣残留，瘀血内阻，阻滞冲任，新血不得归经为患。

【临床表现】

1. 症状

（1）阴道流血　胎盘胎膜残留、蜕膜残留引起的阴道流血多在产后 10 日发生。胎盘附着部位复旧不良常发生在产后 2 周左右，可出现反复多次阴道流血，也可突然大量阴道流血。剖宫产子宫切口愈合不良或裂开所致的阴道流血多在术后 2～3 周发生，表现为突然大量阴道流血，甚至引起失血性休克。

（2）腹痛和发热　反复出血并发感染者，可出现腹痛和发热，恶露恶臭。

（3）全身症状　出血多时有头晕、心悸等，甚至休克表现。

2. 体征　妇科检查：子宫复旧不佳可扪及子宫增大、变软，宫口松弛，有时可触及残留组织和血块；伴有感染者，子宫有压痛；剖宫产切口裂开，宫颈内有血块，宫颈外口松，有时可触及子宫下段明显变软，切口部位有凹陷或突起；滋养细胞肿瘤患者，有时可于产道内发现转移结节。

【诊断与鉴别诊断】

（一）诊断要点

1. 病史　若为阴道分娩，应注意产程进展，以及产后恶露变化情况，有无反复或突然阴道流血病史；若为剖宫产，应了解手术指征、术式及术后恢复情况。

2. 临床表现　分娩 24 小时后，在产褥期内发生的子宫大量出血。具体临床表现同前。

3. 实验室及其他检查

（1）实验室检查　①血常规：了解贫血和感染情况。②血 β-hCG：有助于排除胎盘残留及产后滋养细胞肿瘤。③病原菌和药敏试验：可有助于选择有效广谱抗生素。

（2）辅助检查　①超声检查：可了解子宫大小、宫腔有无残留物及子宫切口愈合情况。②病理检查：宫腔刮出物或切除子宫标本应送病理检查。

（二）辨证要点

本病的辨证，重在根据恶露的量、色、质、气味的变化及全身症状辨其寒、热、虚、实。如量多、色淡、质稀、无臭气者，多属气虚；量多、色鲜红或紫红、质黏稠、有臭气者，多为血热；恶露淋漓不断、时多时少、色紫暗、有血块者，多属血瘀。

（三）鉴别诊断

产褥期外伤性出血　产褥期内有性交史或外伤史可引起阴道大量出血。妇科检查可见阴道或宫颈有裂伤。

【治疗】

（一）治疗思路

晚期产后出血属产科危重症，针对病因的治疗是根本。应检查宫缩情况、胎盘、产道及凝血功能等，而后针对出血原因进行积极处理。西医以促宫缩、抗感染、纠正贫血等治疗可短时间内控制出血。若宫内有胎盘胎膜残留者，应行清宫术；子宫切口裂开者，必要时可行手术治疗。当病情得到有效控制后，应通过中医辨证论治，以治其本，巩固疗效。

（二）西医治疗

1. 一般治疗 如有休克应立即纠正休克，同时记录出血量，并给予支持疗法。观察期间和术后注意改善贫血，定期检查血常规。

2. 促宫缩、抗感染 少量或中等量阴道流血，应给予广谱抗生素、子宫收缩剂。

3. 清除宫内残留物 疑有胎盘胎膜、蜕膜残留，在输液、备血及准备开腹手术的条件下刮宫，刮出物送病理检查；术后继续给予抗生素及子宫收缩剂。

4. 剖宫产术后出血

（1）剖宫产切口裂开 疑似剖宫产切口裂开，仅少量阴道流血，也应住院并绝对卧床，选用广谱抗生素和缩宫素静滴，密切观察病情变化。若阴道流血量多，可行剖腹探查或腹腔镜探查。若切口周围组织坏死范围小、炎症反应轻微，可行清创缝合及髂内动脉、子宫动脉结扎止血或行髂内动脉栓塞术；若组织坏死范围大，酌情采用次全子宫切除术或全子宫切除术。

（2）胎盘残留 剖宫产术后如疑有胎盘残留，应在手术室输血、输液并做好开腹手术准备的条件下在超声监控下刮宫；操作应轻柔，一旦出血不止应立即剖腹探查；刮出物应送病理检查。

5. 肿瘤引起的阴道流血 应按肿瘤性质、部位做相应处置。

（三）中医治疗

根据病情的轻重缓急，采用"急则治其标，缓则治其本"的原则，以调理气血、固摄冲任为主要治法。当出血量多势急时，急宜益气固冲、回阳救逆，可选用独参汤或参附汤治之。待血势缓解，则应虚者补之，热者清之，瘀者攻之，并随证选加相应止血药，标本同治。

1. 辨证论治

（1）气虚证

证候：产后恶露量多，或血性恶露过期不止，色淡红，质稀，无臭气，面色㿠白，神疲懒言，四肢无力，小腹空坠。舌淡苔薄白，脉细弱或缓弱。

治法：补脾益气，固冲摄血。

方药：补中益气汤（《脾胃论》）加艾叶炭、鹿角胶。

若心悸气短者，加五味子、龙眼肉以养心安神；夹有血块，气虚兼瘀者，加益母草、炒蒲黄、三七粉以祛瘀止血；腰酸肢软、头晕耳鸣者，加桑寄生、续断、杜仲、金樱子补肝肾、固冲任。

（2）血热证

证候：产后恶露过期不止，量较多，色紫红，质黏稠，有臭气，面色潮红，口燥咽干。舌红苔燥或少苔，脉细数无力。

治法：清热凉血，安冲止血。

方药：保阴煎（《景岳全书》）加七叶一枝花、贯众、炒地榆、煅牡蛎。

若咽干口燥、五心烦热、舌红苔少、脉细数，治宜养阴清热，固冲止血，去续断，加玄参、麦冬、地骨皮以滋阴清热，或方用两地汤（《傅青主女科》）合二至丸（《医方集解》）；肝郁化热，症见恶露量多或少、色深红有块、胸胁或乳房胀痛、心烦易怒、口苦咽干、舌红苔黄、脉弦数者，治宜疏肝解郁、清热止血，方用丹栀逍遥散（《内科摘要》）加生地黄、旱莲草、茜草。

（3）血瘀证

证候：产后血性恶露过期不止，量时多时少，色紫暗，有血块，小腹疼痛拒按，块下痛减。舌紫暗，或边尖有瘀点瘀斑，脉弦涩。

治法：活血化瘀，调冲止血。

方药：生化汤（《傅青主女科》）合失笑散（《太平惠民和剂局方》）加益母草、茜草、三七粉。

若小腹冷痛，寒凝血瘀，加炒艾叶、乌药、补骨脂温经散寒；胸胁、少腹胀痛，气滞明显者，加荔枝核、川楝子、郁金理气行滞；小腹空坠，气虚明显者，加党参、黄芪以补气；瘀久化热，恶露臭秽、口燥咽干者，加黄柏、败酱草、马齿苋、蒲公英清热解毒。

2. 中成药

（1）云南白药、益母草胶囊、新生化颗粒、桂枝茯苓丸　口服，适用于血瘀证。

（2）补中益气丸　口服，适用于气虚证。

（3）葆宫止血颗粒　口服，适用于虚热证。

（4）安宫止血颗粒　口服，适用于血瘀夹热证。

（5）妇康宝口服液　适用于气血虚弱证。

3. 针灸疗法　取穴关元、中极、足三里、三阴交。气虚证加脾俞、气海穴，用补法；血热证加血海、太冲、肝俞穴，用泻法；血瘀证加石门、气海、地机穴，用泻法。

【诊疗思路示意图】

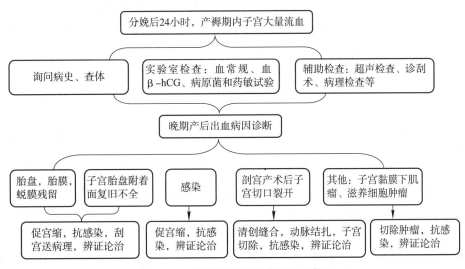

图12-2　晚期产后出血诊疗思路示意图

【预防与调护】

剖宫产时应合理选择切口，正确缝合子宫。阴道分娩时应正确处理第三产程，仔细检查胎盘、胎膜；若有缺损，应及时取出。术后应用抗生素以预防感染。

【预后】

本病经积极治疗，多能痊愈。若不能及时控制病情，出血量多或持续时间长，则会导致贫血、休克，甚至危及生命。

【思考题】

晚期产后出血的中医病因、西医病因分别是什么？

第三节　产褥期抑郁症

【病例】

患者，女，26 岁。
主诉：产后 15 天，焦虑、失眠 1 周，加重 2 天。
现病史：该患者 15 天前行足月剖宫产，产后 1 周与婆婆争吵后出现心情压抑、烦躁易怒、失眠，近 2 日甚至夜不能寐，来诊。现症见精神抑郁，精神不振，善太息，失眠多梦；舌淡红苔薄白，脉弦细。

问题

患者所患何病？中西医如何诊断及治疗？

产妇在产褥期间出现持续和严重的情绪低落及一系列证候，如失眠、悲观等，甚至影响对新生儿的照料，称为产褥期抑郁症（postpartum depression），是产褥期精神综合征最常见的一种类型。国外报道其发病率高达 30%，多在产后 2 周内发病，4～6 周症状明显。

本病古代医籍中尚无专论，仅散见于历代医籍"产后惊悸恍惚""产后不语""产后发狂"等论述中，目前中医教材将本病称为"产后抑郁"。

【病因病理】

（一）西医病因

病因不明。有不良生育史、多产、不易怀孕、青少年产妇、早产产妇、妊娠合并疾病、婴儿住院中的产妇、家庭关系不和睦、新生儿性别与期望不符等情况易引发产褥期抑郁症。

（二）中医病因病机

1. 心脾两虚　产后思虑太过，心血暗耗，脾气受损，气血生化不足，血不养心，而见心神失养。

2. 瘀阻气逆　产后元气亏损，复因劳倦耗气，运血无力，血滞成瘀；或产后胞宫瘀血停滞，瘀阻气逆，致败血上攻扰心。

3. 肝郁气滞　素性忧郁，产后复因情志所伤，或突受惊吓，致魂不守舍。

【临床表现】

①情绪改变。心情压抑、沮丧，甚至焦虑、恐惧、易怒等。②自我评价降低。自暴自弃、自罪感，与家人关系不和谐。③创造性思维受损，主动性降低。④其他。对生活缺乏信心，出现厌食、睡眠障碍、易疲倦等。严重者甚至可产生自杀或杀婴倾向。

【诊断与鉴别诊断】

（一）诊断要点

目前尚无统一的诊断标准。《精神疾病的诊断与统计手册》（美国精神病学会，1994）一书制定了产褥期抑郁症的诊断标准（表 12-1）。此外，还可用 Ednburgh 产褥期抑郁量表（EPDS）和产褥期抑郁筛查量表（PDSS）协助诊断。

表 12-1　产褥期抑郁症的诊断标准

项目	内容
产褥期抑郁症的诊断标准	产后 2 周内出现 5 条或 5 条以上的症状，且必须具备①②
	①情绪抑郁。②对全部或多数活动明显缺乏兴趣或愉悦。③体重显著下降或增加。④失眠或睡眠过度。⑤精神运动性兴奋或阻滞。⑥疲劳或乏力。⑦遇事均感毫无意义或有自罪感。⑧思维能力减退或注意力不集中。⑨反复出现想死亡的想法
	产后 4 周内发病

（二）辨证要点

根据产后多虚多瘀及气血变化的特点，结合产后全身症状及舌脉可辨明虚实。若产后精神不振、悲伤欲哭、神疲乏力、舌淡苔薄白、脉细弱，多属虚；产后精神郁闷、喜怒无常、舌暗有瘀斑、脉弦或涩者，多属实。

（三）鉴别诊断

1. 产后抑郁性精神病　是产后抑郁的发展变化，属精神病学范畴。临床上有精神分裂症状，如迫害妄想、幻听、躁狂等。

2. 产后神经衰弱　主要表现为失眠、多梦、记忆力下降及乏力等，经充分休息，可较快恢复。

3. 产后抑郁综合征　多发生于产后 7 天内，以产后 3 日内发病居多；为短暂的阵发哭泣及忧郁状态，病情轻，病程短，90% 仅持续 1～3 天，可自行缓解。

【治疗】

（一）治疗思路

心理治疗是本病的基本疗法，同时针对病因和临床特点，采用中西医结合方法可解除患者的抑郁状态。

（二）西医治疗

1. 心理治疗　包括心理支持、咨询与社会干预等，是治疗本病的重要手段。通过心理咨询，解除致病的心理因素，争取家人尤其是丈夫对产妇的关心、支持和照顾，指导其养成良好的睡眠习惯。

2. 药物治疗　病情严重者，应在专业医生指导下尽量选用不进入乳汁的抗抑郁药，首选 5-羟色胺再吸收抑制剂。

（1）5-羟色胺再吸收抑制剂　盐酸帕罗西汀每日 20mg，口服，2～3 周后可逐渐增至每日 50mg，不宜骤然停药；盐酸舍曲林每日 50mg，口服，数周后增至每日 100～200mg（此量不得连续应用 8 周以上）。

（2）三环类抗抑郁药　阿米替林每日 50～75mg，分次口服，逐渐增至每日 150～250mg。

（三）中医治疗

以调和气血、安神定志为主。虚者补益心神；实者镇惊开窍。

1. 辨证论治

（1）心脾两虚证

证候：产后精神不振，心神不宁，悲伤欲哭，失眠多梦，健忘，心悸，神疲乏力，面色萎黄，纳少便溏。舌淡苔薄白，脉细弱。

治法：补益心脾，养血安神。

方药：甘麦大枣汤（《金匮要略》）合归脾汤（《正体类要》）。

若惊悸不宁者加龙齿、琥珀镇心安神。

（2）瘀阻气逆证

证候：产后郁郁寡欢，或神志错乱如见鬼状，喜怒无常，少寐多梦，恶露不下或不畅，色紫暗有块，小腹硬痛拒按。舌暗有瘀斑，脉弦或涩。

治法：活血化瘀，镇逆安神。

方药：癫狂梦醒汤（《医林改错》）加酸枣仁。

（3）肝郁气滞证

证候：产后精神郁闷，心烦易怒，失眠多梦，伴善太息，胸胁乳房胀痛。舌淡红苔薄白，脉弦。

治法：疏肝解郁，镇静安神。

方药：逍遥散（《太平惠民和剂局方》）加夜交藤、合欢皮、磁石、柏子仁。

若烦热口苦者，加牡丹皮、栀子清泻肝火。

2. 中成药

（1）柏子养心丸　口服，适用于心气虚寒证。

（2）朱砂安神丸　口服，适用于心火亢盛，阴血不足者；哺乳者慎用。

（3）血府逐瘀胶囊　口服，适用于瘀血内阻证。

【预防与调护】

1. 加强孕期管理，了解孕妇个性特征、有无家族精神病史；对存在家庭人际关系问题者，应给予关心、协调，使孕妇精神安定。

2.临产前加强精神调护可减轻对分娩的恐惧。

3.合理安排产后生活，保证休息，调畅情志，减少产后不良刺激。

【预后】

预后良好，约 70% 患者于 1 年内治愈；极少数患者症状持续 1 年以上；再次妊娠本病复发率约 20%。本病患者下一代认知能力可能受一定影响。

【思考题】

中医对产后抑郁症是如何辨证论治的？

第四节　产褥中暑

【病例】

患者，女，28 岁。

主诉：产后 3 天，胸闷、恶心加重。

现病史：患者 3 天前于当地医院正常分娩一男婴，产时正值暑期，出现胸闷心悸、恶心、汗多、精神疲惫。现症见产妇体温高达 38.6℃，面色潮红、胸闷、呼吸急促、口渴，皮肤布满红色粟粒疹，脉搏增快。

既往史：无高血压病史及肝炎病史。

问题

患者所患何病？发生该病的原因是什么？中西医如何诊断与治疗？

产妇产褥期处于暑季高温闷热环境，体内余热不能及时散发，引起中枢性体温调节功能障碍的急性热病，称为产褥中暑（puerperal heat stroke）。本病起病急骤，病情发展迅速，如处理不当常遗留严重后遗症，甚至死亡。

产褥中暑属中医"晕厥""产后发热"等范畴。

【病因病理】

（一）西医病因病理

当外界气温超过 35℃时，机体依赖汗液蒸发而散热，但受旧习俗影响，产妇惧怕"汗出当风"，常紧闭门窗，包头盖被、衣着严实，处于小范围高温、高湿、不通风环境，严重影响机体出汗散热，导致体温调节中枢功能衰竭而出现高热持续不退，水、电解质代谢紊乱，甚则出现意识丧失、呼吸循环衰竭。

（二）中医病因病机

1.暑入阳明　产时正值酷暑季节，产后百脉空虚、腠理不密，暑热之邪乘虚客之，燔灼阳明，营卫不合而发病。

2. 暑伤气津 产后元气已损，加之暑热入侵，更耗气伤津。

3. 暑入心营 暑热之邪，传变迅速，若阳明之邪不解，或失治误治，可致邪陷心营，或触犯心包，甚则阴阳离决。

【临床表现】

1. 中暑先兆 起病急骤，表现为口渴、多汗、心悸、恶心、胸闷、四肢无力等，体温正常或低热。

2. 轻度中暑 中暑先兆未能及时处理，随后体温渐达 38.5℃以上，面色潮红，头痛恶心，胸闷加重，脉搏增快，呼吸急促，口渴甚，无汗，尿少，痱子布满全身等。

3. 重度中暑 产妇体温持续升高达 41～42℃，呈稽留热，出现面色苍白，呼吸急促，脉搏微弱，血压下降，皮肤干燥，无汗，嗜睡、谵妄、抽搐、昏迷等。若不及时抢救，数小时内可因呼吸循环衰竭而死亡。幸存者也常遗留中枢神经系统不可逆的后遗症。

【诊断与鉴别诊断】

（一）诊断要点

1. 病史 产妇处于高温闷热的暑季，又常紧闭门窗，包头盖被、衣着严实。

2. 临床表现 起病迅速，产妇主诉胸闷、恶心、烦躁，随之即有中暑临床表现，如发热、昏迷、抽搐等。

3. 实验室检查 ①血液检查：红细胞压积增高，红细胞、血红蛋白、白细胞增高，血钠、氯化物含量降低。②尿液检查：重者可出现蛋白尿、管型和红细胞。

（二）辨证要点

本病辨证应以暑季产褥期内出现身热、烦渴、汗出为主症，结合全身症状及舌脉分析。壮热、烦渴、多汗、舌红、脉洪大，为暑入阳明；体倦乏力、少气、舌红少津、脉虚数，为暑伤津气；高热烦躁、神昏谵语、甚则猝然晕倒、不省人事、身热肢厥、舌绛、脉洪大，为暑入心营。

（三）鉴别诊断

1. 产后子痫 发病无季节性，产前多有妊娠期高血压病史。产后血压高，可有头昏目眩、抽搐、昏迷，但无发热，常伴有蛋白尿及浮肿。

2. 产褥感染 发病与季节无关，产妇有难产史、经阴道助产史，或曾有软产道损伤，或有生殖道感染病史。临床表现为发热，小腹疼痛，恶露腥臭；血常规检查白细胞及中性粒细胞明显增高。

【治疗】

（一）治疗思路

采取中西医方法，迅速有效降温，及时补充水分及电解质，纠正酸中毒、电解质紊乱和休克。有效迅速降温是抢救成功的关键。

（二）西医治疗

1. 一般治疗 立即将中暑产妇移至阴凉通风处，同时脱去过多衣物。

2. 降温

（1）物理降温 ①多饮淡盐水、绿豆汤等；或用冰水、酒精擦浴，或在头、颈、腋下、腹股沟、腘窝等浅表大血管分布区放置冰袋等。②按摩四肢，促进肢体血液循环，释放热量。若发生循环衰竭则慎用物理降温，避免因血管收缩加重循环衰竭。

（2）药物降温 ①氯丙嗪 25～50mg 加入 5% 葡萄糖注射液 500mL 中静脉滴注，1～2 小时滴完。若体温未降，可 4～6 小时重复 1 次；若血压下降，则停用氯丙嗪，改用地塞米松。②高热、抽搐、昏迷的危重患者或物理降温后体温复升高者，用冬眠 I 号合剂（哌替啶 100mg、氯丙嗪 50mg、异丙嗪 50mg）半量静脉滴注。使用药物降温时，需监测血压、心率、呼吸等生命体征。在降温过程中必须密切关注产妇体温变化，应每 30 分钟测体温一次，当体温降至 38℃ 时，应停止降温。

3. 纠正水、电解质紊乱及酸中毒 24 小时补液量控制在 2000～3000mL，并注意补充钾盐和钠盐，纠正电解质紊乱。合并有酸中毒者，应给予 5% 碳酸氢钠液 250mL 静脉滴注。

4. 对症处理 抽搐、惊厥用地西泮、硫酸镁等；感染则给予广谱抗生素；心力衰竭可给予毛花苷 C、毒毛花苷 K 等；呼吸衰竭可用呼吸兴奋剂如尼可刹米、洛贝林等，必要时行气管插管。

（三）中医治疗

1. 辨证论治

（1）暑入阳明证

证候：产后壮热，面赤气粗，烦渴喜冷饮，头晕。舌质红，脉洪大或滑数。

治法：清暑泄热，生津止渴。

方药：白虎汤（《伤寒论》）加西瓜翠衣、鲜竹叶、芦根。

（2）暑伤气津证

证候：产后身热多汗，口渴心烦，体倦少气，小便短赤。舌红少津，脉虚数。

治法：清热解暑，益气生津。

方药：清暑益气汤（《温热经纬》）。

（3）暑入心营证

证候：产后神昏谵语，灼热烦躁，甚则猝然晕倒，不省人事，身热肢厥，牙关紧闭。舌绛，脉洪大或滑数。

治法：清营泄热，清心开窍。

方药：清营汤（《温病条辨》）送服安宫牛黄丸（《温病条辨》）或紫雪丹（《外台秘要》）或至宝丹（《太平惠民和剂局方》）。

若阳气暴脱，阴液衰竭，出现昏迷、肢厥、脉微欲绝等阴阳离决之候，治宜益气养阴、回阳固脱，用生脉散（《内外伤辨惑论》）合参附汤（《重订严氏济生方》）加味。

2. 针刺疗法 重度中暑者，针刺人中、足三里、十宣、涌泉等，用泻法强刺激，可使患者苏醒。

3. 中成药 藿香正气水、十滴水：口服，适用于中暑先兆或轻度中暑。

【预防与调护】

产褥中暑应强调预防。对夏季分娩的产妇应加强产后知识的普及宣教；破除旧习俗，居室定时通风换气；衣着宽大舒适；保持室内适宜的温度和湿度。鼓励产妇多饮水，发现中暑先兆应及早采取措施。产褥中暑治疗期间应时刻注意体温、脉搏、呼吸、血压等情况；意识不清者需留置导尿管，记录 24 小时出入水量，并配合特护。

【预后】

通过积极治疗，轻度中暑的产妇容易康复，预后良好；重度中暑的产妇病死率高、预后差。有抽搐、昏迷的脑水肿产妇，经抢救脱险后，中枢神经系统多留有后遗症。

【思考题】

谈谈产后中暑的临床表现、诊断与治疗。

第五节　产后缺乳

【病例】

患者，女，32 岁。

主诉：产后乳汁少，近日加重。

现病史：1 周前产 1 男婴，产后乳汁分泌过少，婴儿时常哭闹。现症见乳房柔软，乳汁清稀，患者面色无华，倦怠乏力，舌淡白，脉虚细。

既往史：既往身体消瘦，进食量少；有肝炎病史。

问题

患者所患何病？该病是如何产生的？中西医如何诊断及治疗？

哺乳期内产妇乳腺无乳汁分泌，或泌乳量少，不能满足喂养婴儿者，称产后缺乳（postpartum hypogalactia）。据报道，产后 1 个月内及以后母乳喂养失败因乳量不足者约占 34.39%。本病中医学称为"产后缺乳"，或"产后乳汁不足""产后乳汁不行"等。

【病因病理】

（一）西医病因病理

1. 各种因素影响丘脑下部　贫血、营养不良、恐惧、抑郁、焦虑、劳累、剧痛、年龄过大等可直接影响丘脑下部，使儿茶酚胺量增多，导致催乳激素抑制因子（PIF）分泌增加，催乳激素（PRL）减少，因而缺乳或乳汁过少。

2. 产妇泌乳次数减少　产后婴儿对乳头刺激不够，或婴儿吸吮乳头姿势不正确可造成乳头皲裂、疼痛，致产妇泌乳次数减少，使垂体 PIF 分泌增加，PRL 释放减少，致乳腺泡泌乳减少而缺乳。

（二）中医病因病机

中医学认为，乳房属阳明胃经，乳头属厥阴肝经。乳汁乃气血所化，源于中焦脾胃，赖肝气之疏泄条达，故只有脾胃健旺，气血充足，肝之疏泄有常，乳汁才能正常分泌。若气血化源不足，或乳汁运行受阻，必致缺乳或乳汁过少。

1.气血虚弱　素体脾胃虚弱，或产后忧思伤脾，或操劳过度损耗中气，气血化源不足；或孕妇年岁已高，而气血虚衰，或产后失血过多，均致乳汁乏源，继而乳汁甚少或全无。

2.肝郁气滞　素善忧郁，肝气抑郁，又产后情志不遂，肝之疏泄失职，气机不畅，则乳脉涩滞，乳汁运行受阻而缺乳。

3.痰湿阻滞　素体阳虚，痰湿内阻，或产后恣食肥甘厚腻，脾失健运，痰湿内生，痰脂充溢，壅阻于乳络乳脉之间，以致乳汁不行。

【诊断与鉴别诊断】

（一）诊断要点

产妇哺乳时，如不能满足以下5点，可考虑确诊为产后缺乳。

1.哺乳次数　出生后1～2个月婴儿24小时哺乳8次以上，哺乳时可听见吞咽声。

2.排泄情况　婴儿每天换湿尿布6块以上，有少量多次大便。

3.睡眠　两次哺乳之间，婴儿满足并安静，3个月内婴儿常在吸吮中入睡，自发放弃乳头。

4.体重　婴儿每周平均增加150g左右，3个月内婴儿每周增加200g左右。

5.神情　婴儿双眼明亮，反应灵敏。母亲在哺乳前有乳房胀感，哺乳时有射乳反射，哺乳后乳房变软。

（二）辨证要点

本病应根据乳房有无胀痛及乳汁的稀稠，结合全身情况及舌脉辨其虚实。乳房柔软、乳汁清稀、面色少华、倦怠乏力、舌淡、少苔、脉虚细者，属气血虚弱证；乳房胀硬或疼痛，乳汁浓稠，伴胸胁胀闷，情志不遂，舌淡苔薄脉弦者，为肝郁气滞证；乳房丰满，按之松软而无胀感，胸闷泛恶，纳少便溏，大便黏滞不畅，舌质淡胖，舌质白腻，脉弦滑，为痰湿阻滞证。

（三）鉴别诊断

急性乳腺炎　可表现为乳汁缺少，但初期恶寒发热，乳房红肿热痛，有块或有波动感，继而化脓溃破成痈，缺乳则无此证，可资鉴别。

【治疗】

（一）治疗思路

以中医治疗为主，调理气血，通络下乳。应辨别虚实，虚者补而通之，实者化而通之，还应结合产后调护及精神调护等。

（二）西医治疗

西医对本病无针对性治疗，主要以服用大量维生素 B 族药物，或超声波、红外线进行乳房照射等治疗。

（三）中医治疗

1. 辨证论治

（1）气血虚弱证

证候：产后乳少或无乳，乳汁清稀，乳房柔软，无胀感，面色少华，神疲乏力，或心悸头晕。舌淡白，脉虚细。

治法：补气养血，佐以通乳。

方药：通乳丹（《傅青主女科》）去木通，加通草。

（2）肝郁气滞证

证候：产后乳少或全无，乳汁浓稠，乳房胀硬或疼痛，情绪抑郁。舌象变化轻微，脉弦。

治法：疏肝解郁，通络下乳。

方药：下乳涌泉散（《清太医院配方》）。

乳房胀甚者，加橘络、丝瓜络、路路通；乳房痛甚者，加全瓜蒌、川芎、夏枯草。

（3）痰湿阻滞证

证候：乳汁稀少或点滴全无，乳房丰满柔软，形体肥胖，胸闷泛恶，纳食欠佳，或食多乳少，大便偏溏，舌质胖，苔白腻，脉沉细而滑。

治法：健脾化痰，通络下乳。

方药：漏芦散（《太平惠民和剂局方》）合苍附导痰丸（《广嗣纪要》）。

形体畏寒，加干姜、川桂枝；大便溏泄，去瓜蒌皮，加炒白术、砂仁（后下）。

2. 中成药

（1）催乳丸、十全大补丸　口服，适用于气血虚弱证。

（2）逍遥丸　口服，适用于肝郁气滞证。

（3）香砂六君子丸　口服，适用于痰湿阻滞证。

3. 其他疗法

（1）外敷法　可用葱汤熏洗乳房，或用橘皮煎水湿敷乳房，或手指按摩乳房；适用于肝郁气滞证。

（2）体针　取膻中、乳根，配取少泽、天宗、合谷，得气后留针 5～10 分钟，每日 1 次。气血虚弱者，加足三里、三阴交、脾俞、胃俞、膈俞；肝气郁结者，加太冲、合谷、内关、肝俞。痰湿阻滞者，加丰隆。

（3）灸法　取膻中、乳根。用艾条温和灸 10～20 分钟，每日 2 次。7～10 天为一疗程。

（4）推拿　取俯卧位，用单掌或双掌推揉胸、腹、背腰、骶部，点按脾俞、肝俞、膈俞。用拇指按摩乳根、膻中、中脘、关元等穴位。

【预防与调护】

产后给予高蛋白、高热量、易消化及富含胶原蛋白饮食，充分补充汤汁，忌辛辣酸咸。保持心情舒畅，切忌情绪抑郁，并充分休息。鼓励母婴同室，做到早接触、早吸吮，掌握正确的哺乳姿势。使婴儿反复吸吮刺激乳头，加快乳腺排空。孕期应注意乳头护理及卫生，常用肥皂擦洗乳头，防止乳头皲裂。若乳头凹陷，可嘱孕妇经常将乳头向外牵拉或做乳头"十"字保健操。

【预后】

本病早期治疗效果较好。确因乳腺发育不良而造成的缺乳者，疗效较差；若肝郁气滞型缺乳，治疗不及时，病情发展，乳积蕴热可发展为乳痈。

【思考题】

谈谈产后缺乳中医是如何辨证与治疗的。

第六节　产后乳汁自出

【病例】

患者，女，29岁。

主诉：产后乳汁外溢2周。

现病史：患者2周前产一女婴，一侧哺乳时，另一侧乳汁外溢，时有不经哺乳而乳汁自溢。现症见急躁易怒，乳汁浓稠，乳房胀痛，舌红苔黄，脉弦数。

问题

患者所患何病？该病是如何产生的？中西医如何诊断及治疗？

产妇在哺乳期乳汁不经婴儿吸吮而自然流出，称产后乳汁自出（postpartum leaking milk），又称"漏乳""产后乳汁自漏"等。

西医学无此病名，若产妇体格健壮，乳汁旺盛，值哺乳时乳汁自行溢出；或断乳之初，乳汁难断而自出，均不作病论。

【病因病理】

（一）西医病因

产后乳汁自出的产妇多因脑垂体分泌催乳激素及缩宫素旺盛，乳腺管粗，致使在没有吮吸乳头刺激的情况下而乳汁自溢。

（二）中医病因病机

本病主要发病机制是脾胃气虚，乳失摄纳；或肝经郁热，迫乳外泄。

1.脾胃气虚　乳房属胃，产妇脾胃素虚，加之产时失血耗气，或饮食劳倦，损伤脾胃，中气不足，不能摄纳乳汁，而乳汁自出。

2.肝经郁热　乳头属肝，产后产妇情志不畅，郁而化热，或因恼怒伤肝，引动肝火，热扰冲任，则迫乳外溢。

【诊断与鉴别诊断】

（一）诊断要点

产后乳汁不经婴儿吮吸或挤压而自然溢出，即可确诊。

（二）辨证要点

中医辨证时应依据乳汁量多少、乳汁清稀或浓稠、乳房柔软或胀痛，结合其他症状与舌脉分辨虚实。若乳汁自出、乳汁清稀、乳房柔软、神疲乏力、舌淡苔白、脉细，为脾胃气虚；若乳汁自出、乳汁浓稠、乳房胀痛、舌红苔黄、脉弦数，属肝经郁热。

（三）鉴别诊断

1. 乳泣　孕期乳汁自然流出为乳泣，而产后乳汁自出则发生在哺乳期。

2. 高催乳素血症　不在哺乳期，闭经同时伴乳汁流出，乳汁不多，常在挤压乳房、乳头时溢出少许，也有自然溢出者，通过检测内分泌水平可鉴别之。

3. 乳腺癌　多为血性分泌物，乳房有肿块，边界不清，且质地较硬。

【治疗】

（一）治疗思路

本病以中医治疗为主，以敛乳为原则。虚者补气摄乳；实者清热敛乳。

（二）一般治疗

哺乳结束后，应以手挤或吸奶器、奶泵辅助将乳房内乳汁排出。

（三）中医治疗

1. 辨证论治
（1）脾胃气虚证
证候：乳汁自出，质地清稀，乳房柔软，神疲乏力，面色无华。舌淡白，脉细弱。
治法：健脾益气，固摄乳汁。
方药：补中益气汤（《脾胃论》）加芡实、五味子。
（2）肝经郁热证
证候：乳汁自出，质地浓稠，乳房胀硬疼痛，情绪抑郁，胸胁胀满，烦躁易怒，口苦，小便短赤，大便秘结。舌红苔黄，脉弦数。
治法：疏肝解郁，清热敛乳。
方药：丹栀逍遥散（《内科摘要》）去煨姜，加夏枯草、生牡蛎。

2. 中成药
（1）八珍丸　口服，适用于脾胃气虚证。
（2）加味逍遥丸　口服，适用于肝经郁热证。

【预防与调护】

产后宜穿戴宽大胸罩，使乳房不受任何挤压。饮食调护当忌油腻，以清淡养胃为宜。保持情绪乐观，心情舒畅。

【思考题】

谈谈乳汁自出中医如何分型与治疗。

第七节 产后常见并发症

【病例】

患者，女，33岁。

主诉：产后大便困难7天。

现病史：患者7天前自然分娩一男婴，此后大便干燥，艰涩难下者，甚则便有血丝，面色萎黄，口燥咽干，头晕，失眠，舌淡苔薄，脉细。

问题

患者所患何病？该病是如何产生的？中西医如何诊断及治疗？

一、产后便秘

产后饮食如常，大便数日不解，或大便干结疼痛者，称产后便秘。中医学称"产后大便难""产后大便不通""产后大便秘涩"。

【病因病理】

（一）西医病因病理

多由产妇产后水分损失严重，未进行及时补充；或产妇产后过多卧床，活动减少，腹肌及盆底肌松弛，肠蠕动减弱，而致大便困难。

（二）中医病因病机

本病主要病机为血虚津亏，肠燥失润；或肺脾气虚，传导无力。

1. 血虚津亏 素体血虚，因产重虚，或产时产后失血过多，或产后汗出过多，津亏血耗，肠失濡润，可致大便燥结。

2. 肺脾气虚 分娩时失血耗气，肺脾亏虚。脾气虚则升举无力，肺气虚则肃降失司，大肠失于传导，可致大便困难。

【诊断与鉴别诊断】

（一）诊断要点

1.病史 滞产或难产，产时、产后失血过多，或汗出过多，或素体气虚、血虚、大便困难史。

2.症状 便秘无论排便周期延长，或是排便过程延长，实属大便难。新产后或产褥期，饮食如常，大便不行，或大便干结，数日不解，或大便不坚，努责难出。

3.检查 腹软无压痛，肛门局部无异常，或可触及肠形，妇科检查无异常。

（二）辨证要点

大便干燥，艰涩难下者，多属血虚津亏；大便不坚、努责难解者，多属肺脾气虚。

（三）鉴别诊断

应与其他病变引起的便秘相鉴别，如痔疮、肛裂等虽有便秘，但不只发生于产后。

1.痔疮 间歇性便血，直肠肛门坠胀，肛内肿物脱出，疼痛，或伴有肛门瘙痒。

2.肠梗阻 产后出现呕吐，腹痛、腹胀，排气与排便停止。检查见腹部膨胀。听诊腹部可闻及肠鸣音亢进，呈高调金属音，亦可肠鸣音减弱或消失；可见肠形或蠕动波。腹部立位 X 线平片检查肠内见液平可协助诊断。

【治疗】

（一）西医治疗

开塞露塞肛，肥皂水灌肠，或口服缓泻剂。

（二）中医治疗

应针对产后体虚津亏的特点，血虚者，以养为润；气虚者，以补助行。但不宜妄行苦寒通下之品，以免徒损中气。

1.辨证论治

（1）血虚津亏证

证候：产后大便干燥，或数日不解，或解时艰涩难下，一般腹无胀痛，面色萎黄，口燥咽干，皮肤干燥，头晕心悸。舌淡苔薄白，脉细弱。

治法：养血滋阴，润肠通便。

方药：四物汤（《太平惠民和剂局方》）加肉苁蓉、柏子仁、生首乌、火麻仁。

若阴液耗伤甚者，加玄参、生地黄、麦冬滋补阴液；心悸失眠者，加茯神、酸枣仁、柏子仁养心安神；产后大便秘结、多日不解、脘腹胀满疼痛、时有矢气臭秽、口臭或口舌生疮、舌红苔黄、脉数者，治宜通腑泄热，兼以养血，方用玉烛散（《儒门事亲》）。

（2）肺脾气虚证

证候：产后大便不坚，时有便意，临厕则努责难出，便后疲乏益甚，自汗少气。舌质淡苔薄白，脉缓弱。

治法：补脾益肺，润肠通便。

方药：润燥汤（《万氏妇人科》）。

若腹胀者，加木香、佛手理气行滞；气虚下陷者，加升麻、党参补气升提；气短自汗甚者，加党参、五味子、浮小麦益气敛汗。

2. 中成药

（1）麻子仁丸　口服，适用于血虚津亏证。

（2）补中益气丸　口服，适用于肺脾气虚证。

3. 中医外治法

（1）针刺　选天枢、大肠俞、上巨虚、支沟、照海、足三里，常规针刺。

（2）推拿　取仰卧位，在患者腹部以脐为中心行摩法，然后在患者小腹部，用单手掌行顺时针揉法，以酸胀或有传导感为度。推前腹、侧腹5～6次。

（3）耳针　取大肠、直肠下段、三焦、腹、肝、脾、肾穴中3～5穴，毫针浅刺，也可用王不留行籽贴压。

【预防与调护】

积极防治产后出血及褥汗过多；产后及早下床适当活动；多食蔬菜，忌食辛辣；养成定时排便的习惯。

二、产后排尿异常

产后排尿异常包括产后尿潴留及小便频数与失禁。产后膀胱充盈而不能自行排尿或排尿困难者称为产后尿潴留；产后小便次数过多称为小便频数。产后排尿失去控制，不受约束而排出者称为尿失禁。中医学将本病分别称为"产后小便不通""产后癃闭""产后小便频数与失禁"。

产后尿潴留

【病因病理】

（一）西医病因病理

1. 排尿反射功能失调　产程过长，胎先露持续长时间压迫膀胱，使黏膜充血水肿，严重者累及膀胱底部三角区，使膀胱排尿反射功能失调。

2. 膀胱紧张度及感受性降低　第一、二产程尿潴留过多，未及时处理，进一步使膀胱感受性降低，甚至神经麻痹，从而使膀胱排尿反射功能消失。

3. 疼痛刺激　外阴伤口和尿道周围组织损伤，使尿道括约肌发生痉挛，影响排尿。

4. 精神和心理因素　不习惯在床上排尿，憋尿时间过长，或产后疲乏，情绪不佳，不愿活动等。

（二）中医病因病机

本病主要病机是膀胱气化不利。

1. 肺脾气虚　产程过长，劳力伤气，或失血过多，气随血耗，以致肺脾气虚，水液代谢失司，膀胱气化不利，致小便不通。

2. 肾阳亏虚　素体禀赋不足，复因产时损伤肾气，命门火衰，膀胱失其温煦，气化不利，故小便不通。

3. 血瘀　多因难产、滞产，膀胱受压过久，气血运行不畅，膀胱气化功能失司，而小便不通。

4. 气滞　产后情志不遂，肝失疏泄，气机阻滞，影响膀胱气化，可致小便不通。

【诊断与鉴别诊断】

（一）诊断要点

1. 病史　禀赋不足，素体气虚，产程过长，失血过多或难产、手术助产，精神因素等。

2. 症状　产妇新产后，尤以产后 6～8 小时后或产褥期出现排尿困难，点滴而下，小腹胀急，坐卧不安，甚或癃闭不通。

3. 腹部检查　下腹膨隆、膀胱充盈、腹部触痛，膀胱区叩诊浊音。

4. 妇科检查　了解子宫复旧情况，有无尿道、膀胱膨出，有无产伤。

5. 辅助检查　尿常规、腹部超声检查。

（二）辨证要点

本病主要症状是产后小便不通，小腹胀痛。若伴神疲乏力，气短懒言，多为肺脾气虚；若伴腰膝酸软，头晕耳鸣，面色晦暗，多为肾阳亏虚；若伴小腹胀满刺痛，多为血瘀；若伴情绪抑郁，胸胁胀满，多为气滞。

（三）鉴别诊断

1. 产后尿路感染　以小便频数、艰涩疼痛、欲出未尽为特征，每日尿排出总量多正常，尿常规检查有红细胞、白细胞。

2. 生成障碍性尿少或无尿　由于尿液生成障碍，出现尿少或无尿，其特点是无尿可排，故腹软，无胀痛感。

【治疗】

（一）一般治疗

叮嘱产妇产后 4～6 小时自行起床排尿，并多饮水，尽快使膀胱充盈，引起尿意刺激，促进排尿。或温开水冲洗外阴及尿道口，听流水声，诱导产妇排尿；或热水熏蒸外阴，使尿道括约肌放松，促进排尿反射。

（二）西医治疗

1. 药物治疗　可用新斯的明 0.5～1mg 肌注，15 分钟后观察效果。

2. 导尿术　尿潴留过久，膀胱过度充盈，其他疗法无效，可在无菌操作下留置导尿管。

（三）中医治疗

本病以通利小便为治疗原则。虚者宜补气温阳以化之；实者当疏利决渎以通之。

1. 辨证论治

（1）肺脾气虚证

证候：产后小便不通，小腹坠胀疼痛，倦怠乏力，气短懒言，面色淡白。舌淡苔薄白，脉缓弱。

治法：补气升清，化气行水。

方药：补气通脬饮（《女科辑要》）。

若汗出不止，咽干口渴，加沙参、葛根以生津；小腹下坠甚者，酌加党参、升麻以益气升提。

（2）肾阳亏虚证

证候：产后小便不通，小腹胀急疼痛，腰膝酸软，头晕耳鸣，面色晦暗，形寒怕冷。舌淡，脉沉迟。

治法：补肾温阳，化气利水。

方药：济生肾气丸（《济生方》）。

若腰酸痛甚者，加巴戟天、炒杜仲、续断以补肾强腰。

（3）血瘀证

证候：产后小便不通或点滴而下，尿色略浑浊带血丝，小腹胀满刺痛，夜间尤重，恶露不行或行而量少。舌紫暗苔薄白，脉沉涩。

治法：养血活血，祛瘀利尿。

方药：加味四物汤（《医宗金鉴》）。

（4）气滞证

证候：产后小便不通，小腹胀满或痛，情志抑郁，胸胁胀满，烦闷不安。舌淡红，苔薄白，脉弦。

治法：理气行滞，行水利尿。

方药：木通散（《妇科玉尺》）。

2. 中成药

（1）金匮肾气丸　口服，适用于肾虚证。

（2）补中益气丸（颗粒）　口服，适用于气虚证。

（3）逍遥丸　口服，适用于气滞证。

3. 针灸推拿

（1）指压法　产妇端坐或平卧，腹部放松，医者用两手拇指有节奏地按压产妇双侧足三里穴，每分钟60次，1分钟后再按压关元穴，手法由轻到重，至产妇有尿意。

（2）掌揉小腹　掌根置于腹部膀胱充盈处上方，用力斜向内下方，环转摩揉5分钟。

（3）针刺　选中极、三阴交、阴陵泉等穴，行补法，反复捻转提插。

（4）艾灸　用盐填脐中，葱白十余根去粗皮，扎作一束，约切一指厚，置于脐上，用艾灸至患者感热气入腹内，小便可通。

【预防与调护】

产后4～6小时提醒产妇起床排尿；无尿者诱导产妇排尿。叮嘱产妇产后多饮水，督促排尿，避免尿潴留。对手术操作较多、难产或产后出血等产妇，产后应常规导尿。

【预后】

本病多可治愈，预后良好。药物、手法处理无效者，应尽快导尿，避免膀胱过度膨胀而破裂，或拖延日久，使膀胱肌肉失去收缩能力而难以恢复正常。

产后小便频数与失禁

【病因病理】

（一）西医病因病理

分娩时胎先露通过产道，使盆底韧带及肌肉过度伸张，盆底组织松弛；或产钳助产、臀位牵引、胎头吸引等直接损伤盆底软组织；或子宫脱垂，阴道前壁、尿道膨出可致产后小便频数甚至失禁。

（二）中医病因病机

1. 肺脾气虚 素体虚弱，加之产时伤血耗气，气虚益甚；或产程过长劳力耗气，终致气虚不能制约水道，膀胱失约而致小便频数或失禁。

2. 肾气亏虚 素禀不足，肾气虚弱，产时损伤元气，肾气更虚，开阖不利，膀胱失约，而致小便频数或失禁。

3. 产伤 临产产程过长，胎儿久压膀胱，致使被压部位气血亏少而失于濡养，继而成瘘；或临产接生不慎，或剖宫产手术后，损伤膀胱致膀胱失于约制而小便失禁。

【诊断与鉴别诊断】

（一）诊断要点

1. 病史 素体虚弱，有难产、产程过长及手术助产史。

2. 症状 产后小便次数增多，甚则日夜数十次，或小便不能自约，时时漏出。

3. 检查 产伤者有尿液自阴道漏出，可探及漏道。

（二）辨证要点

本病重在观察小便排出情况，需结合全身脉证综合分析。

（三）鉴别诊断

本病应与产后小便淋痛相鉴别。产后小便淋痛以小便频急涩痛，欲出未尽为特征，或伴有恶寒发热等症状，尿常规检查可见红细胞、白细胞。产后小便频数或失禁虽然也表现为小便频数或淋沥自遗，但无尿痛，尿常规检查为正常。

【治疗】

（一）西医治疗

查找原因，发现膀胱阴道瘘或尿道阴道瘘时，及时手术修补。

（二）中医治疗

本病治疗以补气固摄为主。

1. 辨证论治

（1）肺脾气虚证

证候：产后小便频数，或失禁，气短懒言，倦怠乏力，小腹下坠，面色不华。舌淡苔薄白，脉缓弱。

治法：益气固摄。

方药：黄芪当归散（《医宗金鉴》）加山茱萸、益智仁。

（2）肾气亏虚证

证候：产后小便频数，或失禁，夜尿频多，头晕耳鸣，腰膝酸软，面色晦暗。舌淡苔白滑，脉沉细无力，两尺尤弱。

治法：温阳化气，补肾固脬。

方药：肾气丸（《金匮要略》）加益智仁、桑螵蛸。

（3）产伤证

证候：产后小便失禁，或从阴道漏出，或尿中夹血，有难产或手术助产史，舌质正常，苔薄，脉缓。

治法：益气养血，生肌补脬。

方药：完胞饮（《傅青主女科》）。

2. 其他治法

（1）点按背俞 拇指指端依次点按肺俞、脾俞、肾俞、三焦俞、膀胱俞穴，每穴1分钟。

（2）捏脊 用拇、食、中指三指指腹相对用力提捏脊柱两侧皮肤，自骶尾部提捏至大椎穴，操作5～7遍。

【预防与调护】

对于产程手术操作较多、难产而致尿瘘者，应及时进行手术修补。

【预后】

本病经治疗多可痊愈。对尿瘘形成且能及时进行手术修补者，多数能恢复正常。

三、产后关节痛

产褥期内，出现关节或肢体酸楚、疼痛、麻木、重着者，称产后关节痛。中医学称本病为"产后身痛""产后痹证"，古称"产后遍身痛"。

【病因病理】

（一）西医病因病理

多因头盆不称、头位难产、胎位异常、强行阴道分娩，胎头降入骨盆，压迫骶丛神经支，或产程中部分神经牵拉损伤等引起。

（二）中医病因病机

本病多因产后百脉空虚，气血虚弱，风、寒、湿等邪乘虚而入，使气血凝滞，"不通则痛"；或产后伤血耗气，经脉失养，"不荣则痛"。

1. 血虚 产后失血过多，阴血大亏，四肢百骸及经脉、关节失养，则肢体麻木、酸痛。

2. 血瘀 产伤血瘀，或产后恶露下少，瘀滞冲任，瘀血不去，留滞于经脉关节，气血运行不通而痛。

3. 外感 产后百脉空虚，卫外不固，腠理疏松，起居不慎，风寒湿邪乘虚入侵，留着于经络、关节、肌肉，凝滞气血，"不通则痛"。

【诊断与鉴别诊断】

（一）诊断要点

1. 病史 产后失血过多，或产伤，或感受外邪史。

2. 临床表现 肢体关节疼痛、麻木、重着，关节活动不利、甚则肿胀。

3. 实验室检查 血常规、红细胞沉降率、抗溶血性链球菌"O"、类风湿因子等。

（二）辨证要点

肢体麻木、酸痛者，多属虚；刺痛按之加重者，多为瘀；疼痛游走不定者，多为风；冷痛而得热痛减者，多为寒；重着而痛者，多为湿。

（三）鉴别诊断

本病外感证与痹证发病机理相同，临床表现相似。本病发生于产褥期；痹证则在任何时期均可发病。本病日久不愈，超过产褥期者，则属痹证。

【治疗】

（一）治疗思路

本病应以中医治疗为主，并配合理疗、针灸、推拿等治疗方法。

（二）中医治疗

治疗宜养血活血、通络止痛。养血之中，佐理气通络之品，以标本同治；祛邪之时，宜配养血补虚之药，使祛邪而不伤正。

辨证论治

（1）血虚证

证候：产后遍身酸痛，肢体麻木，关节酸楚，面色萎黄，头晕心悸。舌淡苔少，脉细。

治法：养血益气，温经通络。

方药：黄芪桂枝五物汤（《金匮要略》）加当归、鸡血藤。

若头晕眼花、心悸甚者，加枸杞子、龙眼肉、制首乌、阿胶以养血；若产后身痛，腰膝关节酸痛，或足跟痛，艰于俯仰，伴头晕耳鸣、夜尿频多，舌淡暗，脉沉细，治宜补肾强腰，方选养荣壮肾汤（《叶天士女科证治》）。

（2）血瘀证

证候：产后遍身疼痛，或关节刺痛，按之痛甚，恶露量少色暗，小腹疼痛拒按。舌紫暗，脉涩。

治法：养血活络，行瘀止痛。

方药：生化汤（《傅青主女科》）加桂枝、牛膝。

若身痛较甚，脉络青紫者，酌加红花、鸡血藤以增强活血行瘀之力；若痛处不温，喜热熨者，加姜黄、川乌、草乌以温经散寒止痛。

（3）外感证

证候：产后肢体、关节疼痛，屈伸不利，或痛处游走不定，或冷痛剧烈，恶风畏寒，喜热喜暖，或关节肿胀，麻木重着。舌淡苔薄白，脉浮紧。

治法：养血祛风，散寒除湿。

方药：独活寄生汤（《备急千金要方》）。

（三）针刺疗法

选次髎、风市、足三里、悬钟、环跳穴等刺激，留针 15 ～ 20 分钟，每日 1 次。

四、产后腹痛

产妇分娩后，子宫阵发性收缩而小腹疼痛者，称产后腹痛。本病多见于经产妇，且多发生在新产后，中医学称本病为"产后腹痛"，因瘀血所致者又称"儿枕痛"。

孕妇分娩后，由于子宫的正常缩复，小腹出现阵发性疼痛，一般持续 2 ～ 3 日，腹痛轻者，可逐渐消失，无须治疗。若腹痛剧烈，难以忍受，影响产妇康复，应及时予以治疗。

【病因病理】

（一）西医病因病理

产妇分娩后，由于子宫的缩复作用，子宫收缩呈阵发性痉挛状态，可使子宫肌壁血管缺血，组织缺氧，神经细胞受刺激而出现腹痛。

（二）中医病因病机

本病主要病机是气血运行不畅，"不荣则痛"为虚，"不通则痛"为实。

1. 血虚　产时产后失血过多，冲任血虚，胞脉失养，"不荣则痛"。

2. 血瘀　产后气虚，运血无力，血行不畅；或产后血室正开，起居不慎，寒邪乘虚而入，血为寒凝；或因情志不畅，肝郁气结，血随气结而成瘀，或恶露当下不下，瘀阻冲任，胞脉失畅，"不通则痛"。

【诊断与鉴别诊断】

（一）诊断要点

1. 病史　产时产后失血过多，情志不遂，或感受寒热之邪。

2.症状 新产后至产褥期内小腹疼痛，或作或止，或拒按，常伴有恶露异常。

3.检查

（1）产科检查 下腹部可扪及子宫球状变硬，或按之痛甚，或腹肌紧张，或腹部柔软，无块。

（2）辅助检查 血常规可见轻度贫血，或炎性改变。超声检查了解宫腔内有无胎盘、胎膜残留。

（二）辨证要点

产后腹痛有虚实之分，血虚者，小腹隐痛，喜按，恶露色淡；血瘀者，小腹疼痛拒按，恶露色暗有块。

（三）鉴别诊断

1.产褥感染腹痛 产后腹部疼痛常伴寒战发热，腹痛拒按，阴道分泌物色紫暗如败酱、臭秽，白细胞升高，分泌物涂片镜检或细菌培养有异常改变。

2.产后伤食痛 多有饮食不节史，疼痛部位多在胃脘部，常伴有胃脘满闷，嗳腐吞酸，大便秽臭，舌苔垢腻，恶露多无改变。

3.产后下痢 多有饮食不洁史，腹痛如绞，里急后重，下痢赤白脓血，大便常规可见白细胞、红细胞。

【治疗】

（一）一般治疗

1.产后护理 勿食生冷、辛辣之品，避风寒。

2.纠正卧位 子宫后倾后屈严重者，可取膝胸卧位，以利恶露排出，减轻疼痛。

3.按摩子宫 促进血液循环，可减轻疼痛。

（二）西医治疗

1.药物治疗 疼痛甚影响产妇休息及睡眠时需给予适量止痛药物，如索米痛片、氟灭酚、吲哚美辛等。

2.清除宫腔残留物 如有胎盘、胎膜残留，应于常规消毒下行清宫术，术后予抗感染治疗。

（三）中医治疗

本病治疗重在调养气血，使气血畅通。虚则补而调之；实则通而调之。

1.辨证论治

（1）血虚证

证候：产后小腹隐隐作痛，喜揉喜按，恶露色淡质稀，头晕心悸，大便秘结。舌淡，脉细弱。

治法：养血益气。

方药：肠宁汤（《傅青主女科》）。

若腹痛剧烈者，加没药、延胡索、片姜黄以行气止痛；便秘明显者，去肉桂，加全瓜蒌、生首乌、肉苁蓉以润肠通便。若血虚兼寒，症见小腹疼痛、得热痛减、面色青白、形寒肢冷、大便溏薄，舌淡，脉细而迟，治宜养血温中、散寒止痛，方选当归建中汤（《备急千金翼方》）。

（2）血瘀证

证候：产后小腹疼痛拒按，夜间尤重，恶露色暗有块，面色青白，四肢不温。舌暗，脉沉紧或沉弦。

治法：温经活血，祛瘀止痛。

方药：生化汤（《傅青主女科》）加益母草。

若恶露紫暗血块多者，加五灵脂、生蒲黄、延胡索以增强活血祛瘀止痛之力；若胸胁胀痛，小腹胀甚而痛者，加香附、郁金以疏肝理气、行滞止痛。

2. 外治法

（1）针灸　针刺三阴交、足三里、关元、气海等穴，虚证用补法或艾灸。

（2）按摩　点按穴位用拇指指端点按双侧次髎、腰阳关穴，每穴 1～2 分钟。

【预防与调护】

产后应仔细检查胎盘、胎膜是否完整。产后注意保暖，慎避风寒，勿食生冷及辛辣之品。

【思考题】

1. 谈谈产后便秘的中医分型论治。

2. 谈谈产后小便频数与小便不通的中医分型论治。

3. 谈谈产后关节痛的中医分型论治。

4. 谈谈产后腹痛的中医分型论治。

第十三章
女性生殖器官肿瘤与妊娠滋养细胞疾病

扫一扫，查阅本章数字资源，含PPT、音视频、图片等

女性生殖器官肿瘤是妇科常见病。可发生于女性生殖器官的各个部位，以子宫及卵巢为多见，并有良性与恶性之分。良性肿瘤以子宫肌瘤及卵巢囊肿为多；恶性肿瘤以子宫颈癌、子宫内膜癌、卵巢癌居多，其次为外阴癌及阴道癌，输卵管癌最少见；其中卵巢癌病死率最高。肿瘤的诊断依据是病理，恶性肿瘤的分期对制订治疗方案、判断预后有重要的指导意义，也是诊断必不可少的内容。

妊娠滋养细胞疾病（gestational trophoblastic disease，GTD）是一组来源于胎盘绒毛膜滋养细胞的疾病，包括葡萄胎、侵蚀性葡萄胎、绒毛膜癌（简称绒癌）和胎盘部位滋养细胞肿瘤，后三者又统称为妊娠滋养细胞肿瘤（gestational trophoblastic neoplasia，GTN）。一般认为这几种疾病之间有一定联系，葡萄胎可发展为侵蚀性葡萄胎；而绒癌和胎盘部位滋养细胞肿瘤可继发于葡萄胎、足月妊娠、流产或异位妊娠。

中医古籍中并无女性生殖器肿瘤的相关记载，根据各个疾病的临床表现，如腹部包块，有形可征，带下异常，经血非时而下或漏下不止，绝经后子宫出血等，可将其归为"癥瘕""带下病""崩漏""经断复来"等范畴论治；而妊娠滋养细胞疾病属于中医学"鬼胎""伪胎""癥瘕"范畴。

癥瘕是指妇女下腹有结块，伴或胀、或满、或痛者。癥与瘕病变性质不同。癥，坚硬成块，固定不移，推揉不散，痛有定处，病属血分；瘕，痞满无形，时聚时散，推揉转动，痛无定处，病属气分。就其临床所见，初时常因气聚为瘕，日久则渐致血瘀成癥，故每以癥瘕并称。癥瘕有良性和恶性之分。《素问·骨空论》："任脉为病……女子带下瘕聚。"《灵枢·水胀》曰："石瘕生于胞中，寒气客于子门，子门闭塞，气不得通，恶血当泻不泻，衃以留止，日以益大，状如怀子，月事不以时下。皆生于女子，可导而下。"此描述与子宫肌瘤颇为相似。《诸病源候论·八瘕候》有云："若经血未尽而合阴阳，即令妇人血脉挛急，小腹重急、支满……结牢恶血不除，月水不时，或前或后，因生积聚，如怀胎状。"其症状描述类似卵巢肿瘤的临床表现。凡女性生殖器肿瘤，有形可征者，可参考癥瘕辨证论治。《沈氏女科辑要笺正·带下》指出："如其太多，或五色稠杂及腥秽者，斯为病候。"若子宫颈癌、输卵管癌所致的带下改变，可按带下病辨证处理。生殖系统肿瘤可导致月经周期、经期、经量失常的病证，或绝经后妇女又再次出现子宫出血。本病在西医学明确诊断的基础上，可借鉴中医学"崩漏""经断复来"辨证论治。

女性生殖器官肿瘤的主要治疗方法有手术、放疗、化疗、免疫及中西医结合等综合治疗；对于妊娠滋养细胞肿瘤，一经确诊，应首选化学药物治疗，必要时可辅以手术和放疗。中西医结合治疗可提高临床疗效、改善患者生活质量及减轻放、化疗毒副反应等。

第一节　外阴肿瘤

【病例】

患者，女，50 岁。

主诉：外阴瘙痒 6 年，发现外阴溃疡 3 月余。

现病史：6 年前，患者不明原因出现外阴瘙痒，常用中药外洗，时轻时重。3 月余前，患者发现左侧大阴唇有一溃疡，约豌豆大小，疼痛不明显，给予外洗、内服中西药（具体不详），效差。患病以来，体重无明显改变，纳食可，口干、口苦，二便正常；舌质红苔黄腻，脉滑数。

既往史：否认肝炎、结核史。

月经史：绝经 1 年余。

妇科检查：阴毛分布正常，小阴唇及部分大阴唇颜色变白，轻度萎缩，左侧大阴唇发白处可见一 1cm×1.5cm 的溃疡，颜色淡红，无脓苔；阴道畅，黏膜无充血，宫颈光滑，子宫大小正常，活动可，无压痛。

问题

该病拟诊为什么病？应进一步做哪些检查？中西医如何诊断与治疗？

外阴肿瘤包括良性肿瘤、外阴上皮内病变、恶性肿瘤。

一、外阴良性肿瘤

较少见，依来源不同，主要有平滑肌瘤、纤维瘤、脂肪瘤、神经纤维瘤、乳头瘤和汗腺腺瘤等，而淋巴管瘤、血管瘤等罕见。

【病因病理】

（一）病因病理

1.外阴平滑肌瘤　来源于外阴平滑肌、毛囊立毛肌或血管平滑肌。镜下见平滑肌束状排列并与胶原纤维束交错形成漩涡状结构，常伴退行性变。

2.外阴纤维瘤　最常见。由增生的成纤维细胞组成。瘤体切面为灰白色实质，镜下可见盘绕或波浪状胶质及成纤维细胞。很少恶变。

3.外阴脂肪瘤　镜下为成熟脂肪细胞及少量纤维组织。

4.外阴乳头瘤　病变以上皮增生为主。镜下为增生的复层扁平上皮覆盖指状疏松纤维基质，并有明显棘细胞层增生肥厚。恶变率为 2%～3%。

5.外阴汗腺瘤　少见，好发年龄为青春期后，由汗腺上皮增生所致。切面见囊性结构，其中有乳头状增生。镜下特征为分泌形柱状细胞下衬有一层肌上皮细胞，极少恶变。

（二）中医病因病机

1.湿热蕴结　感湿热之邪，流注下焦；或情志抑郁，郁久化火，肝郁克脾，脾虚生湿，肝火夹湿循肝经下注，阻滞经脉，湿热凝结阴部为患，甚则蕴积成毒。

2. 寒湿凝滞 外感寒邪，寒客经脉，或素体中焦虚寒，命门火衰，阴寒内生，致寒凝血脉，瘀滞不行，凝滞为毒。

3. 脾虚痰阻 素体脾虚，或过食膏粱厚味，损伤脾胃，脾虚生湿生痰，痰浊流注下焦则为病，甚则诸邪相聚成毒。

4. 肝肾不足 素体肝肾不足，或房事不节可损伤肝肾。肝脉绕阴器，肾开窍于二阴，肝肾不足，阴窍失养不荣而为病。

【临床表现】

1. 外阴平滑肌瘤 多位于大阴唇、阴蒂或小阴唇。肿瘤有蒂或凸出于皮肤表面，表面光滑，质地硬。

2. 外阴纤维瘤 最常见。多位于大阴唇，大小不一，皮下硬结或形成有蒂实质包块，表面可发生溃疡感染。

3. 外阴脂肪瘤 少见。多生于阴唇、阴阜或脂肪丰富的外阴部位。瘤体局部隆起，触之柔软。

4. 外阴乳头瘤 常见于绝经前后妇女，多发于阴唇，多呈乳头状，质地略硬。

5. 外阴汗腺瘤 少见，好发年龄为青春期后，多生于大阴唇，包膜完整，直径 1 ～ 2cm。

【诊断与鉴别诊断】

诊断与鉴别诊断主要应从包块的形态、生长部位及病理检查几个方面确定。

【治疗】

（一）治疗思路

对于外阴包块，先行病理检查明确性质，然后再给予手术治疗。

（二）西医治疗

主要采用手术切除包块。但脂肪瘤较小时无须治疗，较大时如引起行走不便或性生活困难，方可采取手术切除。对于外阴乳头状瘤，术中应行冰冻切片，若证实有恶变，应扩大手术范围。汗腺瘤小病灶可激光治疗，较大的病灶行手术切除。

（三）中医治疗

1. 辨证论治

（1）湿热蕴结证

证候：溃烂，瘙痒，灼痛，带下量多，色黄如脓，味腥臭，口干心烦，小便淋涩，便秘。舌质红苔黄腻，脉滑数。

治法：清热利湿，解毒化瘀。

方药：萆薢渗湿汤（《疡科心得集》）加蒲公英、紫花地丁。

局部痛甚者，加乳香、没药；湿热证重者改用龙胆泻肝汤加减。

（2）寒湿凝滞证

证候：阴户肿块或溃烂，或瘙痒，皮色不变，或灰白或淡红，神疲畏寒，纳谷不香，腰痛如折。舌质淡苔薄，脉沉细无力或沉迟。

治法：温阳补血，散寒通滞。

方药：阳和汤（《外科全生集》）。

（3）脾虚痰阻证

证候：外阴破损，或有瘙痒，伴带下量多，色淡无味，四肢无力，形体肥胖，纳呆，胸脘痞闷，面色萎黄。舌淡苔白腻，脉虚缓。

治法：健脾益气，利湿化痰。

方药：参苓白术散（《太平惠民和剂局方》）合二陈汤（《太平惠民和剂局方》）去莲子肉，加金银花。

（4）肝肾不足证

证候：外阴瘙痒，破损，或烧灼感，腰膝酸软，头晕目眩，五心烦热。舌红少苔，脉细数。

治法：滋补肝肾。

方药：六味地黄丸（《小儿药证直诀》）加蒲公英、连翘。

2. 外治法

（1）黄芩洗方　当归、黄芩、川芎、大黄、枯矾、黄连、雄黄。煎水洗疮，每日3次。

（2）板蓝根、香附、木贼草　煎水外洗患部。

（3）鸦胆子仁　捣烂敷贴，用胶布固定，3天换药1次。

【诊疗思路示意图】

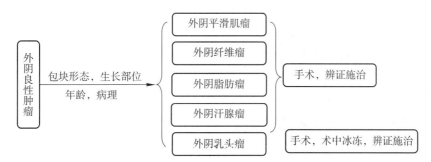

图 13-1　外阴良性肿瘤诊疗思路示意图

【预防与调护】

应注意保持外阴清洁，避免长期慢性刺激；对表现为外阴瘙痒及外阴新生物并有溃疡、渗液及出血者应提高警惕，及时进行病理检查；对出现外阴色素痣者，局部应减少刺激（包括不宜活检）；如有外阴纤维瘤者应手术切除为宜。

【预后】

外阴良性肿瘤预后较好，一般通过手术治疗后均能治愈。

二、外阴鳞状上皮内病变

外阴鳞状上皮内病变是指发生于女性外生殖器皮肤和黏膜，局限在鳞状上皮内的临床和病理改变，该疾病与 HPV 感染有关，以往病名又叫外阴鳞状上皮内瘤变、原位癌、外阴鲍文病和增殖性红斑。本病多发生于 45 岁左右妇女，2%～4% 可发展为浸润癌，多为 60 岁以上或伴有免疫抑制的年轻患者。

【病因病理】

（一）西医病因病理

2015 年国际外阴阴道疾病研究协会（ISSVD）将外阴鳞状上皮内病变分为低级别上皮内病变（LSIL）、高级别上皮内病变（HSIL）和分化型外阴上皮内病变（dVIN）。其中 HSIL 与高危型 HPV 感染密切相关，尤其是 HPV16 亚型；dVIN 的发病与 HPV 感染无关，其具体病因不清楚，可能与鳞状细胞异常增生、外阴硬化性苔藓、扁平苔藓等相关。主要病理表现：上皮层内细胞有不同程度的增生伴核异型、核分裂象增加、排列紊乱。

（二）中医病因病机

参见外阴良性肿瘤。

【诊断与鉴别诊断】

（一）诊断要点

外阴有异常的皮损改变，并结合 HPV 检查、阴道镜及多点取活组织检查明确诊断。

（二）辨证要点

应根据外阴的皮损表现、带下、患者全身症状、舌脉综合分析，以辨寒热虚实。

（三）鉴别诊断

应与外阴白色病变、外阴湿疹、痣、脂溢性角化瘤鉴别。

【治疗】

（一）治疗思路

根据患者的年龄、病变分类、病灶大小、恶变风险，选择个体化方案，积极采用中西结合治疗，以预防恶变。

（二）西医治疗

1. LSIL　对于无症状者，推荐观察，定期随访；有症状者，可给予咪喹莫特软膏或激光等治疗，若症状逐渐加重者，应行阴道镜检查并取活检。

2. HSIL　对于排除恶性病变且有较好随访条件者，可采用药物治疗，如 5% 咪喹莫特乳膏、1% 西多福韦凝胶剂等，或用物理治疗，对于可疑浸润癌者，应采用手术切除。

3. dVIN　由于病变发生癌变的风险非常高，推荐手术切除病灶。包括外阴局部扩大切除术、外阴皮肤切除术、单纯外阴切除术。

（三）中医治疗

参见"外阴良性肿瘤"。

【诊疗思路示意图】

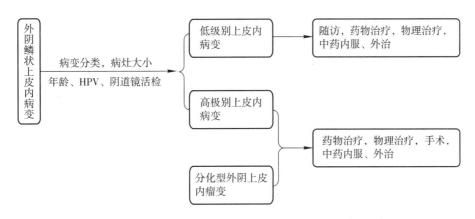

图 13-2　外阴鳞状上皮内病变诊疗思路示意图

三、外阴恶性肿瘤

外阴恶性肿瘤（vulvar malignant tumor）约占女性全身恶性肿瘤的 1%，占女性生殖道恶性肿瘤的 3%～5%，常见于 60 岁以上妇女，其组织类型较多，但以鳞状细胞癌最常见，其次还有基底细胞癌、恶性黑色素瘤、外阴肉瘤（平滑肌肉瘤，横纹肌肉瘤）等。其中恶性程度较高的是恶性黑色素瘤和肉瘤，依次为腺癌、鳞癌、基底细胞癌。

【病因病理】

（一）西医病因病理

1.外阴鳞状细胞癌　常并发于外阴鳞状上皮内病变，是最常见的外阴恶性肿瘤，病因不清，发病相关因素如下：①性传播疾病：尖锐湿疣、单纯疱疹病毒Ⅱ型或巨细胞病毒感染、淋病、梅毒等。②人乳头瘤病毒（HPV16、18、31 型多见）感染。③外阴上皮内非瘤样病变。

2.外阴恶性黑色素瘤　多与色素痣经常受摩擦刺激有关。恶性程度高。镜下见瘤细胞呈圆形、多边形或菱形，核异型多见，瘤细胞与间质无界限，细胞内黑色素颗粒分布不均匀。

3.外阴基底细胞癌　原因不明，很少见。来源于表皮中原始基底细胞或毛囊。异型的基底细胞密集排列成柱状或花边状，伸入真皮内，细胞浓染、核大、有核分裂象。

（二）中医病因病机

参见"外阴鳞状上皮内病变"。

【临床分期】（表 13-1）

表 13-1　外阴癌分期（FIGO，2014）

外阴癌分期	具体内容
Ⅰ期	肿瘤局限于外阴
Ⅰ A 期	肿瘤最大径线 ≤2cm，局限于外阴或会阴，伴间质浸润 ≤1mm*，无淋巴结转移
Ⅰ B 期	肿瘤最大径线 >2cm 或间质浸润 >1mm，局限于外阴或会阴，无淋巴结转移
Ⅱ期	任何大小的肿瘤侵犯至会阴邻近结构（下 1/3 尿道、下 1/3 阴道、肛门），无淋巴结转移
Ⅲ期	任何大小的肿瘤，有或无侵犯至会阴邻近结构（下 1/3 尿道、下 1/3 阴道、肛门），有腹股沟 – 股淋巴结转移
Ⅲ A 期	ⅰ：1 个淋巴结转移（≥5mm）；ⅱ：1～2 个淋巴结转移（<5mm）
Ⅲ B 期	ⅰ：≥2 个淋巴结转移（≥5mm）；ⅱ：≥3 个淋巴结转移（<5mm）
Ⅲ C 期	阳性淋巴结伴包膜外扩散
Ⅳ期	肿瘤侵犯其他区域（上 2/3 尿道，上 2/3 阴道），或远处转移
Ⅳ A 期	肿瘤侵犯至下列任何部位：ⅰ：上尿道和（或）阴道黏膜、膀胱黏膜、直肠黏膜，或固定于盆壁；ⅱ：腹股沟 – 股淋巴结出现固定或溃疡形成
Ⅳ B 期	包括盆腔淋巴结的任何远处转移

注：* 浸润深度，指肿瘤邻近最表浅真皮乳头的表皮 – 间质连接处至浸润最深点的距离。

【转移途径】

可直接浸润癌灶邻近组织，或经区域淋巴转移，晚期可经血行播散。

1. 直接浸润　常见部位为大小阴唇及阴蒂，或沿皮肤及邻近黏膜，直接浸润尿道、阴道、肛门，晚期可累及膀胱、直肠等。

2. 淋巴转移　癌灶多沿同侧淋巴管转移。早期先汇入腹股沟浅淋巴结，再通过腹股沟深淋巴结进入盆腔淋巴结。中线部位的癌灶常向两侧转移，直接到腹股沟深淋巴结。若癌灶累及尿道、阴道、直肠、膀胱，可直接进入盆腔淋巴结。

3. 血行播散　晚期经血行播散，多见肺、骨等转移。

【临床表现】

1. 症状

（1）外阴鳞状细胞癌　多见于 60 岁以上老年妇女，主要症状为不易治愈的外阴瘙痒、外阴结节或肿块。若继发感染，可出现脓性排液。

（2）外阴恶性黑色素瘤　多见于 65～75 岁妇女，表现为外阴瘙痒、出血、色素沉着范围扩大。

（3）外阴基底细胞癌　多见于 55 岁以上绝经后期妇女，表现为局部瘙痒和烧灼感，也可无症状。

2.体征

（1）外阴鳞状细胞癌　癌灶可生长在任何部位，大阴唇最常见。早期见局部丘疹、结节或小溃疡；晚期为不规则肿块，或有溃破，或呈乳头样肿瘤。

（2）外阴恶性黑色素瘤　多见于小阴唇，其次为阴蒂，病灶如痣样，有色素沉着，结节状或表面有溃疡。

（3）外阴基底细胞癌　常见于大阴唇或会阴后联合，表现为小的表浅肿块，或肿块中央呈现侵蚀性溃疡，发展缓慢，很少侵犯淋巴结。

【诊断与鉴别诊断】

（一）诊断要点

1.病史　可有外阴反复瘙痒、感染史。

2.临床表现　外阴丘疹、结节，或肿物，可伴瘙痒、灼热、出血、糜烂、溃疡、色素沉着等。

3.实验室及其他检查

（1）细胞学检查　可在病灶处做细胞学涂片或印片。

（2）病理组织学检查　若病变范围大，肉眼未见明显癌变区，可在阴道镜下取活检。有明显癌灶者，可直接取材活检，取材应有足够的深度；疑有恶性黑色素瘤者，应做好手术准备。

（3）其他检查　CT、MRI、超声、膀胱镜、直肠镜检查有助于诊断。

（二）辨证要点

主要根据局部病灶及伴见全身脉症辨其寒热及善恶。若病灶色红灼痛、甚或脓水淋漓，多属实热；色淡坚硬、痒痛不甚、日久不消、形体虚羸者，多属虚寒；疮疡溃腐、久不收敛、脓水淋漓、恶臭难闻者，多属热毒蕴郁而气血衰败之恶候。

（三）鉴别诊断

1.外阴高级别上皮内病变　可表现为反复瘙痒、灼热、疼痛，局部扁平斑块、丘疹疣状等，可直接活检或在阴道镜下取活检明确诊断。

2.外阴湿疣　常见于年轻人，质地较柔软而无溃疡，呈乳头状向外生长，有时带蒂，病理检查可发现"空泡细胞"。

【治疗】

（一）治疗思路

本病早期以手术治疗为主，术式趋向于个体化，在考虑治愈患者的基础上，应减少手术损伤，尽可能保留正常组织和维持器官的生理功能。但应注意，首次切除的边缘一定要足够。局部晚期肿瘤以手术结合放化疗及中医辨证论治进行综合治疗。

（二）西医治疗

1.手术治疗　ⅠA期：外阴局部病灶扩大切除术（至少1cm，深度应达会阴深筋膜，一般2～3cm，单侧病灶），或者行单纯外阴切除术（多发病灶），不需行淋巴结切除术。ⅠB期及小病灶Ⅱ期（病灶≤4cm）：单侧需行局部广泛切除及单侧腹股沟淋巴结评估；中线部位病变，行局部广泛切除术及双侧腹股沟淋巴结评估。病灶大于4cm的Ⅱ期及Ⅲ期：先行影像学评估及淋巴结病理检查，根据结果采取个体化的手术及放化疗、中医药等综合治疗。Ⅳ期：需要个体化及多学科综合治疗，如局部控制、姑息性外照射放疗、化疗、中医药治疗等。

2. 放射治疗 外阴癌中，鳞状细胞虽对放射线敏感，但外阴正常组织对放射线耐受性弱，故常难以达到最佳治疗效果，因此放疗常作为辅助手段。恶性黑色素瘤对放疗不敏感。基底细胞癌对放疗敏感，但只适用于早期单纯的基底细胞癌。

外阴癌放疗指征：①不能手术或手术风险大，癌灶不可能切净或切除困难者。②晚期病例可先行放疗，缩小癌灶，再行手术。③术后补充治疗，如腹股沟淋巴结阳性、手术切端癌残留或病灶靠近切缘、脉管有癌栓者。④癌灶复发。

3. 化学药物治疗 化疗对外阴癌疗效不理想，因此，仅用于较晚期癌或复发癌的综合治疗。常用药物有铂类、紫杉醇、博来霉素、氟尿嘧啶等。采用静脉给药或盆腔动脉灌注给药。

（三）中医治疗

外阴恶性肿瘤患者术前、术后或晚期或年龄大而不适宜手术者，可配合中药治疗（参考"外阴鳞状上皮内病变"的处理），以扶正祛邪为主，以提高生存质量为目的。对放、化疗的副反应处理可参照第十三章第六节妇科恶性肿瘤的中医药辅助治疗。

【诊疗思路示意图】

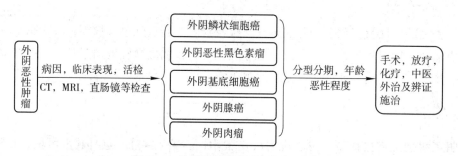

图 13-3 外阴恶性肿瘤诊疗思路示意图

【预防与调护】

参见"外阴良性肿瘤"。

【预后与随访】

预后与癌灶大小、部位、癌瘤细胞的分化程度、有无淋巴结转移及治疗措施有关。外阴癌的总5年生存率为75%。外阴鳞状细胞癌，无淋巴结转移的Ⅰ期及Ⅱ期手术治愈率>90%；淋巴结有转移者仅为30%～40%，且预后差；基底细胞癌术后预后较好，5年生存率为80%～95%；外阴黑色素瘤多预后不良。在治疗完成后应定期随访。

【思考题】

1. 简述外阴鳞状上皮内病变的西医治疗方案。
2. 阐述外阴癌的临床分期。

第二节　子宫颈肿瘤

【病例】

患者，女，40岁。

主诉：性交出血半年。

现病史：半年前，患者不明原因出现性交出血，色红、量不多，并伴有白带量多，呈米泔水样，有异味。患病以来，纳食较差，口干不欲饮，舌质红、有瘀点，苔黄腻，脉滑数。

既往史：否认肝炎、结核史。

妇科检查：外阴已婚、已产型，阴毛分布正常，阴道畅，黏膜不充血，分泌物较多，色白，质稀，有异味，宫颈肥大，表面呈中度糜烂状，有接触性出血，子宫体大小正常，活动，无压痛，附件无异常。

问题

患者拟诊为什么病？疾病发生的病因是什么？应进一步行什么检查？中西医如何诊断和治疗？

子宫颈肿瘤包括良性肿瘤和恶性肿瘤。良性肿瘤以肌瘤多见；恶性肿瘤最常见的是子宫颈癌，而子宫颈鳞状上皮内病变是子宫颈癌的前期病变，二者密切相关，病因相同。

一、子宫颈鳞状上皮内病变

子宫颈鳞状上皮内病变（cervical squamous intraepithelial lesion，SIL）是与子宫颈浸润癌相关的一组子宫颈病变，反映了宫颈癌发生发展的连续病理过程，是宫颈癌防治的重要阶段。大部分低级别鳞状上皮内病变（LSIL）可自然消退，但高级别鳞状上皮内病变（HSIL）具有癌变潜能。中医无本病病名，根据子宫颈鳞状上皮内病变的临床症状，可归于中医"带下病"范畴论治。

【病因病理】

（一）西医病因病理

1.病因　病因尚未明确，但与子宫颈癌有相同的相关因素。

（1）病毒感染　近90%的SIL有HPV感染，高危型HPV的持续感染是主要危险因素。95%以上的子宫颈癌伴有高危型HPV感染。16、18型所致的子宫颈癌约占全部子宫颈癌的70%。高危型HPV产生E6和E7癌蛋白，可抑制宿主细胞的抑癌基因P53和Rb，导致细胞周期控制失常而发生癌变。此外，单纯疱疹病毒Ⅱ型及人巨细胞病毒等也与子宫颈癌发生有一定关系。

（2）性行为及分娩次数　性活跃、初次性生活<16岁、早年分娩、多产等与子宫颈癌的发生密切相关。与有阴茎癌、前列腺癌或其性伴侣曾患子宫颈癌的高危男子性接触的妇女也易患子宫颈癌。

（3）其他　吸烟可增加感染HPV效应。

2. 病理

（1）宫颈组织学的特殊性　宫颈上皮是由宫颈阴道部鳞状上皮和宫颈管柱状上皮组成。宫颈阴道部鳞状上皮由深至浅分为基底层、中间层和浅表层。宫颈鳞状上皮与宫颈管柱状上皮交接部称为鳞–柱状交接部或鳞–柱交接部。青春期后，柱状上皮多外翻到宫颈阴道部，在阴道酸性环境中，柱状上皮被破坏，被化生的鳞状上皮所取代，形成新的鳞–柱交接部，称为生理鳞–柱交接部。鳞状上皮的化生通常从外翻上皮的原始鳞–柱交接部开始，也可在暴露的柱状上皮中呈岛状散布。此时原始鳞–柱交接部距宫颈外口较远，其与生理鳞–柱交接部之间的区域称为转化区，也称移行带。在转化区形成的过程中，未成熟的基底鳞状上皮细胞暴露在阴道环境中，易受HPV病毒感染，病毒的早期基因在基底层细胞中表达，并随着鳞状上皮的分化成熟，使晚期基因得以在浅表层细胞中表达，从而完成病毒的复制过程。而高危型HPV持续感染未成熟的基底鳞状化生细胞，可使其转化为核与胞浆异常的不典型细胞，即形成SIL的病理表现。

（2）病理学诊断和分级　LSIL相当于以往的CIN Ⅰ，HSIL包括CIN Ⅲ及大部分CIN Ⅱ，通过用P16免疫组化染色将CIN Ⅱ分流，P16阳性者，按HSIL处理，P16阴性者，按LSIL处理。具体病理学特征如下：

LSIL：鳞状上皮基底及副基底样细胞增生，细胞核极性轻度紊乱，有轻度异型性，核分裂象少，局限于上皮下1/3，P16染色阴性或在上皮内散在点状阳性。

HSIL：上皮下2/3层甚至全层细胞极性紊乱，细胞核明显增大，核分裂象增多，P16在上皮>2/3层面呈弥漫连续阳性。

（二）中医病因病机

子宫颈鳞状上皮内病变的发生多由饮食不节、早婚多产、房劳过度、不洁房事等因素引起，以致脏腑功能失调，湿热毒邪瘀结于胞宫，致使任脉不固、带脉失约而发病。

【临床表现】

无明显症状和体征，部分患者可有阴道排液增多，伴或不伴有臭味，性交出血或妇科检查后出血。妇科检查可见宫颈光滑，或仅见局部红斑、白色上皮，或宫颈柱状上皮异位表现。

【诊断与鉴别诊断】

（一）诊断要点

1. 病史　常有早婚史；多个性伴侣、房事不洁（节）史；长期使用避孕药史等。

2. 临床表现　临床表现不典型，部分患者可有阴道排液增多，性交出血或接触性出血等症状。

3. 妇科检查　可见宫颈光滑，或仅见局部红斑、白色上皮，或宫颈柱状上皮异位表现。

4. 辅助检查

（1）宫颈细胞学检查　细胞学检查为最简单的SIL的辅助检查方法，现多采用液基细胞涂片法，可发现早期病变。报告形式过去国内采用巴氏5级分类法，约有20%表现为假阴性。目前TBS分类系统被普遍采用。

（2）高危型HPV-DNA检测　细胞学检查为意义不明的非典型鳞状细胞者，可行此检查。若高危型HPV-DNA阳性，需行阴道镜检查；若为阴性，1年后再行细胞学检查。

（3）阴道镜检查　若筛查发现异常，则可以进一步阴道镜检查。如细胞学为 ASCUS 伴 HPV 检测阳性，或细胞学 LSIL 及以上，或 HPV16/18 型阳性者，则进行该检查。

（4）宫颈活组织检查　为确诊 SIL 最可靠方法。任何肉眼可见病灶均应行单点或多点活检。若无明显病变，可选择在宫颈转化区 3、6、9、12 点处活检，或在碘试验不染色区取材，或在阴道镜下取材以提高确诊率。若想了解宫颈管的病变情况，应刮取宫颈管内组织（ECC）或用宫颈管刷取材送病理检查。

（二）辨证要点

宫颈病变当根据宫颈局部病变性质、带下的量、色、质、气味及全身伴随症状、舌脉、素体情况等综合分析。

（三）鉴别诊断

与有临床类似症状或体征的各种宫颈病变鉴别，主要通过宫颈活组织病理检查进行鉴别。

【治疗】

（一）治疗思路

根据细胞学、阴道镜及宫颈活组织检查结果决定治疗方法。

（二）西医治疗

1. LSIL　60% 会自然消退，对于细胞学为 LSIL 及以下者可随访观察。若在随访过程中病变发展或持续存在 2 年，应进行冷冻或激光治疗。若阴道镜检查不充分，不能排除 HSIL 或 ECC 阳性者，可进行子宫颈锥形切除术。

2. HSIL　可发展为浸润癌，需积极治疗。阴道镜检查充分的推荐子宫颈锥切术或消融治疗；阴道镜检查不充分的采用子宫颈锥切术；经子宫颈锥切术后确诊的 HSIL，若患者年龄较大、无生育要求，或合并有其他妇科良性疾病手术指征者，可行筋膜外全子宫切除术。

3. 妊娠合并 SIL　妊娠合并 SIL 时，一般认为妊娠期可观察，产后复查后处理。

（三）中医治疗

宫颈 SIL 的中医治疗同"子宫颈炎症"。高危型 HPV 感染、宫颈细胞学阴性者，可采用保妇康栓治疗。

【诊疗思路示意图】

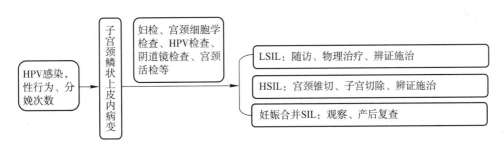

图 13-4　子宫颈鳞状上皮内病变诊疗思路示意图

【预后与随访】

预防调护同"子宫颈癌"。LSIL 会自然消退，HSIL 可发展为浸润癌。LSIL、HSIL 治疗后应采用细胞学或与阴道镜相结合的方法进行随访，间隔时间为 4～6 个月。如检查结果为不典型鳞状细胞（ASC）以上，可选择至少间隔 6 个月的 HPV–DNA 检测作为随访方法，如为阴性，每年行细胞学检查随访。对于治疗后切缘或子宫颈管内有 SIL 的患者，采用阴道镜检查与子宫颈管内取样的方法，间隔 4～6 个月随访。

二、子宫颈癌

子宫颈癌（cervical cancer）是最常见的妇科恶性肿瘤，高发年龄为 50～55 岁。由于宫颈细胞学筛查的普遍应用，可使宫颈癌和癌前病变得以早期发现和治疗，其发病率和病死率已明显下降。中医学中无宫颈癌的病名，根据其临床表现，可归属于中医学"五色带""癥瘕""崩漏"等病范畴。

【病因病理】

（一）西医病因病理

1. 病因　参见"子宫颈鳞状上皮内病变"。

2. 病理

（1）鳞状细胞浸润癌　占子宫颈癌的 75%～80%。

1）巨检　微小浸润癌肉眼观可正常，或类似于宫颈糜烂、宫颈柱状上皮异位。随病变进展，可分 4 型。外生型：最常见，癌灶向外生长呈乳头状或菜花样，组织脆，触之易出血；常累及阴道。内生型：癌灶浸润宫颈深部组织，宫颈表面常光滑或仅有宫颈糜烂，宫颈肥大呈桶状，质硬；常累及宫旁组织。溃疡型：以上两型癌组织合并感染坏死，脱落后形成溃疡或空洞，似火山口状。颈管型：癌灶位于宫颈管内。

2）显微镜检　①镜下早期浸润癌：又称微小浸润癌，在原位癌基础上镜检见小滴状、锯齿状癌细胞团突破基底膜，浸润间质（表 13–3）。②浸润癌：指癌灶浸润间质范围超过微小浸润癌，多呈网状或团块状浸润间质。依据细胞分化程度分 3 级。Ⅰ级：即高分化鳞癌（角化性大细胞型），大细胞，有明显角化珠形成，可见细胞间桥，细胞异型性较轻，无或少核分裂（<2/HP）。Ⅱ级：中分化鳞癌（非角性大细胞型），大细胞，少或无角化珠，细胞间桥不明显，细胞异型性明显，核分裂象较多（2～4/HP）。Ⅲ级：低分化鳞癌（小细胞型），多为未分化小细胞，无角化珠及细胞间桥，细胞异型性明显，核分裂象多（>4/HP），常需作免疫组化（如细胞角蛋白等）及电镜检查确诊。

（2）腺癌　占子宫颈癌的 20%。

1）巨检　大体形态与鳞癌相似。来自宫颈管内，浸润管壁，或从颈管内向宫颈外口凸出生长；病灶向宫颈管内生长时，宫颈管可膨大如桶状。

2）显微镜检　组织学类型主要为两种。①黏液腺癌：最常见。来源于宫颈管柱状黏液细胞，镜下见腺体结构，腺上皮细胞增生呈多层，异型性明显，有核分裂象，癌细胞呈乳突状凸入腺腔。可分为高、中、低分化腺癌。②恶性腺瘤：又称微偏腺癌（MDC），为高分化宫颈管黏膜腺癌，腺上皮细胞无异型性，常有淋巴结转移；癌性腺体多，大小不一，形态多变，常见点状突起伸入宫颈间质深层。

（3）腺鳞癌　占子宫颈癌 3%～5%。是由储备细胞同时向腺细胞及鳞状细胞发展而成。癌组织中含有腺癌及鳞癌两种成分。

（4）其他　少见类型的病理类型，如未分化癌、神经内分泌癌、混合性上皮、间叶肿瘤等。

（二）中医病因病机

子宫颈癌的发生多由早婚多产、房劳过度、情志内伤等，损伤正气；房事不洁，或经期、产后摄生不慎，感染湿浊之邪，邪气内盛，以致任带、胞脉损伤，湿热毒邪瘀结于子门，日久溃腐成脓或杂色带下。

1.肝郁化火　情怀不畅，忧思郁怒，肝气郁结，郁久化火，肝失疏泄，肝旺侮土，脾失运化，水湿内停，致湿热蕴结胞宫，损伤任带为患。

2.湿热瘀毒　饮食不节，过食肥甘，损伤脾气，脾虚生湿，湿热下注，滞阻胞脉，遏久成毒；或经期、产后摄生不慎，或不洁房事，湿热毒邪直犯胞宫，稽留日久；气血瘀滞，湿、热、毒、瘀互结，可损伤任带而致本病。

3.脾肾阳虚　久病不愈，或劳倦过度，多产房劳，损伤脾肾，脾肾阳虚，水湿内停，湿浊壅阻任带，日久为患。

4.肝肾阴虚　久病失养，年老体衰，或房事不节，早婚多产，以致肝肾阴虚，虚火内生，冲任不固，或复感湿热之邪，损伤任带而致本病。

【临床分期】

采用国际妇产科联盟（FIGO）临床分期标准（2018 年）（表 13-2）。临床分期在治疗前进行，治疗后不再更改。

表 13-2　子宫颈癌临床分期（FIGO,2018）

Ⅰ期	癌灶局限于子宫颈（扩展至子宫体可以不予考虑）
ⅠA	仅在显微镜下可见浸润癌，最大浸润深度 <5mm　1）
ⅠA1	间质浸润深度 <3mm
ⅠA2	间质浸润深度 ≥ 3mm，且 <5mm
ⅠB	浸润癌浸润深度 ≥ 5mm（超过ⅠA 期），癌灶仍局限在子宫颈　2）
ⅠB1	间质浸润深度 ≥ 5mm，病灶最大直径 <2cm
ⅠB2	癌灶最大径线 >2cm，<4cm
ⅠB3	肉眼所见病灶最大直径 ≥ 4cm
Ⅱ期	癌灶已超出子宫，但未达盆壁，或未达阴道下 1/3
ⅡA	癌灶侵犯阴道上 2/3，无宫旁组织浸润
ⅡA1	肉眼可见病灶最大直径 <4cm
ⅡA2	肉眼可见病灶最大直径 ≥ 4cm
ⅡB	有明显宫旁组织浸润
Ⅲ期	癌灶累及阴道下 1/3 和（或）扩展到骨盆壁和（或）引起肾盂积水或无功能肾和（或）累及盆腔和（或）主动脉旁淋巴结3）

ⅢA	癌灶侵及阴道下 1/3，但未侵及盆壁
ⅢB	癌灶侵及骨盆壁和（或）引起肾积水或无功能肾
ⅢC	不论肿瘤大小和扩散程度，累及盆腔和（或）主动脉旁淋巴结
ⅢC1	仅累及盆腔淋巴结
ⅢC2	主动脉旁淋巴结
Ⅳ期	癌灶超出真骨盆或（活检证实）侵犯膀胱或直肠黏膜
ⅣA	癌灶侵及邻近器官
ⅣB	癌灶远处转移

注：如分期存在争议，应归于更早的期别。1）可利用影像学和病理学结果对临床检查的肿瘤大小和扩展程度进行补充用于分期。2）淋巴脉管间隙浸润（LVSI）不改变分期，不再考虑病灶浸润宽度。3）需注明ⅢC期的影像和病理发现，例如：影像学发现盆腔淋巴结转移，则分期为ⅢC1r，若是病理学发现的，则分期为ⅢC1p，需记录影像和病理技术的类型。

【转移途径】

主要为直接蔓延及淋巴转移，血行转移极少。

1. 直接蔓延　最常见。癌组织局部浸润，向邻近器官及组织扩散。常向下侵及阴道壁，极少向上经宫颈管累及宫腔；癌灶向两侧蔓延可累及主韧带及宫颈旁、阴道旁组织甚至骨盆壁；当癌灶压迫或侵及输尿管时，可导致输尿管阻塞及肾积水。晚期可累及邻近的膀胱或直肠，形成癌性膀胱阴道瘘或直肠阴道瘘。

2. 淋巴转移　癌灶局部浸润后可累及淋巴管形成瘤栓，瘤栓可随淋巴引流而进入局部淋巴结，在淋巴管内扩散。淋巴转移一级组（包括宫旁、宫颈旁、闭孔、髂内、髂外、髂总、骶前淋巴结）和二级组（包括腹股沟深、浅及腹主动脉旁淋巴结）。

3. 血行转移　极少见。晚期可转移至肺、肝或骨骼等。

【临床表现】

1. 症状

（1）阴道流血　早期多为接触性出血或血水样阴道分泌物；晚期为不规则阴道流血。出血量与病灶大小、侵及间质内血管有关，若侵蚀大血管可引起大出血。年轻患者也可表现为经期延长、经量增多；老年患者常表现为绝经后不规则阴道流血。一般外生型癌出血较早、量多；内生型癌出血较晚。

（2）阴道排液　多数患者阴道有白色或血性、稀薄如水样或米泔状、腥臭的排液。晚期患者因癌组织坏死伴感染，可有大量米汤样或脓性恶臭白带。

（3）晚期症状　根据癌灶累及范围出现不同的继发性症状。如尿频、尿急、便秘、下肢水肿和腰痛（常放射到臀部）等；癌肿压迫或累及输尿管时可出现输尿管梗阻、肾盂积水及尿毒症；晚期可有贫血、恶病质等全身衰竭症状。

2. 体征　微小浸润癌可无明显病灶，检查见宫颈光滑或仅为宫颈糜烂。随病情发展可出现不同体征。外生型宫颈可见息肉状、菜花状赘生物，常伴感染，质脆易出血；内生型宫颈肥大、质硬、宫颈管膨大；晚期癌组织坏死脱落，形成溃疡或空洞，伴恶臭。阴道壁受累时可见赘生物生长或阴道壁变硬；宫旁组织受累时，双合诊、三合诊检查可扪及宫颈旁组织增厚、结节状、质硬或形成冰冻盆腔。

【诊断与鉴别诊断】

（一）诊断要点

根据病史、症状和妇科检查及宫颈活组织活检可以确诊，确诊后根据具体情况可选择胸部 X 线摄片、静脉肾盂造影、膀胱镜检查、直肠镜检查、超声检查及 CT、MRI、PET 等影像学检查。

1. 病史　早婚、早产、多产、性生活紊乱等。

2. 症状　早期子宫颈癌常无症状及明显体征，宫颈可光滑或与慢性宫颈炎无差异。随着病情发展可出现阴道排血、阴道排液及邻近器官的压迫症状。

3. 辅助检查　对于早期病例，主要的检查包括宫颈细胞学检查或高危型 HPV-DNA、阴道镜检查、宫颈活组织检查；对于宫颈有明显病灶的可直接取活检；对于宫颈细胞学检查多次阳性而宫颈活检阴性，或宫颈活检为原位癌需确诊者，可采用冷刀锥切或环形电切除（LEEP）或冷凝电刀切除，切除组织应作连续病理切片检查。

（二）辨证要点

带下量多、色白无臭属虚；带下量多、色质异常而有臭气为实。白带多属脾虚、肾虚；黄带属湿热；赤白带或少量出血属湿热；杂色带或出血量多属湿毒；带下质稀如水属虚寒。

（三）鉴别诊断

主要依据宫颈活组织病理检查，与有临床类似症状或体征的各种宫颈病变进行鉴别。①宫颈良性病变：宫颈糜烂、宫颈息肉、宫颈子宫内膜异位症和宫颈结核性溃疡等。②宫颈良性肿瘤：宫颈黏膜下肌瘤、宫颈管肌瘤、宫颈乳头瘤等。③宫颈恶性肿瘤：原发性恶性黑色素瘤、肉瘤及淋巴瘤、转移性癌等。

【治疗】

（一）治疗思路

本病可依据临床分期、患者年龄、生育要求、全身情况等综合考虑而制定治疗方案。应采用以手术和放疗为主，化疗为辅的个体化综合治疗方案。中医治疗应在辨证的基础上，根据病情的不同时期处理好扶正与祛邪的关系，早期以祛邪为主，中晚期以扶正为主。

（二）西医治疗

1. 手术治疗　主要适用于早期子宫颈癌（ⅠA～ⅡA期）。ⅠA1期：需保留生育功能者，LVSI（-）可行宫颈锥切术，切缘阴性者随访。不需保留生育功能和老年女性推荐筋膜外全子宫切除术。ⅠA2期：保留生育功能者可选择：①锥切＋盆腔淋巴结切除术。切缘阴性者术后随访观察。切缘阳性者，再次锥切或行宫颈切除术。②直接行广泛性宫颈切除术＋盆腔淋巴结切除术。完成生育后对于持续性 HPV 阳性或细胞学异常或有手术意愿的患者可行子宫切除术，其中小于 45 岁的鳞癌患者可保留卵巢。ⅠB1期：标准术式是 C 型根治性子宫切除术。保留生育功能的ⅠA2～ⅠB1期患者可行根治性宫颈切除术。ⅠB2/ⅡA1期：初治包括手术或放疗，手术方式选择 C 型根治性子宫切除术及盆腔淋巴结切除术，术中淋巴结快速冰冻切片，若髂总淋巴结阳性，则行腹主动脉旁淋巴结取样。ⅠB3/ⅡA2 期：以铂为基础的同期放化疗（CCRT）是ⅠB3/ⅡA2 期患者更好的治疗方式，已经证实 CCRT 作为术后辅助疗法优于单纯放疗；或新辅助化疗后再行 C 型根治性子宫切除术及盆腔淋巴结切除术，术中淋巴结快速冰冻切片，若髂总淋巴结阳性，则行腹主动脉旁淋巴结取样，但疗效还有待进一步验证。ⅣA 期或复发宫颈癌：ⅣA期仅有中心病灶但未累及骨盆或远处转移的患者（极少），初治或复发时属于这种情况可考虑盆腔廓清术，通常预后不良。

2. 放射治疗 适应证：①部分ⅠB2 期、ⅡA2 期、ⅡB～Ⅳ期患者。②全身状况不适合手术的早期患者。③宫颈大块病灶的术前放疗。④手术治疗后病理检查发现有高危因素的辅助治疗。放射治疗包括腔内照射及体外照射。腔内照射：采用后装治疗机，放射源为 ^{137}Cs，^{192}Ir 等，主要用于控制局部原发病灶。体外照射：多用直线加速器，放射源为 ^{60}Co 等，主要治疗宫颈旁及盆腔淋巴结转移灶。一般早期病例选用局部腔内照射为主，体外照射为辅；晚期则以体外照射为主，腔内为辅。

3. 化疗 适用于较晚期局部大病灶及复发患者的手术前及同期放化疗。常用的一线抗癌药物有顺铂、卡铂、紫杉醇、吉西他滨、托泊替康。常用联合化疗方案有：顺铂与紫杉醇、卡铂与托泊替康、顺铂与吉西他滨。用药途径包括静脉或动脉灌注化疗。

4. 靶向治疗 肿瘤靶向治疗是当前肿瘤治疗的热点。2017 年美国 FDA 已批准肿瘤免疫治疗，PD-1 和 PD-L1 抑制剂帕姆单抗可用于任何成人和儿童不可切除或转移的 MSI-H/dMMR 实体肿瘤的一线治疗。2019NCCN 指南也推荐帕姆单抗可用于 PD-L1 阳性或 MSI-H/dMMR 复发转移子宫颈癌患者的二线治疗。

（三）中医治疗

采用标本兼治、攻补兼施、全身与局部治疗相结合的原则。全身治疗以辨证论治为主，以改善全身功能为主要目的，在配合手术及放、化疗时能起到独特的作用。局部治疗是中医治疗子宫颈癌的主要特色。

1. 辨证论治

（1）肝郁化火证

证候：阴道流血淋漓不断，或带下量多，色白或赤白相兼，有臭味，烦躁易怒，胸胁少腹胀痛，食欲不振。苔薄白或微黄，脉弦或弦数。

治法：疏肝理气，解毒散结。

方药：丹栀逍遥散（《内科摘要》）加半枝莲、白花蛇舌草、土茯苓、椿根白皮。

若少腹胀痛甚者，可酌加延胡索、川楝子；赤带不止加茜草炭、芡实。

（2）湿热瘀毒证

证候：带下量多，为杂色秽水，或如米泔汤，或似洗肉血水，或如脓性，秽臭难闻，或阴道流血淋漓不断，甚者突然大量出血，小腹疼痛，溲黄便结。舌质红或见瘀点瘀斑，脉滑数。

治法：清热利湿，化瘀解毒。

方药：宫颈抗癌汤（《现代中医妇科学》）。

若阴道流血量多、有块、腹痛，可酌加三七粉、茜草炭、益母草化瘀止血；大便秘结者，可酌加大黄、桃仁通腑泄热。

（3）脾肾阳虚证

证候：带下量多，色白质稀，秽臭不重，或阴道流血淋漓不断，或突然下血量多，神疲倦怠，四肢不温，纳少便溏，腰脊冷痛。舌淡胖、边有齿痕，苔白，脉沉细弱。

治法：温肾健脾，化浊解毒。

方药：金匮肾气丸（《金匮要略》）合理中汤（《伤寒论》）加薏苡仁、白花蛇舌草。

阴道流血量多者，去肉桂，加黄芪。

（4）肝肾阴虚证

证候：阴道流血淋漓不断，或带下赤白相兼，质稠，有臭味，形体消瘦，头晕耳鸣，五心烦热，口干便秘，腰膝酸软。舌质红少苔，脉细数。

治法：滋阴清热，佐以解毒。

方药：知柏地黄丸（《医宗金鉴》）加紫草、白花蛇舌草、半枝莲。

若大便秘结，酌加生首乌、瓜蒌仁、桃仁润肠通便；失眠多梦、心悸不宁者，加阿胶、制首乌、酸枣仁养心安神。

2. 放疗副反应的中医治疗　参照第十三章第六节妇科恶性肿瘤的中医药辅助治疗。

3. 局部用药

（1）三品方（《难治妇产科病的良方妙法》）　白砒、明矾煅制后加雄黄、没药、麝香适量混合制压成"三品"饼、杆型，紫外线消毒后供宫颈局部外用。辅助药为双紫粉、鹤酱油粉。双紫粉由紫草、紫花地丁、草河车、黄柏、旱莲草，共研细末而成；鹤酱油粉由仙鹤草、败酱草、金银花、黄柏、苦参、冰片，共研细末而成，均经高压消毒后供外用。此适用于宫颈鳞状上皮原位癌及宫颈鳞状上皮癌ⅠA期。

（2）麝胆栓　药物组成为麝香、枯矾、雄黄、猪胆汁、冰片、硼砂、青黛、白花蛇舌草、茵陈、黄柏、百部、蓖麻油等，制成栓剂，阴道给药，每晚1粒，10次为一疗程。适用于中、晚期子宫颈癌，以改善宫颈局部症状。

【诊疗思路示意图】

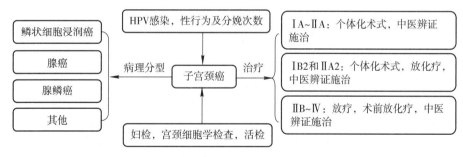

图 13-5　子宫颈癌诊疗思路示意图

【预防与调护】

1. 加强性知识教育，杜绝性紊乱。

2. 重视高危因素及高危人群，有异常症状者及时就医。

3. 应积极治疗性传播疾病，早期发现及诊治 SIL，并密切随访。

4. 开展子宫颈癌的筛查。做到早发现、早诊断、早治疗。

【预后与随访】

5 年生存率：Ⅰ期 >85%，Ⅱ期为 50%，Ⅲ期为 25%，Ⅳ期为 5%。随访：治疗后第 1 ~ 2

年，每隔 3 个月复查 1 次；第 3 ～ 5 年，每半年复查 1 次；第 6 年开始每年复查 1 次。随访内容应包括妇科检查，以及阴道残端脱落细胞学、高危型 HPV 检查、胸片、血常规检查、子宫颈鳞状细胞癌抗原、超声、CT 等；必须向患者强调随访的重要性。

附：子宫颈癌合并妊娠

较少见。当年龄、分期和诊断的年限一致时，妊娠期和非妊娠期子宫颈癌患者的生存期无明显差异。

1. 诊断　妊娠期阴道流血，首先应排除产科因素，妇检发现宫颈有可疑病变时可行宫颈刮片、阴道镜检查，必要时可在阴道镜下行宫颈活检以明确诊断。但需注意：①由于受妊娠时高雌激素的影响，宫颈鳞 - 柱交接部外移，其基底细胞增生活跃，可出现类似原位癌病变；一般产后 6 周恢复，不必处理。②由于宫颈上皮基底细胞增生活跃，其脱落细胞可见核大深染现象，应注意鉴别。

2. 处理　根据子宫颈癌分期、妊娠时限及本人和家属对妊娠的意愿，可采用个体化方案。

对于不要求继续妊娠的患者，治疗原则与非孕期子宫颈癌基本相同；对于要求继续妊娠的患者，其治疗方案如下：①通过宫颈锥切确定的切缘阴性的ⅠA1 期孕妇，可以追踪至妊娠晚期并经阴道分娩。②对ⅠA2 期或更晚期，应根据临床分期及妊娠周数进行个体化处理。若在妊娠 20 周前诊断，应终止妊娠，接受治疗；妊娠 28 周后才诊断的病例，可待胎儿成熟后再治疗。妊娠 20 ～ 28 周诊断的ⅠA2 和ⅠB1 期病例可推迟至胎儿成熟后治疗。ⅠB2 期及以上期别决定延迟治疗者，推荐采用分开辅助化疗来延缓病程发展。③除了ⅠA1 期外，延迟治疗必须在妊娠 34 周前终止妊娠。

【思考题】

1. 简述宫颈 SIL 的治疗。
2. 引起子宫颈癌的病因有哪些？
3. 简述子宫颈癌的临床分期。
4. 论述子宫颈癌的中医治疗。

第三节　子宫肿瘤

一、子宫肌瘤

【病例】

患者，女，40 岁。

主诉：月经经期延长 2 年，本次行经 10 日未净。

现病史：患者平素月经规律，5/28 天，量中，无明显痛经，有经前乳房胀痛。近 2 年来，月经经期逐渐延长至 10 ～ 15 天，月经量倍增，经行不畅，色紫暗有块。现精神抑郁，胸胁胀闷，小腹胀痛；舌边有瘀点苔薄白，脉弦涩。

既往史：否认高血压、糖尿病、肝炎、肺结核病史；否认外伤、输血史；无药物及食物过敏史。

妇科检查：宫体约手拳大，前壁稍凸出，有鸡蛋大的质硬隆突区；双附件未见异常。

问题

西医初步诊断为何病？需进一步做何检查？中医如何辨证？

子宫肌瘤（uterine myoma）是女性生殖器官常见的良性肿瘤，由平滑肌及结缔组织组成，常见于 30 ～ 50 岁妇女，20 岁以下少见。据尸检统计，30 岁以上妇女约 20% 有子宫肌瘤。因肌瘤多无或很少有症状，临床统计发病率远低于真实发病率。根据本病的临床特点，中医多记载于"石瘕""癥瘕""崩漏"等疾病中。

【病因病理】

（一）西医病因病理

1. 西医病因　确切病因尚不清楚。根据肌瘤好发于生育年龄及青春期少见、绝经后萎缩或消失的特点，提示其发生可能与性激素相关。

（1）雌激素及其受体　研究证实，肌瘤组织中雌二醇转化为雌酮效应与正常肌组织相比明显降低，且雌激素受体数目高于周边肌组织，故认为肌瘤组织局部对雌激素的高敏感性，是肌瘤发生的重要因素之一。

（2）孕激素及其受体　肌瘤组织中存在孕激素受体，孕激素有促进肌瘤有丝分裂活动，刺激肌瘤生长的作用。

（3）细胞遗传学　25% ～ 50% 子宫肌瘤存在细胞遗传学异常，包括染色体 12 号和 14 号易位、7 号染色体部分缺失等，导致子宫肌瘤中促生长的细胞因子如 TGF-β、EGF 及 IGF-1，2 等增多。

2. 西医病理

（1）巨检　实质性球形包块，表面光滑，质地较子宫肌硬，压迫周围肌壁纤维形成假包膜；肌瘤与假包膜间有一层疏松网状间隙，极易剥出；切面呈灰白色，可见漩涡状或编织状结构。

（2）镜检　主要由梭形平滑肌细胞和不等量纤维结缔组织构成。肌细胞大小一致，排列成漩涡状或棚状，具有杆状核。

（3）肌瘤变性　指肌瘤失去原有的典型结构。常见变性有：①玻璃样变：又称透明变性；最常见。肌瘤剖面旋涡状结构消失，代之以均匀透明样物质。镜下见病变区肌细胞消失，为均匀透明无结构区。②囊性变：肌瘤玻璃样变后，进一步液化形成囊腔称囊性变。囊内含清澈无色液体，或为胶冻状。镜下囊腔壁由玻璃样变的肌瘤组织构成，内壁无上皮衬托。③红色样变：多见于妊娠期或产褥期，为一种特殊类型的坏死，肌瘤体积迅速增大，发生血管破裂，出血弥散于组织内；肌瘤剖面呈暗红色，如半熟的烤牛肉，质软，旋涡状结构消失。镜下细胞质为淡红色，细胞核消失，有溶血现象。④肉瘤样变：肌瘤恶变为肉瘤仅 0.4% ～ 0.8%；多见于年龄较大的妇女。肌瘤在短期内迅速增大或伴不规则阴道流血，应考虑有肉瘤变可能，绝经后妇女肌瘤增大，应警惕恶变。肿瘤切面为灰黄色，质软，如生鱼肉，无包膜，镜下瘤细胞可呈梭形。⑤钙化：多见于蒂部狭小，血供不足的浆膜下肌瘤及绝经后妇女的肌瘤；常在脂肪变之后分解成甘油三酯，再与钙盐结合成碳酸钙石，形成营养不良性钙化。

（二）西医分类

1. 按肌瘤生长部位分类　分为宫体肌瘤（约占 90%）、宫颈肌瘤（约占 10%）。

2. 按肌瘤与子宫肌壁的关系分类

（1）肌壁间肌瘤　肌瘤位于子宫肌壁间，周围被肌层包围，占 60%～70%。

（2）浆膜下肌瘤　肌瘤向子宫浆膜生长，凸出于子宫表面，肌瘤表面仅由子宫浆膜覆盖，约占 20%。若瘤体继续向浆膜面生长，仅有一蒂与子宫相连，称为带蒂浆膜下肌瘤，由蒂部血管供应营养；若血供不足肌瘤可变性坏死。若蒂扭转断裂，瘤体脱落可形成游离性肌瘤。若位于宫体两侧壁且向宫旁生长凸出于阔韧带两层间，则为阔韧带肌瘤。

（3）黏膜下肌瘤　肌瘤向宫腔方向生长，凸于宫腔，表面仅黏膜层覆盖，占 10%～15%。黏膜下肌瘤易形成蒂，常引起宫缩而被挤出宫腔外口而凸于阴道。

各种类型的肌瘤可并存于同一子宫，称为多发性子宫肌瘤（图 13-6）。

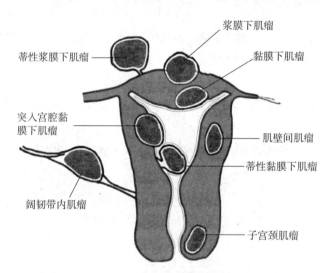

浆膜下肌瘤
蒂性浆膜下肌瘤
黏膜下肌瘤
突入宫腔黏膜下肌瘤
肌壁间肌瘤
蒂性黏膜下肌瘤
阔韧带内肌瘤
子宫颈肌瘤

图 13-6　各型子宫肌瘤示意图

（三）中医病因病机

脏腑功能失调、气血失常，痰浊、瘀血、湿热蕴结，聚结胞宫，日久成癥。本病的发生是由于经期、产后，或感寒饮冷或经血恶露等瘀浊未净而行房；劳倦内伤或七情失和等摄生不当导致脏腑功能失调，气血运行失常，痰浊、瘀血蕴结日久而成。

1. 气滞血瘀　情志不遂，肝失疏泄，气机不畅，或暴怒伤肝，肝郁气滞，血行受阻，瘀滞冲任胞宫，日久而为癥。

2. 痰湿瘀阻　饮食不节，嗜食肥甘，或肝郁犯脾，脾失健运，痰浊内生，痰湿阻滞冲任胞宫，痰血搏结，渐积成癥。

3. 气虚血瘀　素体气虚，或大病久病耗伤气血，或劳倦过度耗伤中气，气虚血运无力，血行迟滞，瘀积冲任胞宫，日久成癥。

4. 肾虚血瘀　多产房劳，损伤肾气，肾虚则脏腑之气失于资助，故血行无力，停滞为瘀，瘀滞冲任胞宫，日久积而成癥。

5. 湿热瘀阻　经行、产后胞脉空虚，湿热之邪客于胞宫，与血搏结，或脾虚生湿，流注下焦，湿蕴化热，湿热之邪阻滞气机，血行瘀阻，湿热瘀血互结于冲任胞宫，日久可成癥。

【临床表现】

1. 症状　多无症状，仅在体检时偶被发现。症状与肌瘤大小、数目关系不大，而与肌瘤部位、有无变性相关。

（1）月经异常　多表现为经量增多、经期延长，少数表现为不规则阴道流血或血样脓性排液。

（2）下腹包块　子宫体的壁间肌瘤与浆膜下肌瘤，逐渐增大凸向腹腔，当肌瘤增大≥3个月妊娠大小时，于腹部可触及。巨大的黏膜下肌瘤可脱出于阴道外。

（3）压迫症状　子宫体下段前壁或宫颈肌瘤压迫膀胱或输尿管可发生尿频、尿急、排尿困难、尿潴留。子宫后壁特别是子宫体下段肌瘤可压迫直肠引起便秘等。

（4）白带增多　肌壁间肌瘤可有白带增多，黏膜下肌瘤更为明显，当其感染坏死时可产生多量脓血性排液，伴有臭味。

（5）其他　下腹坠胀，腰背酸痛，可伴不孕、继发性贫血等。浆膜下肌瘤蒂扭转时可出现急腹痛。肌瘤红色变性时，腹痛剧烈且伴发热。

2. 体征　子宫增大超过3个月妊娠大小或出现较大宫底部浆膜下肌瘤时，可在耻骨联合上方或下腹部正中扪及包块，实性，无压痛；若为多发性子宫肌瘤则肿块外形呈不规则状。妇科检查示子宫增大，表面可扪及单个或多个不规则结节凸起，或触及单个球形肿块与子宫相连（浆膜下肌瘤），质硬；或宫颈口扩张，可见红色、实质、光滑包块位于宫颈管内，或脱出于宫口，位于阴道内（黏膜下肌瘤）；伴感染时可有坏死、出血及脓性分泌物覆着。

【诊断与鉴别诊断】

（一）诊断要点

1. 病史及临床表现　根据病史及体征，诊断一般较容易。

2. 体格检查　当子宫大于3个月妊娠子宫时可在下腹部扪及实质性不规则肿块。

3. 妇科检查　依据肌瘤的大小、位置、数目及有无变性而做出诊断。

4. 实验室及其他检查

（1）超声检查　为目前最为常用的辅助诊断方法。它可显示子宫增大，形状，肌瘤数目、部位、大小及肌瘤内部是否均匀或液化、囊变等。

（2）宫腔镜检查　在宫腔镜下可直接观察宫腔形态，有助于黏膜下肌瘤的诊断。

（3）腹腔镜检查　当肌瘤需与卵巢肿瘤或其他盆腔肿块鉴别时，可行腹腔镜检查，直接观察子宫大小、形态、肿瘤生长部位并初步判断其性质。

（4）磁共振检查　MRI在肌瘤大小、数目和位置的判断上有明显优势。

（二）辨证要点

本病应在辨病明确善证、恶证的基础上进行辨证。病之初期，瘀血内结胞宫，小腹胀满，多为实证；后期包块增大，瘀阻胞脉，血不归经，月经量多，或经期延长，多为邪实正虚。

（三）鉴别诊断

1. 妊娠子宫　有停经史及早孕反应。尿妊娠试验或血 β-hCG 及超声可鉴别。

2. 卵巢肿瘤　一般无月经改变，超声可鉴别，难以鉴别时可借助腹腔镜明确。

3. 子宫腺肌病 有继发性、渐进性痛经月经过多病史，子宫多呈均匀增大，质硬，亦可有经量增多等症状。超声检查有助于鉴别。但有时两者可并存。

4. 子宫恶性肿瘤

（1）子宫肉瘤 好发于老年妇女，生长迅速，多有腹痛、腹部包块及不规则阴道流血，B型超声及磁共振检查有助于诊断。

（2）子宫内膜癌 以绝经后阴道流血为主症，子宫或呈均匀性增大，质软。围绝经期妇女肌瘤可合并子宫内膜癌。诊刮或宫腔镜有助于诊断。

（3）子宫颈癌 有接触性出血或不规则阴道出血及白带增多或不正常排液等症状。内生型子宫颈癌应与宫颈黏膜下肌瘤鉴别。可应用超声、宫颈脱落细胞学检查、宫颈活检、宫颈管搔刮及分段诊刮、MRI 等方法鉴别诊断。

5. 其他 盆腔炎性包块、卵巢子宫内膜异位囊肿、子宫畸形等，可根据病史、体征及超声检查鉴别诊断。

【治疗】

（一）治疗思路

主要根据患者的症状，结合年龄、生育要求及肌瘤类型、大小、数目全面考虑。

（二）西医治疗

1. 随访观察 无症状肌瘤可不治疗，尤其是近绝经期患者。每 3～6 个月随访一次，若出现症状可再进行治疗。

2. 药物治疗 适用于症状轻，近绝经年龄或全身情况不适宜手术者。

（1）月经量多的治疗 对于仅有月经量多的患者，可在月经量多时给予非甾体类抗炎药（NSAID），减少月经出血，可作为月经过多的一线药物；氨甲环酸用于月经过多疗效确切，用法为静脉滴注，一般成人一次 0.25～0.50g，必要时可每日 1～2g，分 1～2 次给药，有血栓形成倾向及有心肌梗死倾向者慎用。复方口服避孕药（COC）可用于子宫肌瘤相关的点滴出血和月经过多；左炔诺孕酮宫内缓释系统（LNG-IUS）可通过使子宫内膜萎缩治疗月经过多，但缩小子宫肌瘤体积作用不明显。

（2）压迫症状的治疗 ①促性腺激素释放激素激动剂（gonadotropin-releasing hormone agonist, GnRH-a）：亮丙瑞林每次 3.75mg，或戈舍瑞林每次 3.6mg。用药超过 6 个月可引起绝经综合征、骨质疏松症等，故应避免长期用药。②米非司酮每日 12.5mg 口服，可作为术前或提前绝经使用。但不宜长期使用。

3. 手术治疗

（1）适应证 因肌瘤致月经过量或异常出血致继发贫血，药物治疗无效；有蒂肌瘤扭转引起的急性腹痛；子宫肌瘤体积大或引起膀胱、直肠等压迫症状；能确定不孕或反复流产的唯一病因是肌瘤；疑有肉瘤变。

（2）手术方式 手术可经腹、经阴道或宫腔镜及腹腔镜下手术。①肌瘤切除术：适用于希望保留生育功能的患者，可经腹或腹腔镜下切除肌瘤。黏膜下肌瘤可经阴道或宫腔镜下切除。术后有 50% 复发，约 1/3 患者需再次手术。②子宫切除术：不需保留生育功能，或疑有恶变者，可行子宫次全切除或子宫全切术。术前应行宫颈细胞学检查，排除宫颈恶性病变。处于围绝经期的子宫肌瘤患者应注意除外子宫内膜癌。

4. 其他治法

（1）子宫动脉栓塞术　主要适用于不能耐受或不愿手术者，通过阻塞子宫动脉及其分支，减少瘤体的血流，从而延缓肌瘤的生长，缓解症状。但该法有可能引起卵巢功能减退并增加潜在的妊娠并发症的风险，故有生育要求的妇女不建议应用。

（2）高能聚焦超声（high-intensity focused ultrasound，HIFU）　通过物理能量使肌瘤组织坏死，逐渐吸收或瘢痕化，但存在肌瘤残留、复发，需除外恶性病变。

（3）子宫内膜切除术（transcervical resection of endometrium，TCRE）　经宫腔镜切除子宫内膜以减少月经量或造成闭经。

（三）中医治疗

活血化瘀、软坚散结为本病的治疗大法。治疗时应根据患者体质强弱，病之久暂，酌用攻补，或先攻后补，或攻补兼施，或先补后攻，随证施治。不可一味猛攻、峻伐，以免损伤正气。用药尚需注意经期与非经期之不同，标本兼治。

1. 气滞血瘀证

证候：小腹包块坚硬，胀痛拒按，月经量多，经行不畅，色紫暗有块，精神抑郁，经前乳房胀痛，胸胁胀闷，或心烦易怒，小腹胀痛或有刺痛。舌边有瘀点、瘀斑，苔薄白，脉弦涩。

治法：行气活血，化瘀消癥。

方药：膈下逐瘀汤（《医林改错》）。

若乳房胀痛，加橘核络、路路通；血瘀重而正不虚者，加三棱、莪术以逐瘀消癥，行气止痛；月经量多者加益母草、香附炭以化瘀止血。

2. 痰湿瘀阻证

证候：小腹有包块、胀满，月经后期，量少不畅，或量多有块，经质黏稠，带下量多，色白质黏，形体肥胖，脘闷痞满，嗜睡肢倦。舌体胖，色质紫暗苔白腻，脉沉滑。

治法：化痰除湿，活血消癥。

方药：苍附导痰丸（《广嗣纪要》）加丹参、水蛭。

若食欲不振，加山楂、鸡内金以助运消癥；眩晕者，加天麻、石菖蒲以化湿清窍；大便溏薄，加炒薏苡仁、炒白术以健脾止泻；带下量多，加海浮石、海螵蛸以化痰除湿止带；经量过多加仙鹤草、阿胶珠等以和血止血。

3. 气虚血瘀证

证候：小腹包块，小腹空坠，月经量多，经期延长，色淡质稀有块，面色无华，神疲乏力，气短懒言，纳少便溏。舌淡暗，边尖有瘀点或瘀斑，脉细涩。

治法：益气养血，消癥散结。

方药：理冲汤（《医学衷中参西录》）加桂枝、山慈菇、煅龙骨、煅牡蛎。

若经血夹块者，加花蕊石、炒蒲黄活血化瘀；出血量多者，加田三七化瘀止血；出血量多伴头晕目眩者，加何首乌、熟地黄、女贞子、旱莲草补益精血。

4. 肾虚血瘀证

证候：小腹包块，月经量多或少，色紫暗，有血块，腰酸膝软，头晕耳鸣，夜尿频多。舌淡暗，舌边有瘀点或瘀斑，脉沉涩。

治法：补肾活血，消癥散结。

方药：金匮肾气丸（《金匮要略》）合桂枝茯苓丸（《金匮要略》）。

若经量多，加花蕊石、三七粉等化瘀止血；腰骶酸痛者，加杜仲、桑寄生、狗脊补肾强腰。

5. 湿热瘀阻证

证候：小腹包块，疼痛拒按，经行量多，经期延长，色红有块，质黏稠，带下量多，色黄秽臭，腰骶酸痛，溲黄便结。舌暗红、边有瘀点瘀斑，苔黄腻，脉滑数。

治法：清热利湿，活血消癥。

方药：大黄牡丹汤（《金匮要略》）加红藤、败酱草、石见穿、赤芍。

若小腹疼痛较重，加乳香、没药活血止痛；带下量多，加贯众、土茯苓清热利湿止带；发热不退，加蒲公英、紫花地丁、马齿苋清热解毒；经量过多时，去桃仁，加贯众炭、地榆、槐花、马齿苋以清热凉血止血。

附：子宫肌瘤合并妊娠

子宫肌瘤合并妊娠者占肌瘤患者的0.1%～3.9%，占妊娠者的0.3%～0.5%。由于肌瘤小而无症状，常未被发现，故实际发病率可高于报道。

肌瘤对妊娠及分娩的影响：黏膜下肌瘤有可能影响受精卵着床，导致早期流产，过大的肌壁间肌瘤可致宫腔变形或影响内膜供血而引起流产。生长位置较低的肌瘤可妨碍胎先露下降，使妊娠后期及分娩时胎位异常、产道梗阻等。胎儿娩出后易因胎盘粘连、覆着面大或排出困难及子宫收缩不良导致产后出血。妊娠期肌瘤性疼痛综合征是妊娠合并子宫肌瘤最常见的并发症，包括肌瘤红色变性、无菌性坏死、恶变和出血梗死。一般采用保守治疗多能缓解。

子宫肌瘤合并妊娠多能自然分娩，但应预防产后出血。若肌瘤阻碍胎儿下降，应行剖宫产术，术中能否同时切除肌瘤，应视肌瘤大小、部位及患者情况决定。

【诊疗思路示意图】

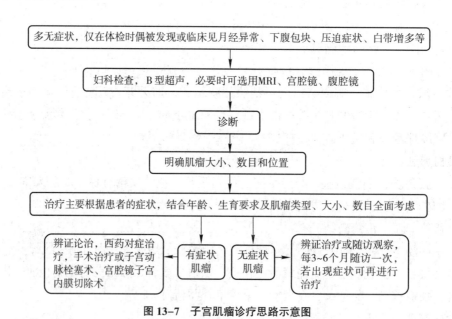

图13-7 子宫肌瘤诊疗思路示意图

【预防与调护】

子宫肌瘤为妇科常见病，多发于中年妇女，因此，30～50岁妇女应注意妇科普查，有肌瘤者应慎用性激素制剂。绝经后肌瘤继续增大者应注意发生恶变可能。

【预后】

子宫肌瘤属良性肿瘤，行子宫切除后预后良好。行肌瘤切除术、介入或药物治疗均有复发的可能。

【思考题】

1. 子宫肌瘤的临床表现与其分类的关系？

2. 常见的子宫肌瘤变性有哪些？

3. 子宫肌瘤如何辨证论治？

二、子宫内膜癌

【病例】

患者，女性，32岁。

主诉：不规则阴道流血5年，加重2月余。

现病史：近5年月经不规则，量中。患者自诉2月余前开始阴道流血，量多，伴较多血块，淋漓不尽，时多时少。超声检查提示子宫内膜双层厚2.8cm，回声欠均匀。患者现阴道流血，色紫暗，质稠，胸闷，小腹隐痛，腰酸痛，口苦咽干，烦热，纳呆，便秘，小便赤；舌质红苔黄腻，脉滑数。

既往史：15岁初潮，未婚，无性生活；曾有青春期异常子宫出血病史。否认结核等传染病史；否认高血压病史；否认药物过敏史及家族遗传病史。

专科检查（肛诊）：外阴：未婚式，有血迹；子宫：前位，饱满，质地中等，外形规则，无压痛；附件：未及包块，无压痛。

问题

西医考虑为何病？需进一步做何检查？中医如何辨证？处理原则是什么？

子宫内膜癌（endometrial carcinoma）指发生于子宫内膜的一组上皮性恶性肿瘤，以来源于子宫内膜腺体的腺癌最常见。是女性生殖道三大恶性肿瘤之一，占女性全身恶性肿瘤的7%，占女性生殖道恶性肿瘤的20%～30%。近年发病率有上升趋势。根据子宫内膜癌的主要临床表现，本病归属于中医学"癥瘕""五色带""崩漏"等范畴。

【病因病理】

（一）西医病因病理

1. 病因　病因尚不清楚。目前认为，子宫内膜癌可能有两种发病类型。Ⅰ型，即雌激素依赖型，占多数。其发生可能是在无孕激素拮抗的雌激素长期作用下，发生子宫内膜增生症，甚至癌变。患者较年轻，常伴有肥胖、高血压、糖尿病、不孕或不育及绝经延迟。约20%内膜癌患者有家族史。常见于无排卵性疾病患者，以及分泌雌激素的卵巢肿瘤（颗粒细胞瘤、卵泡膜细胞瘤）、长期服用雌激素的绝经后妇女及长期服用他莫昔芬的妇女。此类型占子宫内膜癌的大多数，均为子宫内膜样腺癌，肿瘤分化较好，雌孕激素受体阳性高，预后好。PTEN 基因突变是 I 型子宫内膜癌前最常见的早期分子基因学改变。Ⅱ型，为非雌激素依赖型，多见于老年体瘦妇女，与雌激素无明确关系，雌激素、孕激素受体多呈阴性，其病理形态属少见类型，如子宫内膜浆液乳头状癌、透明细胞癌、腺鳞癌、黏液腺癌等。肿瘤恶性度高，分化差，预后不良。p53 基因突变和 HER2 基因过度表达为常见的分子事件。子宫内膜癌分子分型对子宫内膜癌的治疗决策及预后判断具有重要意义。根据分子特征将子宫内膜癌分为四种亚型：POLE 突变型、微卫星不稳定型（MSI）、低拷贝型（CN-low）和高拷贝型（CN-high）。一般 POLE 突变型预后较好，而高拷贝型预后最差。

子宫内膜癌约 5% 与遗传有关，其中女性林奇综合征（lynch syndrome）是子宫内膜癌的高危人群，发病率高达 60%。

2. 西医病理

（1）巨检　各类型无明显差异。大体可分为局灶型和弥散型。局灶型：癌组织局限于宫腔底部或角部，病灶小，呈菜花状或息肉状，可伴肌层浸润。弥散型：癌组织可遍及整个宫内膜，并凸向宫腔，易坏死、脱落与感染，较少浸润肌层，晚期癌组织向肌层或宫颈浸润。

（2）镜检及病理类型　①内膜样腺癌：占 80%～90%，腺体高度异常增生，上皮复层，并形成筛孔状结构。癌细胞异型明显，核大呈多形性改变、深染，分裂象多。分化差的腺癌腺体少，腺结构消失，成实性癌块。国际妇产科联盟（FIGO，1988）提出内膜样癌组织 3 级分类法：按腺癌分化程度分为 I 级（高分化，G1）、Ⅱ级（中分化，G2）、Ⅲ级（低分化，G3）。分级越高，恶性程度越高。②腺癌伴鳞状上皮分化：腺癌组织中有鳞状上皮成分。伴化生鳞状上皮成分者称为棘腺癌（腺角化癌）；伴鳞癌者称鳞腺癌；介于两者之间称腺癌，伴鳞状上皮不典型增生。③浆液性腺癌又称子宫乳头状浆液性腺癌（UPSC），占 1%～9%。癌细胞异型性明显，多为不规则复层排列，呈乳头状或簇状生长，核异型性显著，1/3 可伴砂粒体，恶性程度高，易有深肌层浸润及腹腔和远处播散，预后极差。④黏液性癌：约占 5%，一半以上由胞质内充满黏液的细胞组织，大多腺体结构分化良好，病理行为与内膜样癌相似，预后良好。⑤透明细胞癌约占 4%，多呈实性片状、腺管样或乳头状排列。胞浆丰富且透明，核呈异型，或由靴钉状细胞组成，恶性程度高且易早期转移。

（二）中医病因病机

痰浊湿热瘀毒，蕴结胞宫，阻塞经脉，损伤冲任，日久积毒，损耗气血，败损脏腑。

1. 痰湿结聚　素体脾虚，水湿内蕴，湿聚成痰，流注下焦，结聚胞宫，日久成癥。

2. 湿热瘀毒　素体湿盛，或肝旺脾虚，湿蕴化热，积之成毒，湿热邪毒互结胞宫为患。

3. 肝肾阴虚　素体阴虚，或年老肾亏，阴虚内热，积热成毒，热毒内侵，蕴结胞宫。

4. 脾肾阳虚　素体亏损，肾阳虚弱，脾失健运，水湿停聚，阳气不足，血脉涩滞，痰瘀互结，聚积胞宫。

【临床分期】

本病采用国际妇产科联盟（FIGO）制定的子宫内膜癌分期（表 13-3）标准。

表 13-3　子宫内膜癌手术病理分期（FIGO，2018）

子宫内膜癌分期	具体内容
I	肿瘤局限于子宫体
I A	无或 <1/2 肌层浸润
I B	≥1/2 肌层浸润
II	肿瘤累及宫颈间质，未超出子宫体
III	肿瘤局部扩散和（或）区域扩散
III A	肿瘤累及子宫浆膜层和（或）附件
III B	阴道和（或）宫旁受累
III C	盆腔和（或）腹主动脉旁淋巴结转移
III C1	盆腔淋巴结转移
III C2	腹主动脉旁淋巴结转移，有（无）盆腔淋巴结转移
IV	肿瘤侵及膀胱和（或）直肠黏膜，和（或）远处转移
IV A	肿瘤侵及膀胱和（或）直肠黏膜转移
IV B	远处转移，包括腹腔内和（或）腹股沟淋巴结转移

注：FIGO 分期不受组织学分级影响。FIGO 2009 年子宫内膜癌分期提出仅宫颈腺体受累应视为 I 期，不再视为 II 期。阳性腹水细胞学结果需单独报告，且不影响分期。

【转移途径】

多数发展缓慢，较长时间局限于子宫内膜或宫腔内。部分特殊病理类型（乳头浆液性腺癌、鳞腺癌）和低分化癌可进展快，短期内出现转移。主要转移途径为直接蔓延、淋巴转移，晚期可血行转移。

1. 直接转移　病灶沿子宫内膜蔓延，向上沿宫角可及输卵管，向下可及宫颈管、阴道。若癌瘤向肌壁浸润，可穿透子宫肌层累及浆膜层，并种植于盆腹膜、子宫直肠陷窝及大网膜。

2. 淋巴结转移　为主要转移途径。当癌肿累及宫颈、深肌层或分化不良时易早期发生淋巴转移。转移途径与癌肿部位有关：子宫底部癌灶常沿阔韧带上部淋巴管网经骨盆漏斗韧带转移至卵巢，或向上至腹主动脉旁淋巴结。子宫角或前壁上部病灶可沿圆韧带淋巴管转移至腹股沟淋巴结。子宫下段或已累及子宫颈，其转移途径同子宫颈癌，可累及宫旁、闭孔、髂内、髂外、髂总淋巴结。子宫后壁癌灶可经宫骶韧带转移至直肠淋巴结，前壁癌灶可扩散至膀胱淋巴结，约 10% 可经淋巴管逆行引流累及阴道前壁。

3. 血行转移　晚期患者可经血行转移至全身，常见部位为肺、肝、骨等。

【临床表现】

1. 症状　早期可无症状，随病情发展可出现以下症状：

（1）阴道流血　绝经后阴道流血，占 65%～70%，未绝经女性月经过多、经期延长或月经紊乱。

（2）阴道排液　约占25%，呈血性液体或浆液性分泌物，合并感染时呈脓血性，恶臭。

（3）下腹疼痛及其他　宫腔积血或积脓时可引起下腹胀痛及痉挛样痛，癌肿浸润周围组织或压迫神经时可出现下腹及腰骶部疼痛。晚期可出现恶病质。

2. 体征　早期妇科检查无明显异常。晚期子宫明显增大，合并宫腔积脓可有触痛，有的可扪及转移结节或肿块。

【诊断与鉴别诊断】

（一）诊断要点

1. 病史　有月经紊乱史、绝经后阴道流血，或有子宫内膜癌发病高危因素，如肥胖、不育、绝经延迟等，或有长期应用雌激素、他莫昔芬或雌激素增高病史，或有乳腺癌、子宫内膜癌家族史。

2. 临床表现　具有前述临床表现者。

3. 体格检查　早期患者可无异常体征。但很多患者同时合并肥胖、高血压或糖尿病；长期出血患者可继发贫血；合并宫腔积脓者可有发热；晚期患者可触及腹部包块，下肢水肿或出现恶病质状态。晚期患者可于锁骨上、腹股沟等处触及肿大或融合的淋巴结等转移灶。

4. 妇科检查　早期患者常无明显异常。宫颈一般无特殊改变，如果癌灶脱落，有时可见癌组织从宫颈口脱出。子宫可正常或大于相应年龄，合并肌瘤或宫腔积脓时，子宫可有增大。晚期宫旁转移时子宫可固定不动。有卵巢转移或合并分泌雌激素的卵巢肿瘤时卵巢可触及增大。

5. 实验室及其他检查

（1）影像学检查　经阴道超声检查可清晰显示，分析子宫内膜及肌层，对判断子宫内膜癌是否有肌层浸润，及浸润的程度有较大价值。典型子宫内膜癌的超声图像为出现宫腔实质不均匀回声区，或宫腔线消失，肌层内有不均回声区。彩色多普勒显像可显示丰富血流信号。磁共振成像（MRI）有较好的软组织分辨能力，可用于判断肌层浸润深度及宫颈间质浸润情况。计算机体层成像（CT）可协助判断有无子宫外转移。

（2）诊断性刮宫　是常用且有价值的诊断方法。如果临床或影像学检查怀疑有宫颈转移，或为鉴别子宫内膜癌和子宫颈管腺癌，可行分段诊刮（方法详见第十七章第五节）。组织学检查是子宫内膜癌的确诊依据。

（3）宫腔镜检查　可直接观察宫腔及颈管内有无癌灶及其大小、部位，并可对可疑部位取材活检，有利于发现早期癌变。

（4）子宫内膜抽吸活检　方法简便，国外报道其诊断性与诊断性刮宫相当。

（5）血清CA125测定　子宫外转移者血清CA125值会升高，但大量研究认为，CA125水平不能准确反映内膜癌的进展程度。

（二）辨证要点

本病以阴道流血异常，特别是绝经后阴道流血为主症。伴眩晕耳鸣、五心烦热、舌红少苔、脉细数者，为肝肾阴虚；伴带下色黄如脓、口干口苦、舌红苔黄腻、脉滑数者，为湿热瘀毒；伴带下量多、质稀、形体肥胖、舌淡脉濡滑者，为痰湿结聚；伴形寒畏冷、腰膝酸软、倦怠乏力、舌胖、脉沉细无力者，为脾肾阳虚。

（三）鉴别诊断

1. 异常子宫出血（AUB）　主要与子宫内膜息肉、子宫黏膜下肌瘤、排卵障碍及子宫内膜局部异常所致的 AUB 相鉴别，可借助超声检查、宫腔镜检查、诊断性剖宫术和活组织检查等明确诊断。

2. 萎缩性阴道炎　主要表现为血性白带。超声检查宫腔内无异常发现，治疗后可有效。必要时可先抗感染治疗，再行诊断性刮宫。

3. 内生型子宫颈癌、子宫肉瘤及输卵管癌　三者均可发现阴道排液增多或不规则出血。内生型子宫颈癌可有宫颈管变粗、硬或呈桶状。子宫肉瘤可有子宫明显增大、质软。输卵管癌以间歇性阴道排液、阴道流血、下肢隐痛为主要症状，可有附件包块。分段诊刮及影像学检查可协助鉴别诊断。

【治疗】

（一）治疗思路

本病应根据患者全身情况（年龄及有无内科并发症）、癌变累及范围及恶性程度综合考虑，确定治疗方案。早期以手术切除为主，晚期选用放疗、手术、药物及中医辨证论治等综合治疗。

（二）西医治疗

1. 手术治疗　为首选的治疗方法。手术目的一是进行手术病理分期，二是切除病变子宫及其他可能存在的转移病灶。术中应首先留取腹腔积液或盆腔冲洗液进行细胞学检查，然后再全面探查腹腔内脏器，对可疑病变取材送病理检查。子宫切除标本应在术中常规剖检，确定肌层侵犯深度，必要时可行冰冻切片检查，以进一步决定手术范围。切除的标本除行常规病理检查外，还应对癌组织行雌、孕激素受体检测及基因检测。其中，所有错配修复（MMR）异常的患者均需要进行遗传性肿瘤相关的基因检测，并进行遗传咨询。以上为术后选用辅助治疗的依据。

手术可经腹或在腹腔镜下进行。

Ⅰ期行筋膜外全子宫及双附件切除。有下述情况者，行盆腔淋巴结切除及腹主动脉旁淋巴结取样：①可疑的盆腔和（或）腹主动脉旁淋巴结转移。②特殊病理类型，如浆液性腺癌、透明细胞癌、鳞状细胞癌、癌肉瘤、未分化癌等。③子宫内膜样腺癌 G3。④肌层浸润深度广泛。⑤癌灶累及宫腔面积超过 50%。

Ⅱ期可行根治性子宫切除术加双侧盆腔淋巴结切除术和选择性腹主动脉旁淋巴结切除术。

Ⅲ期患者可选择手术治疗，完整切除所有转移病灶。

Ⅳ期患者以腹腔播散为主，故只有达到无病灶残留的减灭术标准才为有效的手术治疗。

2. 放疗　治疗方法有腔内及体外照射两种。腔内照射系用后装治疗机腔内照射，高能放射源为 ^{60}Co 或 ^{137}Cs；体外照射常用 ^{60}Co 或直线加速器。

（1）单纯放疗　仅用于有手术禁忌证或无法手术切除的晚期患者。腔内照射总剂量为 45 ~ 50Gy。除Ⅰ期 G1 型不能接受手术治疗者可选用单纯腔内照射外，其他各期均应采用腔内腔外照射联合治疗。

（2）放疗联合手术及化疗　术后放疗是Ⅰ期高危和Ⅱ期内膜癌最主要的术后辅助治疗手段，可降低局部复发，改善无瘤生存期。术后辅助放疗可能使有深肌层浸润、G3 型及淋巴结转移者获益。对Ⅲ期和Ⅳ期患者，联合应用放疗、手术及化疗可提高临床疗效。

3. 化疗　为晚期或复发子宫内膜癌综合治疗措施之一，也可用于有复发高危因素患者的治疗，以期减少盆腔外的远处转移。子宫内膜样腺癌推荐联合用药，可选用顺铂联合阿霉素、顺铂联合阿霉素、紫杉醇、卡铂联合紫杉醇。子宫浆液性癌术后应给予化疗，方案同卵巢上皮性癌。

4. 激素治疗　子宫内膜样腺癌大多系为激素依赖性肿瘤，激素治疗主要适用于晚期和复发患者的综合治疗，可选药物有孕激素、他莫昔芬和芳香酶抑制剂。雌激素和孕激素受体阳性的患者对激素类药物有良好的反应率。孕激素以高效、大剂量、长期应用为宜，至少应用12周以上方可评定疗效。常用药物：口服醋酸甲羟孕酮每日 250～500mg，己酸孕酮 500mg，肌注，每周 2次。长期应用可有水钠潴留、水肿或药物性肝炎等副作用，停药后即可恢复。有血栓性疾病史者慎用。

（三）中医治疗

1. 辨证论治　参照第十三章第六节妇科恶性肿瘤的中医药辅助治疗。

2. 对放、化疗副反应的处理　参照第十三章第六节妇科恶性肿瘤的中医药辅助治疗。

【诊疗思路示意图】

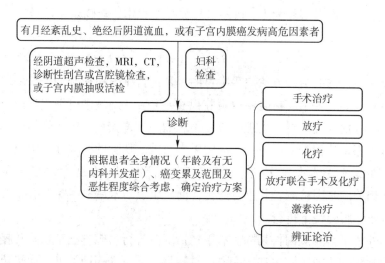

图 13-8　子宫内膜癌诊疗思路示意图

【预防与调护】

普及防癌知识，定期体检，重视绝经后妇女阴道流血和生育期妇女月经紊乱的诊治；规范雌激素制剂应用，对有高危因素的人群，如肥胖、从未生育、绝经晚、糖尿病和延长的非对抗性雌激素暴露，以及服用他莫昔芬者等，应密切随访或监测。

【预后与随访】

影响预后的因素主要有：肿瘤的恶性程度及病变范围，包括手术病理分期、组织与类型、肿瘤分级、肌层浸润深度、淋巴结转移及子宫外转移等；患者全身情况；治疗方案的选择。子宫内膜癌生长，转移较慢，如能早期诊断及治疗则预后较好；大约75%的患者生存期超过了5年；Ⅰ期患者5年生存率为90%。

治疗后应定期随访，一般术后前 2 年每 3 ~ 6 个月随访 1 次，以后每 6 ~ 12 个月随访 1 次；随访内容包括症状、盆腔检查（三合诊）、生活方式、肥胖、运动及营养指导和健康宣教；必要时查 CA125、CT 及 MRI 等。

【思考题】

简述子宫内膜癌的诊断步骤。

三、子宫肉瘤

子宫肉瘤（uterine sarcoma）少见，恶性程度极高，约占子宫恶性肿瘤 2% ~ 6%，占生殖道恶性肿瘤 1%。多见于 40 ~ 60 岁妇女。

【病因病理】

（一）组织发生及病理

根据不同的组织发生来源，主要可分为以下三种类型：

1. 子宫平滑肌肉瘤 占子宫肉瘤的 40%，恶性程度高，常发生盆腔血管、淋巴结及肺转移。镜下平滑肌肉瘤细胞呈梭形，细胞大小不一致，形态各异，排列紊乱，可见核异型，染色质深，核仁明显，细胞质呈碱性，有时有巨细胞出现。核分裂象 >5/10HP。

2. 子宫内膜间质肉瘤 占子宫肉瘤的 15%，分两类：

（1）低级别子宫内膜间质肉瘤 有宫旁组织转移倾向，较少发生淋巴结及肺转移。镜下瘤细胞侵入肌层肌束间，胞质少，核分裂象少（<10/10HP）。

（2）高级别子宫内膜间质肉瘤 恶性程度较高，预后差。镜下肿瘤细胞分化程度差，核深染，异型性明显，核分裂象多（>10/10HP）。

3. 上皮和间质混合性肿瘤

（1）腺肉瘤 含有良性或不典型增生的腺上皮成分及恶性间质成分。镜下见被间质挤压呈裂隙状的腺上皮成分，周围间叶细胞排列紧密，细胞轻度异型，核分裂象 >4/10HP。

（2）癌肉瘤 又名恶性混合性苗勒管肿瘤，占子宫肉瘤的 40% ~ 50%。恶性程度高，多见于绝经后的妇女。肿瘤质软，表面光滑。切面灰白色，有出血坏死。镜下见癌和肉瘤两种成分，并可见过渡形态。

4. 其他肉瘤 主要来源于间叶细胞肿瘤，包括横纹肌肉瘤、恶性血管周的上皮细胞样肿瘤、血管肉瘤、脂肪肉瘤、骨肉瘤、软骨肉瘤等。

（二）中医病因病机

参见第十三章第三节"子宫内膜癌"。

【转移途径】

本病的转移途径为血行播散、直接蔓延及淋巴转移三种。

【临床表现】

1. 症状 早期症状不明显，随病情发展可有下列症状：

（1）阴道不规则流血　最常见；多为持续出血，量多少不等。

（2）腹痛　肉瘤生长快，子宫迅速增大或瘤内出血、坏死、子宫肌壁破裂可导致急性腹痛。

（3）腹部包块　患者常诉下腹部包块迅速增大。

（4）压迫症状及其他　当肿瘤压迫直肠、膀胱时，可出现相关脏器被压迫症状。晚期可出现恶病质，肺或脑转移的相应症状及宫颈肉瘤或肿瘤自宫腔脱垂至阴道内，常有大量恶臭分泌物。

2. 体征　子宫增大，外形不规则，质软；宫颈口有息肉或肌瘤样肿块，呈紫红色，极易出血；伴感染时有坏死及脓性分泌物。晚期肉瘤可累及骨盆侧壁，使子宫固定，并可转移至肠管及腹腔，但腹水少见。

【诊断与鉴别诊断】

（一）诊断要点

1. 病史及临床表现　子宫肉瘤与子宫平滑肌瘤及其他恶性肿瘤的临床表现相似，术前难以诊断。对绝经后妇女及幼女的宫颈赘生物、迅速长大伴疼痛的子宫肌瘤，均应考虑有无子宫肉瘤可能。

2. 实验室及其他检查

（1）超声检查　显示子宫不规则增大，肌层或宫腔内回声紊乱或宫腔内可见占位性病变。彩色多普勒检查显示肌层内血流丰富。

（2）诊断性刮宫　是有效的辅助诊断方法。内膜间质肉瘤和恶性苗勒管混合瘤的诊刮阳性率较高；而平滑肌肉瘤诊刮可能取不到病变组织，多为阴性结果。

（二）鉴别诊断

应以病理检查为依据，与特殊类型的子宫平滑肌瘤、子宫肿瘤、子宫颈癌相鉴别。

【临床分期】

子宫肉瘤的分期采用国际妇产科联盟 2009 年制定的手术病理分期（表 13-4）。

表 13-4　子宫肉瘤手术病理分期（FIGO，2009）

子宫肉瘤分类	子宫肉瘤病理分期
子宫平滑肌肉瘤和内膜间质肉瘤	Ⅰ期：肿瘤局限于子宫体 Ⅰ A：肿瘤≤5cm Ⅰ B：肿瘤>5cm Ⅱ期：肿瘤侵及盆腔 Ⅱ A：附件受累 Ⅱ B：子宫外盆腔内组织受累 Ⅲ期：肿瘤侵及腹腔组织（不包括子宫肿瘤凸入腹腔） Ⅲ A：一个病灶 Ⅲ B：一个以上病灶 Ⅲ C：盆腔或腹主动脉旁淋巴结转移 Ⅳ期：膀胱和（或）直肠（和）或有远处转移 Ⅳ A：肿瘤侵及膀胱和（或）直肠 Ⅳ B：远处转移

续表

子宫肉瘤分类	子宫肉瘤病理分期
腺肉瘤	Ⅰ期：肿瘤局限于子宫体 　Ⅰ A：肿瘤局限于子宫内膜或宫颈内膜，无肌层浸润 　Ⅰ B：肌层浸润≤1/2 　Ⅰ C：肌层浸润 >1/2 Ⅱ期：同平滑肌肉瘤和内膜间质肉瘤 Ⅲ期：同平滑肌肉瘤和内膜间质肉瘤 Ⅳ期：同平滑肌肉瘤和内膜间质肉瘤
癌肉瘤	分期同子宫内膜癌分期

【治疗】

（一）治疗思路

以手术为主，辅以化疗及放疗，配合中医辨证论治。

（二）西医治疗

治疗方法为经腹全子宫切除术，如果肿瘤累及子宫外侧则行减瘤术，是否切除卵巢和淋巴结存在争议。早期平滑肌肉瘤的绝经前患者可考虑保留卵巢。辅助治疗能否提高生存率尚不能肯定，放射治疗可能对控制局部复发有帮助。多西他赛 / 吉西他滨、多柔比星、异环磷酰胺可用于晚期或复发患者，反应率为 17% ～ 36%。激素可能对一些肿瘤有效。靶向治疗药物，如他比特啶、奥拉单抗用于晚期或者转移性平滑肌肉瘤的治疗，取得了较好的疾病控制率。

（三）中医治疗

1. 中医治疗　参见第十三章第六节妇科恶性肿瘤的中医药辅助治疗。
2. 对放、化疗的副反应处理　参见第十三章第六节妇科恶性肿瘤的中医药辅助治疗。

【预防与调护】

本病早期发现与诊断较为困难，故对绝经期前后的妇女，最好每半年行 1 次盆腔检查及其他辅助检查。任何年龄的妇女，如有阴道异常分泌物或下腹不适，宜及时诊查。

【预后及随访】

复发率高，预后差，5 年生存率 15% ～ 25%，中位生存期 10 个月。预后与肉瘤类型、恶性程度、分期、有无转移及治疗方法等有关。子宫平滑肌肉瘤及低级别子宫内膜间质肉瘤预后相对较好；高级别子宫内膜间质肉瘤及癌肉瘤预后差。因本病恶性程度高，临床过程常较短，故治疗后应密切随访。

【思考题】

子宫肉瘤如何诊断？

第四节　卵巢肿瘤

【病历】

患者，女，37岁。

主诉：体检发现右附件包块5天。

现病史：5天前，患者在我院体检，彩超提示右附件呈囊性增大，约7cm×5cm×5cm，边界清，内有液性暗区，并可见间隔光带。患者无腹胀、腹痛，饮食、睡眠好，二便正常。舌质淡苔薄润，脉缓。

妇科检查：外阴已婚已产型；阴道通畅、黏膜无充血；宫颈光滑，宫体为水平位，大小正常，活动可，无压痛；右附件可扪及一囊性包块，边界清，直径约6cm，活动可，无压痛。

问题

患者拟诊为何病？下一步应行何种检查？中西医的治疗方案是什么？

卵巢肿瘤是女性生殖系统常见肿瘤之一。其组织学类型复杂，是全身各脏器肿瘤类型最多的器官。由于卵巢解剖部位较深，故其恶性肿瘤早期不易发现，而晚期又缺乏有效的治疗手段，所以卵巢恶性肿瘤病死率位居妇科恶性肿瘤首位。中医学将卵巢肿瘤归属于"癥瘕"范畴。

目前，本病采用世界卫生组织2014年制定的卵巢肿瘤组织学分类法（表13-5）。主要的组织学分类如下：

1. 上皮性肿瘤　最常见；占原发性卵巢肿瘤的50%～70%，占卵巢恶性肿瘤的85%～90%；肿瘤来源于卵巢表面的生发上皮，而生发上皮来自原始体腔上皮，具有向各种苗勒上皮分化的潜能。如向输卵管上皮分化形成浆液性肿瘤；向宫颈上皮分化形成黏液性肿瘤；向子宫内膜分化，则形成子宫内膜样肿瘤。根据组织学和生物学行为特点，其分为良性、交界性和恶性。

2. 生殖细胞肿瘤　占卵巢肿瘤的20%～40%；生殖细胞来源于生殖腺以外的内胚叶组织，有发生多种组织的功能。未分化者为无性细胞瘤，胚胎多能者为胚胎癌，向胚胎结构分化为畸胎瘤，向胚外结构分化为卵黄囊瘤、非妊娠性绒癌。

3. 性索间质肿瘤　占卵巢肿瘤5%～8%，来源于原始体腔的间叶组织。性索向上皮分化，形成颗粒细胞瘤或支持细胞瘤；向间质分化，形成卵泡膜细胞瘤或间质细胞瘤。此类肿瘤具有内分泌功能，又称功能性卵巢肿瘤。

4. 转移性肿瘤　占卵巢肿瘤的5%～10%；其原发部位常为胃肠道、乳腺及生殖器官。

表13-5　卵巢肿瘤组织学分类（WHO，2014）

卵巢肿瘤类型		具体内容
上皮性肿瘤	浆液性肿瘤	良性：浆液性囊腺瘤，浆液性腺纤维瘤，浆液性表面乳头瘤 交界性：交界性浆液性肿瘤/不典型增生性浆液性瘤，交界性浆液性肿瘤-微乳头亚型/低级别非浸润性浆液性癌 恶性：低级别浆液性癌，高级别浆液性癌

续表

卵巢肿瘤类型		具体内容
上皮性肿瘤	黏液性肿瘤	良性：黏液性囊腺瘤，黏液性腺纤维瘤 交界性：交界性黏液性肿瘤/不典型增生性黏液性瘤 恶性：黏液性癌
	子宫内膜样肿瘤	良性：子宫内膜异位囊肿，子宫内膜样囊腺瘤，子宫内膜样腺纤维瘤 交界性：交界性子宫内膜样肿瘤/不典型增生性子宫内膜样瘤 恶性：子宫内膜样癌
	透明细胞瘤	良性：透明细胞囊腺瘤，透明细胞腺纤维瘤 交界性：交界性透明细胞瘤/不典型增生性透明细胞瘤 恶性：透明细胞癌
	勃勒纳瘤	良性：勃勒纳瘤 交界性：交界性勃勒纳瘤/不典型增生性勃勒纳瘤 恶性：恶性勃勒纳瘤
	浆黏液性肿瘤	良性：浆黏液性囊腺瘤，浆黏液性腺纤维瘤 交界性：交界性浆黏液性肿瘤/不典型增生性浆黏液性瘤 恶性：浆黏液性癌
	未分化癌	
间叶性肿瘤		低级别子宫内膜样间质肉瘤；高级别子宫内膜样间质肉瘤
混合性上皮性和间叶性肿瘤		腺肉瘤；癌肉瘤
性索间质肿瘤	单纯间质肿瘤	纤维瘤；细胞型纤维瘤；泡膜瘤；硬化性腹膜炎相关的黄素化泡膜瘤；纤维肉瘤；硬化间质瘤；印戒间质瘤；微囊性间质瘤；Leydig细胞瘤；类固醇细胞瘤；恶性类固醇细胞瘤
	单纯性索肿瘤	成人型颗粒细胞瘤；幼年型颗粒细胞瘤；Sertoli细胞瘤；环管状性索瘤
混合性性索–间质瘤	Sertoli–Leydig细胞瘤	高分化；中分化（含有各种异源成分类型）；低分化（含有各种异源成分类型）；网状（含有各种异源成分类型）
	性索–间质瘤，非特异性	
生殖细胞肿瘤		无性细胞瘤，卵黄囊瘤，胚胎癌，非妊娠性绒癌，成熟畸胎瘤，未成熟畸胎瘤，混合性生殖细胞瘤
单胚层畸胎瘤及与皮样囊肿有关的体细胞肿瘤		卵巢甲状腺肿（良性，恶性）；类癌（甲状腺肿类癌，黏液性类癌）；神经外胚层肿瘤；皮脂腺肿瘤（皮脂腺腺瘤，皮脂腺癌）；其他罕见单胚层畸胎瘤；癌（鳞癌，其他）
生殖细胞性索间质瘤		性母细胞瘤，包括含有恶性生殖细胞肿瘤类型；混合性生殖细胞性索间质肿瘤，未分类
其他各种肿瘤		卵巢网瘤（卵巢网腺瘤，卵巢网腺癌，午非氏管瘤）；小细胞癌（高钙型，肺型）；Wilms肿瘤；副神经节瘤；实性假乳头状瘤
间皮组织肿瘤		腺瘤样瘤；间皮瘤
软组织肿瘤		黏液瘤；其他
瘤样病变		滤泡囊肿；黄体囊肿；大的孤立性黄素化滤泡囊肿；高反应性黄素化；妊娠黄体瘤；间质增生；间质泡膜增生症；纤维瘤样增生；卵巢广泛水肿；Leydig细胞增生；其他
淋巴瘤和髓样肿瘤		淋巴瘤；浆细胞瘤；髓样肿瘤
继发性肿瘤		

【病因病理】

（一）西医病因病理

1. 病因

（1）遗传因素 大部分卵巢癌是散发的，与遗传因素相关的约占 15%，遗传性卵巢癌患者多有 BRSA 基因的胚系突变，具有发病年龄早、对侧卵巢发病风险高和患多种原发肿瘤风险增加等特点。可表现为一人患有多种原发肿瘤，和（或）家族中多人患有同种或多种原发肿瘤。

（2）内分泌因素 过多的促性腺激素刺激及雌激素的作用可促使卵巢包涵囊肿的上皮细胞增生与转化。乳腺癌或子宫内膜癌合并功能性卵巢癌的概率较一般妇女高 2 倍。

（3）环境因素 工业发达国家卵巢癌发病率高，可能与饮食中胆固醇高有关。

2. 病理

（1）卵巢上皮性肿瘤 多见于中老年妇女，有良性、交界性、恶性之分。

1）浆液性肿瘤 ①浆液性腺瘤：约占卵巢良性肿瘤的 25%。多为单侧，呈球形，大小不等，表面光滑，囊性，壁薄，囊内充满淡黄色清澈液体。镜下见囊壁为纤维结缔组织，内衬单层柱状上皮。②浆液性交界性肿瘤：中等大小，双侧多见，多向囊外乳头状生长。镜下见乳头分枝纤细而稠密，上皮复层不超过 3 层，细胞核轻度异型，核分裂象 <1/HP，无间质浸润。③浆液性癌：占卵巢恶性肿瘤的 40%～50%，多为双侧，体积较大，囊实性，呈结节状或分叶状，灰白色。切面为多房，腔内充满乳头，质脆，出血、坏死。镜下见囊壁上皮细胞明显增生，复层排列，癌细胞为立方或柱状，细胞异型明显，向间质浸润。

2）黏液性肿瘤 ①黏液性腺瘤：占卵巢良性肿瘤的 20%。多为单侧，圆形或卵圆形，表面光滑，灰白色。切面常为多房，囊腔内充满胶冻样黏液。镜下见囊壁为纤维结缔组织，内衬单层柱状上皮，恶变率为 5%～10%。巨大囊肿偶可自行破裂，瘤细胞广泛种植在腹膜上，形成胶冻样黏液团块，称腹膜假黏液瘤。瘤细胞呈良性，分泌旺盛，很少见细胞异型和核分裂。②黏液性交界性肿瘤：一般较大，多为单侧，表面光滑，常为多房。切面见囊壁增厚，由实质区和乳头形成，乳头细小、质软。镜下见上皮不超过 3 层，细胞轻度异型，细胞核大、深染、有少量核分裂，增生上皮向腔内凸出形成短粗乳头，无间质浸润。③黏液性癌：占卵巢恶性肿瘤的 3%～4%。单侧多见，瘤体较大，囊壁可见乳头或实质区，切面为囊实性，囊液浑浊或呈血性。镜下见腺体密集，间质较少，腺上皮超过 3 层，异型明显，并有间质浸润。

3）卵巢子宫内膜样肿瘤 良性肿瘤较少见。多为单房，表面光滑，囊壁衬以单层柱状上皮，与子宫内膜相似。囊内被覆扁平上皮，间质内有含铁血黄素的吞噬细胞。交界性瘤很少见。卵巢子宫内膜样癌占卵巢恶性肿瘤的 10%～24%，多为单侧，中等大，囊性或实性，有乳头生长，囊液多为血性。镜下与子宫内膜癌极相似，多为高分化腺癌或腺棘皮癌，常并发子宫内膜异位症和子宫内膜癌。

（2）卵巢生殖细胞肿瘤 发生率仅次于上皮性肿瘤，占卵巢肿瘤 20～40%，多发生于年轻妇女及幼女，绝经后仅占 4%。

1）畸胎瘤 由多胚层组织构成，偶见一个胚层成分。质地多为囊性，少数为实性。肿瘤的良、恶性及恶性程度取决于组织分化程度。①成熟畸胎瘤：属良性肿瘤，又称皮样囊肿。占卵巢肿瘤的 10%～20%，占生殖细胞肿瘤的 85%～97%，占畸胎瘤的 95% 以上。可发生于任何年龄，以 20～40 岁居多。多为单侧，中等大小，呈圆形或卵圆形，壁光滑质韧。切面多为单房，内含油脂与毛发，有时可见牙齿或骨质。囊壁内层的鳞状上皮有时可见小丘样突起，称"头节"。成熟畸胎瘤恶变率为 2% ～ 4%，多见于绝经后妇女，"头节"的上皮细胞易恶变，形成鳞状细胞癌，预后差。②未成熟畸胎瘤：为恶性肿瘤，好发于青少年。多为单侧、巨大、实性肿物，可有囊性区域。肿瘤含 2 ～ 3 个胚层，由分化程度不同的未成熟胚胎组织构成，主要为原始神经组织。切面多为实性可有囊性区域。恶性程度取决于未成熟组织比例、分化程度及神经上皮含量。复发及转移率高，但复发后再次手术，可见未成熟肿瘤组织向成熟转化，即恶性程度逆转现象，此为独有特征。

2）无性细胞瘤　中度恶性的实性肿瘤，占卵巢恶性肿瘤的 1% ～ 2%。多见于青春期及生育期妇女；单侧居多，右侧多于左侧，圆形或椭圆形，中等大小，实性，呈淡棕色；镜下见圆形或多角形大细胞，细胞核大，胞浆丰富，瘤细胞呈片状或条索状排列，有少量纤维组织相隔；对放疗敏感 5 年生存率可达 90%，混合型（含绒癌，内胚窦成分）预后差。

3）卵黄囊瘤　又称内胚窦瘤。来源于胚外结构卵黄囊，占卵巢恶性肿瘤的 1%，多见于儿童及年轻妇女；恶性程度高。多为单侧，较大，圆形或卵圆形。切面呈灰红或灰黄色，部分为囊性，质脆，有出血与坏死。镜下见疏松网状和内胚窦样结构；瘤细胞呈扁平、立方、柱状或多角形，分泌甲胎蛋白（AFP），故血清 AFP 是诊断及指导治疗的重要标志物；预后差；对化疗敏感。

（3）卵巢性索间质肿瘤

1）颗粒细胞 - 间质细胞瘤　由性索颗粒细胞及间质的衍生成分组成。

①颗粒细胞瘤：分为成人型和幼年型。成人型占 95%，低度恶性，高峰为 45 ～ 55 岁，占性索间质肿瘤的 80% 左右。肿瘤能分泌雌激素，表现为性早熟、月经紊乱或晚绝经，常合并子宫内膜增生过长甚至腺癌。镜下见颗粒细胞围绕囊腔呈菊花样排列，中心含嗜伊红物质及核碎片（Call-Exner 小体）。预后良好，5 年生存率为 80% 以上，但有晚期复发倾向。幼年型罕见，占 5%，恶性度极高。镜下极少含 Call-Exner 小体，10% ～ 15% 呈重度异型性。

②卵泡膜细胞瘤：多为良性肿瘤，单侧居多；圆形、椭圆形或分叶状；表面被覆有光泽、薄的纤维包膜，切面呈灰白实性。镜下见漩涡状交错排列的梭形细胞，胞浆富含脂质，常合并子宫内膜增生过长，甚至子宫内膜癌。恶性较少见，预后比卵巢上皮性癌好。

③纤维瘤：为良性肿瘤，占卵巢肿瘤的 2% ～ 5%；多见于中年妇女，单侧居多，中等大小，表面光滑或结节状，实性，坚硬，切面灰白。镜下见梭形瘤细胞，呈编织状排列。偶见患者伴有胸、腹水，称梅格斯综合征（Meigs syndrome）。肿瘤切除后，胸腔积液、腹水可自行消失。

2）支持细胞 - 间质细胞瘤　又称睾丸母细胞瘤，罕见，多发生于 40 岁以下妇女；单侧居多，较小，实性，表面光滑，有时呈分叶状；镜下见分化程度不同的支持细胞及间质细胞；高分化属良性；中低分化为恶性，占 10% ～ 30%；5 年存活率为 70% ～ 90%。

（4）卵巢转移性肿瘤　体内任何部位原发恶性肿瘤均可转移到卵巢。常见有乳腺、胃、肠道、生殖道、泌尿道等。库肯勃瘤（krukenberg tumor），即印戒细胞癌（singnet-ring cell carcinoma），是一种特殊的转移性腺癌，原发部位为胃肠道，肿瘤为双侧性，中等大小，肾形，切面实性，胶质样；预后很差。

（二）中医病因病机

多因长期忧思郁怒、内伤七情、外感六淫、湿（热）毒内攻，客于胞脉；正气虚衰，邪气羁留，日久气滞血结或痰湿凝聚，或湿（热）毒壅滞，与血相搏，而致癥瘕。

1. 气滞血瘀 素性抑郁，长期情志不遂，忧思郁怒，气机壅滞，日久血结成瘀，凝结于胞脉为患。

2. 痰湿凝聚 素体脾肾不足，脾虚则运化失职，肾虚则气化失职，水湿内停，湿聚为痰，痰湿凝聚胞脉，久致癥瘕。

3. 湿热郁毒 摄生不慎，湿热邪毒入侵，客于胞脉，结于少腹而为癥瘕。

4. 气阴两亏 痰湿瘀阻，蕴而成毒，聚而成癥，日久暗耗正气精血，损伤阴阳，致气阴两亏。癥瘕形成后，又可进一步影响气血运行及津液的输布，使脉络瘀阻，水湿凝聚，癥瘕与痰湿瘀滞互为因果，从而使本病胶着难愈；若病变进一步发展，正气渐亏，难以抗邪，邪毒可流窜深伏于脏腑经络之中，初期伤气，继而耗及阴血，而致气阴两虚，最终阴阳离决而亡。

【临床分期】

本病采用 FIGO 2014 年制定的标准，进行手术和病理分期（表 13-6）。

表 13-6 原发性卵巢恶性肿瘤的分期（FIGO，2014）

原发性卵巢恶性肿瘤的分期	具体内容
Ⅰ期肿瘤局限于卵巢	Ⅰ A：肿瘤局限于一侧卵巢，表面无肿瘤，包膜完整，腹水或腹腔冲洗液中未见恶性细胞 Ⅰ B：肿瘤限于两侧卵巢，表面无肿瘤，包膜完整，腹水或腹腔冲洗液中未见恶性细胞 Ⅰ C：肿瘤局限于一侧或双侧卵巢，并伴有下列任何一项： Ⅰ C1：手术导致肿瘤破裂 Ⅰ C2：手术前肿瘤包膜已破裂或卵巢表面有肿瘤 Ⅰ C3：腹水或腹腔冲洗液中查见恶性细胞
Ⅱ期肿瘤累及一侧或双侧卵巢，伴盆腔内扩散（骨盆入口平面以下）	Ⅱ A：肿瘤蔓延和（或）转移到子宫和（或）输卵管 Ⅱ B：肿瘤蔓延到其他盆腔组织
Ⅲ期一侧或双侧卵巢肿瘤，并有镜检证实的盆腔外腹膜转移或证实有腹膜后淋巴结转移	Ⅲ A： Ⅲ A1：仅有腹膜后淋巴结阳性（组织学或细胞学证实） Ⅲ A1（ⅰ）：转移灶最大直径≤10mm Ⅲ A1（ⅱ）：转移灶最大直径＞10mm Ⅲ A2：显微镜下盆腔外腹膜受累，伴或不伴有腹膜后淋巴结阳性 Ⅲ B：肉眼见盆腔外腹膜受累，癌灶最大直径≤2cm，伴或不伴有腹膜后淋巴结阳性 Ⅲ C：肉眼见盆腔外腹膜受累，癌灶最大直径＞2cm，伴或不伴有腹膜后区域淋巴结阳性（包括癌灶蔓延到肝或脾的表面，但未转移到脏器实质）
Ⅳ期超出腹腔外的远处转移	Ⅳ A：胸腔积液中有癌细胞 Ⅳ B：腹腔外器官实质转移（包括肝实质转移、腹腔外淋巴结及腹股沟淋巴结转移）

【转移途径】

以直接蔓延和腹腔种植为主，其次为淋巴转移，血行转移较少见。瘤细胞可直接侵犯包膜，累及邻近器官，并广泛种植于腹膜及大网膜表面。淋巴转移有三种途径：①沿卵巢血管从卵巢淋巴管向上达腹主动脉旁淋巴结。②从卵巢门淋巴管达髂内、髂外淋巴结，经髂总至腹主动脉旁淋巴结。③偶有沿圆韧带入髂外及腹股沟淋巴结。横膈为转移的好发部位，尤其右膈下淋巴丛密集，最易受侵犯。晚期可转移到肝、肺、胸膜。

【临床表现】

1. 卵巢良性肿瘤　早期肿瘤较小，多无症状，常在妇检时偶然发现。肿瘤增大时，可出现腹胀等不适感。妇科检查可触及子宫一侧或双侧球形肿块，多为囊性，表面光滑，活动，与子宫无粘连。若肿瘤大至占满盆、腹腔时，可出现压迫症状，如尿频、便秘等。同时可见腹部隆起，叩诊呈实音。

2. 卵巢恶性肿瘤　早期常无症状。晚期主要症状为腹胀、腹部肿块或腹水等。肿瘤若向周围组织浸润或压迫神经，可引起腹痛、腰痛或下肢疼痛；若压迫盆腔静脉，可出现下肢浮肿；功能性肿瘤可出现不规则阴道出血或绝经后出血。晚期出现消瘦、贫血等恶病质表现。三合诊检查，在阴道后穹隆可触及质硬的结节，肿块多为双侧，实性或囊实性，表面凹凸不平，固定，常伴有腹水。有时在腹股沟区、腋下、锁骨上可触及肿大的淋巴结。

【并发症】

1. 蒂扭转　为妇科常见急腹症。发生率约为10%。好发于瘤蒂长、中等大、活动度可、重心偏于一侧的肿瘤，如畸胎瘤。当突然改变体位或妊娠期、产褥期子宫位置改变时易致蒂扭转。瘤蒂由骨盆漏斗韧带、卵巢固有韧带和输卵管组成。急性扭转后，静脉回流受阻，瘤内高度充血或血管破裂致使瘤体急剧增大。若动脉血流受阻，肿瘤发生坏死变为紫黑色，易发生破裂和继发感染（图13-9）。蒂扭转典型表现为体位改变后突然一侧下腹剧痛伴恶心、呕吐，甚至休克。妇科检查可扪及肿块张力较大，有压痛，以瘤蒂部位最明显。本病一经确诊，应立即剖腹探查。术中应在蒂根下方钳夹。切除肿瘤和瘤蒂，在钳夹前切不可回复扭转，以防栓子脱落形成栓塞。

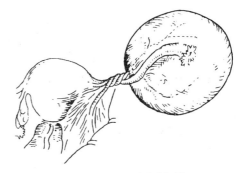

图13-9　卵巢肿瘤蒂扭转

2. 破裂　约3%卵巢肿瘤会发生破裂。有自发或外伤两种。自发破裂常因肿瘤生长过速所致；外伤性破裂常因腹部受重击、分娩、性交、妇科检查及穿刺等引起。小囊肿或单纯性浆液性囊腺瘤破裂时，仅感轻度腹痛；大囊肿或成熟畸胎瘤破裂后，常致剧烈腹痛伴恶心呕吐，有时可导致腹腔内出血、腹膜炎及休克。体征为腹部压痛、肌紧张，可有腹水征，原有肿块消失或缩小。疑有肿瘤破裂，应立即剖腹探查，切除肿块，清洗腹腔，标本送病检。

3. 感染　较少见，多在肿瘤扭转或破裂后引起，也可因邻近器官感染灶扩散所致。表现为发热、腹痛、肿块及腹部压痛、反跳痛、腹肌紧张及白细胞升高等。应先抗感染，再手术切除肿瘤。若短期内感染不能控制，应即刻手术。

4. 恶变　卵巢良性肿瘤若生长迅速，尤其为双侧性，应疑有恶变。确诊后应尽早手术治疗。

【诊断与鉴别诊断】

（一）诊断要点

根据病史、症状、体征可初步确定是否为卵巢肿瘤，并对良、恶性做出估计，可借助辅助检查协助诊断，但最终确诊仍需依赖病理组织学检查。辅助检查如下：

1. 影像学检查　①超声检查：能检测肿块的部位、大小、形态及囊性或实性、与子宫关系等，并能鉴别卵巢肿瘤、腹水和结核性包裹性积液。其临床诊断符合率 >90%，但直径 <1cm 的实性肿瘤不易测出。②腹部 X 线平片：可检测畸胎瘤内牙齿骨质等。③其他：CT、MRI、PET检查可清晰显示肿块大小、部位及肿块与周围的关系。有无肝、肺转移及腹膜淋巴结转移等。

2. 肿瘤标志物　① CA125：80% 卵巢上皮性癌患者 CA125 水平升高。其消长与病情缓解或恶化相关，可用于病情监测。②人附睾蛋白 4（HE4）：在卵巢癌组织和患者血清中均为高度表达，可用于卵巢癌的早期检查、鉴别诊断、治疗及预后评估。③ AFP：对诊断卵黄囊瘤有特异性。对未成熟畸胎瘤、混合性无性细胞瘤中含卵黄囊瘤成分者有协助诊断意义。④ β–hCG：对原发性卵巢绒癌有特异性。⑤性激素：颗粒细胞瘤、卵泡膜细胞瘤分泌较高水平雌激素。⑥ CA199 和CEA 等：在卵巢上皮癌患者中也会升高，尤其对卵巢黏液性癌的诊断价值较高。

3. 细胞学检查　对腹水或腹腔冲洗液、胸腔积液行细胞学检查，以明确是否有恶性肿瘤细胞。

4. 腹腔镜检查　可直视肿物外观及盆腔、腹腔、横膈等部位，并可取活检以明确诊断。还可正确估计病变范围，明确期别。

5. 病理组织学检查　手术标本的病理检查可明确诊断。

（二）辨证要点

首先要辨病性之善恶。再辨病程之新久，病之初起，邪实正气不虚，病久邪毒走窜，正气虚衰。还要辨全身症状，情志抑郁、少腹胀甚于痛、时痛时止属气滞血瘀；胸脘痞满、时有恶心、苔腻、脉滑属痰湿凝聚；腹胀或痛、便干尿黄属湿热郁毒；神疲乏力、口干欲饮、五心烦热属气阴两亏。

（三）鉴别诊断

1. 卵巢良性肿瘤与恶性肿瘤的鉴别（表 13-7）

表 13-7　卵巢良性肿瘤和恶性肿瘤的鉴别

鉴别内容	良性肿瘤	恶性肿瘤
病史	病程长，逐渐增大	病程短，迅速增大
体征	单侧多，活动；囊性，表面光滑；通常无腹水	双侧多，固定；实性或囊实性，表面不平呈结节状；常伴腹水，多为血性，可查到癌细胞
一般情况	良好	消瘦，恶病质
超声	为液性暗区，可有间隔光带，边缘清晰	液性暗区内有杂乱光团、光点，肿块界限不清
CA125（>50 岁）	<35U/mL	>35U/mL

2. 卵巢良性肿瘤的鉴别诊断

（1）卵巢瘤样病变　滤泡囊肿和黄体囊肿最常见。单侧居多，直径 <5cm，壁薄，可口服避孕药或观察 2～3 个月，若持续存在或增大，应考虑为卵巢肿瘤。

（2）输卵管卵巢囊肿　为炎性包块，常有不孕或盆腔感染史，两侧附件区可扪及囊性块物，活动受限。

（3）子宫肌瘤　浆膜下肌瘤或阔韧带肌瘤易混淆；肌瘤常为多发，检查时随子宫移动。

（4）妊娠子宫　妊娠早期，因子宫增大变软，宫体与宫颈似不相连，易将宫体误认为卵巢肿瘤。但妊娠妇女有停经史、早孕反应等，血 β-hCG、超声可助诊断。

（5）腹水　大量腹水易与巨大卵巢囊肿相混淆。腹水常有肝、心脏病史，仰卧时腹部两侧凸出如蛙腹，叩诊腹部中间呈鼓音，两侧呈浊音，移动性浊音阳性；巨大囊肿仰卧时腹部中间隆起，叩诊呈浊音，两侧呈鼓音，无移动性浊音。超声可助诊断。

3. 卵巢恶性肿瘤的鉴别诊断

（1）子宫内膜异位症　子宫内膜异位症形成的粘连或直肠子宫陷凹结节易被误认为卵巢恶性肿瘤。内异症常有进行性痛经、月经不规则等，超声检查、腹腔镜可助鉴别。

（2）盆腔炎性包块　有感染史，低热、下腹痛，妇检附件区组织增厚，成块，可达盆壁，压痛，抗感染及理疗后块状物缩小。超声检查有助于鉴别。

（3）结核性腹膜炎　常合并腹水及盆腹腔内粘连性块物，好发于年轻、不孕妇女，多有肺结核史，表现为低热、盗汗、消瘦、乏力、食欲不佳、月经稀发甚或闭经。超声检查可助诊断，必要时可行剖腹探查术或腹腔镜活检确诊。

（4）生殖道以外的肿瘤　应与腹膜后肿瘤、直肠癌、乙状结肠癌等鉴别。腹膜后肿瘤固定不动；肠癌有典型消化道症状。超声检查、钡剂灌肠、乙状结肠镜检查等有助于鉴别。

（5）转移性卵巢肿瘤　与原发的卵巢恶性肿瘤不易鉴别。妇检时扪及双侧性、中等大、肾形、活动的实性肿物时，应详细询问胃肠道病史及检查原发病灶。

【治疗】

（一）治疗思路

若卵巢肿块直径 <5cm，疑为卵巢瘤样病变，可予短期观察或用中药治疗。一旦确诊为良性肿瘤或直径 5cm 以上者，应首选手术治疗，必要时术中可行冰冻切片检查，以确定手术范围。肿瘤较小者也可采用腹腔镜手术或中药治疗。恶性肿瘤以根治性手术为主，辅以化疗、放疗、中药等综合治疗。中医可作为辅助治疗手段，用于术后调理及化疗、放疗中扶正减毒。

（二）西医治疗

1. 良性肿瘤的治疗　根据患者年龄、生育要求及对侧卵巢情况决定手术范围。年轻、单侧良性肿瘤，可行患侧卵巢肿瘤剥除术或卵巢切除术或附件切除术，保留对侧卵巢。如为双侧肿瘤，应尽量行卵巢肿瘤剥除术，以保留卵巢皮质。围绝经期妇女可考虑行全子宫及双附件切除术。术中应剖开肿瘤观察以区分良、恶，必要时行冰冻切片组织学检查以确定手术范围。肿瘤应尽量完整取出，避免囊液漏到腹腔，以防止肿瘤细胞种植。

2. 恶性卵巢肿瘤的治疗

（1）手术治疗　首次手术很重要。一旦疑为恶性肿瘤，应尽早剖腹探查；开腹后先取腹水或腹腔冲洗液行细胞学检查，然后全面探查盆、腹腔，包括横膈、肝、脾、消化道、后腹膜各组淋巴结等，对可疑病灶及容易发生转移的部位应多处取材行组织学检查。根据探查结果，决定肿瘤分期及手术范围。手术范围：早期（FIGO Ⅰ、Ⅱ期）行全子宫及双附件切除术、结肠下网膜切除术、选择性盆腔淋巴结及腹主动脉旁淋巴结切除；若为黏液性肿瘤者应行阑尾切除。晚期（FIGO Ⅲ、Ⅳ期）肿瘤，应行肿瘤细胞减灭术，即尽可能切除原发病灶及转移灶，使残余肿瘤直径 <1cm，必要时需切除部分肠管或脾脏等，对于预估手术困难的Ⅲ～Ⅳ期患者，可在组织病理学证实为卵巢癌后，先行 1～3 个疗程的新辅助化疗，然后再行手术。

凡符合下列条件的年轻患者，可考虑保留对侧卵巢：①临床 I A 期，肿瘤分化好。②肿瘤为交界性或低度恶性。③术中检查对侧卵巢未发现肿瘤，术后应严密随访。

（2）化学药物治疗　适用于术后预防复发、术前缩小病灶为手术创造条件、手术未能全部切除及无法实施手术的晚期患者等。卵巢恶性肿瘤对化疗较敏感，即使已广泛转移也能取得一定疗效。常用药物铂类：顺铂、卡铂；烷化剂：环磷酰胺、异环磷酰胺、噻替派、美法仑等；抗代谢类：氟尿嘧啶；抗瘤抗生素：放线菌素 D、平阳霉素；抗肿瘤植物类：长春新碱、紫杉醇等。一般早期患者用 3～6 个疗程，晚期患者用 6～8 个疗程，疗程间隔时间为 3 周（表 13-8）。

表 13-8　卵巢癌常用化疗方案

方案名称	化疗用药
静脉化疗方案	①紫杉醇 175mg/m²，>3 小时静滴；卡铂（AUC6），>1 小时静滴，疗程间隔 3 周 ②紫杉醇 135mg/m²，>3 小时静滴，或顺铂 75mg/m²，>6 小时静滴，疗程间隔 3 周 ③多西紫杉醇 75mg/m²，>1 小时静滴，卡铂（AUC5），>1 小时静滴，疗程间隔 3 周 ④顺铂 70mg/m²，静滴，环磷酰胺 700mg/m²，静滴，疗程间隔 3～4 周 ⑤紫杉醇 80mg/m²，>3 小时静滴，间隔 1 周（第 1, 8, 15 日）；卡铂（AUC6），>1 小时静滴，疗程间隔 3 周
静脉腹腔联合化疗方案	紫杉醇 135mg/m²，>24 小时静滴，第 1 日；顺铂 75～100mg/m²，第 2 日腹腔注射；紫杉醇 60mg/m²，第 8 日腹腔注射，疗程间隔 3 周

注：AUC（area under the curve）指曲线下面积；需根据患者的肌酐清除率计算卡铂剂量。

（3）放射治疗　不同肿瘤组织类型对放疗敏感性不同。如无性细胞瘤对放疗最敏感；颗粒细胞瘤中度敏感；上皮性癌也有一定敏感性。放疗会影响患者生育功能，故一般不用于年轻女性。腹腔内有粘连时禁用。放疗主要应用 ^{60}Co 或直线加速器行体外照射，适用于残余灶直径 <2cm，无腹水，无肝、肾转移。内照射指腹腔内灌注放射性核素，常用 ^{32}P，适用于：①早期病例术中肿瘤破裂，肿瘤侵犯包膜与邻近组织粘连，腹水或腹腔冲洗液阳性。②晚期病例肿瘤已基本切净，残余灶直径 <2cm。

（4）靶向治疗　作为辅助治疗，可用于初次化疗的联合用药和维持治疗。建议使用最近获得的肿瘤组织进行肿瘤分子检测。至少包括 BRCA1/2，MS1 或 dMMR，并可考虑 HRD 检测。常用的有：① PARP 抑制剂，如奥拉帕利、尼拉帕利。②抗血管生成药物，以贝伐单抗为代表。③免疫治疗，在卵巢癌治疗中的使用率还不高，需根据基因检测结果选用药物。

（三）中医治疗

1. 气滞血瘀证

证候：腹部包块，伴有经前乳房胀痛，心烦易怒，少腹胀痛刺痛。舌边有瘀点瘀斑，脉弦涩。

治法：行气化瘀，散结消癥。

方药：膈下逐瘀汤（《医林改错》）加三棱、莪术、土鳖虫、夏枯草。

若腹胀甚者加槟榔、枳实行气导滞。属恶性肿瘤，可酌加半枝莲、全蝎、蜈蚣等解毒抑瘤。

2. 痰湿凝聚证

证候：腹部肿块，按之不坚，推揉不散，胸脘痞满，时有恶心，身倦无力。苔白腻，脉滑。

治法：燥湿豁痰，化瘀消癥。

方药：苍附导痰丸（《广嗣纪要》）合桂枝茯苓丸（《金匮要略》）加山慈菇、夏枯草、薏苡仁。

3. 湿热郁毒证

证候：腹部肿块，腹胀或痛或满；或不规则阴道流血，甚伴有腹水，大便干燥，尿黄灼热，口干口苦。舌质红苔黄腻，脉弦滑或滑数。

治法：清热利湿，解毒散结。

方药：四妙丸（《成方便读》）加半枝莲、蒲公英、败酱草。若毒热盛者加龙胆、苦参、白花蛇舌草以加强清热解毒；腹水多者加大腹皮、木瓜、茯苓以行气利水。

4. 气阴两亏证

证候：神疲乏力，气短懒言，口干欲饮，颧红，五心烦热，纳呆，溲黄便结。舌红少苔，脉细数。

治法：益气养血，滋阴清热。

方药：生脉饮（《内外伤辨惑论》）合二至丸（《医方集解》）加黄芪、生地黄、地骨皮。

【诊疗思路示意图】

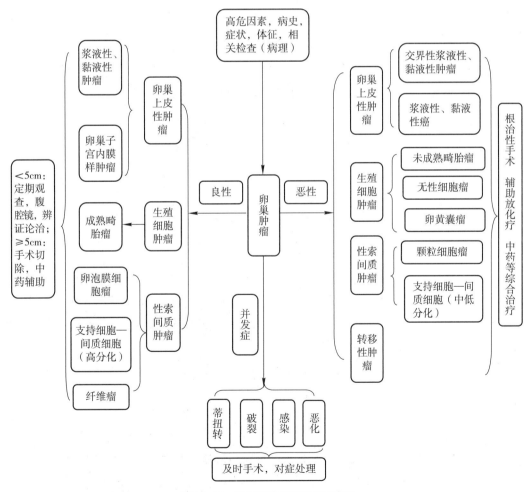

图 13-10　卵巢肿瘤诊疗思路示意图

【预防与调护】

卵巢恶性肿瘤由于病因不清，病位较深，不易早期发现，故难以预防。但若能采取积极措施，特别是高危人群，可望早期诊治，改善预后。

1.开展卫生宣教 饮食宜高蛋白、富含维生素 A、忌高胆固醇食物。高危妇女宜服避孕药预防。

2.重视体检 30 岁以上妇女每年应行妇科检查，高危人群则应每半年行妇科检查，同时可行超声检查、AFP 及 CA125 检查。对于乳腺癌、胃肠癌等患者，治疗后必须密切随访、定期复查，以监测有无卵巢转移。

【随访】

对于卵巢癌应长期随访和监测。

1.随访时间 初始治疗后 2 年每 2～4 个月随访 1 次，3～5 年每 4～6 个月随访 1 次，5 年以上每年随访 1 次。

2.监测内容 包括临床症状、体征、全身及盆腔检查。超声、CT、MRI 检查；肿瘤标志物 CA125、HE4、CA199、CEA、AFP、β-hCG、雌激素、雄激素等可根据病情适时检查。未测基因者，完善相关基因检测。

【思考题】

1. 卵巢肿瘤的组织学分为哪几类？
2. 卵巢肿瘤的并发症有哪些？
3. 卵巢良性肿瘤应与哪些疾病相鉴别？恶性肿瘤应与哪些疾病进行鉴别？
4. 简述卵巢肿瘤的治疗思路。

第五节　妊娠滋养细胞疾病

【病例】

患者，女，21 岁。

主诉：孕 2 月，恶心呕吐 1 月，阴道不规则流血 3 天。

现病史：患者平素月经规则，2 月前行末次月经。1 月前自测尿妊娠试验阳性，后开始出现呕吐，进行性加重，现食入即吐，伴下腹胀痛；3 天前无明显诱因出现阴道流血，量时多时少，色鲜红。舌紫暗或有瘀点，脉涩或沉弦。

妇科检查：外阴阴道血污，宫颈光滑，子宫体增大如孕 3 月，质软；左附件区可扪及一囊性肿物，边界尚清，大小约 8cm×7cm×6cm，无压痛。

问题

患者所患何病？临床诊断需做什么检查？中西医如何治疗？该病预后如何？

妊娠滋养细胞疾病（gestational trophoblastic disease，GTD）是一组来源于胎盘绒毛膜滋养细胞的疾病，在组织学上可分为①妊娠滋养细胞肿瘤，包括绒毛膜癌（简称绒癌）、胎盘部位滋养细胞肿瘤和上皮样滋养细胞肿瘤。②葡萄胎妊娠，包括完全性葡萄胎、部分性葡萄胎和侵蚀性葡萄胎。③非肿瘤病变，包括超常胎盘部位反应和胎盘部位结节。④异常（非葡萄胎）绒毛病变。

一般认为，这几种疾病之间有一定联系，葡萄胎可发展为侵蚀性葡萄胎；而绒癌和胎盘部位滋养细胞肿瘤可发生于葡萄胎、足月妊娠、流产或异位妊娠后。

一、葡萄胎

葡萄胎是指妊娠后胎盘绒毛滋养细胞异常增生，终末绒毛转变成水泡，水泡间相连成串，形如葡萄状而得名，亦称水泡状胎块，分为完全性葡萄胎（complete hydatidiform mole）和部分性葡萄胎（partial hydatidiform mole）两类。其病变局限于宫腔内，不侵入肌层或转移至远处。其发生率在不同国家地区间有很大差别。我国有报道，平均每 1000 次妊娠中葡萄胎可发生 0.81 次，以 35 岁后的妇女怀孕时发病机会为多。曾出现 1 次和 2 次葡萄胎者，再次葡萄胎的发病率分别为 1%～3% 和 15%～20%。

本病中医学称为"鬼胎""伪胎"。

【病因病理】

（一）西医病因病理

1.病因　葡萄胎的确切病因迄今不清楚。有胚胎早期死亡、病毒感染、卵巢功能失调、细胞遗传异常及免疫机制失调等假说，但这些假说都只能解释部分现象。在病因学中，年龄是显著的相关因素，年龄大于 40 岁者，葡萄胎发生率比年轻妇女高 10 倍。近年通过细胞遗传学的研究发现，葡萄胎的发生与卵子或精子的异常受精有关。对染色质和染色体的研究发现，绝大多数葡萄胎的滋养细胞为性染色质阳性，染色体多为二倍体 46,XX。滋养细胞被认为是次级卵母细胞在受精时分裂出第二极体，此极体通过内在复制的结果，即第二极体的染色体为单倍体"n"，经内在复制后成为双倍体"2n"。此学说值得进一步研究。

2.病理

（1）大体观察　①完全性葡萄胎：子宫膨大，宫腔内被大小不等之水泡所充满，直径自数毫米至 3cm，水泡壁薄透亮，内含黏液，绒毛干梗将无数水泡相连成串，胎儿及其附属物缺如。②部分性葡萄胎：除不等量的水泡外，合并胚胎或胎儿组织常见发育不良或畸形。

（2）组织学特点　①滋养细胞呈不同程度增生。②绒毛间质水肿，体积增大。③间质内胎源性血管消失或仅有极稀少的无功能血管。④滋养细胞增生是葡萄胎最重要的组织学特征。

（3）卵巢黄素化囊肿　其发生率为 30%～50%，常于双侧发生、大小不等，可小至需镜下分辨，大到直径 20cm 以上。囊肿表面光滑，色黄，壁薄，内衬 2～3 层黄素化细胞，切面多房，囊液清亮。其发生主要是由于滋养细胞显著增生，产生大量绒毛膜促性腺激素，刺激卵巢卵泡内膜细胞使之发生黄素化而致。

（二）中医病因病机

本病病机为血瘀胞宫。主要发病机理多由先天禀赋异常，或素体虚弱，七情郁结，湿浊凝滞致，冲任失调；或孕后感染毒邪，损伤胎元，以致精血虽凝而终不成形，化为瘀血，留滞胞宫，遂为伪胎。

1.气血虚弱　素体虚弱，气血不足，孕后胎失所载所养，冲任、胞宫壅瘀，发为伪胎。

2.气滞血瘀　素性抑郁，孕后情志不遂，肝郁气滞，血与气结，冲任不畅，瘀血结聚胞中而为伪胎。

3. 寒湿瘀滞 孕妇久居湿地，或贪凉饮冷，寒湿客于冲任，气血瘀滞胞宫，发为本病。

4. 痰湿瘀滞 孕妇素体肥胖，或恣食厚味，或脾虚不运，湿聚成痰，痰湿内停，冲任不畅，痰湿气血瘀滞胞中伤胎，引发伪胎。

【临床表现】

1. 症状

（1）阴道流血 多数表现为不规则阴道流血，量时多时少，时断时续，或出现反复大出血，有时可伴见葡萄样水泡状组织排出。

（2）下腹痛 葡萄胎增长迅速，当子宫急速膨大时可引起下腹胀痛；葡萄胎间歇性阴道流血前常伴阵阵下腹隐痛；若发生卵巢黄素化囊肿扭转或破裂，可出现急腹痛。

（3）子宫异常增大变软 由于绒毛水肿及宫腔积血，约 2/3 的葡萄胎患者的子宫大于相应的正常妊娠月份，且质地极软。1/3 患者的子宫大小与停经月份相符。小于停经月份的只占少数，可能是因水泡退行性变、停止发展的缘故。

（4）妊娠呕吐及妊娠期高血压疾病征象 葡萄胎出现妊娠呕吐较正常妊娠为早，持续时间长，且症状严重。少数患者孕 24 周前出现高血压、蛋白尿、水肿等妊娠期高血压疾病征象，子宫增大迅速者尤易发生。

（5）甲状腺功能亢进现象 约 10% 的葡萄胎患者可出现轻度的甲亢现象，但突眼者少见；葡萄胎清除后，症状可迅速消除。

（6）贫血与感染 多因反复出血或突然大出血而致不同程度的贫血，可因急性大失血而发生休克。患者因阴道流血、宫颈口开放、贫血等致抵抗力降低，病原体易从阴道上行侵袭造成内生殖器官感染，甚至全身感染。

2. 体征

（1）子宫大小与停经月份不相符 多数大于停经月份，质软，听不到胎心也摸不到胎体。

（2）卵巢黄素化囊肿 在双侧附件处，多数可摸到大小不等、活动的囊性肿物，即卵巢黄素化囊肿。

注意检查时不要用力挤压子宫，特别是对子宫增长速度快的患者，避免将水泡挤入血液循环，引起广泛性肺栓塞，甚至可导致即刻死亡。

部分性葡萄胎可有完全性葡萄胎的大多数症状，但程度较轻。子宫大小与停经月份多数相符或小于停经月份，一般无腹痛，呕吐较轻，多无妊娠期高血压疾病征象，通常不发生卵巢黄素化囊肿。

【诊断与鉴别诊断】

（一）诊断要点

1. 病史 有停经史，停经时间多为 2 ～ 4 个月，平均为 12 周。

2. 临床表现 同前述。

3. 实验室及其他检查

（1）人绒毛膜促性腺激素测定 葡萄胎时因滋养细胞高度增生，可产生大量的 hCG，血清中 hCG 浓度通常高于相应孕月的正常妊娠值，且在停经 8 ～ 10 周后仍持续上升。完全性葡萄胎时，约 45% 病例的血清 β-hCG 在 100000U/L 以上，最高可高达 240 万 U/L，且持续不降。但也有少数葡萄胎，尤其是部分性葡萄胎，血清β-hCG升高不明显。

（2）超声检查　为目前最常用而又较准确的诊断方法，应用最多的有下列两种。超声检查：子宫内呈"落雪状"或"蜂窝状"影像，是完全性葡萄胎的典型表现；部分性葡萄胎在上述影像中还可见胎囊或胎儿。超声多普勒探测胎心：正常妊娠最早在孕6周时可探测到胎心音，孕12周后阳性率达100%，在葡萄胎则只能探测到子宫血流杂音。

（二）辨证要点

本病以妊娠后腹部异常增大，阴道反复流血或夹有水泡状胎块为主症。主要病机是血瘀胞宫，其瘀可因气滞、寒湿、痰浊等而致，而出血日久又可致气血两虚。故临床要以阴道流血的量、色、质，结合全身症状和舌脉作为辨证依据。

（三）鉴别诊断

1. 先兆流产　先兆流产与葡萄胎均有停经后阴道流血。前者子宫大小与孕月相符，血清β-hCG值在正常妊娠范围内或偏低，早期妊娠超声检查可见孕囊或原始心管搏动。

2. 双胎妊娠　双胎妊娠子宫大于停经月份，早孕反应较重，且血清β-hCG值亦可偏高，常易误诊为葡萄胎。但双胎妊娠一般无阴道流血，超声检查可见2个胎囊及胎儿。

3. 羊水过多　亦可出现子宫大于停经月份，但无阴道流血，超声检查可以确诊。

【治疗】

（一）治疗思路

葡萄胎的处理包括葡萄胎组织的清除、并发症的处理、恶性变的预防及术后调理、随访等。葡萄胎一经明确诊断，应及时清除宫腔内容物。但若有严重并发症时，如重度贫血、甲亢、高血压综合征、心力衰竭等，则应先处理并发症，待情况好转后再处理葡萄胎。

（二）一般治疗

注意阴道流血情况，测量血压，纠正电解质紊乱，预防感染。贫血严重者，可多次少量输血。

（三）西医治疗

1. 清宫　一般采用吸刮术，吸管宜尽量选用大号，以免吸出物堵住管腔而影响操作。为预防术中大出血，术前应做好输液、备血准备。手术中当子宫颈管充分扩大和大部分葡萄胎组织排出后可静脉点滴缩宫素（5～10U加于250mL葡萄糖液中，每分钟15～30滴）以加强子宫收缩，减少出血。但缩宫素不宜在手术开始时使用，以免因子宫收缩将滋养细胞挤压入子宫壁血窦内，增加转移或肺栓塞的机会。子宫大于妊娠12周者，一般应在1周后行第二次刮宫。所有清出的组织物均需送病理检查。

2. 卵巢黄素化囊肿的处理　黄素化囊肿多在葡萄胎排出后2～3个月内自然萎缩消失，故一般不必处理。即使发生扭转，亦可在腹腔镜直视下由腹壁穿刺抽取囊液。此法不但安全可靠，而且还可观察扭转的囊肿是否松解和自然复位，通过观察卵巢颜色的变化可知道其是否恢复血运。若因扭转时间较久、确实血运无法恢复，则需行患侧附件切除术。

3. 预防性化疗 葡萄胎虽是良性疾患，但仍有潜在的恶性变。15% ～ 20% 的葡萄胎有恶性变的可能。对有高危因素（年龄 >40 岁、子宫明显大于停经月份、血 β-hCG 值异常升高、滋养细胞高度增生或伴不典型增生、清宫后血 β-hCG 不呈进行性下降或始终处于高值且排除葡萄胎残留、有咯血等），以及出现可疑转移灶和随访困难的患者，预防性化疗的时机尽可能选在清宫前或清宫时，一般选用甲氨蝶呤、氟尿嘧啶或放线菌素 –D 等单一药物化疗。如 1 个疗程后血 β-hCG 未恢复正常，可重复化疗至血 β-hCG 正常，不必巩固化疗。预防性化疗不能代替随访。部分性葡萄胎一般不进行预防性化疗。

4. 子宫切除术 40 岁以上的妇女患葡萄胎后发生恶变者较年轻妇女高 4 ～ 6 倍，故对于 40 岁以上、有高危因素（血 β-hCG>100000U/L、子宫明显大于停经月份、卵巢黄素化囊肿直径 >6cm、年龄 >40 岁、重复葡萄胎等）、无生育要求者可行全子宫切除术，保留双侧卵巢，术后需定期随访。若子宫超过孕 14 周大小应考虑先吸出葡萄胎组织再切除子宫。但切除子宫并不能防止子宫外转移的发生，仅去除葡萄胎侵入子宫肌层的危险，故不作为常规处理。

（四）中医治疗

中医治疗以下胎祛瘀益母为原则，佐以调补气血，以善其后。

1. 辨证论治

（1）气血虚弱证

证候：孕后阴道不规则流血，色淡，质稀，腹大异常，时有腹部隐痛，神疲乏力，头晕眼花，心悸失眠，面色苍白。舌淡，脉细弱。

治法：益气养血，活血下胎。

方药：救母丹（《傅青主女科》）加枳壳、牛膝。

（2）气滞血瘀证

证候：孕后阴道不规则流血，量或多或少，色紫暗有块，腹大异常，时有腹部胀痛，拒按，胸胁胀满，烦躁易怒。舌紫暗、有瘀点，苔薄，脉涩或沉弦。

治法：理气活血，祛瘀下胎。

方药：荡鬼汤（《傅青主女科》）。

（3）寒湿瘀滞证

证候：孕后阴道不规则流血，量少，色紫暗有块，腹大异常，小腹冷痛。舌淡苔白腻，脉沉紧。

治法：散寒除湿，化瘀下胎。

方药：芫花散（《妇科玉尺》）。

（4）痰湿瘀滞证

证候：孕后阴道不规则流血，量少色暗，腹大异常，形体肥胖，胸胁满闷，呕恶痰多。舌淡苔腻，脉滑。

治法：化痰除湿，行气化瘀下胎。

方药：平胃散（《太平惠民和剂局方》）加芒硝、枳壳。

2. 中成药 益母草流浸膏：口服，适用于气滞血瘀证。

【预防与调护】

舒畅情志，消除紧张与忧虑；葡萄胎排空后，定期随诊；注意外阴清洁。

【预后与随访】

完全性葡萄胎具有局部侵犯和远处转移的潜在危险。研究证实葡萄胎排空后，发生子宫局部侵蚀和（或）远处转移的发生率分别为 15% 及 4%，而高危病例较低危病例的发生率约高 10 倍。

定期随访可早期发现滋养细胞肿瘤并及时处理。①血 β-hCG 定量测定：于葡萄胎清除后每周 1 次直至正常。随后 3 个月内仍每周复查 1 次；以后 3 个月每 2 周 1 次；然后每月 1 次，持续半年；如第 2 年未怀孕，可每半年 1 次，共随访 2 年。或可采用国外推荐的方法：在葡萄胎排空后每周复查 1 次直至血 β-hCG 正常后 3 周，以后每月 1 次直至血 β-hCG 正常后 6 个月。②注意月经是否规则：有无阴道异常流血、咳嗽、咯血及其他转移灶症状，并行妇科检查，一定间隔时间行盆腔超声检查，必要时 X 线胸片也应重复进行。

葡萄胎随访期间，患者必须严格避孕 1 年。首选避孕套，一般不用宫内节育器，以免穿孔或混淆子宫出血的原因。目前认为，口服避孕药亦可作为葡萄胎随访期间的避孕方法。

二、妊娠滋养细胞肿瘤

妊娠滋养细胞肿瘤（gestational trophoblastic neoplasia，GTN）是一组以滋养细胞异常增生为特征的疾病，包括侵蚀性葡萄胎、绒毛膜癌和胎盘部位滋养细胞肿瘤。滋养细胞肿瘤绝大部分继发于妊娠，极少数来源于卵巢或睾丸生殖细胞者，称为非妊娠性绒癌。

侵蚀性葡萄胎（invasive mole）指葡萄胎组织侵入子宫肌层局部引起组织破坏，或并发于子宫外转移者。侵蚀性葡萄胎具有恶性肿瘤行为，但恶性程度不高，多数仅造成局部侵蚀，少数并发远处转移。侵蚀性葡萄胎来自良性葡萄胎，多数在葡萄胎清除后 6 个月内发生，也有在葡萄胎未排出前即恶变者。

绒毛膜癌（choriocarcinoma）是一种继发于正常或异常妊娠后的高度恶性的滋养细胞肿瘤，简称绒癌。可继发于葡萄胎，也可继发于非葡萄胎，如流产、足月产、异位妊娠等。

根据本病的临床特点，二者均属于中医学"伪胎""鬼胎""癥瘕"等疾病范畴。

【病因病理】

（一）西医病因病理

1. 病因　原因迄今不明，可能与下列因素有关。

（1）母体免疫力降低　即排斥异体细胞的能力降低，多考虑与患者年龄较大等因素有关。

（2）葡萄胎滋养细胞的侵蚀能力增强　表现为子宫快速增大，血 β-hCG 高水平，滋养细胞高度增生等。

2. 病理　侵蚀性葡萄胎大体检查可见子宫肌壁内有大小不等、深浅不一的水泡状组织，宫腔内可有原发病灶，也可能没有原发病灶。当侵蚀病灶接近子宫浆膜层时，子宫表面可见紫蓝色结节；侵蚀较深时，可穿透子宫浆膜层或阔韧带。镜下可见侵入肌层的水泡状组织的形态和葡萄胎相似，可见绒毛结构及滋养细胞增生和分化不良。少数绒毛结构退化，仅见绒毛阴影。多数病例可在静脉内找到绒毛及滋养细胞，并造成血管壁坏死、出血。

绒癌绝大多数原发于子宫，但也有极少数可原发于输卵管、宫颈、阔韧带等部位。肿瘤常位于子宫肌层内，也可凸向宫腔或穿破浆膜，单个或多个，无固定形态，与周围组织分界清，质软而脆，呈海绵样，暗红色，伴出血坏死。镜下特点为滋养细胞不形成绒毛或水泡状结构，成片高度增生，并广泛侵入子宫肌层和破坏血管，造成出血坏死。肿瘤中不含间质和自身血管，瘤细胞靠侵蚀母体血管而获取营养物质。

（二）中医病因病机

主要病机是伪胎排出后，瘀毒未尽，蕴结胞宫，或日久成积，侵蚀脏腑，损伤冲任，腐肉败血，而成本病。

1. 瘀毒蕴结　伪胎排出后，瘀毒未尽，蕴结胞宫，损伤冲任、胞脉胞络。

2. 邪毒蕴肺　瘀毒蕴结胞宫，稽留不去，循经走窜，邪蕴肺脏。

3. 气血两亏　瘀毒留恋日久，或冲任、胞宫损伤，阴道流血不止，以致气血两亏。

4. 肝肾亏虚　瘀毒久恋，易化燥伤阴，阴虚则内热，热扰冲任，迫血妄行，致阴血不足，肝肾亏虚。

【临床分期】

目前国内外普遍采用 FIGO 2000 年审定并于 2002 年颁布的临床分期，包括解剖学分期和预后评分系统两个部分（表 13-9、表 13-10），预后评分总分≤6 分为低危，≥7 分为高危。例：一妊娠滋养细胞肿瘤患者肺转移，预后评分 7 分，则诊断应为"妊娠滋养细胞肿瘤（Ⅲ：7）"。

表 13-9　滋养细胞肿瘤解剖学分期（FIGO，2000）

分期	具体内容
Ⅰ期	病变局限于子宫
Ⅱ期	病变扩散，但仍局限于生殖器官（附件、阴道、阔韧带）
Ⅲ期	病变转移至肺，有或无生殖系统病变
Ⅳ期	所有其他转移

表 13-10　改良预后评分系统（FIGO，2000）

评分	0	1	2	4
年龄	<40	≥40	–	–
前次妊娠	葡萄胎	流产	足月产	–
距上次妊娠的时间（月）	<4	≥4 且 <7	7～12	>12
治疗前血 β-hCG（U/L）	≤10^3	$10^3 \sim 10^4$	$10^4 \sim 10^5$	>10^5
最大肿瘤大小（包括子宫）	–	≥3 且 <5cm	≥5cm	–
转移部位	肺	脾、肾	肠道	肝、脑
转移病灶数目	–	1～4	5～8	>8
先前失败化疗	–	–	单药	两种或两种以上

【临床表现】

多数侵蚀性葡萄胎发生在葡萄胎排空后 6 个月内。而绒癌发病距前次妊娠时间长短不一，继发于葡萄胎的绒癌绝大多数在 1 年以上发病，而继发于流产和足月产的绒癌约 50% 在 1 年内发病。由于侵蚀性葡萄胎和绒癌在临床表现、诊断和处理原则等方面基本相同，故目前倾向于将二者合并叙述。

1. 阴道流血 在葡萄胎排空、流产或足月产后，有持续的阴道不规则流血，量多少不定。或有正常月经一段时间后再停经，然后出现阴道不规则流血。

2. 子宫增大 常在葡萄胎排空后 4 ～ 6 周子宫未恢复到正常大小，质地偏软。

3. 卵巢黄素化囊肿 在葡萄胎排空、流产或足月产后 4 ～ 6 周，两侧或一侧卵巢黄素化囊肿持续存在。

4. 腹痛 一般无腹痛，但当子宫病灶穿破浆膜层时可引起急性腹痛及腹腔内出血症状。黄素化囊肿发生扭转或破裂时也可出现急性腹痛。

5. 假孕症状 表现为乳房增大，乳头及乳晕着色，外阴、阴道、子宫颈着色，质地变软。

6. 肺转移 病灶较小时可无症状，较大时表现为胸痛、咳嗽、咯血及呼吸困难。

7. 阴道转移 转移灶常位于阴道前壁，呈紫蓝色结节，破溃时可引起不规则阴道流血，甚至大出血。一般认为系宫旁静脉逆行性转移所致。

8. 肝转移 表现为上腹部或肝区疼痛，若病灶穿破肝包膜可出现腹腔内出血。

9. 脑转移 预后凶险，为主要的致死原因。脑转移的形成可分为 3 期，首先为瘤栓期，表现为一过性脑缺血症状如猝然跌倒、暂时性失语或失明等。继而发展为脑瘤期，即瘤组织增生侵入脑组织形成脑瘤，出现头痛、喷射样呕吐、偏瘫、抽搐直至昏迷。最后进入脑疝期，可因脑瘤增大及周围组织出血、水肿而造成颅内压升高，脑疝形成，压迫生命中枢导致死亡。

【诊断与鉴别诊断】

（一）诊断要点

1. 病史 侵蚀性葡萄胎多数发生在葡萄胎排空后 6 个月之内，若发生在葡萄胎排空后半年至 1 年，约一半为侵蚀性葡萄胎。绒癌有葡萄胎、流产、足月产或异位妊娠病史；葡萄胎排空 1 年以后发生恶变者，多为绒癌。先行妊娠为流产或足月产史者，至绒癌发病的时间在 3 个月以内者占 44%，1 年以内者为 67.2%，1 年及以上者为 32.8%。

2. 临床表现 同前述。

3. 实验室及其他检查

（1）血 β-hCG 连续测定 血 β-hCG 水平是妊娠滋养细胞肿瘤的主要诊断依据。

葡萄胎后妊娠滋养细胞肿瘤的诊断应符合下列标准中的任何一项，且排除妊娠物残留或再次妊娠：①血 β-hCG 测定 4 次呈平台状态（±10%），并持续 3 周或以上，即 1、7、14、21 日。②血 β-hCG 测定 3 次上升（>10%），并至少持续 2 周或以上，即 1、7、14 日。

非葡萄胎后妊娠滋养细胞肿瘤的诊断标准：流产、足月产、异位妊娠后 4 周以上，血 β-hCG 仍持续高水平，或曾经下降后又上升，已排除妊娠物残留或再次妊娠，可诊断。

（2）超声检查 子宫壁显示局灶性或弥漫性强光点或光团与暗区相间的蜂窝样病灶。彩色多普勒超声主要显示丰富的血流信号和低阻力型血流频谱。但侵蚀性葡萄胎与绒癌难以鉴别。

（3）病理检查　在子宫肌层或子宫外转移的切片中，见到绒毛结构或绒毛退变痕迹，应诊断为侵蚀性葡萄胎；若原发病灶与转移病灶诊断不一致，只要任一标本中有绒毛结构即可诊断为侵蚀性葡萄胎。若仅见成片滋养细胞浸润及坏死出血，未见绒毛结构，则诊断为绒癌。组织学证据对于妊娠滋养细胞肿瘤的诊断不是必需的，但有组织学证据时应以组织学诊断为准。

（4）X线胸部摄片、CT、MRI检查　肺转移发生机会最多，X线胸片或CT检查或可见转移病灶，观察其动态变化对判断病情的发展变化意义重大。核磁共振主要用于肝、脑和盆腔病灶的诊断。

（二）辨证要点

本病是以伪胎排出后，阴道流血不止为主症。或伴小腹疼痛拒按、或腹部可扪及包块、舌暗红、脉弦涩者，为瘀毒蕴结；咳嗽、咯血、胸闷作痛、舌红苔黄、脉数者，为邪毒蕴肺；心悸怔忡、疲乏无力、面色萎黄无华、形体消瘦、舌淡、脉细弱者，为气血两亏；腰膝酸软、五心烦热、舌红少苔、脉细数者，为肝肾亏虚。

（三）鉴别诊断

1. 葡萄胎残留　葡萄胎排出后，有不规则阴道流血，子宫大而软，血β-hCG仍较高，首先应排除残存葡萄胎。可行刮宫术，如刮出葡萄胎组织，术后血β-hCG则很快转为正常，子宫出血停止，且恢复正常大小，即可诊断为葡萄胎残留。

2. 肺、脑等转移病灶与肺、脑等原发疾病的鉴别　主要依据病史、临床表现、妇科检查及血β-hCG的测定相鉴别。

【治疗】

（一）治疗思路

本病一经确诊，首选化学药物治疗，可辅以中医、手术、放射治疗。治疗原则以化疗为主，中医辨证论治、手术、放疗为辅。化疗前应做出正确的临床分期和预后评分，如配合中医辨证施治，可增强疗效，减轻化疗副反应。

（二）一般治疗

注意阴道流血情况，测量血压，加强营养，纠正电解质紊乱，预防感染；贫血严重者，可多次少量输血。

（三）西医治疗

以化疗为主，手术和放疗为辅。但手术治疗在控制出血、感染等并发症及切除残存或耐药病灶方面仍占重要地位。

1. 化疗

（1）常用药物　甲氨蝶呤（MTX）、放线菌素D（Act-D）、氟尿嘧啶（5-Fu）、环磷酰胺（CTX）、长春新碱（VCR）、依托泊苷（VP-16）等。

（2）用药原则　低危病例常用单一药物治疗（表13-11），高危病例宜联合化疗（表13-12、表13-13）。

表 13-11　常用的单一化疗药物及其用法

药物	剂量及用法	疗程间隔
MTX	0.4mg/（kg·d），肌内注射，连续 5 日	2 周
Weekly MTX	50mg/m²，肌内注射	1 周
MTX+	1mg/（kg·d），肌内注射，第 1、3、5、7 日	2 周
四氢叶酸（CF）	0.1mg/（kg·d），肌内注射，第 2、4、6、8 日（24h 后用）	
MTX	250mg，静脉滴注，维持 12 小时	2 周
5-Fu	28 ～ 30μg/（kg·d），静滴，连续 8 ～ 10 日	2 周
Act-D	10 ～ 12μg/（kg·d），静滴，连续 5 日	2 周

注：5-FU 的间隔时间是指从上一疗程结束至下一疗程开始的间隔时间

表 13-12　联合化疗药物

药物	剂量及用法	疗程间隔
5-Fu+KSM		3 周
5-Fu	26 ～ 28mg/（kg·d），静脉滴注，连续 8 日	
KSM	6μg/（kg·d），静脉滴注，连续 8 日	
EMA-CO		2 周

注：5-FU+KSM 的间隔时间是从上一疗程结束至下一疗程开始的时间。

表 13-13　联合化疗用法

方案		具体内容
第一部分 EMA	第 1 日	VP-16　100mg/m²，静脉滴注 Act-D　0.5mg，静脉注射 MTX　100mg/m²，静脉注射 MTX　200mg/m²，静脉滴注 12 小时
第一部分 EMA	第 2 日	VP-16　100mg/m²，静脉滴注 Act-D　0.5mg，静脉注射 四氢叶酸（CF）15mg，肌内注射（从第 1 日静脉注射 MTX 开始算起 24 小时给药，每 12 小时 1 次，共 2 次）
	第 3 日	CF 15mg　肌内注射，每 12 小时 1 次，共 2 次
	第 4 ～ 7 日	休息日
第二部分 CO	第 8 日	VCR　1mg/m²，静脉注射 CTX　600mg/m²，静脉注射

（3）疗效判定　在每一疗程结束后，每周测定一次血 β-hCG，在每个疗程结束后 18 日内，血 β-hCG 下降至少 1 个对数为有效。必要时可结合妇科检查、超声、胸片、CT 等检查。

（4）毒、副反应　以造血功能障碍为主，其次为消化道反应，肝功能损害也常见，严重者可致死，治疗过程中应注意防治；脱发常见，停药后可逐渐恢复。

（5）停药指征　血 β-hCG 每周测定 1 次，连续 3 次正常后，再巩固 1 ～ 3 个疗程（低危者至少 1 个疗程；高危者 3 个疗程，其中第 1 个疗程应为联合化疗）方可停药。随访 5 年无复发者称为治愈。

2. 手术　病变在子宫，化疗无效或病灶穿孔出血者可切除子宫。手术范围主张行全子宫或次广泛子宫切除术。有生育要求者，尽可能不切子宫，以保留生育功能；育龄妇女必须切除子宫时，应考虑保留卵巢。

3. 放疗　主要用于肝、脑转移和肺部耐药病灶的治疗。

（四）中医治疗

1. 辨证论治

（1）瘀毒蕴结证

证候：伪胎排出后阴道流血淋漓不断，或突然下血量多，腹痛拒按，或发热，或少腹扪及包块，恶心呕吐，口干舌燥，胸闷不适，食少纳呆，大便秘结，小便短赤。舌暗红或紫暗，苔黄，脉弦数或弦涩。

治法：清热解毒，活血化瘀。

方药：解毒散结汤（《中西医结合妇产科学》）。

（2）邪毒蕴肺证

证候：阴道流血不止，色红质稠，发热，咳嗽，咯血或痰中带血，胸闷作痛。舌红苔黄，脉数。

治法：清热解毒，凉血散结，润肺止咳。

方药：清肺解毒散结汤（《中西医结合妇产科学》）。

（3）气血两亏证

证候：阴道流血不止，色淡红，质稀薄，心悸怔忡，神疲乏力，纳少便溏，面色萎黄或无华，形体消瘦。舌淡苔白，脉细弱。

治法：益气养血，扶正祛邪。

方药：圣愈汤（《医宗金鉴·妇科心法要诀》）加阿胶、白术、半枝莲、白花蛇舌草。

（4）肝肾亏虚证

证候：阴道流血淋漓不净，量少，色鲜红，头晕目眩，双目干涩，口干咽燥，腰膝酸软，手足心热，午后潮热，大便秘结。舌红无苔或少苔，脉细数。

治法：滋肾养肝，清热解毒。

方药：六味地黄丸（《小儿药证直诀》）加紫草、白花蛇舌草。

2. 中成药

（1）犀黄丸　口服，适用于瘀毒蕴结证。

（2）人参补膏　口服，适用于气血两亏证。

（3）肝肾康糖浆　口服，适用于肝肾亏虚证。

【预防与调护】

本病与妊娠有关，因此要做好计划生育工作，减少计划外妊娠。治疗后应加强随访，定期检查血 β-hCG 及胸部 X 线摄片，以便早期发现和治疗。在应用化学药物时，应严格掌握用药方法、药物毒副作用及其处理方法。治疗期间应加强营养，积极治疗并发症。

【预后与随访】

妊娠滋养细胞肿瘤预后较好，多数可以完全治愈，但仍有个别病例死于脑转移。保留了卵巢和子宫的年轻患者在治愈后可正常妊娠及分娩，其子代生长和发育均无异常。

治疗结束后应严密随访5年：第1次在治疗结束后3个月；以后每6个月随访一次至3年；第4～5年每年随访一次。随访内容同葡萄胎。随访期间，患者需严格避孕。化疗停止12个月以上方可妊娠。

三、胎盘部位滋养细胞肿瘤

胎盘部位滋养细胞肿瘤（placental site trophoblastic tumor，PSTT）是一种起源于胎盘种植部位的特殊类型的滋养细胞肿瘤。曾称为"合体滋养细胞疾病""不典型绒毛膜癌"等。好发于生育期妇女，约50%病人有自发性流产或水泡状胎块史，还有子宫增大，妊娠试验阳性，因而易误诊为妊娠。血清β-hCG水平较低或并不升高，有时卵巢出现持续性黄素化囊肿。大多呈良性临床经过，一般不发生转移，多数预后良好。中、晚期PSTT患者可出现贫血或恶病质，可以有肺、阴道、脑和盆腔等转移灶症状。一旦发生转移，则预后不良。本病属中医学"癥瘕"等疾病范畴。

【病因病理】

（一）西医病因病理

1.病因　PSTT是一种罕见的妊娠滋养细胞疾病，其病因不十分明了。

2.病理

（1）大体观察　子宫增大，肿瘤位于胎盘种植部位，呈结节状，大小不等，可凸向宫腔或浆膜层。剖面可见肿瘤组织明显侵入子宫肌层，边界不清，呈黄褐色或黄色，质地稍软或中等硬度，小灶区域的出血坏死较多见。肿块一般局限于子宫体，但也可累及子宫颈、阔韧带、输卵管和卵巢。子宫全层也可被肿瘤侵蚀穿破。

（2）镜下检查　无绒毛结构，几乎完全由中间型滋养细胞构成，细胞多呈圆形、多角形或梭形，胞浆丰富，有异染性，核分裂较少。肿瘤细胞呈单一或片状侵入子宫肌纤维之间，仅有灶性坏死和出血。肿瘤细胞可分泌低水平的hCG和人胎盘生乳素（hPL）。

（二）中医病因病机

参见"侵蚀性葡萄胎"。

【临床分期】

可参照FIGO滋养细胞肿瘤解剖学分期（2000年），但预后评分系统不适用。PSTT的高危因素为：①肿瘤细胞有丝分裂计数>5/10HP。②距前次妊娠时间>2年。③有子宫外转移。

【临床表现】

1.症状

（1）阴道流血　表现为不规则阴道流血或月经量增多。

（2）腹痛　瘤细胞浸润肌层可导致子宫穿孔，可有急腹痛。

（3）其他　有时闭经，常伴贫血、水肿，少数病例（仅少数病例发生子宫外转移）以转移症状为首发症状。

2.体征　子宫常呈不规则或均匀增大。

【诊断与鉴别诊断】

（一）诊断要点

1.病史　一般继发于足月产、流产或葡萄胎后，偶尔合并活胎妊娠。

2.临床表现　同前述。

3.实验室及其他检查

（1）血 β-hCG 测定　多数阴性或轻度升高。

（2）血 hPL 测定　为轻度升高。

（3）病理检查　一般刮宫标本行组织学检查并诊断。但要全面准确地判断瘤细胞侵入的深度和范围则需子宫标本。

（二）辨证要点

参见"侵蚀性葡萄胎"。

（三）鉴别诊断

本病应与绒癌鉴别，主要通过病理检查鉴别。绒癌病灶肉眼下以大量出血坏死为特征，病灶不规则，瘤质较松脆。而 PSTT 质地较软，切面呈斑点状出血。镜检绒癌细胞异型性大，三种滋养细胞共存，但以郎格罕细胞增生为主，核分裂象多，而 PSTT 仅有中间型滋养细胞一种成分。

【治疗】

（一）治疗思路

以手术治疗为主，同时结合化疗和中医治疗，疗效较好。但如发生转移，则化疗效果不佳。

（二）西医治疗

1.手术　PSTT 对化疗药物不敏感，且血 β-hCG 测定对其缺乏敏感性，不利于观察疗效。故手术是首选的治疗方法。手术范围为全子宫及双侧附件切除术，年轻妇女若病灶局限于子宫，可保留卵巢。

2.化疗　适用于有高危因素患者手术后的辅助治疗，首选 EMA-CO 方案联合化疗。

（三）中医治疗

参见"侵蚀性葡萄胎"。

【诊疗思路示意图】

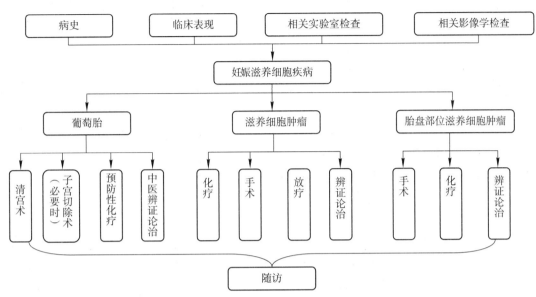

图 13-11　妊娠滋养细胞疾病诊疗思路示意图

【预防与调护】

参见"侵蚀性葡萄胎"。

【预后与随访】

PSTT 的生物学行为各异，总的 5 年生存率是 80%。前次妊娠至临床诊断间隔时间大于 2 年者预后不良；难治性或转移性 PSTT 预后极坏；核分裂率高者预后差。

随访参见"侵蚀性葡萄胎"。由于 PSTT 患者的 β-hCG 水平不高，故临床表现和影像学检查在随访中相对更为重要。

【思考题】

1. 试述葡萄胎、侵袭性葡萄胎、绒毛膜癌的治疗方法。
2. 简述妊娠滋养细胞肿瘤的随访。

第六节　妇科恶性肿瘤的中医药辅助治疗

20 世纪 80 年代之后，综合治疗提高了妇科恶性肿瘤患者的治愈率和生存率。综合治疗是根据肿瘤的种类、生物学特性、病期及患者的病情适当地、合理地、有计划地结合应用多种治疗方法，序贯或合并进行治疗，能较为明显地改善肿瘤的治疗效果，提高生存率。但目前治疗妇科恶性肿瘤的各种西医方法均可不同程度地产生副作用，而中医治疗可以较好地解决此类问题。因此，中西医互补治疗应是临床提高疗效的主要途径之一。

一、中医治疗妇科恶性肿瘤的主要途径

1. 中医治疗可作为综合治疗的一部分，与各期的肿瘤与手术、放疗、化疗等治疗手段协同运

用，进行抗肿瘤治疗，即所谓祛邪治疗。

2.对放疗、化疗中的患者进行增效、减毒治疗，提高放疗、化疗的疗效，减轻放疗、化疗的毒副反应。

3.中医治疗可对手术、放疗、化疗后的患者进行扶正治疗。

4.对不适宜手术、放疗、化疗的患者，尤其是晚期病人，中医药可作为主要的治疗方法，其目的是尽可能控制癌肿，同时改善症状和提高生存质量。

5.中医治疗可对肿瘤患者的伴随症状进行对症治疗。如对口燥咽干、失眠多梦、颧红目赤、潮热盗汗、五心烦热等阴虚火旺证，面色㿠白、神疲乏力、食少纳呆、畏寒肢冷、大便溏薄等脾胃虚寒证，脘腹胀闷、头晕身重、不思饮食、泛恶欲吐、身目发黄、肢体浮肿、小便短少、大便稀溏等脾虚湿困证者，中医药均有较好的治疗效果。

二、妇科恶性肿瘤的中医治疗

妇科恶性肿瘤的发生、发展是一个邪实正虚的过程，在病灶局部表现多为邪实，而患者整体的表现多是正虚。需要把扶正与祛邪、攻与补有机地结合起来：以手术、放疗、化疗及中药攻伐之品以祛邪攻癌；同时，以扶正培本方药来调整人体的阴阳、气血、脏腑、经络以增强机体的抗癌能力，减轻攻癌的毒副反应。临床上应根据患者的具体情况、身体强弱、病期早晚来决定或攻或补，或攻补兼施，做到"扶正以祛邪""祛邪不伤正"。

中医学十分重视扶正培本的治疗，认为"正气存内、邪不可干"，强调正气对疾病的发生、发展和防御的重要意义。扶正培本必须辨其气、血、阴、阳的盛与衰，并分别采取益气、养血、滋阴和助阳等扶正方法；另外，还应在辨别气、血、阴、阳虚损的基础上进一步辨别各脏腑的虚衰，从而采取相应的治法。中医学认为，肾为先天之本，脾为后天之本，故扶正培本应多从脾肾入手。而对妇科恶性肿瘤患者来说，调理脾胃亦应受到重视。

（一）扶正培本治疗

1.气虚证

证候：头晕，少气懒言，动辄气短，心悸自汗。舌质淡舌苔薄白，脉细弱无力。

治法：益气健脾。

方药：四君子汤（《太平惠民和剂局方》）加黄芪、怀山药。

中医学认为，脾乃气血生化之源。宋代李东垣在《脾胃论》中指出"脾胃之气既伤，而元气亦不能充，诸病之所由生也"，强调了脾胃之气不足是造成气虚证的关键。明代李中梓也指出："脾气一败，百药难施。"因此，临床上扶正补虚治疗的关键是健脾益气、调理脾胃。妇科恶性肿瘤患者在手术及放、化疗后常见气虚证，在放、化疗的同时应用益气健脾药可以减轻放、化疗所致的胃肠道反应和对造血功能的影响。

2.血虚证

证候：头晕眼花，心悸失眠，面色萎黄，唇甲苍白，手足发麻。舌质淡白，脉细无力。

治法：补血填精。

方药：四物汤（《太平惠民和剂局方》）加枸杞子、黄精、阿胶、桂圆肉、紫河车、何首乌、鸡血藤、红枣、乌豆衣。

根据中医学"气血同源"的理论，应用补血药物时多可与补气健脾药配伍使用。

3. 阴虚证

证候：口干咽燥，失眠，大便干结，潮热盗汗，五心烦热，形体消瘦。舌红少苔或光红无苔，脉细数。

治法：滋阴养津。

方药：增液汤（《温病条辨》）加沙参、石斛、女贞子、旱莲草、龟甲、鳖甲、玉竹、天花粉。

4. 阳虚证

证候：畏寒肢冷，口淡神疲，倦卧嗜睡，气短而喘，面色苍白，小便清长，大便溏薄。舌淡苔白润滑，脉沉无力。

治法：温补脾肾。

方药：理中汤（《伤寒论》）加附子、肉桂、仙茅、淫羊藿、鹿茸、锁阳、肉苁蓉、巴戟天、补骨脂。

根据中医学"阴阳互根"的理论，使用肾阳药时常可配伍熟地黄、龟甲等补肾阴之品。

扶正培本治疗是用来治疗虚证的，无虚证时不可滥用。因此，注意辨清真虚假虚，不可贸然误投补药。古人有警句"大实有羸状，误补益疾；至虚有盛候，反泻含冤"不可不知。气血互生，气帅血行，故补气时应适加补血药，补血时也应适加补气药。补阳时应注意不要过于温燥而伤阴，时时固护阴液，并应佐以养阴之剂，使阳得阴助而生化无穷；使用滋阴养血药时，勿过于滋腻而碍脾胃，并适当佐以补阳、理气之品，使阴得阳升而泉源不竭。峻补选药宜精，剂量要大，不能久服；缓补用于久虚，药力不宜过猛。

药理研究已证实，扶正培本中药有多方面的作用：①能促进机体免疫功能，提高淋巴细胞增殖和网状内皮系统活力，从而增强对外界恶性刺激的抵抗力。②能保护和改善骨髓造血功能，提高血液细胞成分。③能提高内分泌的调节功能，促进垂体－肾上腺皮质功能。④能调整患癌机体内环腺苷酸和环鸟苷酸（cAMP/cGMP）的比值，有利于抑制癌细胞的生长。⑤能加快机体的物质代谢。⑥能减轻放、化疗毒副反应，增强放、化疗的效果。⑦部分扶正中药能直接抑癌，控制癌细胞浸润和转移，有可能预防肿瘤的发生和发展。

（二）对围手术期的辅助治疗

1. 术前治疗　术前治疗的目的主要是对体质虚弱者改善一般营养状况，有利于手术进行。治疗上大多按中医辨证使用补气养血的药物或健脾益气、滋补肝肾的药物，如四君子汤（《太平惠民和剂局方》）、八珍汤（《正体类要》）等。大部分等待手术的肿瘤患者都可以接受术前治疗以改善体质。

2. 术后治疗　中医学认为，手术创伤可导致耗气伤血，患者术后多表现有气血亏损、气阴两亏、营卫失和、脾胃失调等。术后配合中医药治疗能促进患者机体的快速康复，并为后续的放疗、化疗打好基础。

（1）调理脾胃　由于麻醉、手术创伤等，患者术后常有胃肠功能紊乱，症见腹胀气、大便秘结、食少等。可用六君子汤（《太平惠民和剂局方》）健脾理气。

（2）益气固表　患者术后常因营卫失调而出现动则汗多等表虚不固的表现，可用玉屏风散（《医方类聚》）加减以益气固表。

（3）养阴生津　部分术后病人，可见口干舌燥、大便干结、食少、舌光红无苔等气阴两亏证，治以养阴生津，可选用增液汤（《温病条辨》）加味。

（三）对放疗的辅助治疗

放射治疗是治疗妇科恶性肿瘤的重要手段，但放疗会引起一系列的毒副反应与后遗症。在放疗的过程中配合中医药治疗，能减轻毒副反应和后遗症，巩固放疗的疗效。

1. 防治放疗毒副反应和后遗症　放疗对肿瘤细胞及正常组织细胞均同时产生生物效应和破坏作用产生局部反应，见局部组织充血、水肿、色素沉着、溃疡坏死及纤维化。同时可引起全身的一系列变化，主要表现为乏力、食欲不振、恶心呕吐、腹泻、骨髓造血功能抑制等。中医学认为，放射线属热毒之邪，易伤阴耗气，损伤脾胃，影响气血生化。放疗后早期可引起气阴两虚，而后期以热毒伤阴为主。治疗早期宜益气养阴，佐以清热解毒；后期宜清热解毒、滋养阴血。根据放疗引起毒副反应的证候特征，中医辨证施治如下：

（1）脾胃气虚证　放射损伤脾胃功能，以乏力、头晕、纳呆、恶心、呕吐等为主症者，治疗以健脾益气为主，宜用香砂六君子汤（《古今名医方论》）加减。以食欲不振、胃脘饱胀、胸胁窜痛为主症者，属肝胃不和，可用柴胡疏肝散（《景岳全书》）合金铃子散（《素问病机气宜保命集》）加减；以呕吐酸水、苦水者为主症者，宜用橘皮竹茹汤（《金匮要略》）。

（2）气血两虚或气阴两虚证　放疗影响气血生化之源，引起的红细胞、白细胞、血小板下降，骨髓抑制等，治疗应以健脾益气、滋阴补血为法，可选用八珍汤（《正体类要》）加减。

（3）放射性肠炎、膀胱炎　放疗后出现下腹部疼痛、里急后重、腹泻带血等放射性直肠炎表现者，可选用白头翁汤（《伤寒论》）加木香、赤芍、地榆、金银花、马齿苋、败酱草、白芍、乌梅、槐花、血余炭等治疗。如出现尿急、尿痛、尿频和血尿等放射性膀胱炎表现者，可用五苓散（《伤寒论》）合小蓟饮子（《重订严氏济生方》）加减治疗。

2. 对放疗疗效的巩固　不管是保守性还是根治性放疗，均需要继续巩固治疗以预防复发及转移。中医药通过扶正、祛邪、减毒以起到巩固放疗疗效的作用。根据中医辨证论治的原则，此时仍应以扶正为主，以增强机体的抵抗力，适时辅以祛邪或扶正与祛邪并用之法治疗。

（四）对化疗的辅助治疗

化疗药物治疗妇科恶性肿瘤同样存在着毒副作用大的缺点，特别是对机体免疫功能的影响，有的药物还具有远期毒性。化疗时配合中药治疗能减轻化疗药物的毒副作用，提高患者自身的抗癌能力及保持内环境的稳定，是进一步提高疗效的一种途径。

化疗期常出现的毒副反应及中医药治疗如下：

1. 全身反应　主要症状有头晕眼花、疲乏无力、精神萎靡、食欲不振等。中医辨证多属气血两虚、肝肾亏损，治宜补气养血、滋补肝肾，常选用八珍汤等。或选用以下经验方：

（1）气血两虚证

证候：面色萎黄，唇甲苍白，头晕眼花，少气懒言，动辄气短，心悸失眠。舌质淡白舌苔薄白，脉细无力。

治法：健脾益气，温补气血。

方药：八珍汤（《正体类要》）去川芎，加党参、鸡血藤、阿胶、三七粉、黄精、紫河车、龙眼肉、红枣。

（2）肝肾亏损证

证候：下肢痿软无力，腰背酸软，眼干耳鸣。舌红少苔，脉细数。

治法：补益肝肾，填精益髓。

方药：归肾丸（《景岳全书》）合二至丸（《医学集解》）加制首乌、补骨脂。

2. 消化道反应　主要症状有食欲不振、恶心呕吐、胃脘饱胀、腹痛腹泻等。中医辨证多属脾胃虚寒或肝胃不和证。治宜健脾和胃、疏肝止呕，方用香砂六君子汤（《名医方论》）等。或选用以下方药：

（1）恶心呕吐　①呕吐清涎属脾胃虚寒、胃失和降者，可用陈夏六君汤（《医学正传》）合丁香柿蒂散（《卫生宝鉴》）加减。②呕吐酸水、苦水属胃热者，宜用橘皮竹茹汤（《金匮要略》）。呕吐伤阴者，加用芦根、知母、天花粉、麦冬、石斛、竹茹。

（2）胃脘饱胀、胸胁窜痛　属肝胃不和者，宜用逍遥散（《太平惠民和剂局方》）加减。

（3）腹痛腹泻，大便失调，甚至出现黏膜坏死、溃疡、出血　属脾胃失调，宜芍药甘草汤（《伤寒论》）加白术、茯苓、石榴皮、木香、陈皮。

3. 骨髓造血功能抑制　肿瘤化疗期间宜配合中药治疗，以保护骨髓，促进骨髓造血功能的恢复和重建。骨髓造血功能抑制的临床表现多属气血两亏，治宜补气养血，可用八珍汤（《正体类要》）等。或重用三七、骨碎补等。以上用于预防和治疗化疗引起的白细胞及血小板减少等有显著的疗效。

4. 免疫功能抑制　多数抗肿瘤药物对机体的免疫功能有不同程度的抑制作用。研究证实，能提高免疫功能的中药有：补气类的人参、黄芪、刺五加、灵芝等；滋阴类的女贞子、山茱萸、沙参、生地黄、鳖甲等；活血化瘀类的莪术、三七、麝香等；清热解毒类的白花蛇舌草、白毛藤、蒲公英、山豆根、青黛、水牛角、黄柏、黄芩、黄连等。以上药物均有免疫增强作用，应结合临床表现辨证选用。

5. 炎症反应　常见有发热、口腔炎、口腔溃疡、食道或胃肠道黏膜充血、水肿及溃疡等。中医辨证多属热毒证，治宜清热解毒。常用药包括金银花、连翘、山豆根、射干、板蓝根、蒲公英、黄连。

（五）对癌性疼痛的辅助治疗

1. 辨证论治

（1）气郁证

证候：疼痛部位闷胀，游走不定，时痛时缓。舌质暗红，脉弦。

治法：行气止痛。

方药：柴胡疏肝散（《景岳全书》）。

（2）瘀毒证

证候：疼痛部位固定，拒按，入夜更甚，局部皮肤发紫，静脉怒张。舌质紫暗或有瘀斑，脉弦细涩或结代。

治法：活血化瘀，散结止痛。

方药：血府逐瘀汤（《医林改错》）。

（3）痰湿证

证候：疼痛部位沉重，伴全身困重，嗜睡，胸腹满闷，不思饮食。舌质淡胖苔白腻，脉沉滑。

治法：健脾燥湿，化痰止痛。

方药：陈夏六君汤（《医学正传》）。

（4）热毒证

证候：疼痛剧烈，持续，口渴欲饮，小便短赤，大便干结，局部红、肿、热、痛或酿脓，皮肤变蜡黄色，溃破后流出脓血，或有高热。舌质红绛苔黄，脉数或洪大。

治法：清热解毒，凉血止痛。

方药：五味消毒饮（《医宗金鉴》）。

（5）气血亏虚证

证候：疼痛隐隐，喜温喜按，畏寒怕冷，面色萎黄，精神不振，语声低微。舌质淡苔白，脉细弱。

治法：益气养血，荣脉止痛。

方药：人参养荣汤（《太平惠民和剂局方》）。

在上述辨证治疗的基础上，根据疼痛部位和性质，可针对性地选用以下药物，以增强止痛效果。腹痛者选用延胡索、香附、没药、白芍、甘草；腹胀者选用大腹皮、厚朴；少腹痛者选用刘寄奴、苏木；胸痛者选用全瓜蒌、香橼、枳壳；肝区痛者选用八月扎、玫瑰花；胃胀者选用九香虫、绿萼梅；腹部瘤块痛者选用鳖甲、牡蛎、三棱、莪术。另外，骨转移痛者用药特点有二，一是根据"肾主骨，骨生髓"的中医理论，重用补肾中药，如熟地黄、山茱萸、菟丝子、补骨脂、骨碎补、肉苁蓉、淫羊藿，胡芦巴等；二是重用虫蚁搜剔类中药，如土鳖虫、蜈蚣、全蝎、蜣螂虫等，常取得良效。

2. 外治法　外治止痛的膏、贴类中成药中多有冰片、麝香、蟾酥、马钱子、雄黄等。能缓解疼痛，改善症状，祛邪而不伤正。

3. 针灸止痛治疗　止痛机理：①针刺激活了内源性镇痛系统，使内腓肽、脑腓肽、强腓肽等鸦片样物质大量释放，与疼痛敏感神经元的鸦片受体相结合，降低了该神经对损伤刺激的兴奋性，从而调整了脊髓上行传导疼痛途径的活动。②针刺穴位激活了中枢神经系统各级水平的结构，尤其是脊髓后角和丘脑内侧核群，通过它们复杂的上行性和下行性联系及相互影响而抑制了疼痛信号的传导。

（1）止痛原则　针刺止痛的原则主要是"盛则泻之，虚则补之，热则疾之，寒则留之"；灸法止痛原则主要是"寒则温之，虚则补之"。具体应用时，阳证多实热，宜针宜泻，多针少灸，刺浅而不留，出针宜快。阴证多虚寒，宜灸宜补，多灸少针，刺较深而久留，出针宜慢。

（2）常选穴位　①腹部疼痛：可取内关、足三里、中脘、关元、中极、归来、三阴交等。②腰部疼痛：可取肾俞、大肠俞、夹脊、命门、腰阳关、阿是穴等。③臀部及下肢疼痛：可取压痛点、夹脊、环跳、大肠俞、秩边、承扶、殷门、委中、阳陵泉、承山等。

（六）对腹水的辅助治疗

肿瘤晚期出现腹水属于中医"鼓胀"范畴，多属虚证。

1. 寒湿困脾证

证候：腹大，按之如囊裹水，胸腹胀满，全身浮肿，精神困倦，尿少，便溏。苔白腻，脉细缓。

治法：温运脾阳，化湿行水。

方药：实脾饮（《重订严氏济生方》）合胃苓汤（《丹溪心法》）。

2. 肝脾血瘀证

证候：腹大坚满，脉络怒张，胁腹攻痛，面色暗黑，胸部有蜘蛛痣，朱砂掌。唇色紫暗，舌质紫暗或有青紫斑，脉细涩。

治法：活血化瘀利水。

方药：膈下逐瘀汤（《医林改错》）。

3. 脾肾阳虚证

证候：腹大胀满，入暮较甚，神倦怯寒，脘闷纳呆，面色苍黄，小便短少，大便稀溏。舌质淡胖有齿印，脉沉细无力。

治法：温补脾肾，化气行水。

方药：附子理中汤（《阎氏小儿方论》）合五苓散（《伤寒论》）。

4. 肝肾阴虚证

证候：腹大胀满，形体消瘦，面色晦滞，口干舌燥，五心烦热，小便短赤。舌质红绛少津，脉沉细。

治则：滋补肝肾，养阴利水。

方药：麦味地黄丸（《医部全录》引《体仁汇编》）。

5. 其他经验方

（1）牵牛子粉　每次服 1.5 ～ 3g，每日 1 ～ 2 次。

（2）禹功散　牵牛子 120g，小茴香 30g，共研细末，每次服 1.5 ～ 3g，每日 1 ～ 2 次。

（3）甘遂大戟散　甘遂、大戟等量，研末装入胶囊，每次服 1 g，每日 1 ～ 2 次。

【思考题】

试述中医治疗妇科恶性肿瘤的作用与方法。

第十四章
盆腔器官脱垂及生殖器官发育异常

　　盆腔器官脱垂（pelvic organ prolapse，POP）是指当盆底组织退化、创伤、先天发育不良或某些疾病引起损伤、张力减低时导致其支持功能减弱，而使盆腔器官脱出于阴道内或阴道外，包括子宫脱垂和阴道前壁（膀胱、尿道）脱垂、阴道后壁（直肠、肠）脱垂。

　　女性生殖器官发育异常是指在胚胎期发育形成过程中，受到某些内在或外来因素干扰所致的发育异常，常合并泌尿系统畸形。可发生于某一个原始器官，如性腺、副中肾管、泌尿生殖窦或外生殖器，亦可同时发生于多个原始器官，表现形式可能是某一原始器官发育不全，亦可能是在分化演变过程中发育受阻，或因受某种干扰而形成女性生殖器官畸形。

第一节　盆腔器官脱垂

【病例】

　　患者，女，62岁。

　　主诉：发现外阴肿物脱出1年。

　　现病史：患者绝经15年，自诉于1年前开始发现外阴有肿物脱出，多于重体力劳动时出现，夜间入睡时可回纳。无尿频、尿急及排便异常等不适。症状呈进行性加重，肿物脱出较前增大，阴道分泌物增多，无腹痛、发热，无阴道流血。

　　既往史：无特殊病史。

　　月经史及生育史：14岁，（5～7）/（28～30）天，47岁。3-0-2-3，3胎均顺产。

问题

　　该患者应做何检查？考虑为何种疾病？其疾病分度是怎样的？该如何治疗？

　　盆腔器官脱垂主要包括子宫脱垂和阴道前壁（膀胱、尿道）脱垂、阴道后壁（直肠、肠）脱垂。三者可单独存在，也常并存。子宫切除术后若阴道顶端支持结构缺损，则发生阴道穹隆脱垂。盆腔器官脱垂中医学称为"阴挺""阴挺下脱""阴脱""阴蕈""阴菌"，因多发于产后，故又有"产肠不收"之称。本病早在隋代《诸病源候论·卷四十》中就列有"阴挺出下脱候"及有关论述。《景岳全书·妇人规》明确提出了阴挺的定义，"妇人阴中突出如菌如芝，或挺出数寸，谓之阴挺"，并提出治疗以"升补元气，固涩真阴为主"，对临床治疗具有指导意义。

一、子宫脱垂

子宫脱垂（uterine prolapse）是指子宫从正常位置沿阴道下降，宫颈外口达坐骨棘水平以下，甚至子宫全部脱出于阴道口外。

【病因病理】

（一）西医病因病理

子宫脱垂多与分娩损伤，长期的腹压增加、盆底组织发育不良或退行性变等有关。

1.分娩损伤　为最主要的病因。多产、难产、滞产、第二产程延长、助产术等使盆底肌、筋膜及子宫韧带均过度延伸，张力降低，甚至出现撕裂。当损伤组织在产褥期未恢复正常时，产妇过早参加体力活动，过高的腹压可将子宫轴与阴道轴仍相一致的未复旧子宫推向阴道而发生脱垂。

2.长期腹压增加　慢性咳嗽、长期排便困难、经常超重负荷（肩挑、长期站立、举重、蹲位）、腹部巨大肿瘤、大量腹水等均使腹内压力增加，迫使子宫下移。

3.盆底组织发育不良或退行性变　先天性盆底组织发育不良可引起未产妇甚至处女发生子宫脱垂。老年妇女由于绝经后雌激素水平降低，盆底组织萎缩退化而薄弱，故容易发生子宫脱垂。

4.医源性原因　如未充分纠正手术时所造成的盆腔支持结构的缺损。

（二）中医病因病机

子宫脱垂多与分娩损伤有关，产伤未复，中气不足，或肾气不固，带脉失约，提摄子宫无力可致脱出。

1.中气下陷　素体脾虚，中气不足；难产、滞产、产程过长，或分娩时用力太过，或产后过早操劳持重，或久嗽不愈，或便秘努责，损伤中气；气虚下陷，冲任不固，带脉失约，无力系胞，以致阴挺。

2.肾气亏虚　先天不足，或房劳多产，或年老体弱，肾气亏虚，冲任不固，带脉失约，无力系胞，以致阴挺。

3.湿热下注　子宫脱出阴户之外，致摩擦损伤，邪气入侵，湿热下注，浸淫阴部，则溃烂成疮。

【临床表现】

1.症状　轻症患者（盆腔器官脱垂定量分期法Ⅰ～Ⅱ度）一般无不适；重度患者（盆腔器官脱垂定量分期法Ⅲ～Ⅳ度）常有不同程度的腰骶部疼痛或下坠感；站立过久、劳累后或腹压增加时症状明显，卧床休息后减轻。严重者常伴有排尿排便困难，或便秘，或遗尿，或有残余尿及压力性尿失禁，易并发尿路感染；脱出的子宫轻者经卧床休息可自行回纳，重者即使休息后也不能自行回缩，通常需用手推送才能将其还纳至阴道内。脱出在外的子宫及阴道黏膜长期与衣裤摩擦可导致宫颈、阴道壁溃疡，甚至出血；继发感染时，有脓血分泌物渗出。子宫脱垂一般不影响月经；轻度子宫脱垂不影响患者的受孕、妊娠及分娩。

2.体征　重度子宫脱垂患者的子宫颈及阴道黏膜多明显肥厚，或有溃疡或出血，年轻的子宫脱垂患者常伴有子宫颈延长并肥大。

【诊断与鉴别诊断】

（一）诊断要点

1. 病史　多有多产、滞产、第二产程延长、难产、助产术史，以及长期腹压增加、体弱、营养不良、产后过早从事体力劳动等。

2. 临床表现　常有不同程度的腰骶部疼痛或下坠感，重度子宫脱垂者，常伴有排尿、排便困难，或便秘，或遗尿，或存在残余尿及压力性尿失禁，易并发尿路感染。

3. 妇科检查　妇科检查时，嘱患者用力向下屏气判断脱垂所能达到的最重程度，并予以分度（图14-1）。同时注意：①观察外阴皮肤和尿道外口、阴道外口。②应用阴道窥器全面检查阴道，注意有无黏膜萎缩、角化和溃疡，并对其进行脱垂评估。应用阴道窥器暴露子宫颈，观察子宫颈的长短，行子宫颈细胞学检查。③双合诊检查子宫两侧有无包块及压痛，除外盆腔肿瘤等其他妇科疾病。④三合诊检查盆底肌肉组织的功能，进一步鉴别直肠膨出和肠疝。⑤肛门指诊检查肛门括约肌的完整性和肌力。⑥压力性尿失禁检查采用指压试验，嘱患者膀胱充盈时取截石位，令其向下屏气或咳嗽，观察有无尿液溢出，

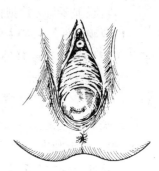

图 14-1　子宫脱垂示意图

再用食、中两指放入阴道前壁的尿道两侧，向前上抬高膀胱颈，重复上述检查，压迫后咳嗽无尿液溢出则表示有压力性尿失禁存在。

4. 临床分度　根据检查时患者平卧用力向下屏气时子宫下降的程度，我国传统分度将子宫脱垂分为3度（图14-2）。

Ⅰ度：轻型：子宫颈外口距处女膜缘<4cm，但未达处女膜缘；重型：宫颈外口已达处女膜缘，在阴道口可见到宫颈。

Ⅱ度：轻型：子宫颈已脱出阴道口，但宫体仍在阴道内；重型：宫颈及部分宫体已脱出阴道口。

Ⅲ度：子宫颈及宫体全部脱出至阴道口外。

目前国际多采用盆腔器官脱垂定量分期法（pelvic organ prolapse quantitation，POP-Q）（表14-1）。此分期系统是利用阴道前壁、阴道顶端、阴道后壁上的6个点为指示点，与参照（0点）处女膜的关系来界定盆腔器官的脱垂程度（表14-2、图14-3）。位于处女膜以上用负数表示，处

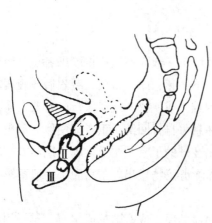

图14-2　子宫脱垂分度示意图

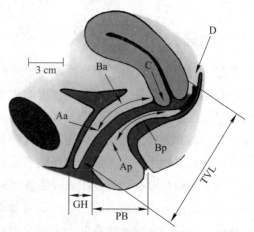

图14-3　POP-Q分期法盆腔器官脱垂评估指示点示意图

女膜以下则用正数表示。阴道前壁上的 2 个点分别为 Aa 和 Ba 点；阴道顶端的 2 个点分别为 C 和 D 点；阴道后壁的 Ap、Bp 两点与阴道前壁 Aa、Ba 点是对应的。另外，阴裂（GH）的长度即为尿道外口中线到处女膜后缘的中线距离。会阴体（PB）的长度即为阴裂的后端边缘到肛门中点的距离。阴道的总长度（TVL）即为总阴道长度。测量值以厘米表示（图 14-3、表 14-2）。

表 14-1　盆腔器官脱垂定量（POP-Q）分期法

分期	内容
0	无脱垂，Aa、Ap、Ba、Bp 均在 -3cm 处，C、D 两点在阴道总长度和阴道总长度 -2cm 之间，即 C 或 D 点量化值 <（TVL-2）cm
I	脱垂最远端在处女膜平面上 >1cm，即量化值 <-1cm
II	脱垂最远端在处女膜平面上 <1cm，即量化值 >-1cm，但 <+1cm
III	脱垂最远端超过处女膜平面上 >1cm，但 < 阴道总长度 -2cm，即量化值 >+1cm 但 <（TVL-2）cm
IV	下生殖道呈全长外翻，脱垂最远端即宫颈或阴道残端脱垂超过或等于阴道总长 -2cm，即量化值 ≥（TVL-2）cm

表 14-2　POP-Q 分期法盆腔器官脱垂评估指示点

指示点	内容描述	范围
Aa	阴道前壁中线距处女膜 3cm 处，相当于尿道膀胱沟处	-3cm 至 +3cm
Ba	阴道顶端或前穹隆到 Aa 点之间阴道前壁上段中的最远点	在无阴道脱垂时，此点位于 -3cm，在子宫切除术后阴道完全外翻时，此点将为 +TVL
C	宫颈或子宫切除后阴道顶端所处的最远端	-TVL 至 +TVL
D	有宫颈时的后穹隆的位置，它提示了子宫骶骨韧带附着到近端宫颈后壁的水平	-TVL 至 +TVL 或空缺（子宫切除后）
Ap	阴道后壁中线距处女膜 3cm 处，Ap 与 Aa 点相对应	-3cm 至 +3cm
Bp	阴道顶端或后穹隆到 Ap 点之间阴道后壁上段中的最远点，Bp 与 Ba 点相对应	在无阴道脱垂时，此点位于 -3cm，在子宫切除术后阴道完全外翻时，此点将为 +TVL

注：POP-Q 的评价前提是患者在检查时处于最大脱垂状态，必须符合以下一项或多项：①屏气时脱垂变紧张。②牵引膨出物并不能导致脱垂进一步加重。③检查时膨出物的大小、紧张度应与患者病史中的最大膨出程度相似，必要时使用一面小镜子以便清楚观察膨出情况。④屏气时站立位是确保脱垂处于最大状态的方法。

（二）辨证要点

子宫脱垂为虚证。临床见宫颈或宫体下移，伴有小腹下坠、四肢无力、神疲气短，属中气下陷；伴腰酸膝软、腹坠、小便频数，属肾气亏虚；脱出物表面溃烂、黄水淋漓、或有臭气者，为湿热下注。

（三）鉴别诊断

1. 阴道壁肿块　位于阴道壁，界限清楚，位置固定，不能移动，宫颈和宫体可触及。

2. 子宫黏膜下肌瘤或宫颈肌瘤　患者有月经过多病史，宫颈口见红色、质硬之肿块，表面看不到宫颈外口，但在其周围或一侧可扪及被扩张变薄的宫颈边缘。

3. 宫颈延长 双合诊检查阴道内宫颈虽长，但宫体在盆腔内，屏气并不下移。

4. 慢性子宫内翻 罕见，翻出的宫体呈球状，被覆暗红色绒毛样子宫内膜，无宫颈口，但可见两侧输卵管开口。

【治疗】

无自觉症状的轻度 POP 患者（POP-Q Ⅰ～Ⅱ度，尤其是脱垂最低点位于处女膜之上），无须治疗。有症状的患者可采用非手术治疗或手术治疗。治疗方案应个体化，以安全、简单、有效为原则。

（一）西医治疗

1. 非手术治疗 对于所有 POP 患者均应作为一线治疗方法首先推荐。目标为缓解症状，预防脱垂加重，避免或延缓手术干预。通常用于有自觉症状的轻度 POP 患者（POP-Q Ⅰ～Ⅱ度），或希望保留生育功能、不能耐受手术、不愿意手术治疗的重度 POP 患者（POP-Q Ⅲ～Ⅳ度）。目前，非手术治疗方法包括生活方式干预、盆底肌肉锻炼和应用子宫托。

（1）盆底肌肉锻炼 可增加盆底肌肉群的张力，改善盆底功能。适用于轻度 POP 患者（POP-Q Ⅰ～Ⅱ度）或作为重度手术前后的辅助治疗。嘱患者用力收缩盆底肌肉 3 秒以上后放松，每次 10～15 分钟，每日 2～3 次。必要时可辅助电刺激、生物反馈等物理疗法。

（2）子宫托 适用于各度 POP 患者，尤其适用于全身状况不适宜手术、妊娠期、产后、膨出面溃疡手术前促进溃疡面愈合的患者。子宫托应间断取出，清洗后重新放置。若使用不合理，可发生嵌顿、膀胱阴道瘘或直肠阴道瘘等并发症。

2. 手术治疗 主要适用于非手术治疗失败或者不愿意非手术治疗的有症状的 POP 患者。主要目的是缓解症状，恢复正常的解剖位置和脏器功能，有满意的性功能并能维持效果。手术治疗应个体化，需综合考虑患者年龄、生育要求及全身健康状况。手术途径主要有经阴道、开腹和腹腔镜 3 种，推荐经阴道手术为首选，必要时可以联合手术。手术方式分为封闭性手术和重建手术。合并压力性尿失禁患者应同时行膀胱颈悬吊手术或阴道无张力尿道悬吊手术。

（1）阴道封闭术 分阴道半封闭术和阴道全封闭术。适用于年老体弱不能耐受较大手术、不需保留性交功能者。

（2）盆底重建手术 主要针对中盆腔的重建。术式包括子宫/阴道骶前固定术、骶棘韧带固定术、高位骶韧带悬吊术、经阴道植入网片及曼氏手术。

曼氏手术主要适用于年轻、症状性 POP-Q Ⅱ度以上伴子宫颈延长、无子宫病变、要求保留子宫的患者。包括阴道前后壁修补、主韧带缩短及宫颈部分切除术。

（二）中医治疗

以益气升提，补肾固脱为主要治法。对湿热下注者，应先清利湿热以治标，再予升提固涩治其本。

1. 辨证论治

（1）中气下陷证

证候：阴中有物凸出，劳则加剧，小腹下坠，神倦乏力，少气懒言，或面色无华。舌淡苔薄，脉缓弱。

治法：补益中气，升阳举陷。

方药：补中益气汤（《脾胃论》）加枳壳。

若子宫脱垂较重者，重用黄芪、党参补中益气；形寒怕冷者，加附子、肉桂温阳散寒；带下量多、色白质稀者，加山药、芡实、茯苓、桑螵蛸健脾除湿止带；小便频数加益智仁、桑螵蛸补肾缩泉；阴中痛加白芍、郁金、川楝子理气止痛。

（2）肾气亏虚证

证候：阴中有物脱出，久脱不复，腰酸腿软，头晕耳鸣，小便频数或不利，小腹下坠。舌质淡苔薄，脉沉弱。

治法：补肾固脱，益气升提。

方药：大补元煎（《景岳全书》）加黄芪、升麻、枳壳。

若带下增多、色白质稀者，加金樱子、芡实、牡蛎收敛止带。

（3）湿热下注证

证候：阴中有物脱出，表面红肿疼痛，甚或溃烂流液，色黄气秽。舌质红苔黄腻，脉弦数。

治法：清热利湿。

方药：龙胆泻肝汤（《医宗金鉴》）合五味消毒饮（《医宗金鉴》）。

2. 针灸疗法　温针疗法取关元、肾俞、足三里、三阴交等穴位，用毫针刺入，点燃艾条温灼针身和针刺穴位，时间以患者耐受程度和病势轻重而定。

3. 中成药

（1）补中益气丸（颗粒）　口服，适用于中气下陷证。

（2）肾气丸　口服，适用于肾气亏虚证。

（3）龙胆泻肝丸（软胶囊）　口服，适用于湿热下注证。

【预防与调护】

防止生育过多、过密；严密观察并正确处理产程，提高助产技术，保护好会阴，必要时行会阴后－侧切开术，避免滞产和第二产程延长，重视产后摄生，避免产妇产后过早参加重体力劳动；积极治疗慢性咳嗽、习惯性便秘；加强营养，增强体质，提倡做产后保健操。

【预后】

轻度子宫脱垂者，坚持盆底肌肉锻炼再结合中医药治疗，病情可好转。对于病情较重而又因身体虚弱不适宜手术治疗者，保守治疗根治较为不易。治疗期间或治疗后若持重或过劳等，易致复发。

二、阴道前壁膨出

阴道前壁膨出常伴有膀胱膨出和尿道膨出，以膀胱膨出居多。阴道前壁脱垂可单独存在，也常与阴道后壁脱垂并存。

【病因病理】

（一）西医病因病理

膀胱底部和尿道紧贴阴道前壁，阴道前壁主要由耻骨膀胱宫颈筋膜和泌尿生殖膈的深筋膜支持。阴道周围的筋膜向上与围绕宫颈的筋膜连接并与主韧带会合。宫颈两侧的膀胱宫颈韧带对维持膀胱的正常位置发挥重要作用。分娩时上述韧带、筋膜和肌肉撕裂，产褥期又过早参加体力劳动，使阴道支持组织未能恢复正常，膀胱及其紧邻的阴道前壁上 2/3 段向下膨出，形成膀胱膨出（图 14-4）。若支持尿道的膀胱宫颈筋膜受损严重，尿道紧邻的阴道前壁下 1/3 段以尿道外口为固定点向后旋转和下降，可形成尿道膨出。

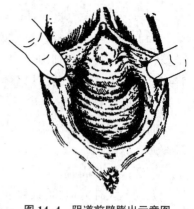

图 14-4 阴道前壁膨出示意图

（二）中医病因病机

参见"子宫脱垂"。

【临床表现】

1. 症状 轻者无症状。重者自述有肿块自阴道脱出，伴下坠感及腰酸。阴道肿块于久立、剧烈活动后或腹压增加时增大。膀胱膨出时，常有排尿不尽或困难，甚至尿潴留，易发生尿路感染。重度膀胱膨出合并尿道膨出时，尿道膀胱后角消失，在大笑、咳嗽、用力屏气等增加腹压时有尿液溢出，称压力性尿失禁。

2. 体征 妇科检查见阴道口松弛。阴道前壁呈半球状膨出，触之柔软，黏膜变薄透亮，皱襞消失。屏气时，膨出的阴道前壁更加明显。如反复摩擦，可形成溃疡。

【诊断与鉴别诊断】

（一）诊断要点

1. 病史及临床表现 根据病史及临床表现不难诊断。

2. 辅助检查 将金属导尿管插入尿道及膀胱，导尿管中有尿液流出，膨出的包块可缩小，且在包块内可触及金属导尿管，即可确诊。

3. 临床分度 根据检查时阴道前壁膨出的程度，临床上分为 3 度：

Ⅰ度膨出（轻度）：阴道前壁膨出已达处女膜缘，尚未膨出于阴道外。

Ⅱ度膨出：部分阴道前壁显露于阴道口外。

Ⅲ度膨出：阴道前壁全部脱出至阴道口外。

（二）鉴别诊断

本病应与阴道前壁囊肿相鉴别。阴道前壁囊肿导尿时肿物内不能触及导尿管，肿物也不会缩小，可资鉴别。

【治疗】

加强盆底肌肉锻炼，轻者无须治疗，但应注意休息和营养，也可用中药治疗，参见"子宫脱垂"。有症状者或Ⅱ度、Ⅲ度膨出者可行阴道前壁修补术，将耻骨筋膜缩紧，或行前盆底网片悬吊术，如果并发尿道膨出应同时修补。

【预防与调护】

正确处理产程，避免产程延长；避免产伤，若有产伤应及时修补；产后应避免过早参加重体力劳动；产后保健操有助于骨盆底肌肉及筋膜张力的恢复。手术治疗效果良好。

三、阴道后壁膨出

阴道后壁膨出多表现为直肠膨出。常与阴道前壁膨出及子宫脱垂同时存在。

【病因病理】

（一）西医病因病理

阴道分娩时损伤是其主要原因。当第二产程延长时，直肠阴道间筋膜及耻骨尾骨肌纤维由于长期受压而过度伸展或撕裂，导致直肠前壁似一盲袋凸向阴道后壁，即为伴直肠膨出的阴道后壁脱垂。如损伤发生在较高处的耻骨尾骨肌纤维，则可引起子宫直肠陷凹疝，疝囊内往往有肠管，故又名肠膨出。重者在肠膨出时多伴有重度子宫脱垂。

（二）中医病因病机

参见"子宫脱垂"。

【临床表现】

1. 症状　轻者多无症状。重者可有下坠感、腰酸及排便困难，有时需用手指推压膨出的阴道后壁方能排便。
2. 体征　检查可见阴道后壁黏膜呈半球状物膨出，阴道松弛。屏气时肿物增大。肛诊时指端向前可进入凸向阴道的盲袋内。多伴有陈旧性会阴撕裂伤（图 14-5）。

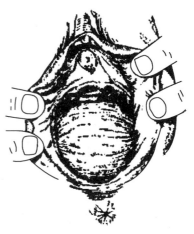

图 14-5　阴道后壁膨出示意图

【诊断与鉴别诊断】

（一）诊断要点

1. 病史及临床表现　根据病史及临床表现不难诊断。
2. 临床分度　根据检查时阴道后壁膨出的程度，临床上分为 3 度：
Ⅰ度膨出（轻度）：阴道后壁膨出已达处女膜缘，尚未膨出于阴道外。
Ⅱ度膨出：部分阴道后壁显露于阴道口外。
Ⅲ度膨出：阴道后壁全部脱出至阴道口外。

（二）鉴别诊断

本病应与阴道后壁肿块相鉴别。阴道后壁肿块位于阴道壁，界限清楚，位置固定，不能移动，宫颈和宫体可触及，可资鉴别。

【治疗】

轻者不需治疗，或用中药辨证论治，参见"子宫脱垂"，Ⅱ度膨出、Ⅲ度膨出多伴有阴道前壁脱垂，应行阴道前后壁修补术及会阴修补术。

【预防与调护】

同"阴道前壁膨出"。

【诊疗思路示意图】

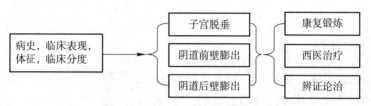

图 14-6 盆腔器官脱垂诊疗思路示意图

【思考题】

谈谈子宫脱垂的临床分度及中医辨证论治。

第二节 女性生殖器官发育异常

【病例】

患者，女，15 岁。

主诉：周期性下腹疼痛 1 年，加重 3 个月。

现病史：患者月经尚未初潮，每月规律性地出现下腹疼痛，无恶心呕吐，无发热。

既往史：无特殊病史。

体格检查：第二性征发育正常。

妇科检查：阴道口膜状膨出，表面呈紫蓝色。

问题

该患者考虑为何种疾病？该如何治疗？

女性生殖器官在胚胎期发育形成过程中，若受到某些内在或外来因素干扰，均可导致发育异常，且常合并泌尿系统畸形。常见的生殖器官发育异常有：①正常管道形成受阻所致异常，包括处女膜闭锁、阴道横隔和纵隔、无阴道、阴道闭锁、子宫颈闭锁等。②副中肾管衍化物发育不全所致异常，包括无子宫、无阴道、子宫发育不良、单角子宫、始基子宫、输卵管发育异常。③副中肾管衍化物融合障碍所致异常，包括双子宫、双角子宫、鞍状子宫和纵隔子宫等。

女性生殖器官发育异常多在青春期因原发性闭经、腹痛或婚后因性生活困难、流产或早产就医时被确诊。

一、处女膜闭锁

处女膜闭锁（imperforate hymen）是指处女膜无孔而致阴道不能向外贯通。一般子宫、阴道发育正常。本病属中医学"鼓"范畴。明代万全《广嗣纪要·择配篇》所指五不女之一，"一日螺，阴户外纹如螺蛳样，旋入内……三曰鼓花头，绷急似无孔"。

【病因病理】

（一）西医病因病理

本病是因胚胎在发育过程中泌尿生殖窦中的阴道芽状窦未被贯通所致。由于处女膜闭锁，青春期经血无法排出，致阴道积血，逐渐发展为子宫积血、输卵管积血，甚至腹腔积血，但一般输卵管伞端多因积血而粘连闭锁，故经血进入腹腔者较少见。

（二）中医病因病机

本病多为先天不足、发育异常所致。

【临床表现】

1.症状　常见原发性闭经，伴进行性加剧的周期性下腹坠痛，阴道积血压迫直肠、膀胱，出现肛门或阴道部胀痛，严重者伴便秘、尿频或尿潴留等症状。

2.体征　检查可见阴道出口为膜状膨出，表面呈紫蓝色，肛查可扪及阴道膨隆，向直肠凸出（图14-7）。有时子宫增大，在下腹部扪及阴道肿块上方另有一盆腔肿块，用手按压此肿块时，可见处女膜向外膨隆更明显，应考虑子宫及双输卵管积血。

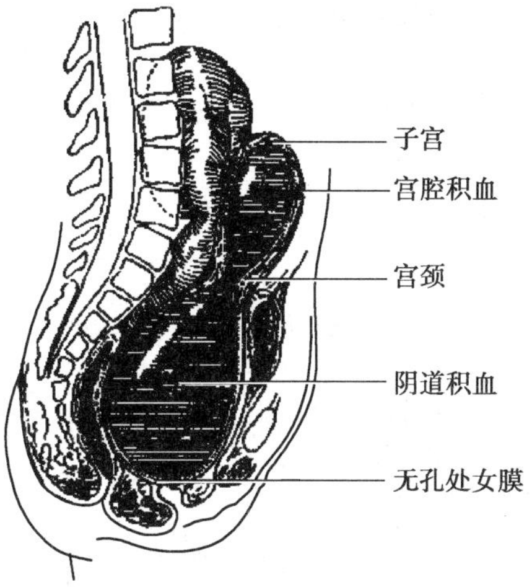

子宫
宫腔积血
宫颈
阴道积血
无孔处女膜

图 14-7　处女膜闭锁并发阴道和
宫腔积血（矢状面）

【诊断与鉴别诊断】

（一）诊断要点

本病根据原发性闭经史及临床表现可初步诊断。若在处女膜膨隆处穿刺可抽出褐色不凝积血，或超声检查发现子宫及阴道内有积液，可确诊。

（二）鉴别诊断

1.阴道闭锁　可见正常处女膜。阴道或子宫积血，位置较处女膜闭锁高。

2.完全性阴道横隔　当完全性横隔位置低被积血压迫时可凸出阴道口，但阴道口外仍可见发育正常的处女膜环。

【治疗】

本病一般不采用中医治疗，而以西医手术治疗为主。幼女时，无症状者暂不处理。如有阴道分泌物潴留应将处女膜切开。确诊后立即在骶麻下手术。先用粗针穿刺处女膜正中膨隆部，抽出褐色积血后，将处女膜作"X"形切开，引流积血，切除多余的处女膜瓣，使切口呈圆形，再用肠线缝合切口边缘黏膜，以保持引流通畅和防止创缘粘连。术后给予抗感染药物。

【预防与调护】

本病主要为先天发育异常所致，术后应注意局部卫生，避免感染。

【预后】

本病经手术治疗、经血引流通畅后不会复发。

二、阴道发育异常

MRKH 综合征

MRKH 综合征（Mayer–Rokitansky–Kuster–Hauser syndrome）是因双侧副中肾管发育不全，或双侧副中肾管尾端发育不良所致。表现为先天性无阴道，几乎都合并无子宫或只有始基子宫。45%～50% 伴泌尿道异常，10% 伴脊椎异常。一般卵巢功能正常。本病属中医学"纹""石女"的范畴，为"五不女"之一，《广嗣纪要·择配篇》:"二曰纹，阴户小如箸头大，只可通，难交合，名曰石女。"

【病因病理】

（一）西医病因病理

母亲于孕早期使用雄激素、抗癌药物或感染某些病毒，会造成女婴患先天性无阴道；染色体异常或雄激素不敏感综合征可导致子宫、阴道发育不良而形成先天性无阴道。

（二）中医病因病机

多为先天不足、发育异常所致。

【临床表现】

1. 症状　常表现为原发性闭经及性生活困难。婚后不孕，少数有发育正常子宫者因宫腔积血而出现周期性腹痛。

2. 体征　外阴和第二性征发育正常，但无阴道口，或仅见一浅凹或深约 2cm 的凹陷。肛腹诊可扪及一小子宫（始基子宫）、正常子宫或扪不到子宫。有子宫及输卵管积血者可扪及子宫增大及附件肿块。

【诊断与鉴别诊断】

（一）诊断要点

有上述病史及临床表现，盆腔超声检查无子宫，或有始基子宫，或子宫及输卵管内有积液。泌尿系造影可明确有无合并泌尿系畸形。

（二）鉴别诊断

1. 完全型雄激素不敏感综合征　为 X 连锁隐性遗传病，染色体核型为 46,XY，且阴毛、腋毛极少，血清睾酮升高。

2. 阴道横隔　多伴有发育良好的子宫，妇科检查及超声可助鉴别。

【治疗】

本病一般不采用中医治疗，而以西医手术治疗为主。建议 18 岁后进行治疗。对希望结婚的患者，可行人工阴道成形术，手术应在婚前半年左右进行。有短浅阴道者可先采用机械扩张法，即用由小到大的阴道模型局部加压扩张，以逐渐加深阴道长度，直至能满足性生活要求为止。一般是夜间放置，日间取出。若有子宫且因宫腔积血出现周期性腹痛者，月经初潮时即应行人工阴道成形术，同时引流宫腔积血并将人工阴道与子宫相连，以保存子宫生育功能。无法保留子宫者应予切除。

<h2 style="text-align:center">阴道闭锁</h2>

阴道闭锁（atresia of vagina）系泌尿生殖窦未参与形成阴道下段所致。根据解剖结构可分为①Ⅰ型阴道闭锁：即阴道下段闭锁，阴道上段、宫颈及子宫体均正常。②Ⅱ型阴道闭锁：即阴道完全闭锁，多合并子宫颈发育不良、子宫体发育不良或子宫畸形。属中医学"纹""石女"范畴。

【病因病理】

（一）西医病因病理

为在胚胎发育时期，泌尿生殖窦未参与形成阴道下段所致。

（二）中医病因病机

多为先天不足，发育异常所致。

【临床表现】

1. 症状　青春期，经血不能排出，可形成经血滞留，表现为原发性闭经和周期性下腹痛。

2. 体征　可见处女膜正常，阴道短，无阴道开口，宫颈不能暴露；肛诊可在闭锁段上方扪及囊性包块，为阴道或子宫积血，其位置较处女膜闭锁高。

3. 辅助检查　盆腔超声检查可见阴道或子宫积液。阴道完全闭锁的患者多可见子宫发育不良或子宫畸形。

【诊断与鉴别诊断】

（一）诊断要点

本病的诊断主要依赖于病史及妇科检查所见。患者可出现原发性闭经和周期性下腹痛；盆腔超声检查可协助诊断。

（二）鉴别诊断

本病需与处女膜闭锁相鉴别。处女膜闭锁表现为阴道出口为膜状膨出，表面呈紫蓝色；而本病可见有孔处女膜，以资鉴别。

【治疗】

本病一般不采用中医治疗，而以西医手术治疗为主。应尽早手术治疗。术时先切开闭锁段阴道并游离阴道积血下段的阴道黏膜，再切开积血包块，积血排净后，利用已游离的阴道黏膜覆盖创面。术后定期扩张阴道以防挛缩。阴道完全闭锁应充分评价宫颈发育不良状况，可行子宫切除术、子宫阴道贯通术、宫颈端端贯通术。

阴道横隔

阴道横隔（transverse vaginal septum）为两侧副中肾管会合后的尾端与尿生殖窦相接处未贯通或部分贯通所致。横隔可位于阴道内任何部位，但以上、中段交界处为多见，其厚度约为1cm。阴道横隔无孔称完全性横隔，隔上有小孔称不全性横隔。完全性横隔较少见。阴道横隔很少伴有泌尿系统和其他器官的异常。阴道横隔属中医学"螺"范畴。

【病因病理】

（一）西医病因病理

在胚胎发育时期，为两侧副中肾管会合后的尾端与尿生殖窦相接处未贯通或部分贯通所致。

（二）中医病因病机

多为先天不足、发育异常所致。

【临床表现】

1. 症状 完全性阴道横隔的症状、体征同处女膜闭锁。不完全性阴道横隔的横隔上孔较大、横隔部位较高者，不影响经血引流及性生活而无症状；孔小经血引流不畅，日久可造成感染或子宫内膜异位症。横隔部位低者可影响性生活。阴道分娩时可影响胎先露下降。

2. 体征 见阴道较短或仅见盲端，横隔中部可见小孔。肛查可扪及宫颈及宫体。

3. 辅助检查 盆腔超声检查见子宫、双附件及阴道正常，可有子宫积液。

【诊断与鉴别诊断】

（一）诊断要点

主要依赖于病史及妇科检查所见，完全性阴道横隔患者可出现原发性闭经和周期性下腹痛。盆腔超声检查示有子宫、输卵管、卵巢正常，可有子宫积血。不完全性阴道横隔患者可伴有经期延长。

（二）鉴别诊断

本病需与处女膜闭锁相鉴别。处女膜闭锁表现为阴道出口为膜状膨出，表面呈紫蓝色；而本病可见正常处女膜，可资鉴别。

【治疗】

本病一般不采用中医治疗，以西医手术治疗为主。若生育前出现临床症状，需要行阴道横隔切开手术，将横隔放射状切开，切除横隔，缝合止血，术后短期放置阴道模型以防挛缩；分娩时若横隔薄者，当先露下降，将隔伸展极薄时切开，胎儿即能经阴道娩出，胎儿娩出后再切除横隔。若横隔厚者，则行选择性剖宫产手术，以后再处理横隔。

阴道纵隔

阴道纵隔（longitudinal vaginal septum）为双侧副中肾管会合后，尾端纵隔未消失或未完全消失所致。阴道纵隔分为完全性和不完全性两种，偶见斜隔。

【病因病理】

两侧副中肾管完全融合异常可导致双阴道畸形或称完全性阴道纵隔，以对称性阻塞为特点；下端副中肾管融合失败可导致部分性阴道纵隔。阴道纵隔常伴有双子宫、双宫颈、同侧肾脏发育不良。

【临床表现】

1. 症状　完全阴道纵隔者，多无症状，性生活、生育及阴道分娩不受影响；不全纵隔者，可出现性交困难或不适，临产后先露下降受阻；阴道斜隔者，可有痛经。

2. 体征　可见阴道被一纵行黏膜壁分成左右两条纵行通道，黏膜壁上端近宫颈，完全纵隔下端达阴道口，不全纵隔未达阴道口。完全性阴道纵隔常合并双宫颈、双子宫，纵隔可位于阴道正中，呈两个大小相同的管道；或偏于一侧，形成大小不等的两个阴道。阴道斜隔有双宫颈、双子宫，隔膜源于两宫颈间，斜形附于阴道侧壁，斜隔与宫颈间留有空间，经血可潴留其间形成囊状肿块。有时斜隔可有小孔与另一侧阴道相通。

3. 辅助检查　超声检查和磁共振显像可帮助诊断。

【诊断与鉴别诊断】

（一）诊断要点

主要依赖于病史及妇科检查所见。

（二）鉴别诊断

本病需与阴道横隔相鉴别。二者可通过妇科检查明确诊断。

【治疗】

本病一般不采用中医治疗。以西医手术治疗为主。无症状者不必治疗；阴道纵隔影响性生活者可行纵隔切除术；临产后阻碍胎先露下降者，可将纵隔中部切开；有活动性出血者，分娩后应缝合止血；阴道斜隔者，可行斜隔切除术并引流积血。

三、子宫发育异常

子宫发育异常是女性生殖器官发育异常中最常见的一种，是因副中肾管在胚胎时期发育、融合、吸收的某一过程停滞所致。

子宫未发育或发育不良

【病因病理】

（一）西医病因病理

胚胎时期泌尿生殖嵴外侧的中肾有两对纵行管道：中肾管为男性生殖管道的始基，副中肾管（又称苗勒管）为女性生殖管道的始基。若生殖腺发育为卵巢，中肾管退化，两侧副中肾管头端形成两侧输卵管，中段发育、融合成宫体，尾端发育、融合成宫颈及阴道上段。发育初期并合时，子宫由纵隔分隔为两个腔，约在 12 周末纵隔消失成为一个腔。在发育过程中，如受到某些内在或外来因素干扰，副中肾管某一段未发育或未融合，即可造成不同类型的子宫发育异常，且常合并泌尿系统畸形。

1. 先天性无子宫（congenital absence of uterus） 两侧副中肾管中段和尾段未融合。先天性无子宫常合并无阴道，但卵巢发育正常。

2. 始基子宫（primordial uterus） 又称痕迹子宫。为两侧副中肾管向中线横行延伸会合后不久即停止发育所致，子宫极小，仅 1～3cm 长，多无宫腔。卵巢发育可正常。

3. 幼稚子宫（infantile uterus） 为副中肾管会合后短时期内即停止发育所致。子宫较正常小，宫颈呈圆锥形，相对较长。可有宫腔及内膜，卵巢发育可正常。

（二）中医病因病机

主要为先天禀赋不足，肝肾不足，精血亏虚，胞宫失养而致宫体未发育或发育不良。

【临床表现】

1. 症状 先天性无子宫或始基子宫可无症状；子宫发育不良可见月经稀少，或初潮延迟，伴痛经、不孕。若合并子宫颈发育不良或无阴道者可出现周期性腹痛。

2. 体征 检查扪不到子宫或子宫体小，子宫颈相对较长，子宫体与子宫颈之比为 1：1 或 2：3，为子宫极度前屈或后屈。

3. 辅助检查 超声检查或子宫碘油造影可帮助诊断。

【诊断与鉴别诊断】

（一）诊断要点

主要依赖于以上症状体征及辅助检查。

（二）鉴别诊断

女性性分化异常主要依赖染色体检查进行鉴别。

【治疗】

（一）治疗思路

对幼稚子宫宜及早采用中西医方法治疗。对于先天性无子宫或始基子宫患者，如卵巢发育正常、第二性征发育不受影响可不处理；如伴有卵巢发育不全及其所导致的雌激素水平低下或缺乏，可根据患者意愿进行激素补充治疗，同时配合中医辨证施治。

（二）西医治疗

有周期性腹痛或宫腔积血的幼稚子宫应手术切除，月经异常的幼稚子宫应给予小剂量雌、孕激素序贯周期治疗。

（三）中医治疗

1. 辨证论治

肝肾不足证

证候：月经初潮延迟，量少，色淡质稀，经期延后，甚则闭经，经行小腹绵绵隐痛，喜按，婚后不孕，头晕耳鸣，腰膝酸软。舌质淡苔薄，脉沉细。

治法：补肾填精，养血调经。

方药：四二五合方（《刘奉五妇科经验》）加牛膝。

2. 外治法

（1）*救坤丹*　阴道给药，适用于子宫发育不良。

（2）*针灸疗法*　取肾俞、气海、太溪穴，用补法，三阴交穴用泻法，适用于肝肾不足证。

3. 中成药

（1）*左归丸*　口服，适用于肾阴虚证。

（2）*右归丸*　口服，适用于肾阳虚证。

（3）*乌鸡白凤丸*　口服，适用于气血两虚，精血不足证。

【预防、调护及预后】

此类患者多有生育障碍，治疗困难，故治疗首先应重视饮食调养和心理调护，稳定情绪。对于子宫发育不良患者，经人工周期序贯治疗及中药治疗，有望促进子宫发育，使月经周期恢复正常。

子宫发育畸形

【病因病理】

1. 病因　子宫由两条苗勒管发育、融合、纵隔吸收演变而成，在发育形成过程中，内在或外来因素均可导致子宫不同类型的发育畸形。

2. 病理　常见类型如下（图14-8）。

（1）**双子宫**　两侧副中肾管完全未融合，各自发育，形成双子宫、双子宫颈，阴道也完全分开，两个子宫下段及宫颈间有结缔组织隔开，左右侧子宫各有单一的输卵管和卵巢。也有双子宫、单宫颈、单阴道或双子宫、双宫颈、单阴道者，伴或不伴有阴道纵隔。

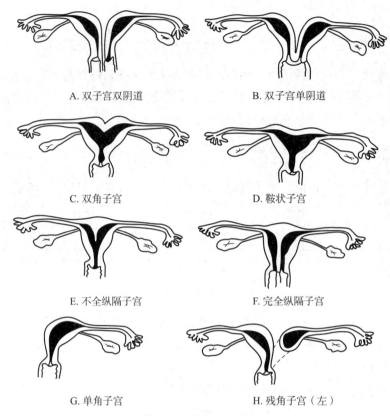

A. 双子宫双阴道　　　　　　　　B. 双子宫单阴道

C. 双角子宫　　　　　　　　　　D. 鞍状子宫

E. 不全纵隔子宫　　　　　　　　F. 完全纵隔子宫

G. 单角子宫　　　　　　　　　　H. 残角子宫（左）

图 14-8　子宫发育畸形

（2）双角子宫和鞍状子宫　因宫底部融合不全而呈双角称双角子宫。轻度者仅宫底部稍下陷形似鞍状，称鞍状子宫。

（3）纵隔子宫　为双侧副中肾管融合后，纵隔吸收受阻所致，是最常见的子宫畸形，可分为完全性纵隔子宫（宫底至宫颈内口甚至外口有一纵隔）和不完全性纵隔子宫（纵隔终止于宫颈内口之上）。

（4）单角子宫　仅一侧副中肾管发育成子宫、输卵管，另一侧副中肾管不发育。

（5）残角子宫　一侧副中肾管发育正常，而另一侧副中肾管中下段发育缺陷，多数仅通过纤维条束与发育侧子宫连接。

【临床表现】

1. 症状

（1）双子宫无任何自觉症状，常偶然发现，或月经量多，或经期延长。早期人流时可能误刮未孕侧子宫，以致胚胎漏刮、胎位异常及剖宫产率增加。

（2）双角子宫或鞍状子宫早期妊娠出血，易发生胎位异常，臀位居多。

（3）纵隔子宫不孕者较多，易发生早产、流产、胎位不正及胎盘滞留。

（4）单角子宫易发生早产及流产、胎盘早剥。残角子宫内膜有功能时，多有痛经或发展成子宫内膜异位症，也可发生残角子宫妊娠破裂形成异位妊娠。

2. 体征　单角子宫较小，易偏于一侧；双子宫若有双阴道、双宫颈畸形同时存在时易被发现；双角子宫宫底部可触及凹陷。但仅靠妇科检查易漏诊或误诊。

3.辅助检查 借助超声检查及子宫碘油造影可确诊。必要时可考虑腹腔镜检查及泌尿系统造影。

【诊断与鉴别诊断】

（一）诊断要点

主要依赖于以上症状、妇科检查及辅助检查明确诊断。

（二）鉴别诊断

临床上双子宫合并一侧宫内妊娠需与异位妊娠相鉴别；双角子宫一侧早孕须与间质部妊娠鉴别。

【治疗】

本病以西医手术治疗为主。依其畸形类型及患者的意愿而定。如无症状亦不影响生育者，不需处理。如影响生育，则应采取手术治疗，可切除残角子宫或纵隔，或行子宫整形手术等。

【预防、调护及预后】

妊娠后应积极预防流产或早产，临产后应严密观察产程，根据胎位、宫缩情况及产程进展选择分娩方式，必要时可行剖宫产。若由阴道分娩，应注意胎盘剥离是否顺利，以预防产后出血。

【诊疗思路示意图】

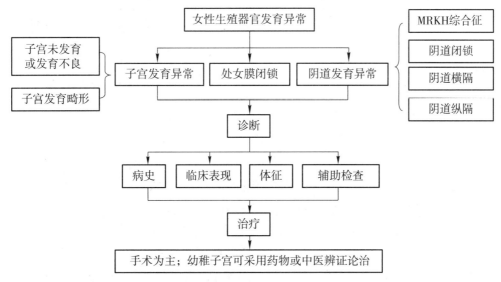

图 14-9 女性生殖器官发育异常诊疗思路示意图

【思考题】

子宫发育畸形常见的类型有哪些？

第十五章
不孕症与辅助生殖技术

扫一扫，查阅本章数字资源，含PPT、音视频、图片等

第一节　不孕症

【病例】

患者，女，30岁。

主诉：结婚后未避孕未孕4年。

现病史：近2年来无明显诱因月经稀发，周期40～50天，月经量逐渐减少，经期3天，经色暗淡，伴烦躁、多梦、潮热、心慌。胃纳可，二便调，舌淡红苔薄黄，脉弦数。男方精液检查正常。

妇科检查：外阴已婚未产式，阴道畅，宫颈光滑、无肥大、无触血，子宫平位略小，附件区未扪及包块。

辅助检查：阴道超声检查示子宫大小为41mm×32mm×35mm，内膜厚4mm；左卵巢大小为26mm×21mm×19mm，未见卵泡；右卵巢大小为25mm×23mm×18mm，未见卵泡。

激素检测：月经第三天测血清激素示FSH 51.43U/L，LH 9.74U/L，PRL 12.35ng/mL，E_2 21.63pg/mL，T 0.61g/mL，P 0.3ng/mL。

问题

患者所患何病？该病是如何产生的？临床需做何检查？中西医如何诊断及治疗？

不孕症（infertility）是指女性无避孕性生活至少12个月而未孕，对男性则称为不育症。不孕症分为原发性和继发性两类。其中既往从未有过妊娠史，无避孕且从未妊娠者称为原发性不孕；既往有过妊娠史，而后无避孕连续1年未妊娠者称为继发性不孕。不孕症的发病率由于种族、地域及年龄的不同而存在差别，我国不孕症发病率为7%～10%。

中医学将原发性不孕称为"全不产""绝产""绝嗣""绝子"等，继发性不孕称为"断绪"。历代医家对本病较为重视，在很多医著中设有求嗣、求子、种子专篇。

【病因病理】

（一）西医病因病理

目前认为，不孕症病因有女方因素、男方因素和不明原因等。在不孕症中，女方因素占

60%～70%，男方因素占10%～30%，不明原因不孕占10%～20%。在女性不孕中，盆腔因素约占35%，排卵障碍占25%～35%。

1. 女性不孕因素 以盆腔因素和排卵障碍居多。

（1）盆腔因素

1）输卵管异常、慢性输卵管炎症可引起伞端闭锁，或输卵管黏膜受损可使之完全阻塞或积水，造成不孕。

2）盆腔粘连、盆腔炎性疾病后遗症、子宫内膜异位症、各种盆腔手术等均可引起盆腔组织局部或广泛的疏松或致密粘连，造成盆腔和输卵管结构和功能的破坏。

3）子宫内膜异位症可能因盆腔和子宫腔免疫机制紊乱导致排卵、输卵管功能、受精、黄体生成和子宫内膜容受性等多个环节改变对妊娠产生影响。

4）子宫内膜病变，如子宫内膜炎症、结核、息肉、宫腔粘连、子宫黏膜下肌瘤或子宫内膜分泌反应不良等可影响受精卵着床。子宫腺肌病等子宫体病变也可导致不孕。

5）生殖道发育畸形，包括子宫畸形、先天输卵管发育异常等可引起不孕或流产。

6）宫颈黏液量和性状与精子能否进入宫腔关系密切，雌激素不足或宫颈管感染、宫颈息肉、宫颈口过小，均可影响精子通过而致不孕。

（2）排卵障碍 主要包括持续性无排卵、多囊卵巢综合征、早发性卵巢功能不全、先天性性腺发育不良、低促性腺激素性性腺功能不良、高催乳素血症、黄素化卵泡不破裂综合征等；其他如先天性肾上腺皮质增生症和甲状腺功能异常等。有些排卵障碍的病因是持久存在的，有的则是动态变化的，临床上不能以唯一的、绝对的和持久的病因进行界定。对月经周期紊乱、年龄≥35岁、卵巢窦卵泡计数持续减少、长期不明原因不孕的夫妇，需要首先考虑排卵障碍的病因。

2. 男性不育因素 主要是生精障碍和输精障碍。

（1）精液异常 性功能正常，先天或后天原因所致精液异常，表现为无精、弱精、少精、精子发育停滞、畸精症、单纯性精浆异常、精液液化不全等，可造成不育。

（2）性功能异常 外生殖器发育不良或勃起障碍、不射精、逆行射精致精子不能正常射入阴道内，可造成不育。

（3）免疫因素 在男性生殖道免疫屏障被破坏的条件下，精子、精浆在体内可产生抗精子抗体（AsAb），使射出的精子发生自身凝集而不能穿过宫颈黏液，但目前临床尚无明确的诊断标准。

3. 不明原因不孕 属于男女双方均可能同时存在的不孕因素，是一种生育力低下的状态，可能的病因包括免疫因素、潜在的卵母细胞质量异常、受精障碍、隐性输卵管因素、植入失败、遗传缺陷等因素，但应用目前的检测手段尚无法确诊。

（二）中医病因病机

男女双方在肾气盛，天癸至，任通冲盛的条件下，女子月事以时下，男子精气溢泻，两神相合，便可媾成胎孕。不孕主要以肾虚为主，致脏腑功能失常，冲任气血失调，胞宫不能摄精成孕。

1. 肾虚 先天肾气不足，或房事不节、久病大病、反复流产损伤肾气，或高龄肾气渐虚，肾气虚则冲任虚衰，不能摄精成孕。或素体肾阳虚，或损伤肾阳，命门火衰，冲任失于温煦，胞脉虚寒，不能摄精成孕；或素体肾阴亏虚，或耗损真阴，天癸乏源，冲任血海空虚；或阴虚生内热，热扰冲任血海，均不能摄精成孕，发为不孕症。

2. 肝气郁结　素性抑郁，或七情内伤，情怀不畅，或由久不受孕，情绪低落，忧郁寡欢，肝失疏泄，肝气郁结，冲任不能相资，不能摄精成孕。或盼子心切，烦躁焦虑，肝郁不舒，冲任失和而不孕。

3. 痰湿壅阻　素体脾肾阳虚，或劳倦思虑过度，饮食不节伤脾，或肝木犯脾，或肾阳虚不能温脾，脾虚健运失司，水湿内停，湿聚成痰；或嗜食膏粱厚味，痰湿内生，躯脂满溢，冲任被阻，致难摄精成孕；或痰阻气机，气滞血瘀，痰瘀互结，胞脉壅阻可致不孕。

4. 瘀滞胞宫　寒、热、虚、实、外伤及经期、产后余血未净，房事不节等均可致瘀，瘀滞冲任、胞宫、胞脉阻滞不通可导致不孕。

5. 湿热内蕴　手术、产后、经期将息失宜，湿热之邪乘虚入侵，流注下焦，阻滞冲任胞脉，壅塞胞宫，不能摄精成孕。

【临床表现】

1. 症状　因引起不孕的原因不同伴随症状亦有别。如排卵障碍者，常伴有月经紊乱、闭经等；生殖道器质性病变，如输卵管炎引起者，常伴有下腹痛、带下量增多等；子宫内膜异位症引起者，常伴有痛经、经量过多，或经期延长；宫腔粘连引起者常伴有周期性下腹痛，闭经；免疫性不孕症患者可无症状。

2. 体征　因致病原因不同而体征各异。如输卵管炎症，妇科检查可见有附件增厚、压痛；子宫肌瘤，可伴有子宫增大；多囊卵巢综合征常伴有多毛、肥胖，或扪及增大卵巢等。

【诊断与鉴别诊断】

（一）诊断要点

通过男女双方共同检查找出不孕原因是诊断不孕症的关键。

1. 女方诊断

（1）病史　现病史包括不孕年限，近期心理、情绪、体重等改变史；月经史、婚姻及性生活情况、避孕情况、孕产史及有无并发症；既往有无生殖道感染病史、结核等特殊传染病史、自身免疫性疾病史，以及家族中有无出生缺陷史。

（2）临床表现　原发或继发不孕可伴有与病因相关的症状。

（3）体格检查　检查体格发育及营养状况，身高、体重、BMI 及体脂分布特征，甲状腺、乳房发育及毛发分布；注意有无雄激素过多体征，如多毛、痤疮及黑棘皮病等。

（4）妇科检查　详细检查外阴发育、阴毛分布，阴道和子宫颈有无异常排液及分泌物；子宫体的位置、大小、形状、质地及活动度；附件有无增厚、压痛；子宫直肠陷凹处有无触痛结节；盆腔有无包块；下腹部有无压痛、反跳痛。

（5）女性不孕特殊检查

1）基础体温测定　周期性连续的基础体温（BBT）测定可以大致反映排卵和黄体功能，但不能作为独立的诊断依据。

2）激素测定　一般在排卵异常和高育龄妇女中进行。在月经周期第 2 ～ 4 天测定的 FSH、LH、E_2，可反映卵巢的储备功能和基础状态，促甲状腺素（TSH）反映甲状腺功能，催乳激素（PRL）反映是否存在高催乳素血症，雄激素（T）反映是否存在高雄激素血症等内分泌紊乱导致的排卵障碍。排卵期 LH 测定有助于预测排卵时间，黄体期 P 测定有助于提示有无排卵、评估黄体功能。

3）超声监测卵泡发育　推荐使用阴道超声，检查子宫大小、形态、肌层回声及内膜的厚度和分型；监测卵巢的体积、双侧卵巢内 2～10mm 直径的窦卵泡计数、优势卵泡的直径；卵巢内异常回声的大小及特征；是否有输卵管积水及异常盆腔积液征象。

4）输卵管通畅检查　①子宫输卵管碘油造影：应在月经干净后 3～7 天进行，观察造影剂注入子宫和输卵管的动态变化以及造影剂的弥散情况。②子宫输卵管超声造影：通过向宫腔注液或注造影剂，观察超声下子宫腔的形态和占位及输卵管的通畅情况。

5）宫腔镜检查　了解宫腔及输卵管开口的情况，观察是否有宫腔粘连、息肉、黏膜下肌瘤等病变。联合腹腔镜时可分别在输卵管内口插管，注射染料，以判别输卵管的通畅度。

6）腹腔镜检查　直视下观察子宫、附件及其盆腔情况，有无粘连、输卵管扭曲和子宫内膜异位症病灶，可以同时进行粘连分离术、异位病灶电灼术及子宫肌瘤剔除术等。

7）其他　还包括染色体检查；免疫试验，包括抗精子抗体、抗子宫内膜抗体等；CT 或 MRI 检查对疑有垂体瘤者可行蝶鞍分层摄片，以及腹、盆腔情况检查。

2. 男方诊断

（1）病史　包括不育时间、性生活史、近期不育和相关检查及治疗经过；既往发育史，疾病史及相关治疗史，家族史，个人职业和环境暴露史。

（2）体格检查　包括全身检查和生殖系统检查。

（3）实验室检查　精液常规是不孕症夫妇首选的检查项目，包括精液量、精子数量、活动度、畸形率等。根据 WHO《人类精液检查与处理实验室手册》（第 5 版）的标准进行检查。初诊时男方一般要进行 2～3 次精液检查。

（4）其他辅助检查　包括激素检测、生殖系统超声等。

（二）辨证要点

主要是审脏腑、冲任、胞宫之病位；辨气血、寒热、虚实之变化；以及分析病理产物之痰湿、瘀血与湿热的不同。若原发不孕、月经初潮推迟、月经后期量少、伴有腰痛膝软者，多属肾虚气弱；伴有畏寒肢冷、量少或多、色淡质稀者，属肾阳虚；若伴见月经先期量少、色红质稠、偶夹小血块、心烦口干者，多属肾阴虚；若见胸胁乳房胀痛、情志郁郁不乐者，多属肝郁之证；形体肥胖、带下量多、质黏稠、伴胸闷泛恶者，多属痰湿之证；继发不孕、经期延长、赤白带下、低热起伏、苔黄腻者，多属湿热；经行腹痛、量少不畅、质稠夹血块、舌质暗、有瘀点瘀斑者，多属血瘀；月经后期、量少色淡、伴头晕耳鸣、心悸失眠者，为血虚之象。

（三）鉴别诊断

主要与暗产鉴别，即有妊娠迹象但很快伴随月经而自然消失，类似现代所言生化妊娠。

【治疗】

（一）治疗思路

本病病因复杂，需将多种因素综合考虑，采用自然、安全、合理的方案进行治疗。首先应改善生活方式，体重超重者减轻体重，体弱者需纠正营养不良和贫血；同时结合病因确立治疗方案，如排卵障碍性不孕需调整月经周期节律；盆腔炎性疾病后遗症致不孕症需补虚通络；免疫性不孕不育者，可采用滋阴清热扶正等以达到抑制抗体的作用。即视具体情况进行中西医结合治疗，以提高疗效。同时，加强医患沟通、建立医患互信关系，有利于提升治疗效果。

（二）西医治疗

1. 全身治疗　掌握性知识，选择于排卵期性生活，可增加受孕机会；消除精神紧张和焦虑，矫正不良生活习惯，戒烟酒，增强体质、保持标准体重、有利于恢复生育能力。

2. 病因治疗

（1）输卵管因素不孕　对男方精液指标正常，女方卵巢功能良好、不孕年限不足 3 年的年轻夫妇，可试行期待疗法配合中药调理。对输卵管阻塞或粘连，可行腹腔镜下输卵管造口术、整形术、吻合术等。经治疗失败可接受辅助生殖技术助孕。对于严重的输卵管积水，目前主张行输卵管切除或结扎，有利于进一步辅助生殖技术助孕。

（2）卵巢肿瘤　对非赘生性卵巢囊肿或良性卵巢肿瘤有手术指征者，可考虑手术剥除或切除。性质不明的卵巢肿瘤应确诊，必要时行手术探查，根据病理结果决定手术方式。

（3）子宫病变　子宫黏膜下肌瘤、内膜息肉、宫腔粘连等如果影响宫腔环境，干扰受精卵着床和胚胎发育，可行宫腔镜下切除、分离手术。

（4）子宫内膜异位症　首诊应进行腹腔镜的诊断和治疗，对于复发性内异症、卵巢功能明显减退的患者应慎重手术。对中重度病例，术后可辅以孕激素或 GnRH-a 治疗 3 ～ 6 个周期。重症和复发者可考虑辅助生殖技术。

（5）生殖系统畸形及结核　生殖器官畸形如宫颈子宫纵隔切开或分离术，子宫纵隔切除成形术，残角子宫切除术，阴道纵隔、斜隔切除成形术等；生殖系统结核活动期应进行抗结核治疗，用药期间应避孕。因盆腔结核多累及输卵管和子宫内膜，多数患者需借助辅助生殖技术妊娠。

（6）免疫性不孕　避免抗原刺激，应用免疫抑制剂。对抗磷脂综合征阳性者采用泼尼松 10mg，每日 3 次，阿司匹林每日 80mg，孕前和孕中期长期口服，以防止反复流产和死胎发生。

3. 诱导排卵　促排卵治疗是女方排卵障碍性不孕最常用的方法，根据不同病情可采取相应的促排卵治疗。

（1）氯米芬　适用于体内有一定雌激素水平者和下丘脑 - 垂体 - 卵巢轴反馈机制健全者。自然月经或人工诱发月经周期第 3 ～ 5 天开始，每日口服 50mg，连用 5 日；应用 3 个周期后无排卵，则加大剂量至每日 100 ～ 150mg，连用 5 日。其排卵率可达 70% ～ 80%，每周期妊娠率 20% ～ 30%。用药周期应行阴道超声监测卵泡生长，必要时可联合应用人绝经期促性腺激素（hMG）和人绒毛膜促性腺激素（hCG）诱导排卵。排卵后可进行 12 ～ 14 日黄体功能支持，药物选择天然黄体酮制剂。

（2）来曲唑　属于芳香化酶抑制剂，可抑制雄激素向雌激素的转化，减低雌激素水平，负反馈作用于垂体分泌促性腺激素，刺激卵泡发育。适应证和用法同氯米芬，剂量一般为 2.5 ～ 5mg/d，诱导排卵及黄体支持方案同前。

（3）人绒毛膜促性腺激素　常在排卵周期卵泡成熟后，一次注射 4000 ～ 10000U，模拟内源性 LH 峰值作用，诱导卵母细胞成熟分裂和排卵的发生。

（4）尿促性素（hMG）　用于氯米芬抵抗或无效患者，75U 制剂理论上含 FSH 和 LH 各 75U，可促使卵泡生长发育成熟。一般在月经周期第 2 ～ 3 日起，每日或隔日肌内注射 75 ～ 150U，直至卵泡成熟。PCOS 患者及年轻瘦小者容易发生 OHSS，应从月经第 3 ～ 5 天每日肌注 hMG 1 支，用药期间阴道超声监测排卵，根据卵泡发育情况调整 hMG 用量。当卵泡直径达 18 ～ 20mm 时肌注 hCG 诱导排卵，hCG 注射日及其后 2 日鼓励自然性生活，排卵后黄体支持同前。

（5）卵泡刺激素（FSH）　用于 hMG 治疗失败者。月经第 3 ～ 5 天起，每日肌注 1 ～ 2 支，监测卵泡发育，待卵泡成熟后应用 hCG 诱导排卵。也可用小剂量 FSH 渐增方案，即每日 37.5U，持续 8 ～ 14 天，若无反应，每日加用 37.5U，以避免 OHSS 发生。当最大卵泡直径达 18mm 时，加用 hCG 诱导排卵。

（6）促性腺激素释放激素（GnRH）　应用 GnRH–a 200 ～ 500μg 皮下注射 2 ～ 4 周，可以降低 PCOS 患者的 LH 和雄激素水平，再用 hMG、FSH 或 GnRH 脉冲治疗，可提高排卵率和妊娠率，降低 OHSS 和流产率。

（7）溴隐亭　适用于无排卵伴有高催乳激素血症者。从小剂量（1.25mg）开始，每日 2 次，若无反应，1 周后改为 2.5mg，每日 2 次。一般连续用药 3 ～ 4 周时 PRL 降至正常，多可排卵。

4. 不明原因不孕的治疗　目前尚无肯定有效的治疗方法和疗效指标。对于年轻、不孕年限短、卵巢功能良好的夫妇，可行期待治疗，一般不超过 3 年。对卵巢功能减退、年龄超过 30 岁的夫妇，一般慎重选择期待，可行宫腔内丈夫精液人工授精 3 ～ 6 个周期诊断性治疗，若仍未受孕则考虑体外受精 – 胚胎移植。

5. 辅助生殖技术　（详见本章第二节）。

（三）中医治疗

"种子必先调经"，对不孕症的治疗主要在于辨证论治及调整月经周期。

1. 辨证论治

（1）肾虚证

1）肾气虚弱证

证候：婚久不孕，月经不调或停闭，经量或多或少，经色暗，头晕耳鸣，腰膝酸软，精神疲倦，小便清长。舌淡苔薄，脉沉细尺弱。

治法：补肾益气，温养冲任。

方药：毓麟珠（《景岳全书·妇人规》）。

若子宫发育不良，应积极早治，加入血肉有情之品如紫河车、鹿角片（或鹿茸）及桃仁、丹参、茺蔚子等补肾活血，通补奇经；性欲淡漠者，加淫羊藿、仙茅、肉苁蓉等温肾填精。

2）肾阴虚证

证候：婚久不孕，月经先期，量少或量多，色红无块，形体消瘦，腰酸，头目眩晕，耳鸣，五心烦热。舌红苔少，脉细数。

治法：滋阴养血，调冲益精。

方药：养精种玉汤（《傅青主女科》）合清骨滋肾汤（《傅青主女科》）。

若阴虚盗汗、手足心热、烦躁不安、失眠多梦，加入龟甲、知母、紫河车、牡丹皮、首乌、肉苁蓉、菟丝子以加强滋肾益精之功，稍佐以制火。

3）肾阳虚证

证候：婚久不孕，月经后期量少，色淡，或见月经稀发甚则闭经。面色晦暗，腰酸腿软，性欲淡漠，大便不实，小便清长。舌淡苔白，脉沉细。

治法：温肾益气，调补冲任。

方药：温肾丸（《医学入门》）。

若子宫发育不良，应及早治疗，加入血肉有情之品；性欲淡漠者，选加淫羊藿、仙茅、石楠叶、肉苁蓉温肾填精。

（2）肝气郁结证

证候：婚久不孕，经前乳房、小腹胀痛，月经周期先后不定，经血夹块，情志抑郁或急躁易怒，胸胁胀满。舌质暗红，脉弦。

治法：疏肝解郁，养血理脾。

方药：开郁种玉汤（《傅青主女科》）。

若见乳胀有结块者，加王不留行、路路通、川楝子、橘核破气行滞；乳房胀痛灼热者，加钩藤、蒲公英清热泻肝；梦多寐差者，加炒枣仁、夜交藤宁心安神。

（3）痰湿壅阻证

证候：婚久不孕，经行后期，量少或闭经，带下量多质稠，形体肥胖，头晕，心悸，胸闷呕恶。苔白腻，脉滑。

治法：燥湿化痰，调理冲任。

方药：启宫丸（《医方集解》）。

若呕恶胸满甚者，加厚朴、枳壳、竹茹以宽中降逆化痰；心悸甚者，加远志化痰宁心安神；痰瘀互结成癥者，加昆布、海藻、菖蒲、三棱、莪术软坚化痰消癥；痰湿内盛，胸闷气短者，酌加瓜蒌、胆南星、石菖蒲宽胸利气以化痰湿；经量过多者，加黄芪、续断补气益肾以固冲任；心悸者，加远志以祛痰宁心；月经后期或经闭者，酌加鹿角胶、淫羊藿、巴戟天以补益冲任。

（4）瘀滞胞宫证

证候：婚久不孕，月经后期，经量多少不一，色紫夹块，经行不畅，小腹疼痛拒按，或腰骶疼痛。舌质紫暗或有瘀斑瘀点，脉涩。

治法：活血化瘀，调理冲任。

方药：少腹逐瘀汤（《医林改错》）。

若气滞血瘀，兼见胸胁、乳房、少腹胀痛，可选用膈下逐瘀汤（《医林改错》）加减。若湿热瘀阻，用血府逐瘀汤（《医林改错》）加苍术、黄柏、败酱草、红藤等化瘀清热。

（5）湿热内蕴证

证候：继发不孕，月经先期，经期延长，淋漓不断，赤白带下，腰骶酸痛，少腹坠痛，或低热起伏。舌红苔黄腻，脉弦数。

治法：清热除湿，活血调经。

方药：清热调血汤（《古今医鉴》）加红藤、败酱草、车前子、薏苡仁。

若经行腹痛，加香附、泽兰、土鳖虫行气活血止痛；若痛甚连及腰骶部，加续断、狗脊、秦艽以清热除湿止痛；经血量多或经期延长，酌加地榆、马齿苋、黄芩凉血止血；带下臭秽者，加黄柏、蒲公英、椿根皮、土茯苓清热利湿止带。

2. 调整月经周期　按照冲任胞宫气血阴阳的转化关系，针对行经期、经后期、经间期、经前期各自的特点分别选方用药，以调整月经周期，提高疗效。行经期为重阳转化期，重在排泄月经为顺，宜活血调经，用五味调经散（《夏桂成实用中医妇科学》）；经后期为阴分增长期，重在阴分的恢复，宜补益肝肾，用归芍地黄汤（《薛氏医案》）；经间期为重阴转化期，以排卵为要，宜益肾活血，用益肾促排卵汤（《夏桂成实用中医妇科学》）；经前期为阳长期，宜温肾暖宫，用毓麟珠（《景岳全书》）。

3. 中成药

（1）六味地黄丸　口服，适用于肾阴虚证。

（2）桂附地黄丸　口服，适用于肾阳虚证。

（3）五子衍宗丸　口服，适用于肾气虚证。

（4）定坤丹　口服，适用于肝郁血虚证。

（5）桂枝茯苓丸　口服，适用于瘀滞胞宫证。

（6）坤泰胶囊　口服，适用于阴虚火旺证。

4. 外治法　保留灌肠法：丹参 30g，三棱、莪术、枳实、皂角刺、当归、透骨草各 15g，乳香、没药、赤芍各 10g。加水浓煎至 100mL，药液以 37～39℃保留灌肠，每 10 日为一疗程。用于盆腔因素包括输卵管梗阻、盆腔炎性疾病后遗症、子宫内膜异位症等致不孕，经期停用。

【诊疗思路示意图】

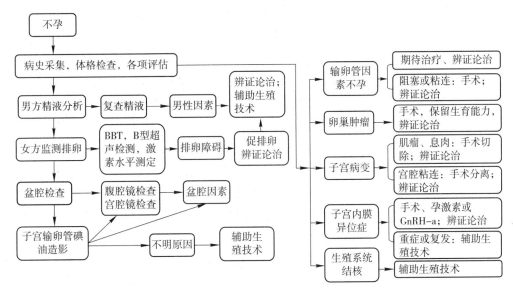

图 15-1　不孕症诊疗思路示意图

【预防与调护】

提倡婚前检查，及早发现先天性生殖器畸形，对于可纠正者，婚前即应进行治疗。婚后如暂无生育愿望或计划，应采取避孕措施，尽量避免人工流产，以防发生生殖系统炎症及宫腔粘连导致继发不孕。患结核、阑尾炎或急性淋菌性生殖道感染时应积极治疗，以免造成输卵管或子宫内膜感染。戒烟酒；性生活要适度。

【预后】

本病预后尚无确切数据，高龄所致卵巢功能低下、卵巢早衰，以及子宫内膜异位症、子宫腺肌病、子宫肌瘤等疾病可增加治疗的难度。

【思考题】

谈谈不孕症的检查步骤、西医治疗和中医分型论治。

第二节　辅助生殖技术

辅助生殖技术（assisted reproductive techniques，ART）是指体外对配子、胚胎或者基因物质进行显微操作帮助不孕夫妇受孕的一组方法。即通过非自然性交途径对人类生殖过程进行干预的助孕技术及其衍生技术。包括人工授精、体外受精－胚胎移植（IVF-ET）、配子输卵管内移植（gamete intrafallopian transfer，GIFT）、赠卵联合体外受精（IVF）、卵胞浆内单精子注射（ICSI）联合体外受精（IVF）及着床前遗传学诊断（PGD）等助孕手段，目前临床最多应用的是 IVF-ET 及其衍生技术。

一、人工授精

人工授精（artificial insemination，AI）是将精液在实验室处理后由医师通过非性交方式注入女性生殖道使其受孕的一种助孕技术，包括使用丈夫精液的人工授精称夫精人工授精（artificial insemination with husband，AIH）以及用供者精液的人工授精（artificial insemination by donor，AID）。AIH 主要适用于诸种原因引起的性交困难使精液无法正常进入女性生殖道，其丈夫精液正常或轻度异常，或女方宫颈因素，以及免疫学性因素、不明原因不孕症。AID 适用于其丈夫患无精症，或有显性常染色体病，或男女双方均是同一常染色体隐性杂合体的患者。按国家法规，目前 AID 精子来源一律由国家卫生健康委员会认定的人类精子库提供和管理。

具备正常发育的卵泡、正常范围的活动精子数目，健全的女性生殖道结构，至少一条通畅的输卵管的不孕（育）症夫妇，均可以实施人工授精治疗。方法包括阴道内、宫颈管内、宫腔内、输卵管内及直接经腹腔内人工授精。临床上较常用宫腔内人工授精（intrauterine insemination，IUI）：通过洗涤、上游或离心等方法使精液去除精浆，优化处理后取 0.3 ～ 0.5mL 精子悬浮液，在女方排卵期通过导管经宫颈管缓慢注入宫腔内。排卵时间主要根据超声显像、基础体温、激素测定、宫颈黏液等监测进行综合判断。

人工授精可在自然周期和促排卵周期中进行，在促排卵周期中应控制优势卵泡数目，当有 3 个及以上优势卵泡发育时，可能增加多胎妊娠发生率，故应取消本周期受孕计划。

二、体外受精－胚胎移植

体外受精－胚胎移植（in vitro fertilization and embryo transfer，IVF-ET）技术是指将不孕夫妇的卵子和精子取出，在体外培养系统中受精，将发育到一定时期的胚胎移植到宫腔内的方法。从妇女卵巢内取出卵子，在体外与精子发生受精并培养 3 ～ 5 日，再将发育到卵裂球期或囊胚期阶段的胚胎移植到宫腔内，使其着床发育成胎儿的全过程，俗称"试管婴儿"。

1. 适应证　输卵管性不孕症、不明原因不孕症、子宫内膜异位症、男性因素不育症、排卵障碍、宫颈因素所致不孕等患者，以及通过其他常规治疗最终仍无法妊娠者均可应用体外受精－胚胎移植技术。

2. 禁忌证

具有以下情况者均不可应用体外受精－胚胎移植技术：

①男女任何一方患有严重的精神疾患、泌尿生殖系统急性感染、性传播疾病。②患有《母婴保健法》规定的不宜生育的、目前无法进行胚胎植入前遗传学诊断的遗传性疾病。③任何一方具有吸毒等严重不良嗜好。④任何一方接触致畸量的射线、毒物、药品并处于作用期。⑤女方子宫

不具备妊娠功能或严重躯体疾病不能承受妊娠。

3. 主要步骤

（1）IVF 术前准备　不孕症夫妇在行 IVF-ET 治疗之前，必须完成系统的不孕症检查以及常规体格检查，排除不能耐受超促排卵及妊娠的内、外科疾病及肿瘤等，确认患者具备恰当的适应证而无禁忌证。

（2）控制性超促排卵（controlled ovarian hyperstimulation，COH）　COH 方案主要有使用 GnRH 激动剂降调节的超排卵方案（包括长方案、短方案、超短方案及超长方案）、无降调节的超排卵方案及使用 GnRH 拮抗剂（GnRH-a）的超排卵方案。

（3）取卵　经阴道超声介导下穿刺成熟卵泡，抽吸卵泡液并从中获得卵母细胞。

（4）体外受精　获得的卵母细胞与优化处理的精子在取卵后 4～5 小时混合受精，即体外培养受精卵。

（5）胚胎移植及黄体支持　受精卵经过体外培养 3～5 日后，将分裂为 4～8 个细胞的早期胚胎或囊胚移植入子宫腔，并应用黄体酮行黄体支持。

（6）随诊　胚胎移植 2 周后测血清或尿 hCG 水平以明确妊娠；移植 4～5 周后行阴道超声检查以确定是否宫内临床妊娠。若经超声诊断明确为宫内有妊娠囊或流产、异位妊娠经病理检查发现妊娠物（如绒毛组织）则称临床妊娠，仅有尿 hCG 阳性而不能确认临床妊娠者称生化妊娠。

4. 冻融胚胎移植　冻融胚胎移植（frozen-thawed embryo transfer，FET）是将 IVF-ET 周期中剩余的优质胚胎放入冷冻保护剂中，在超低温环境中保存，需要时再将胚胎融解复苏的技术。冻融胚胎可以在原核期、卵裂早期、囊胚期进行，其着床率已接近新鲜胚胎。

5. 常见并发症

（1）卵巢过度刺激综合征（OHSS）　指诱导排卵药物刺激卵巢后，导致多个卵泡发育，雌激素水平过高及颗粒细胞的黄素化引起全身血流动力学改变的病理情况。是一种发生于促排卵后黄体阶段或妊娠早期的医源性并发症。主要病理改变为全身血管通透性增加，血液中水分进入体腔，血液成分浓缩，hCG 会加重发病。临床多表现为腹部胀满、卵巢增大；严重者可出现腹部膨胀、大量腹腔积液、胸腔积液，可导致血液浓缩、重要脏器血栓形成和功能损害、电解质紊乱等并发症，甚至导致死亡。妊娠可能使 OHSS 症状加重。治疗原则是增加胶体渗透压，扩容为主，防止血栓形成，辅以改善症状和支持治疗。

（2）多胎妊娠　应用诱导排卵药物导致的多卵泡发育及多个胚胎移植，所致的多胎妊娠发生率高达 30% 以上。多胎妊娠可增加母婴并发症、流产和早产的发生率、围产儿患病率和死亡率。故应严格掌握促排卵药物的适应证，减少移植胚胎的数目，多胎妊娠可在孕早期施行选择性胚胎减灭术。

三、卵胞浆内单精子注射

卵胞浆内单精子注射（intracytoplasmic sperm injection，ICSI）是在显微操作系统的帮助下，在体外直接将单个精子注入卵母细胞质内使其受精的技术，主要用于治疗男性少弱畸形精子症、不可逆的梗阻性无精症、不明原因不育、前次 IVF-ET 周期受精失败者，以及着床前胚胎的遗传学诊断。生精障碍者可能患有遗传性疾病，如 Y 染色体微缺失等，需慎用此法。ICSI 的方法是通过刺激排卵、卵泡监测及取卵过程获得卵子，并去除卵丘颗粒细胞，使其在高倍倒置显微镜下行卵母细胞质内单精子显微注射授精。后续胚胎体外培养、胚胎移植及黄体支持同 IVF 技术。

四、胚胎植入前遗传学诊断

胚胎植入前遗传学诊断（preimplantation genetic diagnosis，PGD）是指从体外受精第 3 日的胚胎或第 5 日的囊胚中取 1 ～ 2 个卵裂球或部分滋养细胞进行细胞或分子遗传学检测，检出带致病基因和异常核型的胚胎，然后据此选择适合的正常基因和核型的胚胎进行移植的技术。检测方法以荧光原位杂交或各种 PCR 技术为主。适用于某些单基因遗传性疾病、染色体数目或结构异常及性连锁性遗传病的携带者等有可能分娩遗传性疾病后代的高危夫妇的胚胎选择，可使产前诊断提早到胚胎期。PGD 检测结果正常，胚胎移植后妊娠的妇女，应在孕 16 ～ 20 周进行羊膜腔穿刺，行羊水细胞遗传学分析以明确诊断。

五、中医药治疗

在充分理解 COH 方案的前提下，配合中医药治疗可提高 ART 的成功率，改善妊娠结局。

1. 肝肾阴虚证

证候：行 ART 多次，月经先期或后期，量少，色红无块，形体消瘦，腰酸，头晕耳鸣，五心烦热。舌红苔少，脉细数。

治法：滋阴养血，补益肝肾。

方药：养精种玉汤（《傅青主女科》）合左归饮（《景岳全书》）。

临证时可加龟甲、知母、紫河车、肉苁蓉、菟丝子、牡丹皮既可加强滋肾益精之功，又可稍佐以制火。

2. 脾肾阳虚证

证候：行 ART 之时，月经后期，量少，色淡，或见月经稀发甚则闭经，面色晦暗，腰酸腿软，性欲淡漠，大便不实，小便清长。舌淡苔薄，脉沉细。

治法：补益脾肾，温养冲任。

方药：毓麟珠（《景岳全书》）去川椒。

若性欲淡漠，选加淫羊藿、仙茅、石楠藤、肉苁蓉温肾填精。

3. 心肾不交证

证候：行 ART 之时，精神紧张，失眠多梦，心悸时作，腰酸腿软，手足心热，甚则潮热盗汗，口燥咽干，颧赤唇红。舌红而干，脉细数。

治法：养阴清热，交通心肾。

方药：黄连阿胶汤（《伤寒论》）合交泰丸（《韩氏医通》）加生地黄、牡丹皮、女贞子。

若兼有潮热，加知母、龟甲、鳖甲、莲子心、钩藤等以滋阴而清虚热；烦躁失眠便秘，则加枣仁、柏子仁宁心安神。

4. 肝郁气滞证（参见"不孕症"）。

5. 湿热蕴结证

证候：继发不孕，行 ART 前后，月经先期，经期延长，淋漓不断，赤白带下，腰骶酸痛，少腹坠痛，或低热起伏。舌红苔黄腻，脉弦数。

治法：清热燥湿、活血调经。

方药：红藤败酱散（《夏桂成实用中医妇科学》）。

若经量过多，加入失笑散、大蓟、小蓟、茜草炭以清热凉血，化瘀止血；经行量偏少，经行不畅者加入泽兰叶、制香附、益母草、川牛膝以行气活血；经行腹痛剧烈者，加制乳没、五灵脂化瘀止痛；伴有小腹包块者，加入穿山甲、皂角刺、五灵脂、桔梗、大黄散结消癥。

6. 痰湿内阻证 （参见"不孕症"）。

7. 瘀滞胞宫证 （参见"不孕症"）。

【思考题】

辅助生殖技术包括哪些？

第十六章

计划生育

计划生育（family planning）是指对人口的出生增长实行计划调节和控制，以实现人口与经济、社会协调发展。实行计划生育，科学控制人口数量，提高人口素质，是关系到国家繁荣富强、民族兴旺发达的根本大计，是我国的一项基本国策。全面实施一对夫妇可生育两个孩子政策，应做好避孕工作知情选择，及时确定节育方法并落实；通过计划生育工作，可避免先天性缺陷代代相传，防止后天因素影响发育。

第一节　避　孕

避孕（contraception）是指采用科学手段使妇女暂时不受孕，主要通过控制生殖过程的3个关键环节而实现：①抑制精子、卵子产生。②阻止精子与卵子结合。③使子宫环境不利于精子获能、生存或受精卵着床发育。本节以宫内节育器、激素避孕及其他避孕方法为主分类介绍。

一、宫内节育器

宫内节育器（intrauterine device，IUD）是一种安全、有效、简便、经济、可逆的避孕工具，为我国育龄妇女的主要避孕措施。

（一）宫内节育器的种类

1. 惰性宫内节育器（第一代 IUD）　由惰性原料如金属、硅胶、塑料或尼龙等制成，由于金属单环脱落率及带器妊娠率高，故已淘汰。

2. 活性宫内节育器（第二代 IUD）　其内含有活性物质如铜离子、激素、药物及磁性物质等，可以提高避孕效果，减轻副反应。主要有含铜 IUD 和含药 IUD 两类。

（1）含铜宫内节育器　是我国目前应用最广泛的 IUD，可在宫内持续释放具有生物活性、较强抗生育作用的铜离子。从形态上分宫型、T 型、V 型等多种形态。不同形态的 IUD，根据含铜表面积，分为 TCu-220（T 型、含铜表面积 220mm^2）、TCu-380A、VCu-220 等。其避孕效果与含铜表面积呈正比，避孕有效率在 90% 以上，主要副作用为点滴出血。

1）带铜宫形节育器　形态接近宫腔形态，不锈钢丝呈螺旋状，内置铜丝；妊娠率及脱落率低，无尾丝，可放置 20 年左右，在我国四川省应用广泛。

2）带铜 T 形节育器（TCu-IUD）　以聚乙烯为支架，在纵臂或横臂上绕有铜丝或铜套，铜丝易断裂，放置年限较短，一般 5～7 年，含铜套 IUD 放置时间可达 10～15 年。其中 TCu-380A 是目前国际公认性能最佳的节育器。TCu-IUD 带有尾丝，便于取出。

3）其他 带铜V形节育器、母体乐、含铜无支架IUD（又称"吉妮IUD"）也是我国常用的IUD。

（2）含药宫内节育器 将药物储存于节育器内，每日微量释放以提高避孕效果，降低副反应。我国临床主要应用含孕激素IUD和含吲哚美辛IUD。

1）含孕激素T形IUD 多为左炔诺孕酮IUD（LNG-IUD），有效期5年，含有尾丝。优点为妊娠率、脱落率低，主要副反应为月经量少、点滴出血和闭经。

2）含吲哚美辛IUD 常用产品有含铜IUD、活性γ-IUD等。其特点为妊娠率、脱落率和出血率低，继续存放率高。

3）含其他活性物质的IUD 如含锌、磁及其他止血药如抗纤溶药物等的IUD。

（二）避孕机制

1. 杀精毒胚 ①IUD因压迫局部可产生炎症反应，而炎性细胞有毒害胚胎的作用，同时产生大量巨噬细胞覆盖于子宫内膜，可影响受精卵着床、吞噬精子及影响胚胎发育。②铜离子具有使精子头尾分离、不能获能的毒性作用。

2. 干扰着床 ①长期异物刺激可损伤子宫内膜及发生慢性炎症反应，产生前列腺素，改变输卵管蠕动，导致受精卵运行速度与子宫内膜发育不同步，影响受精卵着床。②子宫内膜受压缺血及吞噬细胞作用可激活纤溶酶原，使局部纤溶活性增强，致囊胚溶解吸收。③带铜IUD可长期释放铜离子，使子宫内膜细胞代谢受干扰，影响受精卵着床及囊胚发育。

3. 含孕激素IUD避孕作用 含孕激素IUD释放的孕激素可引起子宫内膜腺体萎缩、间质蜕膜化，间质炎细胞浸润，并改变宫颈黏液性状，使宫颈黏液稠厚，不利于受精卵的着床和精子的穿透。

4. 含吲哚美辛的IUD 吲哚美辛抑制前列腺素合成，减少前列腺素对子宫的收缩作用而减少放置IUD后的出血反应。

（三）宫内节育器放置术

1. 适应证 育龄妇女无禁忌证，自愿要求以IUD避孕者。

2. 禁忌证 ①妊娠或可疑妊娠者。②生殖道急性炎症。③近3个月月经失调、阴道不规则流血、重度痛经等。④生殖器官肿瘤、畸形（如纵隔子宫、双子宫等）、宫腔>9cm或<5.5cm（除外足月分娩后、大月份引产后或放置含铜无支架IUD）。⑤宫颈内口过松、重度陈旧性宫颈裂伤、重度宫颈狭窄或子宫脱垂等。⑥严重的全身性疾患，如心力衰竭、重度贫血、血液病及各种疾病的急性期等。⑦有铜过敏史者，不能放置带铜节育器。⑧人工流产出血多，疑有妊娠组织物残留或感染可能；中期妊娠引产、分娩或剖宫产胎盘娩出后，子宫收缩不良有出血或潜在感染可能。

3. 放置时间 ①月经干净后3～7天，无性交史。②月经延期或哺乳期闭经者，排除早孕后。③人工流产术后立即放置。④产后42日，恶露已净，会阴伤口愈合，子宫恢复正常。⑤剖宫产术后半年。⑥含孕激素IUD可在月经第3日放置。⑦自然流产者转经后，药物流产者2次正常月经后。⑧性交后5日内（为紧急避孕方法之一）。

4. 放置方法 ①受术者排空膀胱，取膀胱截石位，双合诊检查子宫位置、大小、倾屈度及附件情况，外阴阴道常规消毒铺巾。②阴道窥器暴露宫颈后消毒宫颈与宫颈管。③以宫颈钳夹持宫颈前唇，子宫探针可顺宫腔方向探测宫腔深度以选择节育器。④用放置器将节育器推送入宫腔，IUD上缘必须抵达宫底。带有尾丝者可在距宫口2cm处剪断。⑤观察无出血后，取下宫颈钳和阴道窥器。

5. 注意事项与随访 ①严格无菌操作，以防感染。②节育器要一次放至宫底部。③哺乳期子宫小而软，易穿孔，故操作必须仔细。④术后休息 3 日，1 周内忌重体力劳动，2 周内忌性交及盆浴，保持外阴清洁。⑤术后第一年 1、3、6、12 月各随访 1 次，以后每年随访 1 次直至停用，特殊情况随时就诊。

（四）宫内节育器的取出

1. 适应证 生理情况：①计划再生育或已无性生活不需避孕者。②放置期限已满需更换者。③绝经过渡期停经 1 年内。④拟改用其他避孕措施或绝育者。病理情况：①因副反应及并发症经治疗无效者。②带器妊娠，包括宫内和宫外妊娠。

2. 禁忌证 ①生殖道炎症先予抗感染，治愈后再取出 IUD。②全身情况不良或在疾病的急性期，应待病情好转后再取出。

3. 取器时间 ①月经干净后 3～7 天。②带器早期妊娠，行人工流产术时同时取器。③带器异位妊娠术前行诊断性刮宫时，或在术后出院前取器。④子宫不规则出血随时可取，同时行诊断性刮宫，刮出组织送病理检查，排除内膜病变。

4. 取器方法 常规消毒，有尾丝者用血管钳夹住尾丝轻轻牵引取出。无尾丝者前三步与放置方法相同，然后用子宫探针查清节育器位置，再用取环钩或取环钳将 IUD 取出。取器困难者可在超声下进行操作，必要时在宫腔镜下取出。

5. 注意事项 ①取器前应做超声或 X 线检查确定节育器是否在宫腔内，同时了解 IUD 类型。②使用取环钩时，应十分小心，不能盲目钩取，更应避免向宫壁钩取，以免损伤子宫壁。③取出 IUD 后，核查其是否完整，必要时需行超声或 X 线检查，并落实其他避孕措施。

（五）宫内节育器的副反应

1. 阴道不规则流血 是放置 IUD 的主要副反应，主要表现为经量增多、经期延长或少量点滴出血，应根据具体情况进行治疗。

（1）西医处理 放环后纤溶系统活性增强、前列腺素含量升高可致阴道不规则流血。治疗上，流血期或经前期可选用抗纤溶药物、前列腺素合成酶抑制剂、复方雌孕激素避孕药等止血及抗生素预防感染。如出血多难以控制或出现明显贫血者，可给予相应对症治疗并取出节育器。

（2）中医治疗 中医学将其归为"经期延长""月经过多""崩漏"等病范畴。

1）病因病机 本病是在环卧子宫、子宫受损的基础上，复因情志不舒、体虚久病、劳倦过度，或环卧子宫，瘀久化热，导致胞脉瘀阻，血不归经而妄行。

2）辨证论治 本病病位在子宫，病机为血瘀，临床实证居多，或见虚实夹杂，纯虚证少；热证多而寒证少，尤以瘀热者多见。

①肝郁血瘀证

证候：宫内置环后出现经量多于既往或经行时间延长，经色暗红，经行不畅或有血块，精神抑郁，善太息，胸胁、乳房胀痛，嗳气口苦。舌暗红苔薄，脉弦涩。

治法：理气化瘀止血。

方药：四草止血方（《中西医结合妇产科学》）。

②阴虚血瘀证

证候：宫内置环后出现经量多于既往或经行时间延长，经色暗红，有血块或经行不畅，潮热颧红，咽干口燥，手足心热。舌红苔少，脉细数。

治法：养阴清热，化瘀止血。

方药：二至丸（《医方集解》）加生地黄、炒蒲黄、茜草、山茱萸。

③气虚血瘀证

证候：宫内置环后出现经量多于既往或经行时间延长，经色淡暗，有血块或经行不畅，神疲肢倦，面色㿠白，气短懒言，小腹空坠。舌质淡苔薄，脉缓弱。

治法：益气化瘀止血。

方药：举元煎（《景岳全书》）合失笑散（《太平惠民和剂局方》）加血余炭、茜草。

④瘀热互结证

证候：宫内置环后出现经量多于既往或经行时间延长，经色暗红，有血块或经行不畅，心烦口渴，或伴发热，溲黄便结。舌质红苔薄，脉弦数。

治法：清热凉血，化瘀止血。

方药：清经散（《傅青主女科》）去黄柏，熟地黄改为生地黄，加茜草、三七、地榆炭。

3）中成药　宫宁颗粒，口服，用于瘀热互结证。

2. 下腹坠痛、腰骶酸痛　多由 IUD 与宫腔大小、形态不适应，引发子宫频繁收缩而致。轻者宜中医辨证治疗；重者应取出节育器。

3. 白带增多　多数不需治疗，一般数月后自行减少。

（六）放置宫内节育器的并发症及处理

1. 节育器异位　原因包括：①子宫穿孔，操作不当将 IUD 放到宫腔外。② IUD 过大、过硬或子宫壁薄而软（如哺乳期），子宫收缩造成 IUD 逐渐移位到宫腔外。确诊 IUD 异位后，应经腹或在腹腔镜下将 IUD 取出。

2. 节育器嵌顿或断裂　由于 IUD 放置时损伤子宫壁或放置时间过长，致部分器体嵌入子宫肌壁或发生断裂，故应及时取出。若取出困难，应在超声下、X 线直视下或在宫腔镜下取出。

3. 节育器下移或脱落　是由于操作不规范，IUD 放置未达子宫底部；IUD 与宫腔大小、形态不符；月经过多；宫颈内口过松及子宫过度敏感等原因所致。多发生于放器 1 年以内，尤其是放置后 3 个月内。

4. 带器妊娠　多见于 IUD 下移、脱落或异位。一经确诊，需行人工流产同时取出。

二、激素避孕

激素避孕（hormonal contraception）是指用女性甾体激素避孕，是一种高效避孕方法。甾体激素避孕药的激素成分是雌激素和孕激素。

（一）激素避孕药的种类与用法

1. 短效避孕药　适用于长期同居的夫妇，有效率为 99% 以上，常用以下几种（表 16-1）：

表 16-1　常用女用短效避孕药

名称	雌激素含量（mg）	孕激素含量（mg）	剂型	给药途径
复方炔诺酮片（避孕片 1 号）	炔雌醇 0.035	炔诺酮 0.6	片	口服

名称	雌激素含量（mg）	孕激素含量（mg）	剂型	给药途径
复方甲地孕酮片（避孕片2号）	炔雌醇 0.035	甲地孕酮 1.0	片	口服
复方左炔诺孕酮片	炔雌醇 0.03	左炔诺孕酮 0.15	片	口服
复方避孕药0号	炔雌醇 0.035	甲地孕酮 0.5，炔诺酮 0.3	片	口服
复方去氧孕烯片	炔雌醇 0.03	去氧孕烯 0.15	片	口服
复方孕二烯酮片	炔雌醇 0.03	孕二烯酮 0.075	片	口服
炔雌醇环丙孕酮片	炔雌醇 0.035	环丙孕酮 2.0	片	口服
屈螺酮炔雌醇片	炔雌醇 0.03	屈螺酮 3.0	片	口服
左炔诺孕酮/炔雌醇三相片				
第一相（第1～第6片）	炔雌醇 0.03	左炔诺孕酮 0.05	片	口服
第二相（第7～第11片）	炔雌醇 0.04	左炔诺孕酮 0.075	片	口服
第三相（第12～第21片）	炔雌醇 0.03	左炔诺孕酮 0.125	片	口服

前4种药物均应在月经周期的第5天起每晚服1片，连服22天，如漏服，应在24小时内补服，一般停药后2～3天出现撤药性出血。如月经来潮，则于月经第5日开始服下一周期药物；如停药7天后月经未来者，次日起开始服下一周期药。连续3个月经周期停药后月经不至者应停药，改用其他方法避孕。妈富隆、敏定偶、炔雌醇环丙孕酮片均从月经周期第1日开始按箭头所指方向，每晚服1片，连续21日服完，停药7日后，继服第二个周期。三相片第一周期从月经周期第1日开始服，第二周期后改为第5日开始。若停药7日无撤药性出血，则自停药第8日开始服下一周期三相片。

2. 长效避孕药

（1）长效口服避孕药　由长效雌激素和人工合成孕激素配伍制成。有复方炔诺孕酮二号片、复方炔雌醚片和三合一炔雌醚片。服药1次可避孕1个月。服用方法有两种：①在月经来潮第5日服第1片，5日后加服1片，以后按第1次服药日期每月服1片。②在月经来潮第5日服第1片，第25日服第2片，以后每隔28日服1片。复方长效口服避孕药激素含量大，副反应较多，如类早孕反应、月经失调等。

（2）长效避孕针　包括雌、孕激素复合制剂和单孕激素制剂两种，有效率 >98%。雌、孕激素复合制剂：复方己酸羟孕酮注射液（避孕针1号）、复方甲地孕酮避孕针等，首次于月经周期第5日和第12日各肌注1支，以后在每次月经周期第10～12日肌注1次。单孕激素制剂：醋酸甲羟孕酮避孕针每隔3个月注射1针，避孕效果好；庚炔诺酮避孕针每隔2个月肌注1次。长效避孕针可致月经紊乱、点滴出血或闭经等副作用。单孕激素制剂对乳汁的质和量影响较小，适用于哺乳期妇女；但比雌、孕激素复合制剂更易并发月经紊乱、点滴出血或闭经。

3. 探亲避孕药　适于两地分居的夫妇探亲时服用，不受经期限制。如甲地孕酮探亲避孕片和炔诺孕酮探亲避孕片等，于探亲前1日或当日中午起服1片，此后每晚服1片，至少连服10～14日。

4. 缓释系统避孕药　为一次性给药，药物可缓慢释放而维持恒定的血药浓度。目前国内外使用的有：

（1）皮下埋植剂　目前推广应用的为左炔诺孕酮（LNG）硅胶棒埋植剂Ⅰ型（6根）、左炔诺孕酮硅胶棒埋植剂Ⅱ型（2根）和依托孕烯植入剂（单根）。LNG硅胶棒能缓慢、恒定地向血中释放左炔诺孕酮，发挥避孕作用。于月经来潮 7 日内在上臂内侧做皮下扇形插入，可避孕 5 年。依托孕烯植入剂是单根植入剂，内含依托孕烯 68mg，埋植一次可放置 3 年，放置简单，副作用更小，有效率为 99% 以上，近年来已经在国内上市。

（2）缓释阴道避孕环（CVR） 国内研制的硅胶阴道环，又称甲硅环，环外径 40mm，每环内含甲地孕酮 200mg 或 250mg，每只环可持续使用 1 年。月经期不需取出。

其他缓释系统避孕药还包括微球和微囊避孕针、避孕贴片等。

（二）激素避孕机制

1. 抑制排卵 通过干扰下丘脑 – 垂体 – 卵巢轴的正常功能抑制排卵。

2. 改变宫颈黏液性状 避孕药中的孕激素使宫颈黏液量变少，黏稠度增加、拉丝度减小，不利于精子穿透。

3. 改变子宫内膜的形态与功能 避孕药中的孕激素干扰雌激素效应，可抑制子宫内膜增殖，腺体停留在发育不完全阶段，使子宫内膜与胚胎发育不同步，不利于受精卵着床。

4. 改变输卵管功能 在持续雌、孕激素作用下，可改变输卵管正常的分泌与蠕动，改变受精卵在输卵管内的正常运行速度，从而干扰受精卵着床。

（三）激素避孕禁忌证

激素避孕禁忌证包括：①严重的心血管疾病、血液病或血栓性疾病。②急、慢性肝炎或肾炎。③内分泌疾病如糖尿病需用胰岛素控制、甲状腺功能亢进。④恶性肿瘤、癌前病变、子宫或乳房内有肿块者。⑤哺乳期。⑥年龄 >35 岁的吸烟者或年龄 >45 岁或月经稀发。⑦精神病生活不能自理者。⑧严重偏头痛反复发作者。

（四）激素避孕副反应及治疗

1. 类早孕反应 少数服药后出现如恶心、头晕、乏力、食欲不振、呕吐等类早孕反应，轻者不需处理，坚持服药数个周期后，可自然消失或减轻；重者服前 3 个月内口服维生素 B_6、复合维生素等；症状严重者更换制剂。中医可参照"妊娠剧吐"辨证治疗。

2. 停经或月经过少 停经先除外妊娠，大多数停经在停药后月经可自然恢复。停经两个月者，应更换避孕药种类。调换药物后月经仍不来潮，或连续停经 3 个月以上者应停药，等待月经自然恢复或采用黄体酮肌注（20mg 连续 5 日）或口服甲羟孕酮（10mg 连服 5 ~ 10 日）以撤药出血。如果月经仍未来潮，应查找原因。停经超过 6 个月者，称为避孕药后闭经，可使用人工周期调节。中医可参照"闭经"治疗。停药期间应采取其他方法避孕。月经过少可每日加用炔雌醇（0.005mg）1 ~ 2 片，按周期加服。

3. 阴道流血 又称"突破性出血"，因漏服、迟服、错服避孕药，或因药片质量受损，或因个人体质，服药后体内激素不平衡，不能维持正常生长的子宫内膜完整性而致。治疗方法为：

（1）出血量不多 每晚加服炔雌醇 1 片（0.005mg），与避孕药同时服到第 22 天停药；出血稍多者则每晚加服炔雌醇 2 片（0.01mg），与避孕药同时服到第 22 天停药。

（2）出血量多 若出血量同月经量或出血时已近月经期者，可停止服药，将此次出血作月经处理，于出血第 5 天开始重新服药。

4. 体重增加 因孕激素有弱雄激素作用，故可促进体内合成代谢；或雌激素使体内水钠潴留，亦可导致少数妇女出现体重增加，但不影响健康，不会导致肥胖症，只要注意饮食均衡、加强锻炼即可。

5. 色素沉着 少数妇女颜面出现淡褐色色素沉着，停药后多自然减轻或恢复。极少数色素脱失缓慢，但不影响健康。

6. 其他 如头痛、乳房胀痛、食欲增强、皮疹、瘙痒等，可对症处理。严重的头痛、视力障碍、原因不明的胸痛、腿痛者，需停药观察，并行进一步检查。

三、其他避孕方法

其他避孕方法包括紧急避孕、外用避孕和自然避孕法。

（一）紧急避孕

1. 定义 无防护性生活后或避孕失败后几小时或几日内，妇女为防止非意愿性妊娠的发生而采取的补救避孕法，称为紧急避孕。包括口服紧急避孕药和放置宫内 IUD。

2. 避孕机制 阻止或延迟排卵；干扰受精或阻止着床。

3. 适应证 ①避孕失败，如阴茎套破裂、滑脱，未能做到体外射精，安全期计算错误，漏服短效避孕药，宫内 IUD 脱落。②性生活未使用任何避孕方法。③遭到性暴力。

4. 方法

（1）紧急避孕药 ①复方左炔诺孕酮片（雌、孕激素复方制剂）：含炔雌醇 0.03mg 和左炔诺孕酮 0.15mg。在无防护性生活后 72 小时内服 4 片，12 小时后再服 4 片。②左炔诺孕酮片（单纯孕激素制剂）：含左炔诺孕酮 0.75mg。在无防护性生活后 72 小时内服 1 片，12 小时后再服 1 片。目前使用的毓婷、惠婷、安婷均为左炔诺孕酮片，妊娠率 4%。③米非司酮（抗孕激素制剂）：每片含米非司酮 10mg 或 25mg，在无防护的性生活后 120 小时内服用 1 片即可，服药后妊娠率为 2%。

（2）紧急放置带铜宫内节育器 可以用作紧急避孕方法，特别适合希望长期避孕且符合放环者。于无防护性交后 5 日（120 小时）内放入带铜 IUD，有效率在 95% 以上。

（二）外用避孕

1. 阴茎套 也称男用避孕套，每次性交时使用。同时防止性传播疾病。有 29mm、31mm、33mm、35mm 四种型号。使用前选择合适阴茎套型号，吹气检查有无漏孔，排去贮精囊内空气后，将其套在阴茎上。

2. 女用避孕套 简称阴道套，既能避孕又能防止性传播疾病。除生殖道畸形、阴道过紧、子宫脱垂、生殖器急性炎症及对女用避孕套过敏者外，均可使用。

3. 阴道杀精剂 阴道给药，通过灭活精子起避孕作用。常用的有避孕栓、胶冻剂、片剂（泡腾片）、凝胶剂和避孕药膜。性交前 5 ~ 10 分钟将药栓、片或膜置入阴道深处，待其溶解后即可性交。

（三）安全期避孕法

安全期避孕法又称自然避孕，需事先确定排卵日期。通常根据 BBT、宫颈黏液检查或通过月经周期来推算。多数妇女月经周期为 28 ~ 30 日，预期在下次月经前 14 日排卵，排卵日及其前后 4 ~ 5 天以外时间即为安全期。由于排卵过程可受情绪、健康状况或外界环境等因素影响而推迟或提前，或发生额外排卵，故安全期避孕法并不十分可靠，失败率达 20%。

第二节　计划生育相关的输卵管手术

输卵管绝育术（tubal sterilization operation）是一种安全、永久性节育措施，通过手术将输卵管结扎或用药物粘连堵塞输卵管管腔，阻断精子与卵子相遇而达到绝育目的。目前临床常用方法为经腹输卵管结扎或腹腔镜下输卵管绝育，此种绝育措施可复性高，要求再孕妇女行输卵管吻合术的成功率达 80% 以上。

【经腹输卵管结扎术】

1. 适应证　①要求接受绝育手术无禁忌证者。②严重全身疾病不宜生育者。

2. 禁忌证　① 24 小时内体温两次达到并超过 37.5℃。②全身情况不佳不能耐受手术者。③严重的神经官能症。④各种疾病急性期、盆腔炎性疾病、腹壁皮肤感染等。

3. 手术时间　①非妊娠期，以月经干净 3 ～ 4 天为宜。②人工流产或分娩后，可在 48 小时内施行。③哺乳期或闭经妇女，应排除早孕后施行。

4. 术前准备　①术前做好解释与咨询，解除受术者思想顾虑，详细询问病史、全身检查及妇科检查。②检查血尿常规、凝血功能、肝功能及阴道分泌物常规等。③按妇科腹部手术前常规准备。

5. 麻醉　局部浸润麻醉或硬膜外麻醉。

6. 手术步骤与方法　①排空膀胱，仰卧臀高位，手术视野常规消毒、铺巾。②在下腹正中耻骨联合上 4cm 处行 2 ～ 3cm 纵切口，产后则在宫底下 2 ～ 3cm 处行纵切口。③提取输卵管：术者可用指板或输卵管吊钳或无齿弯头卵圆钳沿宫底后方滑向一侧，到达卵巢或输卵管处后，提取输卵管。④辨认输卵管：用鼠齿钳夹持输卵管系膜并追溯到输卵管伞端，证实为输卵管，并检查卵巢。⑤结扎输卵管：多采用抽心近端包埋法。在输卵管峡部背侧切开浆膜层，游离该段输卵管约 2cm，钳夹远、近两端，剪除其间的输卵管约 1cm 长，两断端结扎后缝合浆膜层；将近端包埋于输卵管系膜内，远端游离于输卵管系膜外。同法结扎对侧输卵管。⑥检查有无出血：清点纱布、器械无误，按层缝合腹壁。

7. 术后并发症　①出血或血肿：多因术中过度牵拉、钳夹而损伤输卵管或其系膜而引起，或因创面血管结扎不紧所致。②感染：包括腹壁伤口感染、盆腔感染及全身感染。可因体内原有感染病灶未控制，或因为手术器械、敷料消毒不严或术者无菌操作观念不强所致。③脏器损伤：包括膀胱、肠管损伤、输卵管系膜撕裂与血肿，多因盆腔解剖关系辨认不清或操作粗暴所致。④绝育失败：其发生与手术时期、结扎方法本身缺陷及术者的技术误差有关。结果多发生宫内妊娠，或引发输卵管妊娠。

【经腹腔镜输卵管绝育术】

1. 禁忌证　主要为腹腔粘连、心肺功能不全、膈疝等，余同经腹输卵管结扎术。

2. 术前准备　同经腹输卵管结扎术，受术者应取头低臀高仰卧位。

3. 手术步骤　采用局麻、连续硬膜外麻醉或静脉全身麻醉。于脐孔下缘作 1 ～ 1.5cm 横弧形切口，将气腹针插入腹腔，充气（二氧化碳）2 ～ 3L 后换置腹腔镜。在腹腔镜直视下将弹簧夹钳夹或硅胶环套于输卵管峡部，阻断输卵管通道；也可采用双极电凝烧灼输卵管峡部 1 ～ 2cm。有统计比较各种方法绝育失败率：电凝术为 1.9‰，硅胶环为 3.3‰，弹簧夹达 27.1‰。机械性绝育术较电凝术毁损组织少,可为以后输卵管复通提供更高成功率。

4. 术后处理　患者术后静卧数小时后可下床活动;观察有无体温升高、腹痛、腹腔内出血或脏器损伤征象。

【输卵管吻合术】

输卵管吻合术(sterilization reversal)指输卵管绝育术后,因为各种原因需要恢复生育功能而进行的输卵管手术。手术将结扎或堵塞部位的输卵管切除,再重新将两断端修整后接通,适合本人与配偶身体健康且具有生育功能的女性。为求提高手术的精确度和成功率,并减少损伤形成的粘连,输卵管吻合术可在放大镜和手术显微镜下进行。近年来,因腹腔镜微创手术技术不断成熟,腹腔镜下输卵管复通术逐年增加,填补了肉眼下手术的不足,并替代了显微镜下输卵管吻合术。

第三节　避孕失败的补救措施

无论激素避孕、宫内节育器避孕、其他避孕或绝育术,都有一定的失败率。宜及早发现、及早处理。避孕失败后妊娠的补救措施有人工终止妊娠(简称人工流产)。人工流产(induced abortion)是指因意外妊娠、疾病等原因而采用人工方法终止妊娠,是避孕失败的补救方法。人工流产分为手术流产和药物流产,手术流产包括负压吸引术与钳刮术。

一、手术流产

(一)负压吸引术

利用负压吸引原理将妊娠物从宫腔内吸出,称为负压吸引术。

1. 适应证　①妊娠10周以内要求终止妊娠而无禁忌证者。②妊娠10周内因某种疾病(包括遗传性疾病)而不宜继续妊娠者。

2. 禁忌证　①生殖器官炎症。②各种疾病的急性期或严重的全身性疾病不能耐受手术者。③术前两次体温在37.5℃以上。

3. 术前准备　①详细询问病史,进行全身及妇科检查。②行血或尿hCG检测、超声检查以确诊。③阴道分泌物常规、血常规、凝血功能检查。④术前测量体温、脉搏、血压。⑤解除患者思想顾虑。⑥排空膀胱。

4. 手术步骤　①前两步与放置宫内节育器相同。②探测宫腔:宫颈钳夹持宫颈前唇,顺子宫位置方向用子宫探针探测子宫方向和深度。③扩张宫颈:用宫颈扩张器由小号到大号扩张宫颈管,扩张到比选用吸管大半号或1号。对于精神紧张恐惧或疼痛敏感者,扩张宫颈前宜用宫颈黏膜麻醉药、宫旁阻滞麻醉或静脉麻醉。其中静脉麻醉应由麻醉医师监护,以防出现麻醉意外。④吸管吸引:吸引前进行负压吸引试验,无误后,按孕周选择吸管粗细及负压大小,一般控制在400～500mmHg,按顺时针方向吸引宫腔1～2周,当感到宫腔缩小、宫壁粗糙、吸头紧贴宫壁、移动受阻时,表明组织吸净,将橡皮管折叠,取出吸管。⑤检查宫腔是否吸净:用小号刮匙轻刮宫腔,尤其注意宫底及两侧宫角部。必要时重新放入吸管,再次用低负压吸宫腔1周。⑥取下宫颈钳,棉球拭净宫颈阴道血迹,术毕。⑦全部吸出物用纱布过滤,测量血液及组织容量,检查有无绒毛及胚胎组织,肉眼发现异常应送病理检查。

5. 注意事项　①正确判别子宫方向与大小，动作宜轻柔。②扩张宫颈管用力需均匀，以防宫颈内口撕裂。③严格遵守无菌操作常规。④需静脉麻醉，应由麻醉师实施和监护，以防麻醉意外。

（二）钳刮术

1. 适应证　妊娠 10 ~ 14 周要求终止妊娠而无禁忌证者，或因某种疾病（包括遗传性疾病）而不宜继续妊娠或其他流产方法失败者。

2. 禁忌证　同负压吸引术。

3. 术前宫颈准备　①扩张宫颈管，于术前 12 小时将 16 号或 18 号橡皮导尿管缓慢插入宫颈，术时取出。②术前 3 小时口服、肌注或阴道放置前列腺素制剂可扩张、软化宫颈。

4. 手术步骤　常规消毒铺巾，取出导尿管，如需麻醉可参见"负压吸引术"，宫颈扩张棒充分扩张宫颈管。先夹破胎膜流尽羊水，再酌情用子宫收缩药；用卵圆钳夹持胎盘与胎儿组织后，用 7 号或 8 号吸管放入宫腔内吸取，最后用中号刮匙清宫，再次测量宫腔深度，观察胎儿是否完整，检查无出血及损伤后术毕。

5. 注意事项　同负压吸引术。

（三）手术流产并发症的诊断与防治

1. 人工流产综合反应　指受术者在人工流产术中或结束时，出现恶心呕吐、心动过缓、心律失常、面色苍白、大汗淋漓、头晕、胸闷，甚至血压下降、晕厥和抽搐等。主要是由于宫颈和子宫受到机械性刺激引起迷走神经兴奋所致，另外与孕妇精神紧张，不能耐受宫颈管扩张、牵拉和负压过高有关。一旦发生应立即停止手术，给予吸氧，一般能自行恢复。严重者静脉注射阿托品 0.5 ~ 1mg。术前精神安慰，适当镇痛、麻醉；术中操作轻柔，负压适当，避免过度、多次吸刮。

2. 子宫穿孔　妊娠子宫，尤其是哺乳期子宫柔软，剖宫产后妊娠子宫有瘢痕，子宫过度倾屈或畸形等，施术者的操作技术不佳，均易致子宫穿孔。器械进入宫腔突然出现"无底"感觉，或其深度明显超过检查时子宫的大小，提示子宫穿孔，应立即停止手术。穿孔小、无脏器损伤或内出血，手术已完成，可给予子宫收缩剂和抗生素，同时应严密观察生命体征，有无腹痛、阴道流血及腹腔内出血征象；若胚胎组织尚未吸净，可换有经验的医师避开穿孔部位，也可在超声或腹腔镜下完成手术；尚未进行吸宫操作者，可待 1 周后再清除宫腔内容物；若内出血增多或疑有脏器损伤者，应立即剖腹探查修补穿孔处。

3. 吸宫不全　部分妊娠组织物残留宫腔，术后流血超过 10 天，血量过多或流血停止后又有多量流血者，应考虑为吸宫不全，血或尿 hCG 检测及超声检查有助于诊断。与操作者技术不熟练、宫体过度屈曲或子宫畸形有关。如无明显感染征象，应行诊刮术，刮出物送病理检查，术后用抗生素预防感染。

4. 漏吸　确定为宫内妊娠，术中未能吸到胚胎及绒毛，主要是因胚囊过小，子宫过度屈曲或子宫畸形造成。当吸出物过少尤其未见胚囊时，应复查子宫位置、大小及形状，并重新探查宫腔。吸出组织送病理检查，仍未见绒毛或胚胎组织，除考虑漏吸外，还应排除异位妊娠可能。确属漏吸者，应再次行负压吸引术。

5. 术中出血　多发生在妊娠月份较大时，主要为组织不能迅速排出，影响子宫收缩。可在扩张宫颈管后，注射缩宫素促进子宫收缩，同时尽快钳取或吸取胎盘及胚胎，若吸管过细或胶管过软应及时更换。

6. 羊水栓塞 偶可发生在钳刮术中。宫颈损伤、胎盘剥离使血窦开放，使羊水进入血液，此时使用缩宫素更可促使其发生。妊娠早、中期羊水含有形物质极少，即使发生，其症状及严重性也不如晚期妊娠发病凶险。治疗参见"羊水栓塞"。

7. 术后感染 开始时为急性子宫内膜炎，治疗不及时可扩散至子宫肌层、附件、腹膜，甚至发展为败血症，多因吸宫不全或流产后过早性交引起，也可因器械、敷料消毒不严或操作时缺乏无菌观念所致。主要表现为体温升高、下腹疼痛、白带浑浊或不规则阴道流血，双合诊子宫或附件区有压痛。治疗按流产合并感染处理。

8. 术后出血 手术流产后阴道流血超过 10 日，淋漓不净，或血量过多，或流血停止后又见大量阴道流血者，称为流产术后出血。其发生与宫腔内部分妊娠组织物残留、子宫收缩不良、宫腔感染或凝血功能障碍等有关。

（1）西医治疗 宫腔内妊娠残留物较大者，应行诊刮术，并将刮出物送病理；较小者，可注射缩宫素促进残留物排出，同时予抗生素预防感染；子宫收缩不良者，应给予缩宫素促进子宫收缩；宫腔感染者，可予广谱抗生素控制感染；有凝血功能障碍者，可给予止血等相应治疗。

（2）中医治疗

1）病因病机 多因手术流产伤及冲任胞宫，或宫腔内组织物残留，瘀阻胞宫；或素体气血不足，复因流产失血耗气，冲任失固；或术后血室正开，湿热之邪乘虚而入，扰动冲任、子宫致出血。

2）辨证论治

①瘀阻胞宫证

证候：阴道流血时多时少，或淋漓不净，色紫暗，有血块，小腹阵发性疼痛，腰骶酸胀，头昏乏力，恶心欲呕，纳食欠佳，口渴不欲饮，大便秘结。舌紫暗，脉细涩。

治法：活血化瘀，固冲止血。

方药：生化汤（《傅青主女科》）加益母草、炒蒲黄。

②气血两虚证

证候：阴道流血量多，或淋漓不净，色淡红，小腹坠胀，或伴腰酸下坠，神疲乏力，纳食欠佳，头晕心慌，汗出较多，夜寐欠佳。舌淡红、边有齿痕，脉细无力。

治法：益气养血，固冲止血。

方药：八珍汤（《正体类要》）加炙黄芪、海螵蛸。

③湿热壅滞证

证候：阴道流血量时多时少，色紫暗如败酱，质黏腻，有臭气，小腹作痛，发热头昏，腰酸下坠，纳呆口腻，小便黄少。舌红苔黄腻，脉细数。

治法：清利湿热，化瘀止血。

方药：固经丸（《医学入门》）加马齿苋、薏苡仁、仙鹤草。

9. 远期并发症 有宫腔或宫颈内口粘连、盆腔炎性疾病后遗症、月经失调、继发不孕等。手术流产后闭经或月经过少，伴周期性下腹胀痛或有子宫增大积血，应考虑宫腔或宫颈内口粘连。多由吸宫时操作粗暴，反复在颈管处操作，带负压反复进出宫颈管，子宫内膜、颈管感染愈合形成。宫颈内口粘连者用探针深入颈管，慢慢分离并探入宫腔，即可见暗红色黏稠经血流出，积血流净后再用宫颈扩张器使宫颈扩至 7 ～ 8 号大小。宫腔粘连者用探针或 4 号扩张器伸入宫腔后左右横向摆动，分离宫腔粘连，或在宫腔镜直视下分离粘连，粘连分离后可放置宫内节育器，并于分离日开始采用人工周期疗法 2 ～ 3 周期。分离术后应用抗生素预防感染。

二、药物流产

药物流产是应用药物终止早期妊娠的方法，目前临床常用米非司酮与米索前列醇配伍。米非司酮具有抗孕激素、糖皮质醇和轻度抗雄激素特性，其对子宫内膜孕激素受体的亲和力比孕酮高5倍，因而能和孕酮竞争结合蜕膜的孕激素受体，从而阻断孕酮活性而终止妊娠，同时由于妊娠蜕膜坏死，释放内源性前列腺素，可促进子宫收缩及宫颈软化。米索前列醇具有兴奋子宫和宫颈软化作用。两者配伍终止妊娠完全流产率达90%以上。

1. 适应证 ①正常宫内妊娠≤49天，自愿要求使用药物终止妊娠，年龄<40岁的健康妇女。②高危手术流产对象，如瘢痕子宫、多次人工流产、哺乳期、宫颈发育不良及严重骨盆畸形等。③对手术流产有恐惧或顾虑心理者。

2. 禁忌证 ①有使用米非司酮的禁忌证：如有肾上腺疾患、糖尿病及其他内分泌疾病、肝肾功能异常、妊娠期皮肤瘙痒史、血液病和血栓性疾患、与甾体激素有关的肿瘤。②有使用前列腺素药的禁忌证，如心血管疾病、青光眼、胃肠功能紊乱、高血压、哮喘、癫痫、贫血（血红蛋白低于95g/L）。③带器妊娠、异位妊娠。④其他：过敏体质、妊娠剧吐、长期服用抗结核、抗癫痫、抗抑郁、抗前列腺素药物等。

3. 用药方法 米非司酮可应用顿服法和分服法。顿服法为用药第1天服200mg米非司酮一次。分服法为150mg米非司酮分次服，服药第1天早晨服50mg，8～12小时再服25mg；第2天，早晚各服25mg；第3天上午7点再服25mg。每次服药前后至少空腹1小时。顿服法于第3天早上口服米索前列醇0.6mg，分服法于第3天早上口服米非司酮1小时后服米索前列醇0.6mg。

服药后应严密随访，除服药过程中可出现恶心、呕吐、腹痛、腹泻等胃肠道症状外，药物流产后出血量多、出血时间长是其主要副反应。大出血者应急行诊刮术。中医治疗可参照"流产术后出血"。

第四节 计划生育措施的选择

避孕方法知情选择是指通过广泛宣传、教育、培训、咨询和指导等途径，使育龄妇女了解国家人口政策及常用避孕节育知识，并在医务人员和计划生育工作者的精心指导下，根据自身特点（包括家庭、身体、婚姻状况等）选择适合、安全、有效的避孕方法，从而达到节育目的。

1. 新婚期 选择使用方便、不影响生育的避孕方法，多采用阴茎套、口服短效避孕药或女性外用避孕方法。一般不选用宫内节育器，不适宜应用安全期、体外排精及长效避孕方法。

2. 哺乳期 选择不影响乳汁分泌及婴儿健康的避孕方法，阴茎套是哺乳期最佳避孕方式。也可用单孕激素制剂长效避孕针或皮下埋置剂，使用方便，不影响乳汁质量。若放置宫内节育器，操作要轻柔，防止子宫损伤。哺乳期不适宜应用避孕药膜、雌孕激素复合避孕药、避孕针及安全期避孕等方法。

3. 生育后期 宜选择长效、可靠、安全的避孕方法。根据自身情况选择避孕方法（宫内节育器、阴茎套、皮下埋置剂、复方口服避孕药、避孕针等），有两个或多个子女的夫妇，以采用绝育术为妥。

4. 绝经过渡期 此期仍有可能排卵，应坚持避孕。可采用阴茎套，原来使用IUD无不良反应者可继续使用，至绝经后半年取出。绝经过渡期阴道分泌物较少，不宜选用避孕药膜避孕，可选用避孕栓、凝胶剂。不宜应用复方避孕药及安全期避孕。

【思考题】

1. 避孕的方法有哪些?

2. 避孕失败的补救措施有哪些? 对应的适应证是什么?

3. 人工流产的并发症有哪些?

4. 药物流产常用的药物是什么? 药物流产的适应证和禁忌证有哪些?

5. 绝育手术的适应证有哪些? 禁忌证有哪些?

第一节　阴道、宫颈管分泌物检查

阴道分泌物是女性生殖系统分泌的液体，俗称"白带"。主要来自阴道黏膜的渗出液，前庭大腺、宫颈腺体的分泌液、阴道脱落细胞，少量来自宫腔及输卵管液。常用于诊断女性生殖系统炎症、肿瘤及判断雌激素水平的。阴道分泌物、宫颈管分泌物标本采集前24小时内禁止性生活、盆浴、阴道灌洗、阴道上药。如使用抗生素局部或全身治疗后，建议停药2～3周再检查，受检者取膀胱截石位，用阴道窥器暴露阴道，取材所用的刮板、宫颈刷、吸管或棉拭子必须消毒干燥、不粘有任何化学物质或润滑剂。取材应根据不同的检查目的而取自不同的部位，取材工具亦不同。一般在阴道侧壁上1/3或阴道后穹隆、宫颈管口等处取材，制备成生理盐水涂片直接观察阴道分泌物，或制备成薄涂片，经固定、染色后进行肿瘤细胞或病原微生物检查。部分病原体要求采用特定棉拭子取宫颈管分泌物检查。

【正常阴道分泌物】

（一）外观

正常阴道分泌物为白色或无色透明、无臭、黏而不稠、其量适度的液体，于近排卵期量多，清澈透明、稀薄，排卵后量减少并变为浑浊黏稠，行经前量又增加。妊娠期白带量可增多。

（二）pH 值

正常阴道分泌物呈酸性，pH 值≤4.5，多为3.8～4.4。

【异常阴道分泌物】

（一）外观

1. 大量无色透明黏性白带　常见于应用雌激素药物后及卵巢颗粒细胞瘤者。

2. 脓性白带　黄色或绿色，有臭味，多为滴虫或化脓性细菌感染引起；泡沫状脓性白带，常见于滴虫阴道炎；其他脓性白带常见于急慢性宫颈炎、萎缩性阴道炎、子宫内膜炎、宫腔积脓、阴道异物等。

3. 豆腐渣样白带　白带呈豆腐渣样或凝乳状小碎块，常见于假丝酵母菌阴道炎。

4. 血性白带 白带内混有血液，血量多少不定，有特殊臭味，应警惕恶性肿瘤的可能，如子宫颈癌、子宫肿瘤等。而宫颈息肉、子宫黏膜下肌瘤、萎缩性阴道炎、重度慢性宫颈炎和宫内节育器的副作用也可引起血性白带。

（二）pH值

pH值增高，见于各种阴道炎，也可见于幼女和绝经后的妇女。

【阴道清洁度检查】

（一）检查方法

取阴道分泌物与0.9%氯化钠溶液混合涂片，高倍镜下观察阴道杆菌、上皮细胞、白细胞（或脓细胞）及其他杂菌的数量，以进行阴道清洁度的判断。

（二）结果判断

可分为以下四度（见表17-1）。

表17-1 阴道清洁度结果与意义

清洁度	阴道杆菌	杂菌	上皮细胞	白细胞或脓细胞	临床意义
I度	++++	–	++++	0～5/HP	正常
II度	++	–	++	5～15/HP	正常
III度	–	++	–	16～30/HP	有炎症
IV度	–	++++	–	>30/HP	严重炎症

（三）临床意义

1. 与病原体侵袭等因素有关 单纯清洁度不佳而未发现病原微生物者，为非特异性阴道炎。当清洁度为III～IV度时，常可同时发现病原微生物，提示存在感染引起的阴道炎。

2. 与卵巢功能有关 排卵前期雌激素渐增，阴道上皮增生，糖原增多，乳杆菌随之繁殖，pH值下降则杂菌消失，阴道趋于清洁。当卵巢功能不足、雌激素下降、阴道上皮增生较差时，可见到乳杆菌减少，易感染杂菌，导致阴道不清洁。

【病原微生物检查】

（一）阴道毛滴虫

最简便的方法是0.9%氯化钠溶液湿片法检查；若多次湿片法未能发现滴虫时，可送培养。

1. 0.9%氯化钠溶液湿片法 取0.9%氯化钠温溶液一滴放于玻片上，在阴道侧壁取典型分泌物混于0.9%氯化钠溶液中，立即在低倍光镜下寻找滴虫。显微镜下可见到呈波状运动的滴虫及增多的白细胞被推移。

2. 培养法 若疑为滴虫感染而阴道分泌物经湿片法检查阴性时，可送培养，准确性达98%

左右。

（二）假丝酵母菌

常用 10% 氢氧化钾溶液湿片法；若有症状而多次湿片法均为阴性，可用培养法。

1.10% 氢氧化钾溶液湿片法　取 10% 氢氧化钾溶液滴于玻片上，取少许阴道分泌物混于其中，在低倍镜下可见白色假丝酵母菌的卵圆形孢子和假菌丝，高倍镜下见单个或成群呈卵圆形、无色透明的孢子，常为芽生或多个连成链状、分枝状；如涂片行革兰染色油镜观察，可见到卵圆形革兰阳性孢子或出芽细胞相连的假菌丝，成链状及分枝状。

2.培养法　将分泌物接种于真菌培养基进行分离培养，根据培养特征、形态，以及菌落涂片镜下见到假菌丝和芽生孢子进行诊断。

（三）加德纳菌

加德纳菌为革兰染色阴性或染色不定的小杆菌，是正常寄生在阴道的细菌。当菌群失调时，阴道内乳杆菌减少而其他细菌大量繁殖，主要有加德纳菌、动弯杆菌及其他厌氧菌，导致细菌性阴道病。细菌性阴道病的实验室诊断依据：

1. 阴道 pH 值　pH 值 >4.5（pH 值多为 5.0 ～ 5.5）。

2. 胺臭味试验　取阴道分泌物少许放在玻片上，加入 10% 氢氧化钾 1 ～ 2 滴，产生一种烂鱼肉样腥臭气味即为阳性。

3. 线索细胞　取少许分泌物放在玻片上，加一滴生理盐水混合，置于高倍光镜下见到 >20% 的线索细胞。线索细胞即阴道脱落的表层细胞，于细胞边缘贴附大量颗粒状物即加德纳菌，细胞边缘不清。

4. 乳杆菌　无乳杆菌，或 <5/HP。标本采集时应注意取阴道侧壁的分泌物，而不应取宫颈管和阴道后穹隆的分泌物。

（四）淋病奈瑟菌

淋病奈瑟菌（简称淋菌）为革兰染色阴性菌，其对柱状上皮和移行上皮有亲和力，极易侵犯并隐匿在女性泌尿道及生殖道而引起感染，导致淋病的发生。淋菌的检查方法有涂片法、培养法、免疫荧光检查及淋菌快速诊断法。

1.涂片法　将宫颈表面的脓液拭去，用棉拭子插入宫颈管 1cm 深处旋转一周取出涂片，经革兰染色后油镜检查，可见肾形、成对排列、凹面相对、存在于中性粒细胞胞质内或散于白细胞之外的革兰阴性双球菌，可作为淋病的初步诊断依据。但该法敏感性差，易漏诊，结果仅供参考。

2.培养法　淋菌培养是诊断淋病的重要手段。常用的培养基是巧克力琼脂或琼脂。培养基中含有抗生素，可选择性地抑制其他细菌。本法对女性患者阳性检出率高。但取材是培养成功与否的关键，深度需符合要求，应插入宫颈管 1cm 深处，转动并停留 10 ～ 30s。该法是 WHO 推荐的筛查淋病患者的唯一方法。

3.直接荧光抗体染色法　将淋菌抗血清用荧光素标记，当遇到待测标本的淋菌时，抗体与抗原发生反应，在荧光显微镜下可见到发苹果绿色荧光的双球菌。该法简便、快速，且对死菌也可呈现阳性，但特异性欠佳，且要求特殊设备。

4.其他　如多种检测淋球菌的基因探针，运用 PCR 技术及连接酶反应（LCR）进行特异、敏感、快速的检测。

（五）沙眼衣原体

沙眼衣原体是一类原核细胞型微生物，是常见的性传播疾病的病原体，只感染黏膜柱状上皮及移行上皮，故取材最好是黏膜表层的柱状细胞。临床上沙眼衣原体的标本为取自宫颈管分泌物的拭子或刮片。常用单层细胞分离培养和酶免疫或直接荧光抗体法。

1.培养分离法　最常用的是经放线菌酮处理的单层 McCoy。本法最敏感、最可靠。但方法复杂，费时费钱，临床已很少应用。

2.细胞学检查　取宫颈管分泌物涂片，经染色后检查衣原体的包涵体。本法操作简便，但特异性和敏感性较差，阳性率较低。

3.PCR 法　是直接从分泌物中检测出衣原体脱氧核糖核酸（DNA）并将标本中数目有限的目标 DNA 或 RNA 序列扩增上百万倍，为衣原体感染快速、特异、敏感的诊断依据。

4.连接酶链反应（LCR）　另一种核酸扩增方法，是在 PCR 的基础上发展起来的，敏感性可达 90% 以上，且很少有非特异性扩增。

（六）解脲支原体

解脲支原体是一类存在于泌尿生殖道的原核细胞微生物，可引起阴道炎、宫颈炎、盆腔炎性疾病、不孕症及流产等疾病。检测标本取自宫颈管分泌物的拭子或刮片，有直接镜检法、分离培养法等。

1.直接镜检法　取涂片行姬姆萨染色，在镜下可见淡紫色环形、球形或小杆状支原体。该法较为简便，但临床意义不大，即使阳性，亦需行分离培养法。

2.分离培养法　将标本直接分离接种于支原体鉴别培养基和增菌培养于一组含有指示剂（酚红）和尿素或精氨酸或葡萄糖的培养基中观察其分解反应。当支原体在培养基中生长并分解尿素或精氨酸或葡萄糖时，可使培养基 pH 值改变，并使酚红指示剂变色，此时应将标本传代于琼脂鉴别培养基中，以获得纯培养。如尿素分解支原体内有尿素酶，可分解尿素产氨，使培养基呈碱性，颜色由黄变红。分离培养法是实验诊断支原体感染的唯一可靠方法。

3.PCR 法　直接从分泌物中检测出解脲支原体脱氧核糖核酸并将标本中数目有限的目标 DNA 或 RNA 序列扩增上百万倍，可为解脲支原体感染提供快速、特异敏感诊断依据。

（七）梅毒螺旋体

梅毒螺旋体是梅毒的病原体，主要通过性交传播。临床常用的检验方法有病原学检查、梅毒血清学检查等。梅毒血清学检查包括非梅毒螺旋体抗原血清试验，是梅毒常规筛查方法，若为阳性，应进行定量试验，最好能做梅毒螺旋体抗原血清试验，测定血清特异性抗体。

1.病原学检查　在一期和二期梅毒患者的皮损处取少许渗出液行涂片，在暗视野显微镜下检查，如见纤细螺旋体，长为 6～16μm，有 8～14 个螺旋体，运动缓慢且有规律，并围绕轴旋转，前后移行，或全身弯曲如蛇行，或伸缩移动者，即可报告阳性。

2.聚合酶链反应（PCR）技术　检测患者的全血标本、羊水、病灶渗出物、分泌物或活检组织。

（八）单纯疱疹病毒

是引起生殖器疱疹的一种病毒，属于疱疹病毒的一种。生殖器疱疹的病原体 90% 为 HSV-Ⅱ型。临床常用的检测方法为取病损处分泌物涂片进行细胞学检查、病毒分离培养和鉴定。

1. 细胞学检查 用无菌棉拭子擦拭水疱至拭破并探及溃疡底部，采集有细胞的组织液，涂荧光素标记的Ⅱ型单克隆抗体或用瑞氏或姬姆萨染色，镜下可见多核原细胞内有病毒包涵体，有助于诊断。

2. 组织培养法 常用人胚肾细胞培养进行病毒分离和免疫荧光法鉴定。用结核菌素注射器、25或26号针头抽取成熟的水疱疱液，注入病毒运送培养基小瓶中。也可刺破小疱，用无菌棉拭子取材，或去除表面物质后用无菌拭子擦拭溃疡底部，将拭子置入病毒运送液小瓶中送检。该法较为敏感，如细胞出现典型病变，则报告HSV可疑；如单克隆抗体免疫荧光检查阳性，则病原学诊断确定。水疱疱液病毒培养的阳性率约为90%、脓疱液70%～80%、痂皮25%。

3. 核酸检测PCR 通过大量特异性扩增HSV-DNA，直接检测临床样本中极微量的病原体。

（九）人乳头瘤病毒

人乳头瘤病毒是一种去氧核糖核酸病毒，常寄生于细胞核内，可引起女性生殖道感染，导致尖锐湿疣。其检测包括细胞学检查、醋酸试验、阴道镜检查、组织学检查和核酸检测。

1. 细胞学检查 可采用传统巴氏涂片（CV）、液基薄层细胞学技术（TCT）、自动细胞学检测系统test、计算机辅助细胞检测系统（CCT）。

2. 醋酸试验 在组织表面涂以3%～5%醋酸液，3～5分钟后组织变白为阳性，不变色为阴性，但醋酸试验在皮肤炎症时有一定假阳性。

3. 阴道镜检查 阴道镜辅以醋酸试验有助于发现亚临床病变，尤其对宫颈病变颇有帮助。宫颈涂片异常或者对于癌症具有提示意义的症状时应采用。

4. 组织学检查 HPV感染的组织病理学表现包括：鳞状上皮呈疣状或乳头状增生，常伴有上皮脚延长、增宽呈假上皮瘤样增生；表皮角化不全，常伴角化不全层核肥大，显示一定的非典型性；棘层不同程度增厚；基底细胞增生层次增加；中表层出现灶状分布的挖空细胞等。

5. 核酸检测 可采用PCR及核酸DNA探针检测HPV-DNA，后者包括Southern印迹杂交、原位杂交及斑点杂交。

（十）人巨细胞病毒

是先天感染的病原体。一次感染后终生潜伏于体内，在机体免疫力低下时病毒激活，可表现为巨细胞包涵体病。孕期胎儿中枢神经系统受到侵犯可致畸形。常用宫颈拭子采取分泌物送检。实验室诊断方法有酶联免疫吸附实验检测孕妇血清巨细胞病毒IgG、IgM；孕妇宫颈脱落细胞或尿液涂片行Giemsa染色后，在光镜下检测脱离的细胞核内嗜酸性或嗜碱性颗粒，见到巨大细胞包涵体，这种特异细胞称猫头鹰眼细胞，具有诊断价值；DNA分子杂交技术检测巨细胞病毒DNA，此法简便、快速、敏感；PCR技术扩增巨细胞病毒DNA，短时间内可获满意结果。

第二节 生殖道细胞学检查、HPV分型

【生殖道细胞学检查】

女性生殖道细胞通常包括阴道、宫颈管、子宫及输卵管的上皮细胞。临床上常通过阴道脱落上皮细胞检查反映其生理及病理变化。生殖道脱落细胞主要来自阴道上段和宫颈阴道部，也可来源于子宫、输卵管、卵巢及腹腔上皮。生殖道上皮细胞受卵巢激素影响具有周期性变化，妊娠期

亦有变化。因此，检查阴道脱落细胞可反映体内性激素水平，又可协助诊断生殖器不同部位的恶性肿瘤及观察其治疗效果，是一种简便、经济、实用的辅助诊断方法。但生殖道脱落细胞检查找到恶性细胞也只能作为初步筛选，不能定位，需要进一步检查才能确诊；而未找到恶性细胞也不能完全排除恶性肿瘤可能，需结合其他检查综合考虑。

（一）涂片种类及标本采集

采集标本前 24 小时内禁止性生活、阴道检查、阴道灌洗及用药，取标本的用具必须无菌干燥。

1. 阴道涂片 主要了解卵巢或胎盘功能。已婚妇女一般用干燥木刮板在阴道侧壁上 1/3 处轻轻刮取分泌物及细胞，避免将深层细胞混入影响诊断；对无性生活的妇女，阴道分泌物较少，可用无菌棉签先蘸生理盐水湿润，伸入阴道侧壁上 1/3 处涂抹，取出棉签，薄而均匀地涂于玻片上，并置于 95% 乙醇中固定。

2. 宫颈刮片 是筛查早期子宫颈癌的重要方法。取材应在宫颈外口鳞 – 柱状上皮交接处。该方法获取细菌数目较少，制片也较粗劣，故多推荐涂片法。

3. 宫颈管涂片 是筛查早期子宫颈癌的重要方法。先将宫颈表面分泌物拭净，用小型刮板进入宫颈管内，轻轻刮取一周制涂片。但最好使用"细胞刷"刮取宫颈管上皮。将"细胞刷"置于宫颈管内，达宫颈外口上方 10mm 左右，在宫颈管内旋转 360° 后取出，旋转"细胞刷"将附着于小刷子上的标本均匀地涂布于玻片上，或立即固定或洗脱于保存液中。小刷子的摩擦力可使上皮细胞脱落，取材效果优于棉拭子。涂片液基细胞学特别是薄层液基细胞学检查（TCT）所制备单层细胞图片效果清晰，阅片容易，与常规制法比较，改善了样本收集率并使细胞均匀分布在玻片上。而且该技术一次取样可多次重复制片并可行高危型 HPV–DNA 检测和自动阅片。

4. 宫腔吸片 怀疑有宫腔内恶性病变时，可采用宫腔吸片，较阴道涂片及诊刮阳性率高。选择直径 1 ～ 5mm 不同型号塑料管，一端连于干燥消毒的注射器，用长镊将塑料管另一端送入宫腔内达宫底部，上下左右转动方向，用注射器轻轻抽吸，将吸出物涂片、固定、染色。取出吸管时停止抽吸，以免将宫颈管内容物吸入。宫腔吸片标本中可能含有输卵管、卵巢或盆腹腔上皮细胞成分。亦可用宫腔灌洗法，用注射器将 10mL 无菌 0.9% 氯化钠注射液注入宫腔，轻轻抽吸洗涤内膜面，然后收集洗涤液，离心后取沉渣涂片。此法简单，取材效果好，特别适合绝经后出血妇女，与诊刮效果相比，患者痛苦小，易于接受，但取材不够全面。

细胞学染色方法有多种，如巴氏染色法、邵氏染色法及其他改良染色法。常用巴氏染色法，该法可用于检查雌激素水平及筛查癌细胞。随着分子生物技术的不断发展，细胞学辅助诊断技术可采用免洗细胞化学、原位杂交技术、影像分析、流式细胞仪测量及自动筛选或人工智能系统协助诊断。

（二）正常生殖道脱落细胞的形态特征

1. 鳞状上皮细胞 阴道及宫颈阴道部上皮的鳞状细胞相仿，为非角化性分层鳞状上皮。上皮细胞分为表层、中层及底层，其生长与成熟受卵巢雌激素影响。女性一生中不同时期及月经周期中不同时间，各层细胞比例均不相同，细胞由底层向表层逐渐成熟。鳞状细胞的成熟过程是：细胞由小逐渐变大；细胞形态由圆形变为舟形、多边形；胞浆染色由蓝染变为粉染；胞浆由厚变薄；胞核由大变小，由疏松变为致密（图 17–1）。

（1）底层细胞 相当于组织学的深棘层，按细胞形态、大小及胞浆多少可分为：

1）内底层细胞 只含一层基底细胞，是鳞状上皮细胞再生的基础，细胞呈圆形或椭圆形，细胞小，为中性粒细胞的 4～5 倍，巴氏染色胞浆蓝染，胞核大而圆。育龄妇女卵巢功能正常时此种细胞不出现。仅在哺乳期、闭经后，阴道高度萎缩或创伤、糜烂时才出现。

2）外底层细胞 为 3～7 层细胞。圆形，比内底层细胞大，为中性粒细胞的 8～10 倍，巴氏染色细胞质淡蓝；核为圆形或椭圆形，核质比例 1：2～1：4。卵巢功能正常时，涂片中很少出现。

（2）中层细胞 相当于组织学的浅棘层，是鳞状上皮中最厚的一层。接近底层者细胞呈舟状；接近表层者细胞大小与形状接近表层细胞。胞浆巴氏染色淡蓝，根据储存的糖原多寡，可有多量嗜碱性染色或半透明细胞质；核小，为圆形或卵圆形，染色质疏松为网状，核质比例约为 1：10。

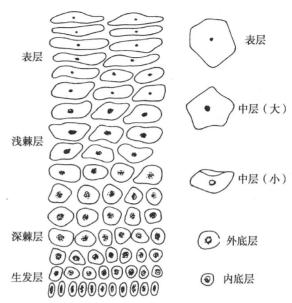

图 17-1 组织学鳞状细胞化生

（3）表层细胞 相当于组织学的表层。细胞大，为多边形，胞浆薄、透明；胞浆粉染或淡蓝，核小固缩。核固缩是鳞状细胞成熟的最后阶段。表层细胞是育龄妇女宫颈涂片中最常见的细胞。

2. 柱状上皮细胞 分为宫颈黏膜细胞及子宫内膜细胞。

（1）宫颈黏膜细胞 有黏液细胞和带纤毛细胞两种。在宫颈刮片或宫颈管吸片中均可见。黏液细胞呈高柱状或立方状，核在底部，呈圆形或卵圆形，染色质分布均匀，胞浆内有空泡，易分解而留下裸核。带纤毛细胞呈立方状或矮柱状，带有纤毛，核为圆形或卵圆形，位于细胞底部。

（2）子宫内膜细胞 为低柱状，较宫颈黏膜细胞小，约为中性粒细胞的 1～3 倍。核为圆形，核大小、形状一致，多成堆出现，胞浆少，呈淡灰色或淡红色，边界不清。

3. 非上皮细胞 如吞噬细胞、白细胞、淋巴细胞、红细胞等。

（三）生殖道脱落细胞在内分泌方面的应用

临床上常用 4 种指数代表体内雌激素水平，即成熟指数、致密核细胞指数、嗜伊红细胞指数、角化指数。

1. 成熟指数（MI） 是阴道细胞学卵巢功能检查最常用的一种，计数上阴道上皮 3 层细胞百分比。按"底层/中层/表层"顺序写出：如底层 5、中层 60、表层 35，则 MI 应写为 5/60/35。通常在低倍镜下观察计数 300 个鳞状上皮细胞，求得各层细胞的百分率。若雌激素水平增高，表层细胞百分率高，称为右移；若雌激素水平低落，底层细胞百分率高，称为左移。一般有雌激素影响的涂片基本上无底层细胞；轻度影响者表层细胞 <20%；高度影响者表层细胞 >60%。

2. 致密核细胞指数（KI） 计算鳞状上皮细胞中表层致密核细胞的百分率。即从视野中数 100 个表层细胞，如其中有 40 个致密核细胞，则 KI 为 40%。指数越高，表示上皮越成熟。

3. 嗜伊红细胞指数（EI） 计算鳞状上皮细胞中表层红染细胞在表层总细胞中的百分率。通常在雌激素影响下出现红染表层细胞，用以表示雌激素水平。指数越高，提示上皮细胞越成熟。

4. 角化指数（CI） 指鳞状上皮细胞中表层（最成熟细胞层）嗜伊红致密核细胞的百分率，以反应雌激素水平的高低。

（四）生殖道脱落细胞检查的临床应用

生殖道脱落细胞涂片用于妇科内分泌疾病及流产诊断目前已逐渐减少，并被其他方法取代，但在诊断生殖道感染性疾病中仍具有重要意义。

1. 闭经　阴道涂片检查有正常周期性变化，提示闭经原因在子宫及其以下的部位，如子宫内膜结核、宫颈或宫腔粘连等。涂片见中层和底层细胞，表层细胞极少或无，无周期性变化，提示病变在卵巢，如卵巢早衰。涂片表示不同程度雌激素低落，或持续雌激素轻度影响，提示为垂体或下丘脑或其他全身性疾病引起的闭经。

2. 异常子宫出血

（1）无排卵性异常子宫出血　涂片表现中、高度雌激素影响，但也有较长期处于低、中度雌激素影响。雌激素水平升高时 MI 右移显著，当雌激素水平下降时，出现阴道流血。

（2）有排卵性异常子宫出血　涂片表现周期性变化，MI 右移明显，排卵期出现高度雌激素影响，EI 可达 90%。但排卵后，细胞堆积和皱褶较差或持续时间短，EI 虽有下降但仍然偏高。

3. 流产

（1）先兆流产　由于黄体功能不足引起的先兆流产表现为 EI 于早孕期增高，经治疗后 EI 下降提示好转。若 EI 再度升高，细胞开始分散，流产可能性大。若先兆流产而涂片正常，表明流产并非黄体功能不足引起，用孕激素治疗无效。

（2）稽留流产　EI 升高，出现圆形致密核细胞，细胞分散，舟形细胞少，较大的多边形细胞增多。

4. 生殖道感染性炎症

（1）细菌性阴道病　常见的有乳杆菌、球菌、加德纳菌和放射菌等。涂片中炎性阴道细胞表现为细胞核呈豆状核，核破碎和核溶解，上皮细胞核周有空晕，细胞质内有空泡。

（2）衣原体感染　在宫颈涂片上可见化生的细胞质内有球菌样物及嗜碱性包涵体，感染细胞肥大多核。

（3）病毒感染　常见的有人乳头瘤病毒（HPV）和单纯疱疹病毒Ⅱ型（HSV-Ⅱ）。

1）HPV 感染　鳞状上皮细胞被 HPV 感染后具有典型的细胞学改变。在涂片标本中见挖空细胞、不典型角化不全细胞及反应性外底层细胞，即提示有 HPV 感染。典型的挖空细胞表现为上皮细胞内有 1～2 个增大的核，核周有透亮空晕环或致密的透亮区。

2）HSV 感染　早期表现为感染细胞的核增大，染色质结构呈"水肿样"退变，染色质很细，散布在整个胞核中，呈淡的嗜碱性染色，均匀，犹如毛玻璃状，细胞多呈集结状，有许多胞核。晚期可见嗜伊红染色的核内包涵体，周围可见一清亮晕环。

（五）生殖道细胞学在妇科肿瘤中的应用

1. 癌细胞的特征　主要表现在细胞核、细胞及细胞间关系的改变（图 17-2）。

（1）细胞核的改变　核增大，核质比例失常；核大小不等，形态不规则；核深染且深浅不一；核膜明显增厚、不规则，染色质分布不均，颗粒变粗或凝聚成团；核分裂异常；核仁增大变多，以及出现畸形裸核。

（2）细胞改变　细胞大小不等，形态各异，细胞质减少，若变性其内出现空泡。

（3）细胞间关系改变　癌细胞可单独或成群出现，排列紊乱。早期癌涂片背景干净清晰，晚期癌涂片背景较脏，见成片坏死细胞、红细胞及白细胞等。

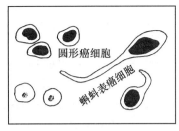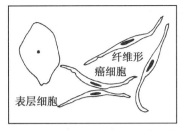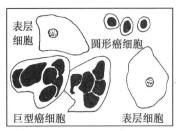

图 17–2　鳞状细胞癌各型癌细胞示意图

2. 生殖道细胞涂片中癌细胞分类

（1）鳞状细胞癌

1）细胞核的改变　核增大且大小不一致，呈不规则圆形、卵圆形或畸形，核深染，核膜增厚，不规则，可见双核或多核，甚至裸核。

2）细胞浆的改变　胞浆量减少，染色为蓝色、粉色或橘红色；细胞变性时，胞浆可见空泡，或胞膜模糊，或为裸核；胞浆内有时出现吞噬现象。

3）细胞形态的改变　大多数癌细胞体积大，甚至比浅层细胞还大，称为巨型癌细胞；也有少数癌细胞较小，称为小型癌细胞。癌细胞形态各异，可呈纤维状、蝌蚪状及其他形状。

4）细胞间关系的改变　癌细胞可以单个或成群出现，排列紊乱。早期癌涂片背景多清晰、洁净；晚期癌则可见成片坏死细胞、红细胞或多核白细胞。

（2）宫颈腺癌

1）高分化细胞　细胞增大，高柱状，成群出现，边界清楚，排列成花瓣状或乳头状或为散在的单个细胞；胞浆蓝染，有时可见空泡；核呈圆形或卵圆形，偏心，深染，常见巨大核仁；核膜增厚，染色质粗。

2）低分化细胞　细胞成团脱落，排列紊乱，互相重叠；胞浆少，边界不清楚，或融合成片；核大小不一致，深染，偏心，可见大核仁。

（3）子宫内膜腺癌　细胞较正常子宫内膜细胞增大，边界不清，胞浆少，细胞排列紊乱，有重叠，单个子宫内膜腺癌细胞为圆形或卵圆形。

1）高分化腺癌细胞　仍可保持其柱状形态；胞浆蓝染，可见小空泡，也可见到大空泡将核挤到一边；核为卵圆形，单核，偶见双核或多核，深染，染色质分布不匀，颗粒粗，核偏心，多为小核仁。核的大小及核仁大小与数目多少、与癌细胞的分化程度有关。

2）低分化腺癌细胞　核增大明显，深染，并可见大核仁。

（六）子宫颈/阴道细胞学诊断的报告形式

报告形式主要为分级诊断（巴氏 5 级分类法）及描述性诊断（TBS 分类法）两种。推荐应用描述性诊断。

1. 子宫颈/阴道细胞学巴氏分类法

巴氏Ⅰ级：正常。为正常阴道细胞的涂片。

巴氏Ⅱ级：炎症。细胞核增大，核染色质较粗，但染色质分布尚均匀。一般属良性改变或炎症。临床分为ⅡA及ⅡB。ⅡB是指个别细胞核异质明显，但又不支持恶性者；其余为ⅡA。

巴氏Ⅲ级：可疑癌。主要是核异质，表现为核大深染，核形不规则或双核。

巴氏Ⅳ级：高度可疑癌。细胞有恶性特征，但在涂片中恶性细胞较少。

巴氏Ⅴ级：癌。具有典型的恶性细胞特征且量多。

巴氏分级法的缺点：以级别来表示细胞学改变的程度易造成假象，主观因素较多；对癌前病变也无明确规定，可疑癌是指可疑浸润癌还是 CIN 并不明确；不典型细胞全部作为良性细胞学改变也欠妥；未能与组织病理学诊断名词相对应，也未包括非癌的诊断。巴氏分级法正逐步被TBS 分类法所取代。

2.TBS 分类法　国际癌症协会于 1991 年对子宫颈 / 阴道细胞学的诊断报告正式采用了 TBS 分类法。TBS 分类法改良了以下三个方面：将涂片制作质量作为细胞学检查结果报告的一部分；对病变必要的描述；给予细胞病理学诊断并提出治疗建议。TBS 描述性诊断报告主要包括以下内容：

（1）未见上皮内病变细胞和恶性细胞

1）病原体　有无真菌、细菌、原虫、病毒等感染。可诊断滴虫、外阴阴道假丝酵母菌阴道病，细菌性阴道病；放射菌感染；单纯疱疹病毒感染；衣原体感染；人乳头瘤病毒（HPV）感染。

2）非瘤样发现　①反应性细胞改变：与炎症有关的反应性细胞改变（包括典型的修复）；与放疗有关的反应性细胞改变；与宫内节育器有关的反应性细胞改变。②子宫切除术后的腺细胞。③萎缩（有或无炎症）：常见于儿童、绝经期和产后。

3）其他　子宫内膜细胞出现在 40 岁以上妇女的涂片中，未见上皮细胞不正常。

（2）上皮细胞的异常改变

1）鳞状上皮细胞异常　①不典型鳞状上皮细胞（ASC）：包括无明确诊断意义的不典型鳞状上皮细胞（ASC-US）和不能排除高度鳞状上皮内病变不典型鳞状上皮细胞（ASC-H）。②低度鳞状上皮内病变（LSILs）：与 CIN Ⅰ 术语符合。③高度鳞状上皮内病变（HSILs）：包括 CIN Ⅱ、CIN Ⅲ 和原位癌。④鳞状细胞癌：若能明确组织类型，应按下述报告：角化型鳞癌，非角化型鳞癌，小细胞型鳞癌。

2）腺上皮细胞改变　①不典型腺体上皮细胞（AGC）：包括宫颈管细胞 AGC 和子宫内膜细胞 AGC。②腺原位癌（AIS）。③腺癌：若可能，则判断来源（宫颈管、子宫内膜或子宫外）。

3）其他恶性肿瘤　原发于宫颈和子宫体的不常见肿瘤及转移癌。

子宫颈细胞学检查是子宫颈癌筛查的基本方法，也是诊断的必需步骤，相对于高危 HPV 检测，细胞学检查特异性高，但敏感性较低。建议 21 岁以上女性在性生活开始后定期进行子宫颈细胞学检查，根据年龄联合 HPV-DNA 定期复查。

【人乳头瘤病毒（HPV）分型】

人乳头状瘤病毒（human papilloma virus，HPV）属于乳头多瘤空泡病毒科乳头瘤病毒属，是一种环状双链 DNA 病毒，有多种基因型，目前已有 120 余种基因型被确定。HPV 感染可引起子宫颈鳞状上皮内病变和子宫颈癌，而高危型 HPV 的持续感染是导致子宫颈癌发生的最主要因素，也是必需条件。因此，HPV 感染的早期发生、准确分型和病毒定量对于子宫颈癌防治具有重要意义，可将 HPV-DNA 检测作为筛查子宫颈癌及其癌前病变的常规筛查手段已广泛应用于临床。

（一）HPV 型别

不同分型的 HPV 感染可能导致不同临床病变。根据生物学特征和致癌潜能，HPV 被分为高危型（high-risk）和低危型（low-risk）。

1. 高危型 HPV　如 HPV16、18、31、33、35、39、45、51、52、56、58、59、66、68 等与癌及癌前病变相关。

2. 低危型 HPV　如 HPV6、11、42、43、44 等主要与轻度鳞状上皮损伤和泌尿生殖道系统疣、复发性呼吸道息肉相关。

　　HPV 的型别与子宫颈癌的病理类型相关：其中以 HPV16、18 型与子宫颈癌的关系最为密切，子宫颈鳞癌中以 HPV16 型最为常见，而子宫颈腺癌中 HPV18 型阳性率较高，并多见于年轻妇女。性接触为 HPV 感染的主要传播途径，因此性活跃的女性 HPV 感染率最高，多在 18 ～ 28 岁，但大部分女性 HPV 感染一般在 8 ～ 10 个月可自行消失，10% ～ 15% 的 35 岁以上女性呈持续感染状态，且患子宫颈癌的概率升高。女性可反复感染 HPV，也会同时感染不同型别的 HPV。

（二）检测方法

　　大多数 HPV 感染无临床症状或为亚临床感染，只能通过 HPV 检测得知，由于 HPV 不能在体外细胞培养，故不能用简便的血清学检测进行 HPV 诊断和分型。临床上用于检测 HPV 的方法包括细胞学方法、免疫组化、原位杂交、杂交捕获、核酸印迹和 PCR 等。

　　PCR 检测 HPV-DNA 可对 HPV 阳性感染进行确诊，还可以进行 HPV 分型。操作简单，标本来源不受限制。其缺陷在于它的高灵敏性，以及易因样品的交叉污染而导致假阳性结果。杂交捕获 HPV-DNA 分析方法有较好的特异度和敏感度，可以进行 HPV-DNA 分型，是目前临床使用的一种检测 HPV-DNA 的非放射性技术，被广泛地应用于子宫颈癌的筛查和复查中。

（三）临床意义

　　1. 子宫颈癌筛查　与细胞学检查联合或单独使用进行子宫颈癌的初筛，可有效减少细胞学检查的假阴性结果。适用于大面积普查，初筛并聚焦高风险人群。2012 年 3 月 NCCN 公布了新版的《子宫颈癌筛查临床实践指南》，指南中指出高危型 HPV 检测已作为子宫颈癌的初筛（如与细胞学检查联合成联合筛查）及异常细胞学结果处理的组成部分。

　　研究显示将细胞学和 HPV 检测联合使用可达到极高的灵敏度和几乎 100% 的阴性预测值，细胞学和 HPV-DNA 均阴性者，发病风险较低，可适当延长其筛查间隔时间，降低检测费用。2016 年美国妇产科医师学会（ACOG）发布了《子宫颈癌的筛查和预防实践指南（No.157）》（表17-2），指南中指出：21 ～ 29 岁的女性应该仅采用细胞学单独筛查，每 3 年筛查一次；30 岁以下的人群不应该进行联合筛查；30 ～ 65 岁的女性最好每 5 年行一次细胞学、HPV 联合检测，或每 3 年一次细胞学单独筛查。液基或传统宫颈细胞学采集方法都可用于筛查。上述筛查策略不适用于已患子宫颈癌、HIV 感染伴免疫抑制、宫内曾暴露于己烯雌酚者。

表 17-2　普通人群的子宫颈癌筛查方法（ACOG）

人群	推荐的筛查方法	建议
<21 岁	不筛查	
21 ～ 29 岁	每 3 年单行细胞学筛查	
30 ～ 65 岁	每 5 年行细胞学、HPV 联合筛查（最佳），或每 3 年细胞学单独筛查（可接受）	单独 HPV 筛查不推荐
>65 岁	既往有足够的阴性筛查结果且没有 CIN Ⅱ 及以上病变者，无须再行筛查	有过 CIN Ⅱ、CIN Ⅲ 或原位腺癌的患者，应该在上述病灶消退或处理后继续按照年龄进行筛查直到满 20 年
全子宫切除术后	无须筛查	用于没有宫颈且既往没有 CIN Ⅱ 或以上病变者
接种 HPV 疫苗的女性	遵循相应年龄的筛查策略（和未接种者一样筛查）	

　　美国肿瘤学会、阴道镜和子宫颈病理学会、临床病理学学会（ACS、ASCCP、ASCP）及欧洲生殖器感染和肿瘤研究组织（EUROGIN）提出的子宫颈癌及癌前病变筛查指南可供参考（表17-3、图17-3、图17-4）。

表 17-3　子宫颈癌筛查结果的处理指南（ASC、ASCCP、ASCP，2012）

筛查方式	结果	处理
单独细胞学筛查	细胞学阴性 ASC-US，后续 HPV 阴性 其他情况	3 年后重复筛查 3 年后联合筛查 参见 ASCCP 指南
联合筛查	细胞学阴性，HPV 阴性 细胞学 ASC-US，HPV 阴性 细胞学阴性，HPV 阳性	5 年后联合筛查 3 年后联合筛查 方法 1：随访 12 个月后联合筛查； 方法 2：HPV16、HPV18 分型 · 如果 HPV16 型或 HPV18 型阳性，则行阴道镜 · 如果 HPV16 型或 HPV18 型阴性，需 12 个月后重复联合筛查
	其他情况	参见 ASCCP 指南

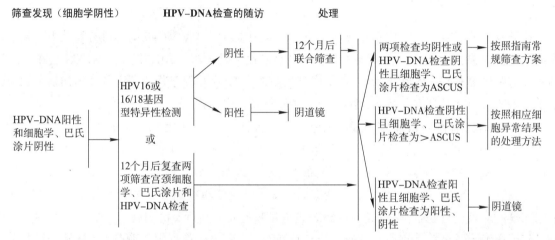

图 17-3　≥30 岁女性高危型 HPV-DNA 检测的随机筛查指南（ASC、ASCCP、ASCP，2012）

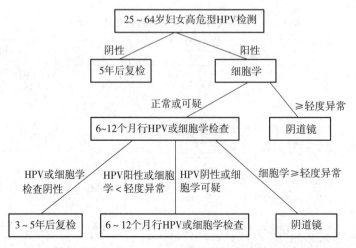

图 17-4　25～64 岁女性高危型 HPV-DNA 检测的随访筛查指南（EUROGIN，2010）

2. 细胞学和高危型 HPV-DNA 检测　HPV 感染分型与宫颈病变的级别存在一定关系，可根据 HPV 感染基因型预测受检者患子宫颈癌的风险。如 HPV16 型或 HPV18 型阳性患者其 ASCUS 或 LSIL 转变成 CIN Ⅲ的概率远高于其他 HPV 型别阳性或未检测出 HPV 者；而细胞学阴性而高危型 HPV 阳性者一般不做处理，但发病风险较高，要坚持定期随访该类人群。

对于未明确诊断意义的不典型鳞状细胞、腺细胞（ASCUS、AGUS）和鳞状上皮内低度病变（LSIL），细胞学和高危型 HPV-DNA 检测是一种有效的再分类方法。可从细胞学结果为 ASCUS、AGUS 者中将 CIN 有效检出，并减少需通过阴道镜下活检以明确 CIN 的病例数。

3. 监测治疗效果　CIN 治疗后，监测治疗效果。

4. 监测疫苗　针对使用疫苗者的监测。

第三节　基础体温测定

基础体温（basal body temperature，BBT）是机体处于最基本情况下的体温，反映机体在静息状态下的能量代谢水平。

（一）原理

具有正常卵巢功能的生育年龄妇女基础体温呈特征性变化，在月经周期中随不同时期雌、孕激素分泌量的不同，基础体温呈周期性变化。在月经后及卵泡期基础体温较低，排卵后卵巢形成黄体，产生孕酮作用于下丘脑体温调节中枢，使体温上升 0.3 ～ 0.5℃，并持续到经前 1 ～ 2 日或月经第一日，体温又降至原来水平。将月经周期每日测得的基础体温连成线则成双相曲线（图 17-5）。若无排卵，则基础体温无上升改变而呈单相曲线。正常排卵妇女体温升高后应持续 12 ～ 14 日。

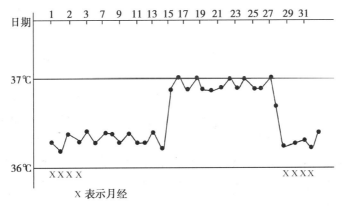

图 17-5　双相基础体温记录

（二）测定方法

每晚睡前将体温表水银柱调至 36℃以下，并将其放在伸手可取的地方。次日清晨醒后，不讲话、不活动，将体温表放于舌下，测口腔温度 5 分钟，每日测量时间最好固定，并最好能保持 6 ～ 8 小时睡眠。将测得结果逐日记录于基础体温单上，连成曲线。并将生活中有关情况如月经期、性生活、失眠、感冒等可影响体温的因素及治疗用药都记录在基础体温单上。一般需连续测量至少 3 个周期以上。

（三）临床应用

1. 指导避孕与受孕 育龄期妇女，排卵期在下次月经来潮前的 14 天左右。基础体温上升 4 日后可肯定已排卵，此时至月经来潮前的 10 天称安全期。基础体温上升前后 2～3 日是排卵期的范围，易受孕，称易孕期。因此可指导避孕及受孕。

2. 协助诊断妊娠 妊娠后由于妊娠黄体的作用，雌孕激素水平均增高，故基础体温于排卵后持续升高。若基础体温上升持续 3 周以上，则提示有妊娠可能。在孕早期 BBT 曲线渐渐下降，则示黄体功能不足或胎盘功能不良，有流产倾向。

3. 协助诊断 基础体温可反映卵巢排卵功能，是诊断无排卵性异常子宫出血最常用的方法。无排卵性异常子宫出血者基础体温为单相。排卵性异常子宫出血，可以基础体温上升持续时间、体温高低、下降方式来推断黄体功能状态。若黄体期短于 11 日，属黄体过早萎缩；若持续时间虽正常，但体温上升幅度 <0.3℃，可能是黄体发育不良，黄体酮分泌不足；若基础体温虽为双相，但下降缓慢，为黄体萎缩过程延长，则可导致子宫内膜不规则脱落。也可用基础体温监测和判定药物治疗疗效。

4. 检查不孕原因 可了解有无排卵及黄体功能。

5. 诊断闭经 如基础体温为双相，则闭经的病变部位在子宫；基础体温为单相，则闭经的病变部位可能在卵巢或垂体、下丘脑。

第四节 女性内分泌激素测定

女性内分泌激素主要包括下丘脑促性腺激素释放激素，垂体分泌的 FSH、LH 及催乳素，卵巢分泌的雌激素、孕激素、雄激素，胎盘合体滋养细胞产生的绒毛膜促性腺激素及胎盘生乳素等。

各类激素在中枢神经系统的影响及各器官间的相互作用下，可协同发挥其正常的生殖生理功能。

【下丘脑促性腺激素释放激素测定】

GnRH 是下丘脑弓状核神经细胞分泌的一种十肽激素，人工合成的 GnRH 因为可以使垂体分泌 LH 的作用优于 FSH，故亦称黄体生成素释放激素（LHRH）。性成熟期的正常妇女月经周期中最显著的激素变化是在排卵前出现 LH 高峰。GnRH 直接测定有困难，目前主要采用 GnRH 刺激试验与氯米芬试验来判断下丘脑和垂体的功能及其病理生理状态。

（一）GnRH 刺激试验

1. 方法 上午 8 时（不需禁食）静脉注入 LHRH 100μg（溶于 5mL 生理盐水中），分别于注射前和注射后 15 分钟、30 分钟、60 分钟和 90 分钟抽取静脉血 2mL 以测定 LH 的含量。

2. 结果分析 ①正常反应：若 LH 值比基值升高 2～3 倍，高峰出现在注射后 15～30 分钟，说明垂体功能完好。②活跃反应：峰值比基值升高 5 倍。③延迟反应：峰值出现时间迟于正常反应时的出现时间。④无反应或低弱反应：注入 LHRH 后 LH 值无变化，一直处于低水平或稍有上升但不足基值的 2 倍。

3. 临床意义 GnRH 刺激试验呈正常反应，提示青春期延迟；呈无反应或低弱反应，提示垂体功能减退，如希恩综合征、垂体手术或放疗致垂体组织破坏等；若 LH/FSH ≥ 2 ～ 3，GnRH 刺激试验呈活跃反应，提示多囊卵巢综合征；LH、FSH 基值均 >30U/L，GnRH 刺激试验呈活跃反应，提示卵巢功能不全。

（二）氯米芬试验

氯米芬即克罗米芬，是一种具有弱雌激素作用的非甾体类的雌激素拮抗剂，可与下丘脑雌、雄激素受体结合，阻断性激素对下丘脑和（或）垂体的负反馈作用，从而引起 GnRH 的释放。除了兴奋下丘脑 GnRH 释放外，氯米芬还有促排卵作用。该试验可以评估闭经患者下丘脑 – 垂体 – 卵巢轴的功能，鉴别下丘脑和垂体病变。

1. 方法 受试者从月经周期第 5 天开始，每天口服氯米芬 50 ～ 100mg，连服 5 天。分别在服药第 1、3、5 天检测 LH、FSH 的水平，服药第 3 周或经前检测黄体酮。

2. 结果分析 服药后 LH 可增加 85%，FSH 可增加 50%，停药后 LH、FSH 即下降；若停药后 5 ～ 9 天 LH 上升达排卵前水平，为氯米芬促排卵导致的排卵型反应；若停药后 20 天不再出现 LH 上升为无反应。

3. 临床意义 GnRH 刺激试验呈正常反应，而氯米芬试验无反应，提示下丘脑病变。

【垂体促性腺激素测定】

腺垂体促性腺激素细胞在下丘脑 GnRH、卵巢激素和抑制素协同作用下分泌促性腺激素 FSH 和 LH。FSH 的生理作用主要是促卵泡成熟和分泌雌激素，LH 的生理作用主要是促排卵和黄体形成，使黄体分泌孕激素和少量雌激素。

（一）血中 FSH 和 LH 的正常值

各实验室给出的正常值范围存在一定差异，激素单位也不尽一致，下表中 FSH 及 LH 值仅供参考（表 17–4）。

表 17–4　血 FSH 和 LH 的参考值

分期	FSH（U/L）	LH（U/L）
卵泡期、黄体期	1 ～ 9	1 ～ 12
排卵期	6 ～ 26	16 ～ 104
绝经期	30 ～ 118	16 ～ 66

（二）临床意义

1. 鉴别闭经的原因 FSH 和 LH 水平低于正常值，提示闭经的原因在于下丘脑或垂体。FSH 和 LH 水平均高于正常值，提示病变在卵巢。

2. 排卵监测 测定 LH 峰值可以估计排卵时间和了解排卵情况。

3. 协助诊断多囊卵巢综合征 如 LH/FSH ≥ 2 ～ 3，提示多囊卵巢综合征。

4. 鉴别诊断真性性早熟与假性性早熟 真性性早熟由促性腺激素分泌增多引起，FSH 和 LH 呈周期性变化。假性性早熟 FSH 和 LH 水平较低，且无周期性变化。

5. 诊断卵巢早衰 FSH>40U/L，间隔 1 个月内至少升高 2 次。

【催乳素测定】

催乳素（prolactin，PRL）是腺垂体分泌的一种多肽蛋白激素，主要受下丘脑催乳素抑制激素（如多巴胺）和催乳素释放激素的双重调控。PRL 的主要功能是与卵巢激素共同作用促进分娩前乳腺导管和腺体发育及泌乳。血中 PRL 水平可于睡眠、进食、哺乳、性交、应激等情况下升高，也可受某些药物影响而升高。测定和判断结果时必须考虑上述因素可能造成的影响。以上午10 时抽血测定的结果最稳定。

（一）血 PRL 的正常值

血 PRL 的正常值：非妊娠期 <1.14mmol/L；妊娠早期 <3.64mmol/L；妊娠中期 <7.28mmol/L；妊娠晚期 <18.20mmol/L。

（二）临床意义

1. 鉴别诊断 闭经、不孕及月经失调者可测定 PRL，以除外高催乳素血症。

2. 垂体肿瘤 伴 PRL 异常增高时，要考虑垂体催乳素瘤。

3. PRL 水平升高 还见于性早熟、原发性甲状腺功能低下、卵巢早衰、黄体功能不足、长期哺乳、神经精神刺激、药物影响（如避孕药、利血平、氯丙嗪、大量雌激素等）。10% ～ 15% 的多囊卵巢综合征患者表现为轻度高催乳素血症，其可能为雌激素持续刺激所致。

4. PRL 水平降低 多见于垂体功能减退、单纯性催乳素分泌缺乏症。

【雌激素测定】

非孕状态女性雌激素主要由卵巢产生，孕妇体内雌激素主要由卵巢、胎盘产生，少量由肾上腺分泌，可从血、尿和羊水中测出。雌激素（E）分为雌酮（E_1）、雌二醇（E_2）和雌三醇（E_3），E_2 的活性最强，是卵巢分泌的主要性激素之一，对维持女性的生殖生理及第二性征有重要作用。绝经后妇女的雌激素以 E_1 为主，主要来自肾上腺皮质分泌的雄烯二酮，在外周转化为 E_1。E_3 和 E_1 是 E_2 的代谢产物，孕期胎盘可产生大量 E_3，故测定孕妇血或尿中 E_3 可以反映胎儿胎盘功能状态。

（一）血中雌激素的正常值（表 17-5）

表 17-5　血雌激素的参考值

分期	E_2（pmol/L）	妊娠时期	E_3（nmol/L）
青春前期	18.35 ～ 110.1		
卵泡期	92.0 ～ 275.0	妊娠 24 ～ 28 周	104 ～ 594
排卵期	734.0 ～ 2200.0	妊娠 29 ～ 32 周	139 ～ 763
黄体期	367.0 ～ 1101.0	妊娠 33 ～ 36 周	208 ～ 972
绝经期	<100.0	妊娠 37 ～ 40 周	278 ～ 1215

（二）临床意义

1. 监测卵巢功能　测定血 E_2 或 24 小时尿总雌激素水平。

（1）判断闭经原因　①雌激素水平符合正常的卵巢周期变化应考虑为子宫性闭经。②雌激素水平偏低，闭经可能由于原发或继发卵巢功能低下，或药物影响而致卵巢功能抑制，也可见于下丘脑 – 垂体功能失调、高催乳素血症等。

（2）诊断有无排卵　雌激素无周期性变化提示无排卵。

（3）监测卵泡发育　药物促排卵时，需严密监测卵泡的发育。E_2 是重要的观测指标之一。

（4）诊断女性性早熟　临床多以 8 周岁前出现女性第二性征发育、血 E_2 水平 >275pmol/L 作为诊断指标之一。

（5）协助诊断其他疾病　卵巢颗粒细胞瘤、卵泡膜细胞瘤或使用促排卵药物时，雌激素可达到甚或高于正常参考值。肝硬化或肾上腺皮质增生等可以影响雌激素的降解、灭活或增加其生成、转化，也可导致雌激素水平异常升高。

2. 监测胎儿 – 胎盘单位功能　孕妇尿 E_3 含量可反映胎儿胎盘功能状态。妊娠 29 周孕妇尿中 E_3 迅速增加，正常足月妊娠时孕妇尿 E_3 排出量平均为 88.7nmol/24h。孕 36 周后尿 E_3 排出量连续多次均 <37nmol/24h 或骤减 30%～40%，提示胎盘功能减退；E_3<22.2nmol/24h 或骤减 50% 以上，表明胎盘功能显著减退。

【孕激素测定】

女性体内孕激素主要由卵巢、胎盘和肾上腺皮质产生，多以孕酮形式存在。孕酮可随卵巢周期性变化而变化，卵泡期孕酮水平极低，排卵后 1 周血浓度达峰值，月经前 4 日逐渐下降至卵泡期水平。妊娠时孕酮随孕程而上升，早孕阶段，孕酮主要来自卵巢妊娠黄体，在妊娠中晚期，孕酮主要来自胎盘。

（一）正常值（表 17–6）

表 17–6　血孕酮的参考值

时期	P（nmol/L）
卵泡期	<3.2
黄体期	9.5～89
绝经期	<2.2
早期妊娠	63.6～95.4
中期妊娠	159～318
晚期妊娠	318～1272

（二）临床意义

1. 监测排卵　P>15.6nmol/L 提示有排卵，若孕酮水平符合有排卵，且无其他原因的不孕患者，需配合超声监测排卵，以排除黄素化未破裂卵泡综合征。无排卵、排卵障碍或药物抑制排卵等均可见孕酮水平下降。

2. 了解黄体的功能 黄体期孕酮值低于正常提示黄体功能不足，月经来潮 4 ～ 5 日仍高于生理水平提示黄体萎缩不全。

3. 观察胎盘功能 妊娠 12 周左右，胎盘取代妊娠黄体分泌孕酮。胎盘功能减退时，孕酮水平下降。

4. 判断异常妊娠 异位妊娠时，血孕酮水平较低，如孕酮 >78nmol/L，基本可排除异位妊娠；若单次血孕酮≤15.6nmol/L，则提示死胎；先兆流产患者，若血孕酮呈下降趋势，则有难免流产的可能。

【 雄激素测定 】

（一）血中雄激素的正常值

女性体内雄激素由卵巢及肾上腺皮质分泌，血总睾酮正常参考值：卵泡期 <1.4nmol/L；排卵期 <2.1nmol/L；黄体期 <1.7nmol/L；绝经后 <1.2nmol/L。

（二）临床意义

1. 卵巢男性化肿瘤 女性可在短时间内出现血清睾酮明显升高或进行性加重的高雄激素临床表现。

2. 两性畸形 男性假两性畸形和真两性畸形，睾酮水平在男性正常范围内；女性假两性畸形，睾酮水平在女性正常范围内。

3. 多囊卵巢综合征 睾酮水平通常不超过正常范围上限 2 倍，治疗前睾酮水平高、治疗后睾酮下降，故血清雄激素水平可作为评价疗效的指标之一。

4. 肾上腺皮质增生或肿瘤 睾酮水平异常升高。

5. 女性多毛症 睾酮水平正常时，多为毛囊对雄激素敏感所致。

【 人绒毛膜促性腺激素测定 】

人绒毛膜促性腺激素（human chorionic gonadotropin，hCG）是妊娠合体滋养细胞产生的一种糖蛋白。早期正常宫内妊娠孕妇血 β-hCG 每 48 小时即倍增，妊娠 8 ～ 10 周达峰值。妊娠滋养细胞疾病、生殖细胞肿瘤及肺、肾上腺和肝脏恶性肿瘤也可产生 β-hCG。

（一）血中 β-hCG 的正常值

相同的妊娠周数，不同孕妇血中 β-hCG 水平个体差异较大，下表中 β-hCG 值仅供参考（表17-7）。

表 17-7　血 β-hCG 的参考值

时期	β-hCG（U/L）
非妊娠妇女	<3.1
妊娠 7 ～ 10 日	>5.0
妊娠 30 日	>100
妊娠 40 日	>2000
滋养细胞疾病	>100000

（二）临床意义

1. 诊断早期妊娠　血、尿 hCG 测定可用于早早孕诊断。既往月经规则，有性生活的女性出现停经后，尿妊娠试验阳性或血 β-hCG 水平升高，提示妊娠。

2. 诊断异位妊娠　血 β-hCG 维持在低水平，且 48 小时无倍增，应怀疑异位妊娠。

3. 滋养细胞肿瘤的诊断和监测

（1）葡萄胎　血 β-hCG 通常 >100kU/L，且子宫达到或超过 12 周妊娠大小，血 β-hCG 维持高水平不下降，提示葡萄胎。

（2）妊娠滋养细胞肿瘤　葡萄胎清宫术后，血 β-hCG 应大幅度下降，且在清宫后的 16 周应为阴性；若下降缓慢或下降后又上升，或 16 周未转阴者，排除宫腔内残留组织则可诊断为妊娠滋养细胞肿瘤。血 β-hCG 是妊娠滋养细胞肿瘤疗效监测的最主要指标。血 β-hCG 下降与疗效呈一致性。

4. 性早熟和肿瘤　最常见的是下丘脑或松果体胚细胞的绒毛膜上皮瘤或肝胚细胞瘤及卵巢无性细胞瘤、未成熟畸胎瘤分泌 hCG 导致性早熟。血浆甲胎蛋白升高是肝胚细胞瘤的标志。分泌 hCG 的肿瘤还见于肠癌、肝癌、肺癌、卵巢腺癌、胰腺癌、胃癌，可引起成年妇女月经紊乱，因此成年妇女突然发生月经紊乱伴血 β-hCG 升高时应考虑到上述肿瘤异位分泌。

【人胎盘生乳素测定】

人胎盘生乳素（human placental lactogen，hPL）是由胎盘合体滋养细胞产生、贮存及释放的单链多肽激素，可促进胎儿生长及孕母乳腺腺泡发育。hPL 自妊娠第 5 周时即能从孕妇血中测出，随妊娠进展，hPL 水平逐渐升高，至妊娠 39～40 周时达高峰，产后 7 小时内消失。

（一）血中 hPL 的正常值（表 17-8）

表 17-8　血 hPL 的参考值

时期	hPL（mg/L）
非妊娠状态	<0.5
妊娠 22 周	1～3.8
妊娠 30 周	2.8～5.8
妊娠 40 周	4.8～12

（二）临床应用

1. 监测胎盘功能　妊娠 35 周后，多次动态监测血 hPL 值均 <4mg/L 或突然下降 50% 以上，提示胎盘功能减退。

2. 妊娠合并糖尿病　hPL 水平与胎盘大小成正比，如妊娠合并糖尿病时胎盘较大，hPL 值可能偏高。但临床应用时还应配合其他监测指标综合分析，以提高判断的准确性。

第五节　女性生殖器官活组织检查

女性生殖器官活组织检查是指在生殖器官病变处或可疑部位取小部分组织行病理学检查，简称活检（biopsy）。绝大多数的活组织检查可以作为诊断的最可靠依据并指导治疗。

【外阴、阴道活组织检查】

1. 适应证　①已确定外阴色素减退疾病的类型及排除恶变者；②外阴部及阴道赘生物或久治不愈的溃疡，需明确诊断及排除恶变者。③外阴、阴道特异性感染，如结核、尖锐湿疣等。

2. 禁忌证　①月经期。②急性外阴炎、阴道炎、宫颈炎、盆腔炎。③可疑恶性黑色素瘤。

3. 方法　患者排空膀胱，取膀胱截石位，常规消毒外阴，铺无菌孔巾。阴道活组织检查需用阴道窥器暴露活检部位并消毒。于取材处用 0.5% 利多卡因行局部浸润麻醉，小赘生物可自蒂部剪下或用活检钳钳取，局部压迫止血，病变面积大者需行部分切除。标本置于 4% 甲醛溶液中固定，送病理检查。

4. 注意事项　切除病灶范围要包括病灶外围的部分正常皮肤，并注意切除皮肤的全层及皮下组织；对表面有坏死的肿物，要取到深层新鲜组织；阴道活检如放置了无菌带尾纱布压迫止血的，可嘱患者 24 小时后自行取出。

【宫颈活组织检查】

宫颈活组织检查是取部分宫颈组织行病理学检查，以确定病变性质。

（一）钳取法

1. 适应证　①阴道镜诊断为子宫颈 HSIL 或可疑癌者。②阴道镜诊断为子宫颈 LSIL，但细胞学为 ASC-H 及以上或 AGC 及以上，或阴道镜检查不充分等。③肉眼检查可疑癌。

2. 方法　有单点及多点取材两种。单点取材用于已诊断为子宫颈癌，需明确病理类型或浸润程度者；可疑子宫颈癌者可选用多点取材。①患者取膀胱截石位，窥器暴露宫颈并消毒。②用活检钳在宫颈外口鳞 - 柱状上皮交接处取材，多点取材者可选 3 点、6 点、9 点、12 点，并且将标本分别以 4% 甲醛固定，注明部位。③为提高取材的准确性，可在阴道镜指引下定位活检，或在宫颈阴道部涂以复方碘溶液，在碘不着色区取材。钳取的组织要有一定的深度，含足够的间质。④取材后阴道填塞无菌带尾纱布以压迫止血，24 小时后取出。

3. 注意事项　①各种原因引起的阴道炎应治疗后再取活检。②妊娠期不宜行活检，以免引起流产、早产。③避免在月经来潮前 1 周内行活检，以防止感染及内膜切口种植的可能性。

（二）宫颈管搔刮术

1. 适应证　当病变延伸至子宫颈管或细胞学 AGC 及以上或 3 型转化区时，宫颈钳取与宫颈管搔刮术同时进行。

2. 方法　宫颈管搔刮术是用小刮匙伸入宫颈管，自宫颈内口至宫颈外口全面搔刮宫颈管 1～2 周，所得组织送病理检查。也可使用宫颈管刷取代宫颈刮匙。

（三）宫颈锥形切除术

1. 适应证　①子宫颈活检为 LSIL 及以下，为排除 HSIL，如细胞学检查为 HSIL 及以上、HPV16 和（或）HPV18 阳性等。②子宫颈活检为 HSIL，而临床为可疑浸润癌，为明确病变累及程度及决定手术范围者。③子宫颈活检诊断为原位腺癌。

2. 方法　①患者腰麻或硬膜外麻醉，取膀胱截石位，消毒外阴、阴道，铺无菌巾。导尿后，窥器暴露宫颈并消毒阴道、宫颈及宫颈外口。②以宫颈钳钳夹宫颈前唇向外牵引，扩张宫颈管并做宫颈管搔刮术。宫颈涂碘液，在病灶外或碘不着色区外 0.5cm 处，以尖刀在宫颈表面做环形切口，切开宫颈上皮及少许皮下组织，斜向宫颈管并深入 1～2.5cm，锥形切除宫颈组织。③在切下标本的 12 点处做一标记，以 4% 甲醛固定，送病理检查。④创面压迫止血或缝扎止血，将行子宫切除者，可行宫颈管前后唇缝合封闭创面以止血。若暂时或不需子宫切除者，行宫颈成形术或荷包缝合术，术毕探查宫颈管。⑤术后留置尿管 24 小时，持续导尿。

3. 注意事项　①不宜用电刀、激光刀，以免破坏切缘组织，影响诊断。②应在月经净后 3～7 日内进行。术后 6 周需探查宫颈管有无狭窄，2 月内禁性生活。③子宫切除术最好选在锥切术后 48 小时内进行，以免感染影响以后的手术。

【子宫内膜活组织检查】

（一）子宫内膜活组织检查

子宫内膜活组织检查可间接反映卵巢功能，直接反映子宫内膜病变；判断子宫发育程度及有无宫颈管及宫腔粘连，故为妇科临床常用的辅助诊断方法。

1. 适应证　①异常子宫出血。②不孕症。③影像学检查有宫腔占位病变。④子宫颈脱落细胞学提示子宫内膜来源的不典型腺细胞。

2. 禁忌证　①急性或亚急性生殖道炎症。②可疑妊娠。③急性严重全身性疾病。④手术前体温 >37.5℃者。

3. 取材时间及部位　①了解卵巢功能一般在月经期前 1～2 日取，多在月经来潮 6 小时内取，闭经如能排除妊娠则随时可取。自宫腔前、后壁各取一条内膜。②排卵障碍性异常子宫出血者，如疑为子宫内膜增生症，应于月经期前 1～2 日或月经来潮 6 小时内取材，疑为子宫内膜不规则脱落时，则应于月经第 5～7 日取材。③诊断原发性不孕者，应在月经来潮前 1～2 天取材，如为分泌相内膜，提示有排卵，如内膜仍呈增生期改变，则提示无排卵。④疑有子宫内膜结核，应在经前 1 周或月经来潮 6 小时内诊刮，诊刮时要特别注意刮两侧宫角处，该处阳性检出率高。诊刮前 3 月及术后 4 月每日肌内注射链霉素 0.75g 及异烟肼 0.3g 口服，以防诊刮引起结核病灶扩散。⑤疑有子宫内膜癌者，随时可取，除宫体外，还应注意自宫底取材。

4. 方法　①患者排尿后取膀胱截石位，查明子宫大小及方位。常规消毒外阴，铺孔巾。窥器暴露宫颈，消毒阴道、宫颈及宫颈外口。②宫颈钳夹持宫颈前唇或后唇，用探针测量宫颈管及宫腔深度。③使用专用活检钳，以取到适量子宫内膜组织为标准。也可以小刮匙代替，将刮匙送达宫底部，自上而下沿宫壁刮取（避免来回刮），将取出的组织置于无菌纱布上，再取另一条。术毕，取下宫颈钳，收集全部组织固定于 4% 甲醛溶液中送检。注意：检查申请单应注明末次月经时间。

（二）诊断性刮宫

诊断性刮宫是诊断宫腔疾病的重要方法之一，其目的是刮取宫腔内容物行病理检查协助诊断。若疑有宫颈管病变时，则需进行宫颈管及宫腔分步刮取组织，称分段诊刮。

1. 适应证　①异常子宫出血或阴道排液需确诊和排除子宫内膜癌、宫颈管癌者。②月经失调，需了解子宫内膜变化及其对卵巢甾体激素的反应。③不孕症，需了解有无排卵者。④疑有子宫内膜结核者。⑤因宫腔内有组织残留或异常子宫出血长期多量出血时，不仅起诊断作用，还有治疗作用。

2. 方法 与子宫内膜活组织检查基本相同。疑有宫颈管病变或排除子宫内膜癌者，应做分段刮宫。先以小刮匙自宫颈内口至外口顺刮宫颈管一周，刮取宫颈管组织后再探查宫腔深度并刮取子宫内膜。刮出物分别装瓶、固定，送病理检查。

3. 注意事项 ①不孕症或排卵功能障碍的异常子宫出血患者，应选择月经前或月经来潮6小时内进行，以便判断有无排卵或黄体功能不足。②不规则阴道流血或异常子宫出血疑为癌变者随时可行诊刮。刮出物肉眼观察高度怀疑为癌组织时，不应继续刮宫，以防出血及癌组织扩散。若肉眼观察未见明显癌组织时，应全面刮宫，以获得诊断依据和达到治疗效果。③畸形子宫如双子宫或双角子宫，应避免漏刮及其导致的术后出血。④积极防治并发症如术中出血、子宫穿孔、感染、术后宫腔粘连等。⑤疑子宫内膜结核者，刮宫时要特别注意刮取两侧子宫角部，该部位阳性率较高。

【思考题】

诊断性刮宫的注意事项有哪些?

第六节 输卵管通畅检查

输卵管通畅检查的主要目的是明确输卵管是否通畅，了解子宫和输卵管腔的形态及输卵管的阻塞部位。近来普遍采用子宫输卵管造影术和妇产科内镜输卵管通畅检查，后者包括腹腔镜直视下输卵管通液检查、宫腔镜下经输卵管口插管通液试验和腹腔镜联合检查等方法。

一、子宫输卵管造影

子宫输卵管造影（hysterosalpingography，HSG）是通过导管将造影剂注入子宫腔及输卵管，同时X线下透视了解子宫、输卵管内腔的显影情况，协助诊断子宫内膜息肉、肿瘤、畸形、宫腔粘连、宫颈内口松弛症、盆腔慢性炎症，以及判断输卵管阻塞的部位。

（一）适应证

①不孕症：以明确输卵管是否梗阻或阻塞部位。②原因不明的复发性流产：了解宫颈内口是否松弛，子宫及宫颈是否畸形等。③检查宫腔疾病：如子宫畸形、宫腔粘连、内膜息肉、黏膜下肌瘤和子宫内口功能不全等。④内生殖器结核非活动期。

（二）禁忌证

①内、外生殖器官急性或亚急性炎症期。②有严重的全身性疾病，不能耐受手术。③产后、流产后或刮宫术后6周内。④停经不能排除妊娠者。⑤碘过敏者。

（三）术前准备

1. 造影时间 宜在月经干净后3～7日，经净后禁止性生活。
2. 常规检查 术前需行白带常规检查，必要时加做宫颈分泌物培养以排除生殖器官感染性疾病。

3. 造影剂种类　有碘化油和碘水剂两种：40% 碘化油显影清楚，刺激性小；但碘油吸收慢可引起异物反应性肉芽肿；用量过多易进入静脉，引起油栓。76% 复方泛影葡胺，用量为 10 ～ 20mL，临床上较常用。

4. 碘过敏试验　每次造影前必须询问有无服碘过敏史和行碘过敏试验。

（四）操作步骤

1. 排尿后取膀胱截石位，外阴、阴道常规消毒，铺无菌孔巾，查清子宫大小及位置。

2. 用阴道窥器暴露宫颈，并消毒宫颈及穹隆部。

3. 将造影剂充盈导管，驱出管内的液体及气体。

4. 钳夹固定宫颈前唇，用子宫探针探查子宫方向及宫腔深度后，插入金属导管或双腔管，双腔管气囊要进入宫颈内口，囊内注入 3mL 空气；用金属导管者，应顶紧橡皮塞，固定导管位置，防止造影剂漏出。

5. 在 X 线透视下徐徐注入造影剂，观察其进入子宫及流经输卵管的情况并摄片。用碘油造影者，24 小时后再摄盆腔平片，观察腹腔内有无游离的碘化油；如用碘水剂造影，因其流动及吸收快，应在首次摄片后 10 ～ 20 分钟再摄第二张片。

（五）结果判断

1. 正常图像　宫腔呈倒置的三角形，双侧输卵管影细长、柔软，24 小时后盆腔平片可见造影剂弥散于盆腔内。

2. 输卵管积水　输卵管远端扩张，碘油呈散珠状积聚其中，24 小时后依然不变，盆腔平片无造影剂弥散。

3. 子宫、输卵管结核　子宫内膜呈锯齿状不平，宫腔变形或缩小，存在粘连时显示不规则的充盈缺损，输卵管内腔形态不规则，僵直，呈棒状或串珠状。

4. 子宫黏膜下肌瘤或内膜息肉　宫腔内充盈缺损。

5. 子宫畸形　单角子宫、双角子宫、纵隔子宫或双子宫等。

6. 宫颈内口松弛症　内口增宽和峡部缺陷。

（六）注意事项

1. 造影前抽取造影剂并充盈宫颈导管时，应将导管头向上，以便驱除管内空气，避免气泡进入宫腔造成充盈缺损，引起误诊。

2. 宫颈导管与宫颈外口必须紧贴，以免造影剂倒流入阴道，影响诊断。

3. 注射造影剂时切勿用力过大、推进过速，以免引起病变的输卵管损伤。

4. 在透视下如发现造影剂进入异常通道（进入血管或淋巴管）或患者发生咳嗽，应立即停止注射并取出导管，置患者于头低足高位，严密观察血压、呼吸等，应摄胸片警惕肺栓塞并及时对症处理。

5. 造影后 2 周内禁性生活及盆浴，可酌情给予抗生素预防感染。

二、妇产科内镜输卵管通畅检查

妇产科内镜的普及为输卵管通畅检查提供了更为准确的新方法，包括腹腔镜直视下输卵管通液检查、宫腔镜下经输卵管口插管通液试验和腹腔镜下联合检查等方法，其中腹腔镜直视下输卵管通液检查准确率达 90%～95%。但由于内镜手术对器械要求较高、整体手术操作较繁、为创伤性手术等，故并不推荐作为常规检查方法，通常对不孕、不育患者行内镜检查时可例行输卵管通液（加亚甲蓝染液）检查。

【思考题】

子宫输卵管造影的禁忌证有哪些？

第七节　常用穿刺检查

【经腹壁腹腔穿刺术】

经腹壁腹腔穿刺术（abdominal paracentesis）是通过穿刺抽吸出腹腔积液，观察其颜色、浓度及黏稠度，决定送检项目的操作，既可用于诊断又可用于治疗。

（一）适应证

①明确腹腔积液的性质。②鉴别贴近腹壁的肿物性质。③腹水过多时，可通过腹腔穿刺放出腹腔积液，并可向腹腔内注射药物行腹腔内化疗。

（二）禁忌证

①疑有腹腔内严重粘连、肠梗阻者。②疑有巨大卵巢囊肿者。③中、晚期妊娠。④大量腹腔积液伴有严重电解质紊乱者禁大量放腹腔积液。

（三）操作方法

1. 排尿后取半卧位或侧卧位。取脐与髂前上棘连线中外 1/3 交界处为穿刺点。

2. 常规消毒术野，铺无菌孔巾，以 0.5% 利多卡因行局部浸润麻醉。将腰穿针自穿刺点垂直刺入，进入腹腔有落空感，拔去针芯，即有液体溢出，连接注射器抽取。

3. 若需持续放液作为持续引流或减压者，可用腹腔穿刺器。选好适宜的套管与导管，在穿刺点局麻下切开皮肤、筋膜，用穿刺器刺入，拔去针芯，再由套管插入导管，使液体缓慢流出并收取送检。取下套管，将导管连接于引流瓶。导管放置时间以病情而定。

4. 穿刺送检者，取液后即拔出穿刺针，局部覆以无菌纱布。穿刺引流者需缝合伤口并固定导管。

（四）穿刺液性质和结果判断

1. 血液　新鲜血液放置后迅速凝固为误伤血管；暗红色血液不凝固表明有腹腔内出血，多见于异位妊娠、卵巢黄体破裂或脾破裂等；巧克力色黏稠液体多为卵巢子宫内膜异位囊肿破裂。

2. 脓液　可呈黄色、黄绿色、淡巧克力色，或稀薄或浓稠，有臭味，提示盆腹腔内有化脓性病变或脓肿破裂。脓液应行细胞学涂片、细菌培养、药物敏感试验。

3. 炎性渗出物　呈粉红色、淡黄色浑浊液体，提示盆腹腔内有炎症。应行细胞学涂片、细菌培养、药物敏感试验。

4. 腹腔积液　有血性、浆液性、黏液性等。肉眼血性腹水，多疑为恶性肿瘤，应行细胞学检查。

（五）注意事项

1. 腹腔积液少、移动性浊音阴性，或疑有腹腔广泛粘连者不宜行腹腔穿刺。

2. 腹腔积液量多者，在放液过程中应注意患者的血压、脉搏、呼吸，控制放液速度及放液量。

3. 严格无菌操作，以免腹腔感染。

4. 控制好针头进入的深度，以免刺伤血管及肠管。

5. 向腹腔注入药物应慎重，很多药不宜腹腔内注入。当行腹腔化疗时，应注意过敏反应等毒副反应。

【经阴道后穹隆穿刺术】

子宫直肠陷凹是体腔最低的位置，盆、腹腔液体最易积聚于此，亦为盆腔病变最易累及的部位。选择经阴道后穹隆穿刺术（culdocentesis），对抽出物进行观察、化验、病理检查等，可协助明确诊断。

（一）适应证

①疑有腹腔内出血时，如异位妊娠、卵巢黄体破裂等。②明确子宫直肠陷凹积液性质，或贴近后穹隆的肿块性质。③超声引导下经阴道后穹隆穿刺取卵可用于辅助生殖技术。④超声引导下行卵巢子宫内膜异位囊肿或输卵管妊娠部位注药治疗。

（二）禁忌证

①直肠子宫陷凹被较大肿块完全占据，并已凸向直肠。②疑有肠管与子宫后壁粘连者。③有恶性肿瘤倾向者。

（三）操作方法

1. 排空膀胱后取膀胱截石位，外阴、阴道常规消毒，铺巾。阴道窥器暴露宫颈及阴道后穹隆，再次消毒阴道及宫颈，用宫颈钳钳夹宫颈后唇向前牵拉，充分暴露阴道后穹隆。

2. 用 22 号长针头或腰椎穿刺针接 5 ~ 10mL 注射器，于宫颈后唇与阴道后壁之间，取与宫颈平行而向后的方向刺入 2 ~ 3cm，有落空感后抽吸（图 17-6）。若为肿块，则于最凸出或囊性感最明显的部位穿刺。

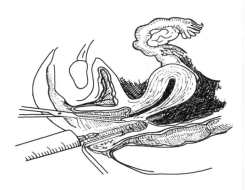

图 17-6　经阴道后穹隆穿刺

3. 抽吸完毕，拔针。若穿刺点有渗血可用无菌纱布填塞压迫止血，待血止后取出纱布及阴道窥器。

（四）穿刺液性质和结果判断

吸取标本肉眼观察及送检基本同经腹壁腹腔穿刺术。

（五）注意事项

1. 穿刺时注意进针方向、深度，一般为后穹隆中点进针，采用与宫颈管平行的方向，深入至直肠子宫凹陷，不可过分向前或向后伤及子宫或肠管。

2. 检查抽出物，如为血液，放置 5 分钟，观察有无凝血。如凝血则为血管内血；如不凝则为腹腔内出血。

3. 抽出物必要时送检。

4. 可先行经阴道超声检查，协助诊断后穹隆有无积液及液体量。

5. 子宫直肠窝粘连严重者，如子宫内膜异位症，易造成假阴性结果。

【经腹壁羊膜腔穿刺术】

经腹壁羊膜腔穿刺术（amniocentesis）是在妊娠中晚期用穿刺针经腹壁、子宫壁进入羊膜腔抽取羊水供临床分析诊断，或向羊膜腔内注入药物或生理盐水进行治疗的一种临床技术。

（一）适应证

1. 产前诊断　羊水细胞染色体核型分析、基因及基因产物检测：对经产前筛查怀疑有异常胎儿的高危孕妇进行羊膜穿刺抽取羊水细胞，通过检查以明确胎儿性别、确诊胎儿染色体病及遗传病等。

2. 治疗

（1）胎儿异常或死胎引产，作羊膜腔内注药。

（2）胎儿尚未成熟而必须 34 周内终止妊娠的高危孕妇，可经羊膜腔内注射肾上腺皮质激素，促进胎肺成熟。

（3）因严重母胎血型不合而需进行胎儿宫内输血治疗。

（4）羊水过多胎儿无明显畸形时，穿刺放出适量羊水；羊水过少则注入生理盐水，以延长妊娠期限，提高胎儿存活率。

（5）胎儿生长受限者，可向羊膜腔内注入氨基酸促进胎儿发育。

（二）禁忌证

1. 孕妇曾有流产征兆。

2. 心、肝、肺、肾疾病活动期或功能严重异常者。

3. 有盆腔或宫腔感染征象。

4. 术前 24 小时内两次体温高于 37.5℃。

（三）操作方法

1. 穿刺时间　诊断出生缺陷或确定胎儿性别，应选在妊娠 16～22 周进行。为测定胎儿成熟度及疑为母胎血型不合，应在孕末期进行。

2. 术前准备　穿刺前需经超声检查，确定胎盘位置。排尿后，平卧，腹部皮肤常规消毒，铺无菌孔巾。

3. 穿刺点选择　穿刺点应避开胎盘。一般可选在宫底下 2 横指、腹壁最隆起部位的两侧，可选择囊性感明显且有胎儿肢体浮动的一侧。

4.穿刺步骤　穿刺点局部浸润麻醉，以 22 号或 20 号腰穿针垂直刺入腹壁，当有落空感时，拔出针芯即有羊水溢出。抽吸 20mL 羊水量或注射所需给予的药物后，将针芯插入穿刺针内，迅速拔针。术毕超声观察胎心及胎盘情况。穿刺针孔盖以消毒纱块，加压片刻后胶布固定。

5.注意事项　如果两次穿刺未获羊水为手术失败，应 1 周后重新行羊膜腔穿刺术。

（四）注意事项

1.抽不出羊水　为羊水中有形成分阻塞针孔，用有针芯的穿刺针可避免。若因穿刺方向不对或进针深度不够，可调整穿刺方向与深度。若羊水过少，不宜勉强穿刺以免损伤胎儿。

2.抽出血液　出血可来自腹壁、子宫壁、胎盘或刺伤胎儿血管，应立即拔针并压迫穿刺点，腹带加压包扎。同时听取胎心率，确定胎心率正常则可等待 1 周后再穿刺。羊水混有大量血液，胎心率改变明显，应尽早终止妊娠。

【思考题】

经腹壁羊膜腔穿刺术的适应证有哪些？

第八节　羊水检查

羊水检查是经羊膜腔穿刺取羊水进行羊水分析的出生前的一种诊断方法。早在 20 世纪 50 年代初就已应用于检查母胎血型不合的妊娠，其后开始应用羊水细胞的性染色体判断胎儿性别。进而开展羊水细胞培养行染色体核型分析。1970 年又用羊水细胞培养进行酶的分析。此外，还用羊水行各项生化测定。总之，羊水是一个可以较直接反映胎儿各项功能的介质，随着各项检查技术的提高，羊水检查将为临床提供更多的胎儿资料。

【适应证】

1.胎儿肺成熟度的检查
2.遗传病及遗传代谢病的产前检查
3.宫内感染的产前诊断

【检查方法】

经腹壁羊膜穿刺术，参见本章"常用穿刺检查"。

【临床应用】

1.胎儿肺成熟度的检查
（1）卵磷脂与鞘磷脂（L/S）比值测定　二者为肺表面活性物质，对新生儿呼吸功能至关重要。若羊水中 L/S 比值≥2，提示胎儿肺已成熟。
（2）磷脂酰甘油（phosphatidyl glycerol，PG）测定　PG 占肺泡表面活性物质中总磷脂的 10%。PG 测定判断胎儿肺成熟度优于 L/S 比值法，因 PG 的测定不受血液或胎粪污染的影响，妊娠 35 周后会突然出现，代表胎儿肺已成熟，以后可继续升高至分娩。糖尿病时，即使 L/S 值 >2，但未出现 PG，则说明胎儿肺部仍未成熟。

2. 遗传病及遗传代谢病的产前检查　多在妊娠中期（妊娠 16～22 周）进行。

（1）染色体异常　可通过羊水细胞培养行染色体核型分析，以诊断染色体（常染色体及性染色体）数目或结构异常。较常见的常染色体异常有先天愚型（21- 三体）；性染色体异常有先天性卵巢发育不全综合征（turner's syndrome）等。近年来还开展了染色体微重复、微缺失等染色体结构异常的诊断。

（2）遗传性代谢异常　经羊水细胞培养行某些酶的测定，以诊断因遗传基因突变引起的某种蛋白质或酶的异常或缺陷。如测定氨基己糖酶 A 活力以诊断由类脂物质蓄积引起的黑蒙性家族痴呆病；测定半乳糖 –1– 磷酸盐尿苷酰转移酶可诊断半乳糖血症等。

（3）基因病　从羊水细胞提取胎儿 DNA，针对某一基因行直接或间接分析或检测。基因检测技术已成熟应用于遗传基因疾病的诊断，目前国内能进行产前诊断的遗传病有地中海贫血、苯丙酮尿症、甲型 – 乙型血友病、假性肥大型肌营养不良等。

3. 宫内感染的产前诊断　当怀疑孕妇有弓形虫、巨细胞病毒等感染时，可行羊水中病毒 DNA 或 RNA 的定量分析以帮助诊断。羊水培养是诊断宫内细菌感染的可靠依据，如羊水中白细胞介素 –6 升高，可能存在亚临床的宫内感染，可导致流产或早产。

【思考题】

羊水检查的临床意义有哪些？

第九节　妇科肿瘤标志物检查

肿瘤标志物是指肿瘤细胞异常表达所产生的蛋白抗原或生物活性物质。可在肿瘤患者组织、血液或体液及排泄物中测出，有助于肿瘤的诊断、鉴别、疗效判定和预后监测。

【肿瘤相关抗原及胚胎抗原】

（一）癌抗原 125（cancer antigen 125，CA125）

1. 检测方法及正常值　多选用放射免疫方法（RIA）和酶联免疫法（ELISA）测定。常用血清检测阈值为 0～35U/mL。

2. 临床意义

（1）卵巢恶性肿瘤的诊断、疗效监测及预后　①诊断：CA125 是目前世界上应用最广泛的卵巢上皮性肿瘤标志物，于多数卵巢浆液性囊腺癌表达阳性，一般阳性准确率可达 80% 以上。②监测疗效：相当敏感。有效的手术切除及成功的化疗后，CA125 水平明显下降。血 CA125 持续高水平，则预示术后肿瘤残留、复发或恶化；CA125 水平可反映肿瘤大小，但血 CA125 降至正常水平却不能排除直径小于 1cm 肿瘤的存在。血 CA125 水平在治疗后明显下降者，如在治疗开始后下降 30%，或在 3 月内降至正常范围，视为有效。③预后：若经治疗，CA125 水平持续升高或一度降到正常水平随后再次升高，复发转移概率明显上升。一般认为，持续 CA125>35U/mL，在 2～4 个月内肿瘤复发危险性最大，复发率可达 92.3%，即使二次探查未发现肿瘤，很可能在腹膜后淋巴结群和腹股沟淋巴结已有转移。

（2）诊断其他妇科肿瘤　CA125 对宫颈腺癌及子宫内膜癌的诊断也有一定的敏感性。对原发性腺癌，其敏感度为 40%～60%，对腺癌的复发诊断敏感性达 60%～80%。CA125 的测定值还与子宫内膜癌的分期有关，当 CA125>40U/mL 时，有 90% 可能肿瘤已侵及子宫浆肌层。

（3）鉴别诊断　子宫内膜异位症血 CA125 水平也可增高，但很少超过 200U/mL。

（二）糖链抗原 19-9（carbohydrate antigen19-9，CA19-9）

1. 检测方法及正常值　测定方法有单抗或双抗 RIA 法，血清正常参考范围 0～37U/mL。

2. 临床意义　CA19-9 是由直肠癌细胞系相关抗原制备的单克隆抗体，除对消化道肿瘤如胰腺癌、结直肠癌、胃癌及肝癌有标志作用外，卵巢黏液性腺癌阳性表达率可达 76%，卵巢上皮性肿瘤也有约 50% 的阳性表达，而浆液性肿瘤则为 27%。子宫内膜癌及宫颈管腺癌也可呈阳性。

（三）甲胎蛋白（alpha-fetoprotein，AFP）

1. 检测方法及正常值　常用 RIA 或 ELISA 方法检测，正常参考范围 <20μg/L。

2. 临床意义　AFP 是属于胚胎期的蛋白产物，但在出生后部分器官恶性病变时机体可以恢复合成 AFP 的能力，如肝癌细胞和卵巢生殖细胞肿瘤都有分泌 AFP 的能力。在卵巢生殖细胞肿瘤中，相当一部分类型肿瘤 AFP 水平明显升高。如卵黄囊瘤（内胚窦瘤）患者血 AFP 水平常 >1000μg/L，卵巢胚胎性癌和未成熟畸胎瘤 AFP 水平也可升高，部分可 >1000μg/L。手术及化疗后，上述肿瘤患者血 AFP 可转阴或消失，若 AFP 持续 1 年阴性，多无复发；若 AFP 升高，即使无临床症状，也可能有隐性复发或转移，应严密随访，及时治疗。因此，AFP 对卵巢恶性生殖细胞肿瘤尤其是内胚窦瘤的诊断及监视有较高价值。

（四）癌胚抗原（carcinoembryonic antigen，CEA）

1. 检测方法及正常值　多采用 RIA 和 ELISA 测定法。血浆正常阈值因测定方法不同而不同，一般低于 2.5μg/L。在测定时应设定正常曲线，当 CEA>5μg/L 时，可视为异常。

2. 临床意义　CEA 属于一种肿瘤胚胎抗原，属糖蛋白，胎儿胃肠道及胰腺、肝脏有合成 CEA 的能力，出生后血浆中含量甚微。多种妇科恶性肿瘤，如子宫颈癌、子宫内膜癌、卵巢上皮性癌、阴道及外阴癌等均可表达阳性，因此 CEA 对肿瘤类别无特异性标志功能。在妇科恶性肿瘤中，肿瘤的恶性程度不同，其 CEA 阳性率也不同。卵巢黏液性腺癌 CEA 阳性率最高，其次为 Brenner 瘤，子宫内膜样癌及透明细胞癌也有较高的 CEA 表达水平；浆液性肿瘤阳性率相对较低。卵巢黏液性良性肿瘤 CEA 阳性率为 15%，交界性肿瘤为 80%，恶性肿瘤可为 100%。50% 的卵巢癌患者血 CEA 水平持续升高，尤其黏液性低分化癌最为明显。CEA 水平持续升高的患者常发展为复发性卵巢肿瘤，且生存时间短。借助 CEA 测定手段，动态监测跟踪各种妇科肿瘤病情变化和观察治疗效果有较高临床价值。

（五）鳞状细胞癌抗原（squamous cell carcinoma antigen，SCCA）

1. 检测方法和正常值　通用测定方法为 RIA 和 ELISA，也可采用化学发光法，其敏感度可大大提高。血 SCCA 正常阈值为 0～1.5μg/L。

2. 临床意义　SCCA 是从宫颈鳞状上皮细胞癌分离制备得到的一种肿瘤糖蛋白相关抗原。SCCA 对绝大多数鳞状上皮细胞癌均有较高特异性。70% 以上的宫颈鳞癌患者 SCCA 升高，而宫颈腺癌仅有 15% 左右升高，对外阴及阴道鳞状上皮细胞癌敏感性为 40%～50%。SCCA 水平与宫颈鳞癌患者的病情进展及临床分期有关，若肿瘤侵及淋巴结，SCCA 明显升高。当患者接受彻底治疗痊愈后，SCCA 持续下降。SCCA 还可作为子宫颈癌患者疗效评定的指标之一，当化疗后

SCCA 持续上升，提示对该化疗药物不敏感，应更换化疗方案或改用其他治疗方法。SCCA 对预示复发癌的敏感性可达 65%～85%，在影像学方法确定前 3 个月，SCCA 水平就开始持续升高。因此，SCCA 有助于肿瘤患者判断预后，监测病情发展。

（六）人附睾蛋白 4（human epididymis protein 4，HE4）

1. 检测方法和正常值　采用标准试剂盒检测。常用血清检测阈值为 0～150pmol/L。

2. 临床意义　① HE4 是继 CA125 之后被高度认可的上皮性卵巢癌又一标志物。在正常卵巢表面上皮不表达，而在浆液性卵巢癌和子宫内膜样卵巢癌中明显高表达，因此，HE4 联合 CA125 检测，在上皮性卵巢癌的早期诊断、病情监测和术后复发监测及良恶性肿瘤鉴别诊断中具有较高的临床价值。② HE4 对子宫内膜癌诊断有一定敏感性，与内膜癌的分期及分化程度密切相关。

【雌、孕激素受体测定】

（一）检测方法和正常值

雌激素受体（estrogen receptor，ER）、孕激素受体（progesterone receptor，PR）多采用单克隆抗体组织化学染色定性测定，若从细胞或组织匀浆进行测定，其定量参考范围：ER 为 0～20pmol/mL，PR 为 0～50pmol/mL。

（二）临床应用

1. 指导妇科恶性肿瘤的激素治疗及预后估计

（1）ER 和 PR 主要分布在子宫、子宫颈、阴道及乳腺等靶器官，ER、PR 在大量激素作用下可影响妇科肿瘤的发生和发展。子宫内膜癌组织的 ER、PR 含量与肿瘤的分级、临床分期、细胞分化及患者预后有关。分化好的内膜癌通常 ER 阳性、PR 阳性，生存期长的通常 PR 阳性，期别晚的、未分化的内膜癌组织中通常 PR 阴性，因此 ER 阳性与 PR 阳性者预后较好，生存期较长，而 PR 阴性者则预后不佳。

（2）正常宫颈组织的 ER、PR 含量低于子宫内膜，宫颈 ER 与 PR 含量在周期中变化不明显。不少学者报道子宫颈癌组织的 ER、PR 阳性率与肿瘤的病理分型与癌细胞分化程度有关，即腺癌的 ER 阳性率高于鳞癌，高分化鳞癌的 ER 与 PR 阳性率高于低分化鳞癌。近年来研究还表明，子宫颈癌组织 ER 阳性与 PR 阳性者预后较好，生存期一般较 ER 阴性与 PR 阴性者长。

（3）正常卵巢的黄体及皮质中有丰富的 PR，但 ER 含量很低，恶性卵巢肿瘤的 ER 阳性率明显高于正常卵巢及卵巢良性肿瘤，而 PR 则相反。高分化的卵巢癌组织中 ER、PR 含量高于低分化的卵巢肿瘤，浆液性卵巢癌生存期与 ER 水平有关。卵巢肿瘤的 ER、PR 测定可作为综合估计患者预后的一种指标。

2. 筛选　抗类固醇激素在筛选人工合成的抗激素时，受体结合试验常作为筛选的指标。抗雌（孕）激素与靶器官的受体有很高的亲和力，可通过与受体竞争性结合，阻断雌（孕）激素的作用。他莫昔芬（三苯氧胺）是抗雌激素药物，能竞争性地抑制雌激素与 ER 结合而发挥其抗雌激素作用，已广泛应用于雌激素依赖性肿瘤的治疗，如乳腺癌、子宫内膜癌、子宫内膜异位症、子宫平滑肌瘤等。

【妇科肿瘤相关的癌基因和肿瘤抑制基因】

（一）Myc 基因

Myc 基因属于原癌基因，其核苷酸编码含有 DNA 结合蛋白的基因组分，参与细胞增殖、分化及凋亡调控，特别在细胞周期 G_0 期过渡到 G_1 期的调控过程，故认为 Myc 基因是细胞周期的正性调节基因。Myc 基因的改变往往是扩增或重排所致。在卵巢恶性肿瘤，子宫颈癌和子宫内膜癌等妇科恶性肿瘤中可发现 Myc 基因异常表达。Myc 基因的过度表达在卵巢肿瘤患者中约占 20%，多发生在浆液性肿瘤。而 30% 的子宫颈癌有 Myc 基因过度表达，表达量可高于正常 2～40 倍。Myc 基因的异常扩增意味着患者预后极差。

（二）ras 基因

原癌基因类的 ras 基因家族（N-ras，K-ras 和 H-ras）对某些动物和人类恶性肿瘤的发生、发展有重要作用。研究表明，20%～35.5% 的卵巢恶性肿瘤有 K-ras 基因突变，多见于浆液性肿瘤，K-ras 的过度表达往往提示病情已进入晚期或有淋巴结转移。因此认为，K-ras 可作为判断卵巢恶性肿瘤患者预后的指标之一。子宫颈癌 ras 基因异常发生率为 40%～100%，在 ras 基因异常的子宫颈癌患者中，70% 患者同时伴有 Myc 基因的扩增或过度表达。提示这两种基因共同影响子宫颈癌的预后。子宫内膜癌 K-ras 基因突变率为 19%～46%，内膜癌中 K-ras 基因的表达和其组织学分级及临床分期有关。组织学分级越差，K-ras 基因阳性表达率越高；临床分期越晚，则 K-ras 基因的阳性表达率越高。

（三）人表皮生长因子受体 2 基因

人表皮生长因子受体 2（HER2）的过度表达可见于卵巢癌、子宫内膜癌等疾病。在上皮性卵巢癌中 HER2 过度表达比 HER2 低表达或不表达的患者总生存期更短，且 HER2 的表达与卵巢癌对铂类化疗的敏感性相关。

（四）P53 基因

P53 是当今研究最广泛的人类肿瘤抑制基因。50%～96% 的卵巢恶性肿瘤有 P53 基因缺陷，在各期卵巢恶性肿瘤中均发现有 P53 异常突变，这种突变在晚期患者中远远高于早期患者，提示预后不良。已知 P53 与细胞 DNA 损伤修复及导向凋亡有关。HPVs 基因产物 E6 与 P53 蛋白结合后能使后者迅速失活，这在病毒类癌基因表达的子宫颈癌尤为明显。在子宫内膜癌患者中，20% 样本有 P53 过度表达。P53 突变可导致该基因的过度表达，这种异常过度表达往往与内膜癌临床分期、组织分级及肌层侵蚀度密切相关。

（五）BRCA1/ BRCA2 基因

BRCA1 与 BRCA2 均为抑癌基因，BRCA 基因变异或缺失则抑制肿瘤发生发展的功能受到影响。5%～10% 卵巢癌的发生与遗传性基因突变相关，65%～85% 的遗传性卵巢癌为 BRCA 胚系突变。聚腺苷二磷酸核糖聚合酶（PARP）抑制剂对治疗 BRCA 基因突变的卵巢癌具有重要意义，其中奥拉帕尼是首个 FDA 批准的单药治疗既往接受过三线以上化疗的 BRCA 突变卵巢癌晚期患者药物。

（六）血管内皮生长因子

血管内皮生长因子（VEGF）可在体内诱导血管形成、提高血管通透性，有利于肿瘤细胞进入新生血管，促进肿瘤转移。贝伐单抗（BEV）与 VEGF 靶向结合，阻断 VEGF 通路，抑制肿瘤的生长与转移。2013 年版 NCCN 指南在卵巢癌初始方案和复发治疗方案中推荐贝伐单抗与紫杉醇和铂类药物联合使用。

（七）程序性细胞死亡蛋白 –1

程序性细胞死亡蛋白 –1（PD–1）与其配体结合后的复合物能下调抗原刺激的淋巴细胞增殖及细胞因子产生，诱导免疫耐受。抗 PD–1 及其配体的抗体可逆转机体免疫抑制，激活免疫细胞发挥抗肿瘤作用。PD–1/PD–L1 在多种妇科恶性肿瘤细胞中过表达，靶向 PD–1 单克隆抗体类药物研发是肿瘤治疗领域研究热点。

第十节　影像检查

超声检查以其对人体损伤小、可重复、实时、诊断准确的特点而广泛应用于妇产科领域，而其他影像学检查如 X 线、计算机体层成像（CT）、磁共振成像（MRI）、正电子发射体层显像（PET）检查也正逐渐成为妇产科领域重要检测方法。

【超声检查】

妇产科常用的超声检查途径为经腹及经阴道两种。经腹壁超声检查需在膀胱充盈下检查，而经阴道超声检查应排空膀胱。

（一）超声检查途径

超声检查是应用二维超声诊断仪，在荧光屏上以强弱不等的光点、光团、光带或光环，显示探头所在部位脏器或病灶的断面形态及其与周围组织器官的关系，并可行实时动态观察和照相的检查手段（图 17–7）。

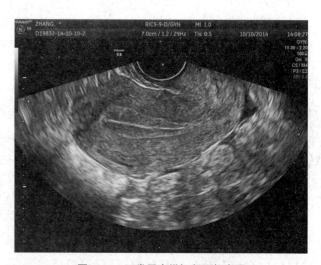

1. 经腹壁超声检查　选用弧阵探头和线阵探头，常用频率为 3.5MHz。检查前适度充盈膀胱，形成良好的"透声窗"，便于观察盆腔内脏器和病变。探测时患者取仰卧位，暴露下腹部，检查区皮肤涂耦合剂。检查者手持探头以均匀适度的压力滑行探测观察。可根据需要行纵断、横断和斜断等多断面扫查。

图 17–7　正常子宫纵切断面超声图

2. 经阴道超声检查　选用高频探头（5 ～ 9MHz）获得高分辨率图像。检查前探头需常规消毒，套上一次性使用的橡胶套（常用避孕套），套内外涂耦合剂。患者需排空膀胱，取膀胱截石位，将探头轻柔地放入患者阴道内，旋转探头调整角度，获得满意切面。经阴道超声检查分辨率高，尤其适合急诊、肥胖患者或盆腔深部器官的观察。对超出盆腔的肿物，则无法获得完整图像。无性生活史者不宜选用。

（二）彩色多普勒超声检查

彩色多普勒超声一般指用相关技术获得的血流多普勒信号经彩色编码后实时叠加在二维图像上形成的彩色多普勒超声血流图像。彩色多普勒超声主要观察血流的起始点、流经路径及血流分布。多普勒频谱提供评估血流状态的各种参数，妇产科领域常用的三个指数是阻力指数（RI）、搏动指数（PI）及收缩期/舒张期比值（S/D）。彩色超声探头也包括腹部和阴道探头。患者受检前的准备及体位与超声检查相同。

（三）三维超声检查

三维超声成像从人体某个部位的几个不同位置获取若干灰阶图像和彩色多普勒血流显像，经过计算机快速处理，在屏幕上显示出该部位立体图像。三维超声在用于胎儿畸形和妇科疾病，尤其妇科肿瘤的诊断方面具有独特优势。

（四）超声检查在产科领域的应用

1. 妊娠期超声检查

（1）妊娠早期超声检查　妊娠 10^{+6} 周前，明确是否宫内妊娠，评估子宫体、子宫颈、附件的病理情况；确定胚胎是否存活，观察妊娠囊、卵黄囊、胚芽、羊膜囊；测量头臀长度（CRL）确定胎龄；明确胚胎数量（图17-8）。妊娠 $11 \sim 13^{+6}$ 周，再次评估胎龄；评价胎儿解剖结构；胎儿遗传标记物的评估，测量NT；双侧子宫动脉血流评估。

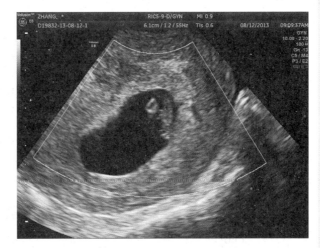

图17-8　超声所见早期妊娠的妊娠囊

（2）妊娠中期（20～24周）超声检查　胎儿主要生长径线测量：常用指标包括双顶径（BPD）、股骨长度（FL）、头围（HC）、腹围（AC），评估胎儿生长情况。
胎儿大结构畸形的筛查：胎头、颜面部、颈部、胸部/心脏、腹部、骨骼、胎盘、羊水、脐带。筛查常见的胎儿遗传标记物：NT增厚、脉络膜囊肿、肠管回声增强、侧脑室增宽、肾盂增宽、单脐动脉、心室内强回声点。宫颈测量：妊娠中期宫颈长度<25mm是常用截断值。

（3）妊娠中、晚期（24周之后）超声评估

1）胎儿主要生长径线测量　双顶径（BPD）、股骨长度（FL）、头围（HC）、腹围（AC）。头围比双顶径更能反映胎头增长情况，腹围是晚期妊娠评估胎儿生长发育、观察有无生长受限的最佳指标。

2）生物物理评分　是指胎儿呼吸样运动、胎儿肌张力、胎动及羊水量，成为评价胎儿宫内健康状况的手段之一。

3）胎盘定位　妊娠12周后，胎盘轮廓清楚，显示为一轮廓清晰的半月形弥漫光点区，通常

位于子宫的前壁、后壁和侧壁。胎盘位置的判定对临床有指导意义，如行羊膜穿刺术时可避免损伤胎盘和脐带，判断前置胎盘和胎盘早剥等。随着孕周增长，胎盘逐渐发育成熟。根据胎盘的绒毛板、胎盘实质和胎盘基底层3部分结构变化，将胎盘成熟过程进行分级：0级为未成熟，多见于中孕期；Ⅰ级为开始趋向成熟，多见于孕29～36周；Ⅱ级为成熟期，多见于36周以后；Ⅲ级为胎盘已成熟并趋向老化，多见于38周以后。但从胎盘分级判断胎儿成熟度时，还需结合其他参数及临床资料，做出综合分析。

4）探测羊水量　羊水呈无回声的暗区、清亮。妊娠晚期，羊水中有胎脂，表现为稀疏的点状回声漂浮。单一最大羊水暗区垂直深度（AFV）≥8cm时为羊水过多；AFV≤2cm为羊水过少。以脐水平线为标志将子宫分为四个象限，测量各象限最大羊水池的最大垂直径线，四者之和为羊水指数（AFI），若用羊水指数法，如AFI≥25cm为羊水过多，AFI≤5cm为羊水过少。

2. 彩色多普勒超声检查

（1）母体血流　子宫动脉血流是评价子宫胎盘血循环的一项良好指标。在妊娠早期，子宫动脉的血流与非孕期相同，呈高阻力低舒张期血流型。从妊娠14～18周开始逐渐演变成低阻力并伴有丰富舒张期血流。子宫动脉的RI、PI和S/D均随孕周的增加而降低，具有明显相关性。此外还可测定卵巢和子宫胎盘床血流。

（2）胎儿血流　目前医生可以对胎儿脐动脉、脐静脉、大脑中动脉、静脉导管等进行监测。尤其是测定脐带血流变化已成为常规检查手段。在正常妊娠期间，脐动脉血流的RI、PI和S/D与妊娠周数密切相关。在判断胎儿宫内是否缺氧时，脐动脉血流波形具有重要意义，若脐动脉血流舒张末期血流消失进而出现反流，提示胎儿处于濒危状态。

（3）胎儿心脏　超声彩色多普勒可以从胚胎时期原始心管一直监测到分娩前的胎儿心脏，通常在妊娠20～24周进行超声心动图检查。

3. 三维超声检查　三维超声成像系统根据原始影像数据（而不是数学模式）产生的容量图扫查待查的胎儿结构，容量图产生的影像与原形逼真，微细结构高度清晰（图17-9）。3-DUS有助于提高胎儿体表及内脏畸形诊断的准确性，可用于胎儿唇裂、腭裂、脑畸形、耳朵和颅骨异常及心脏畸形的检查。

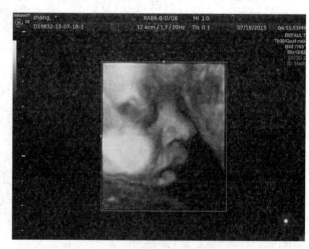

图17-9　三维超声显示胎儿面部

（五）超声检查在妇科领域的应用

1. 超声检查

（1）子宫肌瘤　其声像图为子宫体积增大，形态不规则，肌瘤常为低回声、等回声或中强回声。超声诊断肌瘤准确性较高，并可对肌瘤进行较精确定位，准确区分肌壁间肌瘤、黏膜下肌瘤、浆膜下肌瘤。

（2）子宫腺肌病和腺肌瘤　子宫腺肌病的声像特点是子宫呈球形均匀性增大，子宫断面回声不均。子宫腺肌瘤时子宫呈不均匀增大，其内散在小蜂窝状无回声区。

（3）盆腔炎性疾病　盆腔炎性包块与周围组织粘连，境界不清；积液或积脓时为无回声或回声不均。

（4）盆腔子宫内膜异位症 与周围组织较少粘连的异位症囊性肿块，边界清晰；而与周围粘连的囊性肿块，边界不清。囊肿大小不等，多为中等大小，囊壁厚薄不一，内可见颗粒状细小回声或因血块机化呈较密集粗光点影像。

（5）卵巢肿瘤 若囊壁光滑、规则，其内液性暗区清亮，透声性好，多显示无回声光团或有分隔，多为卵巢非赘生性囊肿；若为卵巢良性赘生性肿瘤，虽内部回声可不均匀，但形状规则，圆形或椭圆形，如囊性畸胎瘤、浆液性囊腺瘤等；若肿瘤轮廓不清，或肿块边缘不整齐、欠清楚，囊壁上有乳头，内部回声强弱不均或无回声区中有不规则强回声团，常累及双侧卵巢并伴腹水者，应考虑为有卵巢恶性肿瘤。

（6）监测卵泡发育 通常从月经周期第10日开始监测卵泡大小，正常卵泡每日增长1.6mm，排卵前卵泡直径约达20mm。

（7）探测宫内节育器 通过对宫体的扫查，能准确地判断宫内节育器在宫腔的位置及显示节育器的形状，可诊断节育器位置下移、嵌顿、穿孔或宫外游走。嵌顿的节育器最好在超声引导下取出。

（8）介入超声的应用 在阴道超声引导下可对成熟卵泡进行采卵，亦可对盆腔肿块进行穿刺，判断肿块性质，并可注入药物进行治疗。随着助孕技术的发展，介入超声还可用于减胎术。

2. 彩色多普勒超声检查 利用彩色多普勒超声能很好地判断盆、腹腔肿瘤的边界及肿瘤内部血流的分布，尤其对滋养细胞肿瘤及卵巢恶性肿瘤，其内部血流信息可明显增强，有助于诊断。

3. 三维超声波扫描技术 利用三维超声分析手段，对盆腔脏器结构及可能的病变组织进行三维重建，可以较清晰显示组织结构或病变的立体结构，呈现二维超声难以达到的立体逼真的图像，有助于盆腔脏器疾患的诊断，特别是良、恶性肿瘤的诊断和鉴别诊断。

（六）超声造影

超声造影（ultrasonic contrast）是利用造影剂增强"后散射"回声，提高图像分辨能力的超声诊断技术。微气泡（直径小于10μm）对一定频率的声波产生数倍于发射频率的回波（谐波），而人体组织无此特性。将含有惰性气体或空气的微气泡造影剂注入血管内，通过血液循环到达靶器官或靶组织。微泡造影剂对谐波背向散射强度远高于人体组织，形成超声造影剂灌注部位与周围组织声阻抗差，有效增强实质性器官或空腔器官的超声影像和血流多普勒信号，提高图像的对比分辨率。

目前超声造影可用于卵巢良恶性肿瘤、子宫肌瘤、子宫腺肌病的鉴别诊断，宫腔超声造影可以清晰地观察到子宫内膜息肉、黏膜下肌瘤、子宫内膜癌和子宫畸形等病变，以及输卵管腔是否通畅。

【X线检查】

数字化X线摄影（DR）可借助造影剂了解子宫腔和输卵管的腔内形态，有助于诊断先天性子宫畸形和检查输卵管通畅程度。X线胸片是诊断妇科恶性肿瘤肺转移的重要手段。利用DR还可对妇科恶性肿瘤、子宫出血进行介入性血管造影和治疗。

（一）诊断先天性子宫畸形

1. 单角子宫造影 仅见一个梭形宫腔，只有一个子宫角和一条输卵管，偏于盆腔一侧。
2. 双子宫造影 见两个子宫腔，每个子宫有一个子宫角和一条输卵管相通。两个宫颈可共有一个阴道，或有纵隔将阴道分隔为二。

3. 双角子宫造影　造影见一个宫颈和一个阴道，两个宫腔。

4. 鞍状子宫造影　造影见子宫底凹陷，犹如鞍状。

5. 纵隔子宫　可分为完全性和部分性纵隔子宫。完全性纵隔子宫造影见宫腔形态呈两个梭形单角子宫，但位置很靠近；部分性纵隔子宫造影显示宫腔大部被分隔成二，呈分叉状，宫体部仍为一个腔。

（二）X 线胸片

主要用于妇科恶性肿瘤肺转移的诊断。X 线胸部平片检查是诊断妊娠滋养细胞肿瘤肺转移的首选方法和计数转移灶的依据。妊娠滋养细胞肿瘤肺转移的 X 线征象多种多样，最初为肺纹理增粗，随即发展为串珠样、粟粒样和片状阴影，片状阴影继续发展融合成结节状或棉球状阴影，边缘模糊或清楚，为典型表现；肿瘤晚期结节状或棉球状阴影可逐渐融合成团块状，可同时伴有单侧或双侧气胸、胸腔积液。

【计算机体层扫描检查】

计算机体层扫描（CT）除显示组织器官的形态外，还可高分辨显示组织密度，能显示肿瘤的结构特点、定位、囊实性、周围侵犯及远处转移情况，可用于各种妇科肿瘤治疗方案的制定、预后估计、疗效观察及术后复发的诊断。但其对卵巢肿瘤定位诊断特异性不如 MRI。

【磁共振成像检查】

磁共振成像（MRI）检查是利用氢原子核在磁场内共振所产生的信号，重建出人体某一层面图像的一种影像技术。MRI 检查无放射性损伤，无骨性伪影，对软组织分辨率高，尤其适合盆腔病灶定位及病灶与相邻结构关系的确定。MRI 能清晰地显示肿瘤信号与正常组织的差异，被广泛应用于妇科肿瘤的诊断和手术前的评估。除此之外，目前 MRI 在产科领域也得到应用，可以用于胎儿中枢神经系统异常及胎盘植入的诊断。由于 MRI 的热效应是潜在危险因素，故不建议早期妊娠行 MRI 检查，目前认为适合 MRI 检查的胎儿需大于妊娠 18 周。

【正电子发射体层显像】

正电子发射体层显像（PET）检查，是一种通过示踪原理，显示体内脏器或病变组织生化和代谢信息的影像技术。目前 PET 技术应用于妇科恶性肿瘤的诊断、鉴别诊断、预后评价及复发诊断等。PET 可发现 10mm 以下的肿瘤，诊断各种实体瘤的准确率达 90% 以上。PET 假阳性主要见于子宫内膜异位症、盆腔急性炎症等。PET-CT 是用同一扫描床对病变同时进行 PET 和 CT 扫描图像采集，通过图像处理工作站对两种图像进行融合，融合后的图像既显示病灶的精细解剖结构，又显示病灶的功能变化，可明显提高诊断的准确性。

第十一节　妇产科内镜

内镜检查（endoscopy）是用冷光源探视镜头经人体自然孔道或人造孔道探视人体管、腔、组织内部结构或病变的检查方法。可利用内镜在直视下对管腔或体腔内组织、器官进行检查和手术。仅用于检查病变，称诊断内镜；同时对病变进行治疗，称手术内镜。妇产科常用的有阴道镜（colposcope）、宫腔镜（hysterscope）和腹腔镜（laparoscope），此外还有输卵管镜（falloposcope）、胎儿镜（fetoscope）和羊膜镜（amnioscope）等。

【阴道镜】

阴道镜检查（colposcopy）是利用阴道镜将充分暴露的宫颈、阴道，光学放大 5 ～ 40 倍，观察其上皮结构及血管形态，以发现与癌有关的异型上皮、异型血管及早期癌变，对可疑部位行定位活组织检查。对子宫颈癌及癌前病变的早期发现、早期诊断，具有一定价值，也可用于外阴皮肤和肛周皮肤的相关病变观察。

（一）适应证

1. 宫颈细胞学检查 LSIL 及以上，或 ASCUS 伴高危型 HPV 阳性或 AGC 者。

2. HPV16 或 HPV18 型阳性者，或其他高危型 HPV 持续阳性 1 年以上。

3. 宫颈锥切术前确定切除范围。

4. 可疑外阴皮肤病变，可疑阴道鳞状上皮内病变、阴道恶性肿瘤。

5. 宫颈、阴道及外阴病变治疗后复查和评估。

（二）检查方法

受检者在阴道镜检查前至少 48 小时内避免性生活、阴道冲洗及用药。阴道、子宫颈急性炎症或盆腔炎性疾病者，不宜进行检查。

1. 受检者取膀胱截石位，阴道窥器充分暴露子宫颈阴道部，生理盐水棉球拭净宫颈分泌物，肉眼观察宫颈形态。

2. 移动阴道镜物镜距阴道口 15 ～ 20cm（镜头距子宫颈 25 ～ 30cm）位置，对准子宫颈或病变部位，打开光源，调整阴道镜物镜焦距使物象清晰。先用低倍镜观察宫颈外形、颜色、血管。

3. 必要时用绿色滤光镜片并放大 20 倍观察，可使血管图像更清晰，进行更精准的血管检查。

4. 醋酸试验。用 3% ～ 5% 醋酸棉球浸湿子宫颈表面 1 分钟，从低倍镜到高倍镜，系统检查子宫颈呈现的变化及判断转化区类型。柱状上皮、未成熟化生的鳞状上皮、上皮内病变和癌等，在醋酸作用下可出现白色变化。

5. 复方碘试验。用复方碘溶液棉球浸湿子宫颈，富含糖原的成熟鳞状上皮碘染后呈棕褐色；未成熟化生的鳞状上皮、柱状上皮、上皮内病变、癌及炎性病变，碘染后不着色或呈不同程度的黄色。

6. 在醋酸试验及复方碘试验异常图像部位或可疑病变部位取活检送病理检查。

（三）阴道镜检查报告

阴道镜检查报告包括：①阴道镜检查指征。②宫颈可见性。③鳞柱交界可见性（一般指新鳞柱交界）。④宫颈转化区类型（包括Ⅰ、Ⅱ、Ⅲ型）。⑤阴道镜图像特征描述（病变程度、累及象限及病变边界的可见性）。⑥阴道镜诊断。⑦记录阴道镜下活检部位、数目及是否行宫颈管搔刮术。⑧至少保存 1 ～ 4 张典型阴道镜图像。⑨阴道镜检查后的建议。

（四）阴道镜术语

参照国际子宫颈病理与阴道镜联盟（IFCPC，2011 年）制定的标准，子宫颈的阴道镜检查术语包括：

1. 总体评估 阴道镜检查充分或不充分，不充分的需注明原因（如炎症、出血、瘢痕等）。鳞柱交界：完全可见、部分可见和不可见。转化区类型：Ⅰ、Ⅱ、Ⅲ型。

2. 正常阴道镜所见 原始鳞状上皮（成熟或萎缩）、柱状上皮异位、化生鳞状上皮、纳氏囊肿、腺体开口、妊娠期蜕膜样改变。

3. 异常阴道镜所见 病变部位：病变部位与转化区的关系，并以时钟标识病变部位。病变大小：病变所覆盖4个象限的数目，病变占子宫颈的百分比。低级别病变特征：细镶嵌、细点状血管、薄醋酸白上皮不规则、地图样边界。高级别病变特征：粗镶嵌、粗点状血管、边界锐利、内部边界标志、隆起标志、厚醋酸白上皮、醋酸白出现速度快、袖口状腺开口隐窝。非特异性：糜烂、白斑。复方碘溶液染色：染色或不染色。可疑癌：非典型血管。其他征象：脆性血管、表面不规则、外生型肿瘤、溃疡、坏死。

4. 杂类 先天性转化区、湿疣、息肉、炎症、狭窄、先天异常、宫颈治疗后改变、宫颈内异症。

【宫腔镜】

宫腔镜检查（hysteroscopy）是应用膨宫介质扩张宫腔，通过插入宫腔的光导玻璃纤维窥镜，直视下观察宫颈管、宫颈内口、子宫腔及输卵管开口的生理和病理变化，以便对病变组织直观准确取材，送病理检查；同时也可直接在宫腔镜下手术治疗。检查时间一般以月经干净后1周内为宜（特殊情况例外），此期间子宫内膜为增殖早期，较薄且不易出血，黏液分泌少，宫腔内病变容易显露。

（一）适应证

1. 诊断性宫腔镜检查 ①异常子宫出血。②可疑宫腔粘连、子宫畸形。③超声检查宫腔内占位性病变。④可疑妊娠物残留。⑤宫内节育器异常。⑥原因不明不孕或复发性流产。⑦宫腔镜术后相关评估。

2. 治疗性宫腔镜手术 ①宫腔内异物取出，如嵌顿性节育环、流产残留等。②子宫内膜息肉。③子宫黏膜下肌瘤及部分凸向宫腔的肌壁间肌瘤。④子宫纵隔切除。⑤子宫内膜的切除。⑥输卵管插管通液、注药及绝育术等。⑦宫腔粘连。

（二）禁忌证

1. 绝对禁忌证 急性或亚急性生殖道感染；心、肝、肾衰竭急性期及其他不能耐受手术者。

2. 相对禁忌证 宫颈瘢痕难以充分扩张者；近3个月内有子宫穿孔或子宫手术史者；浸润性宫颈癌、生殖道结核未经系统抗结核治疗者；体温超过37.5℃者。

（三）并发症

1. 出血 子宫出血的高危因素包括子宫穿孔、宫颈妊娠、剖宫产瘢痕部位妊娠、动静脉瘘、凝血功能障碍等。切割病灶过深，容易导致出血。出血处理方案依据出血部位、范围、量及手术种类决定，如使用宫缩剂、留置球囊压迫宫腔、子宫动脉栓塞等。

2. 子宫穿孔 子宫颈狭窄、子宫过度屈曲、扩宫力量过强、子宫腔过小等情况下容易发生穿孔。一旦发生子宫穿孔，立即查找穿孔部位，明确是否损伤邻近脏器，确定治疗方案。如生命体征平稳、穿孔范围小、无周围脏器损伤，可用缩宫素及抗生素保守治疗及观察。如穿孔范围大、可能伤及血管或有周围脏器损伤，立即手术处理。

3. 过度水化综合征　灌流介质大量吸收引起体液超负荷和（或）稀释性低钠血症所致，若诊治不及时，严重者可能死亡。处理措施有吸氧、纠正电解质紊乱和水中毒、处理急性左心功能衰竭、防治肺水肿和脑水肿。

4. 其他　如气体栓塞、感染、宫腔粘连、宫颈管粘连等。

【腹腔镜】

腹腔镜检查（laparoscope）是将接有冷光源照明的腹腔镜经腹壁插入腹腔（妇科主要为盆腔），连接摄像系统，将盆腔、腹腔内脏器显示于监视屏幕上。通过屏幕检查盆、腹腔以诊断疾病，称为诊断性腹腔镜。在体外操纵进入盆、腹腔的手术器械，直视屏幕对疾病进行手术治疗，称为手术腹腔镜。绝大多数疾病在腹腔镜探查后随即手术治疗，很少单独运用诊断腹腔镜。

（一）适应证

①急腹症（如异位妊娠、卵巢囊肿蒂扭转等）。②子宫内膜异位症。③盆腔包块。④有手术指征的各种妇科良性疾病。⑤不孕症。⑥子宫内膜癌分期手术及早期宫颈癌根治术。⑦计划生育并发症（异位宫内节育器、子宫穿孔等）。⑧确定不明原因急慢性腹痛及盆腔痛的原因。

（二）禁忌证

1. 绝对禁忌证　严重心肺功能不全；严重凝血功能障碍；绞窄性肠梗阻；大的腹壁疝或膈疝；腹腔内大出血。

2. 相对禁忌证　盆腔肿块过大；腹腔内广泛粘连；妊娠 >16 周；晚期或广泛转移的妇科恶性肿瘤。

（三）并发症

1. 血管损伤　如穿刺器导致的腹主动脉、下腔静脉损伤；淋巴结切除过程中发生的下腔静脉、髂静脉损伤；第 2 或第 3 穿刺部位穿刺造成的腹壁血管损伤等。大血管损伤可危及生命，一旦发生，立即镜下或开腹止血，修补血管。

2. 手术野出血　是腹腔镜手术最常见的并发症。术者应熟悉手术操作和解剖，熟悉各种腹腔镜手术设备及器械使用方法。

3. 脏器损伤　主要是指与内生殖器官邻近的脏器损伤，如膀胱、输尿管和肠管损伤，多因周围组织粘连导致解剖结构异常、电器械使用不当或手术操作不熟练所致。一旦发生应及时修补，以免发生并发症。

4. 与气腹相关的并发症　包括皮下气肿、气胸和气体栓塞。因 CO_2 对膈肌刺激，部分患者术后出现上腹部不适及肩痛，术后数日会减轻或消失，无须特殊处理。

5. 其他　如腹壁穿刺部位内异症、切口疝、术后感染等。

【思考题】

1. 妇产科常用的内镜检查有哪些？
2. 试述阴道镜检查的适应证，操作步骤？与子宫颈有关的阴道镜检查术语包括哪些？
3. 宫腔镜、腹腔镜检查的适应证、禁忌证和并发症有哪些？

附　录

妇产科常用方剂

A

安宫牛黄丸（《温病条辨》）：牛黄　郁金　黄连　朱砂　栀子　雄黄　黄芩　犀角（水牛角代）　冰片　麝香　珍珠　金箔衣

B

八珍汤（《正体类要》）：人参　白术　茯苓　甘草　当归　芍药　川芎　熟地黄

白虎加人参汤（《伤寒论》）：人参　石膏　知母　粳米　甘草

白虎汤（《伤寒论》）：生石膏　知母　粳米　甘草

白头翁汤（《伤寒论》）：白头翁　秦皮　黄连　黄柏

白术散（《全生指迷方》）：白术　茯苓　大腹皮　生姜片　陈皮

半夏白术天麻汤（《医学心悟》）：半夏　天麻　茯苓　橘红　白术　甘草　生姜　大枣

保产无忧散（《傅青主女科》）：当归　川芎　白芍　南木香　枳壳　乳香　血余炭

保阴煎（《景岳全书》）：生地黄　熟地黄　芍药　山药　川续断　黄芩　黄柏　生甘草

萆薢渗湿汤（《疡科心得集》）：萆薢　薏苡仁　黄柏　赤茯苓　牡丹皮　泽泻　通草　滑石

补气通脬饮（《女科辑要》）：黄芪　麦冬　通草

补肾固冲丸《中医学新编》：菟丝子　川续断　白术　鹿角霜　巴戟天　枸杞子　熟地黄　砂仁　党参　阿胶　杜仲　当归头　大枣

补阳还五汤（《医林改错》）：黄芪　当归　川芎　赤芍　红花　桃仁　地龙

补中益气汤（《脾胃论》）：黄芪　炙甘草　人参　当归　橘皮　升麻　柴胡　白术

C

蔡松汀难产方（《经验方》）：黄芪　当归　茯神　党参　龟甲　川芎　白芍　枸杞子

苍附导痰丸（《广嗣纪要》）：茯苓　法半夏　陈皮　苍术　香附　胆南星　枳壳　生姜　神曲　川芎　滑石

柴胡疏肝散（《景岳全书》）：柴胡　白芍　川芎　枳壳　香附　陈皮　甘草

肠宁汤（《傅青主女科》）：当归　熟地黄　阿胶　人参　山药　续断　肉桂　麦冬　甘草

陈夏六君子汤（《医学正传》）：陈皮　半夏　人参　白术　茯苓　甘草

催生饮（《万病回春》）：当归　川芎　枳壳　大腹皮　白芷

D

大补阴丸（《丹溪心法》）：熟地黄　龟甲　黄柏　知母　猪脊髓

大补元煎（《景岳全书》）：人参　山药　熟地黄　杜仲　当归　山茱萸　枸杞子　甘草

大黄牡丹汤（《金匮要略》）：大黄 牡丹皮 桃仁 冬瓜仁 芒硝

丹溪治湿痰方（《丹溪心法》）：苍术 半夏 滑石 茯苓 白术 香附 川芎 当归

丹栀逍遥散（《内科摘要》）：牡丹皮 炒栀子 当归 白芍 柴胡 白术 茯苓 甘草 煨姜 薄荷

当归补血汤（《内外伤辨惑论》）：黄芪 当归

当归补血汤（《医理真传》）：当归 黄芪 鹿茸 麦芽 炮姜 炙甘草 葱白 甜酒

当归建中汤（《备急千金翼方》）：当归 桂枝 白芍 甘草 生姜 大枣 饴糖

当归饮子（《重订严氏济生方》）：当归 生地黄 川芎 白芍 黄芪 荆芥 防风 何首乌 白蒺藜 甘草

荡鬼汤（《傅青主女科》）：人参 当归 大黄 川牛膝 雷丸 红花 牡丹皮 枳壳 厚朴 桃仁

癫狂梦醒汤（《医林改错》）：桃仁 柴胡 香附 木通 赤芍 半夏 大腹皮 青皮 陈皮 桑皮 苏子 甘草

丁香柿蒂散（《卫生宝鉴》）：丁香 柿蒂 陈皮 青皮

独活寄生汤（《备急千金要方》）：独活 桑寄生 秦艽 防风 细辛 当归 川芎 干地黄 杜仲 牛膝 人参 茯苓 甘草 桂心 芍药

独参汤（《十药神书》）：人参

夺命散（《妇人大全良方》）：没药 血竭末

E

二陈汤（《太平惠民和剂局方》）：半夏 陈皮 茯苓 炙甘草

二丹茜草汤（《中西医结合妇产科学》）：当归 牡丹皮 青皮 栀子 茜草 丹参 茵陈 益母草 蒲公英 生地黄 桑寄生 杜仲 甘草

二仙汤《中医方剂临床手册》）：仙茅 淫羊藿 巴戟天 黄柏 知母 当归

二至丸（《医方集解》）：女贞子 墨旱莲

F

佛手散（《普济本事方》）：当归 川芎

茯苓导水汤（《医宗金鉴》）：茯苓 猪苓 砂仁 木香 陈皮 泽泻 白术 木瓜 桑白皮 苏叶 大腹皮 槟榔

附子理中汤（《阎氏小儿方论》）：人参 白术 干姜 甘草 制附子

G

甘麦大枣汤（《金匮要略》）：甘草 小麦 大枣

膈下逐瘀汤（《医林改错》）：当归 川芎 赤芍 桃仁 红花 枳壳 延胡索 五灵脂 牡丹皮 乌药 香附 甘草

宫颈抗癌汤（《现代中西医妇科学》）：黄柏 茵陈 薏苡仁 土茯苓 赤芍 牡丹皮 蒲公英 半枝莲 黄药子 白花蛇舌草 败酱草 紫草

宫外孕Ⅱ号方（山西医科大学第一医院）：赤芍 丹参 桃仁 三棱 莪术

宫外孕Ⅰ号方（山西医科大学第一医院）：赤芍 丹参 桃仁

固本止崩汤（《傅青主女科》）：人参 黄芪 白术 熟地黄 当归 黑姜

固冲汤（《医学衷中参西录》）：黄芪 白术 煅龙骨 煅牡蛎 山茱萸 白芍 海螵蛸 茜草根 棕炭 五倍子

固经丸（《医学入门》）：龟甲 黄芩 白芍 椿根 白皮 黄柏 香附

瓜蒌薤白半夏汤（《金匮要略》）：瓜蒌 薤白 半夏

归脾汤（《正体类要》）：人参 黄芪 白术 当归 茯神 远志 龙眼肉 酸枣仁 木香 生姜 大枣 炙甘草

归芍地黄汤（《薛氏医案》）：当归 山茱萸 山药 白芍 熟地黄 泽泻 茯苓 牡丹皮

归肾丸（《景岳全书》）：熟地黄 山药 山

茱萸　茯苓　当归　枸杞子　杜仲　菟
丝子

桂枝茯苓丸（《金匮要略》）：桂枝　茯苓
牡丹皮　赤芍　桃仁

H

黑逍遥散（《太平惠民和剂局方》）：地黄
柴胡　当归　白芍　白术　茯苓　甘草
生姜　薄荷

红藤败酱散（《夏桂成实用中医妇科学》）：
红藤　败酱草　乳香　没药　延胡索　木
香　当归　赤芍　薏苡仁　山楂

化瘀止崩汤（《中医妇科学》）：炒蒲黄
五灵脂　益母草　南沙参　当归　川芎
三七粉

黄连阿胶汤（《伤寒论》）：黄连　黄芩　芍
药　鸡子黄　阿胶

黄连解毒汤（《外台秘要》）：黄芩　黄连
黄柏　栀子

黄连温胆汤（《六因条辨》）：黄连　枳实
竹茹　法半夏　茯苓　陈皮　甘草

黄芪当归散（《医宗金鉴》）：黄芪　当归
人参　白术　白芍　甘草　生姜　大枣　猪
尿脬

黄芪桂枝五物汤（《金匮要略》）：黄芪　桂
枝　白芍　生姜　大枣

黄芪建中汤（《金匮要略》）：饴糖　桂
枝　芍药　生姜　大枣　黄芪　炙甘草

黄土汤（《金匮要略》）：甘草　干地黄　白
术　炮附子　阿胶　黄芩　灶心黄土

J

济生肾气丸（《济生方》）：炮附子　茯苓
泽泻　山茱萸　炒山药　车前子　牡丹
皮　官桂　川牛膝　熟地黄

济生汤（《达生篇》）：枳壳　香附　炙甘
草　当归　苏子　川芎　大腹皮

加减苁蓉菟丝子丸（《中医妇科治疗学》）：
熟地黄　肉苁蓉　覆盆子　当归　枸杞
子　桑寄生　菟丝子　艾叶

加减一阴煎（《景岳全书》）：生地黄　熟地
黄　白芍　麦冬　知母　地骨皮　炙甘草

加味圣愈汤《医宗金鉴》：熟地黄　白芍
川芎　人参　当归　黄芪　杜仲　续断
砂仁

加味四物汤（《医宗金鉴》）：熟地黄　白
芍　当归　川芎　蒲黄　瞿麦　桃仁　牛
膝　滑石　甘草梢　木香　木通

交泰丸（《韩氏医通》）：黄连　肉桂

解毒散结汤（《中西医结合妇产科学》）：
野菊花　蒲公英　马齿苋　牡丹皮　紫
草　三棱　莪术　大黄　半枝莲　山慈
菇　七叶一枝花

金匮肾气丸（《金匮要略》）：熟地黄　山
药　山茱萸　茯苓　牡丹皮　桂枝　泽
泻　附片

金铃子散（《素问病机气宜保命集》）：川
楝子　延胡索

救母丹（《傅青主女科》）：人参　当归　川
芎　益母草　赤石脂　荆芥穗

橘皮竹茹汤（《金匮要略》）：橘皮　竹茹
大枣　人参　生姜　甘草

举元煎（《景岳全书》）：人参　黄芪　白术
升麻　炙甘草

K

开郁种玉汤（《傅青主女科》）：白芍　香
附　当归　白术　牡丹皮　茯苓　花粉

宽带汤（《辨证录》）：白术　巴戟天　补
骨脂　杜仲　熟地黄　人参　麦冬　五味
子　肉苁蓉　白芍　当归　莲子

L

理冲汤（《医学衷中参西录》）：黄芪　党参
白术　山药　天花粉　知母　三棱　莪
术　生鸡内金

理中汤（《伤寒论》）：人参　白术　干姜
炙甘草

鲤鱼汤（《备急千金要方》）：鲤鱼　白
术　白芍　当归　茯苓　生姜

两地汤（《傅青主女科》）：生地黄 玄参
地骨皮 麦冬 阿胶 白芍

苓桂术甘汤（《金匮要略》）：茯苓 桂枝
白术 甘草

羚角钩藤汤（《重订通俗伤寒论》）：羚
角片 霜桑叶 京川贝 鲜生地黄 双
钩藤 滁菊花 茯神木 生白芍 生甘
草 淡竹茹

六君子汤（《太平惠民和剂局方》）：人
参 白术 茯苓 法半夏 陈皮 甘草

六味地黄丸（《小儿药证直诀》）：熟地
黄 山药 山茱萸 牡丹皮 茯苓 泽泻

龙胆泻肝汤（《医宗金鉴》）：龙胆草 栀
子 黄芩 车前子 木通 泽泻 生地
黄 当归 柴胡 甘草

M

麦味地黄丸（《医部全录》引《体仁汇编》）：
熟地黄 山茱萸 山药 泽泻 茯苓 牡
丹皮 麦冬 五味子

木通散（《妇科玉尺》）：枳壳 槟榔 木
通 滑石 冬葵子 甘草

N

内补丸（《女科切要》）：鹿茸 菟丝子 潼
蒺藜 紫菀 黄芪 白蒺藜 肉桂 桑螵
蛸 肉苁蓉 制附子 茯苓

牛黄清心丸（《痘疹世医心法》）：牛黄 黄
芩 黄连 栀子 郁金 朱砂

P

平胃散（《太平惠民和剂局方》）：苍术 厚
朴 陈皮 甘草 生姜 大枣

Q

杞菊地黄丸（《医级》）：熟地黄 山茱萸
怀山药 泽泻 茯苓 牡丹皮 菊花 枸
杞子

启宫丸（《医方集解》）：制半夏 白术 香
附 茯苓 神曲 陈皮 川芎 甘草

秦艽鳖甲散（《卫生宝鉴》）：秦艽 鳖甲
地骨皮 柴胡 知母 当归 青蒿 乌梅

清肺解毒散结汤（《中西医结合妇产科学》）：
金银花 连翘 鱼腥草 薏苡仁 瓜蒌
仁 川贝母 沙参 生地黄 麦冬 牡丹
皮 桃仁 山慈菇 白茅根 生甘草

清肝止淋汤（《傅青主女科》）：白芍 生
地黄 当归 阿胶 牡丹皮 黄柏 牛
膝 香附 红枣 小黑豆

清骨滋肾汤（《傅青主女科》）：地骨皮 牡
丹皮 沙参 麦冬 玄参 五味子 白
术 石斛

清经散（《傅青主女科》）：牡丹皮 地骨
皮 白芍 熟地黄 青蒿 黄柏 茯苓

清热固经汤（《简明中医妇科学》）：黄芩
焦栀子 生地黄 地骨皮 地榆 生藕
节 阿胶 陈棕炭 龟甲 牡蛎 生甘草

清热调血汤（《古今医鉴》）：牡丹皮 黄
连 当归 川芎 生地黄 白芍 红
花 桃仁 莪术 香附 延胡索

清暑益气汤（《温热经纬》）：西洋参 石
斛 麦冬 黄连 竹叶 荷梗 知母 甘
草 粳米 西瓜翠衣

清营汤（《温病条辨》）：犀角（水牛角代）
生地黄 玄参 竹叶 麦冬 丹参 黄
连 连翘 金银花

R

人参养荣汤（《太平惠民和剂局方》）：人
参 白术 茯苓 炙甘草 当归 白芍 熟
地黄 肉桂 黄芪 五味子 远志 陈
皮 生姜 大枣

润燥汤（《万氏妇人科》）：人参 甘草 归
身 生地黄 枳壳 火麻仁 桃仁泥 槟
榔汁

S

三品方（《难治妇产科疾病的良方妙法》）：
白砒、明矾、雄黄、没药、麝香

芍药甘草汤（《伤寒论》）：白芍 甘草

少腹逐瘀汤（《医林改错》）：小茴香　干姜　肉桂　当归　川芎　赤芍　没药　蒲黄　五灵脂　延胡索

参附汤（《世医得效方》）：人参　制附片

参附汤（《正体类要》）：人参　附子

参苓白术散（《和剂局方》）：人参　白术　扁豆　茯苓　甘草　山药　莲子肉　桔梗　薏苡仁　砂仁

参芪启宫汤（《中西医结合妇产科学》）：黄芪　党参　当归　牛膝　血余炭　川芎　炙龟甲　王不留行　玄参　麦冬　甘草

肾气丸（《金匮要略》）：干地黄　山药　山茱萸　茯苓　牡丹皮　泽泻　桂枝　附子

升举大补汤（《傅青主女科》）：黄芪　白术　陈皮　人参　甘草　升麻　当归　熟地黄　麦冬　川芎　白芷　黄连　荆芥穗

生地黄饮子（《杂病源流犀烛》）：人参　黄芪　生地黄　熟地黄　石斛　麦冬　天冬　枳壳　枇杷叶　泽泻　甘草

生化汤（《傅青主女科》）：当归　川芎　桃仁　炮姜　炙甘草　黄酒　童便

生脉散（《内外伤辨惑论》）：人参　麦冬　五味子

生铁落饮（《医学心悟》）：麦冬　天冬　贝母　胆南星　橘红　远志　连翘　茯苓　茯神　玄参　钩藤　丹参　辰砂　石菖蒲　生铁落

圣愈汤（《医宗金鉴·妇科心法要诀》）：人参　黄芪　当归　川芎　熟地黄　白芍

失笑散（《太平惠民和剂局方》）：炒蒲黄　五灵脂

十全大补汤（《太平惠民和剂局方》）：熟地黄　白芍　当归　川芎　人参　白术　茯苓　炙甘草　黄芪　肉桂

实脾饮（《重订严氏济生方》）：厚朴　白术　木瓜　木香　草果仁　大腹子　附子　白茯苓　干姜　甘草　生姜　大枣

寿胎丸（《医学衷中参西录》）：菟丝子　桑寄生　川续断　阿胶

四草止血方（《中西医结合妇产科学》）：炒蒲黄　香附　五灵脂　马鞭草　柴胡　白芍　女贞子　旱莲草　夏枯草　仙鹤草　甘草

四二五合方（《刘奉五妇科经验》）：当归　川芎　白芍　熟地黄　覆盆子　菟丝子　五味子　车前子　牛膝　枸杞子　仙茅　仙灵脾

四君子汤（《和剂局方》）：人参　白术　茯苓　炙甘草

四妙丸（《成方便读》）：苍术　怀牛膝　黄柏　生薏苡仁

四妙勇安汤（《验方新编》）：玄参　当归　金银花　甘草

四逆散（《伤寒论》）：柴胡　白芍　枳实　甘草

四物汤（《太平惠民和剂局方》）：当归　川芎　白芍　熟地黄

T

胎元饮《景岳全书》：人参　当归　杜仲　芍药　熟地黄　白术　炙甘草　陈皮

泰山磐石散（《景岳全书》）：人参　当归　白芍药　熟地黄　续断　黄芩　黄芪　白术　糯米　炙甘草　川芎　砂仁

桃红四物汤（《医宗金鉴》）：当归　熟地黄　白芍　川芎　桃仁　红花

天王补心丹（《摄生秘剖》）：人参　玄参　丹参　茯苓　五味子　远志　桔梗　当归　天冬　麦冬　柏子仁　酸枣仁　生地黄　辰砂

天仙藤散（《校注妇人良方》）：天仙藤　香附　乌药　陈皮　生姜　紫苏叶　木瓜　甘草

调肝汤（《傅青主女科》）：山药　阿胶　当归　白芍　巴戟天　甘草　山茱萸

通乳丹（《傅青主女科》）：人参　黄芪　当归　麦冬　木通　桔梗　猪蹄

通瘀煎（《景岳全书》）：当归尾　山楂　香附　红花　乌药　青皮　木香　泽泻

痛泻要方（《丹溪心法》）：白术　白芍　陈皮　防风

W

完带汤（《傅青主女科》）：白术　苍术　陈皮　人参　白芍　柴胡　怀山药　黑芥穗　甘草　车前子

胃苓汤（《丹溪心法》）：厚朴　苍术　陈皮　甘草　猪苓　泽泻　白术　茯苓　桂枝

温经汤（《妇人大全良方》）：人参　当归　川芎　白芍　肉桂　莪术　牡丹皮　甘草　牛膝

温肾丸（《医学入门》）：熟地黄　山茱萸　巴戟天　当归　菟丝子　益智仁　生地黄　杜仲　茯神　鹿茸　山药　远志　续断　蛇床子

温土毓麟汤（《傅青主女科》）：人参　白术　山药　巴戟天　覆盆子　神曲

乌鸡白凤丸（《中华人民共和国药典》）：乌鸡　鹿角胶　鳖甲　牡蛎　桑螵蛸　人参　黄芪　当归　白芍　香附　天冬　甘草　地黄　熟地黄　川芎　银柴胡　丹参　山药　芡实　鹿角霜

五苓散（《伤寒论》）：桂枝　白术　茯苓　猪苓　泽泻

五味调经散（《夏桂成实用中医妇科学》）：丹参　赤芍　五灵脂　枳壳　香附　玄胡索　鸡血藤　益母草

五味消毒饮（《医宗金鉴》）：金银花　野菊花　蒲公英　紫花地丁　紫背天葵子

X

犀角地黄汤（《备急千金要方》）：犀角（用代用品）　生地黄　丹皮　赤芍

下乳涌泉散（《清太医院配方》）：柴胡　青皮　当归　白芍　川芎　生地黄　天花粉　白芷　穿山甲　王不留行　漏芦　通草　桔梗　甘草

仙方活命饮（《校注妇人良方》）：金银花　当归　赤芍　穿山甲　皂角刺　天花粉　贝母　防风　白芷　陈皮　乳香　没药　甘草

香砂六君子汤（《古今名医方论》）：人参　白术　茯苓　法半夏　陈皮　甘草　木香　砂仁　生姜

逍遥散（《太平惠民和剂局方》）：柴胡　当归　白芍　白术　茯苓　甘草　薄荷　煨姜

消渴方（《丹溪心法》）：黄连　天花粉　人乳汁　藕汁　生地黄汁　姜汁　蜂蜜

消癥散（验方）：千年健　追地风　川椒　羌活　独活　血竭　乳香　没药　五加皮　白芷　桑寄生　赤芍　归尾　续断　艾叶　透骨草

小蓟饮子（《重订严氏济生方》）：生地黄　小蓟　滑石　通草　蒲黄　淡竹叶　藕节　栀子　当归　炙甘草

小营煎（《景岳全书·新方八阵》）：当归　熟地黄　芍药　山药　枸杞子　炙甘草

血府逐瘀汤（《医林改错》）：桃仁　红花　当归　生地黄　川芎　赤芍　牛膝　桔梗　柴胡　枳壳　甘草

Y

阳和汤（《外科证治全生集》）：麻黄　熟地黄　白芥子　炮姜炭　肉桂　甘草　鹿角胶

养精种玉汤（《傅青主女科》）：熟地黄　山茱萸　白芍　当归

养荣壮肾汤（《叶天士女科证治》）：当归　川芎　独活　肉桂　川断　杜仲　桑寄生　防风　生姜

养心汤（《证治准绳》）：人参　黄芪　肉桂　茯苓　当归　川芎　远志　茯神　五味子　柏子仁　炙甘草　半夏　酸枣仁

一贯煎（《柳州医话》）：北沙参　麦冬　当归　生地黄　枸杞子　川楝子

益肾促排卵汤（《夏桂成实用中医妇科学》）：生地黄　熟地黄　当归　赤芍　白芍　山药　山茱萸　川芎　川断　鹿角片　五灵脂　红花

益胃汤（《温病条辨》）：北沙参　生地黄

麦冬　玉竹　冰糖

茵陈二黄汤（《产科病效方443首》）：
　茵陈　黄芪　大黄　苎麻根　石莲　栀
　子　木香　白术　白芍　益母草　甘草

茵陈汤（《伤寒论》）：茵陈　栀子　制
　大黄

茵陈术附汤（《医学心悟》）：茵陈　白术
　制附片　肉桂　干姜　甘草

银甲丸（《王渭川妇科经验选》）：金银花
　连翘　红藤　蒲公英　生鳖甲　西茵陈
　升麻　紫花地丁　生蒲黄　椿根皮　大青叶
　琥珀末　桔梗

右归丸（《景岳全书》）：制附子　肉桂　熟
　地黄　山药　山茱萸　枸杞子　菟丝
　子　鹿角胶　当归　杜仲

玉女煎（《景岳全书》）：石膏　知母　牛
　膝　熟地黄　麦冬

玉屏风散（《医方类聚》）：黄芪　白术
　防风

玉烛散（《儒门事亲》）：当归　川芎　熟
　地黄　白芍　大黄　芒硝　甘草

育阴汤（《百灵妇科》）：熟地黄　白芍　山
　药　续断　桑寄生　杜仲　山茱萸　阿
　胶　牛膝　龟甲　牡蛎　海螵蛸

毓麟珠（《景岳全书》）：鹿角霜　川芎　白
　芍　茯苓　川椒　人参　当归　杜仲　甘
　草　菟丝子　熟地黄　白术

芫花散（《妇科玉尺》）：芫花　吴茱萸　秦
　艽　白僵蚕　柴胡　川乌　巴戟

Z

增液承气汤（《温病条辨》）：大黄　芒硝

玄参　麦冬　生地黄

增液汤（《温病条辨》）：玄参　生地黄
　麦冬

长胎白术散（《叶氏女科证治》）：炙白术
　川芎　川椒　干地黄　阿胶　牡蛎　茯苓

真武汤（《伤寒论》）：制附片　白术　白芍
　茯苓　生姜

知柏地黄丸（《医宗金鉴》）：熟地黄　山
　药　山茱萸　茯苓　泽泻　牡丹皮　知
　母　黄柏

止带方（《世补斋·不谢方》）：猪苓　茯
　苓　车前子　泽泻　茵陈　赤芍　牡丹
　皮　黄柏　栀子　川牛膝

至宝丹（《太平惠民和剂局方》）：朱砂　麝
　香　安息香　金银箔　生乌犀角（水牛角
　代）　牛黄　琥珀　雄黄　玳瑁屑　龙脑

逐瘀止崩汤（《安徽中医验方选集》）：当
　归　川芎　三七　没药　五灵脂　牡丹皮
　炭　炒丹参　炒艾叶　阿胶（蒲黄炒）　龙
　骨　牡蛎　乌贼骨

助产汤（《中西医结合妇产科学》）：太子
　参　炙甘草　熟地黄　菟丝子　牛膝　当
　归　川芎　红花　白术　枸杞子　车前
　子　枳壳

紫雪丹（《外台秘要》）：石膏　寒水石
　磁石　滑石　犀角（水牛角代）　羚
　羊角　沉香　玄参　青木香　升麻　丁
　香　硝石　麝香　朱砂　炙甘草　朴硝

左归丸（《景岳全书》）：枸杞子　山茱
　萸　山药　菟丝子　鹿角胶　龟甲胶　熟
　地黄　川牛膝

左金丸（《丹溪心法》）：黄连　吴茱萸

主要参考文献

［1］杜惠兰.中西医结合妇产科学［M］.第9版.北京：中国中医药出版社，2012.

［2］杜惠兰.中西医结合妇产科学［M］.第10版.北京：中国中医药出版社，2016.

［3］沈铿，马丁.妇产科学［M］.第3版.北京：人民卫生出版社，2015.

［4］谢幸，孔北华，段涛.妇产科学［M］.第9版.北京：人民卫生出版社，2018.

［5］谈勇.中医妇科学［M］.第10版.北京：中国中医药出版社，2016.

［6］罗颂平，刘雁峰.中医妇科学［M］.第3版.北京：人民卫生出版社，2016.

［7］张玉珍.中医妇科学［M］.第2版.北京：中国中医药出版社，2017.

［8］马宝璋，杜惠兰.中医妇科学［M］.第3版.上海：上海科学技术出版社，2018.

［9］张婷婷.医师考核培训规范教程中医妇科分册［M］.上海：上海科学技术出版社，2018.

［10］李继俊.妇产科内分泌治疗学［M］.北京：人民军医出版社，2012.

［11］刘新民.妇产科手术学［M］.第3版.北京：人民卫生出版社，2013.

［12］郁琦，邓珊.协和妇科内分泌手册［M］.北京：人民卫生出版社，2018.

［13］马继敏，宫润莲，向阳，等.临床妇产科学［M］.天津：天津科学技术出版社，2018.

［14］刘典芳，王翠娟，董慧芹，等.妇产科常见疾病诊断与治疗［M］.长春：吉林科学技术出版社，2019.

［15］夏桂成.夏桂成实用中医妇科学［M］.北京：中国中医药出版社，2009.

［16］冯冬兰，李改非.中医妇产科学［M］.长春：吉林大学出版社，2015.

［17］World Health Organization.Medical management of abortion［M］.World Health Organization，2018.

［18］中华中医药学会.中医妇科常见病诊疗指南［M］.北京：中国中医药出版社，2012.

［19］中华中医药学会.中医妇科临床诊疗指南［M］.北京：中国中医药出版社，2019.

［20］Amant F，Mirza MR，Koskas M，et al.Cancer of the corpus uteri［J］.Int J Gynaecol Obstet. 2018，143(2)：37-50.

［21］复发性流产合并风湿免疫病免疫抑制剂应用中国专家共识编写组.复发性流产合并风湿免疫病免疫抑制剂应用中国专家共识［J］.中华生殖与避孕杂志，2020，40(7)：527-534.

［22］Toth B，Würfel W，Bohlmann M，et al.Recurrent Miscarriage：Diagnostic and Therapeutic Procedures. Guideline of the DGGG，OEGGG and SGGG（S2k-Level，AWMF Registry Number 015/050）.Geburtshilfe Frauenheilkd, 2018,78(4)：364-381.

［23］中国抗癌协会妇科肿瘤专业委员会.妊娠滋养细胞疾病诊断与治疗指南（第四版）［J］.中国实用妇科与产科学杂志，2018，34(9)：994-1001.

［24］中国抗癌协会妇科肿瘤专业委员会.子宫内膜癌诊断与治疗指南（第四版）［J］.中国实用妇科与产科杂志，2018，34(8)：880-886.

［25］中国抗癌协会妇科肿瘤专业委员会.子宫肉瘤诊断与治疗指南（第四版）［J］.中国实用妇科与产科杂志，2018，34(10)：1106-1110.

［26］中国医师协会生殖医学专业委员会.孕激素维持妊娠与黄体支持临床实践指南［J］.中华生殖与避孕杂志，2021，41(2)：95-105.

［27］中华医学会妇产科学分会产科学组，中华医学会围产医学分会妊娠合并糖尿病协助组.妊娠期合并糖尿病诊治指南［J］.中华妇产科杂志，2014，49(8)：561-569.

［28］中华医学会妇产科学分会产科学组.孕前和孕期保健指南（2018）［J］.中华妇产科杂志，2018，53(1)：7-13.

［29］中华医学会妇产科学分会妊娠期高血压疾病学组.妊娠期高血压疾病诊治指南（2020）［J］.中华妇产科杂志，2020，55(4)：227-238.

［30］中华医学会围产医学分会胎儿医学组，中华医学会妇产科学分会产科学组.胎儿生长受限专家共识（2019）［J］.中国产前诊断杂志，2019，11(4)：78-98.

［31］子宫肌瘤的诊治中国专家共识专家组.子宫肌瘤的诊治中国专家共识［J］.中华妇产科杂志，2017，52(12)：793-800

［32］自然流产诊治中国专家共识编写组.自然流产诊治中国专家共识（2020年版）［J］.中国实用妇科与产科杂志，2020，36(11)：1082-1090.

［33］罗颂平，杜惠兰.中医妇科临床诊疗指南［M］.北京：中国中医药出版社，2019.

［34］中华医学会妇产科学分会妊娠期高血压疾病学组.妊娠期高血压疾病诊治指南（2020）［J］.中华妇产科杂志，2020(4)：227-238.

全国中医药行业高等教育"十四五"规划教材

全国高等中医药院校规划教材（第十一版）

教材目录（第一批）

注：凡标☆号者为"核心示范教材"。

（一）中医学类专业

序号	书　名	主　编		主编所在单位	
1	中国医学史	郭宏伟	徐江雁	黑龙江中医药大学	河南中医药大学
2	医古文	王育林	李亚军	北京中医药大学	陕西中医药大学
3	大学语文	黄作阵		北京中医药大学	
4	中医基础理论☆	郑洪新	杨　柱	辽宁中医药大学	贵州中医药大学
5	中医诊断学☆	李灿东	方朝义	福建中医药大学	河北中医学院
6	中药学☆	钟赣生	杨柏灿	北京中医药大学	上海中医药大学
7	方剂学☆	李　冀	左铮云	黑龙江中医药大学	江西中医药大学
8	内经选读☆	翟双庆	黎敬波	北京中医药大学	广州中医药大学
9	伤寒论选读☆	王庆国	周春祥	北京中医药大学	南京中医药大学
10	金匮要略☆	范永升	姜德友	浙江中医药大学	黑龙江中医药大学
11	温病学☆	谷晓红	马　健	北京中医药大学	南京中医药大学
12	中医内科学☆	吴勉华	石　岩	南京中医药大学	辽宁中医药大学
13	中医外科学☆	陈红风		上海中医药大学	
14	中医妇科学☆	冯晓玲	张婷婷	黑龙江中医药大学	上海中医药大学
15	中医儿科学☆	赵　霞	李新民	南京中医药大学	天津中医药大学
16	中医骨伤科学☆	黄桂成	王拥军	南京中医药大学	上海中医药大学
17	中医眼科学	彭清华		湖南中医药大学	
18	中医耳鼻咽喉科学	刘　蓬		广州中医药大学	
19	中医急诊学☆	刘清泉	方邦江	首都医科大学	上海中医药大学
20	中医各家学说☆	尚　力	戴　铭	上海中医药大学	广西中医药大学
21	针灸学☆	梁繁荣	王　华	成都中医药大学	湖北中医药大学
22	推拿学☆	房　敏	王金贵	上海中医药大学	天津中医药大学
23	中医养生学	马烈光	章德林	成都中医药大学	江西中医药大学
24	中医药膳学	谢梦洲	朱天民	湖南中医药大学	成都中医药大学
25	中医食疗学	施洪飞	方　泓	南京中医药大学	上海中医药大学
26	中医气功学	章文春	魏玉龙	江西中医药大学	北京中医药大学
27	细胞生物学	赵宗江	高碧珍	北京中医药大学	福建中医药大学

序号	书 名	主 编		主编所在单位	
28	人体解剖学	邵水金		上海中医药大学	
29	组织学与胚胎学	周忠光	汪 涛	黑龙江中医药大学	天津中医药大学
30	生物化学	唐炳华		北京中医药大学	
31	生理学	赵铁建	朱大诚	广西中医药大学	江西中医药大学
32	病理学	刘春英	高维娟	辽宁中医药大学	河北中医学院
33	免疫学基础与病原生物学	袁嘉丽	刘永琦	云南中医药大学	甘肃中医药大学
34	预防医学	史周华		山东中医药大学	
35	药理学	张硕峰	方晓艳	北京中医药大学	河南中医药大学
36	诊断学	詹华奎		成都中医药大学	
37	医学影像学	侯 键	许茂盛	成都中医药大学	浙江中医药大学
38	内科学	潘 涛	戴爱国	南京中医药大学	湖南中医药大学
39	外科学	谢建兴		广州中医药大学	
40	中西医文献检索	林丹红	孙 玲	福建中医药大学	湖北中医药大学
41	中医疫病学	张伯礼	吕文亮	天津中医药大学	湖北中医药大学
42	中医文化学	张其成	臧守虎	北京中医药大学	山东中医药大学

（二）针灸推拿学专业

序号	书 名	主 编		主编所在单位	
43	局部解剖学	姜国华	李义凯	黑龙江中医药大学	南方医科大学
44	经络腧穴学☆	沈雪勇	刘存志	上海中医药大学	北京中医药大学
45	刺法灸法学☆	王富春	岳增辉	长春中医药大学	湖南中医药大学
46	针灸治疗学☆	高树中	冀来喜	山东中医药大学	山西中医药大学
47	各家针灸学说	高希言	王 威	河南中医药大学	辽宁中医药大学
48	针灸医籍选读	常小荣	张建斌	湖南中医药大学	南京中医药大学
49	实验针灸学	郭 义		天津中医药大学	
50	推拿手法学☆	周运峰		河南中医药大学	
51	推拿功法学☆	吕立江		浙江中医药大学	
52	推拿治疗学☆	井夫杰	杨永刚	山东中医药大学	长春中医药大学
53	小儿推拿学	刘明军	邰先桃	长春中医药大学	云南中医药大学

（三）中西医临床医学专业

序号	书 名	主 编		主编所在单位	
54	中外医学史	王振国	徐建云	山东中医药大学	南京中医药大学
55	中西医结合内科学	陈志强	杨文明	河北中医学院	安徽中医药大学
56	中西医结合外科学	何清湖		湖南中医药大学	
57	中西医结合妇产科学	杜惠兰		河北中医学院	
58	中西医结合儿科学	王雪峰	郑 健	辽宁中医药大学	福建中医药大学
59	中西医结合骨伤科学	詹红生	刘 军	上海中医药大学	广州中医药大学
60	中西医结合眼科学	段俊国	毕宏生	成都中医药大学	山东中医药大学
61	中西医结合耳鼻咽喉科学	张勤修	陈文勇	成都中医药大学	广州中医药大学
62	中西医结合口腔科学	谭 劲		湖南中医药大学	

（四）中药学类专业

序号	书 名	主 编	主编所在单位	
63	中医学基础	陈 晶 程海波	黑龙江中医药大学	南京中医药大学
64	高等数学	李秀昌 邵建华	长春中医药大学	上海中医药大学
65	中医药统计学	何 雁	江西中医药大学	
66	物理学	章新友 侯俊玲	江西中医药大学	北京中医药大学
67	无机化学	杨怀霞 吴培云	河南中医药大学	安徽中医药大学
68	有机化学	林 辉	广州中医药大学	
69	分析化学（上）（化学分析）	张 凌	江西中医药大学	
70	分析化学（下）（仪器分析）	王淑美	广东药科大学	
71	物理化学	刘 雄 王颖莉	甘肃中医药大学	山西中医药大学
72	临床中药学☆	周祯祥 唐德才	湖北中医药大学	南京中医药大学
73	方剂学	贾 波 许二平	成都中医药大学	河南中医药大学
74	中药药剂学☆	杨 明	江西中医药大学	
75	中药鉴定学☆	康廷国 闫永红	辽宁中医药大学	北京中医药大学
76	中药药理学☆	彭 成	成都中医药大学	
77	中药拉丁语	李 峰 马 琳	山东中医药大学	天津中医药大学
78	药用植物学☆	刘春生 谷 巍	北京中医药大学	南京中医药大学
79	中药炮制学☆	钟凌云	江西中医药大学	
80	中药分析学☆	梁生旺 张 彤	广东药科大学	上海中医药大学
81	中药化学☆	匡海学 冯卫生	黑龙江中医药大学	河南中医药大学
82	中药制药工程原理与设备	周长征	山东中医药大学	
83	药事管理学☆	刘红宁	江西中医药大学	
84	本草典籍选读	彭代银 陈仁寿	安徽中医药大学	南京中医药大学
85	中药制药分离工程	朱卫丰	江西中医药大学	
86	中药制药设备与车间设计	李 正	天津中医药大学	
87	药用植物栽培学	张永清	山东中医药大学	
88	中药资源学	马云桐	成都中医药大学	
89	中药产品与开发	孟宪生	辽宁中医药大学	
90	中药加工与炮制学	王秋红	广东药科大学	
91	人体形态学	武煜明 游言文	云南中医药大学	河南中医药大学
92	生理学基础	于远望	陕西中医药大学	
93	病理学基础	王 谦	北京中医药大学	

（五）护理学专业

序号	书 名	主 编	主编所在单位	
94	中医护理学基础	徐桂华 胡 慧	南京中医药大学	湖北中医药大学
95	护理学导论	穆 欣 马小琴	黑龙江中医药大学	浙江中医药大学
96	护理学基础	杨巧菊	河南中医药大学	
97	护理专业英语	刘红霞 刘 娅	北京中医药大学	湖北中医药大学
98	护理美学	余雨枫	成都中医药大学	
99	健康评估	阚丽君 张玉芳	黑龙江中医药大学	山东中医药大学

序号	书 名	主 编		主编所在单位	
100	护理心理学	郝玉芳		北京中医药大学	
101	护理伦理学	崔瑞兰		山东中医药大学	
102	内科护理学	陈 燕	孙志岭	湖南中医药大学	南京中医药大学
103	外科护理学	陆静波	蔡恩丽	上海中医药大学	云南中医药大学
104	妇产科护理学	冯 进	王丽芹	湖南中医药大学	黑龙江中医药大学
105	儿科护理学	肖洪玲	陈偶英	安徽中医药大学	湖南中医药大学
106	五官科护理学	喻京生		湖南中医药大学	
107	老年护理学	王 燕	高 静	天津中医药大学	成都中医药大学
108	急救护理学	吕 静	卢根娣	长春中医药大学	上海中医药大学
109	康复护理学	陈锦秀	汤继芹	福建中医药大学	山东中医药大学
110	社区护理学	沈翠珍	王诗源	浙江中医药大学	山东中医药大学
111	中医临床护理学	裘秀月	刘建军	浙江中医药大学	江西中医药大学
112	护理管理学	全小明	柏亚妹	广州中医药大学	南京中医药大学
113	医学营养学	聂 宏	李艳玲	黑龙江中医药大学	天津中医药大学

（六）公共课

序号	书 名	主 编		主编所在单位	
114	中医学概论	储全根	胡志希	安徽中医药大学	湖南中医药大学
115	传统体育	吴志坤	邵玉萍	上海中医药大学	湖北中医药大学
116	科研思路与方法	刘 涛	商洪才	南京中医药大学	北京中医药大学

（七）中医骨伤科学专业

序号	书 名	主 编		主编所在单位	
117	中医骨伤科学基础	李 楠	李 刚	福建中医药大学	山东中医药大学
118	骨伤解剖学	侯德才	姜国华	辽宁中医药大学	黑龙江中医药大学
119	骨伤影像学	栾金红	郭会利	黑龙江中医药大学	河南中医药大学洛阳平乐正骨学院
120	中医正骨学	冷向阳	马 勇	长春中医药大学	南京中医药大学
121	中医筋伤学	周红海	于 栋	广西中医药大学	北京中医药大学
122	中医骨病学	徐展望	郑福增	山东中医药大学	河南中医药大学
123	创伤急救学	毕荣修	李无阴	山东中医药大学	河南中医药大学洛阳平乐正骨学院
124	骨伤手术学	童培建	曾意荣	浙江中医药大学	广州中医药大学

（八）中医养生学专业

序号	书 名	主 编		主编所在单位	
125	中医养生文献学	蒋力生	王 平	江西中医药大学	湖北中医药大学
126	中医治未病学概论	陈涤平		南京中医药大学	